全国高等医药院校药学类专业第五轮规划教材

U0741491

有机化学

第3版

（供药学类专业使用）

主　编　胡　春
副主编　刘晓平　唐伟方
编　者　（以姓氏笔画为序）
王桂艳（佳木斯大学）
石秀梅（牡丹江医学院）
刘晓平（沈阳药科大学）
沙　玫（福建中医药大学）
张付利（河南大学）
尚先梅（华中科技大学同济医学院）
房　方（南京中医药大学）
赵正保（山西医科大学）
胡　春（沈阳药科大学）
顾生玖（桂林医学院）
唐伟方（中国药科大学）
曹　高（广东药科大学）

中国健康传媒集团
中国医药科技出版社

内容提要

本教材为“全国高等医药院校药学类专业第五轮规划教材”之一。全书共有二十章内容，采用脂肪族和芳香族化合物混合编排的方式。以官能团为主线，较系统地阐明有机化学的基础知识、基本反应和基础理论；强化化合物的结构与性质之间的关系，并注意联系医药、化工和环境保护等实际；适当介绍本学科前沿及学科交叉的知识以体现现代有机化学的特征。本次再版还根据中国化学会2017年颁布的《有机化合物命名原则》对全书涉及的有机化合物名称进行了修订。本教材为书网融合教材，即纸质教材有机融合电子教材、教学配套资源（PPT、微课、视频、图片等）、题库系统、数字化教学服务（在线教学、在线作业、在线考试），使教学资源更加多样化、立体化。

本教材不仅可作为高等医药院校药学专业本科的教科书，还可作为相关专业的本科教材以及有关专业科技人员的参考书。

图书在版编目（CIP）数据

有机化学/胡春主编．—3版．—北京：中国医药科技出版社，2020.6（2025.3重印）

全国高等医药院校药学类专业第五轮规划教材

ISBN 978－7－5214－1493－6

Ⅰ.①有…　Ⅱ.①胡…　Ⅲ.①有机化学－医学院校－教材　Ⅳ.①O62

中国版本图书馆CIP数据核字（2020）第008825号

美术编辑　陈君杞

版式设计　友全图文

出版　**中国健康传媒集团**｜中国医药科技出版社

地址　北京市海淀区文慧园北路甲22号

邮编　100082

电话　发行：010－62227427　邮购：010－62236938

网址　www.cmstp.com

规格　889×1194 mm 1/16

印张　32 3/4

字数　717千字

初版　2006年8月第1版

版次　2020年6月第3版

印次　2025年3月第5次印刷

印刷　三河市万龙印装有限公司

经销　全国各地新华书店

书号　ISBN 978－7－5214－1493－6

定价　89.00元

版权所有　盗版必究

举报电话：010－62228771

本社图书如存在印装质量问题请与本社联系调换

获取新书信息、投稿、为图书纠错，请扫码联系我们。

数字化教材编委会

主　编　胡　春

副主编　刘晓平　唐伟方

编　者　(以姓氏笔画为序)

王桂艳(佳木斯大学)

石秀梅(牡丹江医学院)

刘晓平(沈阳药科大学)

沙　玫(福建中医药大学)

张付利(河南大学)

尚先梅(华中科技大学同济医学院)

房　方(南京中医药大学)

赵正保(山西医科大学)

胡　春(沈阳药科大学)

顾生玖(桂林医学院)

唐伟方(中国药科大学)

曹　高(广东药科大学)

常务编委会

名誉主任委员　邵明立　林蕙青

主 任 委 员　吴晓明（中国药科大学）

副主任委员　（以姓氏笔画为序）

叶　敏（北京大学药学院）
匡海学（黑龙江中医药大学）
吴春福（沈阳药科大学）
宋少江（沈阳药科大学）
张志荣（四川大学华西药学院）
姚文兵（中国药科大学）
宫　平（沈阳药科大学）
郭　姣（广东药科大学）
彭　成（成都中医药大学）

委　　　员　（以姓氏笔画为序）

田景振（山东中医药大学）
朱卫丰（江西中医药大学）
李　高（华中科技大学同济医学院药学院）
李元建（中南大学药学院）
李青山（山西医科大学药学院）
杨　波（浙江大学药学院）
杨世民（西安交通大学药学院）
陈燕忠（广东药科大学）
侯爱君（复旦大学药学院）
祝晨蔯（广州中医药大学）
夏焕章（沈阳药科大学）
柴逸峰（第二军医大学药学院）
黄　园（四川大学华西药学院）

秘　　　书　夏焕章（沈阳药科大学）

唐伟方（中国药科大学）
李晓菁（广东药科大学）

出版说明

“全国高等医药院校药学类规划教材”，于20世纪90年代启动建设，是在教育部、国家药品监督管理局的领导和指导下，由中国医药科技出版社组织中国药科大学、沈阳药科大学、北京大学药学院、复旦大学药学院、四川大学华西药学院、广东药科大学等20余所院校和医疗单位的领导和权威专家成立教材常务委员会共同规划而成。

本套教材坚持“紧密结合药学类专业培养目标以及行业对人才的需求，借鉴国内外药学教育、教学的经验和成果”的编写思路，近30年来历经四轮编写修订，逐渐完善，形成了一套行业特色鲜明、课程门类齐全、学科系统优化、内容衔接合理的高质量精品教材，深受广大师生的欢迎，其中多数教材入选普通高等教育“十一五”“十二五”国家级规划教材，为药学本科教育和药学人才培养做出了积极贡献。

为进一步提升教材质量，紧跟学科发展，建设符合教育部相关教学标准和要求，以及可更好地服务于院校教学的教材，我们在广泛调研和充分论证的基础上，于2019年5月对第三轮和第四轮规划教材的品种进行整合修订，启动“全国高等医药院校药学类专业第五轮规划教材”的编写工作，本套教材共56门，主要供全国高等院校药学类、中药学类专业教学使用。

全国高等医药院校药学类专业第五轮规划教材，是在深入贯彻落实教育部高等教育教学改革精神，依据高等药学教育培养目标及满足新时期医药行业高素质技术型、复合型、创新型人才需求，紧密结合《中国药典》《药品生产质量管理规范》（GMP）、《药品经营质量管理规范》（GSP）等新版国家药品标准、法律法规和《国家执业药师资格考试大纲》进行编写，体现医药行业最新要求，更好地服务于各院校药学教学与人才培养的需要。

本套教材定位清晰、特色鲜明，主要体现在以下方面。

1.契合人才需求，体现行业要求 契合新时期药学人才需求的变化，以培养创新型、应用型人才并重为目标，适应医药行业要求，及时体现新版《中国药典》及新版GMP、新版GSP等国家标准、法规和规范以及新版《国家执业药师资格考试大纲》等行业最新要求。

2.充实完善内容，打造教材精品 专家们在上一轮教材基础上进一步优化、精炼和充实内容，坚持“三基、五性、三特定”，注重整套教材的系统科学性、学科的衔接性，精炼教材内容，突出重点，强调理论与实际需求相结合，进一步提升教材质量。

3.创新编写形式，便于学生学习 本轮教材设有“学习目标”“知识拓展”“重点小结”“复习题”等模块，以增强教材的可读性及学生学习的主动性，提升学习效率。

4.配套增值服务，丰富教学资源 本套教材为书网融合教材，即纸质教材有机融合数字教材，配套教学资源、题库系统、数字化教学服务，使教学资源更加多样化、立体化，满足信息化教学的需求。通过“一书一码”的强关联，为读者提供免费增值服务。按教材封底的提示激活教材后，读者可通过PC、手机阅读电子教材和配套课程资源（PPT、微课、视频、图片等），并可在线进行同步练习，实时反馈答案和解析。同时，读者也可以直接扫描书中二维码，阅读与教材内容关联的课程资源（“扫码学一学”，轻松学习PPT课件；“扫码看一看”，即可浏览微课、视频等教学资源；“扫码练一练”，随时做题检测学习效果），从而丰富学习体验，使学习更便捷。

编写出版本套高质量的全国本科药学类专业规划教材，得到了药学专家的精心指导，以及全国各有关院校领导和编者的大力支持，在此一并表示衷心感谢。希望本套教材的出版，能受到广大师生的欢迎，为促进我国药学类专业教育教学改革和人才培养做出积极贡献。希望广大师生在教学中积极使用本套教材，并提出宝贵意见，以便修订完善，共同打造精品教材。

中国医药科技出版社

2019年9月

前言

《有机化学》第3版是以上版为基础进行修订的。在编写过程中，全面采用了中国化学会于2017年颁布的《有机化合物命名原则》，吸纳了近几年来国内外在有机化学教学方面取得的教学成果，吸取了广大读者对《有机化学》第2版的意见和建议，贯彻以有机化学的基础知识、基本反应和基本理论为指导思想，采取脂肪族和芳香族混合编写的方式，基本保留了第2版章节编排次序和相关内容，以官能团为纲，以结构和反应为主线，阐明各类官能团化合物的结构与性质之间的关系，改正了第2版存在的错误。

在编写过程中，继续遵循第2版的编写原则，力求取材恰当、内容精炼、通俗易懂；同时注意内容有一定的广度和深度，使得本书能够体现自身特点，满足药学教学需要，符合学生的认知规律。

本书每章均附有练习题和习题，供读者复习用。本书还附有数字化资源，包括PPT、习题和参考答案、视频、微课、图片等，供读者学习参考。

参加本书编写的有广东药科大学曹高副教授、南京中医药大学房方教授、桂林医学院顾生玖教授、沈阳药科大学胡春教授、沈阳药科大学刘晓平副教授、福建中医药大学沙玫教授、华中科技大学尚先梅副教授、牡丹江医学院石秀梅教授、中国药科大学唐伟方教授、佳木斯大学王桂艳副教授、河南大学张付利教授、山西医科大学赵正保教授。

本书在编写过程中得到中国药科大学陆涛教授的鼎力支持和帮助。同时沈阳药科大学有机化学教研室徐莉英教授、沈鸿雁副教授审读了本书的初稿，提出了不少宝贵意见，并参加了书稿的校对工作。此外，黄二芳博士、李凤荣博士、金辄博士参加了书稿的校对工作，在此一并感谢。由于编者的水平所限，书中难免有疏漏之处，敬请使用本书的师生和读者批评指正。

编　者

2019年12月

目录

第一章　绪论……1
一、有机化学和有机化合物……1
二、有机化合物的一般特性……2
三、结构概念和结构理论……2
四、有机化合物的分类……10
五、有机化合物中共价键断裂的方式……12
六、共价键的属性……13
七、有机酸碱理论简介……16
第二章　烷烃……20
一、通式和同系列……20
二、构造异构……20
三、饱和碳原子和氢原子的类型……21
四、命名……21
五、结构……25
六、物理性质……29
七、化学性质……32
第三章　立体化学基础……43
一、同分异构现象……43
二、对映异构体和手性分子……43
三、对映异构体的表示方法与构型标记……47
四、对映异构体的光学性质……52
五、含有一个手性碳原子化合物的对映异构……54
六、含有多个手性碳原子化合物的对映异构……55
七、不含手性碳原子化合物的对映异构……57
八、有机反应中的立体化学……57
九、获得单一旋光异构体的方法……60
第四章　烯烃……64
一、结构……64
二、顺反异构体……66
三、命名……67
四、物理性质……68

五、化学性质 …… 69
第五章 炔烃和二烯烃 …… 91
第一节 炔烃 …… 91
一、分类 …… 91
二、结构 …… 91
三、同分异构和命名 …… 91
四、物理性质 …… 93
五、化学性质 …… 93
第二节 二烯烃 …… 99
一、分类和命名 …… 99
二、共轭二烯烃的结构 …… 100
三、共轭二烯烃的反应 …… 104
四、聚集二烯烃 …… 106
五、共轭体系和共轭作用小结 …… 107
第六章 脂环烃 …… 111
一、分类 …… 111
二、命名 …… 112
三、单环烷烃的结构 …… 113
四、单环烷烃的构象 …… 115
五、物理性质 …… 119
六、化学性质 …… 119
七、多取代脂环化合物的立体异构现象 …… 121
第七章 芳烃 …… 126
第一节 苯及其同系物 …… 126
一、分类 …… 126
二、苯的结构 …… 127
三、苯衍生物的同分异构和命名 …… 129
四、苯及其同系物的物理性质 …… 132
五、苯及其同系物的化学性质 …… 132
六、芳环上亲电取代反应的定位规律 …… 140
第二节 多环芳烃和非苯芳烃 …… 147
一、稠环芳烃 …… 147
二、联苯 …… 152
三、多苯代脂烃 …… 153
四、非苯芳烃 …… 154
第八章 波谱知识基础 …… 160
第一节 红外光谱 …… 160

一、基本原理 …… 160
二、分子的振动和红外吸收频率 …… 161
三、振动自由度和红外吸收峰 …… 162
四、红外光谱图 …… 162
五、化学键的特征吸收峰 …… 163
六、烷烃、烯烃、炔烃和芳烃的红外光谱 …… 164
七、红外光谱在有机化学中的应用 …… 166
第二节　核磁共振谱 …… 166
一、基本原理 …… 167
二、化学位移 …… 168
三、自旋偶合和自旋裂分 …… 170
四、峰面积——积分曲线 …… 171
五、$^{1}H-NMR$ 在有机化学中的应用 …… 172
六、碳谱简介 …… 173
第三节　质谱 …… 174
一、基本原理 …… 174
二、质谱图 …… 175
三、烃类的质谱特征 …… 177
四、质谱在有机化学中的应用 …… 177
第四节　紫外光谱 …… 179
一、基本原理 …… 179
二、电子跃迁 …… 180
三、紫外光谱在有机化学中的应用 …… 182
第九章　卤代烃 …… 185
一、卤代烃的分类 …… 185
二、卤代烃的命名 …… 186
三、卤代烃的结构 …… 187
四、卤代烃的物理性质 …… 187
五、卤代烃的化学性质 …… 190
六、卤代烃的制备 …… 219
七、多卤代烃和氟代烃 …… 220
第十章　醇、酚和醚 …… 225
第一节　醇 …… 225
一、分类和命名 …… 225
二、结构 …… 226
三、物理性质 …… 226
四、化学性质 …… 229
五、制备 …… 240

六、硫醇 …… 241
第二节 酚 …… 242
一、分类和命名 …… 242
二、结构 …… 243
三、物理性质 …… 244
四、化学性质 …… 245
五、制备 …… 254
第三节 醚 …… 254
一、分类和命名 …… 255
二、结构 …… 256
三、物理性质 …… 256
四、化学性质 …… 257
五、制备 …… 259
六、冠醚 …… 260
七、硫醚 …… 260
第四节 环氧化合物 …… 262
一、环氧化合物的结构 …… 262
二、环氧化合物的反应 …… 262
第十一章 醛、酮和醌 …… 267
第一节 醛和酮 …… 267
一、羰基的结构 …… 267
二、分类和命名 …… 268
三、物理性质 …… 270
四、化学性质 …… 271
第二节 不饱和醛酮 …… 289
一、α,β-不饱和醛、酮 …… 290
二、烯酮 …… 293
第三节 醌类化合物 …… 294
一、分类和命名 …… 294
二、化学性质 …… 295
三、制备 …… 296
第十二章 羧酸和取代羧酸 …… 300
第一节 羧酸 …… 300
一、分类和命名 …… 300
二、结构 …… 301
三、物理性质 …… 302
四、化学性质 …… 303
五、制备 …… 311

第二节　取代羧酸 …… 312
一、卤代酸 …… 312
二、羟基酸 …… 313
三、酚酸 …… 314
第十三章　羧酸衍生物和碳酸衍生物 …… 318
第一节　羧酸衍生物 …… 318
一、结构 …… 318
二、命名 …… 319
三、物理性质 …… 320
四、化学性质 …… 322
五、制备 …… 330
第二节　羧酸衍生物涉及碳负离子的反应及其在合成中的应用 …… 332
一、酯缩合反应 …… 332
二、酯缩合反应在有机合成中的应用 …… 333
三、乙酰乙酸乙酯及其在合成中的应用 …… 334
四、丙二酸二乙酯及其在合成中的应用 …… 337
第三节　碳酸衍生物、油脂和原酸酯 …… 338
一、碳酸衍生物 …… 338
二、油脂 …… 340
三、原酸酯 …… 341
第十四章　有机含氮化合物 …… 345
第一节　硝基化合物 …… 345
一、结构和命名 …… 345
二、物理性质 …… 345
三、化学性质 …… 346
第二节　胺 …… 348
一、分类 …… 348
二、结构 …… 349
三、命名 …… 350
四、物理性质 …… 351
五、化学性质 …… 352
六、制备 …… 362
第三节　季铵盐和季铵碱 …… 365
一、命名 …… 365
二、性质 …… 365
第四节　重氮化合物和偶氮化合物 …… 369
一、命名 …… 369
二、芳香重氮盐的反应及其在合成中的应用 …… 370

三、重氮甲烷 …… 373
第十五章 杂环化合物 …… 378
第一节 分类和命名 …… 378
一、分类 …… 378
二、命名 …… 378
第二节 六元杂环化合物 …… 383
一、含一个杂原子的六元杂环 …… 383
二、含两个杂原子的六元杂环 …… 393
第三节 五元杂环化合物 …… 395
一、含一个杂原子的五元杂环 …… 396
二、含两个杂原子的五元杂环化合物 …… 401
第四节 杂环化合物的合成 …… 404
一、喹啉及其衍生物的合成 …… 404
二、嘧啶环的合成 …… 405
三、吲哚及其衍生物的合成 …… 406
第十六章 糖类化合物 …… 409
第一节 单糖 …… 410
一、链状结构和命名 …… 410
二、环状结构及哈沃斯透视式 …… 412
三、化学性质 …… 415
四、重要的单糖及其衍生物 …… 420
第二节 双糖 …… 422
一、麦芽糖 …… 422
二、乳糖 …… 423
三、纤维二糖 …… 423
四、蔗糖 …… 423
第三节 多糖 …… 424
一、淀粉 …… 424
二、纤维素 …… 426
三、肝糖 …… 426
四、其他多糖 …… 427
第四节 糖的代谢和化学 …… 428
一、糖的消化和吸收 …… 428
二、糖蛋白 …… 428
三、糖与血型 …… 429
第十七章 氨基酸、多肽、蛋白质和核酸 …… 431
第一节 氨基酸 …… 431
一、结构、分类和命名 …… 431

二、偶极离子 …… 433
三、等电点 …… 434
四、化学性质 …… 434
第二节 多肽和蛋白质 …… 436
一、多肽的结构和命名 …… 436
二、肽的结构测定 …… 437
三、多肽的合成 …… 438
四、蛋白质 …… 442
第三节 核酸 …… 446
一、组成 …… 447
二、结构和分类 …… 449
三、性质 …… 451
四、三磷酸腺苷 …… 453
五、核酸的生物功能 …… 454
第十八章 萜类和甾体化合物 …… 457
第一节 萜类化合物 …… 457
一、结构与分类 …… 457
二、单萜类化合物 …… 458
三、其他萜类化合物 …… 461
第二节 甾体化合物 …… 463
一、结构 …… 464
二、命名 …… 464
三、甾体化合物的构型和构象 …… 467
第十九章 周环反应 …… 473
第一节 电环化反应 …… 473
一、反应特点 …… 473
二、理论解释 …… 474
三、反应举例 …… 477
第二节 环加成反应 …… 477
一、反应特点 …… 477
二、理论解释 …… 478
三、反应举例 …… 479
第三节 σ-迁移反应 …… 481
一、反应特点 …… 481
二、理论解释 …… 481
三、反应举例 …… 483
第二十章 有机合成基础 …… 486
一、碳架的建立 …… 486

二、官能团的引入和转换 …… 487
三、官能团的保护 …… 488
四、立体化学控制 …… 488
五、有机合成策略 …… 489
六、绿色有机合成 …… 497
七、绿色化学原理在药学中的应用举例 …… 502
参考文献 …… 506

第一章　绪　论

扫码“学一学”

一、有机化学和有机化合物

人类对有机化合物（organic compound）的认识，最初主要基于实用的目的。例如，用谷物酿酒和食醋；从植物中提取染料、香料和药物等。到18世纪末，已经得到了一系列纯的化合物，例如酒石酸、柠檬酸、乳酸、苹果酸等。这些从动植物来源得到的化合物具有许多共同的性质，但与当时从矿物来源得到的化合物有明显的区别。由于受到生产力水平的限制，在18世纪末到19世纪初，曾认为这些来源于动植物的化合物是由动植物有机体内的“生命力”影响而形成的，故有别于从没有生命的矿物中得到的化合物。前者称有机化合物，后者称无机化合物。“生命力”学说曾一度阻碍了有机化学的发展，尤其是减缓了有机合成的前进步伐。

1828年德国年轻的化学家乌勒（Wöhler F，1802～1882）首次从无机化合物氰酸铵合成了有机化合物——尿素，给予了“生命力”学说的第一次沉重打击，这也是有机合成的开端。

$$\underset{\text{氰酸铵}}{NH_4CNO} \longrightarrow \underset{\text{尿素}}{NH_2CONH_2}$$

尿素的人工合成，突破了无机化合物与有机化合物之间的绝对界限，不仅动摇了“生命力”学说的基础，开创了有机合成的道路，而且启迪了人们的哲学思想，有助于生命科学的发展。

1878年德国化学家拜尔（Baeyer A，1835～1917）首次合成了靛蓝，并由于他对靛蓝及其衍生物的深入研究而荣获1905年诺贝尔化学奖。与此同时，人们又合成了大量的有机化合物。至此，“生命力”学说才被彻底推翻。

此后，人们还合成了成千上万种与日常生活密切相关的染料、药品、香料、炸药等有机物。在一个“老的自然界”旁，再放上一个远远超过它的“新的自然界”。因此，有机化学是直到19世纪末才开始发展起来的一门学科。

在19世纪初期，由于建立和发展了测定物质组成的方法，并在测定许多有机化合物的组成时发现它们都含有碳，因此人们认为有机化合物是碳的化合物。绝大多数有机化合物都含有氢，有的还含有氧、氮、硫和卤素等。现在，有机化合物已不是原来的涵义，但由于习惯的原因，有机化合物一词一直沿用至今。有机化学（organic chemistry）则是研究有机化合物的结构、性质、合成、分离纯化、反应机理以及化合物之间相互转变规律的一门学科。

进入20世纪，有机合成化学发展迅速，许多新方法、新技术，新试剂、新材料和新理念不断涌现。20世纪70年代以来在天然产物银杏内酯、大环内酯、紫杉醇等的全合成方面的成就使有机合成进入化学生物学时期；不对称合成方面的新技术、新方法更是层出不穷。此外，还有固相合成技术、组合合成法以及超临界有机合成和等离子体有机合成等的应用，使有机合成进入了高速发展的阶段。20世纪90年代起，为适应人类社会可持续发展的需要而诞生了一门新兴交叉学科——“绿色化学（green chemistry）”。它吸收了当代物理、生物、材料、信息等学科的最新理论和技术，是当今国际科学研究的前沿。实现绿色化学的关键是实现绿色有机合成，因此，有机化学在解决社会可持续发展和生命活动等问题中，将发挥越来越重要的作用。

二、有机化合物的一般特性

虽然有机化合物的数目、种类繁多，性质各异，但大多数有机化合物具有共同的特性，大致表现在以下几个方面。

物理性质：绝大多数有机化合物可以燃烧，并碳化变黑，最终生成二氧化碳和水。利用这一性质可以区别典型的有机化合物和典型的无机化合物；对热稳定性较差，固体有机物的熔点一般在400℃以下；在水中溶解度较小，而易溶于有机溶剂。

化学反应性：有机化合物的反应速度较慢，常需采用加热、搅拌甚至催化剂等措施来加速反应；此外，由于大多数有机分子较复杂，在发生化学反应时，常常不是局限在某一特定部位，这就使反应结果较复杂。往往在发生主要反应的同时还伴随着一些副反应而使副产物较多，收率较低。有机化合物反应后常需采用蒸馏、重结晶等操作进行分离提纯。

结构：同分异构现象（isomerism）存在较普遍。有机化合物的结构（structure）是指分子中原子间的排列次序、原子相互间的立体位置、化学键的结合状态以及分子中电子的分布状态等各项内容在内的总称。

同分异构体（isomer）是指具有相同组成而结构不同的化合物。例如：乙醇和二甲醚的分子式都是 C_2H_6O。在通常条件下乙醇是液体，沸点（boiling point，简写作 bp）为 78.3℃；而二甲醚是气体，沸点为-23℃。显然，二者是不同的物质，乙醇和二甲醚互为同分异构体，这种现象称作同分异构现象。

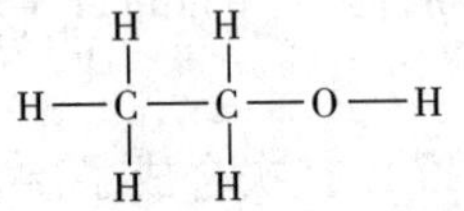

乙醇

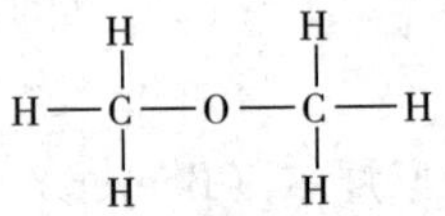

二甲醚

分子中原子相互连接的顺序和方式称构造（constitution）。乙醇和二甲醚的分子式相同，只是构造不同，人们将这种异构称构造异构（constitutional isomerism）。构造异构是同分异构的一种，以后还会学习其他类型的同分异构。

同分异构现象是造成有机化合物数量众多的原因之一，而同分异构现象在无机化合物中并不多见。

三、结构概念和结构理论

19 世纪中叶，俄国化学家布特列洛夫（Butlerov A，1828～1886）、德国化学家凯库勒（Kekulé A，1829～1896）等先后将“化学结构”的概念引用到有机化学中，认为有机化合物的化学性质与其化学结构之间存在着一定的依赖关系，通过化学性质的研究，可以推测物质的化学结构；同时，根据化学结构又可预见物质的化学性质。凯库勒于 1858 年指出，有机化合物中，碳的化合价为四价，奠定了有机化合物结构理论的基石。

（一）碳原子的四面体结构

在 19 世纪末、20 世纪初，电子的发现、原子结构的揭示使物质结构理论有了极大的发展。荷兰化学家范霍夫（van't Hoff J H，1852～1911）和法国化学家勒贝尔（Le Bel J A，1847～1930）分别独立提出了碳原子的立体概念，认为碳原子具有四面体结构。碳原子位于四面体中心，四个相等的价键伸向四面体的四个顶点，各个键之间的夹角为109°28′（图1－1）。例如，当碳原子与四个氢原子结合成甲烷时，碳原子位于四面体中心，四个氢原子在四面体的四个顶点上（图1－2）。

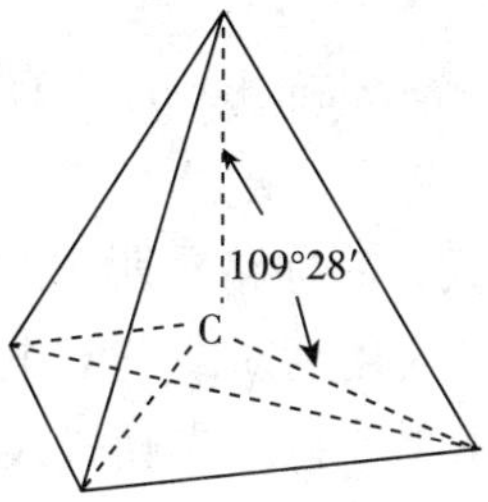

图1－1　碳原子的四面体结构

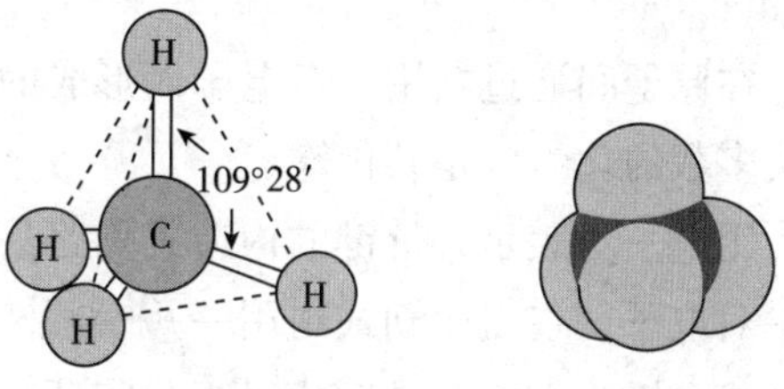

（a）棍球模型　（b）斯陶特模型

图1－2　甲烷的四面体结构

碳的四面体学说的提出，开创了有机结构理论新的光辉的一页。

现在用X射线衍射法已准确地测定了碳原子的立体结构，完全证实了当初这种模型的正确性。碳原子的四面体结构不仅反映了碳原子的真实形象，而且为研究有机分子的立体形象奠定了基础。

（二）共价键

凯库勒（Kekulé F A，1829～1896）在碳的四价学说基础上，确定了苯分子的环状结构。人们已认识到，碳原子可以相互连接成碳链或碳环，也可与其他元素的原子（其他原子也有一定的化合价）连接成杂环；碳原子可以单键、双键或叁键相互连接或与其他元素相互连接。例如，乙烷中两个碳原子以1价相互结合，乙烯中两个碳原子以2价相结合等。例如：

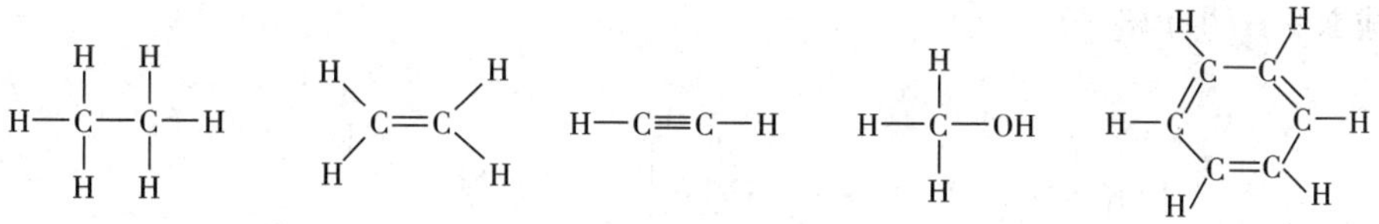

乙烷　乙烯　乙炔　甲醇　苯

上面的式子代表分子中原子的种类、数目及其排列的次序，称构造式。构造式中的每一条短线代表一个价键。以上表示化合物构造的式子称凯库勒结构式，简称凯库勒式。

至此，人们对苯的衍生物的异构现象以及有机化合物中广泛存在的异构现象，能从理论上得以解释：由于化合物的结构不同，性质也不相同。

但是对于碳原子为什么是四价的，两个原子之间靠什么力量相结合的问题，是直至原子结构学说的诞生才得到说明的。美国化学家路易斯（Lewis G N，1875～1946）等，在原子结构学说的基础上提出了著名的“八隅体学说”。认为通常化学键的生成只与成键原子的最外层价电子有关。惰性元素原子中，电子的构型是最稳定的。其他元素的原子，都有达到这种稳定构型的倾向，因此它们可以相互结合形成化学键。惰性元素最外层电子数为8或2，故一般情况下，原子相互结合生成化学键时，其外层电子数应达到8或2。为了达到这种稳定的电子层结构，它们采取失去、获得或共用电子的方式成键。

有机化合物中的主要元素是碳，其外层有4个电子，它要失去或获得4个电子都不容易，因此，采用折中的办法，即和其他原子通过共用电子的方式成键。例如，甲烷分子中，碳原子和氢原子最外层分别有8个和2个电子，都达到了最稳定的构型。

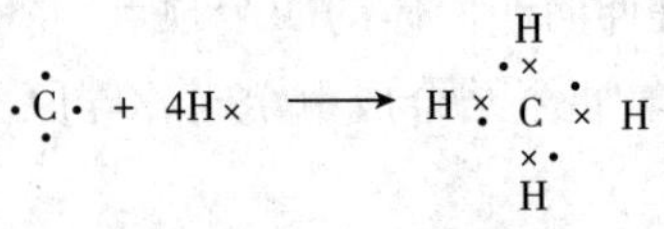

甲烷

在原子间通过共用一对电子而形成的化学键称共价键（covalent bond）。有机化合物中绝大多数的化学键是共价键。

用电子对表示共价键的构造式称路易斯（Lewis）结构式，简称路易斯式。路易斯式中的一对电子，在凯库勒式中用一短横线来表示。两个原子间共用两对或三对电子，就生成双键或叁键。书写路易斯式时，要将所有的价电子都表示出来。将凯库勒式改写成路易斯式时，未共用的电子对应标出，因为有机化合物的一些性质与未共用电子对有关。例如：

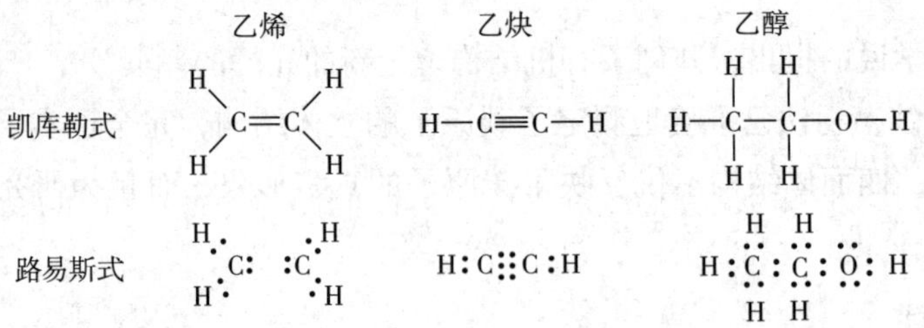

原子间通过电子转移产生正、负离子，两者相互吸引所形成的化学键称离子键（ionic bond）。例如：

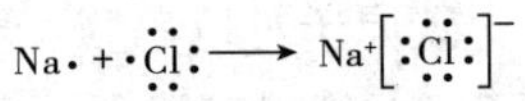

配位键（coordinate bond）是一种特殊的共价键，其特点是形成共价键的一对电子是由一个原子提供的。例如：氨分子与质子结合生成铵离子时，由氨分子中的氮原子提供一对电子形成 N—H 共价键。

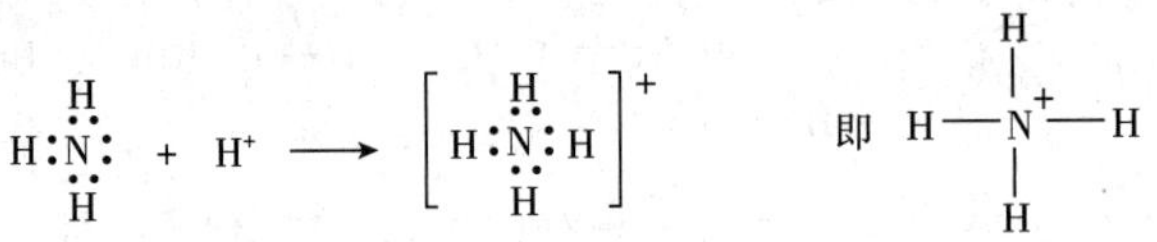

练习题

1-1 将下列凯库勒式改写成路易斯式。

（1）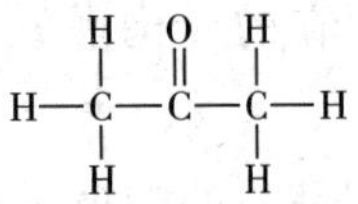　（2）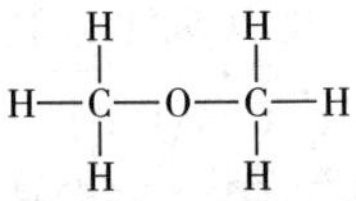　（3）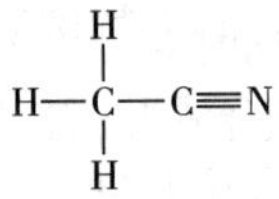

（4）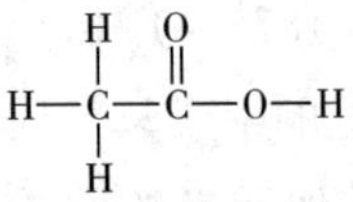　（5）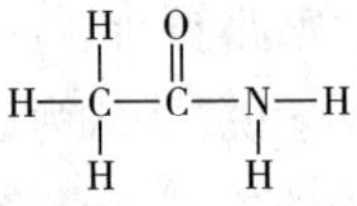

路易斯价键理论虽然有助于理解有机化合物的结构与性质的关系，但是仍为一种静态的理论，并未能说明化学键形成的本质，即未能从电子的运动来阐明问题。20 世纪 20 年代创始的量子力学对分子如何形成的概念和共价键本质给出了更深入的理解。

量子力学是现今用来描述电子或其他微观粒子运动的基本理论。化学家们用量子力学的观点来描述核外电子在空间的运动状态和处理化学键问题，建立了现代共价键理论。

现代共价键理论包括价键理论（valence bond theory）和分子轨道理论（molecular orbital

theory)，现就相关概念和知识作一些简单介绍。

（三）原子轨道

20 世纪 20 年代，人们用电子衍射实验证明，凡是微观粒子如光子、电子等，都具有波粒二象性，其运动是服从微观运动规律的，可以用量子力学的波动方程——薛定谔方程来描述。

$$H\psi = E\psi$$

求解波动方程所得的每一个 ψ 值，则表示粒子的一个运动状态。与每一个 ψ 相应的 E 就是粒子在该状态下的能量。因此，对于原子来说，波函数 ψ 就是描述其核外电子运动的状态函数，称原子轨道（atomic orbitals，简称 AO）。轨道有不同的形状和大小；不同能量的电子分占不同类型的轨道。

由于电子围绕原子核作高速运动，无法在确定时间内找出电子的准确位置，但是却可以知道电子在某一时间某一空间范围内出现的概率。如果将电子出现的概率看作带负电荷的云，波函数的平方（ψ^2）则代表原子核周围小区域内电子出现的概率。ψ^2 与概率密度成正比。电子出现的概率越大，则“云层”越厚，在图 1 - 3（b）中的黑点越密；电子出现的概率越小，则“云层”越薄。

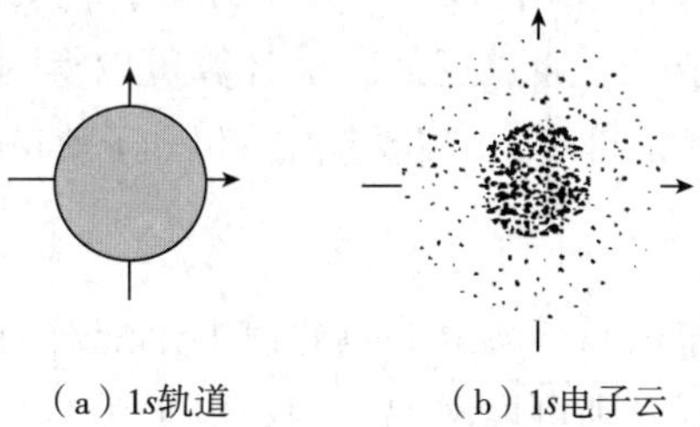

图 1 - 3　氢原子的 1s 轨道示意图

轨道的形状和“云”的形状大致相似。*s* 轨道为球形核对称，沿轨道对称轴转任何角度，轨道的位相不变，没有方向性，见图 1 - 3（a）。轨道的能量大小为 $1s<2s<3s$。

p 轨道为哑铃形，以通过原子核的直线为轴对称分布。*p* 轨道有方向性，沿 *x*、*y*、*z* 三个方向伸展，分别为 p_x、p_y、p_z 3 个轨道。它们的对称轴互相垂直，但能量相等。如图 1 - 4 所示。

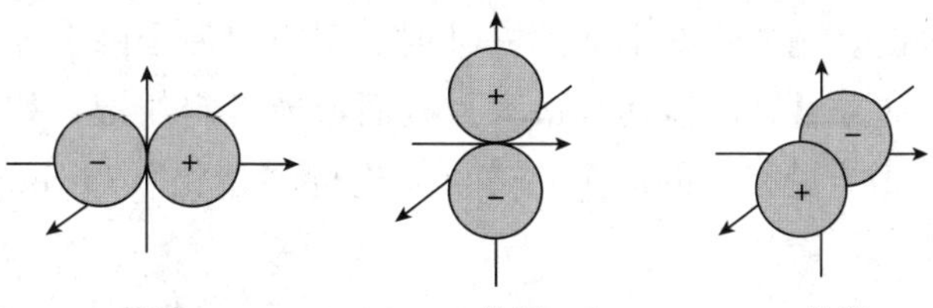

图 1 - 4　2*p* 轨道及 2*p* 轨道的位相

轨道图中的“+”和“-”表示波位相。*p* 轨道的能量大小为 $2p < 3p < 4p$。

任何一个原子轨道只能被两个自旋相反的电子所占据，通常用向上和向下的箭头（↑↓）来表示。电子首先占据能量最低的轨道，当此种轨道填满后，才依次占据能量较高的轨道。当有几个能量相同的轨道时，则电子尽可能分占不同的轨道。以上三点就是保里（Pauli W）不相容原理、能量最低原理和洪特（Hund F）规则。

（四）共价键的本质

两个氢原子通过共用一对电子形成氢分子，并且在通常条件下，氢分子不会自动分解成氢原子。这说明两个氢原子共用一对电子比各自带一个电子要稳定得多。1927 年德国化学家海德勒（Heitler W）和伦敦（London F）首次成功地解释了这一事实。他们利用量子力学的近似方法处理化学键问题，计算氢分子中共价键形成时体系的能量变化。结果发现，当各自带有一个单电子且自旋相反的两个氢原子相互接近到一定程度（核间距 $r=0.074$nm）时，两个原子轨道重叠，核间产生电子云密度较大的区域，吸引着两个原子核，此时体系能量降低（比两个孤立的氢原子的能量低），形成了稳定的氢分子（图 1-5），降低的能量就是氢分子的结合能，这就是共价键的本质。

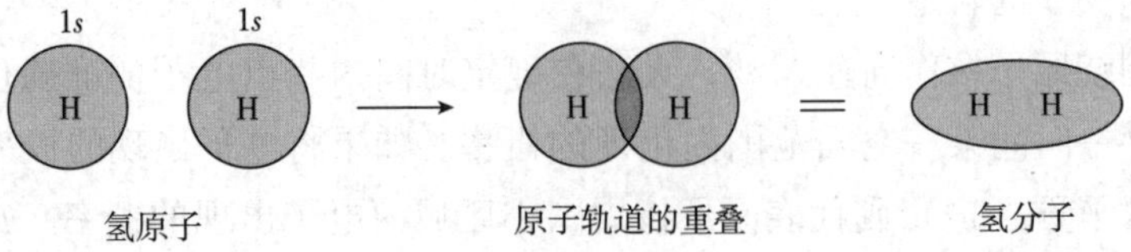

图 1-5　氢分子的生成

后来美国化学家鲍林（Pauling L，1901～1994）等，把处理氢分子共价键的方法定性地推广到双原子和多原子分子时，通过近似方法计算可以得到与实验大致符合的结果。近似方法中最常用的两种方法是价键理论（价键法）和分子轨道理论（分子轨道法）。

（五）价键理论

价键理论将键的形成看作是原子轨道的重叠或电子配对的结果。原子在未结合前所含的未成对电子如果自旋反平行，则可两两偶合构成电子对，每一对电子的偶合就生成一个共价键，所以价键理论又称电子配对法。

价键理论的主要内容如下：①形成共价键的两个电子必须自旋反平行（↑↓）。②共价键具有饱和性：元素原子的共价键数等于该原子的未成对电子数。如果一个原子的未成对电子已经配对，它就不能再与其他原子的未成对电子配对。例如，氢原子的 1*s* 电子与一个氯原子的 3*p* 电子配对形成 HCl 分子后，就不能再与第二个氯原子结合成 HCl_2。③共价键具有方向性：原子轨道重叠成键时，轨道重叠越多，形成的键越强，即最大重叠原理。因此，成键的两个原子轨道必须按一定方向重叠，以满足两个轨道最大程度的重叠，形成稳定的共价键。例如：在形成 H—Cl 时，只有氢原子的 1*s* 轨道沿着氯原子的 3*p* 轨道对称轴的伸展方向重叠，才能达到最大重叠而形成稳定的键，如图 1-6 所示。这就是共价键的方向性。④能量相近的原子轨道可以进行“杂化”（hybridization），而组成能量相等的“杂化轨道”。

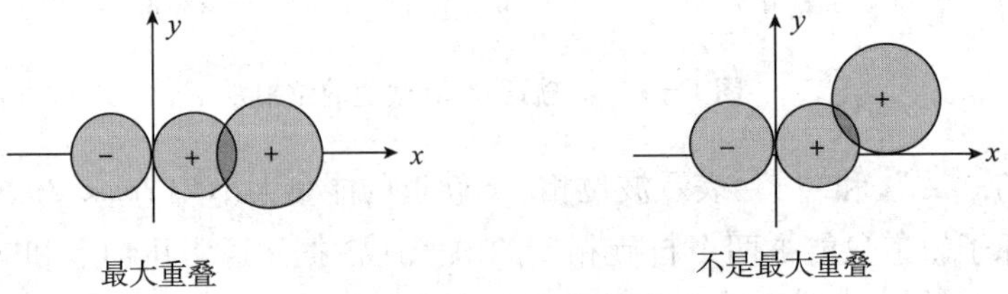

图 1-6　*s* 轨道和 *p* 轨道的重叠

（六）分子轨道理论

分子轨道理论中目前最广泛应用的是原子轨道线性组合法（Linear Combination of Atomic Orbitals），简称 LCAO 法。认为共价键的形成是成键原子的原子轨道相互接近相互作用而重新组合成整体的分子轨道的结果。分子轨道是电子在整个分子中运动的状态函数。它认为“形成共价键的电子是分布在整个分子之中”，这是一种“离域”（delocation）的观点。其主要内容简单归纳如下。

1. 分子轨道由原子轨道线性组合而成　分子轨道法认为，n 个原子轨道组合成 n 个分子轨道。例如，A、B 两个原子的原子轨道 ϕ_A 和 ϕ_B 可以线性组合成两个分子轨道 ψ_1 和 ψ_2。

$$\phi_A + \phi_B = \psi_1 \qquad \phi_A - \phi_B = \psi_2$$

原子轨道组合成分子轨道时，虽然轨道数不变，但必然伴随着轨道能量的变化，能量低于 2 个原子轨道的分子轨道称成键轨道（bondingmolecular orbital）（上式中的 ψ_1），能量高于 2 个原子轨道的分子轨道称反键轨道（antibondingmolecular orbital）（上式中的 ψ_2），图 1－7 是氢分子的分子轨道示意图。

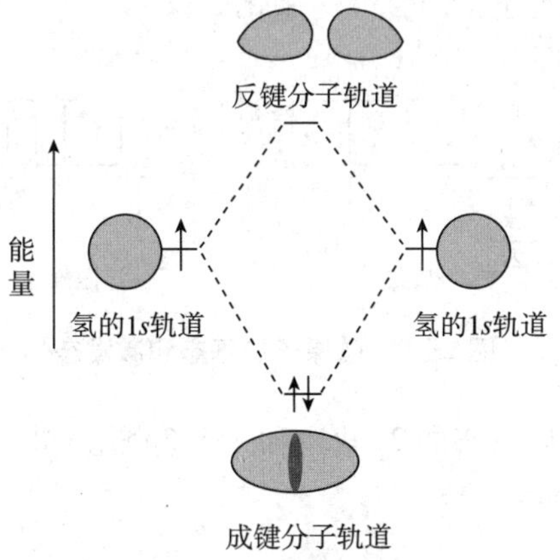

图 1－7　氢分子轨道的形成

2. 能量相近原则　分子轨道理论认为，只有能量相近的原子轨道才能线性组合形成分子轨道。

3. 对称性匹配原则　成键的两个原子轨道，必须是位相相同的部分相互重叠才能形成稳定的分子轨道，称为对称性匹配（图 1－8）。

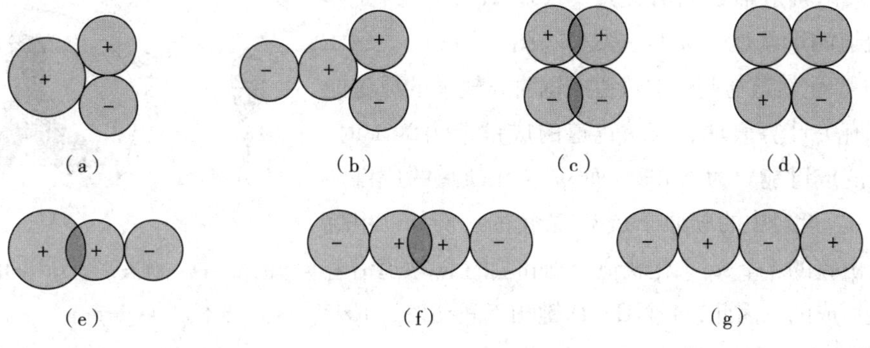

图 1－8　对称性匹配原则

图 1－8 中的 c、e、f 为对称性匹配，而 a、b、d、g 为对称性不匹配，对称性不匹配则不能形成稳定的分子轨道。

4. **最大重叠原则**　即原子轨道相互重叠形成分子轨道时，轨道重叠越多，形成的键越稳定。这一点与价键法类似。

5. **分子中电子排布时遵守能量最低原理、保里不相容原理和洪特规则**　分子中的电子，在不违背每个分子轨道只能容纳两个自旋反平行的电子的原则下（也就是不违背保里不相容原理），电子将优先占据能量最低的分子轨道，并按照洪特规则尽可能分占能量相同的轨道且自旋平行。

（七）杂化轨道理论

杂化轨道理论（orbital hybridization theory）是鲍林等人于1931年提出来的。杂化轨道理论认为，元素的原子在成键时，不但可以变成激发态，而且能量近似的原子轨道可以重新组合成新的原子轨道，称杂化轨道。杂化轨道的数目等于参与杂化的原子轨道的数目，并包含原子轨道的成分。杂化轨道的方向性更强，成键的能力更大。

下面就碳原子的三种杂化形态作一简单介绍。

杂化轨道理论的处理方法是，将碳原子外层的1个2*s*电子激发到2*p*轨道（图1-9）。碳原子在成键前先完成轨道的重新组合——杂化。

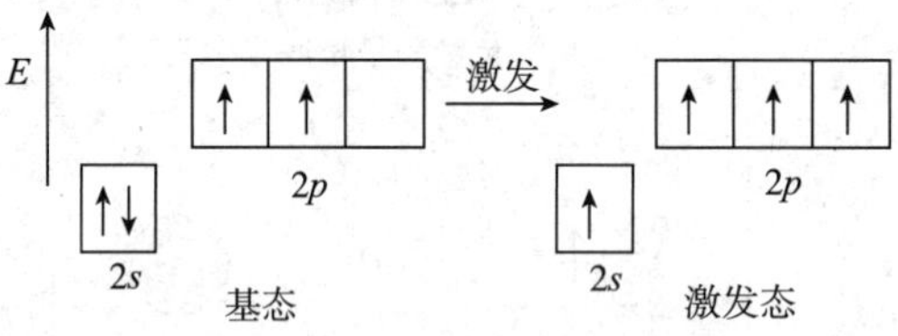

图1-9　碳原子的基态和激发态

1. **碳原子的 sp^3 杂化**　激发态的2*s*轨道和3个2*p*轨道进行线性组合，得到4个能量相等的 sp^3 杂化轨道（图1-10）。

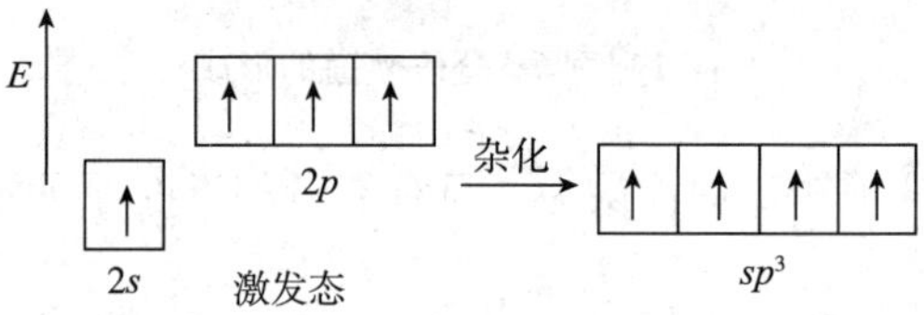

图1-10　碳原子的 sp^3 杂化

扫码"看一看"

4个杂化轨道轴之间的夹角为109°28′，呈四面体排布；轨道的形状是一头大一头小（图1-11）。

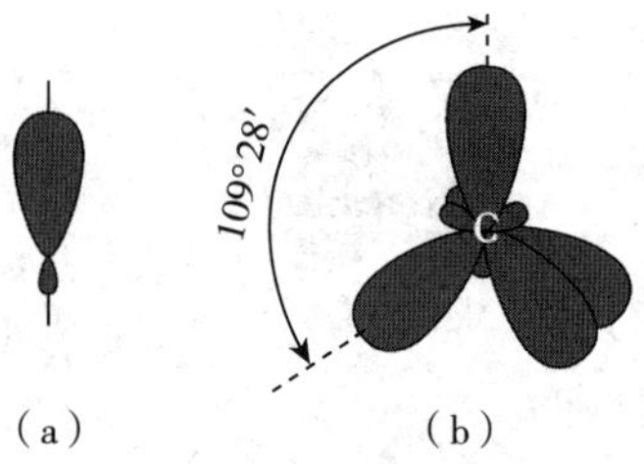

图1-11　碳原子的 sp^3 杂化轨道

（a）单个 sp^3 杂化轨道

（b）4个 sp^3 杂化轨道的空间排布

当 sp^3 杂化轨道与其他的轨道成键时，轨道的成键能力增大。有关计算表明，若*s*轨道的成键能力为1时，则*p*轨道的成键能力为1.732，而 sp^3 杂化轨道的成键能力则为2.0。烷烃中的碳原子是 sp^3 杂化的。例如，甲烷分子就是由碳的4个 sp^3 杂化轨道分别和氢的1*s*轨道沿着轴向重叠形成的。因此，4个C—H键相互间夹角为109°28′，是正四面体形的（图1-2）。

2. **碳原子的 sp^2 杂化**　激发态的2*s*轨道和两个2*p*轨道进行线性组合，得到三个能量相等的 sp^2 杂化轨道（图1-12）；轨道对称轴处于同一平面，彼此间夹角为120°；未参与杂化的 p 轨道的对称轴垂直于三个 sp^2 杂化轨道对称轴所在的平面（图1-13）。

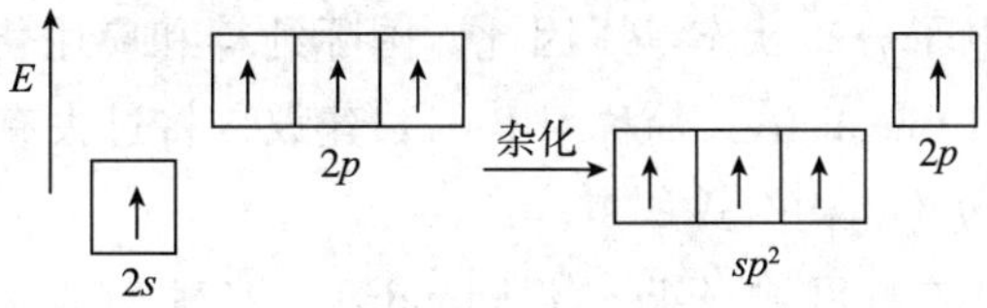

图1-12　碳原子 sp^2 杂化中轨道能量变化

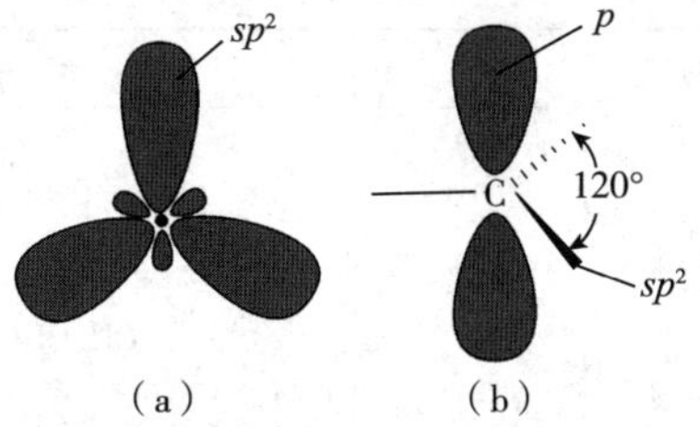

图1-13　碳原子 sp^2 杂化轨道与未参与杂化的 p 轨道

（a）从侧面观察　（b）从顶部观察

sp^2 杂化轨道的形状与 sp^3 杂化轨道相似，其成键能力为1.991。

构成双键的碳原子为 sp^2 杂化。例如烯烃中构成烯键的碳以及醛、酮中构成羰基的碳原子，有关这些双键的形成，参见第四章和第十一章。

3. 碳原子的 sp 杂化　激发态的 $2s$ 轨道和一个 $2p$ 轨道进行线性组合，得到两个能量相等的 sp 杂化轨道（图1-14），它们轨道轴之间的夹角为180°，称线性杂化。两个未参与杂化的 p 轨道的对称轴不仅互相垂直，而且都垂直于 sp 杂化轨道对称轴所在的直线（图1-15）。

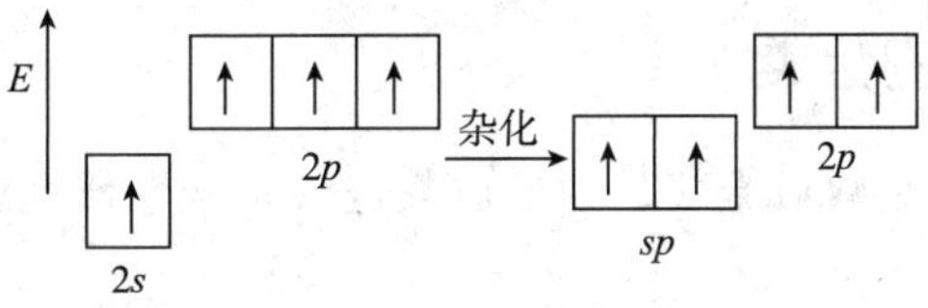

图1-14　碳原子 sp 杂化轨道中能量变化

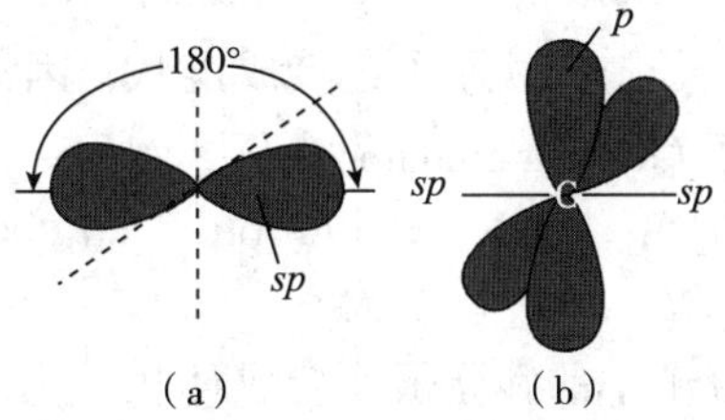

图1-15　碳原子 sp 杂化轨道与未参与杂化的 p 轨道

（a）sp 杂化轨道　（b）未杂化的 p 轨道

sp 杂化轨道的形态与 sp^3、sp^2 的相似，其成键能力为1.93，构成叁键的碳原子为 sp 杂化，例如炔烃中构成炔键的碳原子，有关碳碳叁键的形成，见第五章。

（八）有机化合物构造式的表示方法

化合物的分子结构，除了分子的构造以外，还包括原子相互间的立体位置，化学键的结合状态以及分子中的电子分布状态等。因此，国际纯粹和应用化学联合会（International Union of Pure and Applied Chemistry，简称 IUPAC）建议，将过去有些称作结构式的化学式（例如凯库勒结构式），改称为构造式。

有机化合物的构造式有蛛网式（skeletal formula）、缩写式（condensed formula）和键线式（line－formula）几种表示方式（表1－1）。

表1－1　有机化合物的三种构造式

化合物	蛛网式	缩写式	键线式
2－甲丁烷	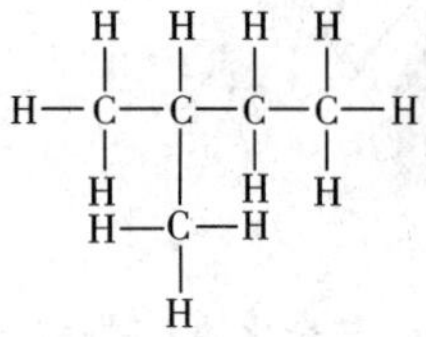	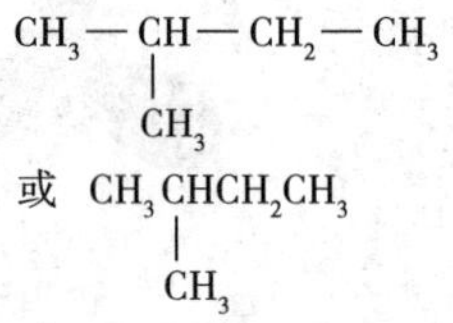 或 $(CH_3)_2CHCH_2CH_3$	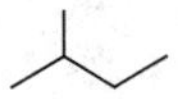
戊－2－炔	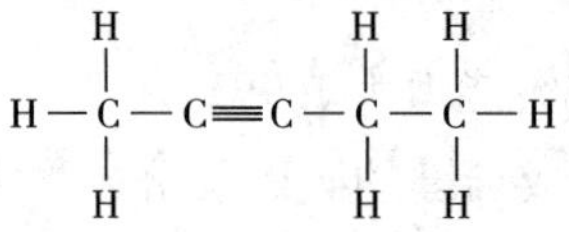	$CH_3-C\equiv C-CH_2-CH_3$ 或$CH_3C\equiv CCH_2CH_3$	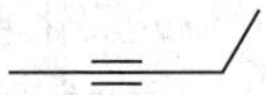
苯	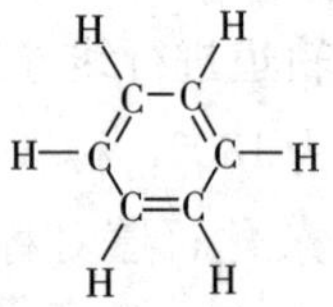	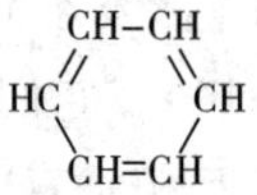	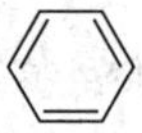

四、有机化合物的分类

有机化合物特点之一是数目繁多，为了对其进行系统地研究，将有机化合物进行科学分类是非常有必要的。

（一）按碳架分类

有机化合物以碳为骨架，可根据碳原子结合而成的基本骨架不同，分成三大类。

1. 链状化合物　化合物分子中的碳原子连接成链状，因油脂分子中主要是这种链状结构，因此又称为脂肪族化合物（aliphatic compound）。例如：

$CH_3CH_2CH_3$　　$CH_3CH_2CH_2CH_2OH$　　CH_3CH_2COOH

丙烷　　正丁醇　　丙酸

2. 碳环化合物　化合物分子中的碳原子连接成环状结构，故称为碳环化合物。碳环化合物又可分成脂环族化合物和芳香族化合物。

（1）脂环族化合物　这类化合物的性质与前面提到的脂肪族化合物相似，只是碳链连接成环状，例如：

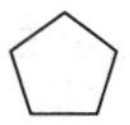

环戊烷

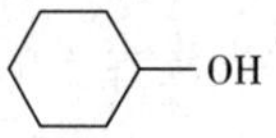

环己醇

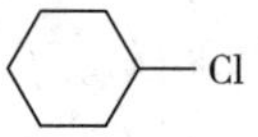

氯代环己烷

（2）芳香族化合物（aromatic compound） 化合物分子中含有苯环或稠合苯环，它们在性质上与脂环族化合物不同，具有一些特性。例如：

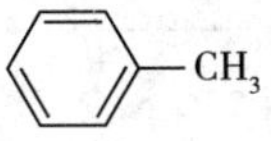

甲苯

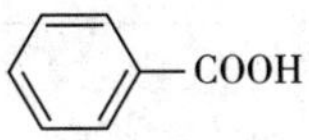

苯甲酸

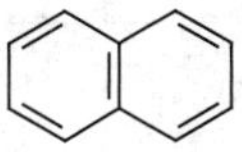
萘

（3）杂环化合物（heterocyclic compound） 化合物分子中含有由碳原子和氧、硫、氮等杂原子组成的环，例如：

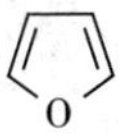

呋喃

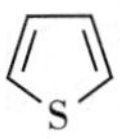

噻吩

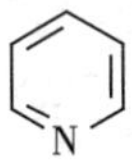

吡啶

（二）按官能团分类

官能团（functional group）又称功能基，是决定有机化合物主要性质和反应的原子或原子团。官能团是有机化合物分子中比较活泼的部位，一旦条件具备，它们将发生各种化学反应。含有相同官能团的有机化合物具有类似的化学性质。例如：丙酸和苯甲酸，因分子中都含羧基（—COOH），因此均具有酸性。因此，将有机化合物按官能团进行分类，便于对有机化合物的共性进行研究。表1－2列出了有机化合物中常见的官能团。

表1－2 常见官能团及有关化合物类别

官能团		有机化合物类别	化合物举例
官能团结构	名称		
$>C=C<$	双键	烯烃	$CH_2=CH_2$ 乙烯
$-C\equiv C-$	叁键	炔烃	$H-C\equiv C-H$ 乙炔
$-OH$	羟基	醇，酚	CH_3-OH 甲醇，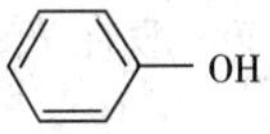 苯酚
$>C=O$	羰基	醛，酮	$CH_3-\overset{O}{\overset{\Vert}{C}}-H$ 乙醛，$CH_3-\overset{O}{\overset{\Vert}{C}}-CH_3$ 丙酮
$-\overset{O}{\overset{\Vert}{C}}-OH$	羧基	羧酸	$CH_3-\overset{O}{\overset{\Vert}{C}}-OH$ 乙酸
$-NH_2$	氨基	胺	CH_3-NH_2 甲胺
$-NO_2$	硝基	硝基化合物	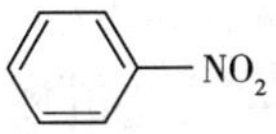 硝基苯
$-X$	卤素	卤代烃	CH_3Cl 氯甲烷，CH_3CH_2Br 溴乙烷

续表

官能团		有机化合物类别	化合物举例
官能团结构	名称		
—SH	巯基	硫醇，硫酚	C_2H_5SH 乙硫醇，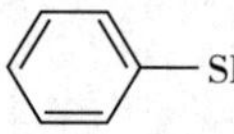—SH 苯硫酚
$—SO_3H$	磺酸基	磺酸	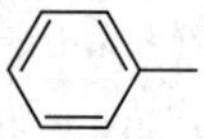$—SO_3H$ 苯磺酸
—C≡N	氰基	腈	$CH_3C≡N$ 乙腈
—C—O—C—	醚键	醚	$CH_3CH_2—O—CH_2CH_3$ 乙醚

五、有机化合物中共价键断裂的方式

有机化合物中的化学键主要是共价键，任何有机反应都要涉及到旧的共价键的断裂和新的共价键的形成。下面介绍共价键断裂的方式。

（一）共价键的均裂

共价键的均裂（homolytic bond cleavage，homolysis）是指共价键断裂后成键的一对电子平均分给两个原子或原子团。可表示为：

$$A:B \longrightarrow A\cdot + B\cdot \quad \text{均裂}$$

共价键均裂所产生的带有一个孤单电子的原子或原子团称自由基（radical）或游离基。自由基是有机反应中的一种活性中间体。上式中的符号“⌒”和“⌒”（俗称鱼钩箭头）表示单电子转移的方向。

通过均裂，即通过自由基中间体而进行的化学反应称自由基反应（radical reaction）。自由基反应一般在光、热或自由基引发剂的作用下进行。例如：

$$Br:Br \xrightarrow{\text{光照}} 2Br\cdot$$

（二）共价键的异裂

共价键的异裂（heterolytic bond cleavage，heterolysis）是指共价键断裂后，成键的一对电子为某一个原子或原子团所占有，产生正离子和负离子。可表示为：

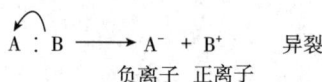

$$A:B \longrightarrow \underset{\text{负离子}}{A^-} + \underset{\text{正离子}}{B^+} \quad \text{异裂}$$

上式中符号“⌒”（俗称弯箭头）表示电子对转移的方向。正离子、负离子也是有机反应中的活性中间体。经过异裂所进行的化学反应称离子型反应。例如：

$$H:Cl \longrightarrow H^+ + Cl^-$$

离子型反应往往在酸、碱或极性条件下进行。

（三）共价键的协同方式

共价键的协同方式（concerted bond way）是指在反应中没有任何中间体产生，反应物共价键的断裂和生成物共价键的形成是存在于同一过渡态中，断裂同时发生的一种方式。

六、共价键的属性

有机化合物中最常见的是共价键，下面就共价键的一些基本特性（如键长、键角、键能等）作一些介绍。这些特性对进一步了解有机化合物的结构和性质是很有益的。

（一）键长

以共价键相结合的两个原子核间的距离称为键长（bond length）。相同的共价键在不同的分子中其键长会稍有不同。因为成键的两个原子在分子中不是孤立的，它们要受到分子中其他原子的影响。

化学键的键长是考察化学键稳定性的指标之一。一般来说，键长越长，越容易受到外界的影响而发生极化，进而断裂发生化学反应。

现在应用 X 射线衍射法、电子衍射法等物理方法已可测定各种键的键长。表 1-3 列出了一些常见共价键的键长。

表 1-3　一些常见共价键的键长

键	键长（nm）	键	键长（nm）	键	键长（nm）	键	键长（nm）
H—H	0.074	C—Cl	0.177	N—H	0.104	C=N	0.128
N—N	0.145	C—Br	0.191	O—H	0.096	C=O	0.120
C—C	0.154	C—I	0.212	H—Cl	0.126	C≡C	0.120
C—H	0.110	C—N	0.147	C=C	0.134	C≡N	0.116
C—F	0.140	C—O	0.143	N=N	0.123	N≡N	0.110

（二）键角

当一个两价或两价以上的原子与其他原子形成共价键时，每两个共价键之间的夹角称之为键角（bond angle）。例如，前面提到的甲烷分子中，每两个 C—H 键之间的夹角为 109°28′。乙烯分子中，两个 C—H 键之间的夹角为 120°。这是因为甲烷和乙烯分子中碳原子的杂化状态不同（参见第二、四章）。显然键角的大小与成键的中心原子的杂化状态有关。此外，键角的大小还与中心碳原子上所连的基团有关。当中心碳原子相同而与之相连的基团不同时，键角也将有不同程度的改变。例如，甲烷和正丙烷分子：

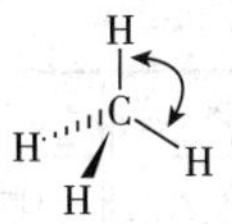

甲烷

每两个C—H键的夹角为109° 28′，正四面体

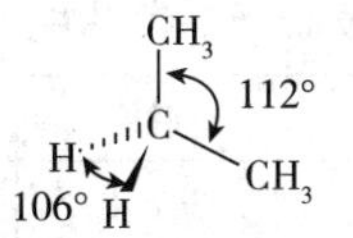

丙烷

与中间C相连的2个C—H键的夹角为106°，四面体，不是正四面体

因此，键角与有机分子的立体形象有关。以上表示甲烷和丙烷的立体形象的式子称楔形式，式中的楔形实线表示该价键朝向纸平面前，楔形虚线表示该价键朝向纸平面后。楔形虚线也可用一般虚线（---）表示。

（三）键能和键的离解能

共价键断裂时需要从外界吸收能量；反之则要放出能量。将分子中某一共价键均裂成原子或自由基所需要的能量称之为该共价键的离解能（dissociation energy，用DH表示），离解能亦称解离能。例如：

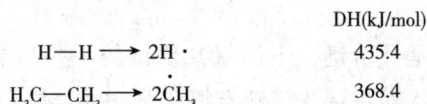

$$
\begin{array}{lr}
 & \text{DH(kJ/mol)} \\
\text{H—H} \longrightarrow 2\text{H}\cdot & 435.4 \\
\text{H}_3\text{C—CH}_3 \longrightarrow 2\dot{\text{C}}\text{H}_3 & 368.4
\end{array}
$$

反之，2个氢原子结合成氢分子，2个甲基自由基结合成乙烷，则分别放出435.4kJ/mol和368.4 kJ/mol的能量。一些分子中常见共价键的离解能见表1-4所示。

表1-4　一些分子中常见共价键的离解能（kJ/mol）

键	离解能(kJ/mol)	键	离解能(kJ/mol)	键	离解能(kJ/mol)
F—F	153.2	CH_2＝CH—H	452.1	H—I	297.2
H—F	565.1	Cl—Cl	242.8	CH_3—CH_3	368.4
CH_3—H	435.4	H—Cl	431.2	$(CH_3)_2$CH—CH_3	351.6
C_2H_5—H	410.3	CH_3—Cl	351.6	(CH_3) C—CH_3	339.1
$(CH_3)_2$CH—H	397.4	Br—Br	192.6	CH_2＝CH—CH_3	406.0
$(CH_3)_3$C—H	380.9	H—Br	364.2	CH_2＝CHCH_2—CH_3	309.0
C_6H_5—H	468.8	CH_3—Br	293.0		
$C_6H_5CH_2$—H	355.8	I—I	150.6		

但是，甲烷分子中的4个C—H键的离解能是不相同的，其数值如下：

$$
\begin{array}{lr}
 & \text{DH(kJ/mol)} \\
\text{H}_3\text{C—H} \longrightarrow \cdot\text{CH}_3 + \text{H}\cdot & 435.4 \\
\text{H}_2\dot{\text{C}}\text{—H} \longrightarrow \cdot\dot{\text{C}}\text{H}_2 + \text{H}\cdot & 368.4 \\
\text{H}\ddot{\text{C}}\text{—H} \longrightarrow \cdot\ddot{\text{C}}\text{H} + \text{H}\cdot & 443.8 \\
\cdot\dddot{\text{C}}\text{—H} \longrightarrow \cdot\dddot{\text{C}}\cdot + \text{H}\cdot & 339.1
\end{array}
$$

若将断裂这4个C—H键总共需要的能量（1662.1 kJ/mol）除以4，即为断裂甲烷分子中每个C—H键平均需要的能量。人们将“一个多原子分子中几个同种共价键均裂时每个键平均需要的能量”称之为平均键能，可见平均键能与键的离解能的含义是不同的。表1-5列出了一些常见共价键的平均键能。

表1-5　常见共价键的平均键能（kJ/mol）

键	键能	键	键能	键	键能	键	键能
O—H	464.7	C—C	347.4	C—Cl	339.1	C＝N	615.3
N—H	389.3	C—O	360	C—Br	284.6	C≡N	891.6
S—H	347.4	C—N	305.6	C—I	217.8	C＝O	736.7（醛）
C—H	414.4	C—S	272.1	C＝C	611.2		749.3（酮）
H—H	435.3	C—F	485.6	C≡C	837.2		

通常将平均键能简称为键能。但对于双原子分子来说，键能就是离解能。键能是衡量

共价键牢固度的一个重要参数。共价键的键能越大，说明键越牢固。

此外，利用平均键能可计算一个反应的反应热。因为从理论上讲，反应热就是化学反应前后键能的变化（ΔH），即反应物分子中键能的总和与反应后分子中键能总和之差。当 ΔH 为负值时，表示反应为放热反应；ΔH 为正值时，反应为吸热反应。当然，利用键能来计算一个反应的反应热，只是一种粗略的估算方法，因为并没有考虑其他影响化学键键能的因素。但作为预测，还是很有用的。

（四）键的极性和可极化性

由两个相同的原子形成的共价键，由于它们的原子核对成键电子的吸引力相同，其电子云在两个原子之间对称分布，这种共价键是没有极性的，称非极性共价键（nonpolar covalent bond），例如：H—H 键和 Cl—Cl 键。

由不相同的原子形成的共价键，由于两个原子的电负性不同，它们对共享电子对的吸引力不同。共享电子对就偏向于电负性较大的原子，结果电子云在两个原子之间的分布就不对称，这种共价键具有极性，称极性共价键（polar covalent bond）。例如：氯化氢分子中，氯的电负性比氢大，成键的一对电子偏向于氯，使氯附近的电子云密度大一些，而氢附近的电子云密度小一些，这样 H—Cl 键就产生了偶极，氯带上部分负电荷，而氢带上部分正电荷。H—Cl 是极性共价键。极性共价键两端的带电状况一般用“δ^-”或“δ^+”标在有关原子的上方来表示。“δ^-”表示带有部分负电荷，“δ^+”表示带有部分正电荷。例如：

$$\overset{\delta^+}{H}\text{——}\overset{\delta^-}{Cl}$$

共价键极性的大小，主要取决于成键两原子的电负性之差。两种原子的电负性差越大，形成的共价键的极性越大。表 1－6 列出几种常见元素的电负性值。

表 1－6 一些常见元素的电负性值

元素符号	电负性	元素符号	电负性	元素符号	电负性	元素符号	电负性	元素符号	电负性	元素符号	电负性	元素符号	电负性
H	2.15												
Li	0.95	Be	1.5	B	2.0	C	2.6	N	3.0	O	3.5	F	3.9
Na	0.9	Mg	1.2	Al	1.5	Si	1.9	P	2.6	S	2.6	Cl	3.1
K	0.8	Ca	1.0									Br	2.9
												I	2.6

共价键极性的大小可以用偶极矩（dipole monent，μ）来度量。偶极矩是指正负电荷中心间的距离 d 和正电荷或负电荷中心的电荷值 q 的乘积：

$$\mu = q \times d$$

μ 的单位为库仑·米（C·m）。偶极矩是一个向量，用符号“$+\!\!\longrightarrow$”表示，箭头指向带负电荷的一端。例如：

$$\underset{+\!\!\longrightarrow}{\overset{\delta^+}{H}\text{——}\overset{\delta^-}{Cl}}\ ,\quad \underset{+\!\!\longrightarrow}{\overset{\delta^+}{C}\text{——}\overset{\delta^-}{X}}$$

多原子分子的偶极矩是各极性共价键偶极矩的向量和。图 1－16 是几种化合物的偶极方向和偶极矩。

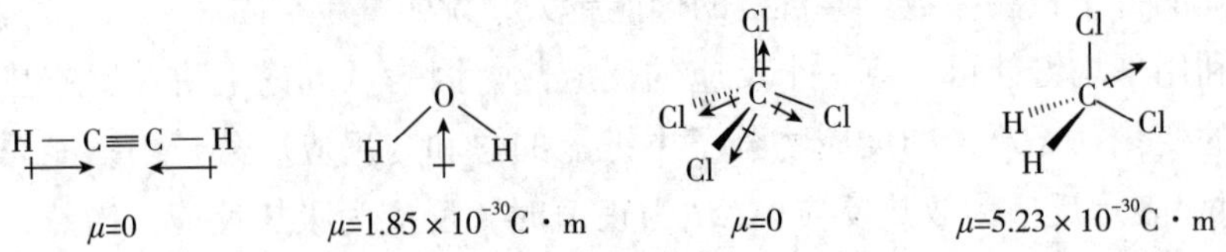

图 1－16　几种化合物的偶极矩及偶极方向

共价键的极性是共价键的内在性质，是共价键的一种永久特征。

在外界电场的影响下，共价键的电子云分布会发生改变，即分子的极化状态发生了改变。但当外界电场消失后，共价键以及分子的极化状态又恢复原状。共价键对外界电场的这种敏感性称为共价键的可极化性（或可极化度）。

各种共价键的可极化性是不同的。共价键的可极化性与其键内电子的流动性有关。电子的流动性越大，键的可极化性越大。例如 C—X 键的可极化性大小顺序为：

$$\text{C—Cl} < \text{C—Br} < \text{C—I}$$

共价键的可极化性与极性是共价键的很重要的性质，它们和化学键的反应性能间有着密切的关系。因为有机反应无非是旧键的断裂和新键的形成过程，而极性共价键就已孕育了破裂的因素。

练习题

1－2　指出下列两原子间偶极矩的方向（用符号+⟶表示）。

（1）C—N　（2）C—Br　（3）C—O　（4）S—N

（5）I—Cl　（6）N—B　（7）C—B　（8）C—S

七、有机酸碱理论简介

有机化合物的许多化学性质与酸碱或电子的转移有关，许多有机反应属于酸碱反应，有不少反应是在酸或碱的催化下进行的。酸碱概念对理解有机化学反应（如机理，选择试剂、溶剂、催化剂等）都很有益处。在此就勃朗斯德（Bronsted）酸碱理论和路易斯（Lewis）酸碱理论作一简单介绍。

（一）勃朗斯德酸碱理论

勃朗斯德酸碱理论是勃朗斯德（Bronsted，1879～1947）等人于 1923 年提出来的。根据此理论，酸是质子的给予体，碱是质子的接受体，故又称质子酸碱理论。

碱接受质子后生成的物质称作该碱的共轭酸；而酸给出质子后生成的物质称作该酸的共轭碱，例如：

$$\underset{\text{酸}}{\text{HCl}} + \underset{\text{碱}}{\text{H}_2\ddot{\text{O}}} \rightleftharpoons \underset{\text{共轭碱}}{\text{Cl}^-} + \underset{\text{共轭酸}}{\text{H}_3\text{O}^+}$$

其他无机酸和有机酸在水中，也有类似情况。例如：

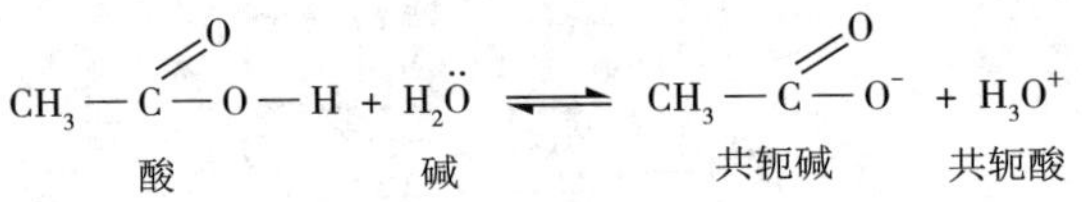

酸的强度可用 K_a 或 pK_a 表示，pK_a 值越大，酸性越弱；pK_a 值越小，则酸性越强。表 1－7 为一些无机化合物和有机化合物的 pK_a 值（25℃）。

表 1－7 一些无机和有机化合物的 pK_a值（25 ℃）

分子式	pK_a	分子式	pK_a	分子式	pK_a
HI	－5.2	$HONO_2$	－1.3	CH_3CH_2SH	10.6
HBr	－4.7	$HOSO_2OH$	(1)－5.2,(2)1.99	C_6H_5OH	10.0
HCl	－2.2	CH_3COCH_3	20.0	CH_3COOH	4.75
HF	3.18	CH_3CH_2OH	15.9	CF_3COOH	0.2
HCN	9.22	HOH	15.7		

共轭酸碱强弱的相互关系是：一个共轭酸的酸性越强，其共轭碱的碱性越弱；反之，一个共轭碱的碱性越强，则其共轭酸的酸性越弱。人们从一些化合物的 pK_a值知其酸性的强弱次序，同时也就可推知其共轭碱的碱性强弱次序。

例如：从 CH_3CH_2OH，HOH，CH_3COOH 的 pK_a值可知它们的酸性强弱次序，从而推知其相应共轭碱的碱性强弱次序。

化合物	CH_3COOH		HOH		CH_3CH_2OH
pK_a	4.75		15.7		15.9
酸性次序	CH_3COOH	>	HOH	>	CH_3CH_2OH
共轭碱的碱性次序	CH_3COO^-	<	HO^-	<	$CH_3CH_2O^-$

在酸碱反应中，总是较强的酸和较强的碱反应生成较弱的碱和较弱的酸。因此，可从各化合物的 pK_a值预测该反应能否进行。例如下列反应中，反应物 HCl（pK_a －2.2）的酸性比生成物中 CH_3COOH（pK_a 4.75）的酸性强；而其共轭碱的碱性则是 $CH_3COO^- > Cl^-$。故该反应可以发生。

$$\underset{较强的酸}{HCl} + \underset{较强的碱}{CH_3COO^-} \longrightarrow \underset{较弱的碱}{Cl^-} + \underset{较弱的酸}{CH_3COOH}$$

再如下列反应，反应物中 CH_3CH_2OH（pK_a 15.9）的酸性比生成物 CH_3COOH（pK_a 4.75）的酸性弱，而其共轭碱的碱性则是 $CH_3CH_2O^- > CH_3COO^-$。故该反应不能发生。

$$\underset{较弱的酸}{CH_3CH_2OH} + \underset{较弱的碱}{CH_3COO^-} \not\longrightarrow \underset{较强的碱}{CH_3CH_2O^-} + \underset{较强的酸}{CH_3COOH}$$

如何从化合物的结构来判断其酸碱性的相对强弱，将在后续章节中讨论。

在此要指出的是，同一个物质所表现出的酸碱性与介质有关。例如乙酸在酸性比其弱的水中，表现为酸（水作为碱），而在酸性比其强的硫酸中表现为碱（硫酸作为酸）。

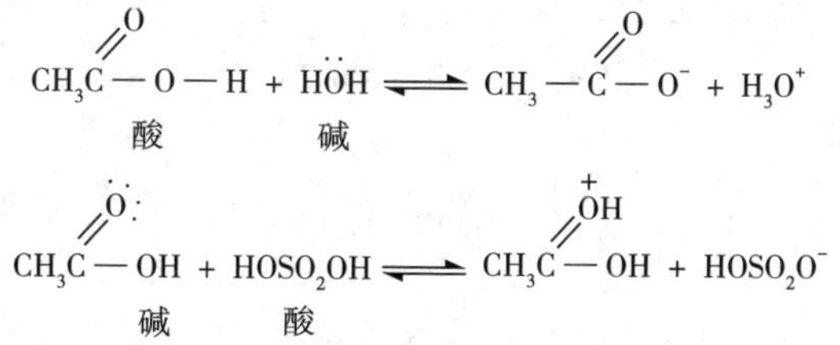

练习题

1－3 利用表 1－7 中的 pK_a值，预测下列反应的走向。

1. 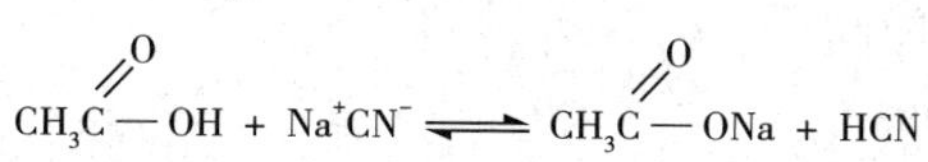

2. $CH_3CH_2O^-Na^+ + HCN \rightleftharpoons CH_3CH_2OH + Na^+CN^-$

（二）路易斯酸碱理论

一个更广泛的酸碱理论是1909年由美国化学家路易斯（Lewis GN，1875～1946）提出的路易斯（Lewis）酸碱理论。

路易斯酸碱理论认为：凡能提供电子对的物质称Lewis碱，而能接受电子对的物质则称为Lewis酸，因此路易斯酸碱理论又称电子酸碱理论。

路易斯酸包括许多可以接受电子的分子（如$AlCl_3$，$FeCl_3$，BF_3，$SnCl_2$，$ZnCl_2$等）、金属离子（如Ag^+，Li^+，Cu^{2+}等）以及其他正离子（如Br^+，NO_2^+，H^+等）。因此带正电荷的物质像H^+都有接受电子对的倾向。而路易斯碱主要包括：具有未共用电子对的化合物，如$R\ddot{O}H$（醇）、$R\ddot{O}R$（醚）、$\ddot{N}H_3$ $R\ddot{N}H_2$（胺）、$R\ddot{S}H$（硫醇）、$RCH\ddot{O}$（醛）、$R_2C=\ddot{O}$（酮）等；一些负离子，如OH^-，RO^-，SH^-，碳负离子（R^-）等。

根据这一理论，以下的反应都可以看作是酸碱反应。

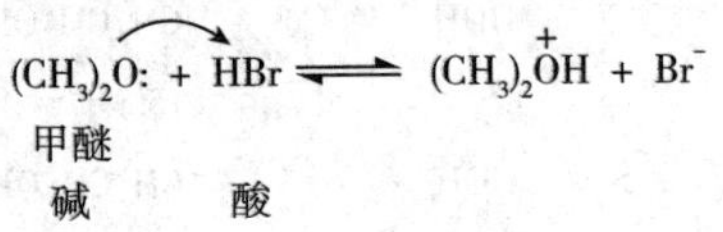

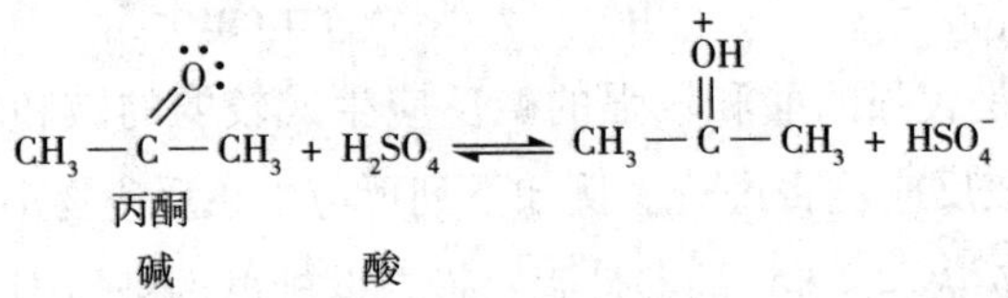

按照路易斯酸碱理论，众多配合物的形成也可视为酸碱反应，如：

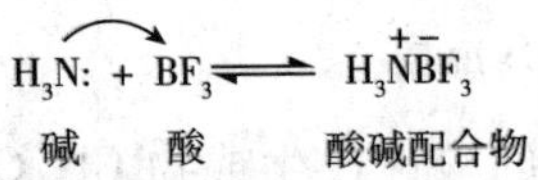

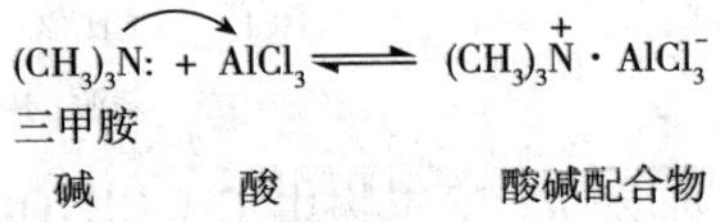

路易斯酸碱比勃朗斯德酸碱的范围扩大了，因此又称广泛酸碱。

酸碱的概念在理解反应机理等方面的应用，将在后续章节中介绍。

练习题解

习 题

1. 下列化合物各含有什么官能团？哪些互为同分异构体？

（1）$CH_3CH_2CH=CH_2$　　（2）CH_3CH_2CHO（$CH_3CH_2\overset{O}{\overset{\|}{C}}H$）

（3）$CH_3CH_2OCH_2CH_3$　　（4）$CH_3CH=CHCH_3$

（5）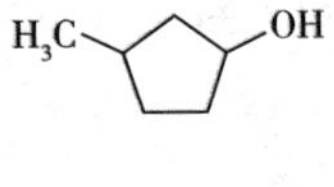

（6）$CH_3\overset{O}{\overset{\|}{C}}CH_3$

（7）$CH_3CH_2CH_2OCH_3$　　（8）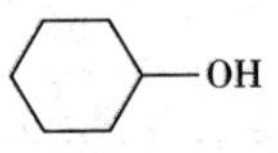

2. 下列化合物中，哪些具有相似的性质？

（1）CH_3CH_2Cl　　（2）$CH_3CH(OH)CH_3$

（3）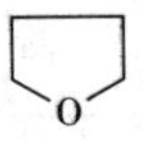

（4）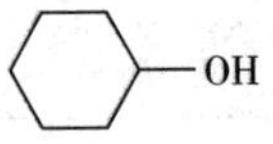

(5) 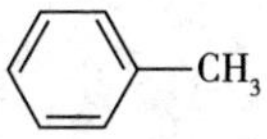　　(6) $CH_3CH{=}CH_2$

(7) $CH_3CH_2CH_2Br$　　(8) 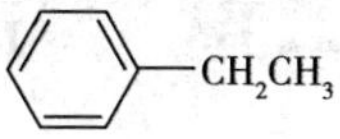

(9) $CH_3CH_2\overset{O}{\overset{\|}{C}}OH$　　(10) 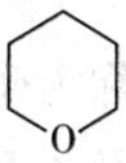

(11) $CH_3CH_2CH{=}CHCH_3$　　(12) 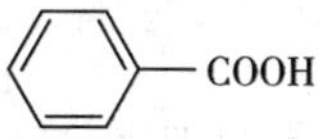

3. 将下列化合物的缩写式改写成键线式。

(1) $(CH_3)_2C{=}C(CH_3)_2$　　(2) $(CH_3)_2CHCH_2CH_2CH_3$

(3) $CH_3CH_2\overset{O}{\overset{\|}{C}}CH_2CH_3$　　(4) 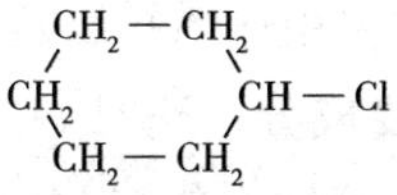

(5) 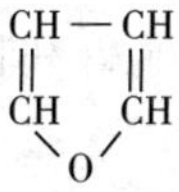　　(6) 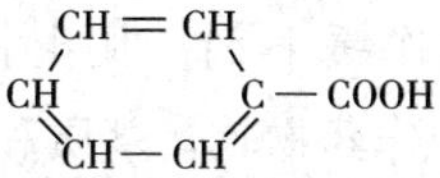

(7) 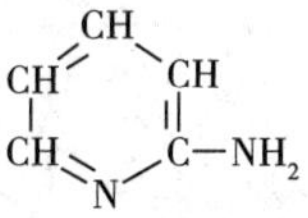　　(8) $(CH_3)_2CHCH_2CH(CH_3)_2$

4. 用弯箭头或鱼钩箭头表示下列反应中电子移动的方向。

(1) $Cl—Cl \longrightarrow 2Cl\cdot$

(2) $CH_3CH_2—\overset{+}{O}H_2 \longrightarrow CH_3\overset{+}{C}H_2 + H_2O$

(3) $CH_3CH_2—\overset{O}{\overset{\|}{C}}—OH \rightleftharpoons CH_3CH_2—\overset{O}{\overset{\|}{C}}—O^- + H^+$

(4) $CH_3CH_2—Br + OH^- \longrightarrow CH_3CH_2OH + Br^-$

5. 根据表 1-7 中的 pK_a 值，预测下列可逆平衡往哪个方向进行？

$$CH_3\overset{O}{\overset{\|}{C}}CH_3 + NaNH_2 \rightleftharpoons CH_3\overset{O}{\overset{\|}{C}}\overset{-}{C}H_2Na^+ + NH_3$$

6. 预测下列各分子、离子的空间排列形式，是否具有偶极矩？

(1) CH_3F　　(2) NH_4^+　　(3) CH_3NH_2　　(4) $CH_3—OH$

7. 下列各对化合物中，哪一个键（已用粗体标出）的极性较大？

(1) CH_3**—**OH，CH_3**—**H
　　①　　②

(2) CH_3**—**F，CH_3**—**Br
　　①　　②

(3) CH_3**—**NH_2，CH_3**—**OH
　　①　　②

（胡　春）

扫码“学一学”

第二章 烷 烃

仅由碳和氢两种元素组成的有机化合物称为碳氢化合物，简称为烃（hydrocarbon）。

烃是最简单的有机化合物，是一切有机化合物的母体。其他的有机化合物可以看作是烃的衍生物。

根据烃分子中的碳架不同，烃可分为脂肪烃（aliphatic hydrocarbon）和芳香烃（aromatic hydrocarbon）两大类。脂肪烃中的烷烃（alkane），其分子中与碳原子结合的氢原子数目已达最高限度，不能再增加，因此叫作饱和烃（saturated hydrocarbon）。

烷烃广泛存在于自然界中，主要用作燃料以及有机化工和医药产品的基本原料。例如：甲烷（俗称沼气）是天然气的主要成分；正己烷（*n*－hexane）可用作植物油萃取时的溶剂、仪器洗涤剂和颜料的稀释剂；液体石蜡（paraffinine liquidise）的主要成分为各种液体烃的混合物（C_{18}～C_{24}），可用作缓下剂；凡士林（vanseline）是液体石蜡和固体石蜡（C_{25}～C_{34}）的胶质分散体，可用作药物软膏基质和皮肤保护油膏等。

一、通式和同系列

烷烃的通式为 C_nH_{2n+2}，其中 n 为碳原子数。例如：甲烷（CH_4）、乙烷（CH_3CH_3）、丙烷（$CH_3CH_2CH_3$）等。这种具有相同的分子通式，组成上相差 CH_2 或其整数倍的一系列化合物称同系列（homologous series），同系列中的各化合物称同系物（homolog）；CH_2 则称同系差。同系物的结构相似、化学性质相近，但反应速率往往存在差异；物理性质也呈现规律性的变化。只要掌握和了解同系列中少数几个化合物的性质，便能推知这一系列化合物的基本性质，这将是学习和研究有机化合物性质的主要方法。

二、构造异构

含 1～3 个碳的烷烃，分子中的碳架只有一种排列方式，无异构现象。从含 4 个碳原子的烷烃开始，碳架不只有一种排列方式。例如，分子式为 C_4H_{10} 的丁烷，碳架有以下两种排列方式，它们具有不同的性质，是两个不同的化合物。

C_4H_{10}	$CH_3-CH_2-CH_2-CH_3$	$CH_3-CH(CH_3)-CH_3$
	正丁烷	异丁烷
沸点（℃）	−0.5	−10.2
熔点（℃）	−138.3	−159
溶解度（ml/100ml 乙醇）	1813	1320

正丁烷和异丁烷结构上的不同是由于分子中碳原子的排列方式不同而引起的，分子中原子间互相连接的方式或次序叫作构造（constitution），分子式相同而构造式不同的异构体叫作构造异构体，正丁烷和异丁烷即是构造异构体。烷烃的构造异构是由于碳架不同而产生的，通常也称为碳架异构。碳架异构是构造异构现象中的一种形式，除此以外，构造异构还有官能团位置异构、官能团异构等形式。

戊烷（C_5H_{12}）则有三种构造异构体。

C_5H_{12}:

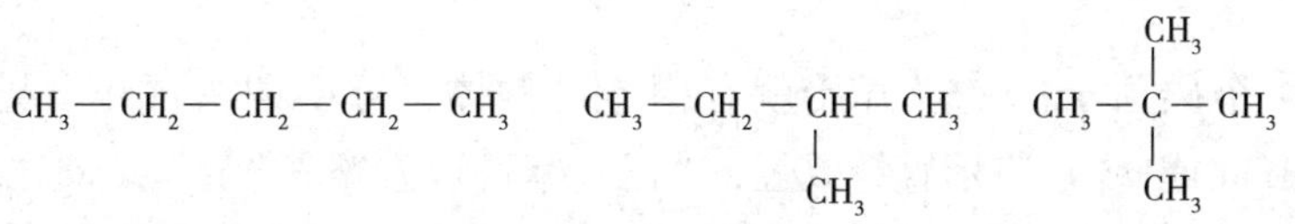

	正戊烷	异戊烷	新戊烷
沸点/℃	36.1	28	9.5

烷烃异构体的数目随碳原子数的增加而迅速增加，如含有 6 ~ 10 个碳原子的烷烃分别有 5、9、18、35、75 个构造异构体，含有 20 个碳原子的烷烃有 366319 个构造异构体。

三、饱和碳原子和氢原子的类型

烷烃分子中的碳原子按照与其直接成键的碳原子数目可以分成四种类型。碳的四个价键中只有 1 个价键与其他碳直接相连的碳原子，称伯（primary）碳原子，又称一级碳原子，以 1°表示；有 2 个价键与其他碳直接相连的碳原子，称仲（secondary）碳原子，又称二级碳原子，以 2°表示；有 3 个价键与其他碳直接相连的碳原子，称叔（tertiary）碳原子，又称三级碳原子，以 3°表示；4 个价键都与其他碳直接相连的碳原子，称季（quaternary）碳原子，又称四级碳原子，以 4°表示。例如：

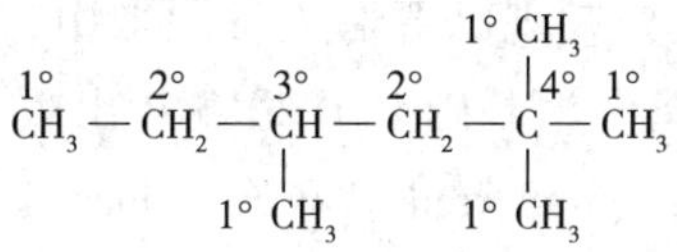

除季碳原子外，伯、仲、叔碳原子上所结合的氢原子，分别称为伯氢原子（一级氢原子）、仲氢原子（二级氢原子）、叔氢原子（三级氢原子），分别记为 1°H、2°H 、3°H。

练习题

2 - 1　写出分子式为 C_7H_{16}烷烃的所有构造异构体的构造式，并指出每个异构体中各碳原子的类型。

四、命名

许多有机化合物，通常可根据它们的来源或性质来命名。例如甲烷最早是由池沼中植物腐烂而产生的，因此称沼气。又如酒精、柠檬酸等都是俗名。但随着新化合物的种类、数目的不断增多，结构也愈来愈复杂，这种命名方法渐渐不能适应新的要求，这样就发展了新的系统性更强、应用范围更广的方法。不过许多俗名因沿用已久，仍旧保留下来与新的名称一同使用。烷烃的命名原则是各类有机化合物命名的基础。

（一）普通命名法

普通命名法（common nomenclature）适用于比较简单的烷烃的命名。通常把烷烃的名称写作“某烷”，“某”是指烷烃中碳原子数目，“烷”表示化合物所属烷烃系列。含 1 ~ 10 个碳原子的直链烷烃，用天干数字甲、乙、丙、丁、戊、己、庚、辛、壬、癸表示碳原子数目，如 CH_4（甲烷）、C_2H_6（乙烷）等；超过 10 个碳原子的直链烷烃，用中文汉字数字十一、十二……来表示，如 $C_{11}H_{24}$（十一烷）、$C_{12}H_{26}$（十二烷）等。

烷烃的英文名称是由表示碳原子数的词头加上词尾 - ane 组成。如 methane（甲烷）、ethane（乙烷）、propane（丙烷）、butane（丁烷）等。表 2 - 1 中列出了一些烷烃的中、英文名称。

从含4个碳原子的烷烃开始就有构造异构体，可用词头“正、异、新”加以区别。“正”（normal或*n*-）表示直链烷烃，“正”字可以省略；“异”（*iso*-或*i*-）表示在碳链的一端具有异丙基$(CH_3)_2CH$—的烷烃；“新”（*neo*-）则表示在碳链的一端具有叔丁基$(CH_3)_3C$—的烷烃。如：

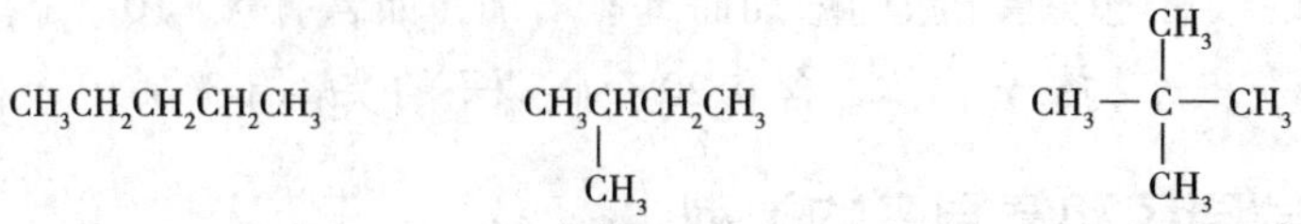

（正）戊烷 pentane　　异戊烷 *i*-pentane　　新戊烷 *neo*-pentane

对于结构比较复杂的烷烃，就必须采用系统命名法（systematic nomenclature）。

（二）系统命名法

为了解决有机化合物命名的困难和化学名词的统一，1892年在瑞士日内瓦召开的一次国际化学学术会议上，首次拟定了一个系统的有机化合物的命名原则，称为日内瓦命名法。此后经国际纯粹与应用化学联合会（International union of Pure and Applied Chemistry，IUPAC）进行了多次修订，其命名原则现已普遍为各国采用，称为IUPAC命名法。IUPAC在1993年发布的《有机化学命名指南》基础上于2013年出版了《有机化学首选名命名建议》蓝皮书，提出了IUPAC首选名（preferred IUPAC name，PIN）和一般名（general IUPAC name）方案。中国化学会根据IUPAC制定的命名原则，结合我国的文字特点于1960年制订了《有机化学物质的系统命名原则》，1980年修订为《有机化学命名原则》，2017年再次修订为《有机化合物命名原则》，该命名原则适用于表达各类有机化合物结构的名称，不过需要说明的是，依据《有机化合物命名原则》所表达的名称不一定是该结构的唯一名称，但是无论以何种方式命名，化合物名称所表示的结构必须是唯一的。

对于烷烃的命名，直链烷烃的系统命名法和普通命名法基本相同，只是不写“正”字（表2-1）。

表2-1　一些直链烷烃的中、英文名称

构造式	中文名	英文名	构造式	中文名	英文名
CH_4	甲烷	methane	$CH_3(CH_2)_7CH_3$	壬烷	nonane
CH_3CH_3	乙烷	ethane	$CH_3(CH_2)_8CH_3$	癸烷	decane
$CH_3CH_2CH_3$	丙烷	propane	$CH_3(CH_2)_9CH_3$	十一烷	undecane
$CH_3(CH_2)_2CH_3$	丁烷	butane	$CH_3(CH_2)_{10}CH_3$	十二烷	dodecane
$CH_3(CH_2)_3CH_3$	戊烷	pentane	$CH_3(CH_2)_{11}CH_3$	十三烷	tridecane
$CH_3(CH_2)_4CH_3$	己烷	hexane	$CH_3(CH_2)_{12}CH_3$	十四烷	tetradecane
$CH_3(CH_2)_5CH_3$	庚烷	heptane	$CH_3(CH_2)_{13}CH_3$	十五烷	pentadecane
$CH_3(CH_2)_6CH_3$	辛烷	octane	$CH_3(CH_2)_{18}CH_3$	二十烷	icosane

含支链的烷烃，把它看作是直链烷烃的烷基取代衍生物来命名，直链烷烃作为母体，支链作为取代基。

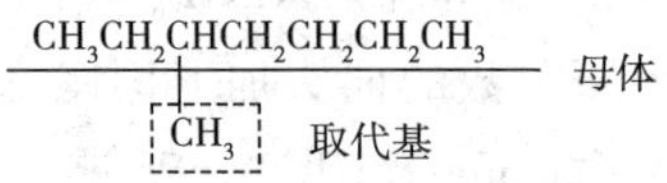

1. 烷基 烷基（alkyl group）是指烷烃分子去掉一个氢原子后所余下的部分，其通式为 C_nH_{2n+1}，通常用 R－表示。表 2－2 列出了一些常见的烷基及其中英文名称，烷基的英文名称只须将烷烃字尾的－ane 改为－yl。正某基、仲某基和叔某基是指直链烷基的游离价在伯、仲和叔碳原子上的烷基；新某基和异某基表示碳链末端有 $(CH_3)_3C$—和 $(CH_3)_2CH$—端基，且游离价在伯碳原子上的烷基（异丙基除外）。

表 2－2 一些常见烷基名称

烷烃	烷基	中文系统名	英文名称及简写	俗名
CH_4	CH_3—	甲基	methyl（Me）	
CH_3CH_3	CH_3CH_2—	乙基	ethyl（Et）	
$CH_3CH_2CH_3$	$CH_3CH_2CH_2$—	丙基	propyl（Pr）	
	$CH_3\underset{\mid}{C}HCH_3$	丙－2－基 或 1－甲基乙基	propan－2－yl or 1－methylethyl	异丙基（isopropyl）
$CH_3CH_2CH_2CH_3$	$CH_3CH_2CH_2CH_2$—	丁基	butyl（Bu）	
	$CH_3\underset{\mid}{C}HCH_2CH_3$	丁－2－基 或 1－甲基丙基	butan－2－yl or 1－methylpropyl	仲丁基（*sec*－butyl）
$(CH_3)_3CH$	$(CH_3)_2CHCH_2$—	2－甲基丙基	2－methylpropyl	异丁基（isobutyl）
	$(CH_3)_3C$—	2－甲基丙－2－基 或 1,1－二甲基乙基	2－methylpropan－2－yl or 1,1－dimethylethyl	叔丁基（*tert*－butyl）
$C(CH_3)_4$	$(CH_3)_3CCH_2$—	2,2－二甲基丙基	2,2－dimethylpropyl	新戊基（neopentyl）

2. 系统命名法

（1）选择主链 选择分子中含碳原子数最多的连续碳链作为主链（母体），按照主链上碳原子数目的多少命名为“某烷”，支链作为取代基。主链含 1～10 个碳原子的烷烃，用天干数字甲、乙、丙、丁、戊、己、庚、辛、壬、癸表示碳原子数目；超过 10 个碳原子的烷烃，用中文汉字数字十一、十二……来表示。例如，下列化合物最长碳链为 8 个碳，母体名称是辛烷。

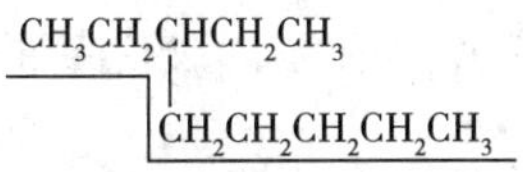

如果有几条相等长度的碳链可以作主链时，选择含有取代基最多的碳链作主链。例如，下列化合物中 a 和 b 都含有 6 个碳原子，但是 a 链含有三个取代基（两个甲基、一个乙基），而 b 链只含有两个取代基（一个甲基、一个异丙基），因此选择 a 链作主链。

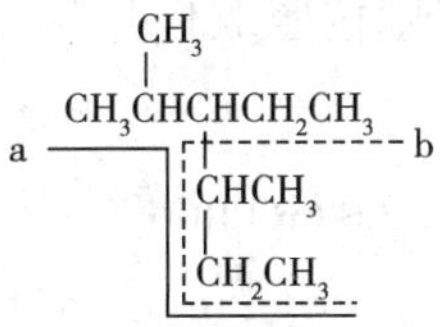

（2）主链碳原子的位次编号 从靠近取代基的一端开始，将主链上碳原子位次依次用阿拉伯数字 1、2、3……进行标记，使取代基的位次最低。例如：

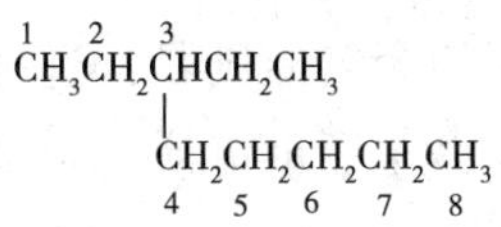

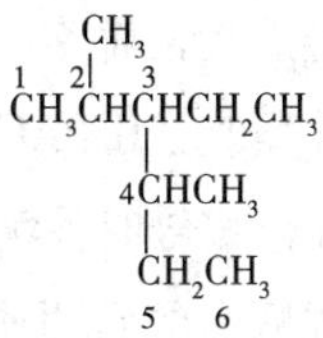

若两个相同取代基位于相同位次时，应使第三个取代基的位次最小，依此类推。例如：

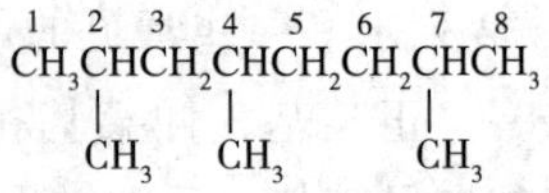

若两个不同的取代基位于相同的位次时，编号时将取代基的英文名称的开头字母排在字母表顺序中前面的给以较低编号。例如：

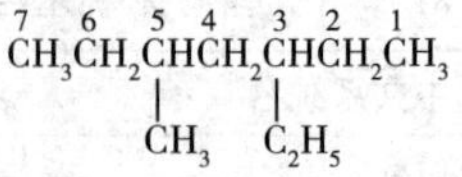

甲基的英文单词是 methyl，乙基的英文单词为 ethyl，在字母表顺序中，e 在前，m 在后，因此乙基的位次是“3”，甲基的位次是“5”。

比较取代基英文名称的开头字母时，需要说明的是，表示取代基数目的词头如“di”（二）、“tri”（三）、“tetra”（四）等是不计入排序，但是对于表示有进一步取代的取代基需要作为一个整体对待，在整体的取代基名称之中的“di、tri、tetra”等要计入排序。IUPAC 命名法中，异丁基、仲丁基、新戊基等类似的俗名不再建议使用，而是采用取代基的系统命名；叔丁基则可继续使用，但是其英文名称中“*tert*-”（叔）不计入排序。

当有多个取代基时，要按照“最低系列”原则进行编号，即当碳链从两端分别编号时，得到了两种不同编号系列，这时要将位次逐一比较，最早出现差别的数字中，按照位次低的编号方式编号。例如：

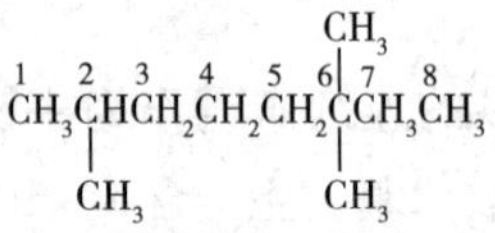

正确的编号为：2,6,6
而不是：3,3,7

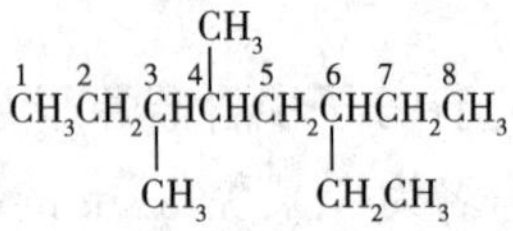

正确编号为：3,4,6
而不是：3,5,6

（3）书写化合物的名称　在母体名称之前写明取代基的名称、位次及数目，即得到该化合物的名称。书写取代基有如下规则。

①将取代基的位次写在取代基名称前面，取代基的位次与取代基名称之间用半字线“-”隔开。

②若主链上含有多个相同的取代基，需将相同的取代基合并，并在取代基名称前用汉字表明取代基的个数。取代基的位次与名称之间用半字线“-”隔开，各取代基的位次应逐一标出，表示各位次的数字间用逗号“,”隔开。

③若主链上连有不同的取代基，则按照取代基英文名称的开头字母在字母表中的先后顺序依次书写取代基的名称。例如：

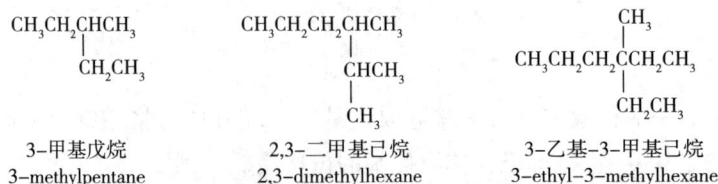

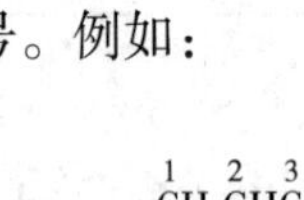

3-甲基戊烷
3-methylpentane

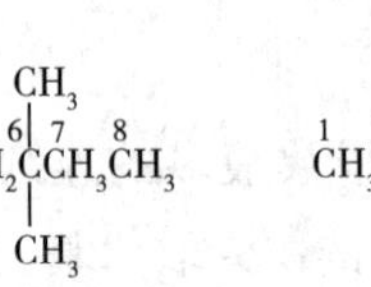

2,3-二甲基己烷
2,3-dimethylhexane

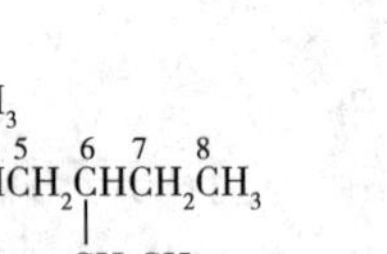

3-乙基-3-甲基己烷
3-ethyl-3-methylhexane

（4）含复杂支链烷烃的命名　复杂支链是指支链上还有取代基的烷基。复杂支链的命名方法与命名烷烃时类似，IUPAC 推荐的优先使用的命名原则是：选择包含游离价碳原子的最长碳链作为主链，编号时使游离价碳原子位次最小。也可从与主链直接相连的那个碳原子开始（下例中方框内的碳原子），选择最长碳链作为主链，编号从该碳原子开始。然后将复杂支链的名称作为一个整体放在括号内，括号外标明其在主链上的位次。例如：

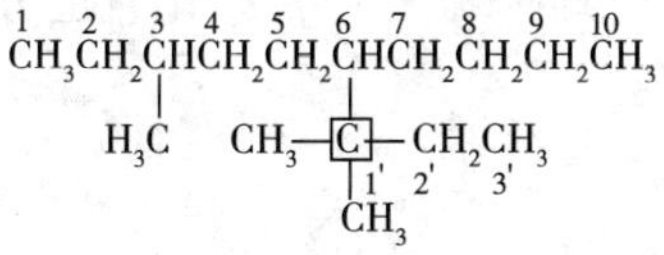

IUPAC推荐优先名： 3-甲基-6-(2-甲基丁-2-基)癸烷

3-methyl-6-(2-methylbutan-2-yl)decane

或： 6-(1,1-二甲基丙基) -3-甲基癸烷

6-(1,1-dimethylpropyl)-3-methyldecane

练习题

2-2 分别用中、英文命名对练习题2-1中的各种同分异构体进行系统命名。

2-3 写出下列各化合物的构造式。

（1）3-乙基-4-甲基己烷　　（2）4,5-二乙基-2-甲基庚烷

（3）2,2,3-三甲基丁烷　　（4）4-乙基-3,3-二甲基-6-丙基壬烷

五、结构

（一）烷烃中碳碳单键和碳氢单键的形成

甲烷是最简单的烷烃，现代物理方法和电子衍射证明，甲烷分子构型为正四面体（图2-1和图2-2），四个C—H键完全相同，键长为0.110nm，C—H键间的夹角为109°28′，碳原子位于正四面体的中心，四个氢原子位于四面体的四个顶点上。

价键理论认为，甲烷分子中的碳原子采用sp^3杂化（有关碳原子的sp^3杂化参见第一章），4个sp^3杂化轨道在空间呈正四面体排布，对称轴之间的夹角为109°28′。当它们与氢原子结合形成C—H键时，氢原子的1s轨道总是沿着碳原子的sp^3杂化轨道对称轴方向进行重叠，这种方向上的重叠是最大程度的重叠，形成的化学键牢固。原子轨道沿轨道对称轴方向重叠形成的化学键称为σ键，其电子云围绕键轴呈圆柱形对称分布，成键的两个原子围绕键轴旋转时，不影响两原子轨道重叠的程度，即σ键可以自由旋转。

甲烷的这种正四面体构型也是使各轨道分离得尽可能远的一种排列方式，彼此之间的排斥力最小，有利于形成稳定的甲烷分子。

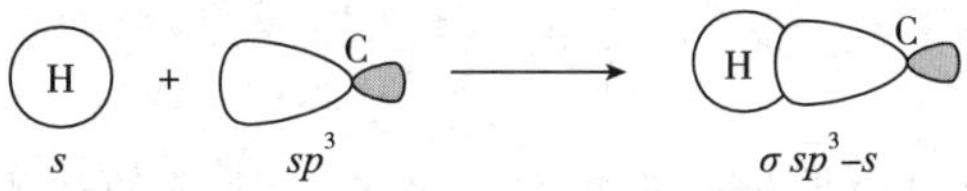

图2-1 C-H σ键生成示意图

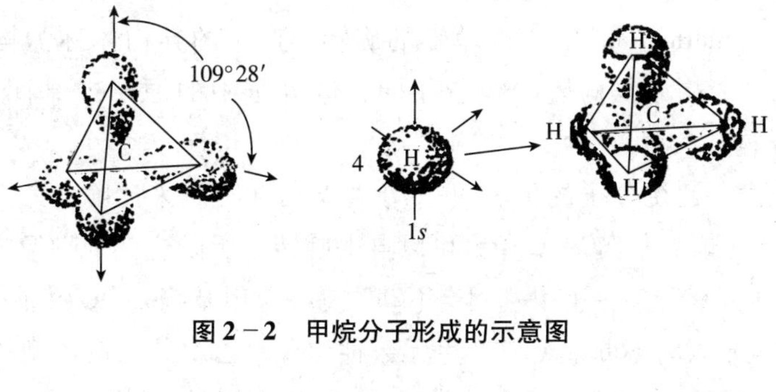

图2-2 甲烷分子形成的示意图

乙烷分子中的两个碳原子也是 sp^3 杂化的。两个碳原子各以一个 sp^3 杂化轨道重叠形成 C—C σ 键，两个碳原子又各以三个 sp^3 杂化轨道分别与氢原子的 1*s* 轨道重叠形成 6 个等同的 C—H σ 键（图 2 - 3）。

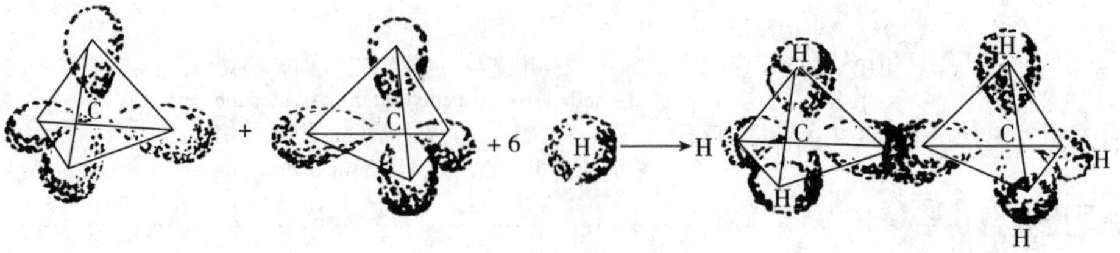

图 2 - 3　乙烷分子形成的示意图

乙烷分子中 C—C 键与 C—H 键间的夹角以及 C—H 键与 C—H 键间的夹角均为 109°28′，C—C 键和 C—H 键的键长分别为 0. 154nm 和 0. 110nm。研究表明，不同烷烃中的键角和键长仅有微小差别。因此，上述键角和键长是烷烃的特征性数据。

其他烷烃碳原子均是 sp^3 杂化，分子中只有 C—C σ 键和 C—H σ 键。由于碳的价键分布呈正四面体构型，键角为 109°28′，再加上 C—C σ 键可以围绕键轴自由旋转，因此烷烃分子中的碳链并不是直线型，而是形成多种曲折形式，如图 2 - 4 和图 2 - 5 所示。

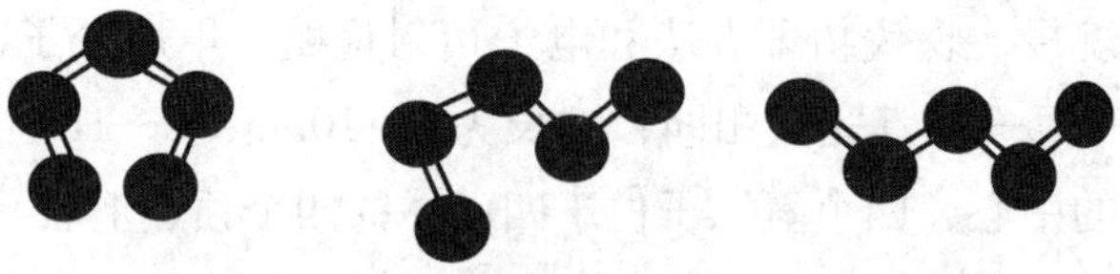

图 2 - 4　戊烷碳链运动的几种形式

但是在固态时，烷烃的碳链排列整齐，呈锯齿状。戊烷分子模型如图 2 - 5 所示。为方便起见，一般用构造式和简式表示分子结构（参见第一章绪论）。

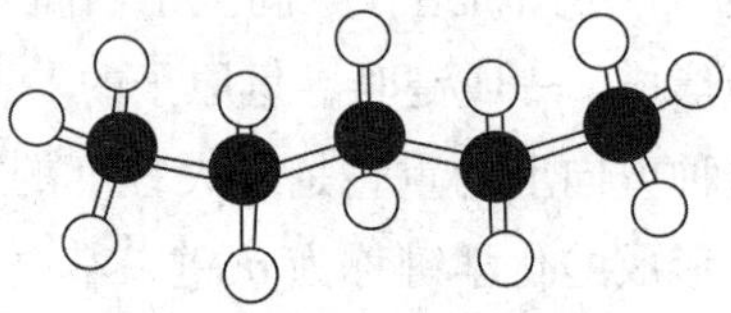

图 2 - 5　戊烷分子棒球模型

练习题

2 - 4　写出庚烷、2,2 - 二甲基己烷和 3 - 甲基戊烷的键线表示式。

扫码“看一看”

（二）构象

由于 C—C σ 键可以自由旋转，这就使得连在一个碳原子上的三个原子或基团与另一个碳原子上所连接的三个原子或基团在空间的相对位置不断发生改变，产生不同形象的分子。这种由于碳-碳单键的旋转而使分子中的原子或基团具有的不同的空间排列方式称为构象（conformation）。由于单键的旋转而产生的异构体称为构象异构体（conformational isomer）。构象异构体的构造相同，但分子中的原子或基团在空间的排列不同，属于立体异构。

1. 乙烷的构象　乙烷分子的形状可以用“双三脚架”来比喻。六个 H 是六个脚底，C—C 键连着两个三脚。由于 C—C 单键可以自由旋转，所以这三个脚像电风扇一样可以自由转动。为了便于观察，使一个甲基固定不动，另一个甲基绕 C—C 键轴旋转，则分子中氢原子在空间的排列形式将不断改变，产生无数种构象。乙烷分子最典型的两种构象是交叉式（staggered）和重叠式（eclipsed）。用三种最常使用的投影式表示如下。

（1）交叉式构象

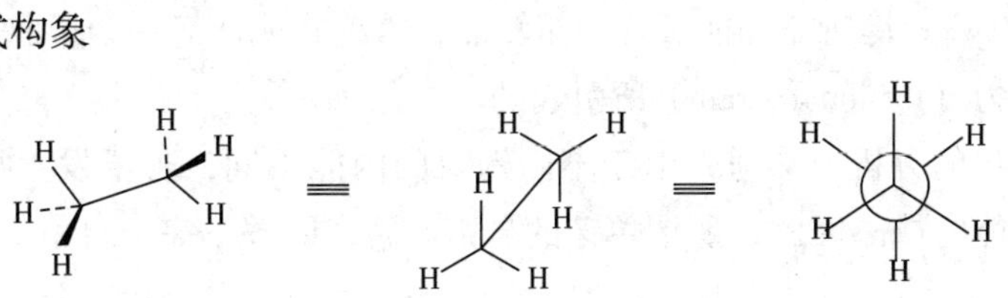

伞形式 (umbrella formula)　　锯架式 (sawhorse formula)　　纽曼投影式 (Newmanprojectional formula)

（2）重叠式构象

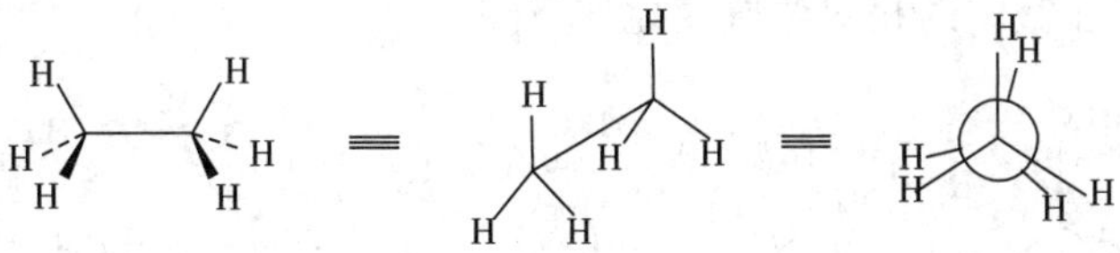

伞形式 (umbrella formula)　　锯架式 (sawhorse formula)　　纽曼式 (Newmanprofectional formula)

伞形式是观察者从垂直于 C—C 键轴的方向看，锯架式是从 C—C 键轴斜 45°的方向看，纽曼（Newman）投影式是从 C—C 键轴的轴线上看。在 Newman 式中，从圆圈中心向外伸出的三条线表示离观察者近的碳上的三个价键，从圆圈外伸出的三条线表示离观察者远的碳上的三个价键。

从上面投影式可以看出：(1) 式中三组氢原子处于交错的位置，两个碳原子上的非键合氢原子相距最远，相互间的排斥力最小，因而分子的内能最低，是稳定的构象（stable conformation），称为优势构象。(2) 式中三组氢原子相互重叠，两个碳原子上的氢原子两两相对，距离最近，由于它们在空间的相互作用，因而使分子的内能最高、不稳定。交叉式与重叠式是乙烷的两种极端构象，介于这两者之间，还有无数种构象，称为扭曲式（skewed）构象。

从乙烷分子各种构象的能量曲线图（图 2－6）可见，交叉式构象的能量比重叠式构象低 12. 6kJ/mol，这个能量称为旋转能垒，也就是构象之间转化所需要的最低能量。室温下，由于分子间的碰撞即可产生 83. 8kJ/mol 的能量，足以使 C—C 键“自由”旋转，各构象间迅速互变，形成无数个构象异构体的动态平衡，但大多数乙烷分子是以稳定的交叉式构象存在的（在 $T=25$℃时，每 160 个交叉式乙烷分子才有一个重叠式乙烷分子）。通常情况下，构象异构体不能分离开来，只有在单键旋转障碍很大时才可以分离。

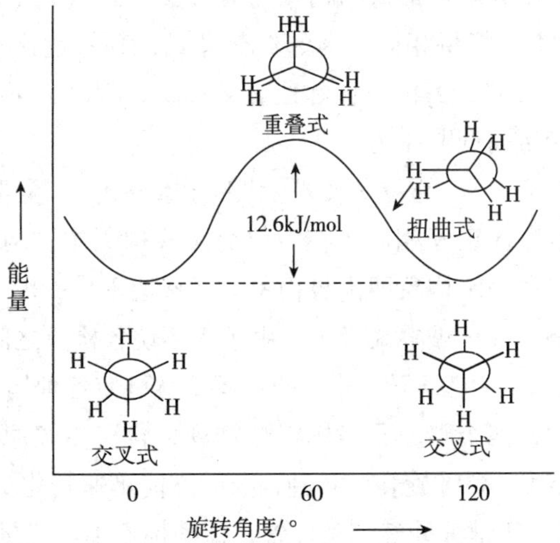

图 2－6　乙烷分子构象的能量曲线

旋转乙烷分子 C—C 键所需的能量称为扭转能，重叠式或任何一个扭曲式构像其相对不稳定性是由扭转张力（torsional strain）所引起的。

从乙烷分子构象的分析中知道，由于不同构象的内能不同，若要发生彼此互变，必须越过一定的能垒才能完成。因此，所谓单键的自由旋转实际并不完全自由。

2. 正丁烷的构象 因在丁烷 $\overset{1}{CH_3}-\overset{2}{CH_2}-\overset{3}{CH_2}-\overset{4}{CH_3}$ 的 C_2 和 C_3 上都连有一个体积大的甲基，这两个甲基在空间的排列方式对分子的能量有较大的影响，故只讨论围绕 C_2—C_3 σ 键旋转时的情况。若从两个甲基处于对位交叉式的构象（1）开始围绕 C_2—C_3 键旋转，每旋转 60°后两个甲基在空间的相对位置变化如下。

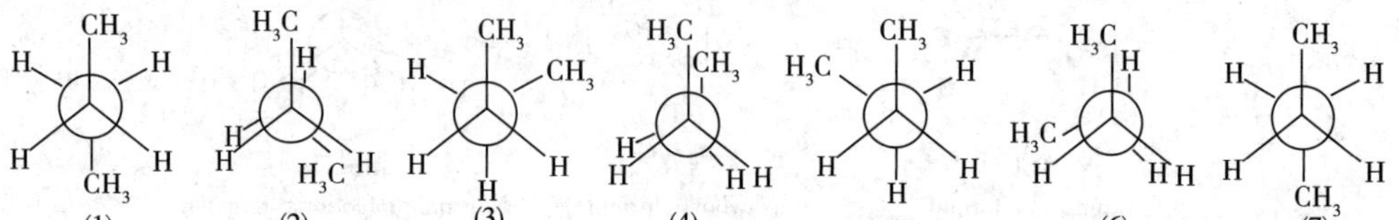

	(1)	(2)	(3)	(4)	(5)	(6)	(7)
旋转角度	0°	60°	120°	180°	240°	300°	360°
	对位交叉式	部分重叠式	邻位交叉式	全重叠式	邻位交叉式	部分重叠式	对位交叉式

上述各构象的能量关系如图 2－7 所示。

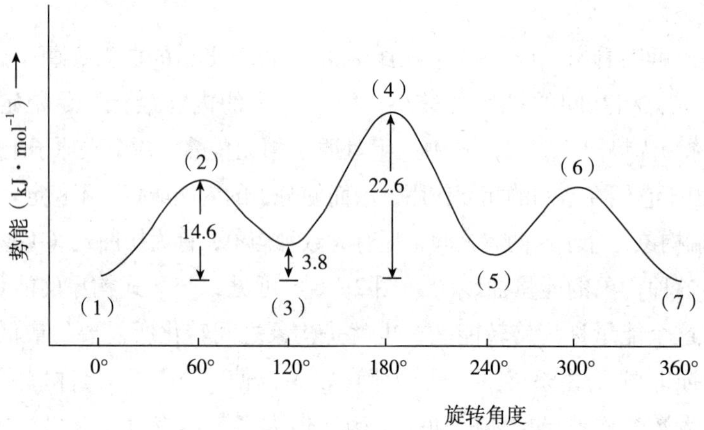

图 2－7 正丁烷绕 C_2－C_3 键旋转势能图

从能量曲线中可以看出，能量最低的构象为对位交叉式（1），能量最高的构象为全重叠式（4）；而（3）与（5）能量相同，为邻位交叉式，其能量比对位交叉式高；（2）与（6）能量相同，为部分重叠式，其能量比邻位交叉式高。所以，正丁烷围绕 C_2—C_3 σ 键旋转，有四种典型构象，能量高低顺序为：

对位交叉式 < 邻位交叉式 < 部分重叠式 < 全重叠式

因此，它们的稳定性顺序正好相反。在对位交叉式构象中，两个体积大的甲基相距最远，能量最低，是丁烷的最稳定构象即优势构象。在室温下约 68% 为对位交叉式，约 32% 为邻位交叉式，部分重叠式和全重叠式极少。由于正丁烷各构象之间能量差（能垒）不大，最大不超过 25.1 kJ/mol，故在室温下，分子的热运动就可使各种构象迅速互变而不能分离。

在丁烷的优势构象中，四个碳原子呈锯齿形排列，含更多碳原子的烷烃分子在气态和液态时，一般都可以围绕 C—C 键旋转，各种构象间亦能迅速转化。但在晶格中，直链烷烃的碳链排列成锯齿形，C—H 键都处于交叉位置，这种构象不仅能量较低，并且在晶格上排列亦较紧密。例如：

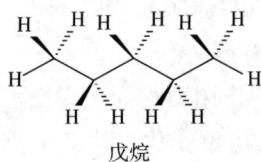

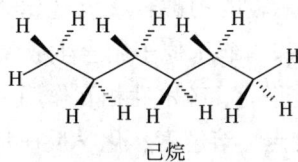

值得注意的是，在化学反应中，分子不一定都以优势构象参与反应。另外，影响构象稳定性的因素，除了扭转张力和范德华斥力以外，有时还有偶极—偶极相互作用以及氢键等的影响，在这些情况下，分子的优势构象不一定都是对位交叉式构象。

练习题

2-5 分别写出戊烷围绕 C_1-C_2 和 C_2-C_3 键旋转的典型构象，用纽曼投影式和锯架式表示，并指出其优势构象。

六、物理性质

有机化合物的物理性质通常是指物态、沸点、熔点、密度、溶解度和光谱性质等，这些性质在有机化合物的合成、分离、提纯、贮存和结构测定等方面都是十分有用的。总的说来，有机化合物的物理性质取决于它们的结构和分子间的作用力（intermolecular force）。

（一）分子间作用力

分子间作用力有偶极—偶极（dipole - dipole）相互作用的吸引力、范德华（van der Waals）引力（又称伦敦力或色散力）以及通过氢键（hydrogen bond）产生的吸引力。偶极—偶极之间的作用力在极性分子间产生［图 2-8（a）］。由于分子中电子运动产生瞬间相对位移，引起正负电荷中心暂时不重合，从而产生瞬时偶极（b），瞬时偶极影响邻近分子的电荷分布，引导出一个相反的偶极（c），相反偶极之间的微小作用力即称范德华力。它在极性分子和非极性分子中均存在，只不过在非极性分子中显得更重要。

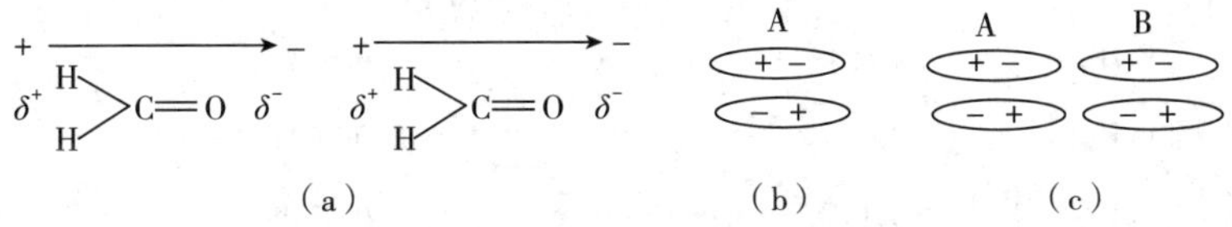

图 2-8 偶极—偶极相互作用图

（a）偶极—偶极相互作用 （b）分子 A 中的瞬时偶极 （c）在 A 的瞬时偶极诱导下，B 中产生瞬时偶极

范德华力具有加和性，随分子中原子数目的增多而增大。范德华力的大小还和分子间的距离有关，它只能在近距离内有效地作用，随着分子间距离的增加，范德华力很快减弱。

此外，范德华力的影响随着分子复杂性的增加而增强，因为分子间的接触增多了。范德华力对于维系蛋白质结构的稳定性发挥着极为重要的作用，因为其相互作用在数量上大大超过氢键和盐键（肽键侧链主要为非极性基团之故）的相互作用。

氢原子和电负性较大而原子半径又比较小的原子 X（如 O、N、F，有时可以是 Cl 或 S）形成共价键时，电子云偏向于 O、N、F，结果使原子半径小又无内层电子的 H 核几近裸露。此时裸露的 H 核受到另一分子中带有部分负电荷的原子 Y（如 O、N、F）的强烈的静电吸引形成氢键。例如：

F—H……F—H

“……”表示较弱的键合，氢键比共价键弱得多，其键能约 20kJ/mol。氢键具有饱和性，X—H 只能和一个 Y 原子结合生成氢键；氢键还具有方向性。

氢键、范德华力、疏水性相互作用及偶极-偶极间的作用力均为次级键。在物质的物理性质如熔点、沸点、溶解度、化学反应性、生物活性及构象变化中均产生重大的影响。次级键在生物体酶的催化反应中发挥着极为重要的作用。

（二）物理性质

1. 物态 在室温和一个大气压下，C_1 ~ C_4的烷烃为气体，C_5 ~ C_{16}为液体，C_{17}以上为固体。

2. 沸点 直链烷烃的沸点随分子中碳原子数增加而增高。在低级烷烃中，沸点随分子量增大而增高。每增加一个 CH_2，沸点约上升 20 ~ 30℃，越到高级系列上升越慢。在同分异构体中，含支链的异构体比直链异构体沸点要低；支链越多，沸点越低（表 2 - 3 和图 2 - 9）。

对于上述变化规律，可以从分子间的作用力来理解。烷烃是非极性分子，分子间只有微弱的范德华力相互吸引。从甲烷到丁烷，分子间的吸引力还不足以将它们凝集成液态，因此都呈气态。因范德华力具有加和性，随分子中碳原子数和氢原子数目增加，范德华力增大，分子就不容易脱离液面，因此直链烷烃的沸点随分子量增加而有规律地增高。

表 2 - 3　1 ~ 20 个碳原子的正烷烃的物理常数

名称	分子式	沸点（℃）	熔点（℃）	密度（$10^3 kg/m^3$）	折射率 n_D^{20}
甲烷	CH_4	−161.7	−182.6	–	–
乙烷	C_2H_6	−88.6	−172.0	–	–
丙烷	C_3H_8	−42.2	−187.1	0.5000	–
丁烷	C_4H_{10}	−0.5	−138.3	0.5788	1.3326
戊烷	C_5H_{12}	36.1	−129.7	0.6260	1.3575
己烷	C_6H_{14}	68.7	−94.0	0.6594	1.3742
庚烷	C_7H_{16}	98.4	−90.5	0.6837	1.3876
辛烷	C_8H_{18}	125.7	−56.8	0.7028	1.3974
壬烷	C_9H_{20}	150.7	−53.7	0.7179	1.4054
癸烷	$C_{10}H_{22}$	174.0	−29.7	0.7298	1.4119
十一烷	$C_{11}H_{24}$	195.8	−25.6	0.7404	1.4176
十二烷	$C_{12}H_{26}$	216.3	−9.6	0.7493	1.4216
十三烷	$C_{13}H_{28}$	235.5	−6.0	0.7568	1.4319
十四烷	$C_{14}H_{30}$	251	5.5	0.7636	1.4409
十五烷	$C_{15}H_{32}$	268	10	0.7688	1.4536
十六烷	$C_{16}H_{34}$	280	18.1	0.7749	–
十七烷	$C_{17}H_{36}$	303	22.0	0.7767	–
十八烷	$C_{18}H_{38}$	308	28.0	0.7767	–
十九烷	$C_{19}H_{40}$	330	32.0	0.7776	–
二十烷	$C_{20}H_{42}$	343	36.4	0.7777	–

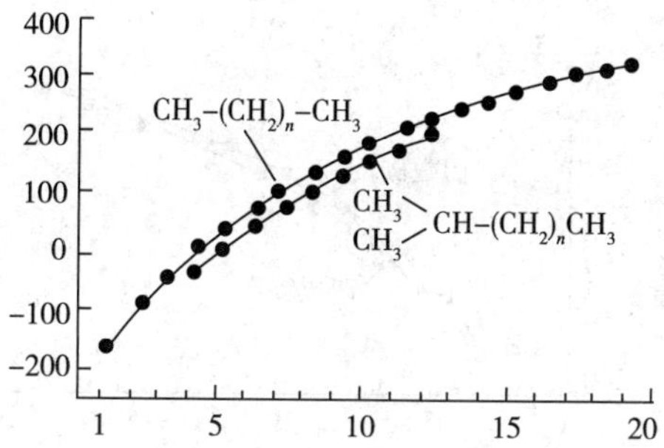

图 2－9　烷烃的沸点图

在低级烷烃中每增加一个 CH_2，对两个烷烃分子量的比例影响较大，如甲烷和乙烷分子量分别为16和30，约为1∶2，因此沸点差别较明显。在高级烷烃中，这种影响就显得不重要了，因此沸点差别很小。含支链的异构体中，由于受支链的影响，分子不能紧密靠在一起，接触面积小，色散力比相应直链异构体小，沸点就降低。一般支链越多，沸点越低。

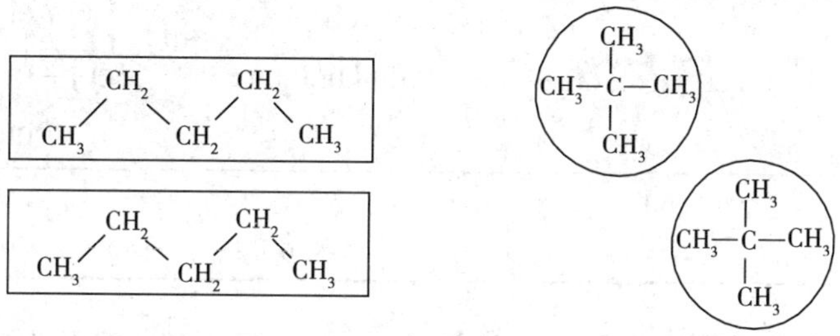

3. 熔点　直链烷烃的熔点变化规律与沸点的变化规律相似，随分子量的增加而升高。这是由于分子量增加，电子个数也越多，电子云的变形性就越大，范德华力也随之增大之故。

但有两点需加以说明：

（1）对同碳数的烷烃来说，结构对称的分子其熔点高。例如：

$CH_3-CH_2-CH_2-CH_2-CH_2-CH_2-CH_2-CH_3$　　辛烷　　m.p.为-56.8℃

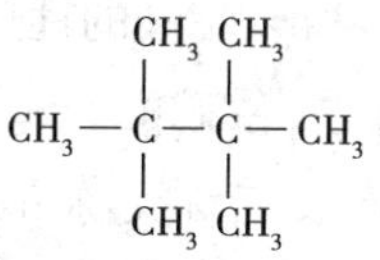

2, 2, 3, 3-四甲基丁烷　　m.p.为100.6℃

因为物质的熔点不仅与分子间的作用力有关，还与分子在晶格中排列的紧密程度有关。分子的形状对熔点的影响比沸点更突出。结构对称的分子在固体晶格中可紧密排列，增强了分子间色散力的作用，使之熔融就必须提供较多的能量，因此熔点较高。

（2）含偶数碳原子的正烷烃比奇数碳原子的烷烃其熔点升高值大一些，见图2－10。X射线衍射结构分析表明，固体正烷烃的碳链在晶体中伸长为锯齿形，奇数碳原子的链中两端的甲基处在同一边，而偶数碳原子的链两端的甲基处于相反的位置，从而使这种碳链比奇数碳链的烷烃可以彼此更为靠近，于是它们之间的色散力也就大些，因此含偶数碳的烷烃其熔点比奇数碳的熔点要高一些。

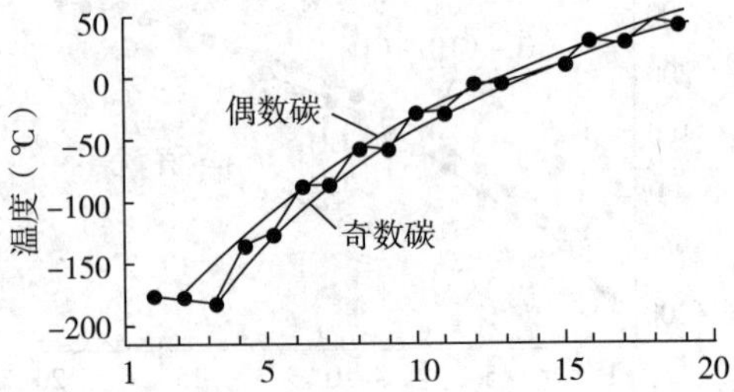

图 2－10　烷烃的熔点图

带支链的烷烃熔点比同碳数的直链烷烃低，是由于支链的存在阻碍了分子在晶格中的紧密排列，使分子间引力降低。但是，当支链继续增加，引起分子结构向球状过渡且具有高度的对称性时，它们的熔点会随之升高（表 2－4）。

表 2－4　戊烷异构体的沸点和熔点

项目	$CH_3CH_2CH_2CH_2CH_3$	CH_3 | $CH_3CHCH_2CH_3$	CH_3 | $CH_3—C—CH_3$ | CH_3
沸点（℃）	36.1	28	9.5
熔点（℃）	−129.7	−159.9	−16.6

4. **密度**　烷烃是所有有机化合物中密度（density）最小的一类化合物，它们的密度都小于 1。因为烷烃分子间引力弱，所以排列疏松，单位体积容纳的分子数少，故密度较低。

5. **溶解度**　烷烃不溶于水而溶于有机溶剂，在非极性溶剂中的溶解度（solubility）比在极性溶剂中大。溶解过程实际上是溶质分子和溶剂分子之间的相互吸引替代了溶剂分子之间或溶质分子之间相互吸引的结果。当溶剂和溶质分子之间相互吸引力相近时，它们就易于互溶。“相似相溶”的原则，对我们寻找合适的溶剂有较好的参考作用。

七、化学性质

烷烃分子中的 C—C 键及 C—H 键均为 σ 键，较牢固，所以烷烃的性质是稳定的。烷烃在一般情况下与强酸、强碱、强氧化剂和强还原剂如浓硫酸、浓硝酸、苛性碱、重铬酸盐、高锰酸盐等都不发生化学反应或反应极慢。因此，烷烃的英文名称又称 paraffins，意为亲和力差，反映出这类化合物的反应活性很低，故烷烃常用作惰性溶剂及润滑剂。但是，烷烃的这种稳定性是相对的，例如它们可以燃烧，在高温下可以分解，也可以与超强酸 HF－SbF_5 或 FSO_3H 等作用得到各种产物；在高温、光照或催化剂存在下也可以发生卤代反应等。

（一）氧化与燃烧

有机化学中的氧化（oxidation）一般是指在分子中加入氧或从分子中去掉氢的反应。烷烃的燃烧就是它和空气中的氧所发生的剧烈氧化反应，生成 CO_2 和 H_2O，同时放出大量的热：

$$C_nH_{2n+2} + (3n+1)/2O_2 \longrightarrow nCO_2 + (n+1)H_2O + \text{热量}$$

这就是内燃机工作时进行的主要反应。气体烷烃与空气或氧气混合，会形成爆炸性混合物。甲烷和氧气的摩尔比接近 1∶2 时，遇火花即发生剧烈的爆炸。

$$CH_4 + 2O_2 \longrightarrow CO_2 + 2H_2O + 889.8\ kJ/mol$$

燃烧反应的机理尚未完全了解，反应由火花或火焰引发。反应一旦开始便能自发地进行下去，并释放出大量热量。大多数证据表明燃烧是属于自由基链锁反应。

在标准状态下，一摩尔烷烃完全燃烧时所放出的热量称为燃烧热（combustion heat）。燃烧热可以精确测定，表 2-5 列出一些烷烃的燃烧热。

表 2-5 一些烷烃的燃烧热

化合物	燃烧热（kJ/mol）	化合物	燃烧热（kJ/mol）
甲烷	891.1	己烷	4165.9
乙烷	1560.8	2-甲基戊烷	4160.0
丙烷	2221.5	庚烷	4820.3
丁烷	2878.2	2-甲基己烷	4814.8
异丁烷	2869.8	辛烷	5474.2
戊烷	3539.1	2-甲基庚烷	5469.2
异戊烷	3531.1	2,2-二甲基己烷	5462.1
新戊烷	3530.1	2,2,3,3-四甲基丁烷	5455.4

从上表可看出：直链烷烃每增加一个系差 CH_2，燃烧热平均增加 658.6 kJ/mol；同分异构体中，带支链的烷烃比直链烷烃的燃烧热小。例如：正丁烷的燃烧热大于异丁烷，这两个异构体燃烧时耗用氧的数量一样，最后生成的产物也一样，因此燃烧热的差别反映了它们内能的高低和稳定性的大小。内能越高，燃烧热越大；反之，内能越低，燃烧热越小。

生物体内的氧化反应对于维持机体的正常生理功能极为重要，它所产生的能量为细胞所利用，使其他生物反应得以进行，生物体活动所需能量即是由高度控制的氧化反应来供给。

（二）热裂反应

在高温及没有氧气的条件下，使烷烃分子中的 C—C 键和 C—H 键断裂生成较小分子的过程，称为热裂反应（pyrolysis reaction）。生成的小分子可以是烷烃、烯烃及 H_2 等复杂混合物。例如：

$$CH_3CH_2CH_2CH_3 \xrightarrow{600℃} CH_4 + CH_3CH_3 + CH_3CH{=}CH_2 + CH_3CH{=}CHCH_3 + \cdots\cdots$$

热裂反应是石油工业中的重要生产过程，可使高沸点的重油转变为低沸点的汽油和煤油。一般从原油直接进行分馏得到汽油，其产率只在 10% 左右，远远不能满足内燃机对汽油（$C_5 \sim C_9$）、煤油（$C_9 \sim C_{17}$）、柴油（$C_{12} \sim C_{18}$）（轻质油）的需求，通过裂化反应将碳链较长的重质油裂化成碳原子数较小的烃，这样就可大大提高汽油、煤油、柴油的产率。

裂化反应除热裂这个早期方法外，还有催化裂化。催化裂化是指采用催化剂（Al_2O_3、氧化硅等）所进行的裂化反应。催化裂化反应温度较低，产品质量也较好，目前在炼油工业中已逐渐取代热裂化。

（三）卤代反应

在紫外光、热或催化剂（碘、铁粉等）的作用下，烷烃分子中的一个或几个氢原子被卤素取代，生成一卤代烃或多卤代烃，同时放出卤化氢，这种取代反应称为卤代（halogenation）反应，这是烷烃最重要的反应。

$$RH + X_2 \longrightarrow R-X + HX$$

1. 甲烷的氯代反应 甲烷与氯气在紫外光照射或加热到250～400℃时，甲烷分子中的氢原子被氯原子取代，生成一氯甲烷和氯化氢。

$$CH_4 + Cl_2 \xrightarrow[\text{or } \Delta]{h\nu} \underset{\substack{\text{一氯甲烷} \\ \text{b.p. } 24.2℃}}{CH_3Cl} + HCl$$

甲烷的氯代反应较难停留在一氯代阶段。因为生成的一氯甲烷还会继续与氯气反应，生成二氯甲烷、三氯甲烷（又称为氯仿）和四氯化碳，实际上生成四种卤代烃的混合物。三氯甲烷是一种麻醉剂（现很少用于临床）。四氯化碳可用作灭火剂。二氯甲烷、三氯甲烷、四氯化碳都是很好的溶剂。甲烷氯代反应是工业制备氯甲烷的重要反应。

$$CH_3Cl \xrightarrow[\Delta \text{or } h\nu]{Cl_2} \underset{\substack{\text{二氯甲烷} \\ \text{b.p. } 40.2℃}}{CH_2Cl_2} \xrightarrow[\Delta \text{or } h\nu]{Cl_2} \underset{\substack{\text{三氯甲烷} \\ \text{b.p. } 61.2℃}}{CHCl_3} \xrightarrow[\Delta \text{or } h\nu]{Cl_2} \underset{\substack{\text{四氯化碳} \\ \text{b.p. } 76.8℃}}{CCl_4}$$

利用4种氯代甲烷沸点差距，采用精馏的方法可将它们分开。

通过控制反应条件可以使一种氯代物为主要产物。例如，当上述反应在400～500℃进行时：

	CH_4	:	Cl_2	主要产物
摩尔比	10	:	1	CH_3Cl
	0.263	:	1	CCl_4

2. 甲烷的氯代反应机理 所谓反应机理（reaction mechanism，也称反应历程）就是反应所经历的过程。随着人们对某一反应过程有了认识，就可以进一步了解各种因素（试剂、温度、压力、催化剂等）对反应的影响，掌握反应的规律，从而能更好地达到控制和利用反应的目的。

反应机理是根据某类反应存在的大量实验事实所做的一种理论假设，这种假设必须符合并能合理说明已有的实验事实。如果与反应事实不符或不能说明，就要对原有的机理进行修正或提出新的机理，因此反应机理是在不断发展的。

甲烷氯代反应机理的一些实验依据：①甲烷与氯气在室温和暗处不发生反应；在紫外光照射或温度高于250℃时，反应立即发生。②将甲烷用紫外线照射，再与氯气混合，不发生反应；若先对氯气进行光照，再迅速与甲烷混合，则反应发生。③有少量氧存在时会使反应推迟一段时间，这段时间过后，反应又正常进行，这段时间的长短取决于氧的存量。根据上面的事实以及其他一些反应现象，认为烷烃的卤代反应是自由基链锁反应（free-radical chain reaction）。

自由基的链锁反应可分为链引发（chain-initiating step）、链增长（chain-propagating step）和链终止（chain-terminating step）三个阶段。现以甲烷的氯代反应为例，讨论烷烃卤代反应的机理。

链引发（形成自由基）：

$$Cl-Cl \xrightarrow{\Delta \text{or } h\nu} 2Cl\cdot \quad ①$$

Cl—Cl键均裂，生成高能量的氯原子（·Cl），即氯自由基。自由基的反应活性很强，一旦形成就有获取一个电子的倾向，以形成稳定的八隅体结构。

链增长（延续自由基、形成产物）：

形成的氯自由基使甲烷分子中的C—H键均裂，并与生成的氢原子结合生成氯化氢分子和新的甲基自由基（$\cdot CH_3$）。

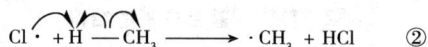

$$Cl\cdot + H—CH_3 \longrightarrow \cdot CH_3 + HCl \quad ②$$

活泼的甲基自由基也是高能物种，它使Cl—Cl键均裂，并与氯原子生成一氯甲烷，同时生成新的（$\cdot Cl$）。

$$\cdot CH_3 + Cl—Cl \longrightarrow CH_3Cl + Cl\cdot \quad ③$$

反应③是放热反应，所放出的能量足以补偿反应②所需吸收的能量，因而可以不断地进行反应，将甲烷转变为一氯甲烷。

在甲烷氯代反应的链增长阶段，每一步都消耗一个活泼的自由基，同时又为下一步反应产生一个新的活泼的自由基，使整个反应像链锁一样，一经引发，一环扣一环地进行下去，这样的反应称为自由基链锁反应。

链终止（消除自由基）：

两个活泼的自由基相互结合，生成稳定的分子，使链锁反应终止。

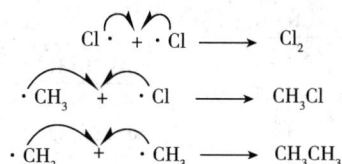

$$Cl\cdot + \cdot Cl \longrightarrow Cl_2$$

$$\cdot CH_3 + \cdot Cl \longrightarrow CH_3Cl$$

$$\cdot CH_3 + \cdot CH_3 \longrightarrow CH_3CH_3$$

在链的增长阶段，当一氯甲烷达到一定浓度时，氯原子和一氯甲烷碰撞，氯原子会夺取一氯甲烷分子中的一个氢原子生成一分子氯化氢和氯甲基自由基，氯甲基自由基再和氯气碰撞生成二氯甲烷和一个新的氯自由基。这样的反应可以继续下去，直至生成三氯甲烷和四氯化碳。由此可见，链的增长过程是一个复杂的过程，由于新的游离基产生，新的产物分子也不断出现，结果导致产物是一个由多种化合物组成的混合物。

如果反应体系中含有少量氧气，生成的甲基自由基会与O_2作用生成过氧自由基。过氧自由基的活性远小于甲基自由基，几乎不能使链反应进行下去，这样就使反应大大减慢，待O_2完全消耗，就可以恢复正常的反应。像氧气这样的物质，即使少量存在，就能使自由基反应减慢甚至是停止，称为自由基反应的抑制剂。

$$\cdot CH_3 + O_2 \longrightarrow CH_3—O—O\cdot$$

从外界引入容易产生自由基的试剂，如过氧化物（R—O—O—R，R = CH_3CO— 或 PhCO—）或者直接引入自由基本身，可以使反应引发的温度大大降低，使自由基反应容易发生，这类试剂称为自由基反应的引发剂。

$$R—O—O—R \longrightarrow 2RO\cdot$$

甲烷氯代反应的机理也适用于甲烷的溴代反应以及其他烷烃的卤代反应。

3. 自由基的结构及稳定性 甲基自由基是最简单的有机自由基，研究表明，甲基自由基是一平面三角形的结构，甲基自由基中的碳是sp^2杂化的，碳原子以三个sp^2杂化轨道分别与氢的1s轨道重叠形成三个σ键，C—H键之间互成120°的角，碳原子上还有一个未参与杂化的p轨道与三个σ键所在的平面垂直，p轨道中有一个单电子（图2－11）。其他烷基自由基的结构与甲基自由基类似。

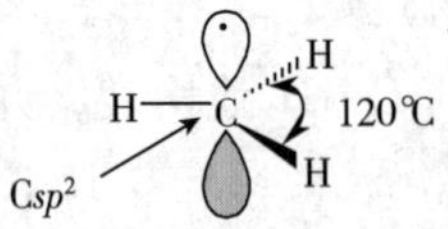

图 2-11　甲基自由基的结构

甲烷和乙烷均裂一个 C—H 键分别生成甲基和乙基自由基，丙烷仲碳上的 C—H 键和异丁烷叔碳上的 C—H 键均裂分别生成异丙基和叔丁基自由基，这些 C—H 键的离解能大小的次序如下：

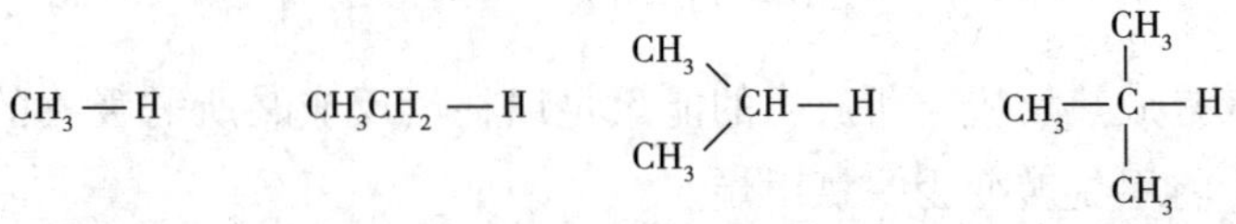

离解能（kJ/mol）　435.4　　410.3　　397.4　　380.9

C—H 键的离解能越大，就意味着均裂时所需的能量越多，生成的烷基自由基与原来的烷烃比较，能量差别越大，越不稳定。图 2-12 表示从甲烷、乙烷、丙烷和异丁烷断裂一个 C—H 键生成相应烷基自由基时所需的能量以及它们的相对稳定性。

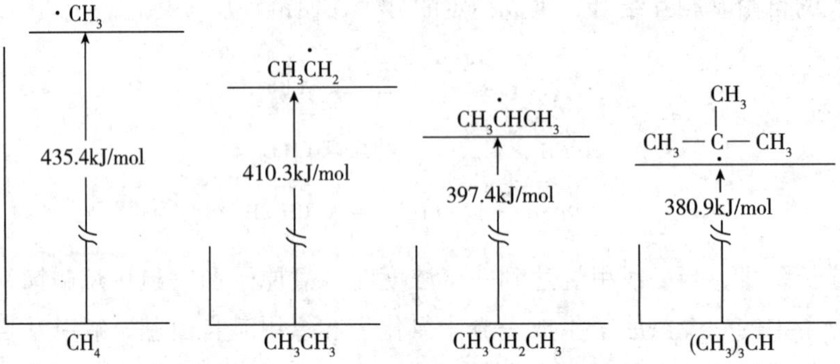

图 2-12　烷基自由基的相对稳定性

烷基自由基根据单电子所在碳原子的类型称伯（1°）、仲（2°）和叔自由基（3°）。从图 2-12 中的数据可以看出，这几种烷基自由基相对稳定性次序如下：

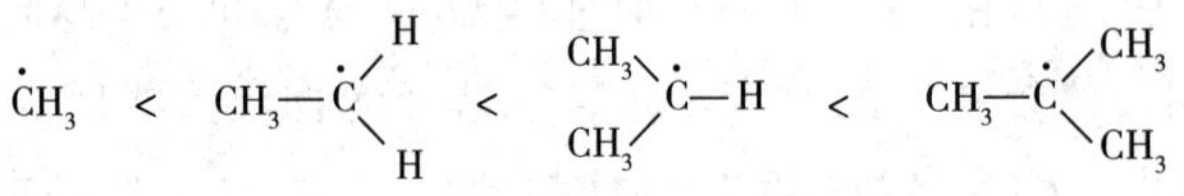

伯(1°)自由基　　仲(2°)自由基　　叔(3°)自由基

从烷基自由基相对稳定性次序中可以看出，中心碳原子所连烷基越多，自由基越稳定，即烷基对自由基有稳定作用（其解释参见第五章）。

自由基是化学反应的中间体之一，它是非常活泼的，并且是真实存在的，寿命极其短暂，少数比较稳定的自由基可以分离出来，大多数还不能分离出来。在许多有自由基生成的反应中，自由基的稳定性支配着反应方向和反应活性。

4. 反应热　在标准状态下，反应物和产物的热焓差（ΔH）就是反应热（reaction heat）。其数值可以从键的离解能估算出来。甲烷生成一卤甲烷反应热焓的改变情况如表 2-6 所示。

表 2－6　甲烷卤代反应的反应热

卤代反应	△*H*（kJ/mol）			
	F_2	Cl_2	Br_2	I_2
$X_2 \longrightarrow 2X\cdot$	+159	+243	+192	+151
$CH_4 + X\cdot \longrightarrow \cdot CH_3 + HX$	−130	+4	+67	+140
$\cdot CH_3 + X_2 \longrightarrow CH_3X + X\cdot$	−293	−105	−101	−83
总 $CH_4 + X_2 \longrightarrow CH_3X + HX$	−423	−104	−34	+55

表中的负号（-）表示放热，正号（+）表示吸热。从上述数据看出，反应尽管是放热的（碘代除外），但由于链的引发（X—X 键均裂）要吸热，所以需高温或光照时反应才能发生。

反应热是化学反应中能量变化的宏观表现，但它不能决定反应速度，决定反应速度快慢的是反应的活化能。

练习题

2－6　写出乙烷氯代生成一氯乙烷的反应机理。

5. 活化能、过渡态和决定反应速度的步骤　过渡态理论认为，每一个一步完成的化学反应进程可分为三个阶段：始态、过渡态、终态，由反应物到产物是逐渐过渡的一个连续过程，这个过程要经过一种过渡态（transition state，简写作 Ts），即反应过渡到产物的一种中间状态。

$$\text{反应物} \rightleftharpoons \text{过渡态} \longrightarrow \text{产物}$$

$$A—B + C \rightleftharpoons [A\cdots B\cdots C]^{\neq} \longrightarrow A + B—C$$

过渡态是一种短暂的原子排布状态，它的寿命几乎为零，目前尚不能进行分离。一般认为，过渡态的结构是处于反应物和生成物之间的某种中间状态，形成了类似活化络合物的性质，因此也称为活化络合物。到达过渡态时，反应体系能量达到最高值，此时旧键还没有完全断裂，新键还没有完全生成。此后体系能量很快下降。在相似的化学反应中，过渡态的能量越低，过渡态越稳定，反应活性就越大，反应速率也越快。过渡态通常用符号“≠”表示。

反应物与过渡态之间的能量差，就是反应的活化能（activation energy），用 E_a 表示。图 2－13 所示的为甲烷与氯原子反应的活化能。它是使反应发生，由分子碰撞所提供的最低限度的能量。活化能与反应速度有关，反应的活化能越小，反应速度越快；反应的活化能越大，则反应速度越慢。

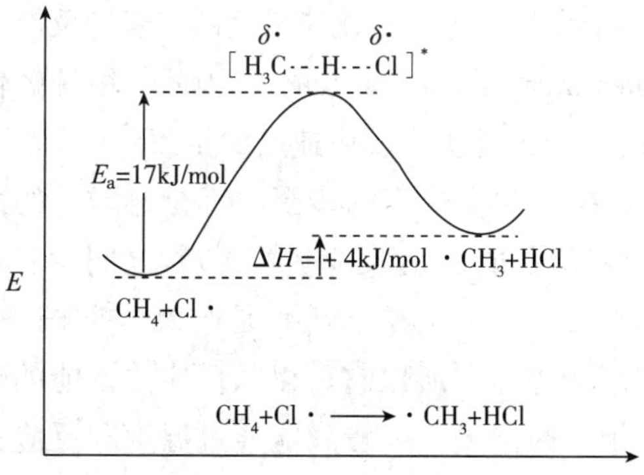

图 2－13　甲烷与氯原子反应的 E_a

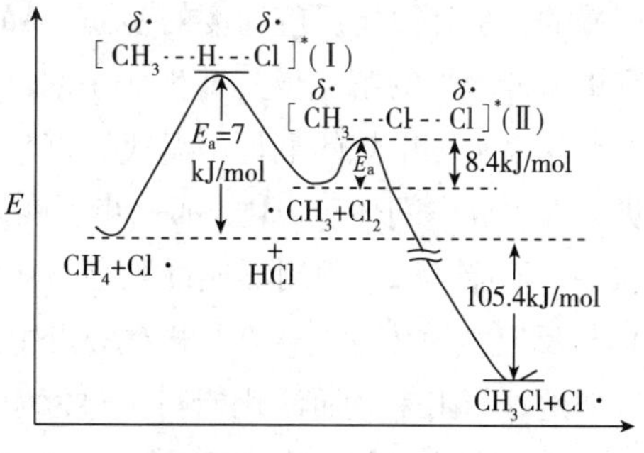

图 2－14　甲烷的氯代反应链增长阶段的能量变化

在甲烷氯代反应链增长的第一步（即整个反应的第②步），氯原子沿着甲烷 C—H 键的轴线靠近氢原子到一定距离时，C—H 键逐渐松弛和削弱，而氯和氢原子之间的新键开始形成；与此同时，分子的立体结构和电子云分布等都在发生变化，体系能量亦逐渐上升，到达过渡态时，能量达最高值；但此时旧键未完全断裂，新键未完全形成；碳原子的杂化状态介于 sp^3 和 sp^2 杂化之间，这一步过渡态的结构以式（Ⅰ）表示。此后，随着反应的进行，体系的能量开始下降，最后形成甲基自由基和氯化氢，该步反应的能量变化参见图 2－14。

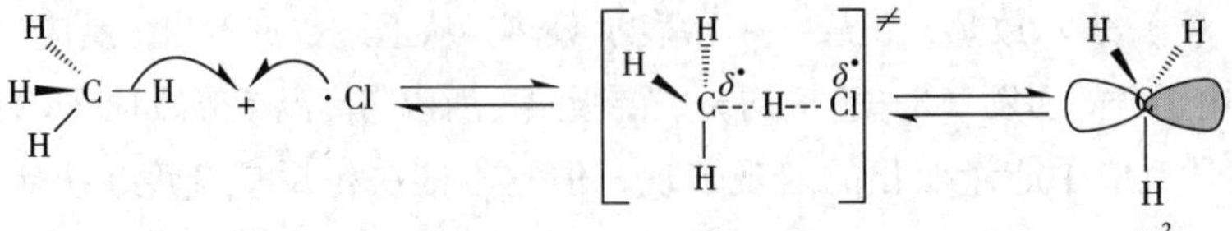

（Ⅰ）
过渡态

sp^3杂化（四面体）　　介于sp^2和sp^3之间　　sp^2杂化（平面三角形）

在图 2－14 中，过渡态（Ⅰ）处于第一个势垒的顶部，到达过渡态后很快转变成产物（甲基自由基和氯化氢）。这一步逆反应的 E_a 比正反应小。

在甲烷氯代反应链增长的第二步（即整个反应的第③步），亦需经历过渡态后才转变为产物。但是，具有一个单电子的甲基自由基有强烈的配对电子的倾向，很快与氯原子反应，只需较小的活化能（8. 4kJ/mol）就达到过渡态（Ⅱ）（处于图 2－14 第二个势垒的顶部）；此后，随着反应的进行，体系的能量开始下降，进而转变成产物。这一步是强烈的放热反应，逆反应比正反应的 E_a 大得多（图 2－14）。

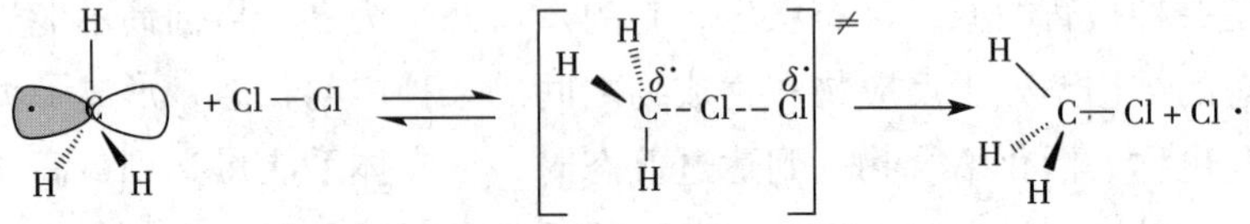

（Ⅱ）

sp^2杂化（平面型）　　介于sp^2和sp^3之间　　sp^3杂化

在图 2－14 中，反应物的能谷比反应中间体 · CH_3 的能谷低，故这一步反应是吸热的（ΔH ＝4. 2kJ/mol）；而反应产物的能谷比中间体低，说明中间体 · CH_3 和 Cl_2 反应转变为产物（CH_3Cl ＋ Cl ·）这一步是放热的（ΔH ＝ －108. 7 kJ/mol）。因此，总的反应是放热的（ΔH ＝ －104. 5kJ/mol）。

从图 2－14 还可看出，形成过渡态（Ⅰ）所需的活化能 $E_{a(1)}$ ＝16. 7kJ/mol 比形成过渡态（Ⅱ）所需的活化能 $E_{a(2)}$ ＝ 8. 4kJ/mol 高。对于一个多步反应，活化能最高的一步即反应速度最慢的一步是决定反应速度的步骤（step of determination reaction rate）。因此，甲烷氯代反应中，链增长的第一步（即生成中间体 · CH_3 的一步）是决定反应速度的步骤。

实验表明，甲烷的氟代、溴代和碘代反应中，决定反应速度的步骤也都是链增长的第一步，即生成中间体 · CH_3 的那一步。在此需注意：活化能 E_a 和反应热（ΔH）之间没有直接联系，不能从 ΔH 预测形成过渡态的活化能 E_a 的大小。反应热（ΔH）是产物（或中间产物）与反应物的热焓差，在一般情况下，近似等于内能差，所以它可以从反应中键能的改变近似地计算出来。而活化能则是过渡态与反应物的内能差，一般只能通过温度和反应速度的关系由实验测得。决定反应速度的是活化能 E_a 的大小（即能垒的高度），而不是两个能谷的高度差 ΔH 。即使反应是放热的，反应仍需获得能量（活化能）以形成过渡态。只有在特殊情况下，例如两个氯原子结合时，反应非常容易发生，且不需要活化能。这是因为反应时没有键的断裂，故 $E_a = 0$（图 2-15）。

$$Cl\cdot + Cl \longrightarrow Cl_2 \quad \Delta H = -242.6\text{kJ/mol} \quad E_a = 0$$

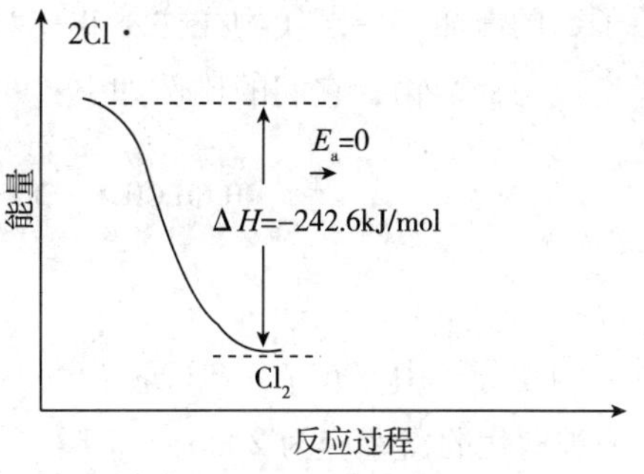

图 2-15 氯原子生成氯分子反应进程中的能量变化

6. 卤素的相对反应活性 通常，在同类型的反应中，可以通过比较决定反应速度一步的活化能大小来了解它们相对反应速度的大小。在卤代反应中，链增长的第一步是反应速度的决定步骤。甲烷的氟代、氯代、溴代和碘代的链增长第一步的热力学数据如表 2-7 所示。

表 2-7 甲烷卤代反应中的热力学数据

$CH_4 + X\cdot \longrightarrow \cdot CH_3 + HX$	E_a（kJ/mol）	△H（kJ/mol）
F·	4	-130
Cl·	17	+4
Br·	85	+67
I·	>141	+140

图 2-16 是甲烷与氯原子、溴原子反应生成甲基自由的活化能图。

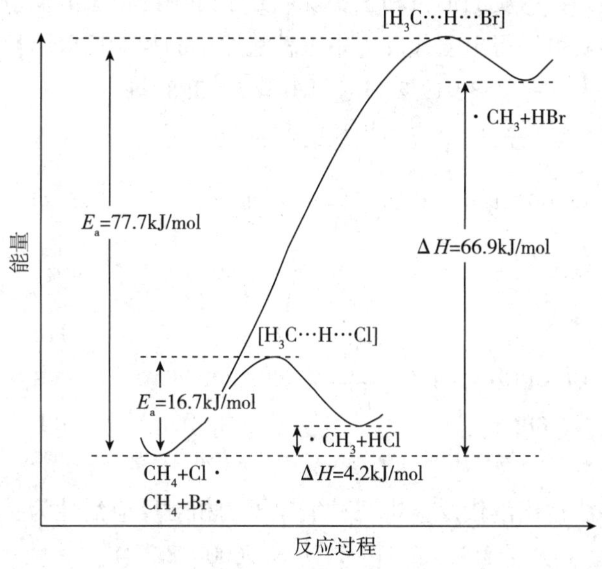

图 2-16 甲烷与氯原子、溴原子反应生成甲基自由基的势能变化

氟代的活化能最低，且放出大量的热（参见表 2-7），反应非常激烈，往往需用惰性气体稀释，并在低压下进行。而碘代反应却很难直接发生，一方面是活化能大，另一方面是反应中产生的 HI 可将生成的 RI 还原成原来的烷烃。氯代反应的活化能比溴代反应小，故氯代反应的速度大于溴代。根据几种卤素与甲烷的反应情况，可得出在烷烃的卤代反应中，卤素的相对反应活性（reactivity）次序如下：

$$F_2 > Cl_2 > Br_2 > I_2$$

因氟代反应难以控制，而碘代反应难以进行，故烷烃的卤代反应一般指氯代和溴代。

7. 其他烷烃的卤代反应 其他烷烃的卤代反应与甲烷的卤代反应基本相似，但随着碳原子数的增加，一卤代物往往不止一种。现以氯代反应为例进行讨论。例如，丙烷的一氯代生成两种产物，它们的比例如下：

$$CH_3CH_2CH_3 + Cl_2 \xrightarrow[25℃]{hv} CH_3CH_2CH_2Cl + CH_3\underset{\underset{Cl}{|}}{C}HCH_3$$

$$\qquad\qquad\qquad\qquad\qquad\qquad\qquad 45\% \qquad\qquad 55\%$$

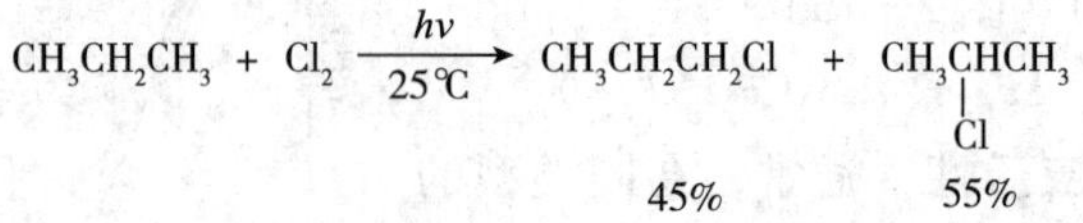

丙烷分子中有 6 个 1 °H 原子和 2 个 2 °H 原子，如果仅从氢被取代的概率看，2 °H 与 1 °H 被取代的概率应为 2：6，即 1：3，但实际上二者的比例为 55：45。这说明两种氢的反应活性不同，排除碰撞概率因素的影响，2°H 的活性：1°H 的活性 =（55/2）：（45/6）= 3.8：1。

相对活性是指有机分子中不同位置对同一试剂的反应活性。

再如，异丁烷一氯代反应生成的两种产物及比例如下：

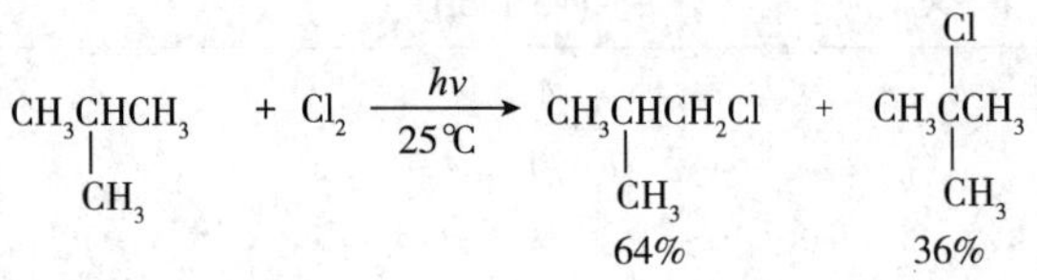

采用上述同样的计算方法可得 3°H 的活性：1°H 的活性 =（36/1）：（64/9）=5：1。

实验表明，在烷烃的卤代反应中，氢原子的反应活性主要取决于它的种类，而与其所连接的烷基无关。例如，丙烷的伯氢和正丁烷或异丁烷中的伯氢的反应活性几乎相同。

根据以上实验事实可以得出氯代反应中三种氢原子的相对反应活性比为：

$$3°H：2°H：1°H = 5：3.8：1$$

以下是丙烷和异丁烷一溴代反应中生成的产物及比例：

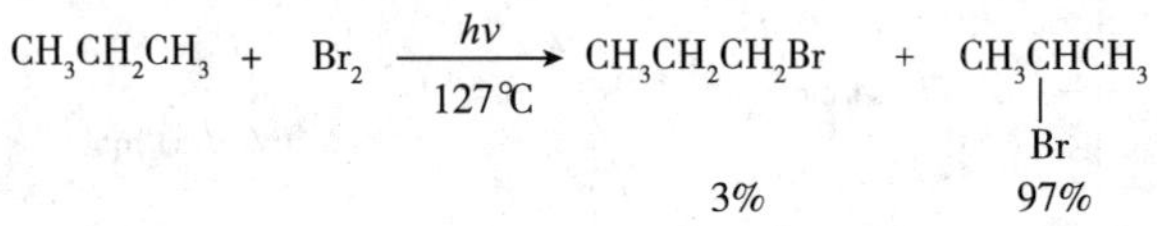

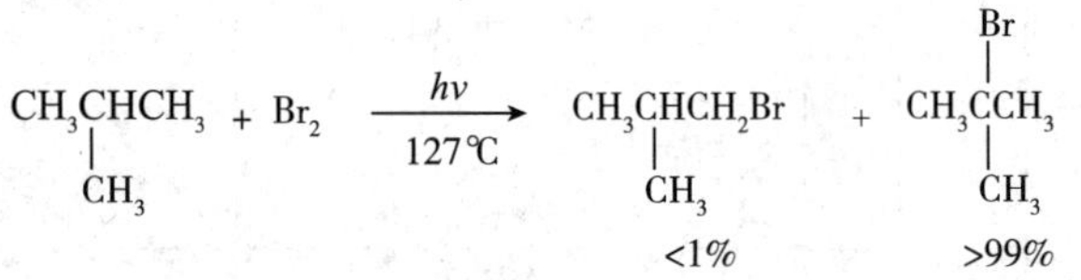

采用上述计算方法得出溴代反应中三种氢原子的相对反应活性为：

$$3°H：2°H：1°H = 1600：82：1$$

根据上述结果，可得出烷烃发生卤代反应时三种类型氢原子的相对反应活性（relative reaction activity）次序为：3°H ＞2°H ＞1°H。

三种氢原子相对反应活性的不同也可以从反应机理的角度加以解释。因为烷烃卤代反应中决定反应速率的步骤是生成中间体烷基自由基的这一步，自由基越稳定，越容易生成，反应速率也越快。而自由基的稳定性次序为 3° ＞2° ＞1°，这与 3°H、2°H 和 1°H 的相对反应活性是一致的。

图 2-17 是氯原子与丙烷反应生成 1° 和 2° 自由基的能量变化。从图中可以看出，氯原子夺取 2°H 生成的过渡态的势能比夺取 1°H 形成的过渡态的势能低 4.2 kJ/mol，即 2°H 被夺走生成 2° 自由基反应所需的 E_a 较小，反应速度较快。而 1°H 被夺走生成 1° 自由基的活化能较高，反应速度较慢。因为这一步是决定反应速度的，故 2°H 比 1°H 活性大，即 2°H

被氯取代的反应速度比1°H快。

图2-18是溴原子与丙烷反应生成1°和2°自由基的能量变化。同样可以看出，2°H被溴取代的反应速度也比1°H快。

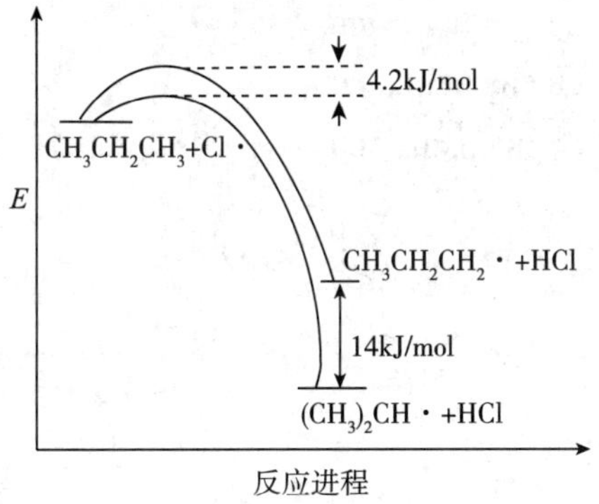

图2-17 氯原子与丙烷反应生成1°、2°自由基的能量变化

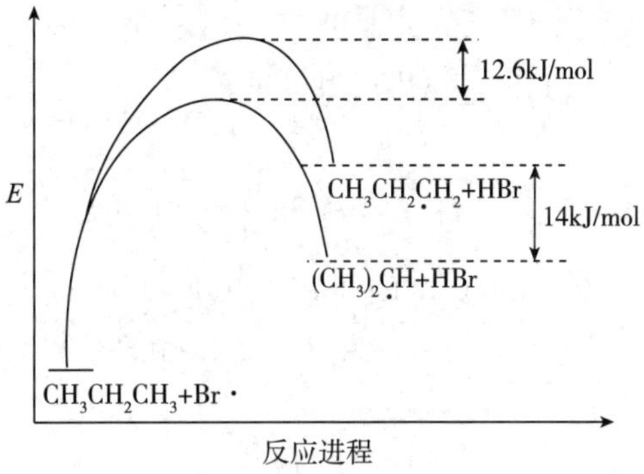

图2-18 溴原子与丙烷反应生成1°、2°自由基的能量变化

由上可见，对于一组同类反应来说，烷基自由基的稳定性和过渡态的稳定性是一致的，因此可以直接从自由基的相对稳定性来判断氢原子的卤代反应活性。

8. 卤素对几种氢的选择性 通常在烷烃的卤代反应中，三种氢的活性都是3°H > 2°H > 1°H，但从前面的讨论中已知，溴代和氯代中三种氢的活性差别程度是不一样的。

氯代反应中三种氢的相对活性比为：3°H : 2°H : 1°H = 5 : 3.8 : 1

溴代反应中三种氢的相对活性比为：3°H : 2°H : 1°H = 1600 : 82 : 1

实验表明，烷烃的氯代反应对三种类型氢原子的反应选择性比溴代反应差。对于这种差异，可以简单地从溴代和氯代反应的相对活性差异来理解。从前面的讨论中已知，溴的活性不如氯。因此，绝大部分溴原子只能取代活性较高的氢，即选择性高。一般来说，在一组相似的反应中，试剂的活性越小，其选择性越强，这是有机化学中的常见现象。

上述差异也可用过渡态理论加以说明。哈蒙特（Hammond）假说认为，过渡态的结构应当与能量相近的反应物或中间体或产物的分子近似。

从图2-16、图2-17和图2-18中可以看出，在决定卤代反应速度的步骤中，烷烃的氯代比溴代反应的活化能低得多，只要提供较少的能量，便很快达到过渡态，即氯代比溴代有早到的过渡态（earlier forming transition state），过渡态的结构类似反应物，受活性中间体稳定性的影响较小。反映在异丙基自由基和正丙基自由基过渡态中的势能差较小，活化能差也小。因此，3°、2°、1° H的活性差别不大；而氯原子又较为活泼，故较少选择性地取代各种类型的氢原子，所以氯代反应的选择性不大。在溴代反应中，由于反应活化能较高，体系只有获得足够活化能时，才能达到能量最高的过渡态，这是晚到的过渡态（later forming transition state），过渡态来得迟，过渡态的结构就类似于自由基，能稳定自由基的因素对过渡态的影响较大，反映在所形成的相应自由基过渡态的势能差较大，活化能差也大。因此，3°、2°、1° H的活性差别就大；而溴原子的活性又不够大，故绝大部分溴原子只能夺取较活泼的氢，即对氢的选择性高。

练习题解

习 题

1. 用系统命名法命名下列化合物。

（1） 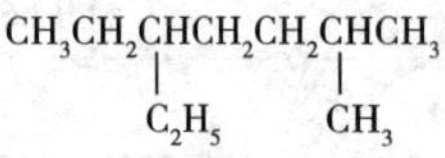　　（2） 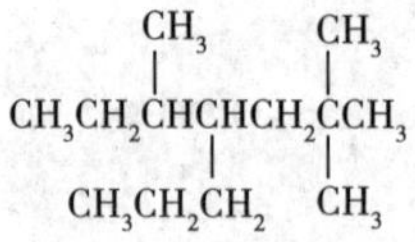

（3） 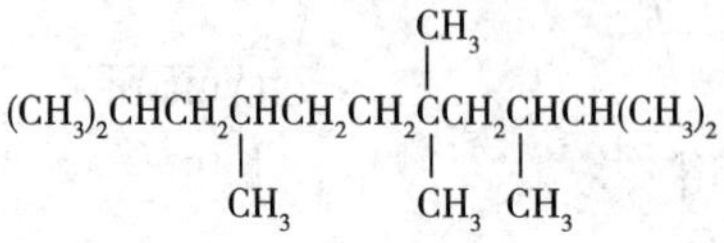　　（4） 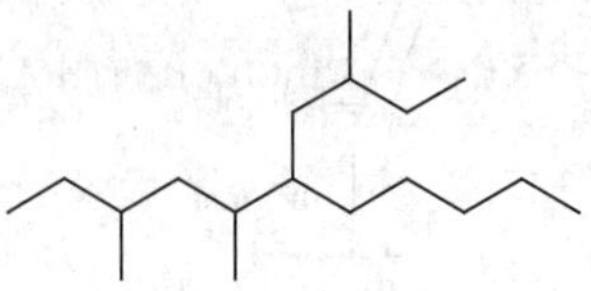

（5） 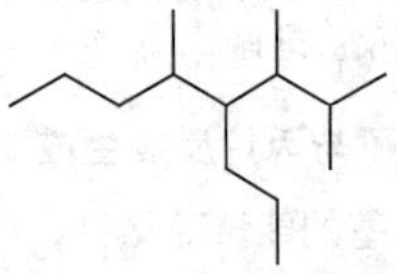

2. 写出符合下列条件的化合物的构造式，并用系统命名法命名。

（1）分子式为 C_5H_{12}，且仅含有伯氢，不含仲氢和叔氢的烷烃。

（2）分子式为 C_5H_{12}，且仅含有一个叔氢的烷烃。

（3）分子式为 C_5H_{12}，且仅含有伯氢和仲氢的烷烃。

（4）分子式为 C_8H_{18}，且仅含有伯氢的烷烃。

（5）分子量为 100，同时含有伯、叔、季碳原子的烷烃。

3. 分别写出下列化合物最稳定的构象式，用伞形式、锯架式和纽曼投影式表示。

（1） 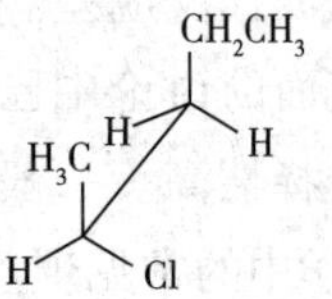　　（2） 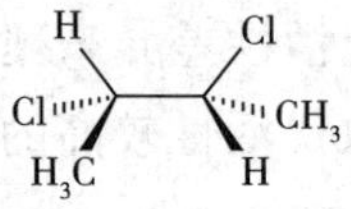　　（3） 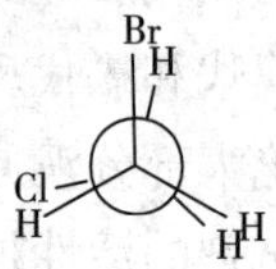

4. 将下列烷烃按沸点由高到低排列成序。

（1）2-甲基戊烷　（2）正己烷　（3）正庚烷　（4）十二烷

5. 由下列指定化合物合成相应的卤代物，选用 Cl_2 还是 Br_2？为什么？

（1） 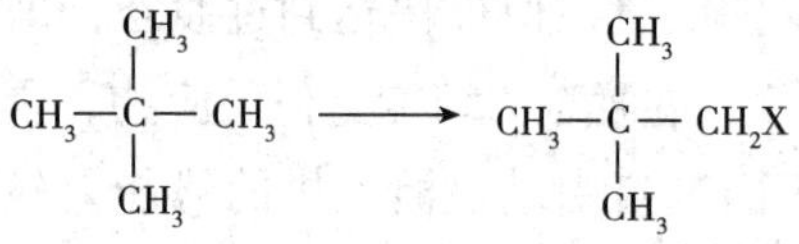　　（2） 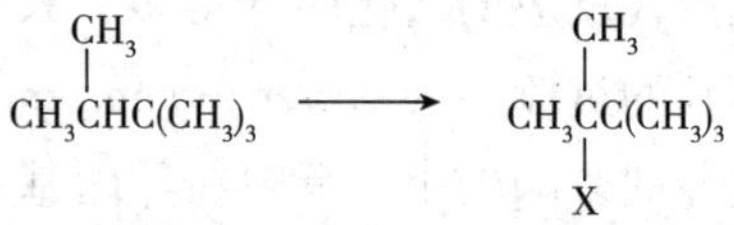

6. 写出下列各反应生成的一卤代烷，并预测所得异构体的比例。

（1） $CH_3CH_2CH_3 \xrightarrow[h\nu]{Cl_2}$　　（2） 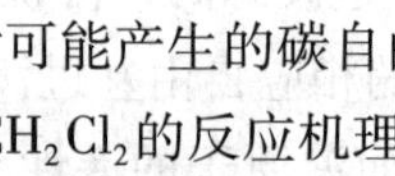

7. 写出异戊烷均裂 C—H 键时可能产生的碳自由基，并指出它们哪一个是最稳定的。

8. 写出甲烷氯代反应中生成 CH_2Cl_2 的反应机理。

9. 举例说明什么是范德华斥力和扭转张力。

（胡　春）

第三章　立体化学基础

扫码“学一学”

立体化学（stereochemistry）是现代有机化学的一个重要分支，是研究分子的立体结构、反应的立体性及其相关规律和应用的科学。

一、同分异构现象

我们已经了解到，同分异构现象在有机化合物中十分普遍。实际上同分异构现象是造成有机化合物数量庞大、种类繁多的一个重要原因。有机化合物中的同分异构可归纳如图3-1所示。

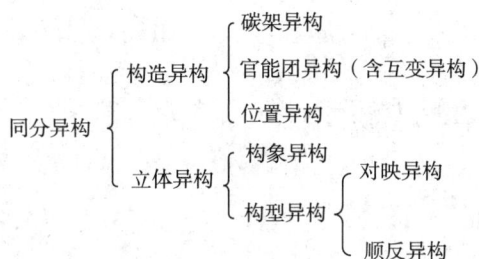

- 同分异构
  - 构造异构
    - 碳架异构
    - 官能团异构（含互变异构）
    - 位置异构
  - 立体异构
    - 构象异构
    - 构型异构
      - 对映异构
      - 顺反异构

图3-1　有机化合物中的同分异构现象

构造异构是由于组成分子的原子或原子团的连接次序和方式不同（即构造不同）而引起的异构。在烷烃中已学习过碳架异构，后三种构造异构将在以后的相关章节中介绍。

立体异构（stereoisomerism）是指化合物分子的构造相同，但立体结构（即分子中的原子在三维空间的排列情况）不同而产生的异构。立体异构又可分为构象异构和构型异构。

构象异构体之间在通常情况下很容易通过围绕一个或一个以上的 σ 单键旋转而相互转化（例如，乙烷的交叉式和重叠式构象之间的相互转化），构型异构体在通常情况下不能通过 σ 单键旋转而相互转化。

对映异构（enantiomerism）和顺反异构（*cis*-*trans* isomerism）都属于构型异构。本章将着重讨论对映异构及相关内容。

二、对映异构体和手性分子

（一）对映异构体和手性分子

首先让我们考察一下 CH_2XY 和 CHXYZ 这两种实物分子（X、Y、Z 分别代表三种不同于 H 的任何原子或基团）与其在镜子中的投影（称为镜像，mirror images）的关系（图3-2）。

从上面的实物分子与其镜像关系看，CH_2XY 与它的镜像分子可以完全重合，它们代表相同的分子（图3-3）。但是 CHXYZ 实物分子与其镜像分子不能相互重合，它们代表不同的分子。两个相互对映而又不能完全重合的化合物彼此互称为对映异构体（enantiomers），这种现象称为对映异构现象（enantiomerism）。

CHXYZ 的这种实物分子与其镜像分子呈现对映关系而不能完全重合的性质与我们的左、右手具有的性质一样（左、右手相互对映而彼此不能相互重叠，如图3-4所示），这

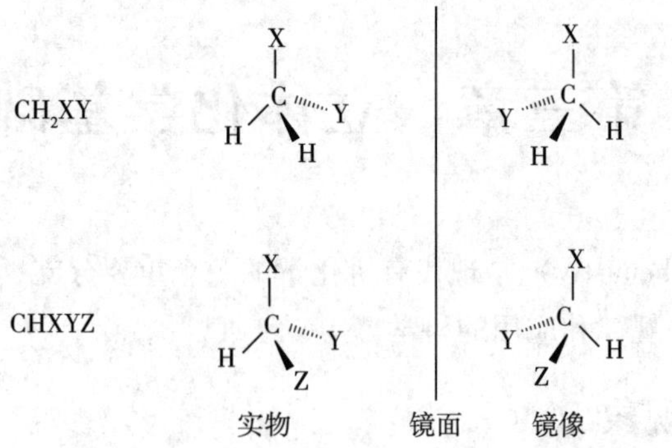

图3－2　有机分子 CH_2XY 和 CHXYZ 实物与镜像的关系

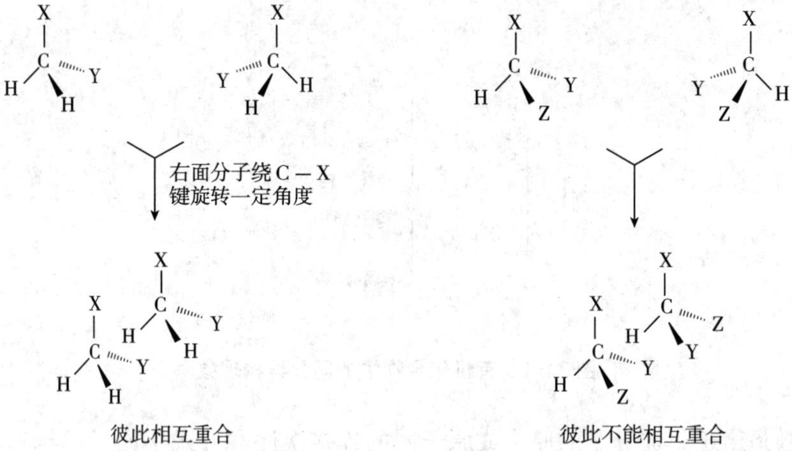

图3－3　有机分子 CH_2XY 和 CHXYZ 模型的重叠操作

种性质常被称为手性（chirality）。具有手性的分子也称为手性分子（chiral molecules）。

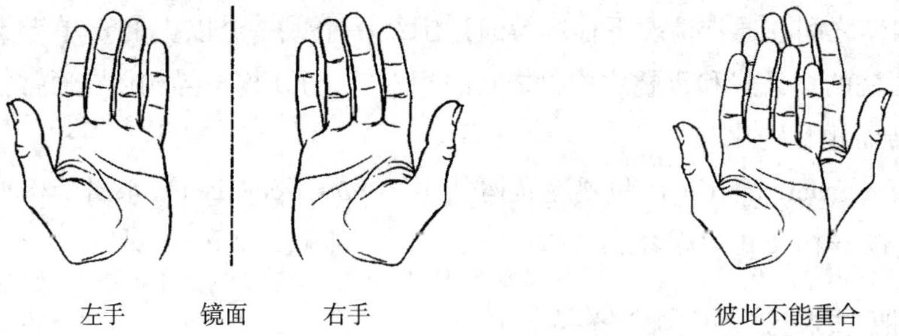

图3－4　左右手的镜像关系

（二）手性中心

分子是否具有手性，可以通过考察实物与其镜像是否重叠来判断，这是最可靠的方法。例如，乳酸（2－羟基丙酸）分子其实物分子与镜像分子就不能相互重叠，因此存在两种不同的乳酸分子，彼此互为对映异构体。

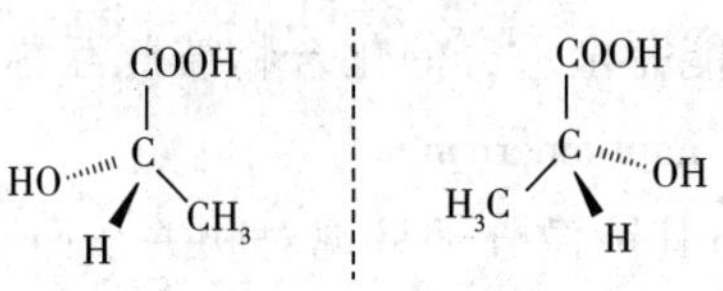

除了乳酸以外，还有成千上万个这样的例子。考察发现，这些分子大都具有一个共同的结构特点，即分子中都存在一个连有四个互不相同的原子或基团的碳原子，这种碳原子称为不对称碳原子（asymmetric carbon atom）或手性碳原子（chiral carbon atom），常用 C^* 表示。手性碳原子是手性原子的一种，此外还有手性氮、磷、硫原子等等。这些原子常常称为手性中心（chiral center）。这是引起有机分子产生手性的最普遍（但不是唯一）的原因。不能将是否含有手性原子作为判断分子是否具有手性的绝对条件，产生手性的必要和充分条件是分子与其镜像不能重叠。

（三）分子的对称性与手性

根据实物与其镜像能否重合可以准确地判断分子是否具有手性，但是利用这一方法来判断复杂分子是否具有手性往往十分困难。我们还可以采用更为简便的方法。研究表明，实物与镜像能否重合与物体是否具有某种对称因素有关，因此，可以借助判断分子的对称性来判断其手性。

判断分子的对称性，可以将分子进行某种对称操作，看操作结果是否与原来的立体形象完全重叠。如果通过某种操作后，其和原来的立体形象完全重合，说明该分子具有某种对称因素（symmetric elements）。对称因素有对称中心、对称面、简单对称轴和交替对称轴。

1. 对称中心（i） 若分子有一假想点"i"，分子中任何一个原子或基团向"i"连线，在其延长线的等距离处都能遇到相同的原子或基团，则"i"点称为该分子的对称中心（symmetric center）。例如，在图 3 - 5 分子中均有对称中心 i。

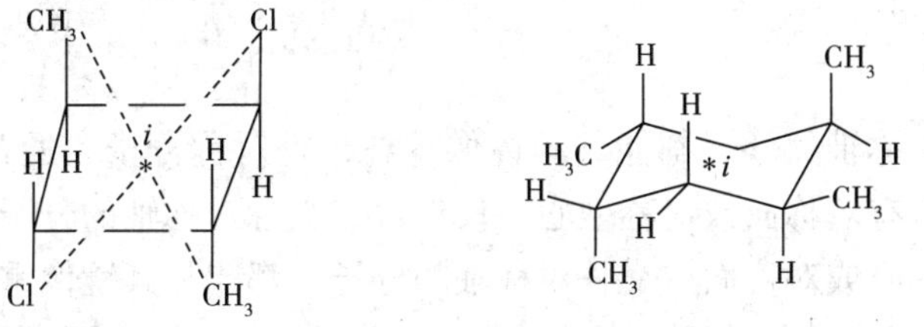

图 3 - 5 分子的对称中心

如果分子具有对称中心，其实物与镜像就能相互重合，该分子就不具有手性，称为对称分子。

2. 对称面（σ） 假如有一个"平面"，能将分子一分为二，两部分具有实物与镜像的关系，该平面就是分子的对称平面（symmetric plane），通常用"σ"表示。例如，在图 3 - 6 所示分子中就有对称平面。

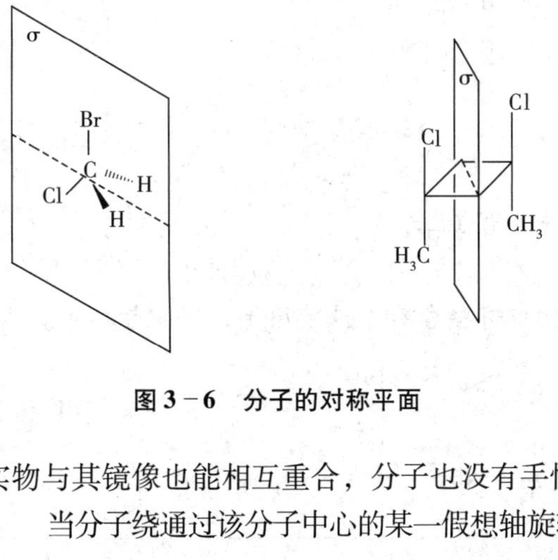

图 3 - 6 分子的对称平面

具有对称面分子的实物与其镜像也能相互重合，分子也没有手性。

3. 简单对称轴（C_n） 当分子绕通过该分子中心的某一假想轴旋转一定的角度，得到的分子形象与原来的分子形象完全重合时，此轴即称为该分子的对称轴（symmetric axis），通常用“C”表示。当旋转角度为 $360/n$ 度，则此轴称为 n 重对称轴，用符号 C_n 表示。例如，水分子有一个二重对称轴 C_2，即绕此轴旋转 180 °(360 °/2）后得到的分子形象与未旋转前的完全重合。而一氯甲烷有一个三重对称轴 C_3（参见下式）。它们都是对称分子，没有手性。

以上两个分子除具有简单对称轴外，都还含有对称平面。若分子中不含其他对称因素，仅有对称轴，它们就必定不与其镜像重叠，为手性分子。

4. 交替对称轴（S_n） 将一个分子通过某一假想轴旋转 360 °/n 后，再对一个垂直于该轴的镜面作镜像，所得的镜像如果能与旋转前的分子完全重叠，则此轴称为该分子的交替对称轴，用 S_n 表示。例如，下列化合物具有一个 4 重交替对称轴（S_4）。

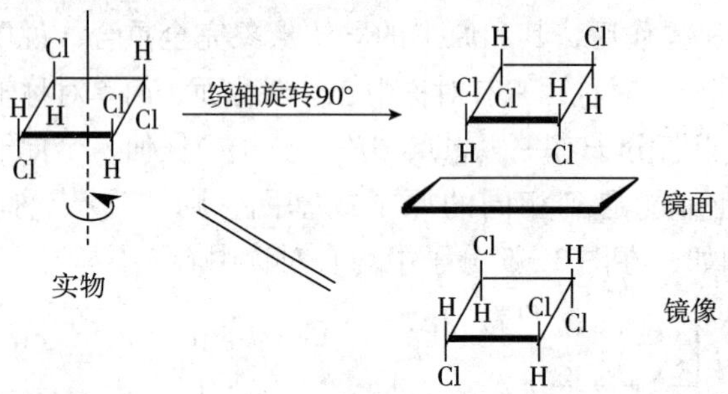

凡是具有交替对称轴的分子都能与其镜像重叠，是对称分子。通常情况下，含有交替对称轴的分子都还含有对称面或对称中心。仅仅含有交替对称轴的分子只有少数个别分子。

凡是具有对称中心或对称面或交替对称轴的分子，都能与其镜像重叠，为非手性分子。

凡是不具有对称中心或对称面或交替对称轴的分子，与其镜像不能重叠，分子具有手性，为手性分子。

练习题

3-1 下列各组化合物之间具有什么关系（指是同一化合物、构造异构体等）？

(1) 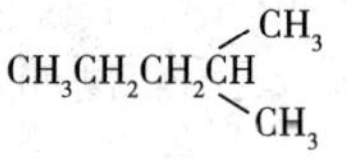 和 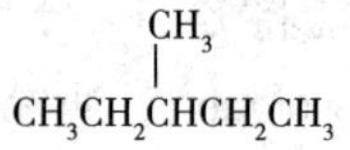

(2) 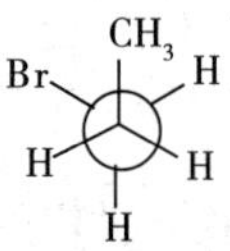 和 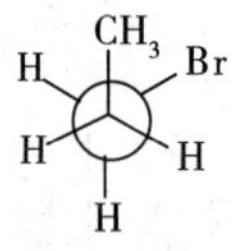

(3) 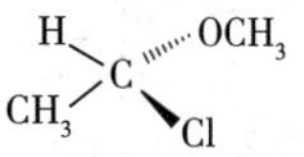 和 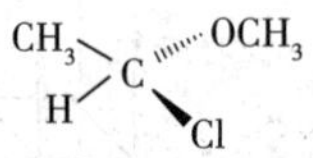

3-2 下列哪些物件具有手性？

(1) 起子 (2) 螺丝 (3) 鞋子 (4) 锤子 (5) 眼镜

3-3 下列各化合物中哪些含有手性碳原子，用 * 号标出。

(1) 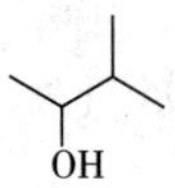 (2) 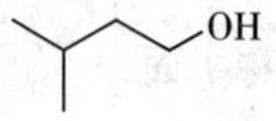 (3) 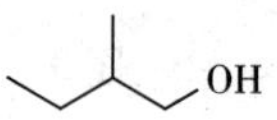

(4) 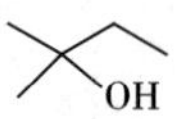 (5) 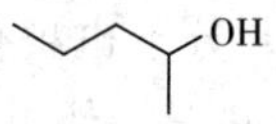 (6) 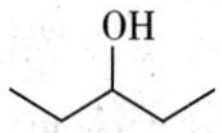

三、对映异构体的表示方法与构型标记

（一）对映异构体的表示方法

表示一对对映异构体结构的最好方法就是画出其三维结构，但是对于一些结构较为复杂的化合物而言，该方法有时就显得十分复杂与不便。

现在表示对映异构体的最常用的方法是由德国化学家费歇尔（Fischer E）于1891年提出的费歇尔（Fischer）投影法。

该法是以手性碳原子为中心，把与手性碳原子相连的四个原子或基团中的两个［如图3-7（a）中的U，V］置于水平方向并朝向观察者，另两个（如下式中的S，T）置于垂直方向并远离观察者，然后将其向纸面投影。这样，朝向观察者的两个原子或基团处于水平方向，而远离观察者的两个原子或基团处于垂直方向，手性碳原子则处于两条垂直交叉直线的交点，省略不写出。这种投影式称费歇尔投影式（Fischer projection），也称十字交叉投影式（cross projection）。对于含有多个手性碳原子的分子，可将分子处于重叠式构象，按照上述方法进行投影，如图3-7（b）所示。

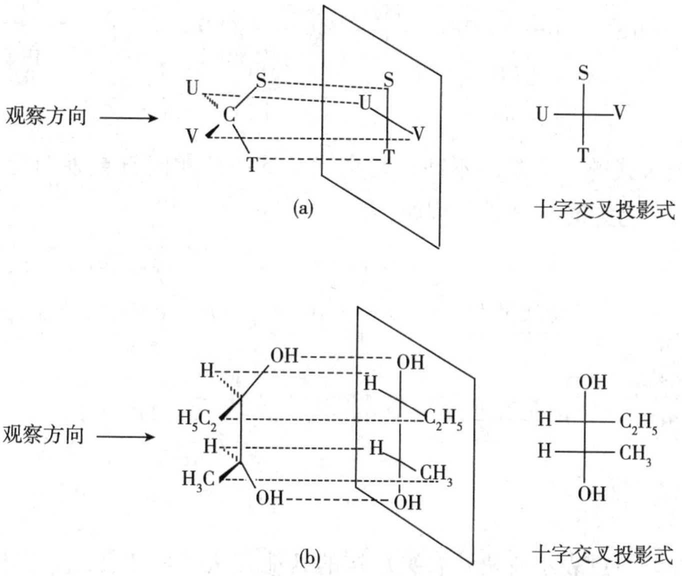

图3-7　费歇尔投影式

（a）含有一个手性碳原子分子的费歇尔投影操作；

（b）含有两个手性碳原子分子的费歇尔投影操作

在使用费歇尔投影式时，由于可以任意将与手性碳原子相连的两个原子或基团置于水平或垂直方向，因此，同一分子能够得到多个不同的费歇尔投影式，多个费歇尔投影式可以表示同一构型。需要注意的是，由于费歇尔投影式对处于水平和垂直方向的原子或基团的位置都有严格的规定，因此，在对费歇尔投影式进行转换时，必须遵循一定的规则，否则其构型就可能会发生变化。对于含有一个手性原子的化合物来说，费歇尔投影式的转换必须遵循如下基本规则。

（1）投影式中手性碳原子上任意两个原子或基团的位置，经偶数次互换，得到的投影式代表原来的化合物；若进行奇数次互换，得到的投影式则代表其对映异构体。例如，下面费歇尔投影式（a）和（c）代表的是同一种化合物，而（a）或（c）与（b）则互为对

映异构体。

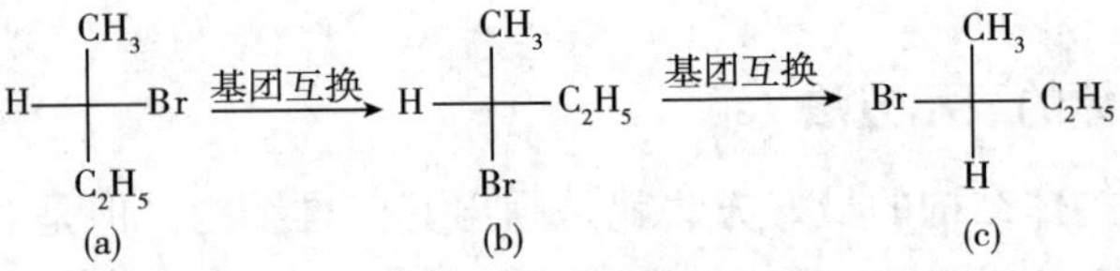

（2）如投影式不离开纸平面旋转 180°或其整数倍，则得到的投影式仍然代表原来的化合物；若旋转 90°或其奇数倍，则投影式代表的化合物为其对映异构体。例如，下面费歇尔投影式（a）和（c）代表的是同一种化合物，而（a）或（c）与（b）则互为对映异构体。

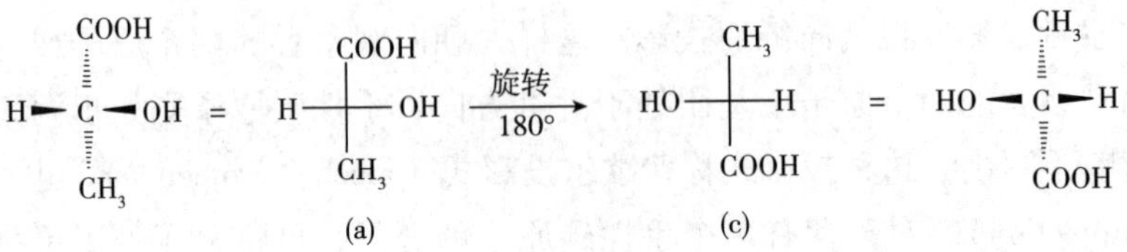

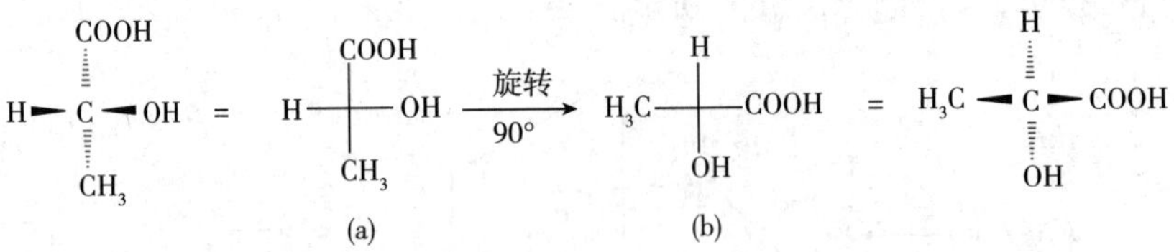

（3）若固定投影式的一个基团不动，其余三个基团按顺时针或逆时针方向旋转得到的投影式与原来的化合物为同一物质。例如：

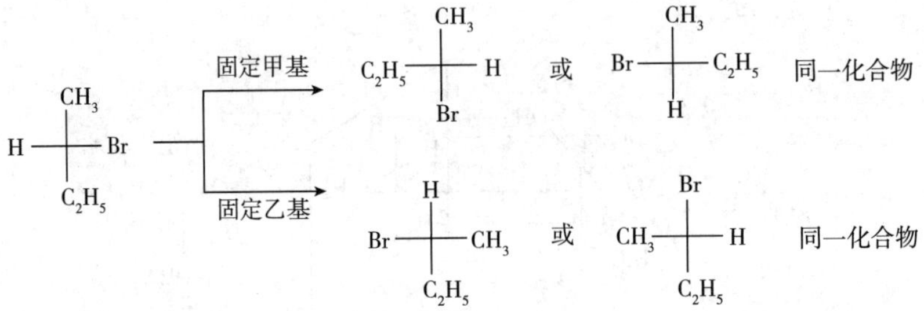

此前我们已经学习过表示有机化合物结构的其他方法，如纽曼式、伞形式、锯架式等。它们与费歇尔投影式之间的转换可采用下面的方法进行：

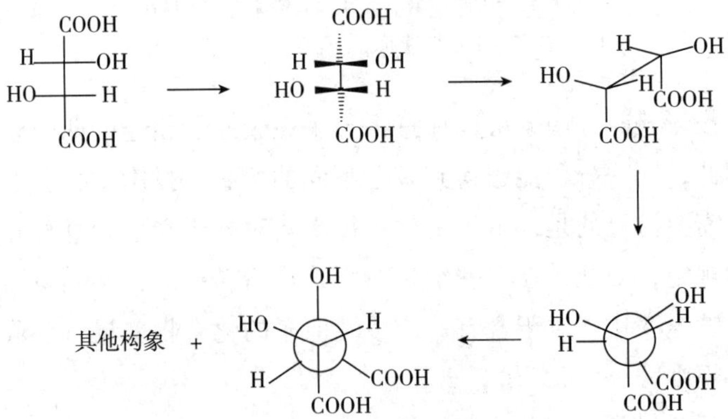

（二）对映异构体的构型标记

一对对映异构体具有不同的结构，人们可以用分子模型、立体透视式或费歇尔投影式等来表示和区别。例如3 -甲基己烷的一对对映异构体可表示如下：

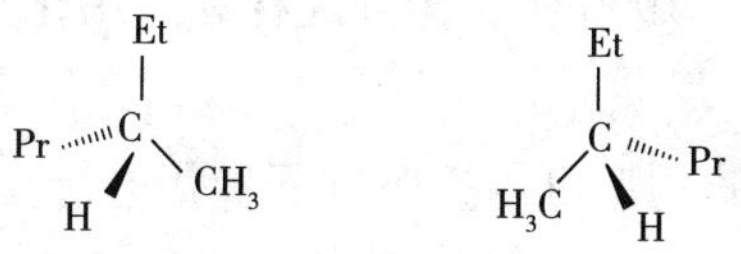

显然3 -甲基己烷这一名称无法区分这一对对映异构体。为了用名称区分这一对对映异构体，有必要引入能够区分并且准确表达其分子中的原子或基团的空间位置关系即构型的方法。下面介绍对映异构体构型的标记方法。

1. D/L 构型标记法　现在，人们已可用 X -射线衍射法测定手性化合物的真实立体结构，即绝对构型（absolute configuration）。但是在 X -射线衍射法问世之前，费歇尔选择以甘油醛为标准，将甘油醛的主链竖向排列，氧化态高的碳原子位于上方，氧化态低的碳原子位于下方，写出其费歇尔投影式，并人为规定羟基位于碳链右侧的甘油醛为 D -型，羟基位于碳链左侧的甘油醛为 L -型。

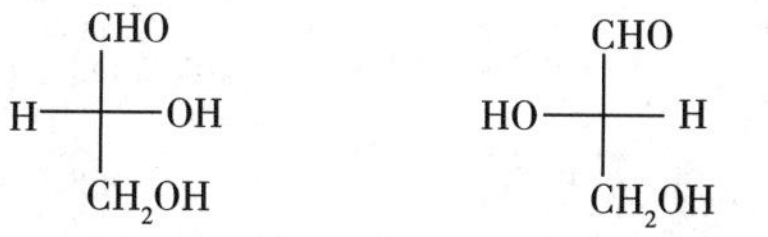

D-(+)-甘油醛　　L-(-)-甘油醛

然后将其他对映异构体与甘油醛进行直接或间接比较来确定其构型。例如，下列化合物都是 D -型：

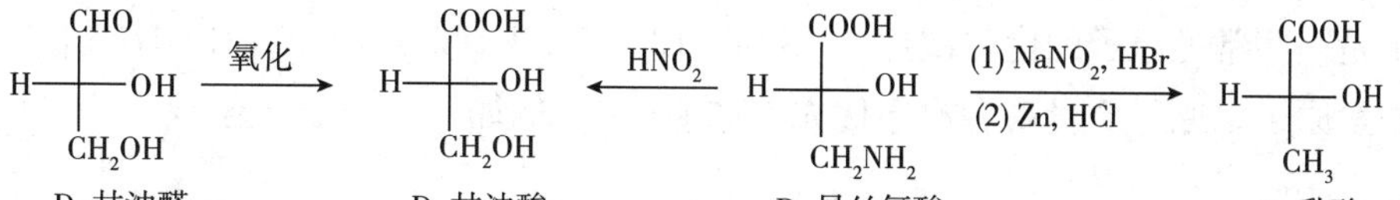

D-甘油醛　　D-甘油酸　　D-异丝氨酸　　D-乳酸

这种与人为规定的标准物质进行比较而得出的构型称为相对构型（relative configuration）。巧合的是，1951 年人们利用 X -射线衍射法实际测出的酒石酸铷钠的真实构型与人为规定的构型一致。因此人为规定的甘油醛的相对构型，就是其绝对构型。而早先通过与甘油醛联系而确定的其他旋光性化合物的相对构型也都成为了它们的绝对构型。

对于像甘油醛这样的含有一个手性碳原子的化合物的构型标记，人们通常按照费歇尔投影式的表示方法，将分子中的碳链主链竖立排列，氧化态高的基团置于费歇尔投影式上方，氧化态低的基团置于下方，取代基若在右侧者标记为 D 构型，取代基若在左侧者标记为 L 构型。例如：

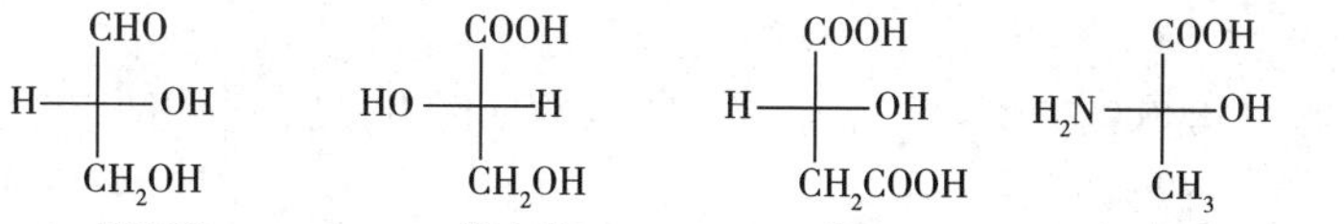

D-甘油醛　　L-甘油酸　　D-苹果酸　　L-丙氨酸

上列含碳基团氧化态从高到低的次序：—COOH ＞ —CHO ＞—CH_2OH ＞ —CH_3。

但是这种标示方法有很大的局限性，一般只适用于仅含一个手性碳原子的化合物的构型标记。由于习惯的原因，在糖类化合物和氨基酸中仍沿用 D/L 构型标记法。

2. *R*/*S* 构型标记法　能够有效标记对映异构体构型的方法最早是在 20 世纪 50 年代由英国化学家凯恩（Cahn R S）、英果尔德（Ingold C）和瑞士化学家普瑞洛格（Prelog V）共

扫码“看一看”

同提出的 *R*、*S* 命名系统，该命名系统被称为凯恩（Cahn）–英果尔德（Ingold）–普瑞洛格（Prelog）命名法或 *R/S* 命名法。1970 年，国际纯粹和应用化学联合会（IUPAC）建议采用该命名法。

利用该方法标示手性原子的构型可以按照以下步骤进行。

第一步：根据次序规则，将连接在手性原子上的原子或基团（a、b、c、d）按照次序先后排列，假定优先次序为：a > b > c > d。

第二步：将次序最低的原子或基团 d 远离观察者，然后观察其他三个原子或基团的位置关系。

第三步：若 a→b→c 的次序依顺时针排列，则此手性原子为 *R*–构型（拉丁文 rectus 的词头，意为“右”）；若依逆时针排列，则为 *S*–构型（拉丁文 sinister 的词头，意为“左”）。如图 3–8 所示。

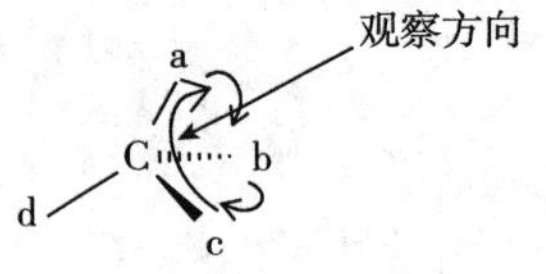

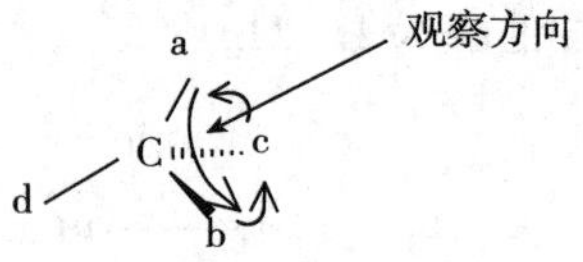

图 3–8　*R*、*S*–构型的顺、逆排列

确定原子或基团优先次序的次序规则主要内容如下。

（1）比较直接与手性中心相连的原子的原子序数，原子序数高者次序优先。

以下是一些常见原子的优先次序：I > Br > Cl > S > P > F > O > N > C > H > 未共用电子对。同位素原子以原子质量高者次序优先，如 D > H。例如：

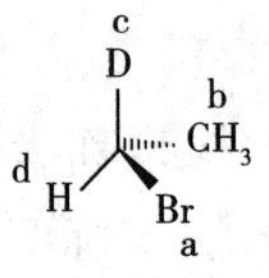

S–构型

次序：$Br>CH_3>D>H$

（2）如果直接与手性中心连接的原子相同，则比较与它相连的其他原子，按原子序数高低顺序，先比较原子序数高的，如果仍相同，再比较下一个次序高的原子，依此类推，直至不同。例如—CH_2CH_3与—CH_2Cl，第一个原子均为碳原子，再比较与碳原子相连的其他原子，—CH_2Cl 中碳原子连接序数最高的是 Cl，而—CH_2CH_3 中碳原子连接序数最高的是 C，因此—CH_2Cl 比—CH_2CH_3次序优先。例如：

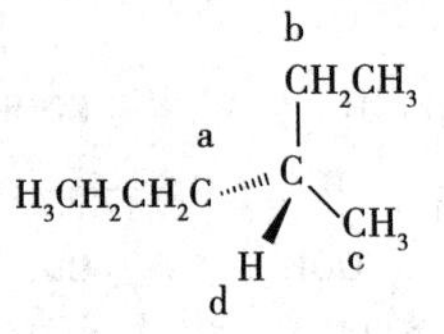

S–构型

次序：$CH_3CH_2CH_2>CH_3CH_2>CH_3>H$

（3）含有双键或三键的基团，可认为连接有两个或三个相同的原子，例如：

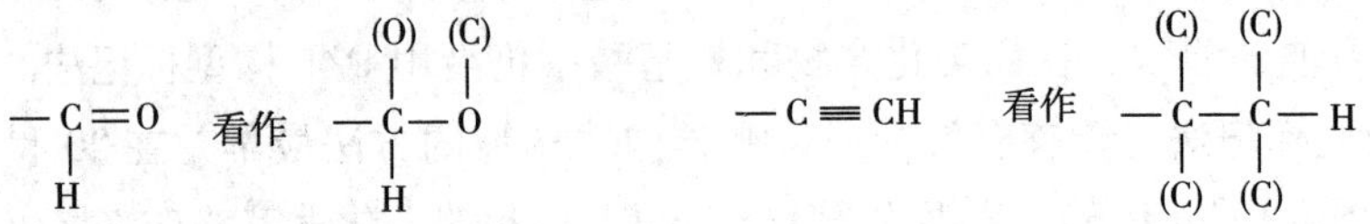

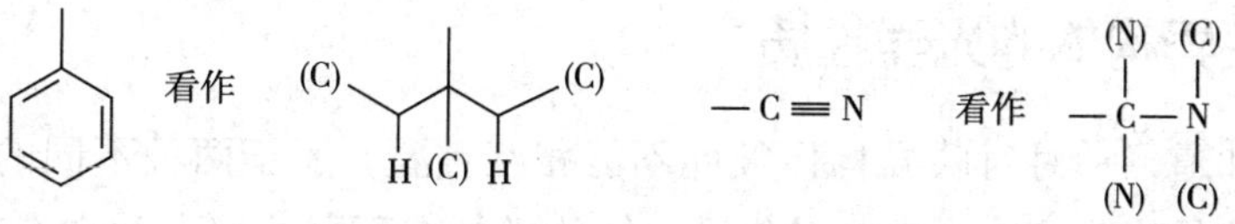

S-构型　　　　*R*-构型

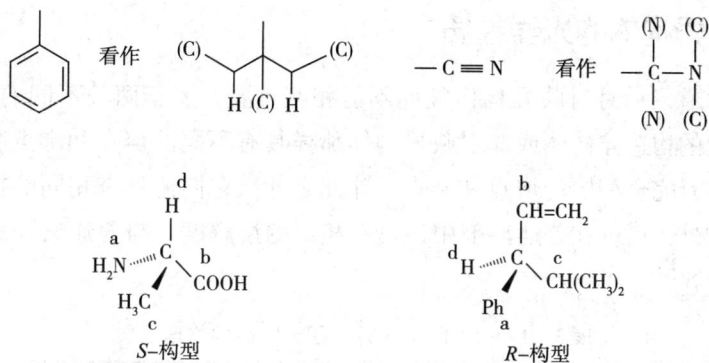

（4）当取代基互为对映异构体时，*R*-构型优先于 *S*-构型；当取代基互为顺反异构体时，(*Z*) 式优先于 (*E*) 式。

直接对费歇尔投影式的构型进行标示时，可以按照以下规则进行。

（1）当次序最低的原子或基团已位于垂直方向上，其他原子或基团的优先次序，若从 a→b→c 为顺时针方向排列的是 *R*-构型，逆时针方向排列的是 *S*-构型。例如：

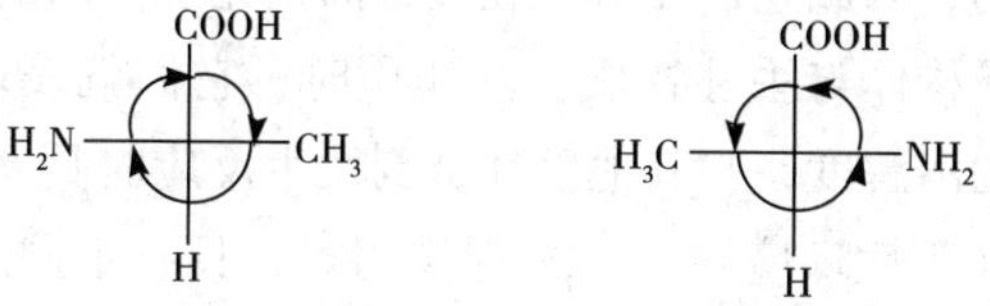

R-构型　　　　*S*-构型

（2）当次序最低的原子或基团位于水平方向上，其他原子或基团的优先次序，若从 a→b→c 为顺时针方向排列的是 *S*-构型，逆时针方向排列的是 *R*-构型。例如：

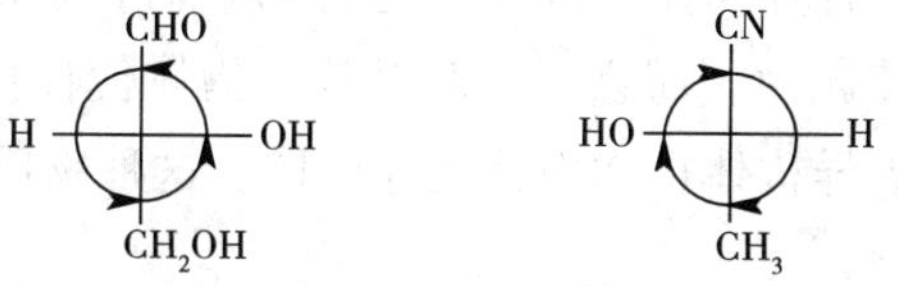

R-构型　　　　*S*-构型

练习题

3-4　按照次序规则将下列各组基团排序。

（1）—H，—Br，$—CH_2CH_3$，$—CH_2CH_2OH$

（2）—COOH，$—COOCH_3$，$—CH_2OH$，—OH

（3）—CN，$—CH_2NH_2$，$—CH_2NHCH_3$，$—NH_2$

（4）—Br，$—CH_2Br$，—Cl，$—CH_2Cl$

3-5　判断下列化合物的 *R*、*S* 构型。

（1）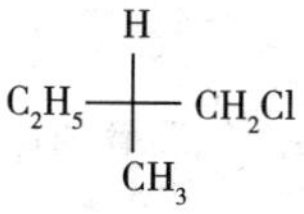　（2）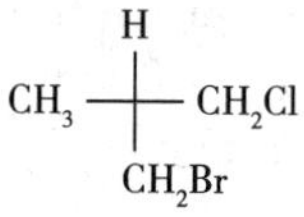　（3）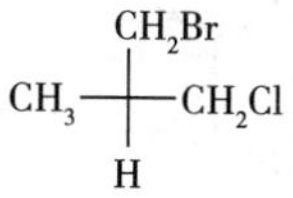

（4）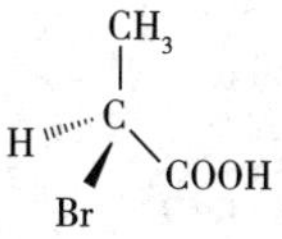　（5）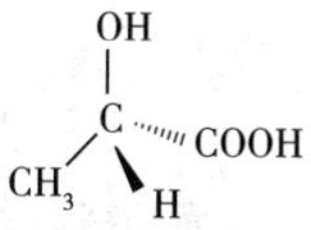　（6）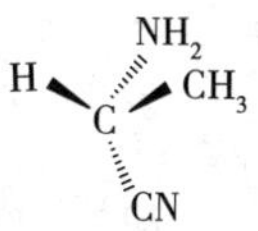

四、对映异构体的光学性质

我们已经知道，一对对映异构体彼此不能相互重叠，属于两种不同的化合物。那么，它们是否与其他的构造异构体或非对映异构体那样具有不同的熔点和沸点呢？事实上，一对对映异构体具有完全相同的熔点和沸点。除此之外，它们还具有相同的折光率、相同的密度、相同的红外光谱，在普通溶剂中还具有相同的溶解度，与普通试剂具有相同的反应活性等，参见表3－1。

表3－1　(*R*) 和 (*S*) －丁－2－醇的物理性质

物理性质	(*R*) －丁－2－醇	(*S*) －丁－2－醇
沸点	99.5℃	99.5℃
密度（g/ml）	0.808	0.808
折光率（20℃）	1.397	1.397

这是由于这些性质主要取决于分子之间的作用力的大小，而一对对映异构体的分子之间的作用力是完全相同的，因此它们在这些性质方面是完全等同的。

但是，当一对对映异构体与手性物质相互作用时，它们就表现出差异性。例如，它们在手性溶剂中具有不同的溶解度，与其他手性试剂发生反应时具有不同的反应速率。例如，一些手性药物在人体内（手性环境）发生药理作用时，具有不同的药理活性，有时只有一种异构体有药效，另一种无效；或者是一种异构体的药理活性比另一种强；有时甚至是一种发挥药效，而另一种则产生较大的副作用。

在所有不同性质中，最容易观察到的是对映异构体对平面偏振光的作用不同。当平面偏振光通过对映异构体的一种异构体（即手性化合物）时，它能使平面偏振光的偏振平面发生偏转，这种性质称为旋光性。而且，一对对映异构体使偏振平面偏转的角度相等，仅仅是方向相反，因此，对映异构体也称为旋光异构体，这种物质称为旋光性物质（optically active compounds）。

为了更好地理解对映异构体的这种性质，下面介绍一些有关内容。

（一）平面偏振光

光是一种电磁波，它是振动前进的，其振动平面与光波的传播方向垂直（图3－9）。

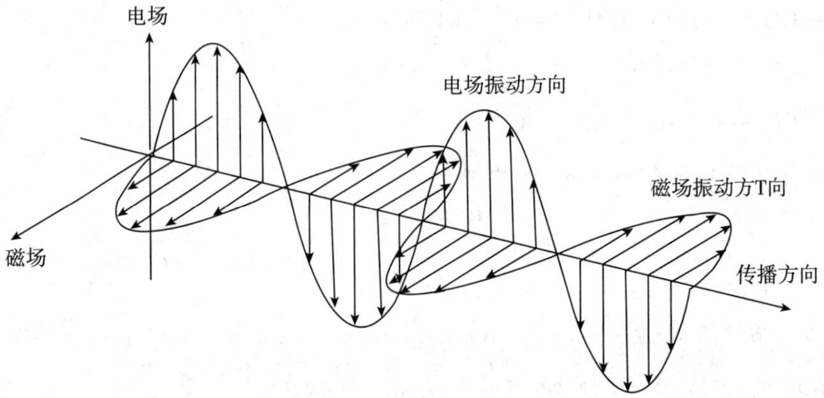

图3－9　普通光在一个平面的振动电场和磁场

普通光可以在垂直传播方向的任意平面上振动，见图3－10，用双箭头表示光的振动方向。当普通光或单色光通过一个起偏振器（方解石晶体）时，只有与起偏振器晶轴平行振动的光才能通过，而在其他平面振动的光都不能通过（图 3－10）。这种只在一个平面上振动的光称为平面偏振光（plane－polarized light）。

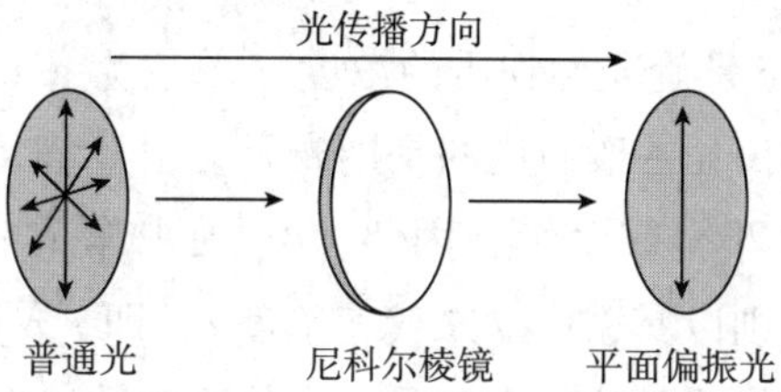

图 3－10　平面偏振光的形成

（二）旋光度

旋光性物质使平面偏振光振动平面旋转的角度称为旋光度（angle of rotation），通常用 α 表示。不同的物质使平面偏振光振动平面旋转的方向不同。从面对偏振光的传播方向观察，有的物质使偏振光的振动平面向顺时针方向旋转的，称为右旋体（dextrorotatory），用符号“＋”或“d”表示；有的物质使偏振光的振动平面向逆时针方向旋转，称为左旋体（levorotatory），用符号“-”或“l”表示。

（三）旋光仪

旋光性物质使平面偏振光振动平面旋转的方向和大小可以由旋光仪来检测。旋光仪（polarimeter）主要由一个单色光源、两个尼科尔棱镜和一个盛测试液的盛液管组成。图 3－11 是旋光仪的工作原理示意图。

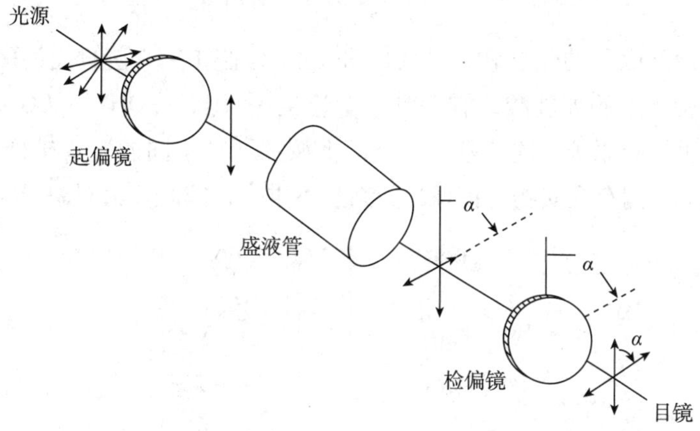

图 3－11　旋光仪工作原理示意图

单色光源发出的单色光通过第一个棱镜（起偏镜）后变为偏振光，然后通过盛有旋光物质溶液的盛液管，偏振光方向发生偏转，最后由第二个棱镜（检偏镜）检测出偏振光旋转的大小与方向；旋光的大小与方向可由连在检偏镜上的刻度盘读出。

（四）比旋光度

旋光度的大小与方向除了与分子的结构有关外，还与测定时溶液的浓度、盛液管的长度、测定时的温度、溶剂和光波的波长等因素有关。因此，为了比较不同物质的旋光性能，通常采用比旋度（specific rotation），用 $[\alpha]_{\lambda}^{t}$ 表示。比旋光度是指在一定温度、一定波长下，被测物质浓度为1g/ml的溶液在盛液管为1dm长的条件下测得的旋光度。因此，旋光度与比旋光度的关系为：

$$[\alpha]_{\lambda}^{t} = \frac{\alpha_{\lambda}^{t}}{l \times c}$$

式中，α_{λ}^{t}是实测的旋光度，c是旋光性物质的浓度（单位为g/ml）；l为盛液管长度（单位为dm）；λ为测定光源的波长，一般使用的是钠光源，用D表示，波长为589.0nm；t为测定时的温度，通常情况下为20℃或25℃。因此$[\alpha]_{\lambda}^{t}$通常写成$[\alpha]_{D}^{20}$或$[\alpha]_{D}^{25}$。

如果样品为一纯液体，则以其密度d来代替浓度c，即$[\alpha]_{\lambda}^{t} = \alpha_{\lambda}^{t}/(l \times d)$。

在一定条件下，旋光性物质的比旋光度是一个物理常数。例如：

葡萄糖：$[\alpha]_{D}^{20} = +52.5°$（$c$ 0.646，水）

这表示以钠灯为光源、20℃条件下，当以水为溶剂、浓度为0.646g/ml时，测得的葡萄糖的比旋光度为+52.5°。

比旋光度和熔点、沸点等一样，也是化合物的一种物理性质。利用测得的旋光度的大小，可以求得：①物质的比旋光度；②物质的浓度；③与标准数据比较，确定被测物质。

练习题

3-6 假定测定下列各样品管的长度均为10cm。(1) 测得0.4g丁-2-醇的10ml溶液的旋光度为-0.56°，试问丁-2-醇的比旋光度为多少？(2) 蔗糖的比旋光度为-66.4°，试问3g蔗糖的10ml溶液的旋光度为多少？(3) (S)-2-溴丁烷的比旋光度为23.1°，现测得(S)-2-溴丁烷溶液的旋光度为57.3°，试问该溶液的浓度为多少？

五、含有一个手性碳原子化合物的对映异构

含有一个手性碳原子的化合物，其实物和镜像不能重合，它们代表两种不同化合物，彼此互为对映异构体。例如乳酸，它含有一个连接—CH_3、—OH、—COOH和—H四个不同原子或基团的手性碳原子，这些基团在空间上按照两种不同的方式排列，所以存在两种不同的乳酸，彼此之间存在实物与镜像的关系且不重合，彼此互为对映异构体。

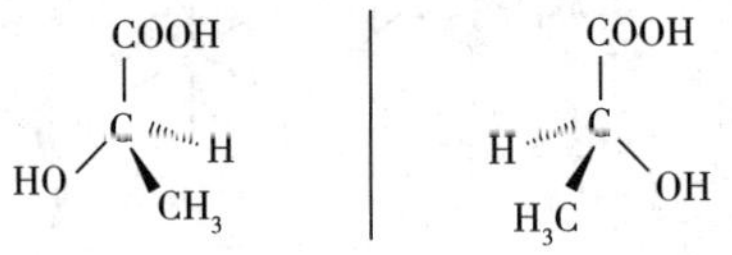

(R)-(+)-乳酸　　　　(S)-(-)-乳酸

一对对映异构体等量混合形成的混合物称为外消旋体（racemate），一般用符号（±）或dl表示。由于外消旋体中的左旋体和右旋体等量，它们的旋光能力相同，但是方向相反，因此外消旋体无旋光性。与其他任意两种物质的混合物不同，外消旋体具有固定的物理常数，其物理性质与对映体有差异（表3-2）。

表3-2　乳酸的物理性质

	熔点（℃）	pK_a（25°）	比旋光度（水）
(+)-乳酸	53	3.79	+3.82°
(-)-乳酸	53	3.79	-3.82°
(±)-乳酸	18	3.79	0°

六、含有多个手性碳原子化合物的对映异构

到目前为止，我们主要讨论的是含有一个手性原子的手性化合物。许多有机化合物，特别是一些在生命科学中具有重要意义的化合物如许多药物，往往含有两个或两个以上的手性原子。下面就讨论含有多个手性原子化合物的对映异构问题。

（一）含有两个不相同的手性碳原子的化合物

含有一个手性碳原子的化合物有两个旋光异构体（一对对映异构体），而含有两个不相同的手性碳原子的化合物有四个旋光异构体（两对对映异构体）。如麻黄碱分子中有两个不相同的手性碳原子，共有四个旋光异构体，它们的费歇尔投影式分别为：

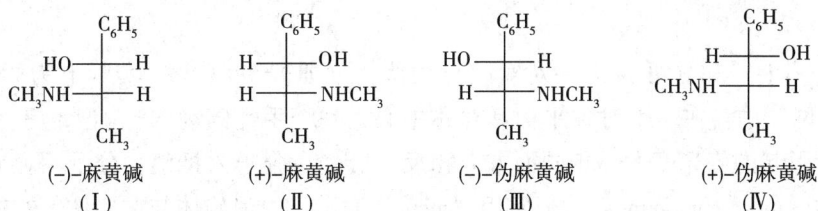

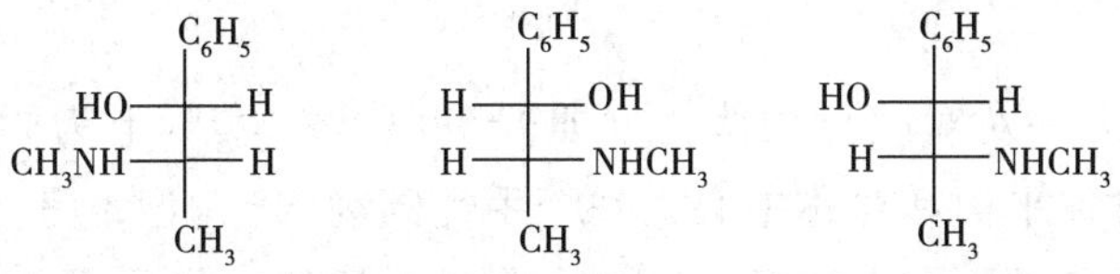

(-)-麻黄碱（Ⅰ）　(+)-麻黄碱（Ⅱ）　(-)-伪麻黄碱（Ⅲ）　(+)-伪麻黄碱（Ⅳ）

四种异构体中，（Ⅰ）和（Ⅱ），（Ⅲ）和（Ⅳ）互为实物与镜象关系，不能重合，各构成一对对映异构体。而（Ⅰ）和（Ⅲ）或（Ⅳ）、（Ⅱ）和（Ⅲ）或（Ⅳ）均不是实物与镜像关系，但它们的构造相同，这种异构体称为非对映异构体（diastereomers）。非对映异构体之间不仅旋光性不同，而且理化性质、生理活性也都很不相同。它们的物理性质见表 3－3 所示。

表 3－3　麻黄碱和伪麻黄碱的物理性质

	熔点（℃）	$[\alpha]_D^{20}$	溶解度
（＋）－麻黄碱	40	＋13.4°（4%水），盐酸盐＋34.4°	溶于水、乙醇、乙醚
（－）－麻黄碱	38	－6.3°（乙醇），盐酸盐－34.9°	溶于水、乙醇、乙醚
（±）－麻黄碱	77	0	溶于水、乙醇、乙醚
（＋）－伪麻黄碱	118	＋51.24°	难溶于水，溶于乙醇和乙醚
（－）－伪麻黄碱	118	－52.5°	难溶于水，溶于乙醇和乙醚
（±）－伪麻黄碱	118	0	难溶于水，溶于乙醇和乙醚

随着分子中含有的不相同手性碳原子数目的进一步增加，旋光异构体的数目也会增多。含有不相同手性碳原子的分子具有旋光异构体的数目为 2^n 个（n 为手性碳原子数目），对映体为 2^{n-1} 对。对于这些异构体，可以用 R，S 构型标记法标记每个手性碳原子的构型。

若两个手性碳原子上含有一个相同的原子或基团，习惯上也常将其与丁醛糖的四个异构体作比较来表示其构型。丁醛糖的四个异构体的费歇尔投影式及名称如下。

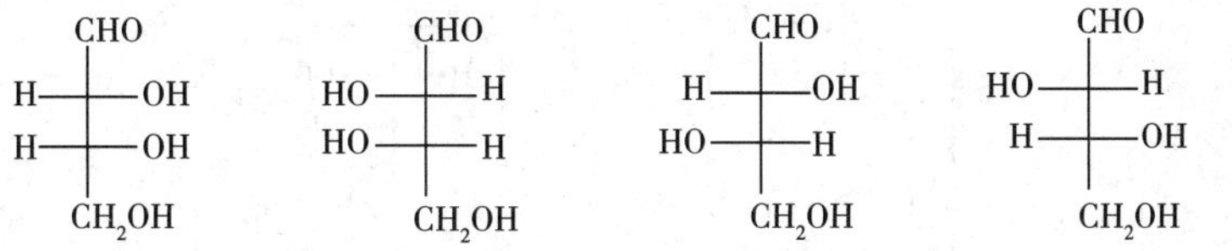

D-(-)-赤藓糖　L-(+)-赤藓糖　L-(+)-苏阿糖　D-(-)-苏阿糖

若两个相同的原子或基团在费歇尔投影式的同侧，与赤藓糖构型类似，称为赤藓糖型，简称赤型或赤式（erythro－）；若两个相同的原子或基团在异侧，与苏阿糖构型类似，称为苏阿糖型，简称苏型或苏式（threo－）。

（二）含有两个相同手性碳原子的化合物

酒石酸（2,3－二羟基丁二酸）分子中含有两个手性碳原子，似乎应有四个旋光异构体。但是由于两个手性碳原子连接的四个基团完全相同，实际只有三个旋光异构体。

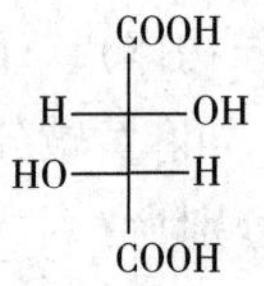
（Ⅰ）

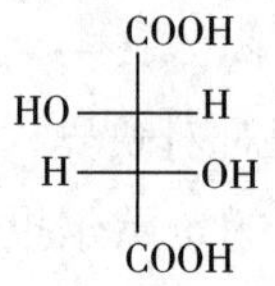
（Ⅱ）

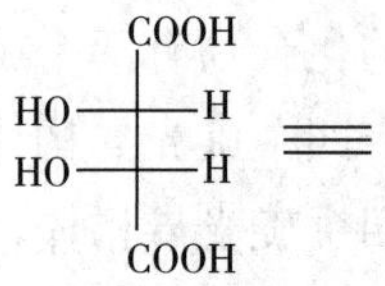
（Ⅲ）

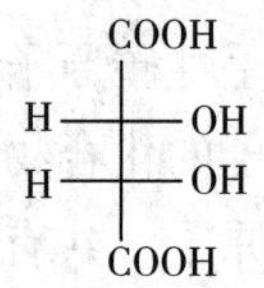
（Ⅳ）

其中，（Ⅰ）和（Ⅱ）为一对对映异构体，（Ⅲ）和（Ⅳ）实际上为同一化合物。（Ⅲ）和（Ⅳ）中存在一个对称平面和对称中心，一个手性碳为 *R*－构型，另一个为*S*－构型，它们所引起的旋光度大小相同而方向相反，恰好在分子内抵消，分子不显旋光性，称为内消旋体（meso compounds），通常用“*meso*”表示。内消旋体与左旋体、右旋体为非对映异构体，它们的性质有很大的不同。不同旋光性的酒石酸物理性质见表 3－4 所示。

表 3－4　酒石酸的物理性质

酒石酸	熔点（℃）	$[\alpha]_D^{25}$（20%水）	溶解度（g/100g 水）	相对密度	pK_{a_1}	pK_{a_2}
（－）－酒石酸	170	—12	139	1.760	2.93	4.23
（＋）－酒石酸	170	12	139	1.760	2.93	4.23
（±）－酒石酸	206	0	20.6	1.680	2.96	4.24
meso－酒石酸	140	0	125	1.667	3.11	4.80

需要指出的是，内消旋体与外消旋体是两个不同的概念。虽然两者都不显旋光性，但前者是由于分子内部旋光性相互抵消而不显旋光性，它为一种纯的化合物。而后者是由等量的一对对映体构成的混合物，两种对映异构体的旋光度大小相同而方向相反，因此不显旋光性。可以将外消旋体通过特殊的方法进行分离得到一对纯的对映异构体。

（三）含有三个手性碳原子的化合物

分子中如含有三个不相同的手性碳原子，则含有 2^3 个旋光异构体，构成 4 对对映异构体。如式（a）及式（b）就为含有 3 个不同手性碳原子的 8 个异构体中的 2 个，它们彼此为非对映异构体。这两种异构体有两个手性碳原子的构型相同，只有一个手性碳原子的构型不同。像这种含有多个手性原子，仅有一个对应的手性原子构型不同，其他对应手性原子的构型均相同的两个旋光异构体称为差向异构体（epimer）。化合物（a）及（b）就是差向异构体。

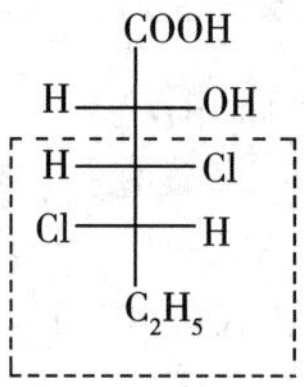
(a)

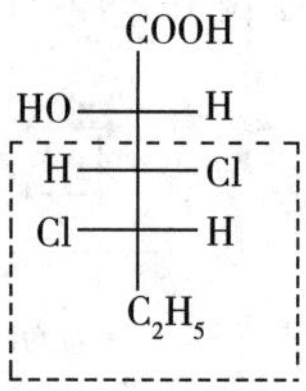
(b)

在含有3个手性碳原子的化合物中，有两个手性碳构造相同，那么它只有4个旋光异构体。如2,3,4-三羟基戊二酸，分子中的C-2和C-4构造相同，它的四个构型异构体如下：

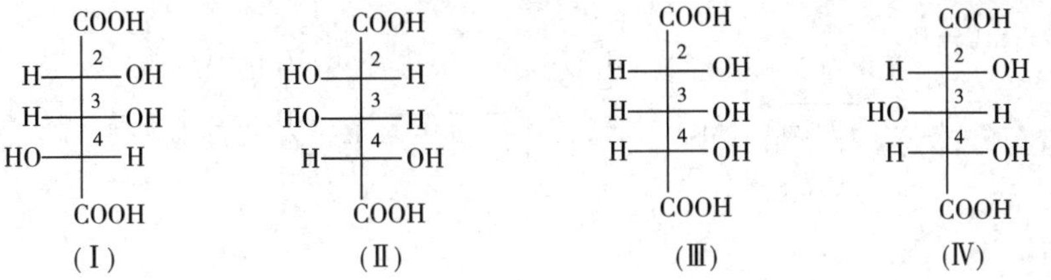

其中（Ⅰ）和（Ⅱ）为一对对映异构体，其C-3连接的是两个构造和构型均相同的基团，因此C-3为对称碳原子，但整个分子没有对称面和对称中心，因此（Ⅰ）和（Ⅱ）均为手性化合物。而在（Ⅲ）和（Ⅳ）中，C-3连接的基团构型不同，因此C-3应为手性碳原子，但是整个分子却有对称面，因此（Ⅲ）和（Ⅳ）为内消旋体，这种碳原子称为假不对称碳原子，假不对称碳原子构型通常用 *r*，*s* 表示。根据次序规则，*R* 构型比 *S* 构型次序优先，（Ⅲ）的C-3为 *r* 构型，而（Ⅳ）的C-3为 *s* 构型。

七、不含手性碳原子化合物的对映异构

此前介绍的手性分子中都含有手性碳原子，必须指出的是，手性碳原子是化合物产生手性的原因之一，它既不是充分条件，也不是必要条件。前面我们已经遇到过分子中含有手性原子而化合物没有手性的情况，例如，内消旋酒石酸。此外，还有些情况下，分子中不含有手性原子，而分子却有手性，有关内容将分别在第五章和第七章中介绍。

练习题

3-7　标明下列化合物中的每一个手性碳原子的构型，并说明各化合物与（1）之间的关系（同一化合物、对映体还是非对映体）？

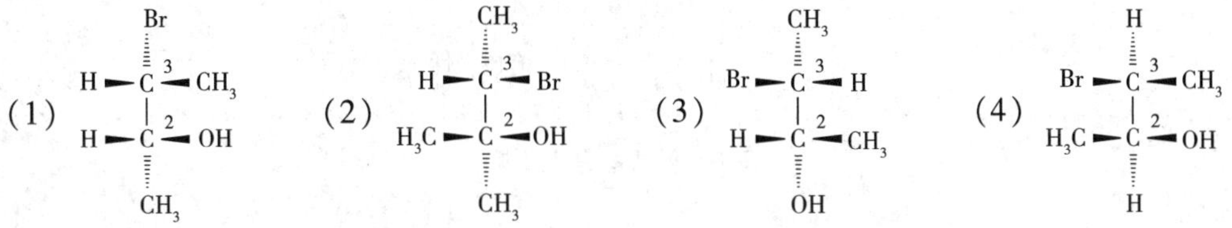

3-8　指出下列化合物是否有旋光性？请标明手性碳原子的构型。

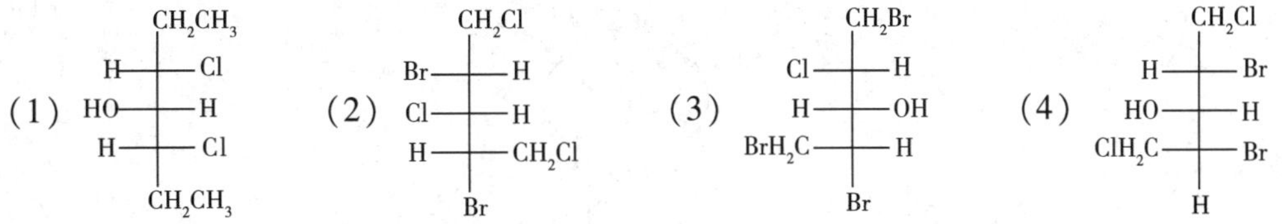

八、有机反应中的立体化学

至此，我们讨论的立体化学内容仅限于立体异构现象本身以及产生立体异构现象的原因，这些内容均属于静态立体化学的内容。而与之相应的研究化学反应过程中的立体化学问题称为动态立体化学，它是研究反应机理的一个重要工具。但到目前为止，因为学习过的有机反应类型很少，下面简单讨论自由基取代反应中的有关立体化学问题。

（一）不涉及手性碳原子的反应

在有机反应中，如果手性碳原子没有参与反应，那么其构型将保持不变。例如，(*R*) -2 -氯丁烷在 C-1 上的氯代反应。

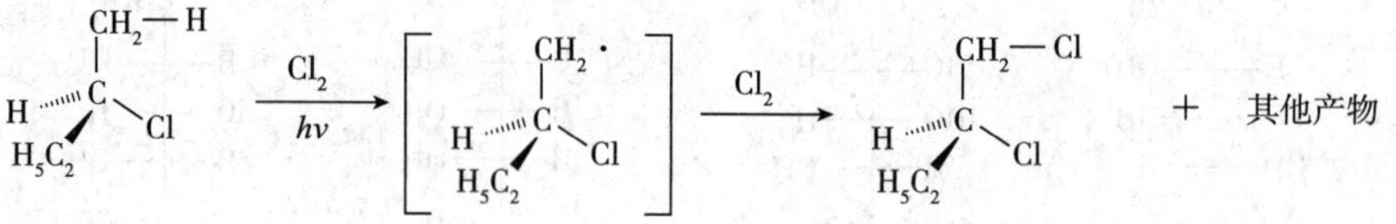

R　　　　*S*

在该反应中，没有涉及手性碳原子形成的四个化学键，它们的空间位置关系没有改变，因此该反应称为构型保持反应。但是，由于甲基转化为氯甲基后，手性碳原子上四个基团的优先次序发生了改变，因此，产物为 *S* 构型。

（二）涉及手性碳原子的反应

下面我们考察一下(*S*)-(+)-1-氯-2-甲基丁烷生成 1,2-二氯-2-甲基丁烷的反应。在这个反应中，连接在手性碳原子上的 C—H 键发生断裂，生成了一个新键 C—Cl 键。结果发现，生成的 1,2-二氯-2-甲基丁烷没有旋光性。

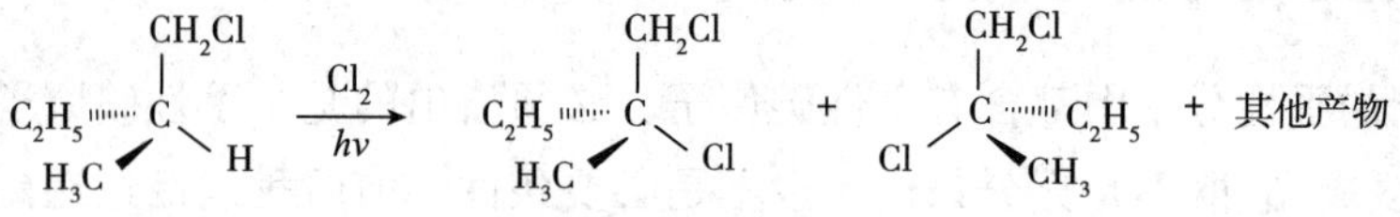

（1）　　（2）　　（3）

(*S*)-(+)-1-氯-2-甲基丁烷　　(±)-1,2-二氯-2-甲基丁烷

根据自由基取代反应机理，反应中产生了一个烷基自由基，该自由基为平面结构，当氯气与其反应时，氯能从自由基平面的两侧机会均等地进攻碳原子，从而生成了等量的（2）和（3），即外消旋体，这一反应过程称为外消旋化（racemization），产物没有旋光性。

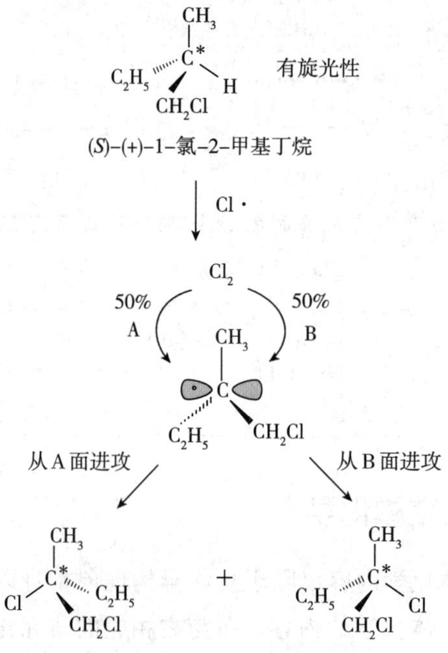

外消旋体，没有旋光性

在 1940 年以前，自由基取代反应也曾被认为是按照以下机理进行的：

（1）$X_2 \xrightarrow{hv} 2X\cdot$

（2）$RH + X\cdot \longrightarrow RX + H\cdot$

（3）$X_2 + H\cdot \longrightarrow HX + X\cdot$

然后，（2）（3）循环。

如果反应按照这样的机理进行，那么产物应该有旋光活性（不论是何构型）。但是，实验结果发现1,2-二氯-2-甲基丁烷没有旋光性，因此证明了反应中一定经历了烷基自由基，同时也进一步证明了自由基的平面结构。由此可以看出，立体化学的结果是研究反应机理的有力证据。

（三）产生手性碳原子的反应

当由非手性分子经化学反应形成手性产物时，往往得到等量的一对对映异构体即外消旋体，这是由非手性分子经反应得到手性化合物的一般规律。例如，正丁烷发生氯代反应生成2-氯丁烷时，它就得到等量的一对对映异构体，构成了外消旋体。

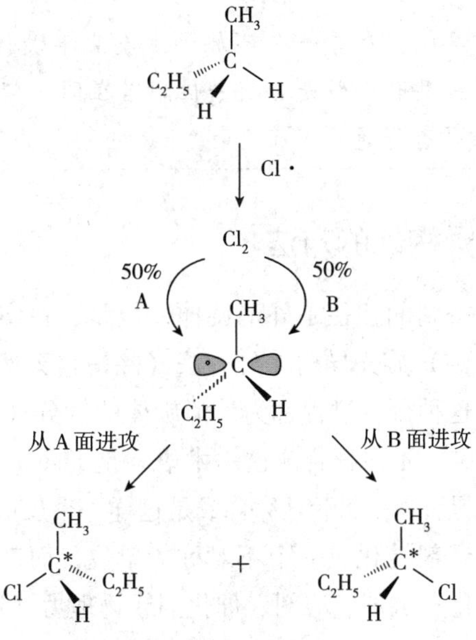

外消旋体，没有旋光性

在该反应中，正丁烷 C_2 被氯代后，成为手性碳原子，这种碳原子称为前手性（或潜手性）碳原子（prochiral carbon），可用 pro-C 表示。其上面的氢可称为前手性氢，并可分别以 Hpro-*S* 和 Hpro-*R* 表示。它是以氢被重氢置换后所得产物的构型而确定的。若得到 *R*-构型产物，该氢为 Hpro-*R*，若得到 *S*-构型产物，该氢为 Hpro-*S*。

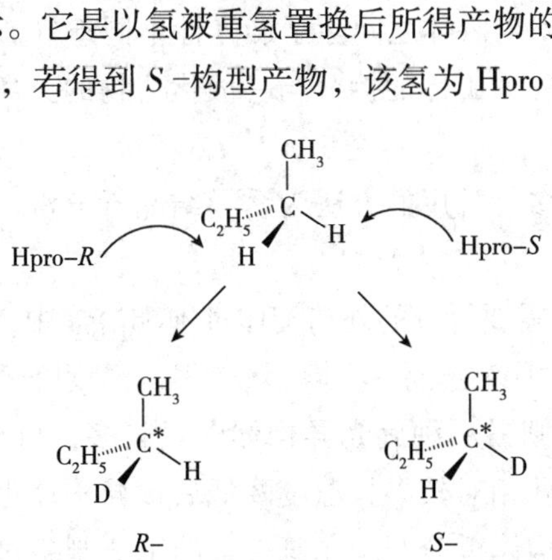

若反应物中已含有一个手性碳原子，经反应后又产生一个新的手性碳原子，情况则较

为复杂。以（S）-2-氯丁烷反应生成2,3-二氯丁烷为例加以说明。

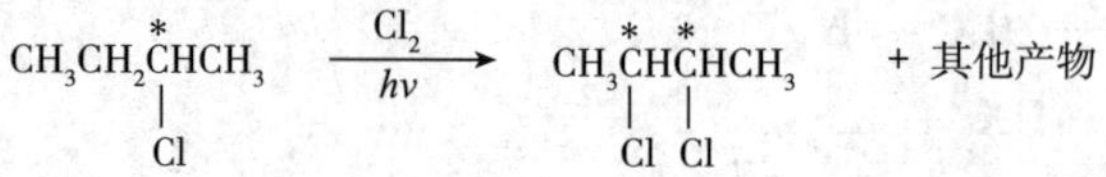

在该反应中，也未断裂与手性碳相连的化学键，因此C_2构型不变。但由于反应后产生了第二个手性碳原子C_3，因此应有两种产物产生，（2S，3R）和（2S，3S）产物，它们为一对非对映异构体，前者为内消旋体。

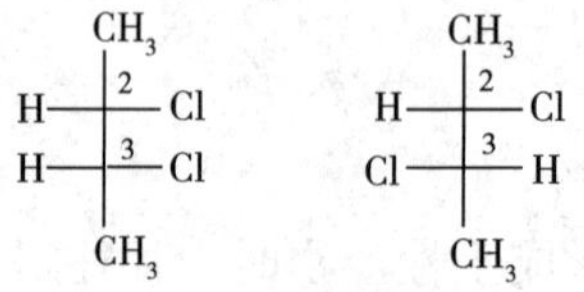

2S, 3R　　　　2S, 3S

内消旋体　　　　有旋光性

练习题

3-9　写出（S）-2-溴戊烷在每一个碳原子上发生单溴代反应形成产物的结构式，命名每一种产物，并说明每一种化合物是否有手性。若在同一碳原子上反应能够得到多种产物，说明每种产物的形成是否等量。

九、获得单一旋光异构体的方法

在很多情况下通过合成得到的往往是外消旋体，但是，在实际应用中，经常只需要其中一种异构体。获得单一（纯）旋光异构体的方法（除来自天然外）有两种：一种是将合成得到的外消旋体分离开，这种分离过程称为外消旋体的拆分（resolution）。另一种是不对称合成（asymmetric synthesis）。不对称合成这一术语，是 Fisher E 于 1894 年首次使用。现今人们对不对称合成的理解是："一个不对称合成是这样一个反应，在反应物分子整体中的一个对称的结构单位被一个试剂转化成一个不对称的单位，而产生不等量的立体异构体产物"。上述的试剂，可以是化学试剂、溶剂、催化剂或物理力（诸如圆偏振光等）。

这是近代有机合成中十分活跃的领域。下面对这两种方法的有关概念作一简单介绍。

（一）外消旋体的拆分

我们知道，任何混合物的分离都是基于不同成分的不同性质（主要是物理性质）进行的，但是构成外消旋体的一对对映体之间除了旋光性不同外（旋光度值相同，方向相反），其他物理性质都相同，因此外消旋体的拆分与一般化合物的分离不一样，需要采用特殊的方法。

外消旋体的拆分方法很多，常用的方法为诱导结晶拆分法、化学拆分法、生物拆分法和色谱拆分法等。

1. 诱导结晶拆分法　在需要拆分的外消旋体过饱和溶液中，加入一定量的一种纯旋光异构体作为晶种，于是溶液中该旋光异构体含量较多，温度降低后该异构体就优先结晶析出。将析出的结晶滤出后，则另一种旋光异构体含量较多，再加入外消旋体过饱和溶液，于是另一种旋光异构体含量就相对较多，温度降低后该异构体也优先结晶析出。如此反复进行，就可以把一对对映异构体拆分开。在氯霉素的工业制备过程中，就应用了这种拆分方法。

2. 化学拆分法　化学拆分法是目前应用最为广泛的拆分方法。其原理是将对映体转变为非对映异构体，由于非对映异构体之间的物理、化学性质有差异，因此可以利用重结晶、蒸馏等一般方法将非对映异构体分离，最后再将非对映异构体恢复为纯旋光异构体，从而达到拆分的目的。

外消旋体与无旋光性物质作用并结合得到的化合物仍为外消旋体，而外消旋体与旋光性物质结合得到的化合物是非对映体混合物。因此，在拆分过程中，与外消旋体作用的试剂必须是旋光性物质，通常称为拆分剂（resolving agent）。

化学拆分法应用最成功的是（±）-酸或（±）-碱的拆分，外消旋体酸的拆分过程可表示如下：

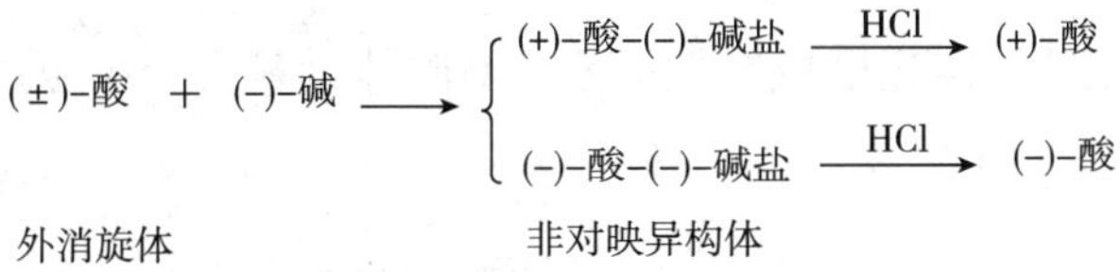

外消旋体碱也可以用类似的过程进行拆分。

常用的碱性拆分剂主要是生物碱，如（-）-奎宁、（-）-马钱子碱、（-）-番木鳖碱、（-）-麻黄碱、（+）-辛可宁等。常用的酸性拆分剂有：（+）-酒石酸、（+）-樟脑磺酸、（-）-苹果酸等。

3. 生物拆分法　生物体中如细菌、霉菌的酶是由旋光性物质组成的，当它们与外消旋体作用时，两个对映体的反应速度有显著区别，从而表现出不同程度的选择性。例如，外消旋酒石酸铵盐在酵母（一种酶）作用下发酵，天然的右旋酒石酸铵盐可逐渐被消耗（与酵母作用生成其他产物），发酵液中最后可分离出纯的左旋酒石酸铵盐。

4. 色谱拆分法　色谱分离法的原理同酸、碱拆分法。用手性的物质如淀粉、蔗糖粉或某些人工合成的手性分子作为柱层析的吸附剂。当外消旋的被拆分物质通过层析柱时，可与吸附剂产生非对映异构的两种物质，它们在层析柱中被吸附的程度不同，因此在用溶剂洗脱时，有的先被洗脱下来，从而达到分离目的。例如，用乳糖作层析柱可将对亚苯基双亚胺樟脑拆分开来。其他如纸层析（含旋光性纤维）、离子交换树脂都可用在一些化合物的拆分中。

（二）不对称合成有关概念简介

采用外消旋体拆分获得单一旋光异构体的方法既繁琐，又不经济。因为拆分后，另一个异构体如果没有使用价值的话，则合成的效率至少要降低50%。若能通过不对称合成的方法只获得或主要获得所需要的旋光异构体，这是一种既经济有效、又合理的合成方法，是有机合成发展的一个重要方面。不对称合成又可分为化学计量的不对称合成反应和催化不对称合成反应两种，其中催化不对称合成反应的效率更高。

20世纪有机化学的发展中，最重要的突破之一是不对称催化反应的研究成功，它作为手性技术应用于合成工业，尤其是涉及到人类健康——手性药物工业，受到国际社会的普遍关注，使得不对称催化领域的研究迅速发展。

不对称合成目前已经成为有机化学领域中研究热点，以下仅就不对称合成中涉及到的一些基本概念作简单介绍。

当通过化学反应得到不等量的对映体或非对映异构体时，常用对映体过量百分率（percent enantiomeric excess，%e. e）或非对映体过量百分率（percent diastereoisomeric excess，%d. e）来表示反应的立体选择性。

$$\%e.e = \frac{[R]-[S]}{[R]+[S]} \times 100\% = R(\%) - S(\%)$$

式中，[R] 为主要对映体的量，[S] 为次要对映体的量；若 S-异构体为主，可将 [R] 和 [S] 位置交换。

$$\%d.e = \frac{[A]-[B]}{[A]+[B]} \times 100\% = A(\%) - B(\%)$$

式中，[A]、[B] 分别代表两种非对映异构体，[A] 为主要的非对映异构体的量，[B] 为次要产物的量。

若旋光性物质的组成与旋光度成线性关系，对映体过量百分率也可用光学纯度百分率（percent optical purity，%O. P）表示：

$$\%O.P = \frac{[\alpha]_{观察}}{[\alpha]_{纯}} \times 100\%$$

式中，$[\alpha]_{观察}$为测得的混合物的旋光度；$[\alpha]_{纯}$为测得的纯的异构体在相同条件下的旋光度。

练习题

3-10 天然药用肾上腺素的比旋光度为-50°，其对映体有很强的毒性。现有含有1g肾上腺素的20ml溶液，用10cm比色管测得其旋光度为-2.5°。请问该样品的光学纯度为多少？

3-11 某化合物经立体选择性反应后得到一对新的对映体，经测定产物的旋光度为+21°，R 构型占85%，S 构型占15%。请问该反应的对映体过量百分率和 R 构型的比旋光度为多少？

练习题解

习 题

1. 举例说明下列概念。

（1）异构体	（2）构造异构体	（3）立体异构体
（4）对映异构体	（5）非对映异构体	（6）内消旋化合物
（7）外消旋体	（8）对称面	（9）对称中心
（10）手性分子	（11）非手性分子	（12）旋光性
（13）构型保持	（14）拆分	（15）费歇尔投影式
（16）比旋光度	（17）对映体过量百分率	（18）前手性碳原子
（19）R，S 构型	（20）左旋和右旋	

2. 按照次序规则将下列各组基团排序。

（1）$—CH═CH_2$，$—CH(CH_3)_2$，$—C(CH_3)_3$，$—CH_2CH_3$

（2）$—C≡CH$，$—C(CH_3)_2CH_2OH$，$—C(CH_3)_3$，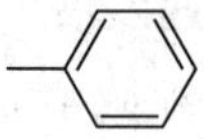

（3）$—CO_2CH_3$，$—COCH_3$，$—CH_2OCH_3$，$—CH_2CH_3$

（4）$—C≡N$，$—CH_2Br$，$—CH_2CH_2Br$，$—Br$

3. 标出下列化合物手性碳原子的构型。

（1）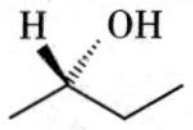　（2）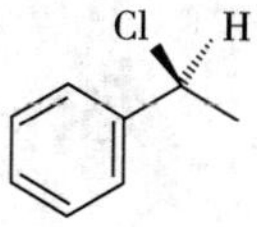　（3）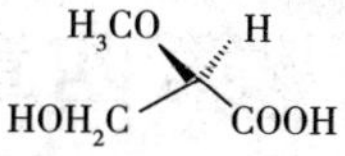

（4）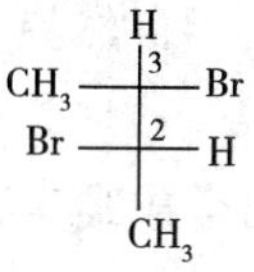　（5）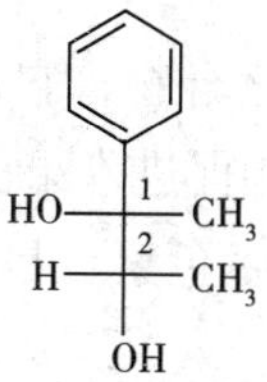　（6）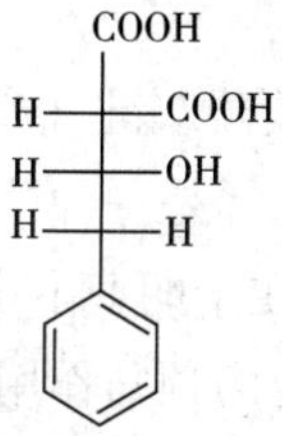

4. 指出下列各组化合物之间的关系（是相同、对映体还是非对映体）。

（1）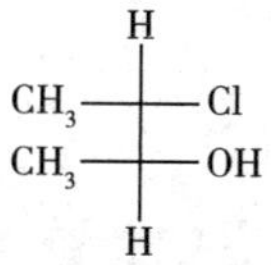 和 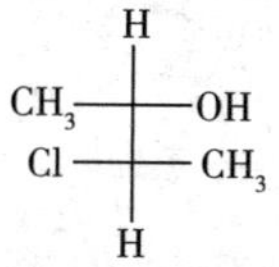　（2）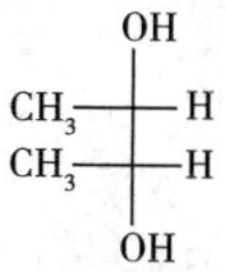 和 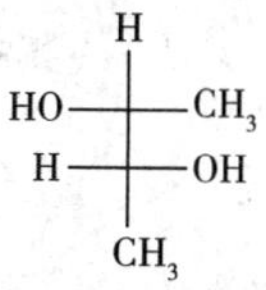

5. 两种化合物 A、B，分子式均为 C_4H_{10}，为确定它们的结构，进行了如下的氯代反应：化合物 A 单氯代能得到两种产物 C、D。对 C、D 作进一步氯代，结果 C、D 均得到四种二氯代产物，此外发现化合物 D 存在手性碳原子。化合物 B 单氯代也能得到两种产物 E、F，其中 E 进一步氯代只能得到一种二氯代产物，而 F 则可以得到三种二氯代产物。根据以上信息，试推出 A 至 F 的结构式。同时写出由 C 至 F 得到的所有二取代产物的结构式。

（尚先梅）

扫码“学一学”

第四章　烯　烃

烯烃（alkenes）是含有碳碳双键（C＝C）的化合物，它广泛存在于自然界中，并具有重要的应用价值。例如，乙烯是一种植物激素，能促进水果的成熟。α-蒎烯是松节油的主要成分。β-胡萝卜素是存在于胡萝卜中的一种橙黄色素，是生物体内合成维生素A的原料，并且对多种肿瘤具有一定的预防作用。

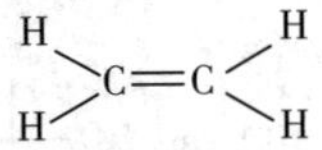

乙烯

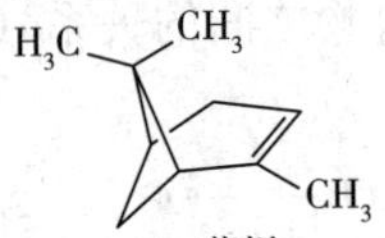

α-蒎烯

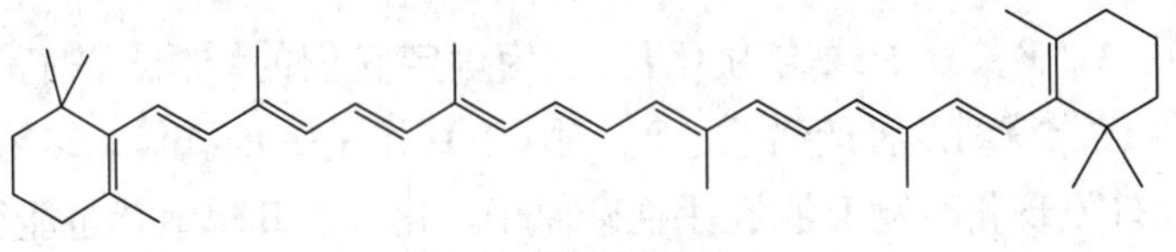

β-胡萝卜素

烯烃与相同碳原子数的烷烃相比，含有较少的氢原子数，因此烯烃也称为不饱和烃（unsaturated hydrocarbons）。

一、结构

链状单烯烃比相应的烷烃少两个氢原子，其通式为 C_nH_{2n}。最简单的烯烃是乙烯，两个碳原子通过双键连接。电子衍射等物理方法研究表明，其碳原子和氢原子均在同一平面上。丙烯结构与乙烯结构相似，它们的键长和键角如图4-1所示。

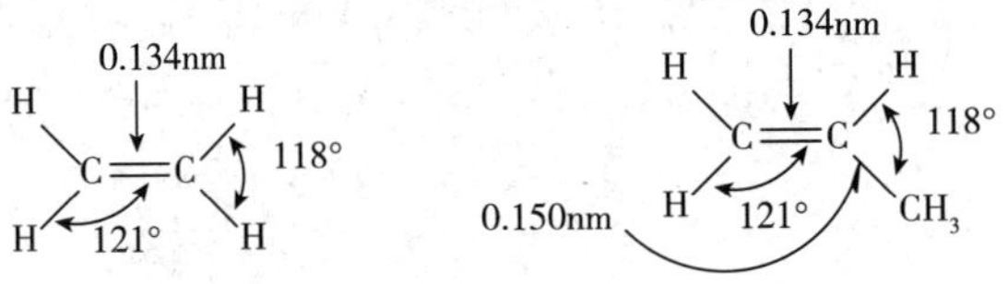

乙烯　　丙烯

图4-1　乙烯、丙烯中的C—H和C—C的键长和键角

杂化轨道理论认为，乙烯中形成双键的碳原子为 sp^2 杂化，三个杂化轨道在同一平面上彼此成120°夹角，其中一个 sp^2 杂化轨道与另一个碳原子 sp^2 杂化轨道彼此“头碰头”重叠形成 σ_{C-C} 键，另两个 sp^2 杂化轨道沿伸展方向分别与两个氢原子的 s 轨道“头碰头”重叠形成 σ_{C-H} 键，因此乙烯的六个原子均在同一平面上。此外，每个碳原子上还有一个未参与杂化的 p 轨道，它与三个 sp^2 杂化轨道相互垂直，并填充有一个电子，与另一个碳原子的 p 轨道彼此“肩并肩”重叠，形成 π 键，π 电子云分布在平面的上方和下方。由于 π 键重叠较少，因此比C—C σ 键弱。这样，C＝C是由一根强的 σ 键和一根弱的 π 键组成的。图4-2为乙烯分子的结构示意图。

根据分子轨道理论，p 轨道线性组合形成两个 π 键分子轨道时，一个为成键 π 分子轨道，一个为反键 π^* 分子轨道（图4-3）。成键轨道能量较低，分子处于基态时，两个自旋

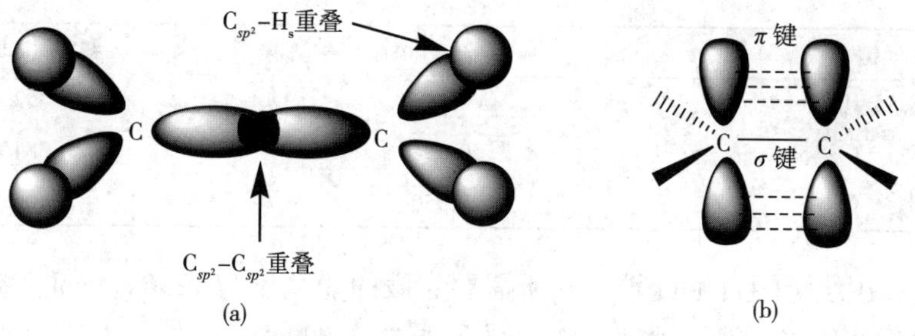

图 4-2 乙烯分子结构

(a) C—C 和 C—H σ 键形成；(b) π 键形成

相反的 π 电子均填充在成键 π 分子轨道上，它在乙烯分子平面的上方和下方区域出现的概率最大。反键轨道能量较高，基态时没有填充电子，不过当其吸收能量成为激发态时，基态的一个电子可以跃迁至反键轨道上，反键 π^* 分子轨道在两个碳原子之间有一个节面，节面处电子云密度为零。

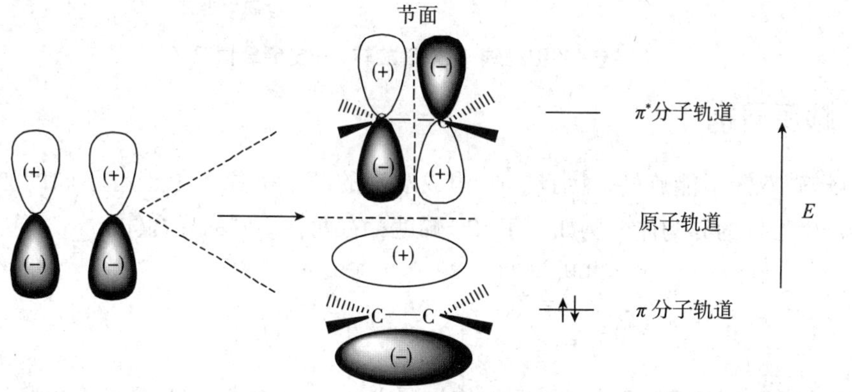

图 4-3 乙烯的 π 分子轨道

由于双键由两个共价键组成，键能较大，约为 610kJ/mol，比碳-碳单键的 361kJ/mol 大 249kJ/mol，此即大约为 π 键键能，故 π 键键能比 σ 键小，碳-碳双键键长较碳-碳单键键长短。此外，乙烯中的碳氢键与乙烷中的碳氢键一样，均为 σ 单键，但是其键长为 0.108nm，较乙烷的碳氢键键长 0.110nm 短。这是由于在乙烯中的 C-H 键是由碳的 sp^2 杂化轨道重叠而成，而乙烷中的 C-H 键是由 sp^3 杂化轨道重叠而成。与 sp^3 杂化轨道相比，sp^2 轨道中的 p 性质少而 s 性质多。p 轨道向外伸展离原子核较远，而 s 轨道则紧紧处于原子核的周围。故当杂化轨道增加 s 性质时，轨道的有效半径就减小，与其他原子结合时的键长就会减小。因此，sp^2-s 碳—氢键键长比 sp^3-s 碳—氢键键长短。同样道理，丙烯中的碳-碳单键，由于是由 sp^3 碳与 sp^2 碳成键，故其键长也较乙烷中的由 sp^3 碳与 sp^3 碳形成的单键稍短。与之相应，键长短的化学键的键能也稍大（表 4-1）。

表 4-1 乙烯、乙烷、丙烯键长与键能

化学键	键长（nm）	键能（kJ/mol）
乙烷 $C_{sp3}-C_{sp3}$	0.154	361.0
乙烷 $C_{sp3}-H_s$	0.110	410.3
乙烯 $C_{sp2}-C_{sp2}$	0.134	610.0

续表

化学键	键长（nm）	键能（kJ/mol）
乙烯 $C_{sp^2}-H_s$	0.108	452.1
丙烯 $C_{sp^2}-C_{sp^2}$	0.134	384.6
丙烯 $C_{sp^2}-C_{sp^3}$	0.150	406.0

σ 单键可以围绕键轴自由旋转，其所需要克服的能垒仅为 12.6kJ/mol，室温足以克服此能垒。若要围绕碳碳双键的键轴旋转，则会造成 π 键断裂（图 4-4），需要克服的能垒至少与 π 键键能相当。因此，在室温下围绕碳-碳双键旋转受阻。

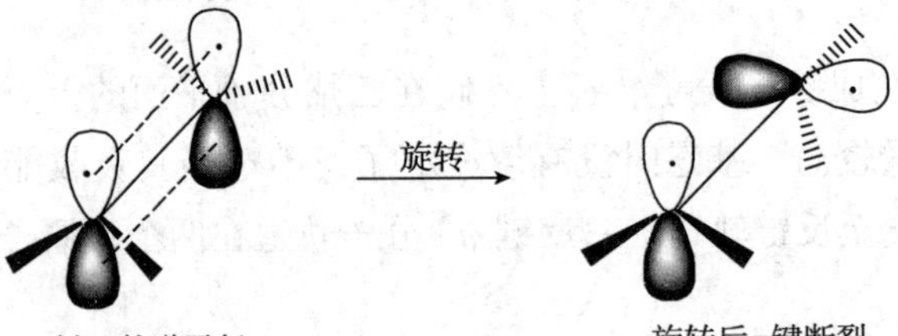

π 键，p 轨道平行　　　旋转后 π 键断裂，p 轨道垂直

图 4-4　围绕碳-碳双键旋转，π 键断裂情况

二、顺反异构体

由于碳-碳双键不能旋转，因此，若构成双键的两个碳原子上连有不同的原子或基团时，就会产生不同的异构体，例如，丁-2-烯就存在两种不同的异构体：

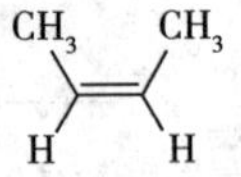

（1）

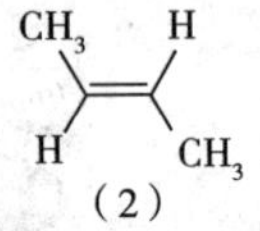

（2）

式（1）中两个甲基处于双键同侧的称为顺式（*cis*-），式（2）中两个甲基处于双键异侧的称为反式（*trans*-）。这两种烯烃在室温下不能通过化学键的旋转而发生相互转化，这两种烯烃虽然构造相同，但是两个分子中的原子或基团的空间位置不同，属于两个不同的化合物，这种异构体也称为顺反异构体，顺反异构属于立体异构。顺反异构体具有不同的物理性质，两者可用简单的物理方法分离。例如：

	cis-丁-2-烯	*trans*-丁-2-烯
沸点（℃）	3.5	0.9
熔点（℃）	-139	-106
偶极距（C·m）	1.1×10^{-30}	0

顺反异构体不但物理性质不同，它们的生理活性有时也有很大的差异，如两种己烯雌酚，只有反式异构体可以用于治疗某些妇科疾病。

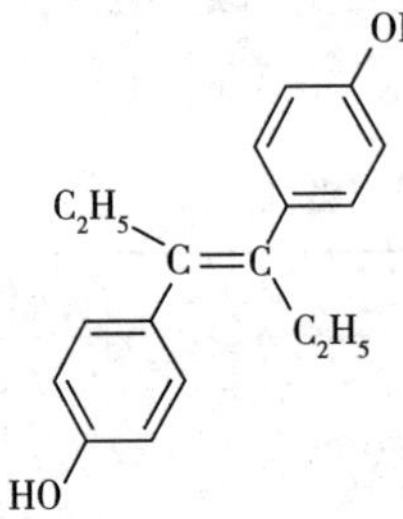

反式　有效

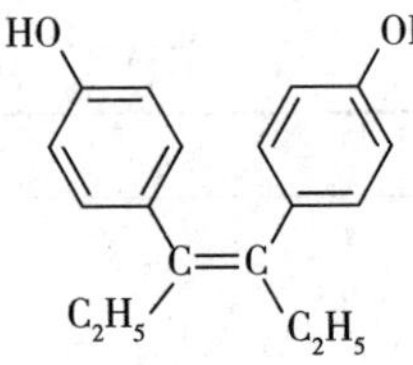

顺式　无效

并不是所有的烯烃都有顺反异构现象。存在顺反异构的烯烃必须是构成双键的两个碳

原子上各自连有两个不同的原子或原子团。

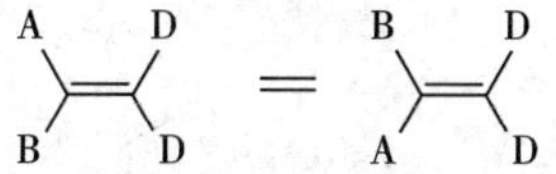

同一化合物

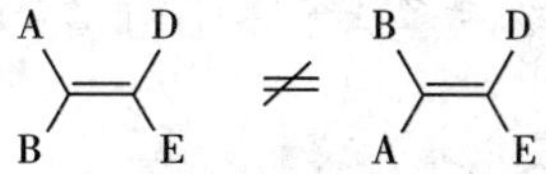

顺反异构体

三、命名

烯烃的普通命名法与烷烃的命名类似，可根据烯烃含有的碳原子数目，称为“某烯”。该法也是只适用于简单烯烃的命名。例如：

$H_2C=CH_2$	$CH_3CH=CH_2$	$CH_3\overset{\overset{CH_3}{|}}{C}=CH_2$
乙烯	丙烯	异丁烯
(ethylene)	(propylene)	(isobutylene)

烯烃用系统命名法进行命名，命名方法与烷烃的系统命名法相似。烯烃的系统命名原则可分为如下几点。

（1）选择最长的连续碳链作为主链，当 C＝C 作为主链的一部分时，按主链碳原子数目的多少命名为“某烯”，多于 10 个碳原子的烯烃命名为“某（碳）烯”；编号时应首先使 C＝C 的位次最小，其次兼顾取代基具有较低位次。书写名称时，将双键位次编号较小的一个写在官能团名称前。如有取代基，其位次和名称写在母体名称之前。例如：

$H_2C=CHCH_2CH_3$	$CH_3CH=CHCH_2CH_2CH_3$
丁－1－烯	己－2－烯
but－1－ene	hex－2－ene
$CH_3\underset{\underset{CH_3}{|}}{CH}CH=CHCH_2CH_3$	$CH_3CH=CH\underset{\underset{CH_3}{|}}{CH}\overset{\overset{CH_2CH_2CH_3}{|}}{CH}CH_2CH_3$
2–甲基己–3–烯	5–乙基–4–甲基辛–2–烯
2–methylhex–3–ene	5–ethyl–4–methyloct–2–ene

（2）如果最长碳链不包含 C＝C，则以烷烃为母体，把烯烃部分作为取代基。烯烃作为取代基通常有以下几种情况：

$H_2C=CH—$	$\overset{3}{C}H_3\overset{2}{C}H=\overset{1}{C}H—$	$H_2\overset{3}{C}=\overset{2}{C}H\overset{1}{C}H_2—$
乙烯基	丙–1–烯基	丙–2–烯基
ethylene或vinyl	（俗称丙烯基）	俗称（烯丙基）
	prop–1–en–1–yl	prop–2–en–1–yl 或allyl
$H_2C=$	$CH_3CH=$	$CH_3\overset{\|}{C}CH_3$
甲亚基	乙亚基	异丙亚基
methylidene	ethylidene	isopropylidene

要特殊说明的是，以往有机化合物命名中主链的选取要选择包含不饱和键在内的最长碳链作为主链。但 2017 年中国化学会颁布的《有机化合物命名原则》中已明确链烃主链的选择不再取决于不饱和度，而是链长。例如：

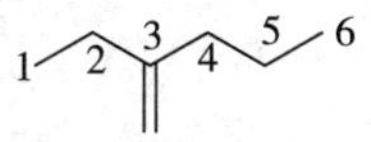

3–甲亚基己烷
3–methylidenehexane
而不是 2–乙基戊–1–烯

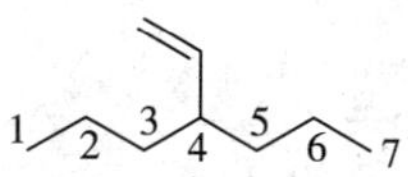

4–乙烯基庚烷
4–vinylheptane
而不是 3–丙基已–1–烯

练习题

4-1　用系统命名法命名下列化合物。

(1) 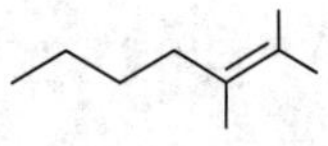　(2) 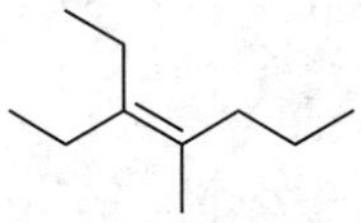　(3) 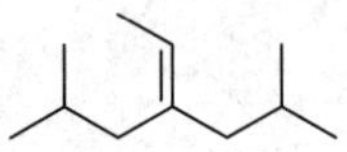

当烯烃存在顺反异构时，还需标示出其构型，烯烃的构型有两种标示方法。一种为顺/反构型标示法，另一种为 *Z/E* 构型标示法。

1. 顺/反构型标示法　该法适用于简单烯烃的构型标示。当双键两个碳原子上有相同的原子或基团时，若它们在双键的同侧，称为顺式；若在双键的异侧，则称为反式。例如：

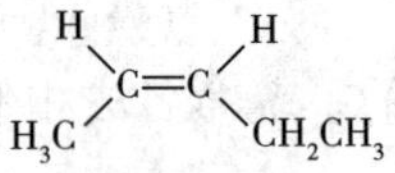

cis-戊-2-烯

cis-pent-2-ene

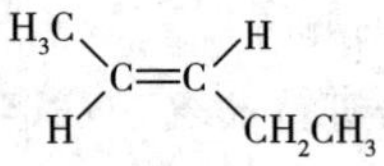

trans-戊-2-烯

trans-pent-2-ene

有些烯烃，无法用顺/反标示法标记构型时，则可采用 *Z/E* 构型标示法。

2. *Z/E* 构型标示法　采用 *Z/E* 构型标示法标示烯烃构型时，首先将每个双键碳原子上的取代基按基团次序规则排列优先次序，双键两个碳原子上的优先基团若在同侧，称为 *Z* 型（德文，zusammen，在一起之意）；若在异侧，则称为 E 型（德文，entgegen，相反之意）。例如：

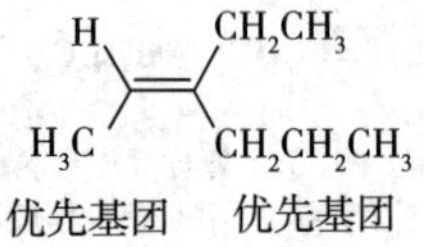

(*Z*)-3-乙基己-2-烯

(*Z*)-3-ethylhex-2-ene

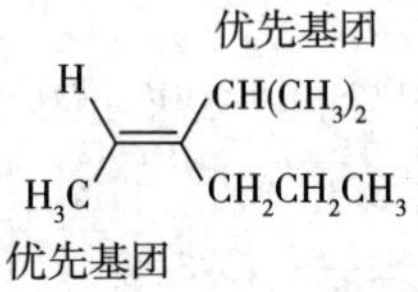

(*E*)-3-异丙基己-2-烯

(*E*)-3-isopropylhex-2-ene

练习题

4-2　命名下列化合物，并标明其构型。

(1) 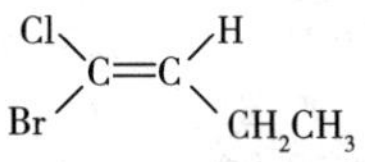　(2) 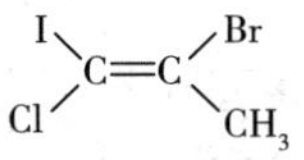　(3) 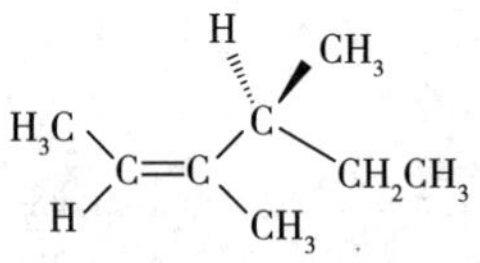

(4) 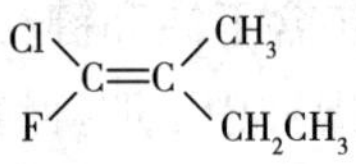　(5) 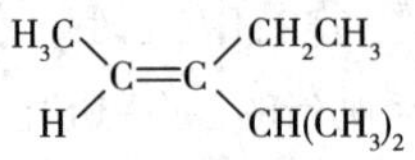　(6) 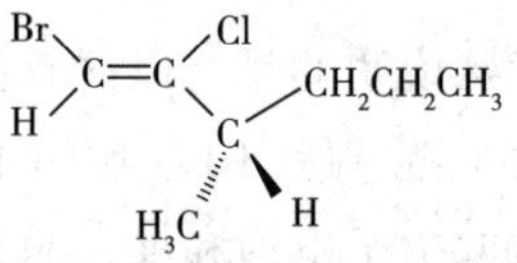

四、物理性质

烯烃的物理性质与烷烃非常类似。它们不能溶于水，但是在苯、烷烃、三氯甲烷和四氯化碳等非极性溶剂中能很好地溶解。表 4-2 列出了常见烯烃的一些物理常数。

表 4－2 一些烯烃的物理常数

名称	分子式	熔点（℃）	沸点（℃）	密度（$10^3kg/m^3$）
乙烯	C_2H_4	－169.4	－102.4	0.610
丙烯	C_3H_6	－185.0	－47.7	0.610
丁－1－烯	C_4H_8	－185.0	－6.3	0.643
异丁烯	C_4H_8	－140.7	－6.6	0.627
cis－丁－2－烯	C_4H_8	－139.0	3.7	0.621
trans－丁－2－烯	C_4H_8	－106.0	0.9	0.604
戊－1－烯	C_5H_{10}	－165.0	30	0.641
2－甲基丁－1－烯	C_5H_{10}	－138.0	31	0.604
己－1－烯	C_6H_{12}	－138.0	64.0	0.675

从表看出，烯烃的沸点比相应烷烃的沸点稍高，这是由于烯烃中双键的可极化性要比单键强，分子间的作用力稍大。在烯烃的顺反异构体中，其顺式的沸点要比反式高，因为顺式具有一定的极性。反式则由于具有更高的对称性，因而其熔点稍高（表 4－2）。

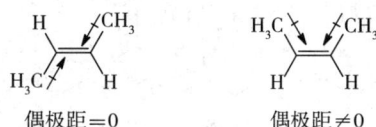

偶极距＝0　　　　偶极距≠0

五、化学性质

烯烃中的双键是由一个键能较大的 σ 键和一个键能较小的 π 键组成，π 电子云分布在双键平面的上下方，受到原子核的束缚差，键能小，可极化性大，易给出电子，故烯烃的化学性质较活泼。烯烃的化学反应主要包括两个方面：①发生在双键上的反应，反应类型很多，是烯烃的主要化学反应，反应中双键被破坏；②发生在与双键相连的 α 碳上，即 α－氢的反应，反应中双键保持不变。

（一）催化氢化

在分散程度很高的金属铂（Pt）、铑（Rh）、钯（Pd）、镍（Ni）等过渡金属粉末的催化下，烯烃能够与氢气反应生成烷烃，该反应称为加成反应（addition reaction），也称催化氢化（catalytic hydrogenation），催化氢化反应属于还原反应。例如：

$$CH_2{=}CH_2 + H_2 \xrightarrow{\text{催化剂}} CH_3CH_3$$

该反应一般是定量进行的，所消耗的氢气的体积也很容易测定，所以该反应常常作为分析的工具。比如，它可以告诉我们所分析的化合物中可能含有的双键数目。

氢化反应中所使用的金属粉末催化剂不能够溶解在反应溶剂中，因此反应是在两相中进行的，称为异相催化反应（heterogeneous hydrogenation）。反应过程中，氢气被吸附到催化剂表面，在催化剂的作用下，氢-氢键发生均裂，氢原子与金属中的未配对电子成键；同时烯烃也被吸附到金属表面；然后氢原子从双键的同一侧加到双键上生成烷烃，这种加成方式称为顺式加成（syn addition），最后产物从金属表面释放出来。该反应过程可用图 4－5 表示。

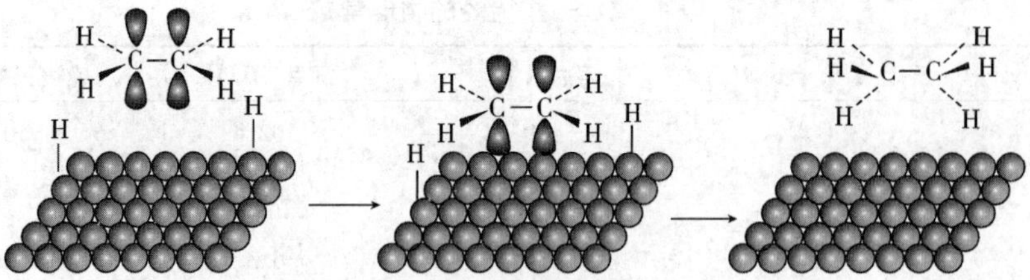

图 4－5　烯烃催化氢化过程示意图

烯烃的催化氢化无论是在实验室还是在工业上都有广泛的应用。例如：

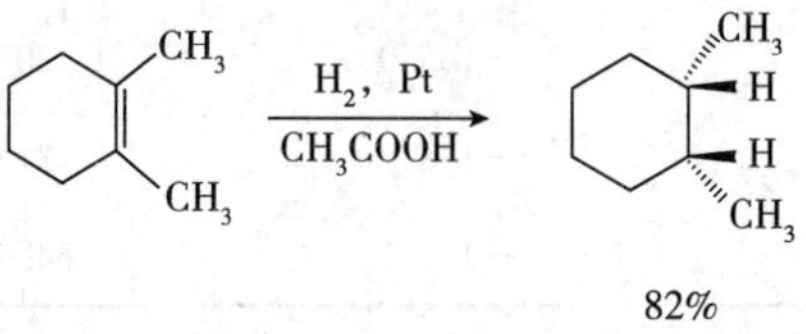

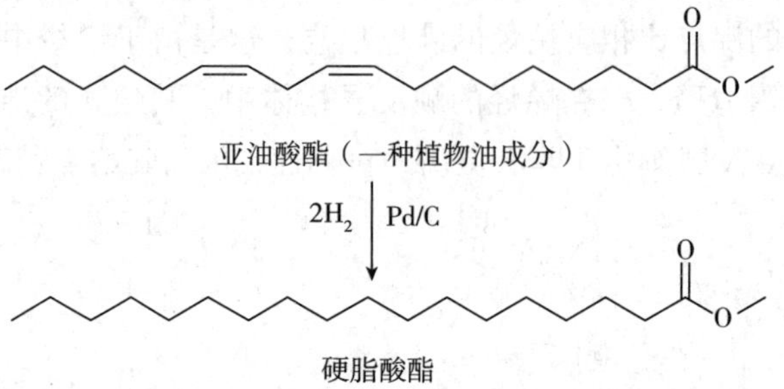

催化氢化的立体化学特征对双键所处的立体环境十分敏感。例如：

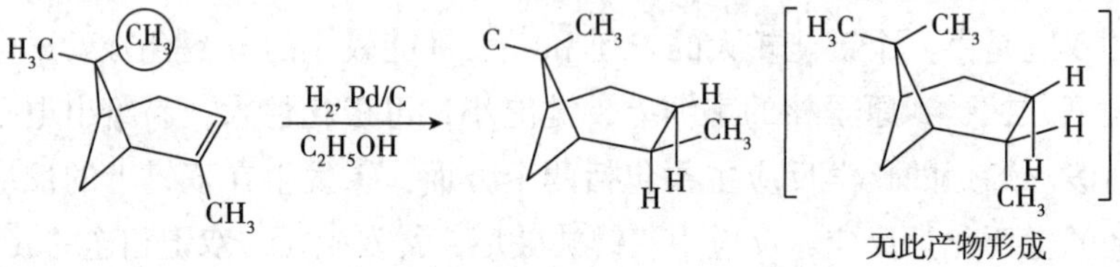

烯烃在催化氢化过程中，断裂了一个 π 键和一个氢-氢键，生成了两个碳-氢键。由于生成两个碳-氢键放出的能量高于断裂 π 键和氢-氢键所吸收的能量，因此烯烃的催化氢化是放热反应。1mol 不饱和化合物（含一个双键）氢化时所放出的热量称为氢化热（heat of hydrogenation）。氢化热就是反应的 ΔH。例如：

$$CH_3CH_2CH=CH_2 + H_2 \xrightarrow{Pt} CH_3CH_2CH_2CH_3 \qquad \Delta H=127kJ/mol$$

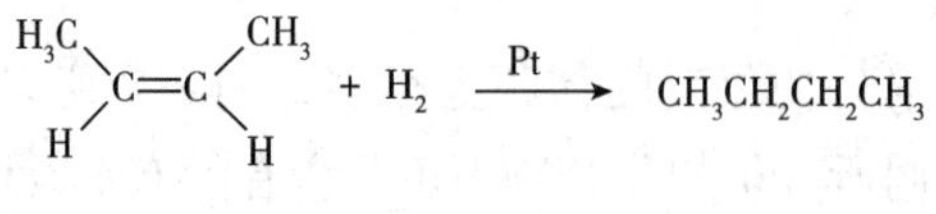

ΔH=120kJ/mol

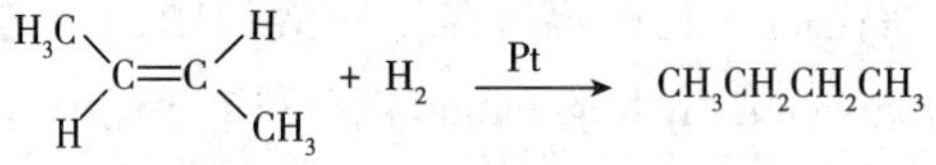

ΔH=116kJ/mol

在上述反应中，它们的产物都是丁烷，而且其中一种反应物（H_2）也相同，然而反应热却不相同。因此，这种差异一定是由另一种反应物（三种丁烯异构体）的内能引起的。丁-1-烯氢化时放出的热量最高，*trans*-丁-2-烯的氢化热最低。因此丁-1-烯的势能最高，是最不稳定的异构体，*trans*-丁-2-烯的势能最低，稳定性最好。*cis*-丁-2-烯的势能与稳定性均介于中间。从图 4－6 可以清楚地看出不同烯烃的势能与稳定性之间的关系。

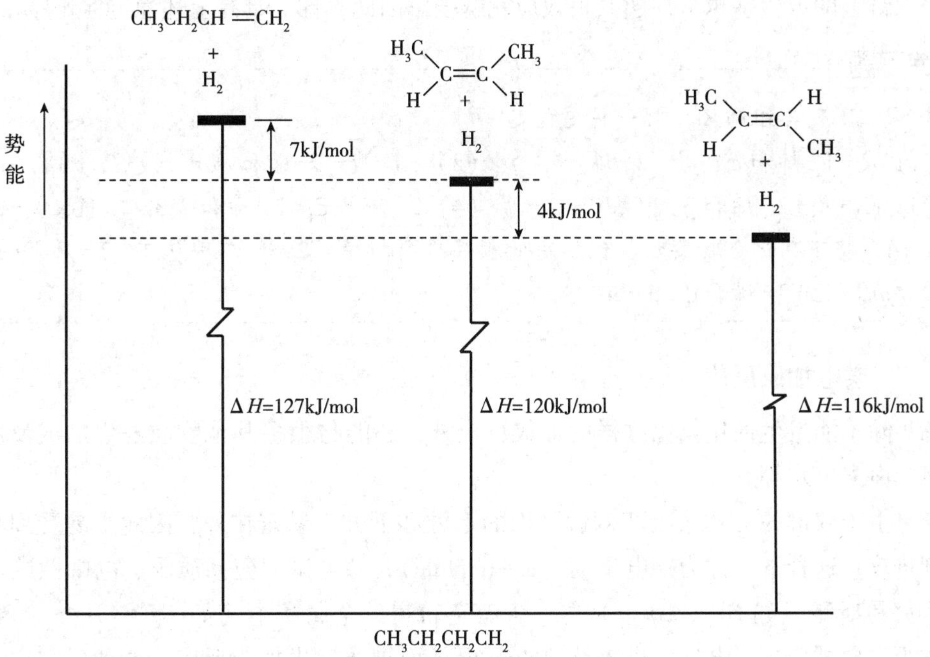

图 4－6 三种丁烯异构体的势能图

一般说来，反式烯烃比顺式烯烃稳定，这是由于顺式烯烃中的两个取代基处于双键的同一侧，空间比较拥挤（图 4－7），因而范德华张力较大，分子内能较高。

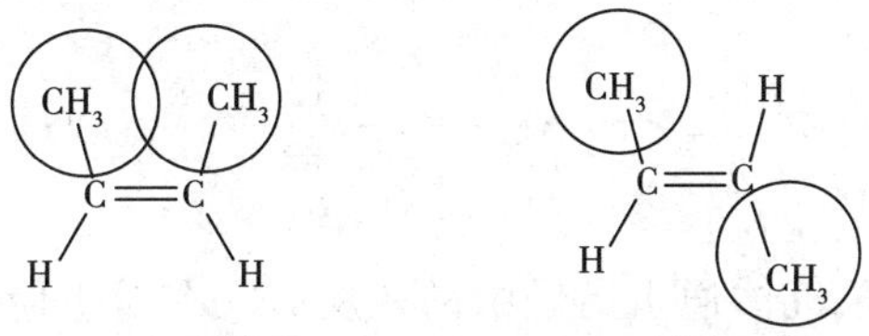

cis-丁-2-烯　　*trans*-丁-2-烯

图 4－7 顺式和反式-丁-2-烯二个甲基空间位阻的比较

此外，从氢化热的数据可以看出，双键碳原子上烷基取代基多的烯烃比烷基取代基少的烯烃要稳定，如丁-2-烯比丁-1-烯稳定。因此，烯烃有如下的稳定性顺序：

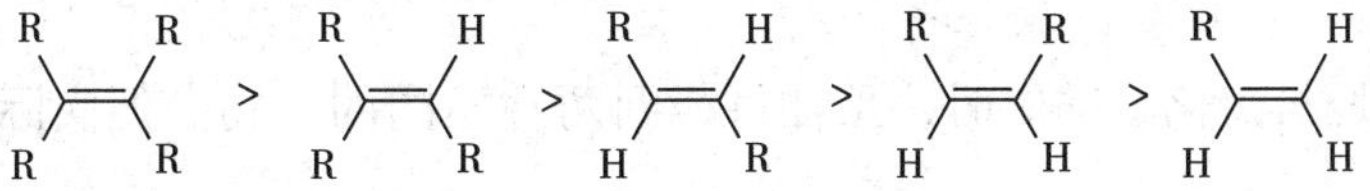

四取代　三取代　二取代　单取代

上述烯烃稳定性顺序还可由超共轭效应（hyperconjugation）加以说明。围绕 $\sigma_{Csp^2-Csp^3}$ 键旋转，当 σ_{Csp^3-H} 轨道与 π 轨道共平面时，二者重叠组成共轭体系，这种作用就称为超共轭效应（图 4－8）。

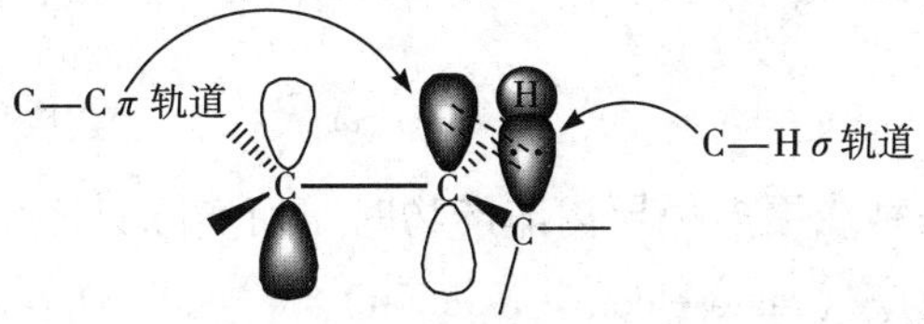

图 4－8 成键 C—H σ 轨道与反键 C—C π 轨道的超共轭示意图

当双键上的取代基越多，超共轭效应就越强。因此，烯烃具有上述稳定性顺序。

练习题

4－3　下列各组烯烃，哪一种更稳定？

（1）庚－1－烯和 *cis*－庚－2－烯　（2）*cis*－庚－2－烯和 *trans*－庚－2－烯

（3）*cis*－庚－2－烯和 2－甲基己－2－烯　（4）2－甲基己－2－烯和 2,3－二甲基戊－2－烯

4－4　将下列化合物按照氢化热高低顺序进行排序：2,3－二甲基丁－2－烯，*cis*－己－3－烯，*trans*－己－3－烯和己－1－烯。

扫码“看一看”

（二）亲电加成反应

烯烃除了能发生催化氢化这样的加成反应外，还能与很多其他物质发生加成反应，如卤化氢、卤素、水等。

这是由于双键的 π 电子处于双键平面的上方和下方，暴露在外，因此很易受到缺电子的试剂进攻，这种试剂称为亲电试剂（electrophile），亲电试剂包括质子、电中性试剂（如溴）和路易斯酸（如 BF_3、$AlCl_3$）等；含有空轨道的金属离子（如 Ag^+、Hg^{2+}、Pt^{2+} 等）也可作为亲电试剂。亲电试剂进攻双键的 π 电子而导致发生加成反应，这种反应称为亲电加成反应。

烯烃亲电加成反应的结果也是断裂了 π 键和 σ 键，形成两个 σ 键。由于形成化学键放出的能量高于断键所需的能量，因此亲电加成反应通常也是放热的。

1. 与卤化氢加成　烯烃与卤化氢加成反应的通式为：

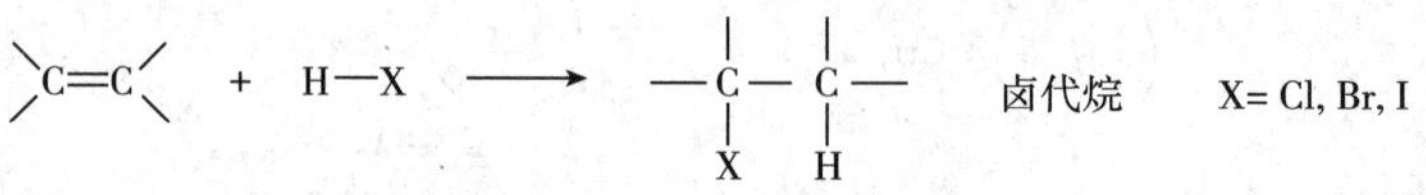

该反应一般是将卤化氢气体通入烯烃中进行反应，有时也使用中等极性的溶剂，如乙酸，它能溶解极性卤化氢气体和非极性的烯烃。一般不用普通的卤化氢水溶液，以避免水和烯烃的加成。例如：

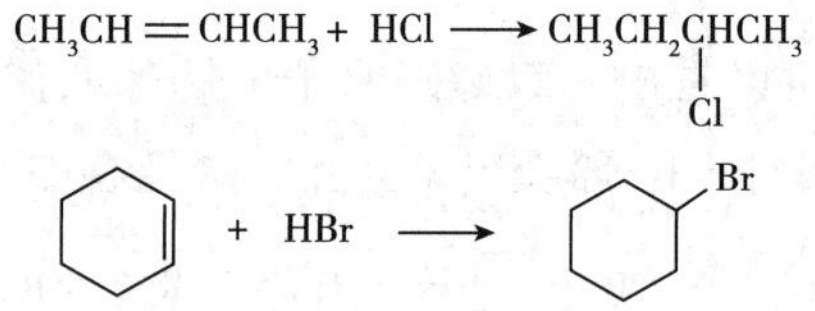

当不对称烯烃与卤化氢反应时，预计可得到两种不同的产物。但实际上，产物往往以一种为主。例如：

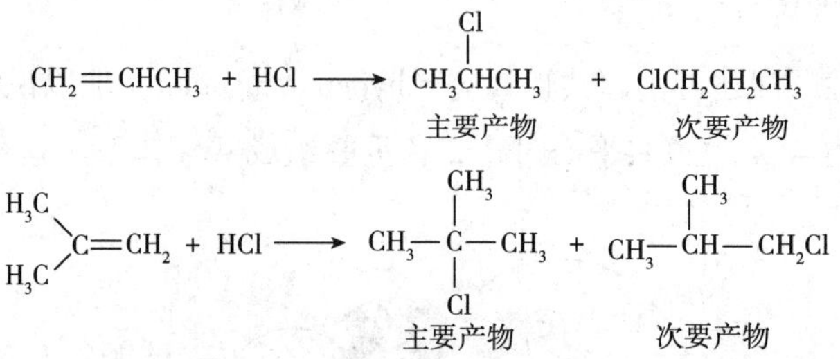

像这种有可能产生两种或更多种异构体产物时，而实际只产生一种或以一种产物为主的反应称为区域选择性反应（regioselective reaction）。

在考察了大量实验结果的基础上，1870 年俄国有机化学家马可尼科夫（Markovnikov

VV，1838～1904）总结出如下的经验规则：在烯烃与卤化氢的加成反应中，氢原子总是优先加到含有较多数目氢原子的碳上，这一规则称为马可尼科夫规则（Markovnikov's rule），简称马氏规则。

根据马可尼科夫规则可以预测许多反应的主要产物，例如：

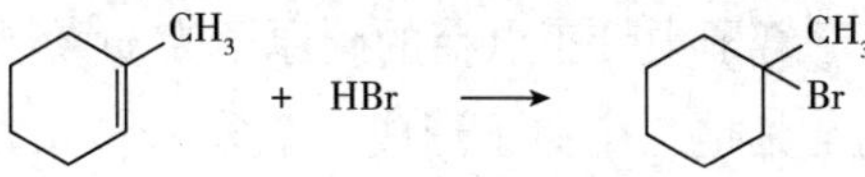

(主)

在戊-2-烯中，每个双键碳原子上都有一个氢，因此按照马可尼科夫规则，两种产物不论哪一种都不占优势，两种产物差不多是等量的，这种预测与实际十分吻合。

$$CH_3CH_2CH{=}CHCH_3 + HI \longrightarrow CH_3CH_2CHICH_2CH_3 + CH_3CH_2CH_2CHICH_3$$

马氏规则还可以从反应机理得到解释。

（1）反应机理　烯烃与卤化氢的反应机理包括如下两步：

第一步：

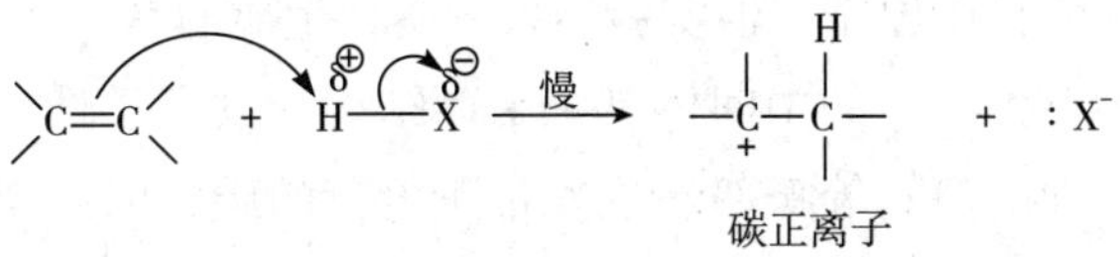

第二步：

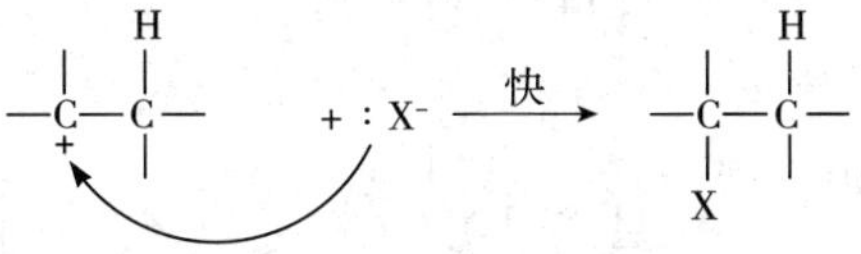

第一步，烯烃的 π 键断裂，一对电子用于和卤化氢的质子形成碳-氢键，同时氢-卤键断裂，最终形成一个卤负离子和一个有机正离子中间体。这一步是强烈的吸热过程，需要较高的活化能（图4-9），因此这一步是决定反应速率的步骤。第二步，高反应活性的有机正离子与卤负离子结合形成产物卤代烷，这一步是放热过程，仅需较低的活化能，因而反应速率很快（图4-9）。

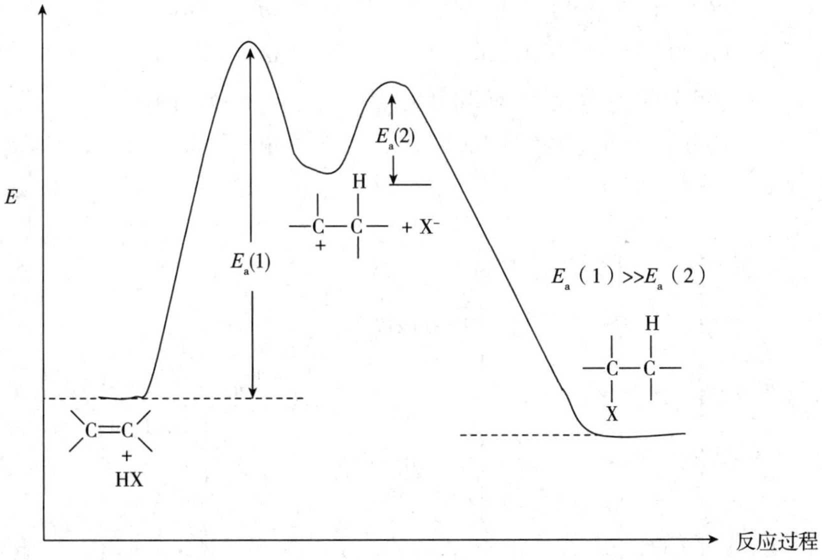

图4-9　烯烃与卤化氢加成势能图

（2）碳正离子的结构及稳定性　在第一步形成的有机正离子中，带一个正电荷碳的价电子为六个，这种带一个单位正电荷的有机正离子称为碳正离子（carbocation）。与自由基一样，根据带正电荷碳原子的类型可将碳正离子分为三种：伯、仲、叔碳正离子。由于碳正离子仅有六个价电子，有强烈的获得一对电子形成一个新化学键的趋势，因此，碳正离子为良好的亲电试剂。

根据杂化轨道理论，碳正离子中带正电荷的碳原子为 sp^2 杂化，三个 sp^2 杂化轨道共平面并互成120°夹角，它们分别与其他三个原子形成三个 σ 键。未杂化的 p 轨道与三个 σ 键构成的平面垂直。

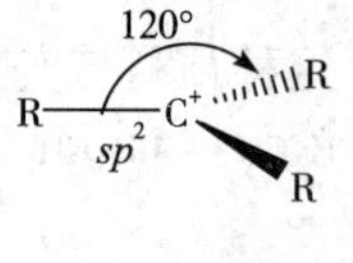

碳正离子σ键骨架

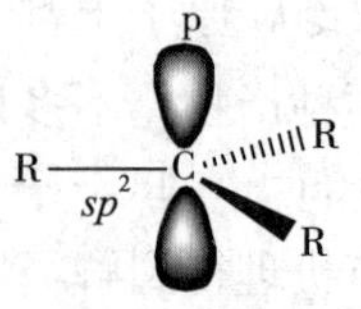

垂直于σ键平面的空p轨道

根据马可尼科夫规则，丁-1-烯与氯化氢的亲电加成反应得到的主要产物是2-氯丁烷，该产物中含有一个手性碳原子，但实验结果表明，生成的是外消旋的2-氯丁烷。

这是由于在反应中首先产生的中间体具有平面结构，没有手性。在接下来的反应步骤中，氯负离子可以从平面的两侧等概率地进攻带正电荷的碳，因此得到的产物为等量的一对对映异构体即外消旋体。

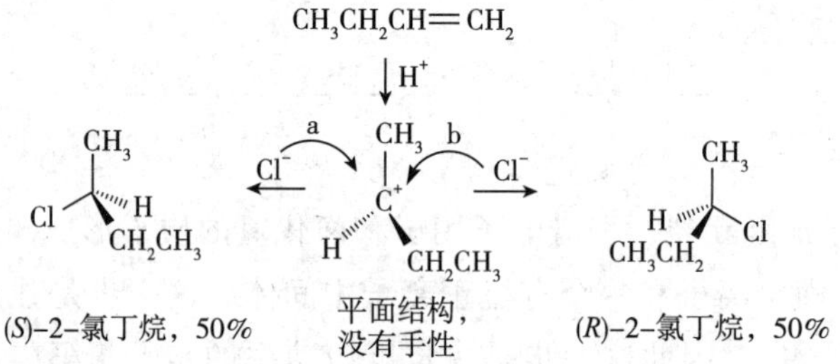

取代程度高的碳正离子具有更高的稳定性。这种稳定性顺序与共价键异裂的离解能大小密切相关（图4-10）。例如：

$$CH_3—Br \longrightarrow CH_3^+ + Br^- \qquad \Delta H = 915\,kJ/mol$$

$$CH_3CH_2—Br \longrightarrow CH_3CH_2^+ + Br^- \qquad \Delta H = 769\,kJ/mol$$

$$(CH_3)_2CH—Br \longrightarrow (CH_3)_2CH^+ + Br^- \qquad \Delta H = 685\,kJ/mol$$

$$(CH_3)_3C—Br \longrightarrow (CH_3)_3C^+ + Br^- \qquad \Delta H = 623\,kJ/mol$$

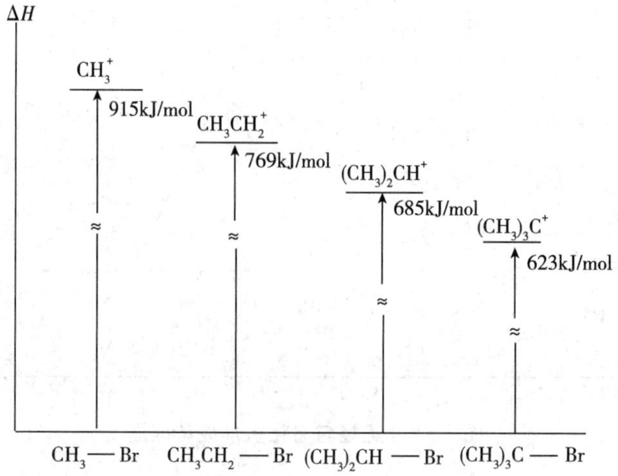

图4-10　碳正离子相对于溴代烷的稳定性

如果反应中生成的碳正离子比生成另一个碳正离子需要的能量少，那么相对于原料而言，这种碳正离子的能量就比另一个碳正离子低，因而就比较稳定。

因此，碳正离子的稳定性与自由基相似，具有如下的稳定性顺序：$R_3C^+ > R_2CH^+ > RCH_2^+ > CH_3^+$。对于碳正离子的稳定性次序，还可以从以下两个方面来理解。根据物理学基本规律，一个带电荷的体系（不管是正电荷还是负电荷），其电荷越分散，稳定性就越好。根据这样的基本原理，至少有两个因素与碳正离子的稳定性有关。第一个是诱导效应。由于两个成键原子的电负性不同，使成键电子对偏向某一原子而发生极化的现象称为诱导效应（inductive effect），用“I”表示。诱导效应是有机化学中电性效应的一种。原子和基团诱导效应通常以氢作比较标准，并以符号“→”表示电子云移动的方向：

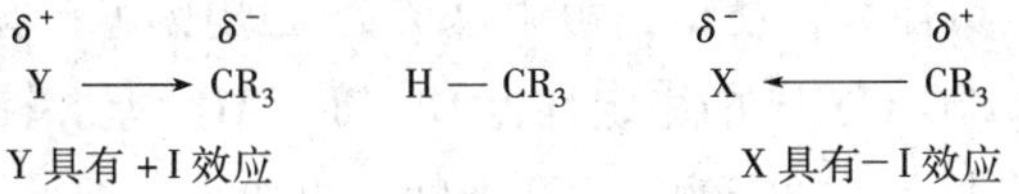

Y 取代 H 后，若电子偏向 C，则 Y 具有供电子诱导效应（+I 效应），Y 为供电子基；X 取代 H 后，若电子偏向 X，则 X 具有吸电子诱导效应（−I 效应），X 为吸电子基。

在碳正离子体系中，与氢原子相比，由于碳原子体积较大，电子云的可极化性大，因而比氢原子具有更强的供电子能力，烷基通过供电子诱导效应对碳正离子有稳定化作用。因此，烷基取代程度高的碳正离子的稳定性就高。

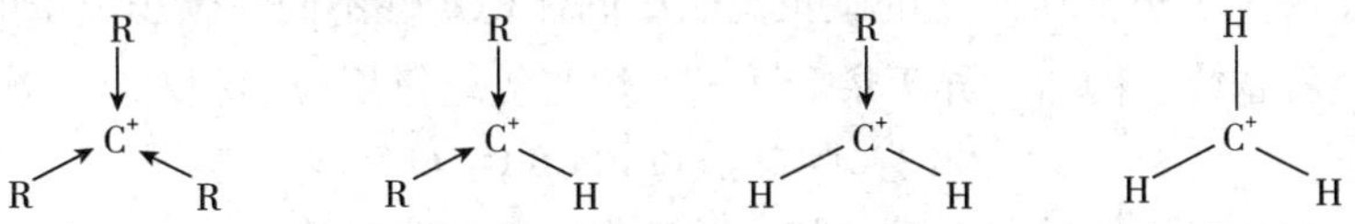

叔碳正离子　　仲碳正离子　　伯碳正离子　　甲基碳正离子

另一个是超共轭效应。当围绕碳-碳 σ 键旋转，使得相邻碳原子的碳-氢键的 σ 轨道与正电荷碳的空 p 轨道处于同一平面时，可发生超共轭效应，使正电荷分散。很显然，烷基取代基越多，这种超共轭效应就越强，碳正离子就越稳定。

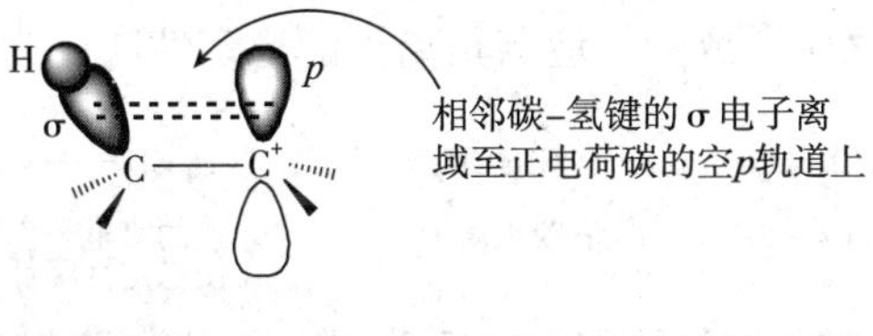

相邻碳–氢键的σ电子离
域至正电荷碳的空p轨道上

（3）马可尼科夫规则的理论解释　马可尼科夫规则可以从反应机理以及碳正离子稳定性来加以解释（以丙烯与氯化氢的加成为例）。

当丙烯与氯化氢加成时，在第一步中，可能产生仲和伯两种碳正离子。由于前者较后者稳定，因此，形成仲碳正离子所需活化能较低，反应速率较快，而形成碳正离子这一步是整个加成反应的速率控制步骤，故由仲碳正离子形成的产物 2 -氯丙烷为主要产物。

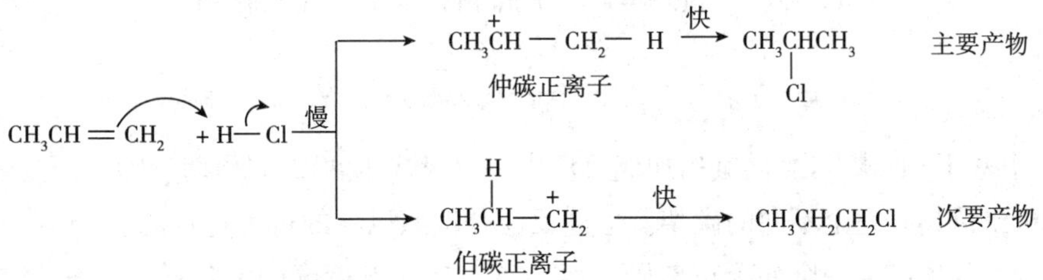

这样，马可尼科夫经验规则可以表述为：当不对称试剂与双键发生加成反应时，试剂

中电正性部分主要加到能形成稳定碳正离子的那个碳原子上。这就是马可尼科夫规则的实质。由此可以预测各种烯烃与卤化氢加成的主要产物，例如：

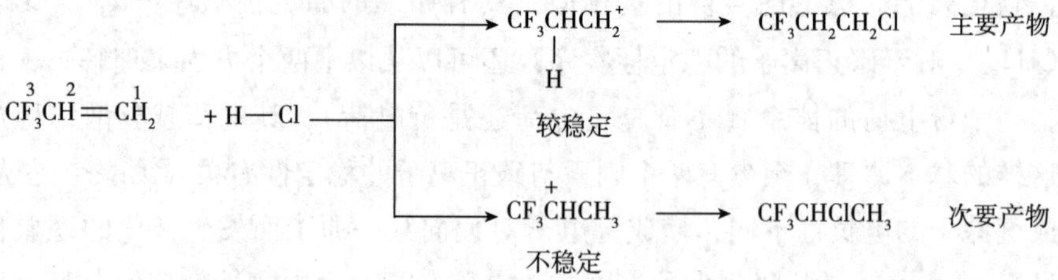

在第一步中，氢加到 C_1 和 C_2 上分别产生的碳正离子 $CF_3CH^+CH_3$ 和 $CF_3CH_2CH_2^+$ 具有不同的稳定性。由于氟的电负性大，使得三氟甲基成为强的吸电子基团。因此，三氟甲基直接与带正电荷碳相连的 $CF_3CH^+CH_3$ 的稳定性比 $CF_3CH_2CH_2^+$ 差。较稳定的碳正离子较易生成，反应速率快，故经后者生成的产物为主要产物。再如：

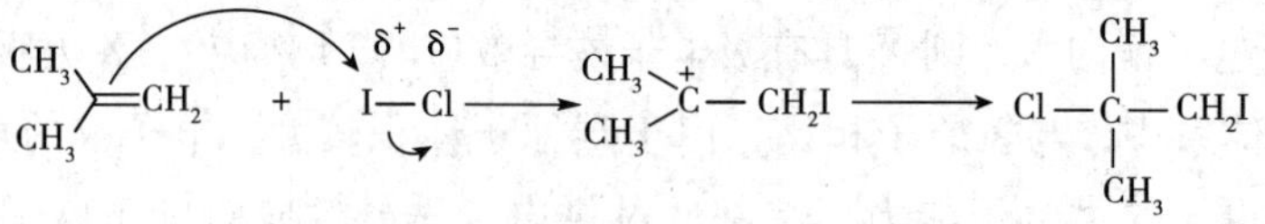

（4）烯烃的反应活性　不同结构的烯烃加成时具有不同的反应活性。这是因为反应第一步（反应速度决定步骤）所产生的碳正离子中间体稳定性不同。碳正离子的稳定性越大，加成反应的速度就越快。例如，异丁烯和丁-1-烯与氯化氢反应的相对活性次序是：

$$(CH_3)_2C{=}CH_2 > CH_3CH_2CH{=}CH_2$$

这是因为它们与氯化氢反应形成的相应碳正离子的稳定性次序为：

$$(CH_3)_2\overset{+}{C}CH_3 \quad > \quad CH_3CH_3\overset{+}{C}HCH_3$$

叔碳正离子　　仲碳正离子

再如，丙烯、乙烯和氯乙烯与氯化氢反应的相对反应活性次序是：

$$CH_3CH{=}CH_2 > CH_2{=}CH_2 > CH_2{=}CHCl$$

是因为它们与氯化氢反应形成的相应碳正离子的稳定性次序为：

$$CH_3\overset{+}{C}HCH_3 \quad > \quad CH_3\overset{+}{C}H_2 \quad > \quad CH_3\overset{+}{C}H \longrightarrow Cl$$

仲碳正离子　　伯碳正离子　　氯的吸电子作用使稳定性降低

对于氯乙烯而言，由于氯原子的强吸电子诱导效应超过了供电子的共扼作用，总的结果起了吸电子作用，使得产生的碳正离子中间体稳定性下降。

（5）碳正离子的重排　研究发现，在有些烯烃的加成反应中，除了预期产物外，还有“异常”产物生成。例如：

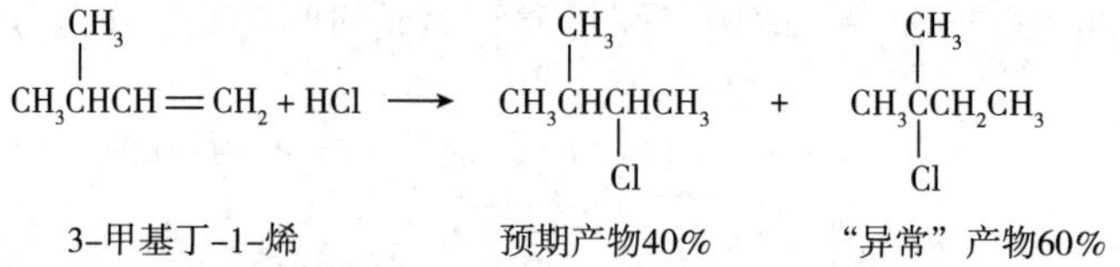

3-甲基丁-1-烯　　预期产物40%　　“异常”产物60%

在3-甲基丁-1-烯与氯化氢的加成反应中，只形成了40%的预期产物，而主要产物与起始原料相比，具有完全不同的碳架。上述反应是按照以下的过程进行的。

第一步，首先产生一个仲碳正离子。第二步，带正电荷碳的邻位碳上的氢带着一对电子发生迁移，得到更稳定的叔碳正离子。通常将基团的迁移称作重排（rearrangement）。这种邻近原子之间的迁移称作1,2-迁移（1,2-shift）。第三步，重排形成的碳正离子与氯负离子反应最终形成重排产物。

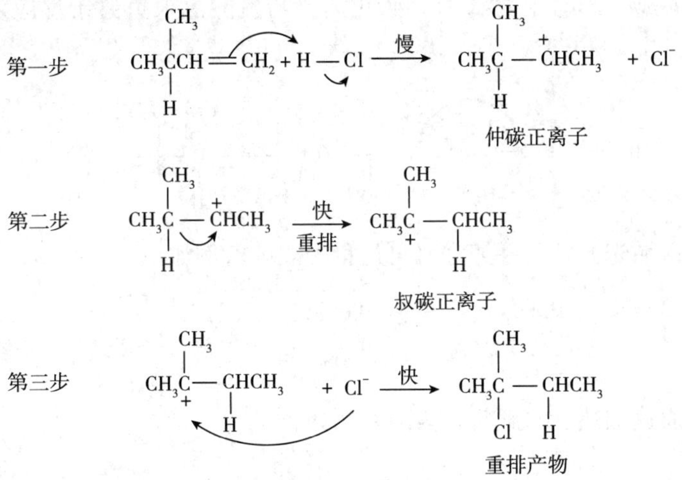

在碳正离子的重排中，也可以是烷基带着一对电子发生迁移。例如：

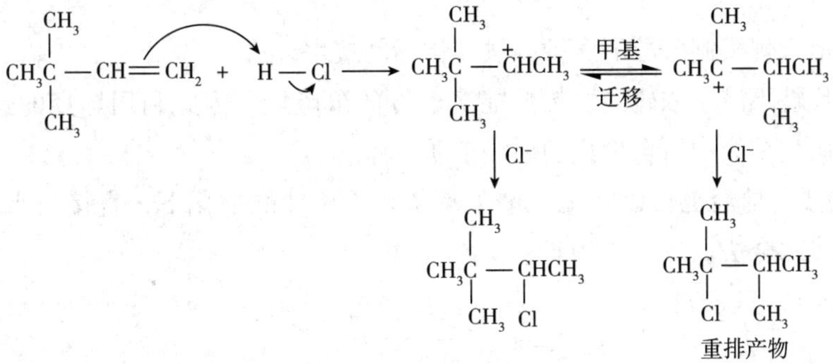

在以上两个重排反应中，迁移的原子或基团都是带着一对电子迁移至邻位带正电荷的碳上，而且都形成了一种更为稳定的碳正离子，这就是碳正离子发生重排的推动力。碳正离子重排是碳正离子的一个重要特征，今后我们将会经常遇到类似的重排问题。

练习题

4-5 氯化氢与3,3-二甲基丁-1-烯的加成反应能够生成两种产物：3-氯-2,2-二甲基丁烷和2-氯-2,3-二甲基丁烷。写出形成上述两种产物的反应机理。

4-6 写出下列反应的主要产物。

(1) 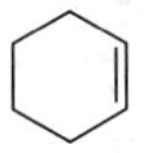 + HBr ⟶

(2) 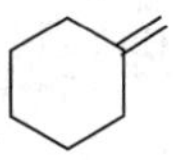 + HBr ⟶

(3) $(CH_3)_2C{=}CHCH_2CH_3$ + HBr ⟶

(4) 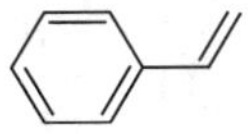 + HBr ⟶

4-7 以哪种烯烃为原料可以制备下列化合物？

(1) 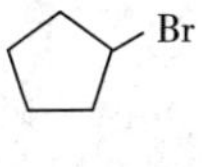

(2) 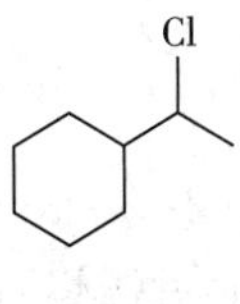

(3) 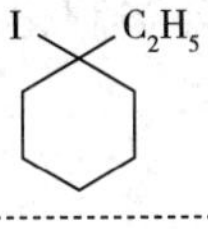

(4) 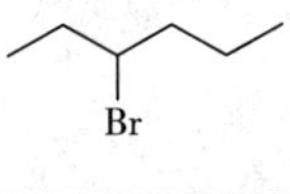

2. 与硫酸加成 当烯烃用冷的浓硫酸处理时，它们因发生反应生成了硫酸单烷基酯（又称烷基硫酸）而相互溶解。该反应的机理与烯烃与卤化氢的反应机理相似。第一步，烯烃接受来自硫酸的一个质子形成碳正离子；第二步，碳正离子与硫酸氢根负离子反应形成产物硫酸单烷基酯。

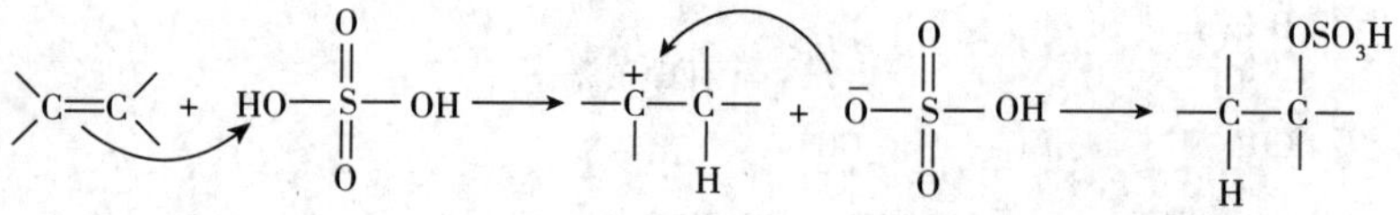

硫酸的加成反应同样存在区域选择性，并遵守马可尼科夫规则。例如：

$$CH_3CH{=}CH_2 + HOSO_2OH \longrightarrow CH_3\underset{\large OSO_2OH}{\underset{|}{C}H}CH_3$$

硫酸单烷基酯很容易与水通过加热、水解转化为醇。例如：

$$CH_3CH{=}CH_2 + HOSO_2OH \longrightarrow CH_3\underset{\large OSO_2OH}{\underset{|}{C}H}CH_3 \xrightarrow[\text{加热}]{H_2O} CH_3\underset{\large OH}{\underset{|}{C}H}CH_3$$

这是工业上大规模制备醇的一种方法，称为间接水合法。

烷烃、氯代烷不溶于浓硫酸，烯烃能溶于冷的浓硫酸，因此利用烯烃的这一性质，可以除去烷烃、卤代烷烃中所含少量的烯烃杂质。

3. 与水加成 烯烃也可以在无机酸如稀硫酸、稀磷酸催化下，直接与水反应生成醇，称为烯烃的直接水合法。

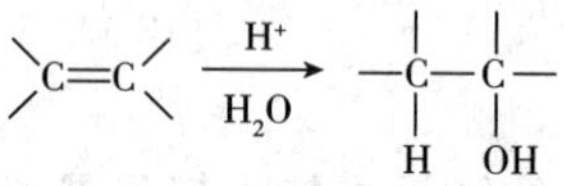

例如：

$$CH_2{=}CH_2 + H_2O \xrightarrow[300℃,\ 7MPa]{H_3PO_4} CH_3CH_2OH$$

这种方法简单、便宜，但是对设备要求很高，而且往往有重排产物形成。由于石油工业的发展，乙烯、丙烯等来源较充足，乙醇及异丙醇可大规模采用此法生产。

与水加成反应很类似于烯烃与硫酸加成的反应，该反应同样遵循马氏规则。例如：

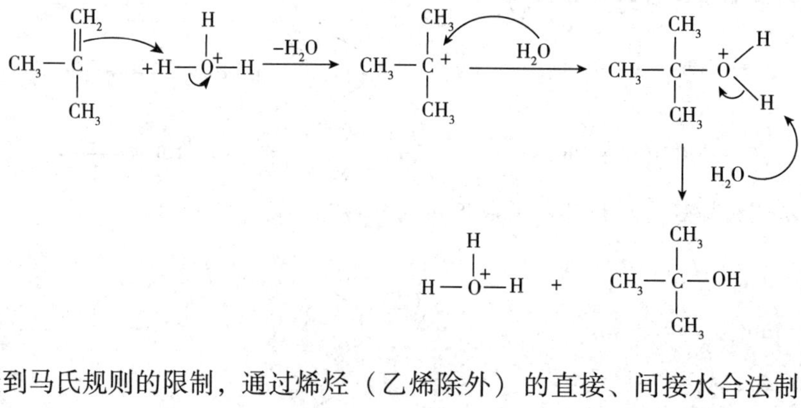

由于受到马氏规则的限制，通过烯烃（乙烯除外）的直接、间接水合法制得的均是仲醇或叔醇。

4. 与卤素加成 烯烃与卤素发生加成反应得到邻二卤代烷烃。

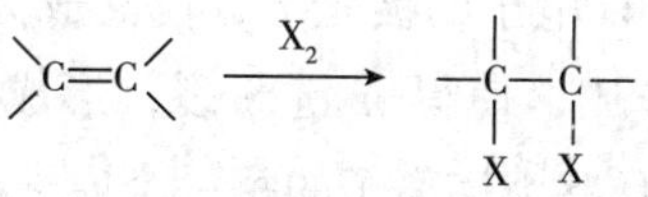

例如：

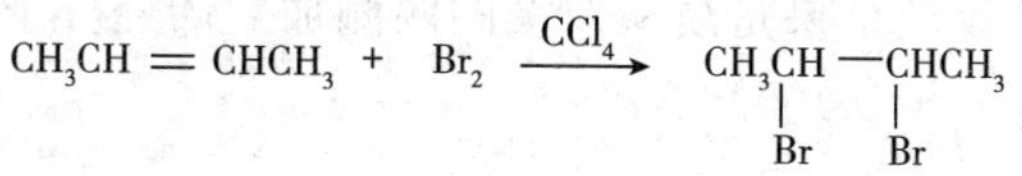

卤素的反应活性顺序是：$F_2 > Cl_2 > Br_2 > I_2$。

氟与烯烃的反应十分猛烈，无法控制，除了有加成产物外，还有取代产物。而碘则几乎不发生反应。因此通常用氯和溴与烯烃发生加成反应。

反应往往是在有机溶剂（如四氯化碳）中进行的，在室温条件下也十分迅速。例如，将棕红色溴的四氯化碳溶液加入至烯烃中，反应立即发生，同时溴的特征颜色会很快消失，而烷烃在此条件下则不能发生反应。因此，该反应常常用于烯烃的鉴别。

基于已有的有关烯烃亲电加成反应的知识，我们很容易给出该反应的可能机理。溴在溶剂的溶剂化效应作用下，使得溴-溴键极化，一个溴原子带部分的负电荷，另一个溴原子带部分正电荷。带正电荷的溴进攻双键的 π 键，使 π 键断裂，形成一个碳正离子中间体和溴负离子，最后碳正离子中间体与溴负离子反应生成产物邻二溴代烷。

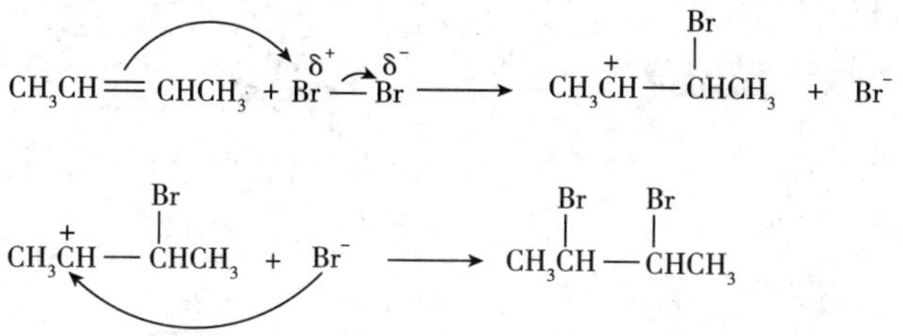

该反应机理能够解释很多实验结果。例如，如果与烯烃反应的是含有无机盐的溴溶液，那么除了邻二溴代产物外，还有其他产物生成。

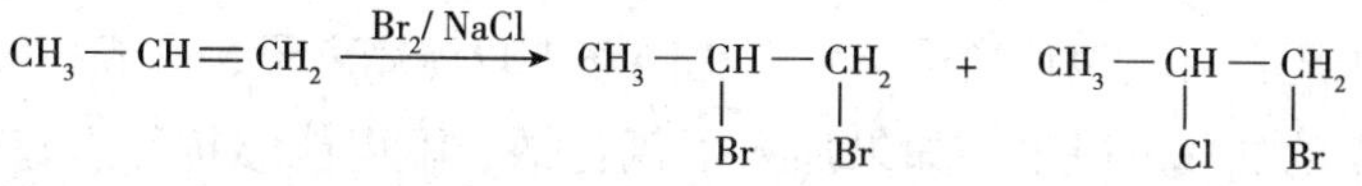

然而该机理还不能解释所有的实验事实，比如，不能解释反应的许多立体化学现象。例如，环戊烯与溴加成，只产生一对反式邻二溴代对映异构体，而没有产生顺式邻二溴代异构体。如果按照上述机理，应该得到等量的顺式和反式异构体。

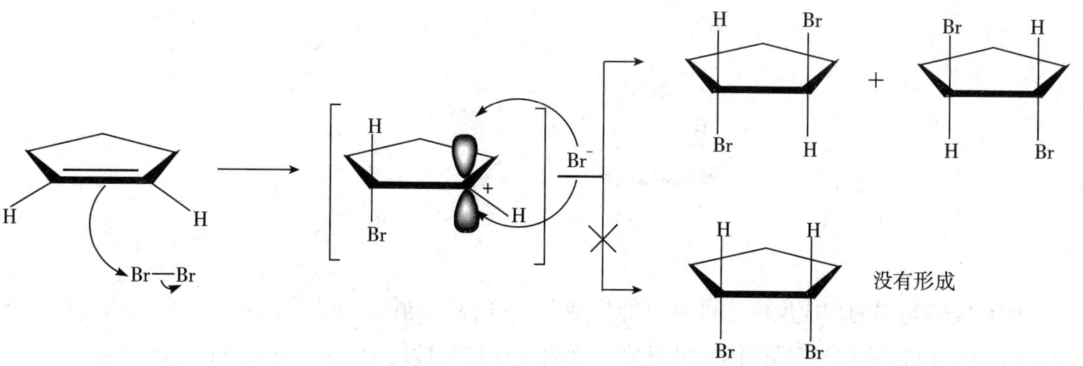

为了解释这样的反应事实，又提出了另一种反应机理。该机理认为，在溴与烯烃的加

成反应中，非极性溴分子在烯烃 π 电子的极化下，使其成为极性分子，靠近 π 电子的溴带部分正电荷，并与 π 电子相互作用，使得 π 键断裂，形成一个环状溴鎓离子（bromonium ion），同时产生一个溴负离子。环状溴鎓离子的每一个原子外层都有八个电子，比缺电子的碳正离子稳定。但是三元环张力很大，其活性仍很高。所以，溴负离子很容易从环的背面进攻，生成二溴代产物。反应结果是溴从双键的两侧加到烯烃分子中，这种加成方式称为反式加成（anti addition）。

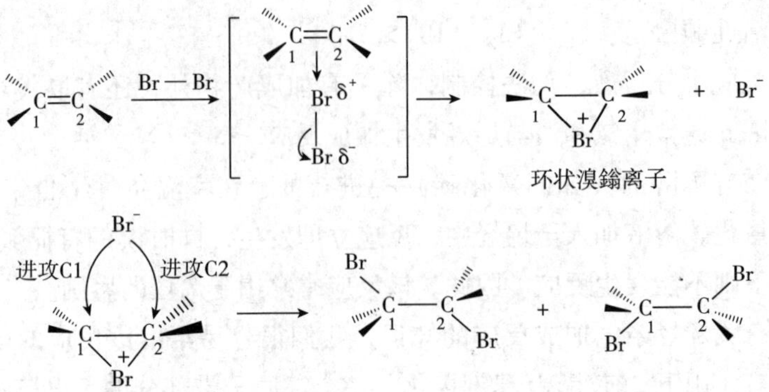

在上述的两步反应中，第一步较困难，是反应速度的决定步骤。

用该机理就能很好地解释以上提到的反应事实。例如，环戊烯与溴的加成生成一对反式对映异构体可解释如下：

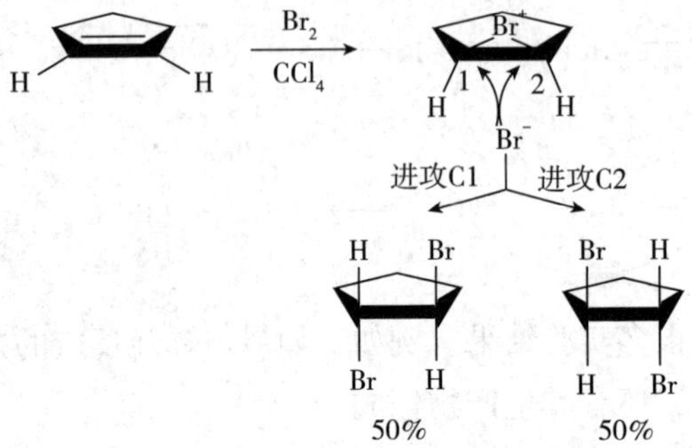

若反应体系中还含有其他负离子，它们也能够进攻溴鎓离子，形成相应的产物。例如：

在环戊烯与溴的加成反应中，如果加入了氯化钠，不但能够按照上述机理产生二溴代产物，同时还会产生 1 -溴- 2 -氯环戊烷。1 -溴- 2 -氯环戊烷的生成如下所示：

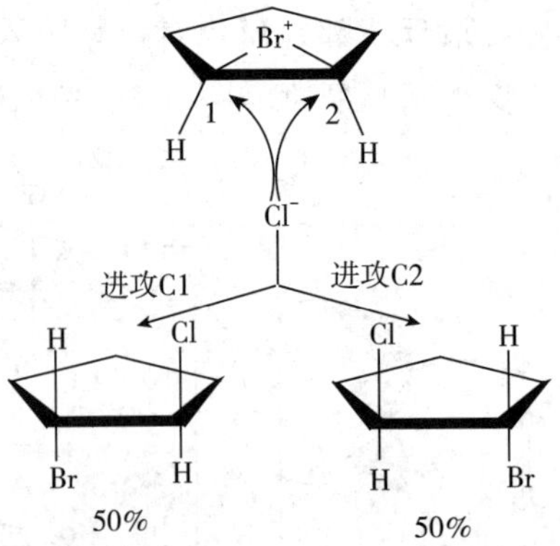

像环戊烯与溴的加成反应这种有可能生成几种立体异构体，而实际只产生或优先产生一种立体异构体（或一对对映异构体）的反应，称为立体选择性反应（stereoselective reaction）。

开链烯烃与溴的加成结果同样也能够很好地用上述机理进行解释。例如，*trans* -丁-2 -

烯与溴加成的主要产物是内消旋体，而 *cis*－丁－2－烯与溴加成的主要产物则为一对对映异构体。

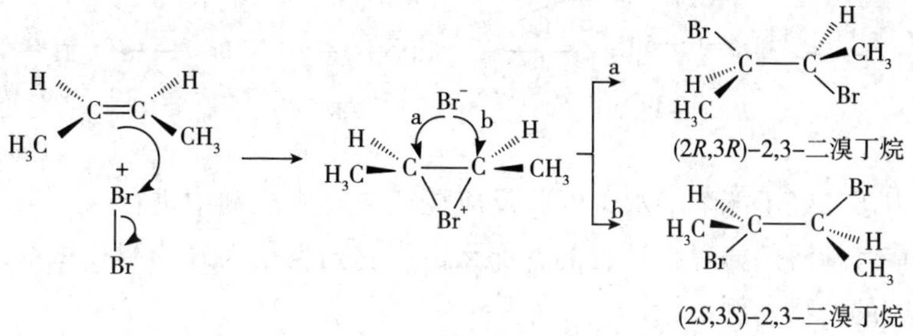

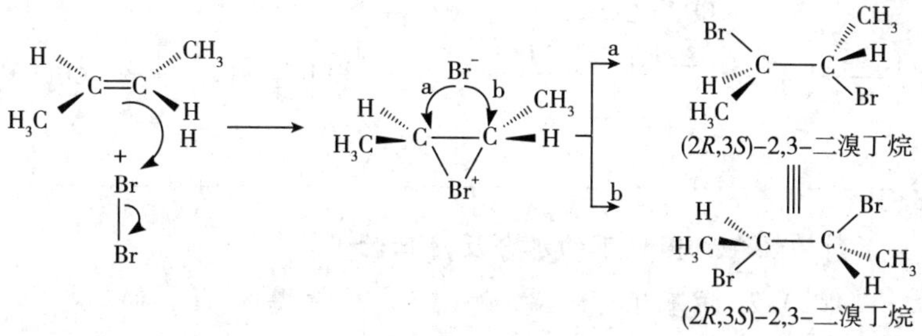

在上述两个反应中，反应物在立体化学上是有区别的，经过反应之后，形成的产物在立体化学上也是不同的，这样的反应称为立体专一性反应（stereospecific reaction）。

通过上述的讨论，我们知道溴与烯烃的加成是通过环状溴鎓离子的机理进行的，得到反式加成产物。而对于氯来说，由于其电负性比溴大，原子半径较小，形成环状氯鎓离子的可能性很小，因此氯与烯烃的加成反应一般仍按照碳正离子的机理进行。不过，应当注意的是，影响烯烃与卤素加成反应机理的因素还有很多，比较复杂，这里不作深入讨论。

5. 与次卤酸加成 当烯烃与卤素的加成不是在四氯化碳而是在大量水中进行时，主要产物将不是邻二卤代烷，而是邻卤代醇（halohydrin），相当于在双键上加了一个次卤酸分子。

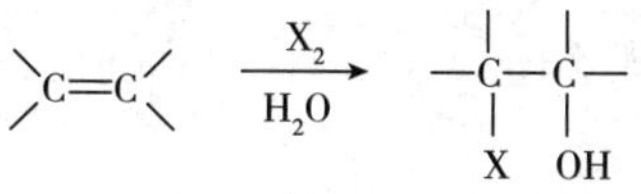

在此反应中，由于水的大量存在，它作为主要进攻试剂进攻产生的环状卤鎓离子而得到产物。反应机理如下：

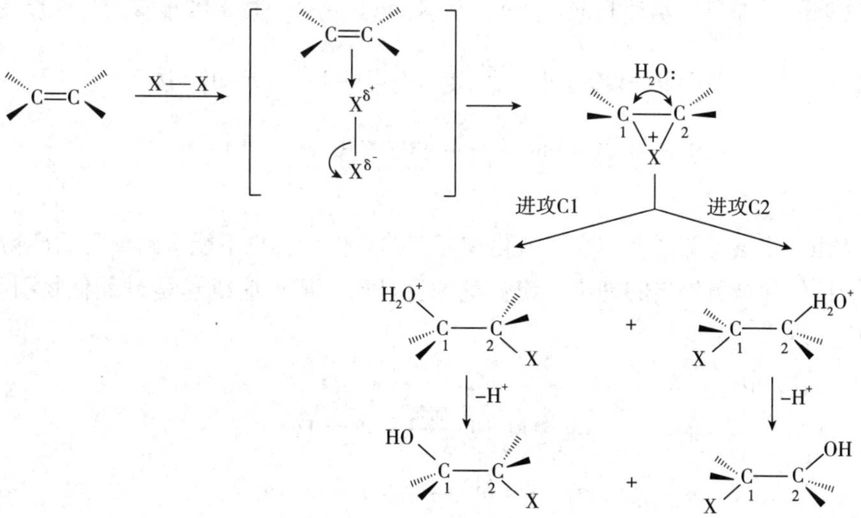

当烯烃为不对称结构时，卤原子最终将与连有更多氢原子的碳成键。因为，取代程度高的碳原子具有更强的容纳正电荷的能力，因此它更易受到水的进攻，例如：

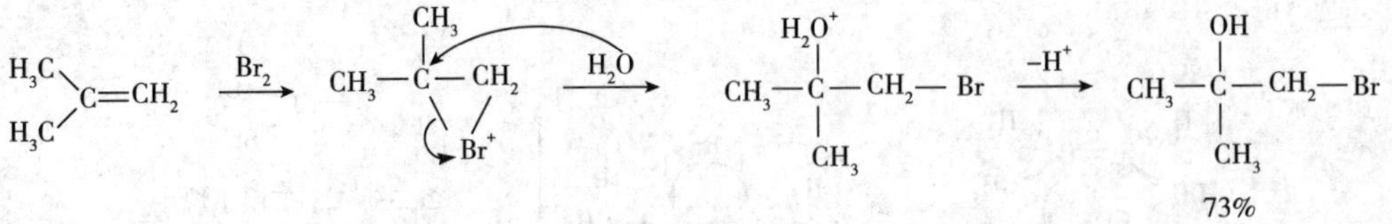

实际上，由于烯烃不能溶于水，因此反应往往在有机溶剂中进行。如果反应不是在水中进行的，是在其他溶剂如醇中进行的，那么由于它们也是很好的亲核试剂，因此也能参与反应生成相应的产物。例如：

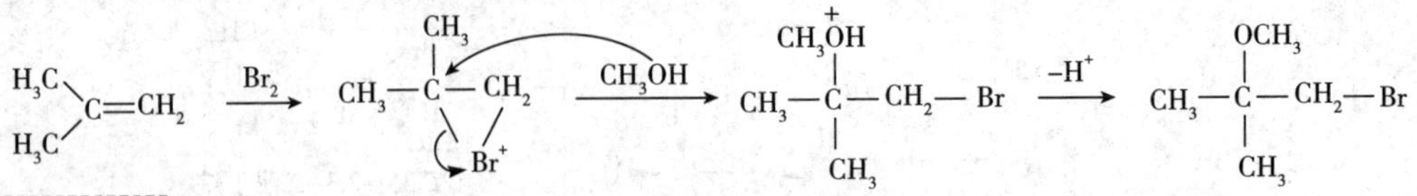

练习题

4-8　写出下列烯烃在酸催化下的水合反应产物。

（1）丙烯　（2）2-甲基丁-2-烯　（3）3-甲基丁-1-烯

（4）甲亚基环戊烷　（5）3,3-二甲基丁-1-烯

4-9　下列反应的主要产物是什么？写出其反应机理。

（1）$CH_3CH{=}CH_2 \xrightarrow{Cl_2,\ CH_3OH}$　（2）

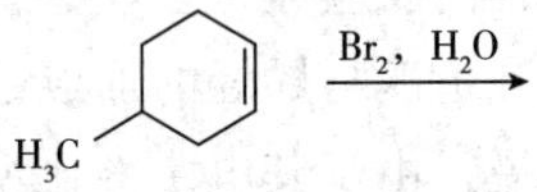

（三）自由基加成反应

1933年，美国芝加哥大学卡拉施（Kharasch MS）和梅奥（Mayo FR）发现，溴化氢与烯烃的加成取向完全取决于有无有机过氧化物或有机过氧化氢存在。

$$R-\ddot{\underset{\cdot\cdot}{O}}-\ddot{\underset{\cdot\cdot}{O}}-R \qquad R-\ddot{\underset{\cdot\cdot}{O}}-\ddot{\underset{\cdot\cdot}{O}}-H$$

有机过氧化物　　　有机过氧化氢

最常用的过氧化物是过氧化苯甲酰，$C_6H_5\overset{O}{\overset{\|}{C}}-O-O-\overset{O}{\overset{\|}{C}}C_6H_5$。他们认为，在有过氧化物存在的条件下，得到的产物为反马氏加成产物；而在不存在过氧化物条件下，或存在过氧化物捕捉剂（即自由基抑制剂，free radical inhibitors），将得到正常的马氏产物。例如：

$$CH_3CH{=}CH_2 + HBr \xrightarrow{ROOR} CH_3CH_2CH_2Br \qquad \text{反马氏产物}$$

$$CH_3CH{=}CH_2 + HBr \longrightarrow CH_3\underset{\underset{Br}{|}}{C}HCH_3 \qquad \text{马氏产物}$$

氯化氢和碘化氢与烯烃即使在过氧化物存在的条件下，也不能得到反马氏产物。

根据卡拉施和梅奥提出的理论，溴化氢的反马氏加成反应机理是过氧化物引发的自由基链锁反应，现以丙烯为例。

链的引发

第一步　$R-O-O-R \xrightarrow[\text{或光照}]{\text{加热}} 2R-O\cdot$

第二步　$R-O\cdot + HBr \longrightarrow R-OH + Br\cdot$

链的延伸

第三步　$Br\cdot + CH_2{=}CHCH_3 \longrightarrow BrCH_2\dot{C}HCH_3$　2°自由基

$\longrightarrow \dot{C}H_2CH(Br)CH_3$　1°自由基

第四步　$BrCH_2\dot{C}HCH_3 + H{-}Br \longrightarrow BrCH_2CH(H)CH_3 + Br\cdot$

链的终止（反应式略）

在链的引发阶段，过氧化物中的氧-氧键较弱，容易发生均裂形成自由基，该自由基再夺取溴化氢中的氢，形成溴自由基。在链的延伸阶段，溴自由基进攻烯烃，这一步就决定了加成的取向。由于溴原子加到双键的 C_1 上，形成更稳定的自由基，所需的活化能较小，因此，溴原子优先进攻 C_1。而且这一步是整个反应的速率控制步骤，因此主要得到反马式产物。由此可见，在过氧化物存在条件下，溴化氢与烯烃加成的“反常”产物是由自由基机理引起的，对于自由基机理来说是正常的。这种由于过氧化物存在，使得加成方向发生改变的效应，常常称为“过氧化物效应”（peroxide effect）。

然而氯化氢和碘化氢没有过氧化物效应，加成方向仍服从马氏规则。氯化氢中的氢氯键比氢溴键强很多，需要较高的活化能才能使氯化氢均裂成自由基，这就阻碍了链反应的进行，因此，氯化氢不能进行自由基加成反应。碘化氢均裂的离解能不大，但碘原子与双键加成需要较高的活化能，所以也不能进行自由基加成反应。

在过氧化物引发剂的作用下，除了溴化氢能与烯烃发生自由基加成，还有许多其他的化合物也能够发生类似的反应。例如：

$$CH_3CH{=}CH_2 + ICF_3 \xrightarrow{ROOR} CH_3CH(I)CH_2CF_3$$

$$CH_3(CH_2)_5CH{=}CH_2 + CBr_4 \xrightarrow{ROOR} CH_3(CH_2)_5CH(Br)CH_2CBr_3$$

能够发生自由基加成反应的其他类似物质还有很多，这里不再赘述。

（四）硼氢化-氧化反应

烯烃与硼烷的加成反应可用于制备许多重要化合物，这种反应称为硼氢化反应（hydroboration），是由 1979 年诺贝尔化学奖获得者、美国普渡大学布朗（Brown HC）于 1959 年发展起来的。硼烷与烯烃加成得到的化合物为有机硼化合物，例如：

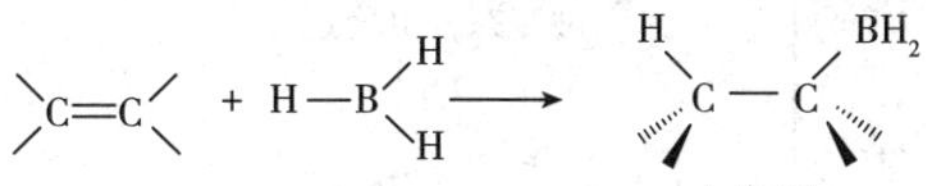

甲硼烷　　有机硼

生成的有机硼化合物仍然含有硼-氢键，它能继续与另一分子烯烃反应，直至最终形成三烷基硼中间体。

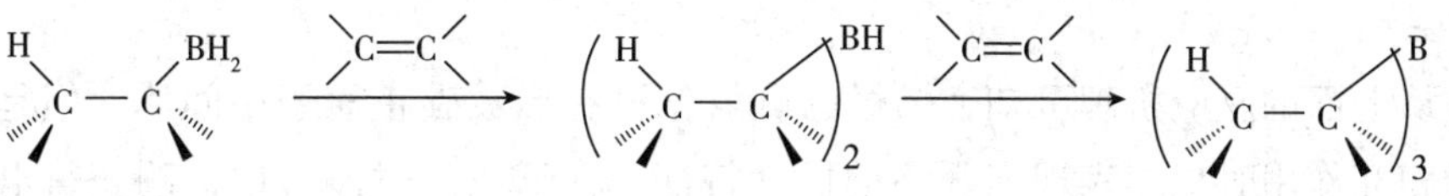

三烷基硼

甲硼烷很容易二聚为乙硼烷，乙硼烷是一种剧毒的可自燃气体。

$$2BH_3 \rightleftharpoons B_2H_6$$

乙硼烷可溶于醚中，如乙醚、四氢呋喃（tetrahydrofuran，THF）、二缩乙二醇二甲醚（$CH_3OCH_2CH_2OCH_2CH_2OCH_3$）等。当乙硼烷溶于醚时，它可以分解为甲硼烷并从醚的氧原子接受一对电子形成复合物，如：BH_3-THF 复合物。

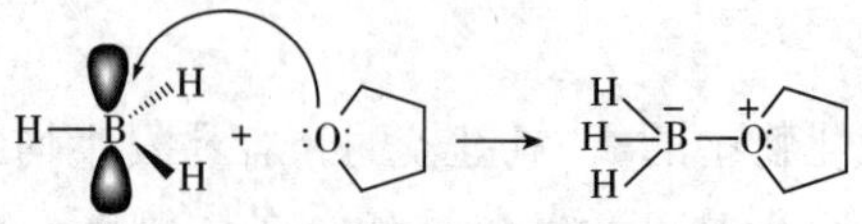

现在已有商品化的 BH_3-THF 复合物购买。虽然 BH_3-THF 复合物比硼烷稳定，但在使用过程中仍然需要多加小心，应避免与空气接触。

由于硼烷的硼原子外层只有六个价电子，因此具有很高的反应活性。当其与烯烃接触时，加成反应立即发生。并且 BH_3 有三个氢原子，加成反应会连续发生三次，最终形成三烷基硼 R_3B。当三烷基硼在碱性条件下用双氧水氧化时，碳-硼键断裂，产生三分子的醇。这一完整过程称为硼氢化-氧化反应（hydroboration - oxidation），是由烯烃制备醇的一种十分简便的方法。例如：

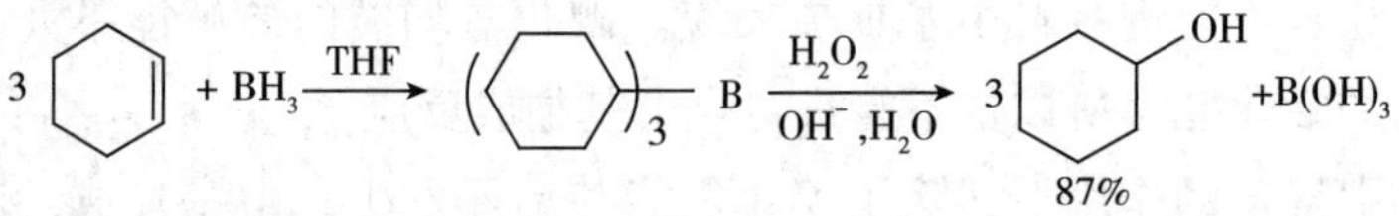

烯烃的硼氢化-氧化反应是一种十分重要、有用的反应。其中一个重要原因是当不对称烯烃与硼烷发生反应时，产物具有高度的区域选择性和立体选择性。例如：

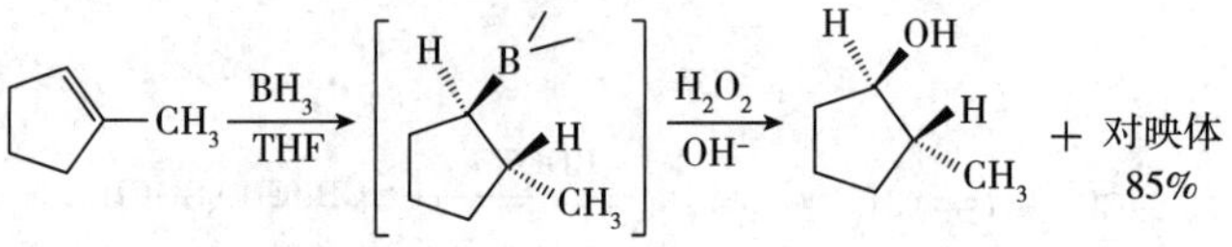

从上面的例子可以看出，烯烃的硼氢化-氧化产物为反马氏产物，并且是按照顺式加成方式进行的。这样的结果可从下面的反应机理得到很好的解释：

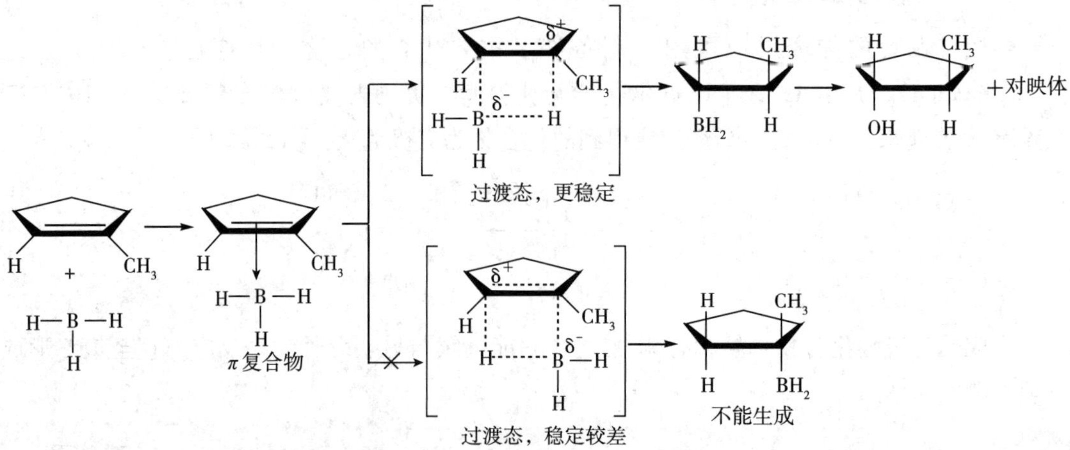

尽管从上面的反应机理可知，烯烃的硼氢化没有形成碳正离子中间体，但是缺电子的硼与烯烃相互作用时仍然表现出很高的极性特征。在形成的过渡态中，硼获得电子而带有部分的负电荷，双键的一个碳原子由于提供电子而带部分正电荷。因此，形成的有机硼化

合物中，硼加成至取代程度低的碳原子上。除了上述电子因素外，空间效应也可能与硼氢化的取向有关。总之，该加成为反马氏加成。由于形成的过渡态为四元环结构，因此硼和氢从双键的同侧加成，所以为顺式加成。

练习题

4－10 如何制备下面的化合物？

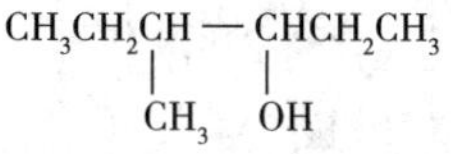

（五）氧化反应

烯烃很容易给出电子发生加成反应。如果在更剧烈的条件下反应，烯烃还可以发生氧化反应，其产物取决于使用的氧化剂和反应条件。

1. 用高锰酸钾和四氧化锇氧化 若用热、浓的或酸性高锰酸钾氧化，烯烃的双键会发生断裂，生成酮、羧酸等产物。构成双键的碳原子上没有氢，裂解后生成酮；有一个氢，生成羧酸；有二个氢则生成甲酸，甲酸不稳定继续被氧化成二氧化碳。而高锰酸钾被还原二价锰离子，反应中有明显的现象变化，即高锰酸钾的紫红色会褪去。因此，该反应可作为烯烃的鉴别反应。可用通式表示如下：

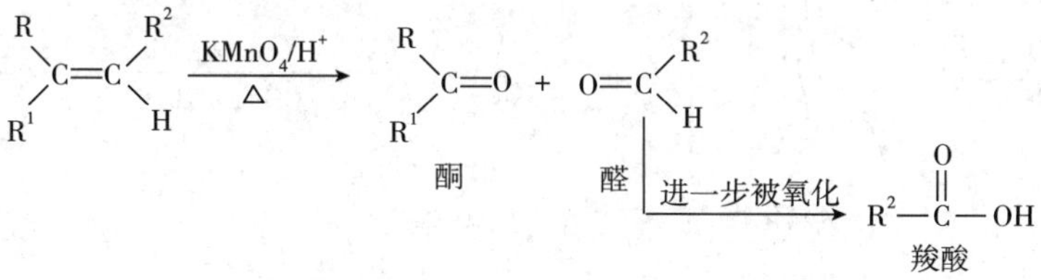

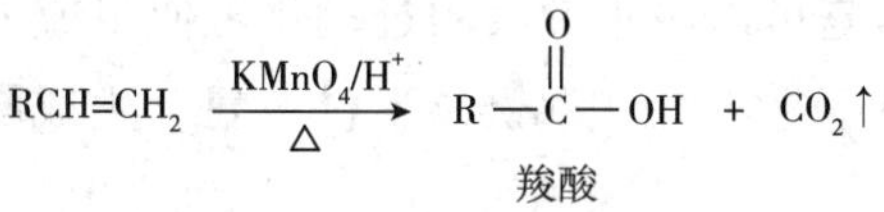

例如：

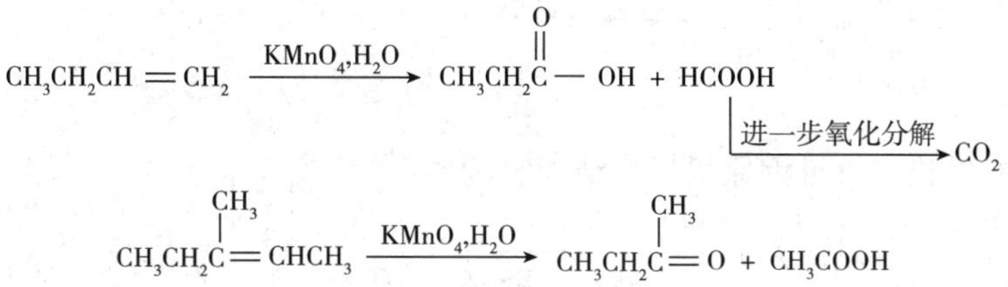

以上反应可用于烯烃结构的推测。

若烯烃与冷、稀的碱性高锰酸钾水溶液反应，烯烃被氧化为邻二醇，而高锰酸钾被还原为二氧化锰。

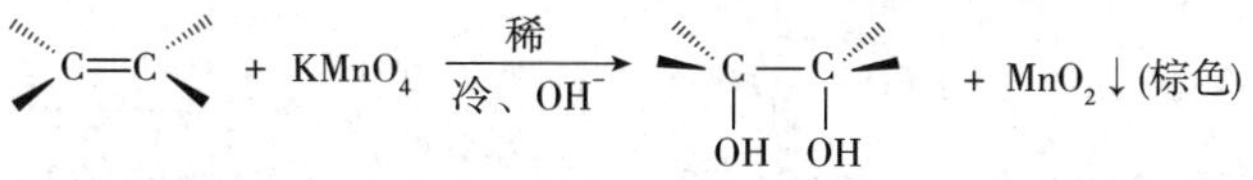

反应经环状锰酸酯中间体进行，因此，两个羟基在双键的同侧生成。

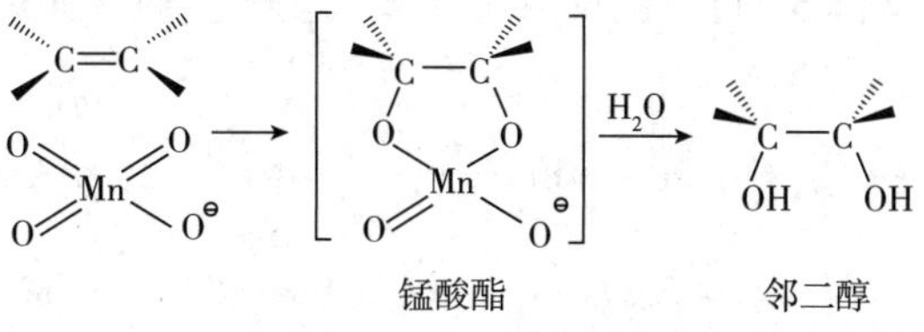

因此该反应属于顺式加成。因产物邻二醇很容易继续被氧化，故产率不高。

四氧化锇氧化烯烃也是通过环状中间体进行的，然后该中间体用亚硫酸钠还原即得顺式邻二醇，所以该反应也为顺式加成。

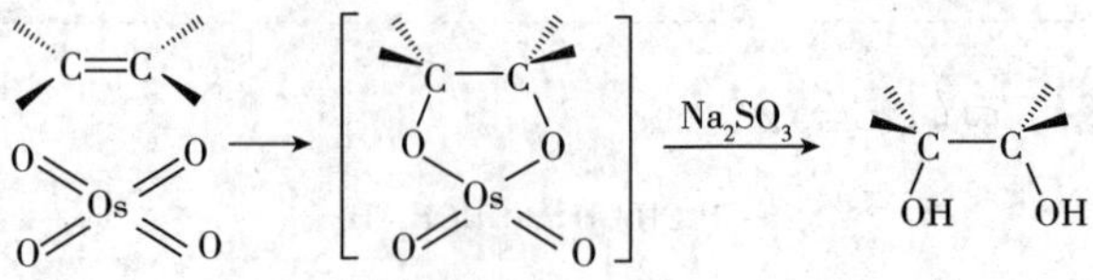

锇酸酯　　　　邻二醇

但是，四氧化锇比较贵，而且毒性较大。现在已发展出了使用催化量的四氧化锇和其他氧化剂联用氧化烯烃的方法，此处不作详细介绍。

2. 用臭氧氧化　双键除了可以被高锰酸钾氧化外，臭氧是另一种使用更为广泛、更为有用的断裂双键的试剂。臭氧分解（ozonolysis）反应分两个阶段：第一阶段，低温下将臭氧气体通入烯烃的惰性溶剂（如四氯化碳）中，反应剧烈进行，首先得到的是分子臭氧化物（molozonide），一经形成后，立即重排为臭氧化物。该臭氧化物具有爆炸性，故无需分离纯化。第二阶段，所得的臭氧化物在还原剂存在下用水或酸处理，生成两个羰基化合物及过氧化氢。整个反应过程可表示如下：

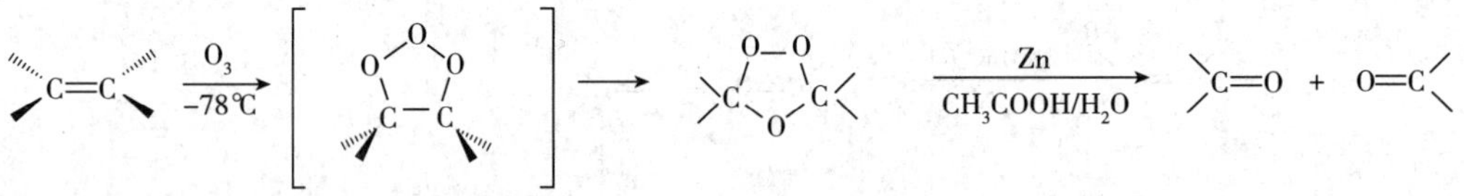

分子臭氧化物　　　　臭氧化物

常用的还原剂是锌粉，它可以防止形成的过氧化氢使生成的醛进一步被氧化。产物的结构也是与构成双键碳上的氢数有关。双键碳上没有氢，生成酮；有一个氢生成醛；有两个氢，生成甲醛。

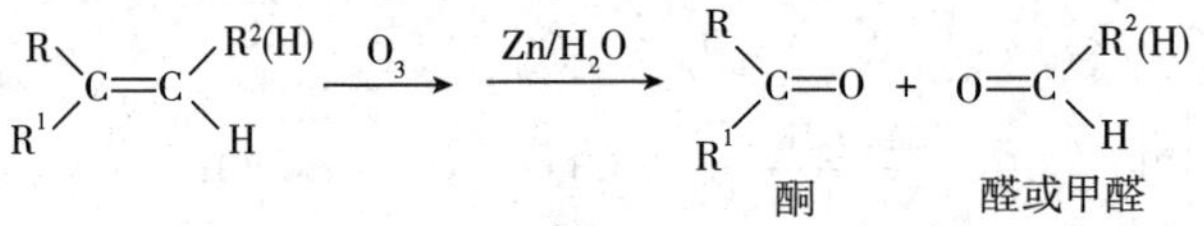

酮　　　　醛或甲醛

根据产物的结构，可推测原烯烃的结构。例如：

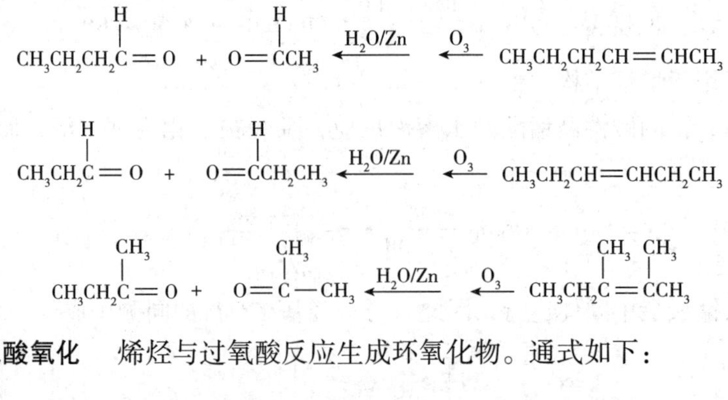

3. 用过氧酸氧化　烯烃与过氧酸反应生成环氧化物。通式如下：

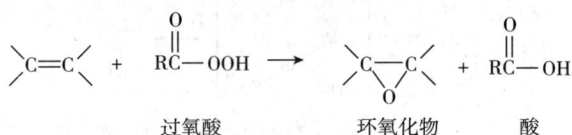

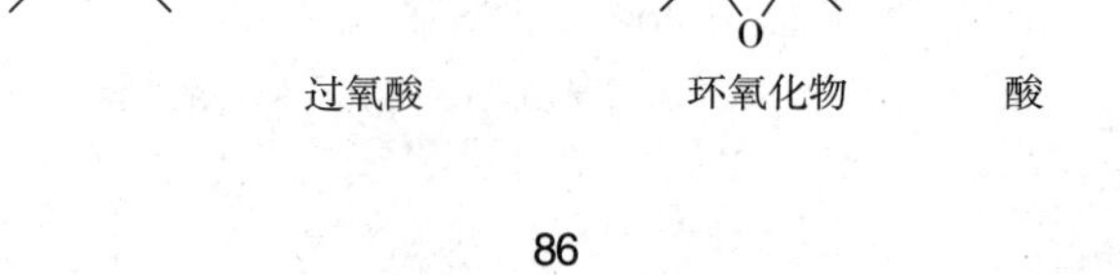

过氧酸　　　　环氧化物　　　　酸

常见的过氧酸有过氧苯甲酸、间氯过氧苯甲酸，它们都是比较稳定的固体。

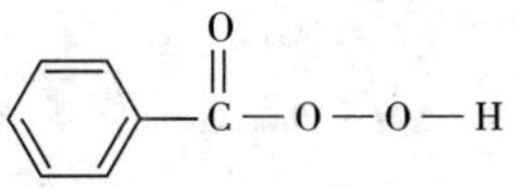

过氧苯甲酸

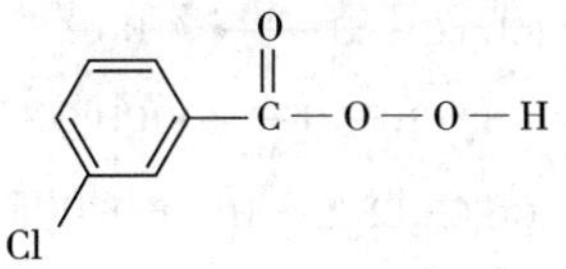

间氯过氧苯甲酸

例如：

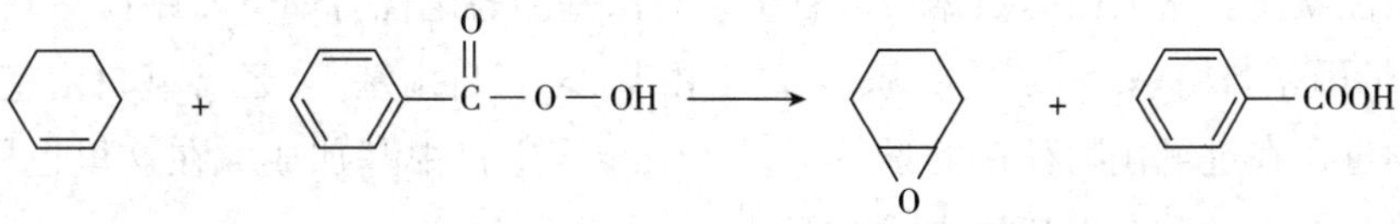

环氧化合物在有机合成中具有很重要的应用价值，通过它可以得到一系列的化合物，如邻二醇、氨基醇、卤代醇、氰基醇等，将在后续章节中讨论。

练习题

4-11 试推测经臭氧化-还原生成下列产物的烯烃的结构。

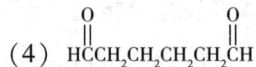

(1) $CH_3CH_2CHO + CH_3CHO$　　(2) $2CH_3COCH_3$

(3) $CH_3CH_2CH(CH_3)CHO + HCHO$　　(4) $OHCCH_2CH_2CH_2CH_2CHO$

（六）α-氢的卤代反应

与碳碳双键相邻的碳原子称α-碳原子或烯丙位碳原子，与此碳相连的氢原子称α-氢或烯丙位氢。在光照或高温的情况下，α-氢很容易被卤素取代。通式如下：

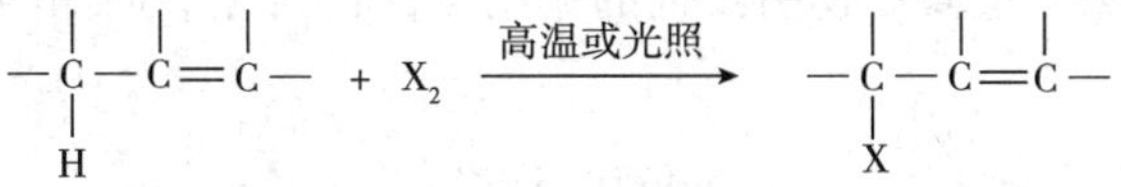

例如，丙烯高温氯代生成3-氯丙烯。

$$CH_3CH=CH_2 + Cl_2 \xrightarrow[\text{高温}]{\text{气相}} Cl-CH_2CH=CH_2$$

该反应与烷烃的卤代反应一样，也是自由基取代反应机理，可表示如下：

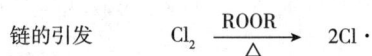

链的引发　$Cl_2 \xrightarrow[\triangle]{ROOR} 2Cl\cdot$

链的延伸　$Cl\cdot + CH_3CH=CH_2 \longrightarrow \cdot CH_2CH=CH_2 + HCl$

$Cl_2 + \cdot CH_2CH=CH_2 \longrightarrow ClCH_2CH=CH_2 + Cl\cdot$

链的终止　$2Cl\cdot \longrightarrow Cl_2$

$Cl\cdot + \cdot CH_2CH=CH_2 \longrightarrow ClCH_2CH=CH_2$

研究发现，烯烃的自由基取代反应具有很高的区域选择性，取代反应总是发生在α-位，即α-氢具有较高的反应活性。这可以从不同类型碳-氢键解离能的大小得到很好的说明。

$$CH_2{=}CHCH_2{-}H \longrightarrow CH_2{=}CHCH_2\cdot + H\cdot \quad \Delta H = 355\text{kJ/mol}$$

$$(CH_3)_3C{-}H \longrightarrow (CH_3)_3C\cdot + H\cdot \quad \Delta H = 381\text{kJ/mol}$$

$$(CH_3)_2CH{-}H \longrightarrow (CH_3)_2CH\cdot + H\cdot \quad \Delta H = 394\text{kJ/mol}$$

$$CH_3CH_2CH_2{-}H \longrightarrow CH_3CH_2CH_2\cdot + H\cdot \quad \Delta H = 410\text{kJ/mol}$$

$$CH_2{=}CH{-}H \longrightarrow CH_2{=}CH\cdot + H\cdot \quad \Delta H = 452\text{kJ/mol}$$

从烯烃一章中已经知道，解离能越小，生成的自由基越稳定，反应中就越容易生成，因此反应活性就高。从上面的数据可以看出，自由基的稳定性有如下顺序：

烯丙基自由基 > 3°自由基 > 2°自由基 > 1°自由基 > 乙烯基自由基

前面学过，在过氧化物存在的条件下，烯烃能发生自由基加成。在这里也同样产生了自由基，为什么不发生自由基加成反应而是自由基取代反应？

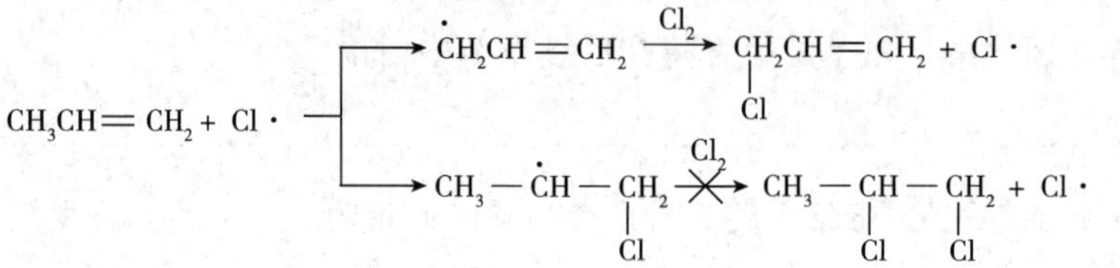

布朗认为，氯原子其实与烯烃发生了加成，产生了烷基自由基中间体。但是其稳定性很差，存在的寿命很短，很难与氯气发生碰撞进一步反应，因此，由于反应的可逆性，它又转化为反应物。而在取代反应中，产生的自由基很稳定，寿命较长，除了与氯气碰撞发生反应生成产物外，没有其他选择。因此随着反应的进行，最终得到的主要就是取代产物。因此，可以看出，取代与加成其实是一对竞争反应，在较低卤素浓度的情况下更有利于取代反应的发生。因此，烯烃的 α -氢卤代反应必须在高温、低浓度的卤素条件下进行，工业上制备 3 -氯丙烯就是在这样的条件下进行的。

在实验室进行烯丙位氢取代反应，常用的方法是用 N -溴代丁二酰亚胺（N - bromosuccinimide，NBS）在光照或过氧化物引发剂的作用下，在惰性溶剂如四氯化碳中进行的。

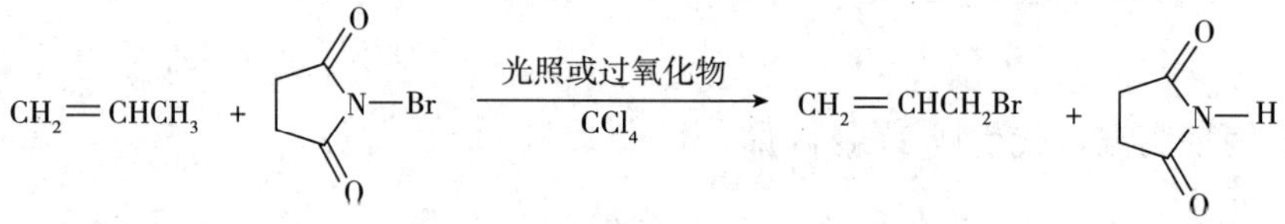

该反应首先是 NBS 与体系中少量酸或水作用产生少量溴，再在光照或引发剂的作用下引发链反应的进行。NBS 在 CCl_4 中的溶解度很小，因此它能够不断提供低浓度的溴，使得反应有利于取代。

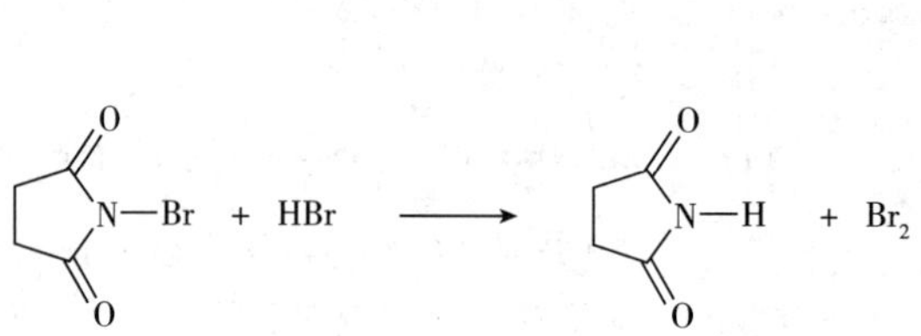

（七）聚合反应

烯烃的聚合反应（polymerization）是其最具有应用价值的反应。它是在催化剂或引发剂的作用下，使烯烃的双键断裂，并将其按照一定的方式连接在一起形成一个链状的分子量巨大的产物，这种产物称为聚合物（polymers）或大分子化合物（macromolecules）。反应中使用的烯烃称为单体（monomers）。现代化学工业中常用的单体有乙烯、丙烯、异丁烯、氯乙烯、苯乙烯、醋酸乙烯酯、丙烯腈等。

烯烃单体的聚合大多属于链聚合反应，聚合方式多样，根据反应中产生的中间体的种类，聚合反应可分为自由基聚合、碳正离子聚合、碳负离子聚合等。其中自由基聚合过程与自由基链锁反应十分相似，需要在引发剂的引发下才能进行。常用的引发剂有过氧化苯甲酰、过氧化异丙苯、过氧化苯甲酸叔丁酯、偶氮异丁腈等。

$$\underset{\text{单体}}{nCH_2=CH_2} \xrightarrow{\text{聚合}} \underset{\text{聚乙烯}}{\text{⁅}CH_2CH_2\text{⁆}_n}$$

习　题

练习题解

1. 命名下列化合物，有构型者标明其构型。

（1）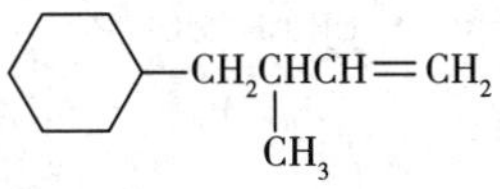　（2）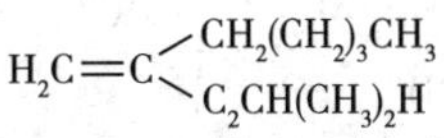　（3）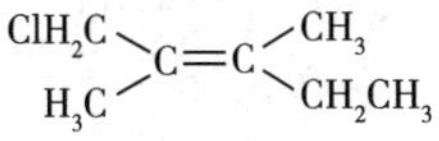

（4）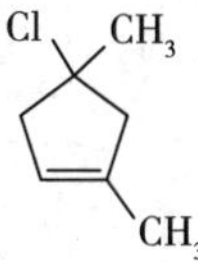　（5）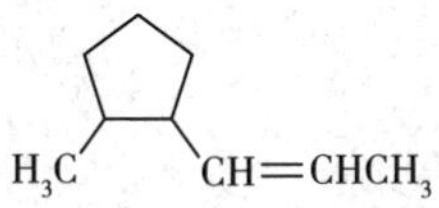　（6）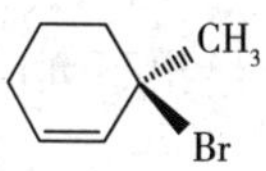

2. 用 *Z*、*E* 构型标示法标记下列化合物的构型。

（1）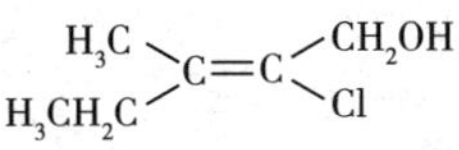　（2）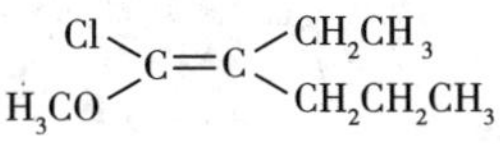

（4）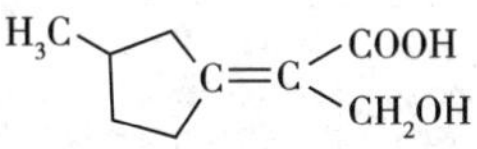　（5）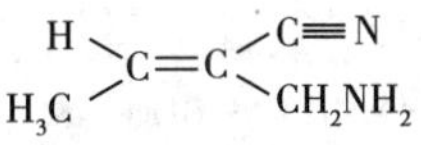

3. 写出戊-1-烯分别与下列试剂反应的主要产物。

（1）HCl　（2）Br_2/CCl_4，室温　（3）H_3O^+，H_2O，Δ

（4）冷、浓 H_2SO_4　（5）冷，H_2SO_4；H_2O，Δ　（6）HBr

（7）H_2/Pt　（8）冷、稀 $KMnO_4$；H^+　（9）OsO_4；Na_2SO_3/H_2O

（10）O_3；Zn/H_2O　（11）Br_2/H_2O　（12）HBr/过氧化物

4. 写出下列反应的主要产物。

（1）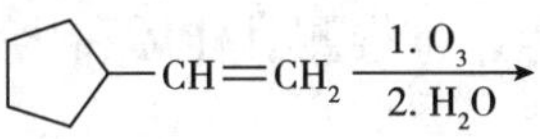

（2）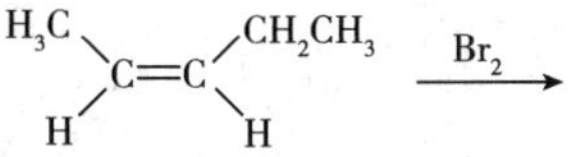

（3）$CH_3CH_2CH=C(CH_3)_2 + HCl \longrightarrow$

（4）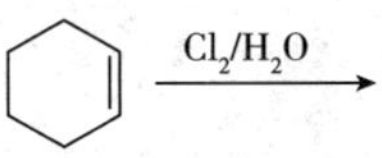

（5）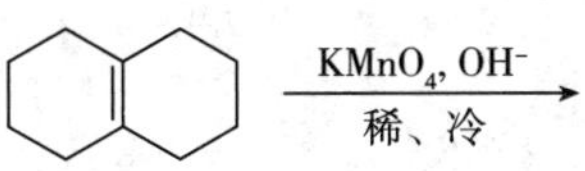

（6）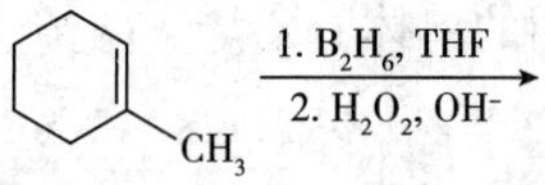

（7）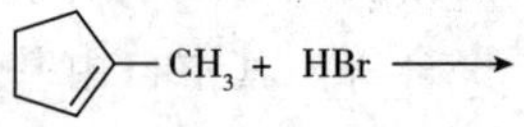

5. 试预测，当只有 1mol 溴与下列化合物加成所得的产物。

（1）$CH_3CH_2CH{=}CHCH_2CH{=}CHCl$

（2）$(CH_3)_2C{=}CHCH_2CH_2CH{=}CH_2$

（3）$CH_2{=}CHCH_2CH_2\overset{CH_3}{\overset{|}{C}}{=}CHCH_3$

（4）$CH_3CH{=}CHCH_2\overset{CH_3}{\overset{|}{C}}{=}C(CH_3)_2$

（5）$CH_3CH{=}CHCH_2CH{=}CHCF_3$

6. 根据反应条件、产物的结构，试推测出可能的反应物（可能有多种）。

（1）$C_5H_{10} + H_2O \xrightarrow{H_2SO_4} CH_3\overset{CH_3}{\underset{OH}{C}}CH_2CH_3$

（2）$C_5H_{10} + Br_2 \longrightarrow CH_3\overset{CH_3}{CH}\underset{Br}{CH}CH_2Br$

（3）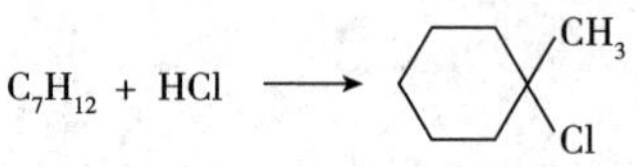

7. 试给出下列反应的机理。

（1）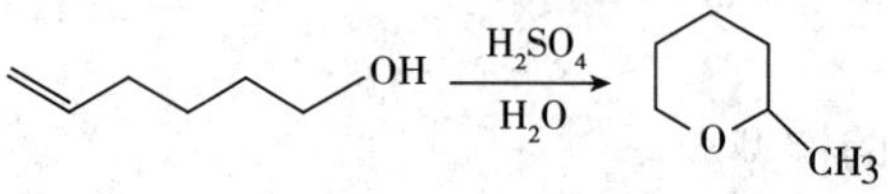

（2）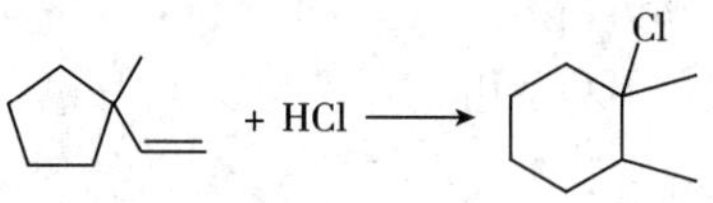

（3）$CH_3\overset{CH_3}{\overset{|}{C}}{=}CH_2 + CH_3OH \xrightarrow{H_2SO_4} CH_3\overset{CH_3}{\underset{CH_3}{C}}{-}OCH_3$

（4）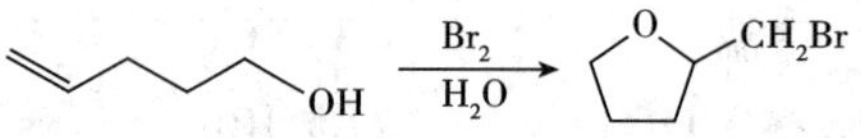

8. 月桂烯是一种从杨梅中分离出的具有芳香气味的化合物，分了式为 $C_{10}II_{16}$，并且已知不含有三键。(1) 该化合物的不饱和度为多少？当对其催化氢化时，月桂烯将转化为 2,6-二甲基辛烷。(2) 对月桂烯进行臭氧化并经锌还原将得到 2mol 甲醛（HCHO），1mol 丙酮（CH_3COCH_3），以及另一化合物（A），分子式为 $C_5H_6O_3$，试推测月桂烯和化合物（A）的结构？

（顾生玖）

第五章　炔烃和二烯烃

扫码“学一学”

分子中含有碳碳叁键“—C ≡ C—”的不饱和烃称炔烃（alkyne）。含有两个碳碳双键的烃称二烯烃（diene）。单炔烃和链状二烯烃的分子通式均为 C_nH_{2n-2}，二者互为同分异构体。

第一节　炔　烃

一、分类

碳碳叁键是炔烃类化合物的官能团。叁键可以在碳链的端位，称为端炔烃，也可以在碳链中间，称为内炔烃；叁键和双键共存时称为烯炔；只有大环分子（一般指 8 个碳原子以上）才有环炔烃，因为叁键为一直线型结构，小环和普通环中不存在。

二、结构

最简单的炔烃是乙炔，分子式为 C_2H_2。电子衍射光谱等物理方法测得乙炔是一直线分子，叁键键长 0. 120nm，C—H 键键长 0. 106nm，叁键与碳氢键间夹角为 180°（图 5 - 1）。

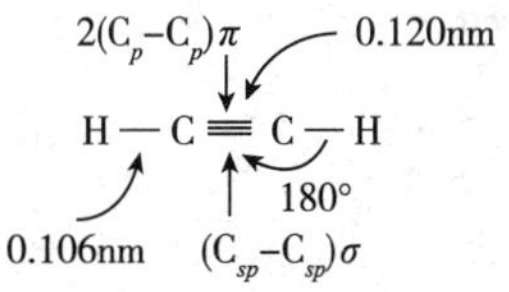

图 5 - 1　乙炔的结构

结构理论认为：乙炔分子中，碳原子为 *sp* 杂化，两个碳原子各以一个 *sp* 杂化轨道沿轴向互相重叠，形成 $\sigma_{C—C}$ 键，又各用一个 *sp* 杂化轨道分别与氢原子的 1*s* 轨道形成 $\sigma_{C—H}$ 键。未参加杂化的 *p* 轨道两两平行重叠，形成两个彼此相垂直的 π 键，如图 5 - 2 所示。实际上两 π 键的 π 电子云呈圆筒形对称分布在 σ 键的周围，如图 5 - 3 所示。

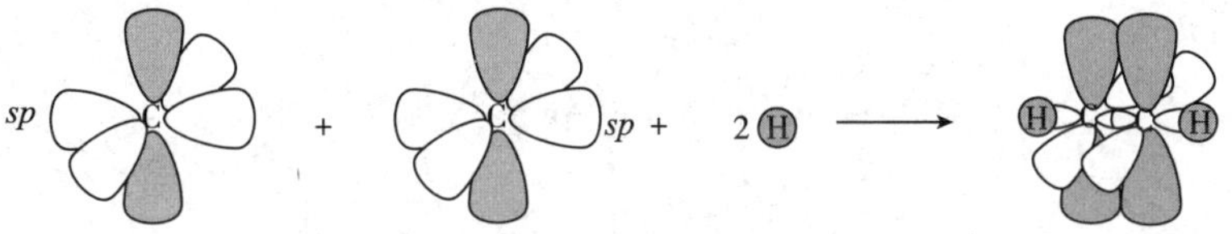

图 5 - 2　乙炔分子的形成

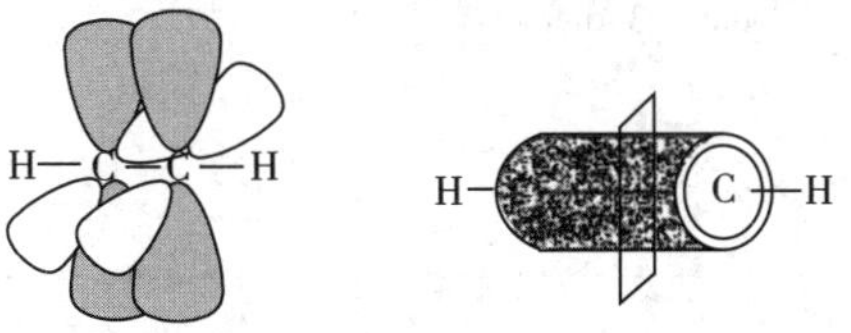

图 5 - 3　乙炔分子的 π 电子云

可见，叁键由一个 σ 键和两个 π 键组成，和碳碳双键相类似，也是不饱和键。

三、同分异构和命名

炔烃的异构是由于碳架不同或叁键位置不同而引起的。由于炔烃碳碳参键为直线型排列，因此炔烃没有顺反异构体，故炔烃同分异构体的数目比相应烯烃的要少。

炔烃的系统命名和烯烃相似，只需将“烯”字改为“炔”字。例如：

$HC\equiv CCH_2CH_2CH_2CH_3$

己-1-炔
hex-1-yne

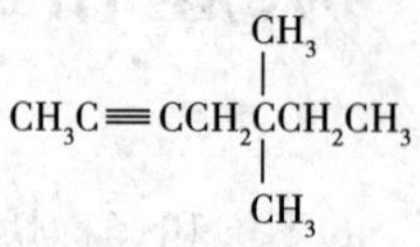

5,5-二甲基庚-2-炔
5,5-dimethylhept-2-yne

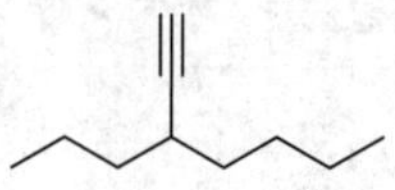

4-乙炔基辛烷
4-ethynyloctane

如分子中同时具有双键和叁键，选择最长的连续碳链（不取决于是否包含了所有的不饱和键）作为主链；若主链中包含不饱和键，则按照烯或炔进行命名。例如：

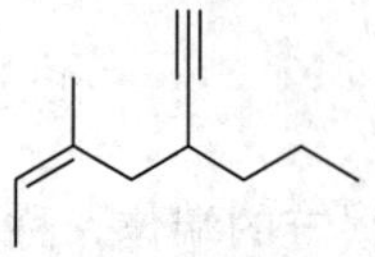

(*Z*)-5-乙炔基-3-甲基辛-2-烯
(*Z*)-5-ethynyl-3-methyloct-2-ene

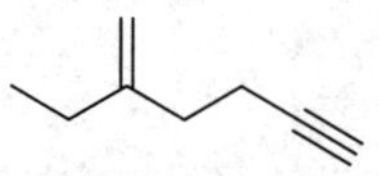

5-甲亚基庚-1-炔
5-methylidenehept-1-yne

若双键和叁键同时包含在主链中，编号时从靠近不饱和键一端开始，使不饱和键都有较低位次；有选择余地时，优先考虑双键位次最低；母体名称书写时烯在前，炔在后。例如：

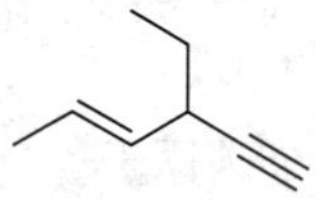

(*E*)-3-乙基己-4-烯-1-炔
(*E*)-3-ethylhex-4-en-1-yne

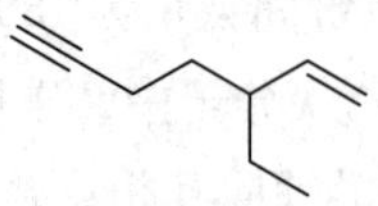

3-乙基庚-1-烯-6-炔
3-ethylhept-1-en-6-yne

一些炔烃和二烯烃是重要的化工原料和试剂（例如，乙炔和丁-1,3-二烯等）；有些药物分子中含有碳碳叁键（例如抗真菌药特比萘芬）。

$CH\equiv CH$

乙炔
ethyne

$CH_2=CH-CH=CH_2$

丁-1,3-二烯
buta-1,3-diene

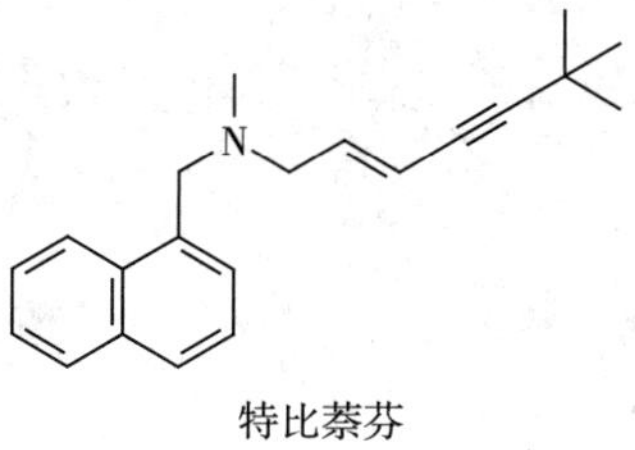

特比萘芬
terbinafene

练习题

5-1　写出分子式为 C_6H_{10} 炔烃的所有异构体。

5-2　写出下列化合物的名称或结构。

(1) 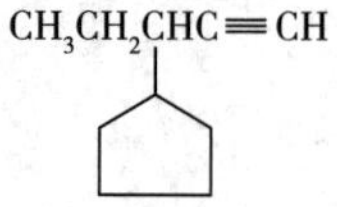

(2) 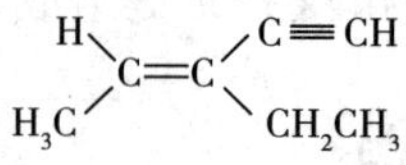

(3) 4-乙基庚-2-烯-5-炔　(4) 4-methylhex-2-yne

四、物理性质

常温下，$C_2 \sim C_4$的炔烃为气体，$C_5 \sim C_{15}$的炔烃为液体，C_{16}以上的炔烃为固体。炔烃和烷烃、烯烃相似，熔点和沸点都随相对分子质量的增加而升高，但由于炔键中 π 电子增多，同时炔键呈直线型结构，分子间较易靠近，分子间作用力略增大，其沸点、熔点、密度均比烷烃和烯烃略高。同碳数的炔烃，叁键在中间的比叁键在末端的沸点、熔点要高。炔烃在水中的溶解度很小，但易溶于有机溶剂。表 5－1 为常见炔烃的物理常数。

表 5－1 常见炔烃的物理常数

名称		结构式	熔点（℃）	沸点（℃）	密度（$g \cdot cm^{-3}$）
乙炔	ethyne	$HC \equiv CH$	－81.8	－75	0.6179（1）
丙炔	propyne	$HC \equiv CCH_3$	－101.5	23.3	0.6714（1）
丁－1－炔	but－1－yne	$HC \equiv CCH_2CH_3$	－122.5	8.6	0.6682（1）
丁－2－炔	but－2－yne	$CH_3C \equiv CCH_3$	－24	27	0.6937
戊－1－炔	pent－1－yne	$HC \equiv C(CH_2)_2CH_3$	－98	39.7	0.6950
戊－2－炔	pent－2－yne	$CH_3C \equiv CCH_2CH_3$	－101	55.5	0.7127
3－甲基丁－1－炔	3－methylbut－1－yne	$HC \equiv CCH(CH_3)_2$	－90	28	0.6650
己－1－炔	hex－1－yne	$HC \equiv C(CH_2)_3CH_3$	－124	71	0.7195
己－2－炔	hex－2－yne	$CH_3C \equiv C(CH_2)_2CH_3$	－92	84	0.7305
己－3－炔	hex－3－yne	$CH_3CH_2C \equiv CCH_2CH_3$	－51	82	0.7255
3,3－二甲基丁－1－炔	3,3－dimethylbut－1－yne	$HC \equiv CC(CH_3)_3$	－81	38	0.6686
庚－1－炔	hep－1－tyne	$HC \equiv C(CH_2)_4CH_3$	－80	100	0.7330
辛－1－炔	oct－1－yne	$HC \equiv C(CH_2)_5CH_3$	－70	126	0.7470
壬－1－炔	non－1－yne	$HC \equiv C(CH_2)_6CH_3$	－65	151	0.7630
癸－1－炔	dec－1－yne	$HC \equiv C(CH_2)_7CH_3$	－36	182	0.7700

五、化学性质

炔烃的官能团为碳碳叁键，“$C \equiv C$”中存在两个较弱的 π 键，因此和烯烃类似，亦可以发生加成、氧化、聚合等反应。不同的是“$C \equiv C$”中的碳原子为 *sp* 杂化，电负性增加，使得与三键碳原子相连的氢（俗称炔氢）具有弱酸性，可以和金属作用生成金属炔化物。

（一）炔氢的反应

与末端炔键碳直接相连的氢原子，表现出一定的弱酸性，与强碱或活性金属反应可形成金属化合物。例如：

$$HC \equiv CH + NaNH_2 \xrightarrow{\text{液 } NH_3} \underset{\text{乙炔一钠}}{HC \equiv C^- Na^+}$$

$$HC \equiv CH + Na \xrightarrow{110℃} HC \equiv CNa + H_2 \uparrow$$

乙炔一钠中氢还可以继续反应，生成乙炔二钠。

$$HC \equiv CH + 2Na \xrightarrow{190 \sim 200℃} NaC \equiv CNa + H_2 \uparrow$$

乙炔是一个很弱的酸，它的酸性比水和醇小得多，但比氨强。

	H_2O	CH_3CH_2OH	$HC \equiv CH$	NH_3
pK_a	15.7	～16	～25	35

乙炔的酸性比乙烯和乙烷的酸性强。

$$\text{酸性：}\quad HC\equiv CH \;>\; CH_2=CH_2 \;>\; CH_3CH_3$$
$$pK_a \quad \sim 25 \qquad \sim 45 \qquad \sim 50$$

乙炔、乙烯和乙烷的酸性次序可从其共轭碱的稳定性看出。三者失去一个质子后分别得到乙炔负离子、乙烯负离子和乙基负离子，这些负离子的一对电子处于不同杂化轨道中。由于构成叁键的碳为 *sp* 杂化，与其他杂化方式（sp^2、sp^3）相比，*sp* 杂化轨道中 *s* 成分占的比例大（1/2），电子离原子核近，核对电子的约束能力强，乙炔负离子有较高的稳定性。负离子越稳定，其碱性就越弱，而共轭酸的酸性就越强，故乙炔有较大的酸性。

负离子稳定性：$HC\equiv\bar{C} \;>\; CH_2=\bar{C}H \;>\; CH_3\bar{C}H_2$

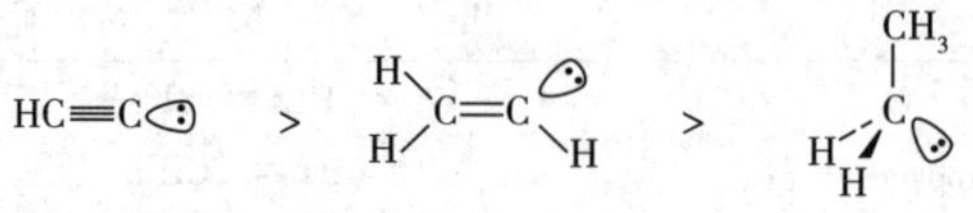

*s*成分　1/2　　1/3　　1/4

炔化钠分子中的碳负离子是很强的亲核试剂，在有机合成上是非常有用的中间体。例如：利用炔化钠与伯卤代烷反应可以由乙炔制备高级炔烃。

$$RC\equiv CH + NaNH_2 \xrightarrow{\text{液 }NH_3} RC\equiv CNa$$
$$RC\equiv CNa + RX \longrightarrow RC\equiv CR$$

炔氢也可以被一些重金属离子取代，生成不溶性的重金属炔化物，此反应较灵敏，现象明显，可用作末端炔烃的鉴别。例如，将乙炔通入硝酸银的氨溶液或氯化亚铜的氨溶液中，分别生成白色的乙炔银和砖红色的乙炔亚铜沉淀。

$$HC\equiv CH + 2\,[Ag(NH_3)_2]\,NO_3 \longrightarrow \underset{\text{乙炔银（白色）}}{AgC\equiv CAg\downarrow} + 2NH_3 + 2NH_4NO_3$$

$$HC\equiv CH + 2\,[Cu(NH_3)_2]\,Cl \longrightarrow \underset{\text{乙炔亚铜（砖红色）}}{CuC\equiv CCu\downarrow} + 2NH_3 + 2NH_4Cl$$

金属炔化物在干燥状态下易爆炸，不宜保存，生成后应及时用盐酸或硝酸等处理。

练习题

5-3　$R—C\equiv CH$ 能否与 NaOH、C_2H_5ONa 反应，并加以解释。

5-4　从含三个碳的烯和炔合成己-1-烯-4-炔。

5-5　用化学方法区别下列各组化合物。

（1）$CH_3CH_2C\equiv CH$，$CH_3C\equiv CCH_3$

（2）$CH_3CH_2C\equiv CH$，$CH_3(CH_2)_3CH=CH_2$，$CH_3CH_2CH_2CH_2CH_2CH_3$

（二）加成反应

1. 加氢与还原　炔烃在铂、钯、镍等过渡金属催化剂的存在下，可与氢气加成，首先生成烯烃；继续与氢气生成烷烃，该反应也称叁键的还原反应。

$$RC\equiv CR' \xrightarrow[H_2]{\text{Pt 或 Pd}} RCH=CHR' \xrightarrow[H_2]{\text{Pt 或 Pd}} RCH_2CH_2R'$$

采用一般的金属催化剂无法使反应停留在烯烃阶段。但是采用一些活性降低的特殊催化剂如林德拉（Lindlar）催化剂（$Pd+BaSO_4$/喹啉），可将反应控制在烯烃的阶段，且收率较高。例如：

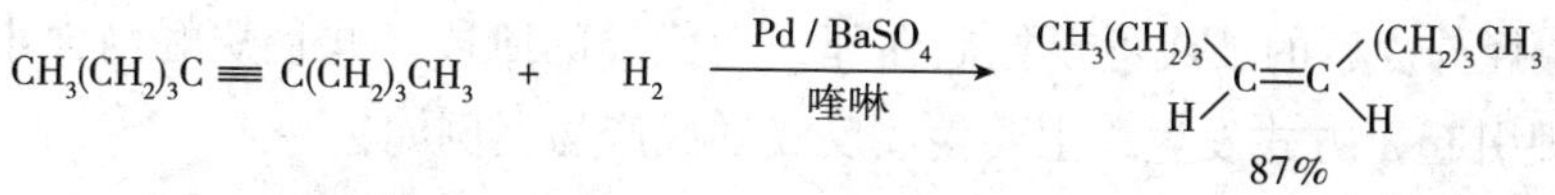

$$CH_3(CH_2)_3C \equiv C(CH_2)_3CH_3 + H_2 \xrightarrow[\text{喹啉}]{Pd/BaSO_4} \underset{H}{CH_3(CH_2)_3}C=C\underset{H}{(CH_2)_3CH_3}$$

87%

Lindlar 催化剂是将金属钯的细粉沉积在硫酸钡（或碳酸钙）上，再用醋酸铅或喹啉处理，以降低催化剂的活性。

催化氢化一般是按顺式发生，故产物为顺式烯烃。若用金属钠或锂在液氨（-33℃）中与炔反应，亦可得烯烃，但反应的立体化学与催化氢化不同，主要生成反式烯烃。例如：

$$n\text{-}C_4H_9C \equiv CC_4H_9\text{-}n \xrightarrow[\text{液氨}]{Na} \underset{H}{n\text{-}C_4H_9}C=C\underset{C_4H_9\text{-}n}{H}$$

80% ~ 90%

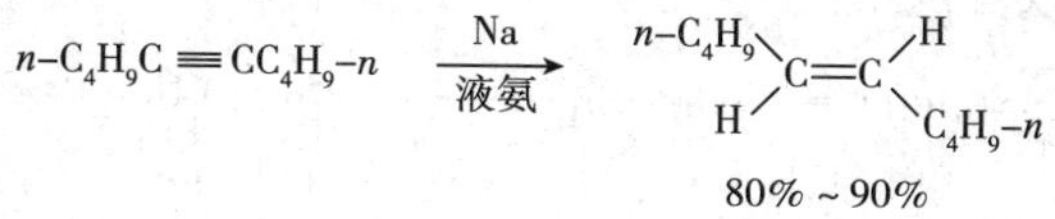

应用两种还原反应的立体化学，可以从炔烃制备顺式和反式烯烃。

$$n\text{-}C_3H_7C \equiv CCH_3$$

$$\xrightarrow[Pd/CaCO_3/\text{喹啉}]{H_2} \underset{H}{CH_3CH_2CH_2}C=C\underset{H}{CH_3}$$ cis-己-2-烯

$$\xrightarrow{Na/NH_3} \underset{CH_3CH_2CH_2}{H}C=C\underset{H}{CH_3}$$ trans-己-2-烯

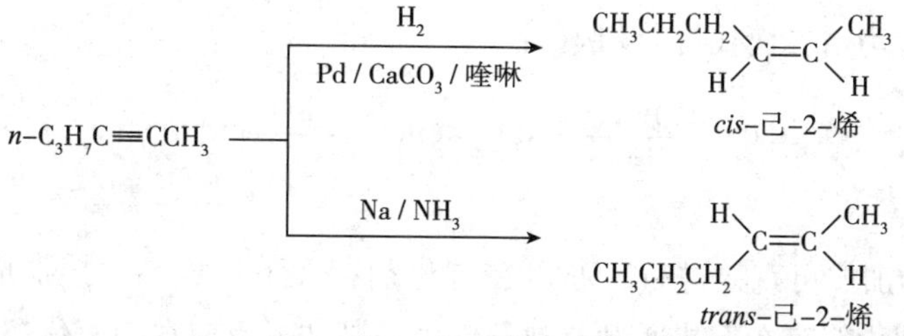

炔烃用金属钠或锂在液氨中的还原反应是通过炔键从金属钠获得两个电子、从氨分子中获得两个质子完成的。获得的第一个电子进入反键 π^* 轨道，形成一个自由基负离子，其碱性很强，从氨中夺取一个质子，转变为烯基自由基。烯基自由基再从钠中获得一个电子，被还原为烯基负离子。然后再从氨分子中得到一个质子，生成烯烃和氨负离子。由于反式烯基负离子比顺式的稳定，所以得反式烯烃。反应机理如下：

$$R-C \equiv C-R + Na \longrightarrow Na^+ + [R-\ddot{C}=\dot{C}-R]^-$$
自由基负离子

$$[R-\ddot{C}=\dot{C}-R]^- + NH_3 \longrightarrow NH_2^- + R-CH=\dot{C}-R$$
烯基自由基

$$R-CH=\dot{C}-R + Na \longrightarrow Na^+ + \underset{H}{R}C=C\underset{R}{\ddot{}}$$
烯基负离子（反式较稳定）

$$\underset{H}{R}C=C\underset{R}{\ddot{}} + NH_3 \longrightarrow NH_2^- + \underset{H}{R}C=C\underset{R}{H}$$

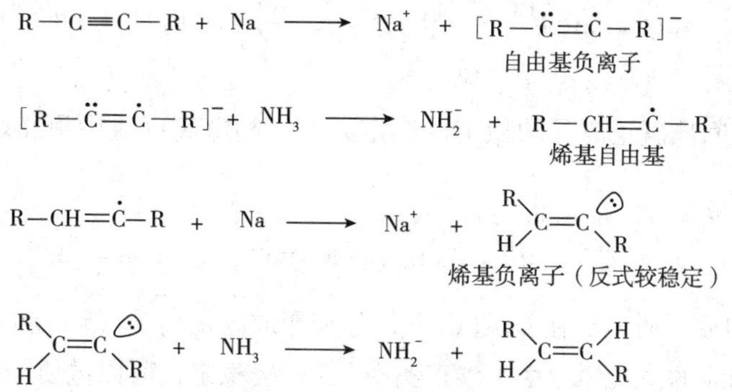

2. 与卤素及卤化氢加成　炔烃和烯烃相似，能与 X_2、HX 等亲电性试剂发生加成反应，而且也属于离子型亲电加成。只是由于构成叁键的碳原子为 sp 杂化，轨道的"s"成分增加（与 sp^2 杂化轨道相比），因而电子与 sp 杂化的碳原子结合得更为紧密。尽管叁键比双键多一对电子，也不易给出电子与亲电试剂结合，使得炔烃的亲电加成反应比烯烃要慢。

（1）与卤素加成　炔烃加卤素首先生成邻二卤代烯，再生成四卤代烷。如乙炔与溴的加成，先生成 1,2-二溴乙烯，进一步反应得 1,1,2,2-四溴乙烷。

$$HC \equiv CH \xrightarrow{Br_2} BrCH=CHBr \xrightarrow{Br_2} Br_2CHCHBr_2$$

Br_2 与炔烃的加成使溴水褪色，此反应可用于叁键的定性鉴别。

在邻二卤代烯分子中，两个双键碳原子上都连有吸电子的卤素，使其进一步加成比炔困难，所以炔烃与卤素的加成可以控制在邻二卤代烯的阶段。并且炔烃与卤素的加成按反式加成（机理引起）方式发生，主要生成反式加成产物。例如：

$$CH_3CH_2C \equiv CCH_2CH_3 + Br_2 \longrightarrow \underset{Br}{\overset{CH_3CH_2}{}}C = C\underset{CH_2CH_3}{\overset{Br}{}}$$

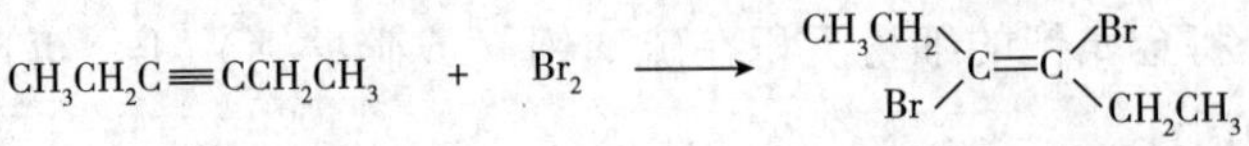

己-3-炔   (E)-3,4-二溴己-3-烯（90%）

由于叁键的亲电加成反应比双键慢，所以，分子中同时存在叁键和双键与卤素反应时，首先进行的是双键的加成。例如：

$$CH_2 = CHCH_2C \equiv CH + Br_2 \longrightarrow \underset{Br}{CH_2} - \underset{Br}{CH}CH_2C \equiv CH$$

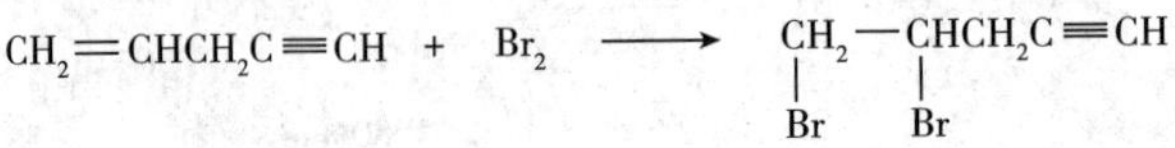

90%

（2）与卤化氢加成　炔烃和一分子 HX 加成，生成一卤代烯烃，进一步加成，形成同碳二卤代烷（也称为偕二卤代烷）。例如：

$$HC \equiv CH \xrightarrow[HgCl_2]{HCl} CH_2 = CHCl \xrightarrow{HCl} CH_3CHCl_2$$

氯乙烯   1,1-二氯乙烷

炔烃和 HX 的加成可直接进行，亦可在催化剂存在下加成。直接加成时一般只能得到偕二卤代烷，在催化剂存在下，通过控制条件可控制加成反应在一卤代烯的阶段。例如：

$$HC \equiv CH \xrightarrow[100 \sim 120℃]{HCl, HgCl_2} CH_2 = CHCl$$

产物氯乙烯为塑料工业的重要原料。

不对称炔烃和卤化氢加成时符合马氏规则。例如：

$$CH_3C \equiv CH \xrightarrow{HBr} \underset{Br}{CH_3C} = CH_2 \xrightarrow{HBr} CH_3 - \underset{Br}{\overset{Br}{C}} - CH_3$$

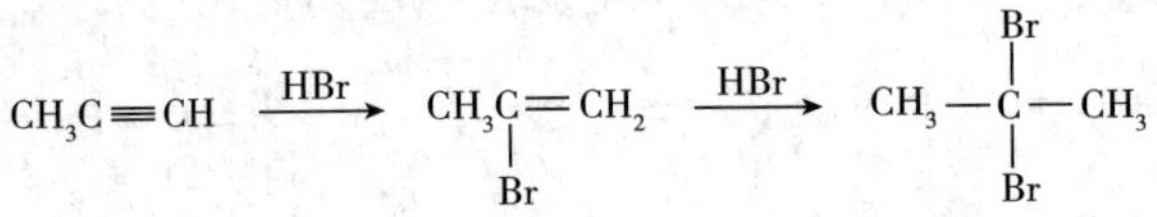

反应方向由中间体碳正离子的稳定性决定。在气相电离反应中测得碳正离子稳定性的顺序如下：

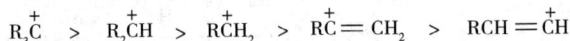

$$R_3\overset{+}{C} > R_2\overset{+}{CH} > R\overset{+}{CH_2} > R\overset{+}{C} = CH_2 > RCH = \overset{+}{CH}$$

丙炔与 HBr 加成，质子加在 C_1 和 C_2 上，分别形成碳正离子（1）和（2），它们与溴负离子反应，生成相应的溴代烯。由于碳正离子（1）较稳定，所以主要产物为 2-溴丙烯。

$$\overset{3}{CH_3}\overset{2}{C} \equiv \overset{1}{CH} \xrightarrow{H^+} \begin{cases} CH_3\overset{+}{C} = CH_2 \xrightarrow{Br^-} CH_3\underset{Br}{C} = CH_2 \\ \text{(1) 较稳定} \qquad\qquad \text{2-溴丙烯（主要产物）} \\ \\ CH_3CH = \overset{+}{CH} \xrightarrow{Br^-} CH_3CH = CHBr \\ \text{(2) 较不稳定} \qquad\qquad \text{1-溴丙烯} \end{cases}$$

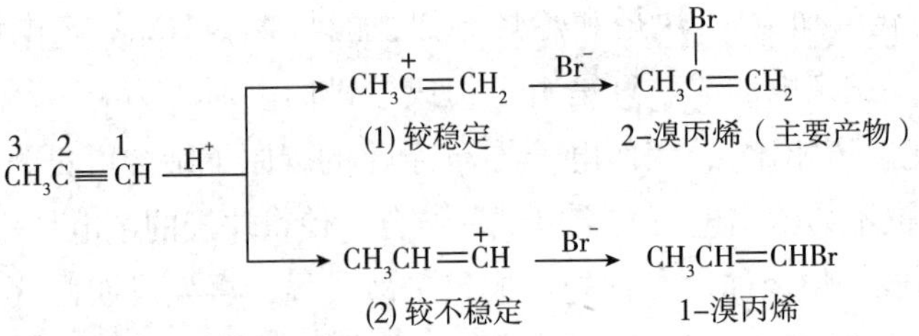

2-溴丙烯进一步反应时也可生成两种碳正离子（3）和（4），但在（3）中，由于溴原子的未共用电子对可离域到（见第五章第二节）碳正离子（中心碳）上以及两个甲基的供电子作用，使其较稳定，故主要产物为 2,2-二溴丙烷。

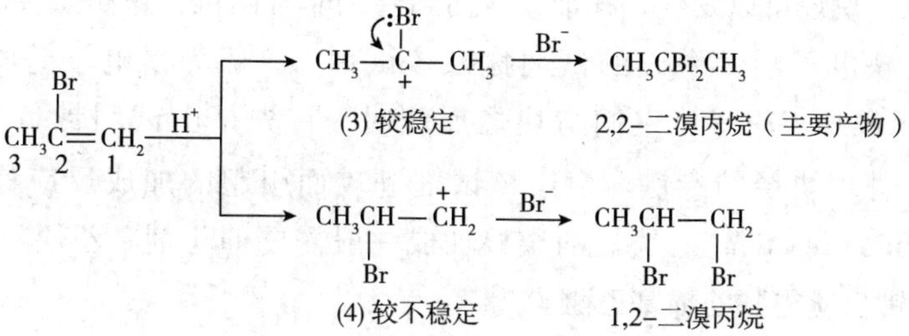

炔烃与 HX 的加成一般为反式加成。例如：

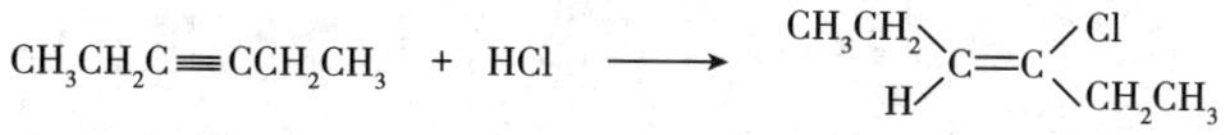

己–3–炔　　　　　　　　　　　　(*Z*)–3–氯己–3–烯 （97%）

炔烃与溴化氢加成时，也存在过氧化物效应。例如：

$$n\text{-}C_4H_9C\equiv CH \xrightarrow[\text{过氧化物}]{HBr} n\text{-}C_4H_9CH=CHBr$$

1–溴己–1–烯

3. 与水加成　乙炔在硫酸汞和硫酸的催化下与水反应，先生成乙烯醇，乙烯醇非常不稳定，立刻转变成稳定的乙醛。

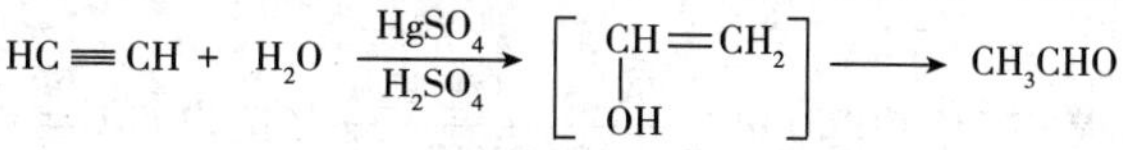

乙烯醇（不稳定）

羟基直接和双键碳原子相连的化合物称为烯醇（enol）。一般的烯醇极不稳定，一旦形成会很快转变成稳定的醛或酮（酮式），同样条件下，酮式也可以转变成烯醇式。

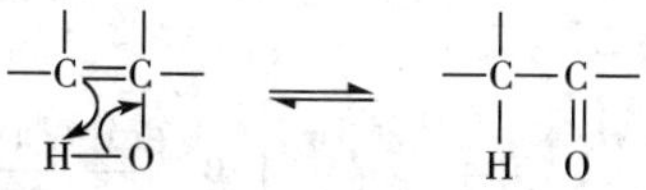

溶液中，烯醇式和酮式处于动态平衡，两者互为异构体，称为互变异构体（tautomer）。互变异构现象（tautomerism）将在第十一章讨论。

其他炔烃的水合反应符合马氏规则，所以只有乙炔水合生成醛，其他炔烃都生成酮。例如：

$$CH_3(CH_2)_5C\equiv CH + H_2O \xrightarrow[H_2SO_4]{HgSO_4} CH_3(CH_2)_5-\overset{\overset{\displaystyle O}{\|}}{C}-CH_3$$

辛–1–炔　　　　　　　　　　　辛–2–酮（91%）

炔烃的水合必须在二价汞（Hg^{2+}）盐的催化下才能顺利进行。此反应的机理尚不十分清楚，但不断有证据显示，中间体都含有汞。

练习题

5–6　写出下列化合物在硫酸汞和硫酸催化下水合的主要产物。

（1）$CH_3CH_2C\equiv CH$　　　　（2）$CH_3CH_2C\equiv CCH_2CH_3$

5–7　制备酮（1）和（2）选用哪一种炔烃较好？

（1）$CH_3COCH_2CH_2CH_3$　　　　（2）$CH_3CH_2COCH_2CH_2CH_3$

4. 亲核加成 炔烃可以发生亲核加成，而烯烃则非常困难，这是炔烃和烯烃的不同之处。倾向于进攻缺电子活性中心的试剂称亲核试剂，一般为富电子基团或负离子，如 RO^-Na、HCN、CH_3COOH 等。它们与炔烃反应时，首先是由试剂带负电部分如 CN^-、RO^-、CH_3COO^- 进攻炔烃的叁键。由亲核试剂进攻而引起的加成反应称亲核加成反应（nucleophilic addition reaction）。炔烃的亲核加成一般需要催化剂。乙炔在高温、高压下，于乙醇中和乙醇钾反应得到乙烯基乙醚。

$$HC\equiv CH + C_2H_5OK \xrightarrow[150\sim180℃,\ 0.1\sim1.5MPa]{C_2H_5OH} \underset{\text{乙烯基乙醚}}{CH_2=CH-O-C_2H_5}$$

反应机理如下：

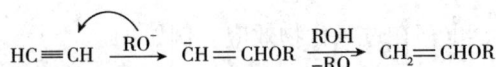

$$HC\equiv CH \xrightarrow{RO^-} \bar{C}H=CHOR \xrightarrow[-RO^-]{ROH} CH_2=CHOR$$

乙炔在氯化铵与氯化亚铜存在下，和氢氰酸反应得到丙烯腈（制造腈纶的单体）。

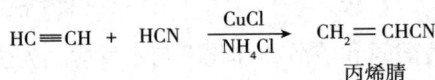

$$HC\equiv CH + HCN \xrightarrow[NH_4Cl]{CuCl} \underset{\text{丙烯腈}}{CH_2=CHCN}$$

乙炔和醋酸加成得醋酸乙烯酯。

$$HC\equiv CH + CH_3COOH \xrightarrow[170\sim210℃]{Zn(OAc)_2\text{/活性炭}} \underset{\text{醋酸乙烯酯}}{CH_3COOCH=CH_2}$$

醋酸乙烯酯是制备各种聚合物的原料，这种聚合物主要以胶乳形式用于乳胶漆。

5. 硼氢化反应 炔烃和烯烃类似，亦可发生硼氢化反应。反应所得的三烯基硼烷用醋酸处理生成顺式烯烃。

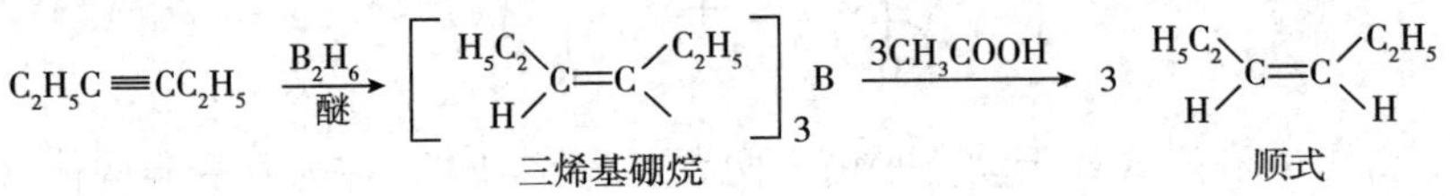

三烯基硼烷　　顺式

三烯基硼烷用碱性过氧化氢处理生成醛或酮。

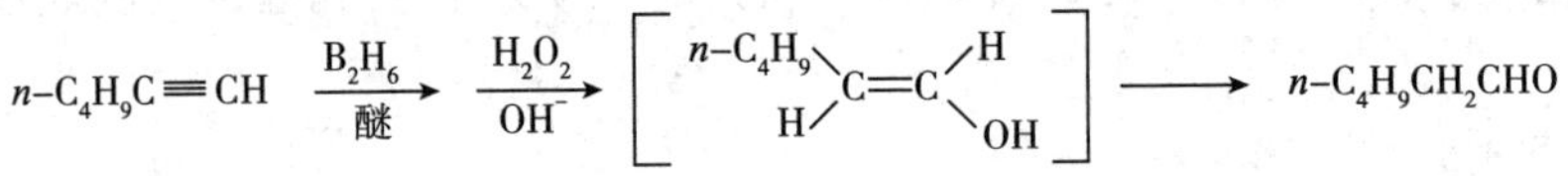

烯醇　　醛

（三）氧化反应

炔烃经高锰酸钾氧化，可发生碳碳叁键的断裂，一般"RC ≡ "部分氧化成羧酸，"≡ CH"部分氧化成 CO_2。例如：

$$CH_3CH_2C\equiv CH \xrightarrow[25℃]{KMnO_4/H_2O} \xrightarrow{H_3O^+} CH_3CH_2COOH + CO_2$$

$$CH_3CH_2CH_2C\equiv CCH_2CH_3 \xrightarrow[25℃]{KMnO_4/H_2O} \xrightarrow{H_3O^+} CH_3CH_2CH_2COOH + CH_3CH_2COOH$$

与烯烃的氧化一样，可由产物推测原炔烃的结构。

在温和条件下，用 $KMnO_4$ 水溶液氧化二取代炔烃，可以得到1,2-二酮。例如：

$$CH_3(CH_2)_7C\equiv C(CH_2)_7CH_3 \xrightarrow[pH=7.5]{KMnO_4/H_2O} CH_3(CH_2)_7\overset{O}{\overset{\|}{C}}-\overset{O}{\overset{\|}{C}}(CH_2)_7CH_3$$

炔烃用臭氧氧化、水解后也得到羧酸。例如：

$$CH_3CH_2CH_2CH_2C\equiv CH \xrightarrow[(2)\ H_2O]{(1)\ O_3} \underset{51\%}{CH_3CH_2CH_2CH_2COOH} + HCOOH$$

根据氧化产物羧酸的结构，也可推测炔烃的结构。

炔烃和 $KMnO_4$ 的反应，$KMnO_4$ 很快褪色，可用于炔烃的鉴别。

（四）乙炔的聚合

乙炔的聚合和烯烃不同，一般不聚合成多聚物。在一定条件下聚合成二聚体或三聚体等。

$$2HC\equiv CH \xrightarrow[NH_4Cl]{Cu_2Cl_2} CH_2=CHC\equiv CH \text{ 乙烯基乙炔}$$

$$3HC\equiv CH \xrightarrow{\text{高温}}$$ 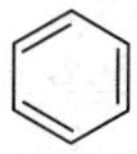 苯

第二节 二烯烃

一、分类和命名

（一）二烯烃的分类

分子中具有两个碳碳双键的烯烃，称为二烯烃（diene）。二烯烃中，根据两个双键的相对位置不同可分为以下三类。

（1）聚集二烯烃（cumulative diene） 两个双键共用一个碳原子，即双键聚集在一起，又称累积二烯烃。例如，$CH_2=C=CH_2$。

（2）共轭二烯烃（conjugated diene） 两个双键之间被一个单键隔开。例如，$CH_2=CH-CH=CH_2$。

（3）隔离二烯烃（isolated diene） 两个双键之间间隔两个或多个单键，又称孤立二烯烃。例如，$CH_2=CH-CH_2-CH=CH_2$。

在这三类二烯烃中，聚集二烯烃比较少见；隔离二烯烃中的两个双键间隔较远，相互间基本没有影响，各自表现简单烯烃的通性；共轭二烯烃中两双键之间相互影响的结果使其具有特殊的结构及独特的性质。

（二）二烯烃的命名

二烯烃的命名原则和单烯烃相似，也是选择最长的连续碳链作为主链。例如：

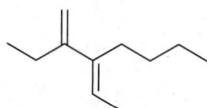

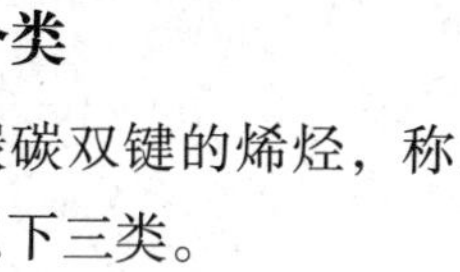

(*E*)-4-乙亚基-3-甲亚基辛烷
(*E*)-4-ethylidene-3-methylzdeneoctane

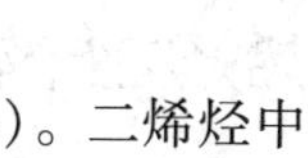

4-甲亚基己-1-烯
4-methylidenehex-1-ene

当两个双键都包含在主链之中时，母体名称则为“某二烯”；从距双键近的一端开始编号，将两个双键位次的最小值写在母体名称的前面。例如：

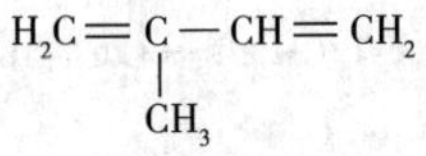

2-甲基丁-1,3-二烯
2-methylbuta-1,3-diene

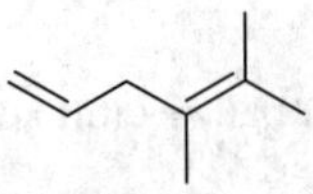

4,5-二甲基己-1,4-二烯
4,5-dimethylhexa-1,4-diene

具有顺反异构体的二烯烃及多烯烃，需要标明其构型。例如：

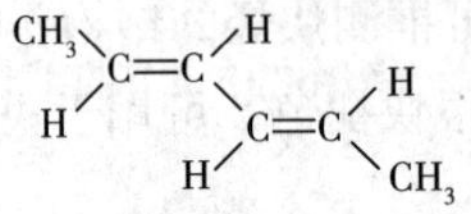

(2*E*,4*E*)-己-2,4-二烯
(2*E*,4*E*)-hex-2,4-diene

围绕共轭双键间的单键旋转，可产生两种平面型（指两个双键共平面）构象。在命名时，可用 *S*-顺和 *S*-反表示。例如：

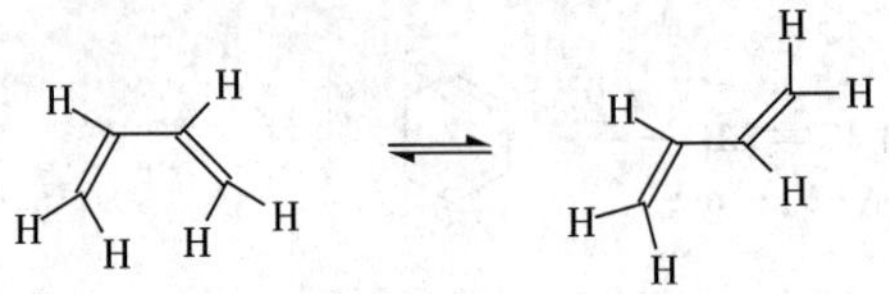

S-顺-丁-1,3-二烯　　*S*-反-丁-1,3-二烯
S-*cis*-buta-1,3-diene　　*S*-*trans*-buta-1,3-diene

名称中“*S*”取自英语“单键”（single bond）中的第一个字母。应注意它们不是双键的顺反异构体，而是围绕单键旋转的构象异构。*S*-顺表示两个双键位于 $C_2 \sim C_3$ 单键的同侧；*S*-反表示两个双键位于 $C_2 \sim C_3$ 单键的异侧。室温下 *S*-反式构象占优势。

二、共轭二烯烃的结构

（一）共轭二烯烃的特性

1. 键长平均化　以丁-1,3-二烯为例。

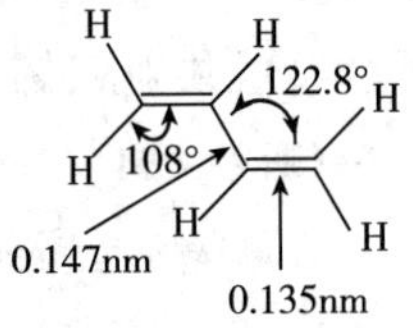

可见：丁-1,3-二烯分子中 C_1 和 C_2，C_3 和 C_4 之间的键长较乙烯中的双键键长（0.134nm）略长；C_2 和 C_3 间的键长较乙烷中“C—C”键键长（0.154nm）明显缩短，即键长发生了平均化。说明丁-1,3-二烯分子中不存在典型的单键和双键，特别是 C_2 和 C_3 间具有部分双键的性质。

2. 分子的稳定性　烯烃的稳定性可以从它们的氢化热值反映出来，氢化热大，表明分子内能高，分子稳定性小；反之，分子稳定性大。表 5-2 是几个烯烃的氢化热值。

表 5-2　烯烃的氢化热

化合物	分子的氢化热（$kJ \cdot mol^{-1}$）	平均每个双键的氢化热（$kJ \cdot mol^{-1}$）
$CH_3CH=CH_2$	125.2	125.2
$CH_3CH_2CH=CH_2$	126.8	126.8
$CH_2=CH-CH=CH_2$	238.9	119.5
$CH_3CH_2CH_2CH=CH_2$	125.9	125.9
$CH_2=CHCH_2CH=CH_2$	254.4	127.2
$CH_2=CH-CH=CHCH_3$	226.4	113.2

从表中的数据可以看出，孤立二烯烃的氢化热约为单烯烃氢化热的两倍，因此，孤立二烯烃中的两个双键可以看作是各自独立地起作用。共轭二烯烃的氢化热比孤立二烯烃的氢化热低，说明共轭二烯烃比孤立二烯烃稳定。

共轭二烯烃的特性（键长平均化、高稳定性等）是由特殊结构所引起。近代结构理论对共轭二烯烃的结构作出了合理的解释。

（二）$\pi-\pi$ 共轭

在丁-1,3-二烯分子中，四个碳原子均为 sp^2 杂化，相邻碳原子之间均以 sp^2 杂化轨道沿轴向重叠形成 3 个 σ_{C-C} 键，其余的 sp^2 杂化轨道分别与氢原子的 1s 轨道形成 6 个 σ_{C-H} 键，分子中所有 σ 键都处于同一平面。每个碳原子上未杂化的 p 轨道都垂直于该平面，相互平行，这样，四个 p 轨道之间彼此侧面重叠，形成一个以 4 个碳原子为中心，包含 4 个 p 轨道的大 π 键，称为共轭大 π 键（conjugated π bond）。如图 5-4 所示。

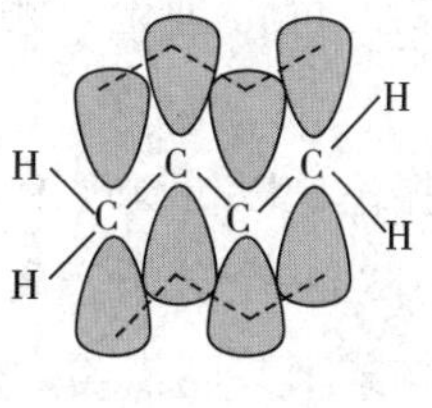

图 5-4　丁-1,3-二烯的大 π 键

共轭 π 键中，所有的 π 电子在整个共轭体系中运动，π 电子扩大到更大区域的这种运动称为离域（delocalization）。π 电子离域使分子中电子云密度分布趋向于平均化，表现在键长平均化；π 电子离域使整个体系电荷分散，导致内能降低，分子稳定性增加。丁-1,3-二烯中 π 电子的离域现象也可以用分子轨道理论及共振论加以说明。

（三）分子轨道理论的解释

分子轨道理论认为：丁-1,3-二烯分子中不存在孤立的 π 键，而是 4 个 p 轨道线性组合形成 4 个 π 分子轨道 π_1、π_2、π_3^* 和 π_4^*（图 5-5）。

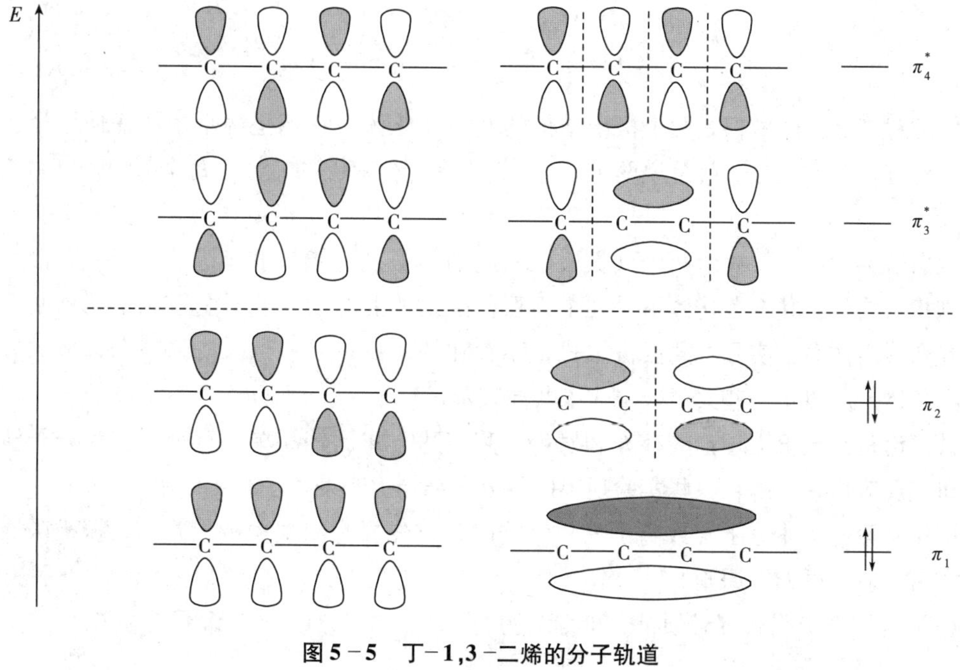

图 5-5　丁-1,3-二烯的分子轨道

在 4 个分子轨道中，除碳原子所在平面的节面外，π_1 没有节面，π_2、π_3^* 和 π_4^* 分别有一个、二个和三个节面，节面处表示两 p 轨道的位相不同，电子云密度分布为零，所以，分子轨道的节面越多，能级越高。π_1、π_2 的能级低于原子轨道，为成键轨道；π_3^*、π_4^* 的能级高于原子轨道，为反键轨道。在基态下 4 个 π 电子填充在两个成键轨道中，它们在这两个成键轨道中围绕4个原子核运动。在成键轨道π_1中，C_2和C_3间有成键电子分布；但在π_2中，C_2和C_3间成键电子的分布为零。所以，C_2和C_3间有部分双键的特征，使键长缩短。

（四）共振论的解释

1. 共振论简介 在20世纪30年代初，由于采用经典价键理论在解释苯等分子结构出现了键长平均化等实验事实遇到了困难，美国化学家鲍林（Linus Carl Pauling，1901～1994）于1931年以价键理论为基础，提出了共振论，对价键理论作出了合理的补充，成为一种重要的价键理论。鲍林因为在化学键理论等方面的贡献，获得了1954年诺贝尔化学奖。

共振论是以价键理论为基础，用来描述有机分子中的电子离域等现象。其要点如下。

（1）当一个分子、离子或自由基的真实结构不能用一个价键结构式描述时，可用几个经典结构式来共同描述，它的真实结构是这些经典结构式的共振杂化体，这些经典结构式称为参与结构式，或共振极限式。

（2）每一个共振极限式对共振杂化体的贡献大小取决于该共振极限式的相对稳定性，越稳定的共振极限式对共振杂化体的贡献就越大。共振杂化体比任何一个共振极限式都稳定。

例如，在醋酸根中，两个C—O键的键长相等，负电荷也不是固定在哪一个氧原子上，用下面两个价键结构中的任何一个都不能准确表示其结构：

在这种情况下可以采用共振式：

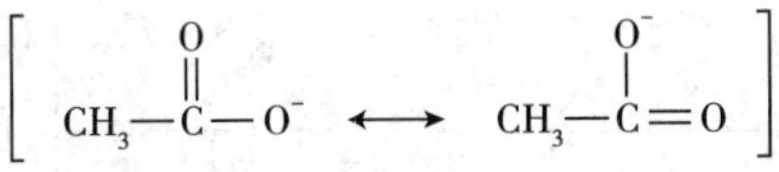

它的意义是：醋酸根是两个极限结构的共振杂化体，它不是两个中的任何一个，但与每一个都有相似的地方。就是说两个C—O键都有部分双键的特性，每个氧原子都带有部分负电荷。

双向箭头“$\longleftrightarrow$”表示两个共振极限式间的共振，不能与平衡符号“$\rightleftharpoons$”混淆。还应特别指出的是：共振杂化体不是几个共振极限式的混合物，也不能看成是几种共振极限式的互变平衡体系；实际上共振极限式是不存在的，只是目前尚未找到一个合适的方法来表示杂化体，所以用一些共振极限式来共同表示。

共振论是经典价键理论的补充和发展，其表达方式比较简单、直观。它和分子轨道理论在研究反应机理、解释一些实验现象以及分子结构上都发挥了重要作用。

应用共振论描述分子（或离子等）结构时，首先要写出共振极限式。共振极限式不能随意书写，应遵循如下原则。

（1）各共振极限式都必须符合价键结构的要求。如丁-1,3-二烯不能写成：

$$CH_2=CH=CH-\overset{+}{C}H_2$$

（2）共振极限式中原子核的排列要相同，不同的仅是电子排布。例如，乙烯醇和乙醛间就不是共振关系，两者氢原子的位置发生了变化。

$$CH_2=CH-OH \rightleftharpoons CH_3-CHO$$

（3）各共振极限式中配对的电子或未配对的电子数目应是相等的。例如：

$$[CH_2=CH-\dot{C}H_2 \longleftrightarrow \dot{C}H_2-CH=CH_2]$$

$$[CH_2=CH-\dot{C}H_2 \not\longleftrightarrow \dot{C}H_2-\dot{C}H-\dot{C}H_2]$$

（4）中性分子也可表示为电荷分离式，但电子的转移要与原子的电负性吻合，即负电荷在电负性较大的原子上。例如：

$$[CH_2=CH-CH=O] \longleftrightarrow \overset{+}{C}H_2-CH=CH-O^-$$

有的化合物可以写出相当多的共振极限式，甚至难以写完全。实际上也没有必要把所有可能共振极限式都写出来，只要将对分子结构和性质有较大贡献的重要共振极限式写出来即可。判断每一个共振极限式对共振杂化体贡献大小时，可以把它们看作真实分子，从其结构推测它们的相对稳定性，稳定性越大，对共振杂化体的贡献就越大。从结构判断几个共振极限式的相对稳定性有如下原则。

（1）满足八隅体的共振极限式比未满足的稳定。例如：

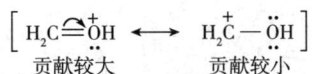

$$\left[\underset{\text{贡献较大}}{H_2C=\overset{+}{\ddot{O}}H} \longleftrightarrow \underset{\text{贡献较小}}{H_2\overset{+}{C}-\ddot{O}H}\right]$$

（2）没有正负电荷分离共振的共振极限式比电荷分离的共振极限式稳定。例如：

$$\left[\underset{\text{贡献较大}}{CH_2=CH-CH=CH_2} \longleftrightarrow \underset{\text{贡献较小}}{\overset{+}{C}H_2-CH=CH-\overset{-}{C}H_2}\right]$$

（3）如参与共振的共振极限式具有相同的能量，则由它们组成的共振杂化体特别稳定。例如：

$$[\dot{C}H_2-CH=CH_2 \longleftrightarrow CH_2=CH-\dot{C}H_2]$$

（4）参与共振的共振极限式越多，共振杂化体就越稳定。

2. 丁-1,3-二烯的共振式　根据共振论，丁-1,3-二烯的真实结构为下列共振极限式的共振杂化体。

$$\left[\underset{(1)}{CH_2=CH-CH=CH_2} \longleftrightarrow \underset{(2)}{\overset{+}{C}H_2-CH=CH-\overset{-}{C}H_2} \longleftrightarrow \underset{(3)}{\overset{-}{C}H_2-CH=CH-\overset{+}{C}H_2}\right.$$

$$\left.\longleftrightarrow \underset{(4)}{CH_2=CH-\overset{-}{C}H-\overset{+}{C}H_2} \longleftrightarrow \underset{(5)}{CH_2=CH-\overset{+}{C}H-\overset{-}{C}H_2}\right]$$

这些共振极限式能反应出丁-1,3-二烯分子中 π 电子的离域和 C_2 和 C_3 间有部分双键特征，其中共振极限式（1）最稳定，对真实结构贡献最大，与真实结构最接近。因此，平时用（1）式表示丁-1,3-二烯。

练习题

5-8　下列各对共振极限式中哪一个较稳定？

（1）$$\left[H-\overset{\overset{\large O}{\|}}{C}-\overset{-}{C}H_2 \longleftrightarrow H-\overset{\overset{\large O^-}{|}}{C}=CH_2\right]$$

（2）$$[CH_2=CH-\ddot{O}-CH_2CH_3 \longleftrightarrow \overset{-}{C}H_2-CH=\overset{+}{\ddot{O}}-CH_2CH_3]$$

5-9 下列各式中，哪些式子是错误的？为什么？

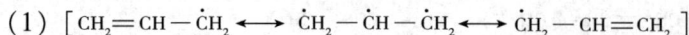

(1) $[CH_2=CH-\dot{C}H_2 \longleftrightarrow \dot{C}H_2-\dot{C}H-\dot{C}H_2 \longleftrightarrow \dot{C}H_2-CH=CH_2]$

(2) $[CH_2=CH-\overset{+}{C}H_2 \longleftrightarrow \overset{CH_2-\overset{+}{C}H}{\underset{CH_2}{\diagdown\diagup}} \longleftrightarrow \overset{+}{C}H_2-CH=CH_2]$ 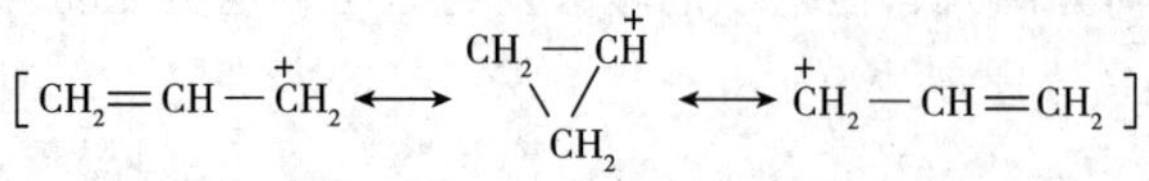

(3) $[CH_2=CH-\overset{\overset{O}{\|}}{C}-CH_3 \longleftrightarrow CH_2=CH-\overset{\overset{OH}{|}}{C}=CH_2 \longleftrightarrow \overset{+}{C}H_2-CH=\overset{\overset{O^-}{|}}{C}-CH_3]$ 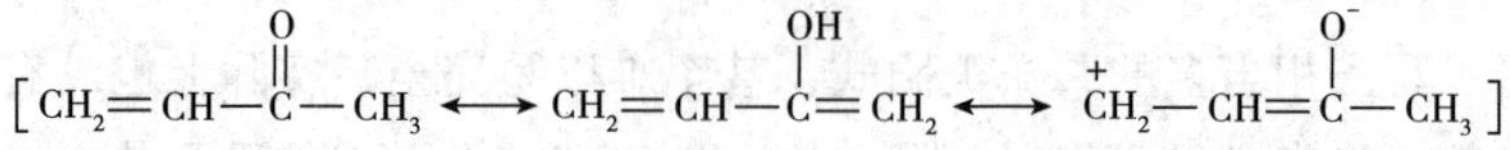

三、共轭二烯烃的反应

共轭二烯烃的化学性质和单烯烃相似，可发生加成、氧化等反应。但是由于两个双键的共轭，使它在发生这些反应时表现出特殊性。

（一）亲电加成

1. 1,2-加成反应和1,4-加成反应 隔离二烯烃和单烯烃一样，可以和卤素、卤化氢等亲电性试剂发生加成，且也是离子型亲电加成。例如，戊-1,4-二烯与等摩尔液溴反应，只生成一种产物。

$$CH_2=CHCH_2CH=CH_2 + Br_2 \longrightarrow \underset{\underset{Br}{|}}{CH_2}-\underset{\underset{Br}{|}}{CH}CH_2CH=CH_2$$

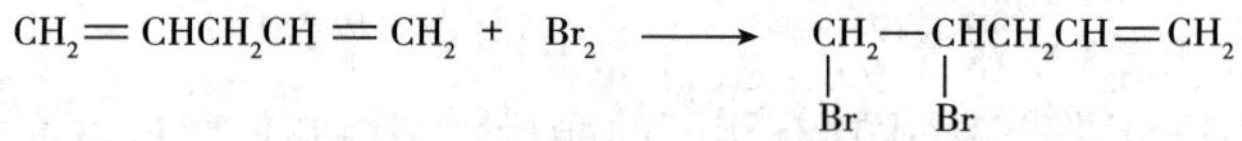

但共轭二烯烃的亲电加成，有两种加成方式，可生成两种加成产物。例如，丁-1,3-二烯与等摩尔液溴反应可得到以下两种产物。

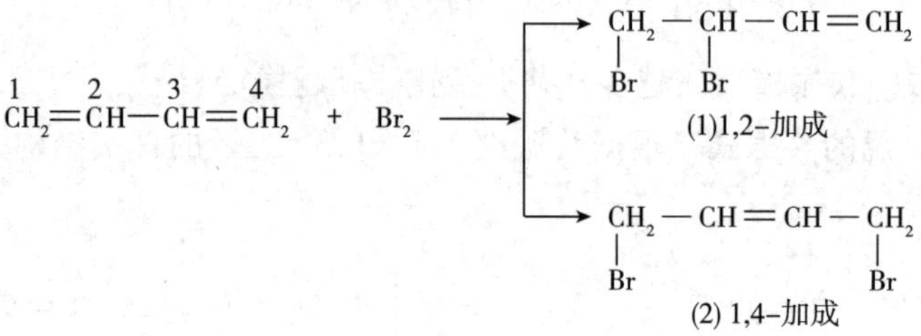

$$\overset{1}{CH_2}=\overset{2}{CH}-\overset{3}{CH}=\overset{4}{CH_2} + Br_2 \longrightarrow$$

$$\underset{\underset{Br}{|}}{CH_2}-\underset{\underset{Br}{|}}{CH}-CH=CH_2$$
(1)1,2-加成

$$\underset{\underset{Br}{|}}{CH_2}-CH=CH-\underset{\underset{Br}{|}}{CH_2}$$
(2) 1,4-加成

产物（1）是溴原子分别加在C_1，C_2上的产物，称1,2-加成；产物（2）是溴原子分别加在C_1，C_4上的产物，称1,4-加成。共轭二烯烃与其他亲电性试剂加成时，也是既可发生1,2-加成，也可发生1,4-加成。例如：

$$\overset{1}{CH_2}=\overset{2}{CH}-\overset{3}{CH}=\overset{4}{CH_2} + HCl \xrightarrow{-80℃} CH_3\underset{\underset{Cl}{|}}{CH}CH=CH_2 + CH_3CH=CHCH_2\underset{\underset{Cl}{|}}{}$$

$$78\% \qquad\qquad 22\%$$

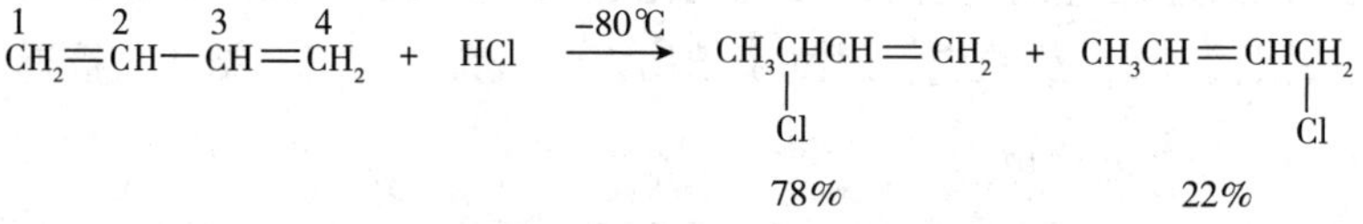

1,2-加成和1,4-加成总是在反应中同时发生，这是共轭烯烃的共同特征。这一特征是由其特殊结构引起的，可从反应机理加以解释。

2. 反应机理 以丁-1,3-二烯和氯化氢的加成为例讨论其反应机理，反应分两步进行。
第一步：质子加到共轭体系一端的碳上，产生碳正离子。

$$\underset{4}{CH_2}=\underset{3}{CH}-\underset{2}{CH}=\underset{1}{CH_2} \xrightarrow{H-Cl} \underset{4}{CH_2}=\underset{3}{CH}-\underset{2}{\overset{+}{CH}}-\underset{1}{CH_3} + Cl^-$$

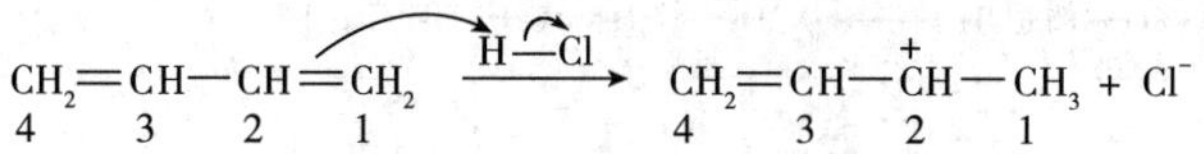

烯丙基型碳正离子
较稳定

该碳正离子是烯丙基型碳正离子，其中存在 $p-\pi$ 共轭。正电荷在整个共轭体系中分布，使碳正离子趋于稳定。

该碳正离子也可用以下两个共振极限式组成的共轭杂化体表示。

$$\left[CH_2{=}CH{-}\overset{+}{C}H{-}CH_3 \longleftrightarrow \overset{+}{C}H_2{-}CH{=}CH{-}CH_3\right] \equiv \underset{4}{\overset{\delta^+}{CH_2}} \overset{...}{=} \underset{3}{CH} \overset{...}{=} \underset{2}{\overset{\delta^+}{CH}} - \underset{1}{CH_3}$$

从上式看出，正电荷主要分布在 C_2 和 C_4 上。

第二步：氯负离子与碳正离子结合生成产物。氯负离子如果进攻 C_2，生成1,2-加成产物；如果进攻 C_4 则生成1,4-加成产物。

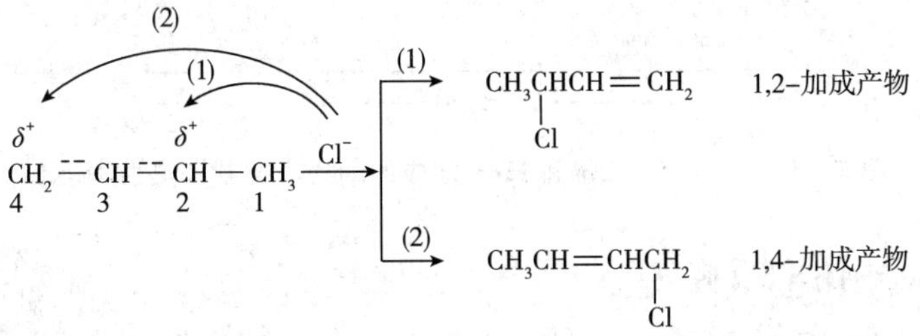

所以，共轭二烯烃加成时有1,2-加成和1,4-加成两种加成方式，是由其特殊结构所引起的必然结果。

练习题

5-10　写出2-甲基己-1,4-二烯、2-甲基己-1,3-二烯分别与1mol HBr反应的产物，并给以解释。

3. 热力学控制和动力学控制　共轭二烯烃加成时，1,2-加成产物和1,4-加成产物的相对比例受多种因素的影响，如：二烯烃的结构、反应温度、所选溶剂、产物稳定性等等。就温度而言，一般在较高的温度下以1,4-加成为主，在较低的温度下以1,2-加成为主。例如：

$$CH_2{=}CH{-}CH{=}CH_2 + HBr \longrightarrow CH_3{-}\underset{Br}{\underset{|}{CH}}{-}CH{=}CH_2 + CH_3{-}CH{=}CH{-}\underset{Br}{\underset{|}{CH_2}}$$

	1,2-加成产物	1,4-加成产物
-80℃	80%	20%
40℃	20%	80%

对于上述结果，共振论认为：丁-1,3-二烯和HBr加成的第一步生成的碳正离子可用以下共振式表示：

$$\left[\underset{(1)}{CH_3{-}\overset{+}{C}H{-}CH{=}CH_2} \longleftrightarrow \underset{(2)}{CH_3{-}CH{=}CH{-}\overset{+}{C}H_2}\right]$$

由于共振极限式（1）比（2）稳定，对共振杂化体贡献大，在共振杂化体中，C_2 比 C_4 上容纳的正电荷多一些，因此 C_2 比 C_4 易接受 Br^- 的进攻，发生1,2-加成所需的活化能较小，反应速度比1,4-加成快。

但是1,4-加成产物比1,2-加成产物稳定（图5-6）。所以，从产物稳定性的角度考虑，有利于1,4-加成。

共轭二烯烃在较低温度（-80℃）下反应，以1,2-加成产物为主，产物的比例是由反应速度决定的，称动力学控制；在较高温度（40℃）下反应，以1,4-加成产物为主，产物的比例是由产物的稳定性决定的，称热力学控制。反应过程的能量变化如图5-6所示。

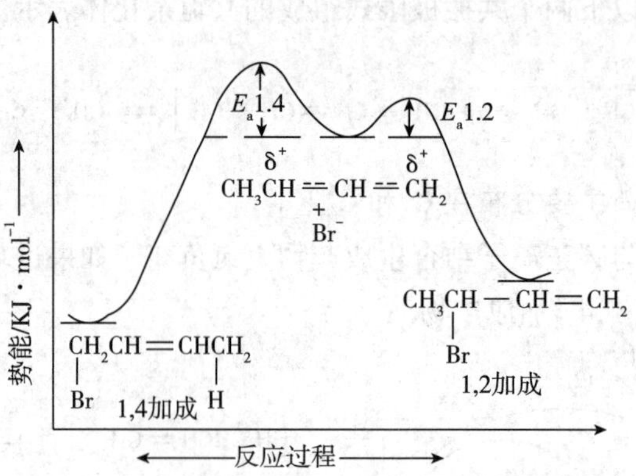

图5-6　丁-1,3-二烯和HBr加成的动力学控制和热力学控制

（二）狄尔斯-阿尔德反应

共轭二烯烃与含活泼烯键或炔键（烯键或炔键碳原子上有—CHO、—COR、—COOR、—CN、$—NO_2$等吸电子基）的化合物反应，生成含六元环的化合物。例如：

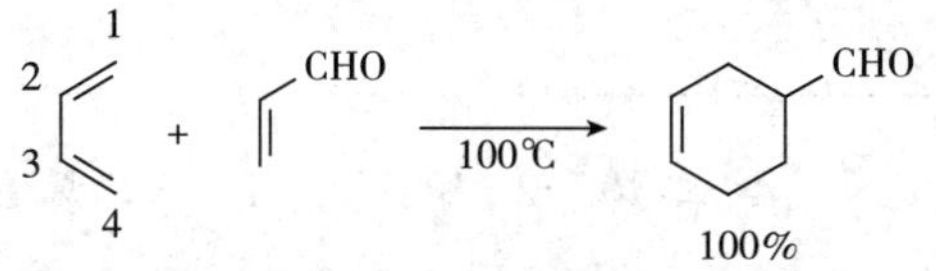

反应中，丁-1,3-二烯以C_1、C_4与丙烯醛分子中的双键碳原子成环，在C_2、C_3间生成新的双键。该反应称狄尔斯-阿尔德（Diels-Alder）反应又称双烯合成（diene synthesis）。反应中，共轭二烯烃称为双烯体，与双烯体环化加成的化合物称为亲双烯体（dienophiles）。乙烯也可作为亲双烯体，但反应条件要求苛刻，且收率较低。

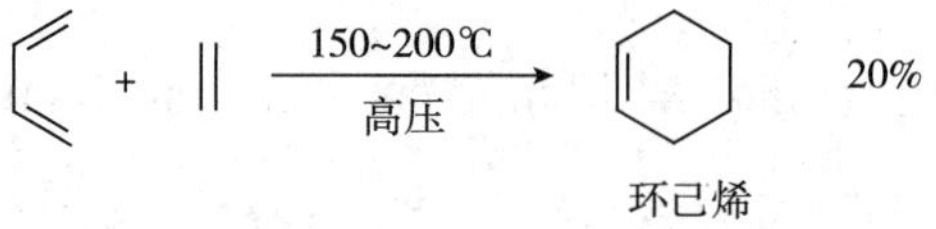

改变双烯体和亲双烯体的结构，可以得到多种类型的化合物。此反应将在第十一章中进一步讨论。

练习题

5-11　下列双烯体哪些能进行Diels-Alder反应？哪些不能？为什么？

（1）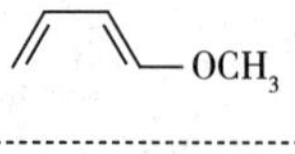

（2）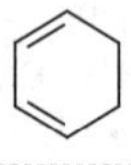
（3）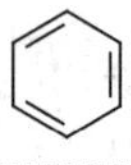

四、聚集二烯烃

聚集二烯烃又称累积二烯烃，最简单的聚集二烯烃是丙二烯。丙二烯分子的中间碳原子为*sp*杂化，三个碳原子在一条直线上，两端碳为sp^2杂化，这两个碳的*p*轨道分别与中间碳原子上两个互相垂直的*p*轨道重叠，形成两个互相垂直的π键，两个末端亚甲基位于互相垂直的平面上，图5-7为丙二烯轨道结构的示意图。

扫码“看一看”

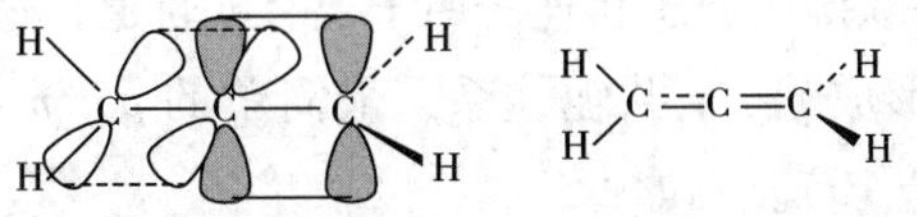

图 5-7　丙二烯分子中轨道结构的示意图

1878 年霍夫曼就预言，不对称取代的丙二烯衍生物中，丙二烯的两端碳原子各自连有不同取代基的化合物有一对对映异构体。

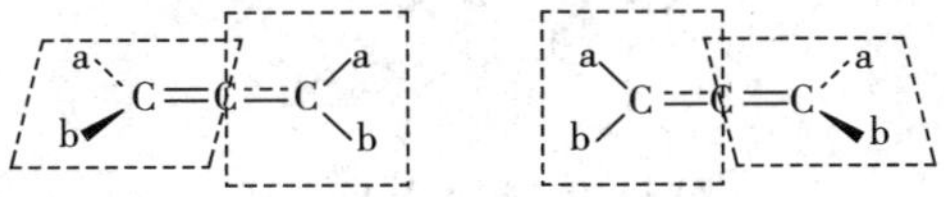

但这一预言在 60 年后才被实验证实，第一个合成的具有光活性的丙二烯型化合物为 1，3-二苯基-1，3-二-α-萘基丙-1，2-二烯。

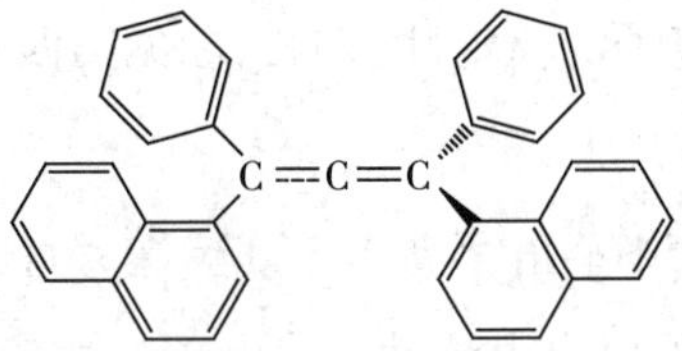

在这类化合物中，两个互相垂直的平面使分子没有对称中心和对称面。两个 Cab（指丙二烯的 C_1 和 C_3）绕"C—C—C"键轴的排列是不对称的，称其为手性轴（chiral axis）。聚集二烯烃较不稳定，具有这种碳架的化合物不多。

五、共轭体系和共轭作用小结

（一）共轭体系

在共轭二烯烃中，单双键交替出现的体系称为共轭体系（conjugated system）。共轭现象是有机分子中普遍存在的一种现象。但是，共轭不是任意的，要形成共轭体系必须满足一定的条件。

（1）形成共轭体系的所有原子必须在同一平面上；

（2）必须有可以平行重叠的 p 轨道；

（3）必须有一定数目的供成键电子。

共轭体系大体上可分为三类。

1. π-π 共轭体系　在有机分子中，凡双键、单键交替排列的结构都属此类。形成 π-π 共轭体系的双键可以是多个，形成双键的原子也不限于碳原子。丁-1，3-二烯是最典型的例子，下列例子中虚线框内部分即是分子的 π-π 共轭体系。

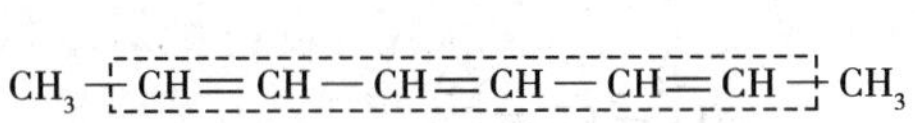

辛-2,4,6-三烯

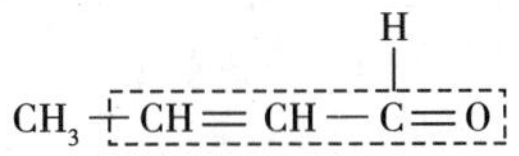

丁-2-烯醛

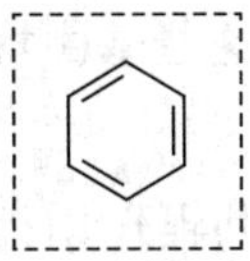

苯

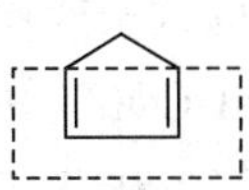

环戊-1,3-二烯

2. $p-\pi$ 共轭体系 与双键碳原子相连的原子上有 p 轨道，这个 p 轨道与双键的 π 轨道平行并发生侧面重叠，则形成 $p-\pi$ 共轭体系，最简单的 $p-\pi$ 共轭体系由三个原子组成（图 5－8、图 5－9 和图 5－10）。例如：

$CH_2{=}CH{-}\overset{+}{C}H_2$

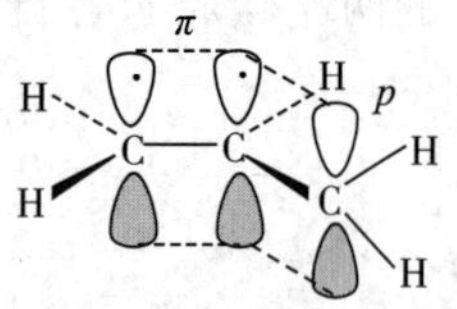

图 5－8 烯丙基碳正离子

（缺电子共轭体系）

$CH_2{=}CH{-}\dot{C}H_2$

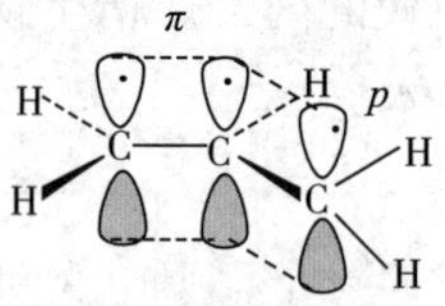

图 5－9 烯丙基自由基

（等电子共轭体系）

$CH_2{=}CH{-}\ddot{Br}$

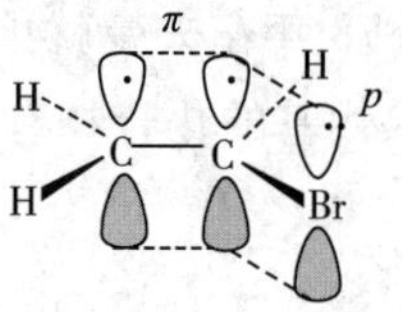

图 5－10 溴乙烯

（多电子共轭体系）

3. 超共轭体系 超共轭是“C—H” σ 键参与的共轭，包括 $\sigma-\pi$ 和 $\sigma-p$ 超共轭。有关轨道示意图及对烯烃和碳正离子的稳定性影响，参见第四章烯烃，在此不重复。

（二）共轭作用

共轭作用是存在于共轭体系中的电子效应。共轭体系具有如下特性。

（1）共轭体系中的 π 电子可以自由流动。π 电子自由流动的结果使得共轭体系中电子云密度的分布趋向于平均化，键长平均化。

（2）共轭体系极化时，波及整个共轭体系。正负电荷总是交替分布，且电负性大的原子上有较高的电子云密度。

（3）当共轭体系受到外界影响时，通过 π 电子流的自由流动迅速传递到整个共轭体系而不减弱。

共轭作用以“C”表示。在共轭体系中，由于原子的电负性不同和形成共轭体系的方式不同，会使共轭体系中电子离域有方向性。共轭作用分为吸电子共轭作用（用 $-C$ 表示）和供电子共轭作用（用 $+C$ 表示）。

1. 吸电子共轭作用（$-C$） 电负性大的原子以双键的形式连在共轭体系上，π 电子向电负性大的原子方向离域，产生“$-C$”。如丙烯醛体系中：

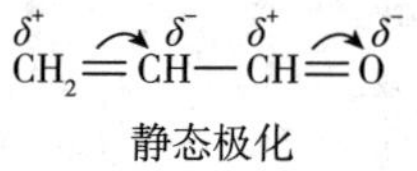

静态极化

凡共轭体系上的取代基能降低体系的 π 电子云密度，则这些基团均产生吸电子的共轭作用，如—NO_2，—C≡N，—COOH，—COR 等。

2. 供电子共轭作用（$+C$） 含有孤对电子的原子与双键形成共轭体系（多电子共轭体系），则产生 $+C$ 作用。如：

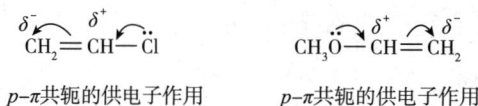

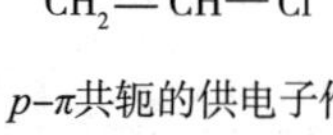

p-π共轭的供电子作用

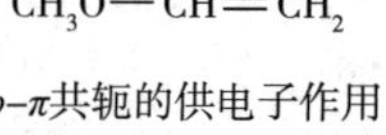

p-π共轭的供电子作用

凡共轭体系上的取代基能增高体系的 π 电子云密度，则这些基团均产生供电子的共轭作用，如—NH_2，—NHCOR，—OH，—OR，—OCOR 等。

共轭作用分为静态共轭作用和动态共轭作用两种。静态共轭作用指基于基态情况；共轭体系受环境作用时的极化作用为动态共轭作用。在实际反应中，动态共轭作用往往是很重要的，例如，丁-1,3-二烯分子无极性，但在外加电场（如 H^+）作用下，产生极化。

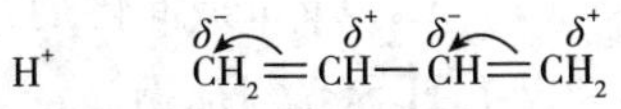

共轭作用和诱导效应在产生原因和作用方式上是不同的。诱导效应建立在定域键基础上，是短程作用；共轭作用则建立在离域的基础上，是远程作用。一个分子中可同时存在这两种电子效应。

练习题

5-12 下列分子中各存在哪些类型的共轭？

(1) 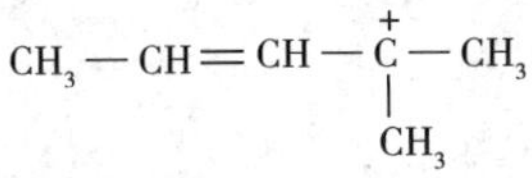　(2) $CH_2=CH-\dot{C}H-CH=CH_2$

(3) 　(4) 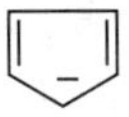

习 题

1. 命名下列化合物。

(1) $CH_3CH=C=C(CH_3)_2$　(2) $CH_2=CH-CH=C(CH_3)_2$

(3) 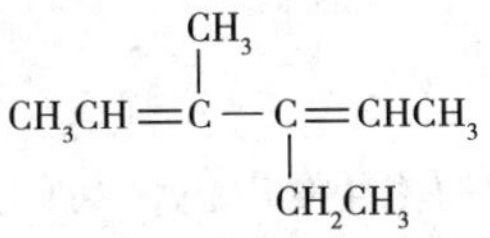　(4) $CH_3C\equiv CCH_2C(CH_3)_3$

(5) 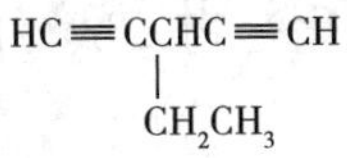　(6) 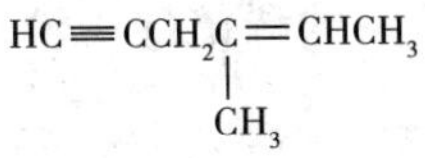

(7) 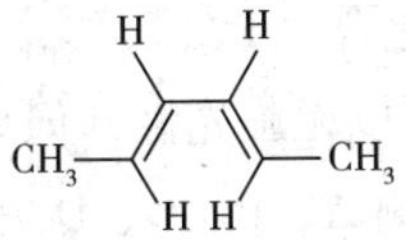　(8) 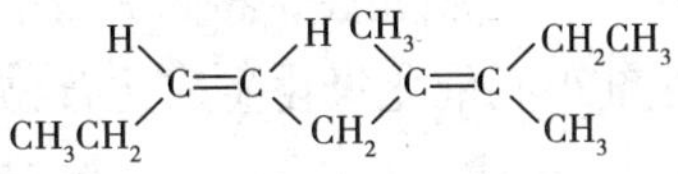

2. 完成下列反应。

(1) $CH_3C\equiv CNa + BrCH_2CH_2CH_2CH_3 \xrightarrow{液NH_3}$

(2) $CH_3C\equiv CCH_3 \xrightarrow[液 NH_3]{Na}$

(3) 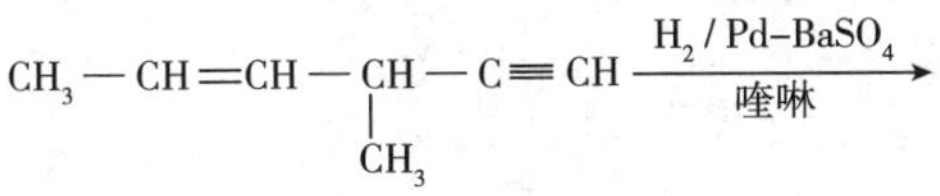

(4) 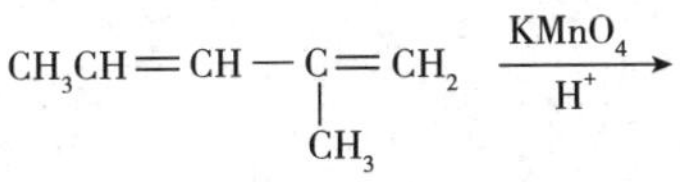

(5) 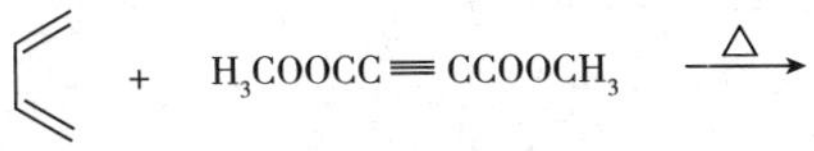

(6) 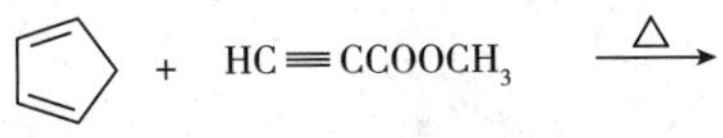

3. 根据下列化合物的酸碱性，判断反应能否发生。

(1) $RC\equiv CH + NaNH_2 \longrightarrow RC\equiv CNa + NH_3$

(2) $RC\equiv CH + RONa \longrightarrow RC\equiv CNa + ROH$

(3) $RC\equiv CNa + H_2O \longrightarrow RC\equiv CH + NaOH$

练习题解

4. 写出丁-1-炔与下列试剂反应的产物。

（1）1mol HBr　　（2）H_2/Lindlar 催化剂

（3）2mol Br_2　　（4）H_2SO_4/ $HgSO_4$

（5）O_3；Zn/H_2O　　（6）Ag $(NH_3)_2^+$

5. 比较下列碳正离子的稳定性。

（1）$(CH_3)_2\overset{+}{C}—CH=CH_2$　　（2）$CH_3\overset{+}{C}HCH=CH_2$

（3）$CH_2=CH—\overset{+}{C}H_2$　　（4）$CH_2=\overset{+}{C}—CH_3$

6. 辛-1-烯用 NBS 溴化，产物除 3-溴辛-1-烯以外，还有 1-溴辛-2-烯，试给以解释。

7. 从指定原料合成下列化合物。

（1）丁-1-炔 ⟶ *trans*-丁-2-烯　　（2）丙炔 ⟶ 1-溴丁烷

（3）乙炔 ⟶ *cis*-己-3-烯　　（4）乙炔 ⟶ 丁-2-酮

（5）丁-1-炔 ⟶ 2-溴丁烷

（6）丁-1,3-二烯 ⟶ 环己-3-烯-1-甲腈（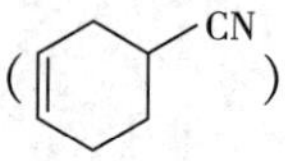）

8. 用化学方法区别下列各组化合物。

（1）3-甲基丁烷　3-甲基丁-1-炔　3-甲基丁-1-烯

（2）丙烷　丙烯　丙炔　环丙烷

9. 一个碳氢化合物 C_5H_8，能使酸性高锰酸钾和溴的四氯化碳溶液褪色，与硝酸银的氨溶液反应，生成白色沉淀，与硫酸汞的稀硫酸溶液反应，生成含氧化合物，试写出该化合物所有可能的结构式。

10. 化合物 A（C_9H_{14}），有旋光性，将 A 用铂催化氢化生成化合物 B（C_9H_{20}），无旋光性，将 A 用 Lindlar 催化剂小心催化氢化生成化合物 C（C_9H_{16}），也无旋光性，但如将 A 放置于液氨中与金属钠反应，生成 D（C_9H_{16}），却有旋光性。试推测 A、B、C、D 的结构式。

11. A、B 两个化合物具有相同的分子式，氢化后都可生成 2-甲基丁烷，它们也都与两分子溴加成。A 可与氯化亚铜的氨溶液反应产生砖红色沉淀，B 则不能。试推测 A、B 的结构式。

（张付利）

第六章　脂环烃

碳原子相互连接成环，性质上类似于脂肪烃的碳环烃称为脂环烃（alicyclic hydrocarbon）。脂环烃及其衍生物在自然界分布广泛。例如，石油中所含有的环戊烷和环己烷的衍生物，植物挥发油和色素中富含的萜类化合物以及动物体内含有的甾体激素等都是脂环烃。

与相应烷烃相比，每少两个氢原子，分子就增加一个不饱和度（degree of unsaturation）。烷烃的不饱和度为0，单烯烃的不饱和度为1。当分子中存在一个环或一个双键就会减少两个氢原子，其不饱和度就为1。若不饱和度为2，则可能是含有三键或两个双键或一个双键和一个环。因此，不饱和度对于推断化合物的结构十分有用。若分子中除含有碳氢以外，还有其他原子，则与该原子的价态有关。当含有其他一价元素如卤素时，由于它是取代氢原子的，因此比相应的烃少一个氢原子；当含有两价元素如氧，它将不影响氢原子数目；若含有三价元素如氮，由于氮形成三个化学键，含有一个氮原子的化合物将比相应的烃多一个氢原子。因此，有机化合物的不饱和度的计算方法为：

$$\text{不饱和度}\ u=\frac{\sum(n-2)}{2}+1$$

式中，n 为在该分子所呈现的原子价态。

例如：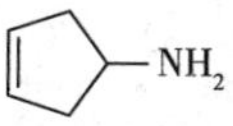 的分子式为 C_5H_9N，其不饱和度为2。

$$u=\frac{(4-2)\ \times 5+\ (1-2)\ \times 9+\ (3-2)}{2}+1\ =2$$

一、分类

根据成环碳原子的不饱和度，脂环烃分为环烷烃、环烯烃、环炔烃。

根据所含环的数目，脂环烃分为单环、双环和多环脂环烃。单环脂环烃又根据成环碳原子数分为小环（三、四元环）、常见环（五、六元环）、中环（七至十二元环）及大环（大于十二个碳原子所形成的环）脂环烃。为简便起见，脂环烃书写时一般采用键线式。例如：

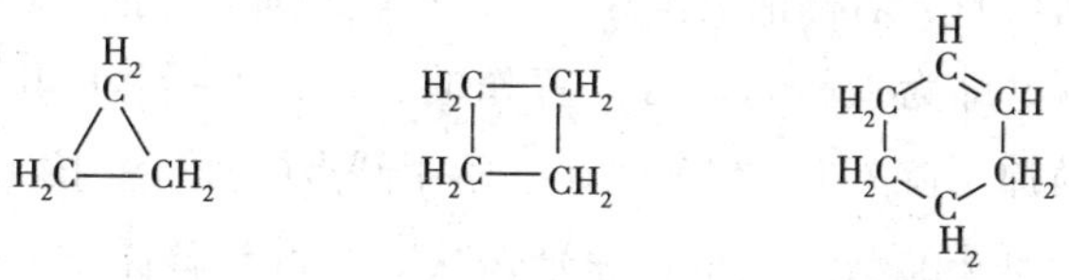

键线式

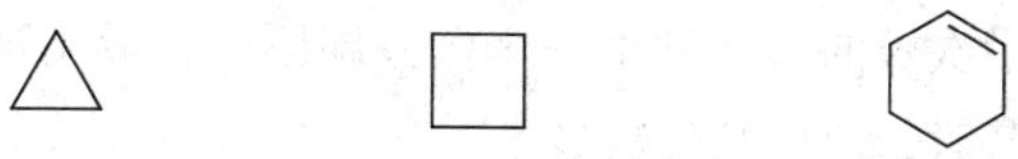

在双环或多环脂环烃中，两环共用一个碳原子的叫做螺环烃（spiro hydrocarbon），共用的碳原子称为螺（spiro）原子。两环间共用两个或两个以上碳原子的叫做桥环烃（bridged hydrocarbon），共用的碳原子称为桥头碳原子（简称桥原子）。

扫码“学一学”

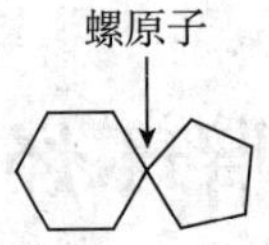

螺环化合物

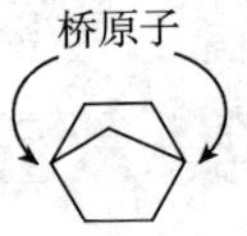

桥环化合物

二、命名

（一）单环脂环烃的命名

单环脂环烃的命名法与链烃相似，只需在名称前加一个“环”字，英文命名在相应烷烃名称前加词头“cyclo”。

环烷烃命名时，若环上只有一个取代基时，不用编号；有多个取代基时，要遵从“最低序列”原则编号；多个环同时存在时，大环为母体，小环作为取代基。例如：

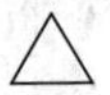

环丙烷
cyclopropane

环丁烷
cyclobutane

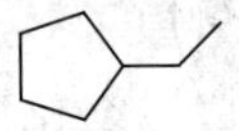

乙基环戊烷
ethylcyclopentane

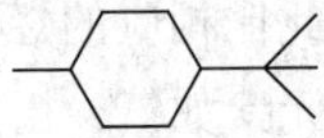

1-叔丁基-4-甲基环己烷
1-*tert*-butyl-4-methylcyclohexane

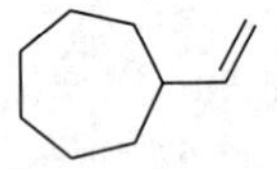

乙烯基环庚烷
vinylcycloheptane

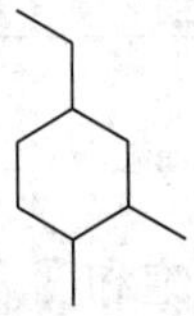

4-乙基-1,2-二甲基环己烷
4-ethyl-1,2-dimethylcyclohexane

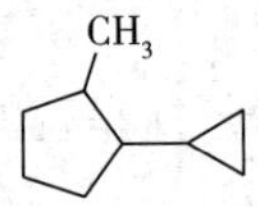

1-环丙基-2-甲基环戊烷
1-cyclopropyl-2-methylcyclopentane

环烯烃命名时，应使不饱和键的位次最小。例如：

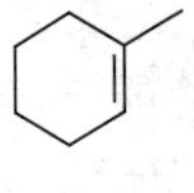

1-甲基环己-1-烯
1-methylcyclohex-1-ene

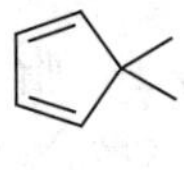

5,5-二甲基环戊-1,3-二烯
5,5-dimethylcyclopenta-1,3-diene

（二）桥环脂环烃的命名

桥环脂环烃命名时，名称前需要用“二环”“三环”（把桥环烃转变为链状烃需要打破的碳碳单键的数目，即为碳环的数目）等作词头，在方括号中用阿拉伯数字表示每个桥上的碳原子数目（桥原子除外），数字间在下角用圆点隔开，并按由大到小的顺序排列，母体名称由环中所含碳原子的总数表示。编号是从一个桥头碳原子开始，沿最长的桥到达另一个桥头碳原子，再沿次长的桥回到第一个桥头碳原子，最短桥上的碳原子最后编号。环上有不饱和键和取代基时，应使其位次最小。

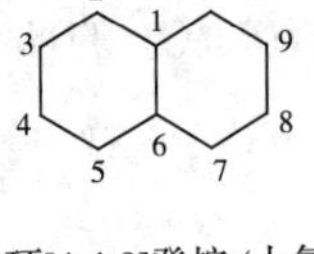

双环[4.4.0]癸烷（十氢萘）
bicyclo[4.4.0]decane

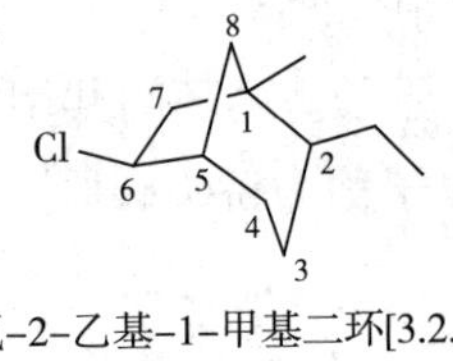

6-氯-2-乙基-1-甲基二环[3.2.1]辛烷
6-chloro-2-ethyl-1-methylbicyclo[3.2.1]octane

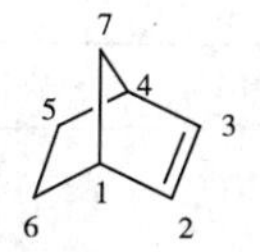

双环[2.2.1]庚-2-烯
bicyclo[2.2.1] hept-2-ene

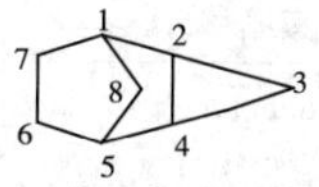

三环[3.2.1.0^{2,4}]辛烷
tricyclo[3.2.1.0^{2,4}]octane

（三）螺环脂环烃的命名

螺环脂环烃命名时，在螺环化合物的名称前加“一螺”“二螺”“三螺”等做词头以表示螺原子数，在方括号中用阿拉伯数字表示每个环中碳原子的数目（螺原子除外），数字间在下角用圆点隔开，并按由小到大的顺序排列，母体名称由环中所含碳原子的总数表示。若环上有取代基，则编号从螺原子邻位的碳原子开始，首先沿较小的环编号，然后通过螺原子沿第二个环编号。在此编号规则基础上使取代基及官能团的位次较小。例如：

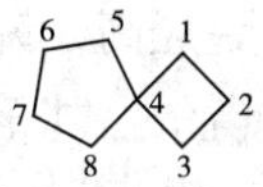

螺[3.4]辛烷
spiro[3.4]octane

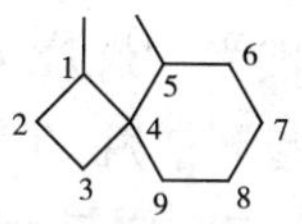

1,5-二甲基螺[3.5]壬烷
1,5-dimethylspiro[3.5]nonane

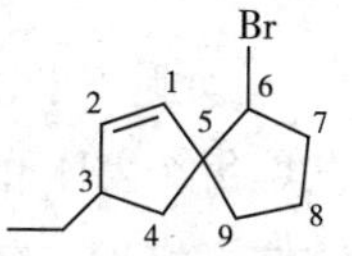

6-溴-3-乙基螺[4.4]壬-1-烯
6-bromo-3-ethylspiro[4.4] non-1-ene

练习题

6-1　写出含有五个碳的环烷烃的构造异构体，并用系统命名法加以命名。

6-2　写出下列化合物的构造式。

（1）1,2-二甲基环丙烷　　（2）1-叔丁基-4-甲基环己烷

（3）1,4-二氯环己烷　　（4）1,3-二甲基环丁烷

6-3　命名下列化合物。

（1）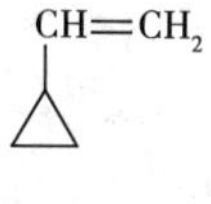

（2）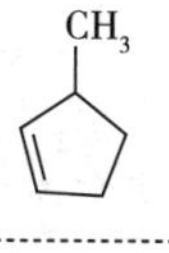

（3）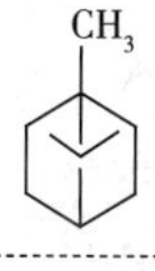

（4）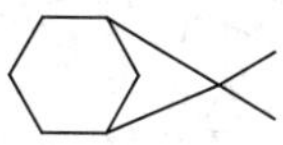

三、单环烷烃的结构

（一）稳定性

根据异构体燃烧热的大小可以推测它们的相对热化学稳定性。不同的环烷烃所含的碳原子和氢原子数目不等，不能将它们的燃烧热进行直接比较。但是，通过比较每一个 CH_2 的燃烧热，可以考察与之相应烃的相对稳定性。表 6-1 是一些单环烷烃的燃烧热。

表 6-1　单环烷烃的燃烧热*

化合物名称	英文名称	每个 CH_2 的燃烧热（kJ/mol）	与开链烷烃燃烧热的差（kJ/mol）
环丙烷	cyclopropane	697.1	38.5
环丁烷	cyclobutane	686.2	27.4
环戊烷	cyclopentane	664.0	5.4
环己烷	cyclohexane	658.6	0

续表

化合物名称	英文名称	每个 CH_2 的燃烧热（kJ/mol）	与开链烷烃燃烧热的差（kJ/mol）
环庚烷	cycloheptane	662.4	3.8
环辛烷	cyclooctane	663.6	5.0
环壬烷	cyclononane	664.1	5.5
环癸烷	cyclodecane	663.6	5.0
环十一烷	cycloundecane	664.5	5.0
环十二烷	cyclododecane	659.9	1.3
环十三烷	cyclotridecane	660.2	1.7
环十四烷	cyclotetradecane	658.6	0
环十五烷	cyclopentadecane	659.0	0.4
环十六烷	cyclohexadecane	658.7	0.1

＊注：开链烷烃的平均燃烧热为 658.6kJ/mol。

从表 6 - 1 看出，三元环、四元环每个 CH_2 的平均燃烧热比开链烷烃高，说明它们的内能高，不稳定；环己烷每个 CH_2 的平均燃烧热与开链烷烃一样，最稳定；其余环每个 CH_2 的平均燃烧热与开链烷烃接近，较稳定。这与人们在实际中所观察到的事实是相符的。

（二）拜尔张力学说

对于单环烷烃的稳定性差异，1885 年德国化学家拜尔（Baeyer A. V，1838 ~ 1917，由于在研究有机染料和芳香族化合物方面的成就，1905 年荣获诺贝尔化学奖）曾提出张力学说加以解释。他假设环烷烃中，成环的碳原子在同一平面内，排成正多边形，环碳原子均是 sp^3 杂化的。他计算出不同大小的单环烷烃中 C—C—C 键角与正常 sp^3 杂化轨道的夹角（109°28′）的偏差程度。例如，环丙烷键角的偏转度为（109°28′ - 60°）/2 = +24°64′。用同样的方法可计算出环丁烷、环戊烷和环己烷的键角偏转度，见图 6 - 1。

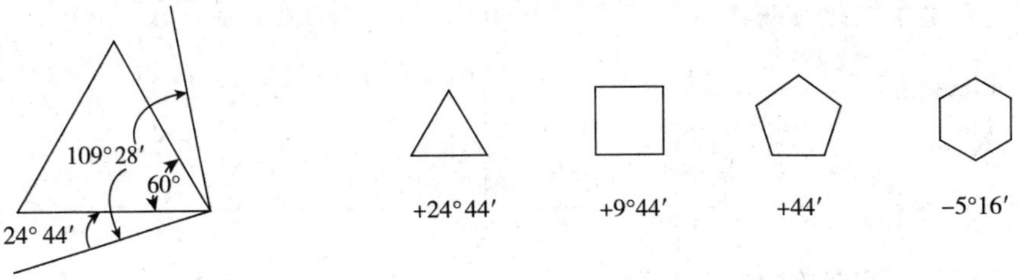

图 6 - 1　环烷烃分子中键角的偏转度

根据拜尔的张力学说，环烷烃碳原子间的键角必须向内偏转或向外偏转，使每个碳环都有恢复正常键角的力，称为角张力（angle strain）。角张力的存在，使环不稳定。正常键角被压缩越多，角张力越大，内能越高，环就越不稳定。环丙烷的角张力最大，最不稳定，环丁烷次之。这是张力学说合理之处。但按张力学说，环己烷应不如环戊烷稳定，环己烷以后的大环烷烃亦应越来越不稳定，这与实际情况是矛盾的。实际上环己烷很稳定，中环和大环亦较稳定（这与 CH_2 的燃烧热值相符）。造成以上矛盾的原因是拜尔把环碳原子都看成在同一平面上，而这样的假设是不符合实际的。现代测试结果表明，除环丙烷外，其余单环烷烃分子中环碳原子都不在同一平面上。五元以上的单环烷烃的碳碳键间的夹角接近 109°28′，但是稳定性却有差异。这说明还有其他因素影响环的稳定性。

四、单环烷烃的构象

（一）环丙烷、环丁烷和环戊烷的构象

根据量子力学计算及对 X 射线衍射的电子云密度图的研究表明：环丙烷的结构如图6－2 所示。按几何学的要求，碳原子之间的夹角必须是 60°，但是，sp^3 杂化碳原子沿键轴方向重叠成键时，要求键角为 109°28′。因此，环丙烷中的 sp^3 杂化轨道不能沿键轴进行最大的重叠，而是形成一个弯曲的键，使整个分子像拉紧的弓一样有张力，具有张力的环易开环，以便恢复正常键角。使环丙烷环产生张力的另一个原因是其分子中存在的扭转张力。

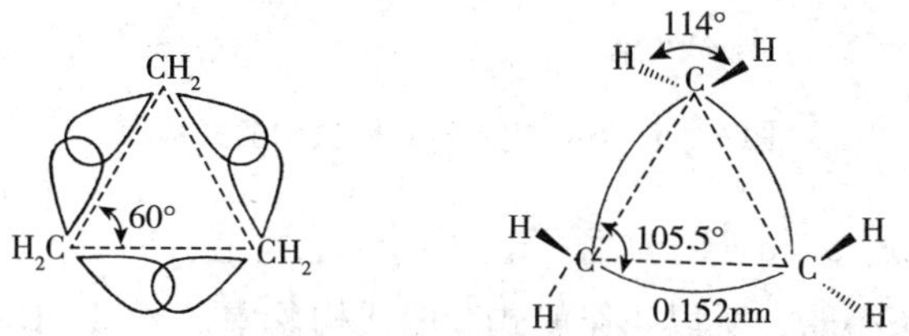

图 6－2 环丙烷中的键

乙烷由交叉式构象转变为重叠式构象，内能升高（约高 12. 6kJ/mol）。这是因为重叠式中，前后两个 C—H 键之间电子云的斥力产生的。在环丙烷中，有六对这样的 C—H 键，其扭转张力能约为 25kJ/mol。

环丁烷的结构与环丙烷类似，分子中原子轨道重叠也偏离键轴。物理方法测定表明，环丁烷的四个碳原子不在同一平面内，为折叠式排列，可形象地称为蝶式构象，“两翼”上下摆动，两个构象迅速变换（图 6－3）。在蝶式构象中，环 C—C 键的键角为 115°。虽然存在角张力，但是因为相邻两个碳原子上的 C—H 键之间的扭转角约为 25°。因此，角张力和扭转张力都比环丙烷小，环的稳定性稍强于环丙烷。

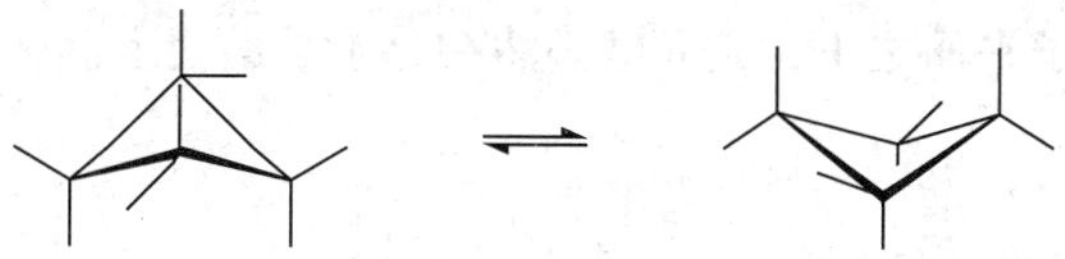

图 6－3 环丁烷的构象

环戊烷若取平面形结构，虽有较小的角张力（环 C—C 键的键角为 108°），但是所有的 C—H 键都处于重叠式，会产生很大的扭转张力。环戊烷较稳定的构象是一角略向上翘（约 0. 05nm）的信封式，在信封式构象中，离开平面的 CH_2 上的 C—H 键与相邻碳原子上的 C—H 键接近交叉式，部分解除了扭转张力。环戊烷的每一个碳原子可以依次轮流离开平面，处于一系列动态转换之中（图 6－4）。

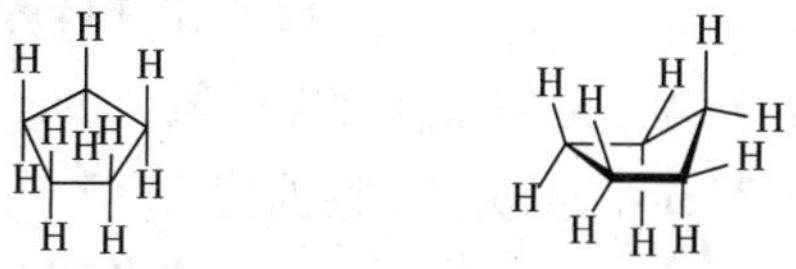

平面形　　信封式

图 6－4 环戊烷的结构和构象

较大的环是折叠的，分子内氢原子较为拥挤，存在范德华斥力，因此燃烧热比直链烷

扫码“看一看”

烃略高。

（二）环己烷的构象

1. 椅式构象和船式构象的结构特点 环己烷的平面结构有很大的角张力，通过成环C—C键的扭转，可以形成无角张力的两种曲折碳环——椅式构象（chair conformation）和船式构象（boat conformation）（图6-5）。

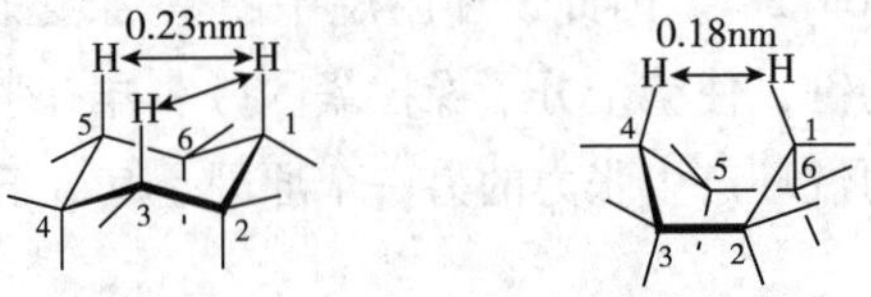

椅式构象　　船式构象

图6-5　环己烷的椅式构象和船式构象

船式构象中，2、3、5、6四个碳原子位于同一平面上，1、4位的碳原子位于该平面的上方，整个分子像一条小船，所以叫作船式。船式构象中，环C—C键的键角均为109°28′。

椅式构象中，六个碳原子排列在两个平行平面上，若碳原子1、3、5排列在上平面，则碳原子2、4、6排列在下平面，两个平面之间的距离为0.05nm。椅式构象中，环C—C键的键角也为109°28′。

椅式构象中，通过分子中心与两个平行平面垂直的直线是分子的三重对称轴，环己烷中的十二个C—H键可以分为两种情况：一种情况是六个C—H键与C_3轴近似于平行关系，称为直立键或*a*键（axial bond），三个指向环的上面，三个指向环的下面，交替排列。例如，图6-6中C_1、C_3和C_5构成竖直向上的三条C—H键，C_2、C_4和C_6构成竖直向下的三条C—H键。另一种情况是六个C—H键与分子的C_3轴近似于垂直关系，都伸出环外，这样的C—H键称为平伏键或*e*键（equatorial bond），三个向上斜伸，三个向下斜伸，交替排列，如图6-6所示。环己烷的同一个碳原子上连的*a*键在分子平面之上，则*e*键必然在分子平面之下；*a*键在分子平面之下，则*e*键必然在分子平面之上。

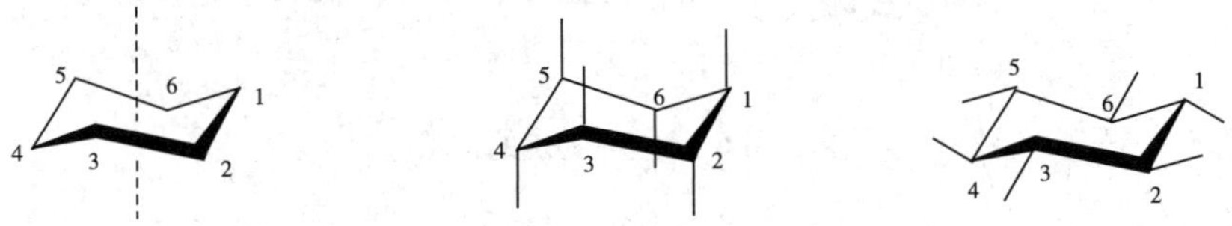

垂直于环平面的对称轴　　6个*a*键　　6个*e*键

图6-6　椅式环己烷的对称轴和*a*键、*e*键

2. 椅式构象和船式构象的稳定性分析 环己烷船式构象中，环C—C键的键角为109°28′，虽然无角张力，但同处“船底”的四个碳原子（图6-5船式中的C_2与C_3或C_5与C_6）上的C—H键都处于重叠式位置（图6-7），具有较大的扭转张力。另外，处于船头、船尾碳原子（图6-5船式中的C_1与C_4）上的氢称为旗杆氢（flagpole hydrogen），相距0.18nm，小于它们的范德华半径之和0.24nm，表现出空间张力。

椅式构象中，环C—C键的键角也为109°28′，没有角张力；环上任何相邻的两个碳原子上所有的C—H键均处于交叉式位置（图6-7），几乎没有扭转张力。C_1、C_3和C_5上竖直向上的三条C—H键，C_2、C_4和C_6上竖直向下的三条C—H键，两两最近距离约为0.23nm，与氢原子的范德华半径之和0.24nm相近，无范德华斥力，即没有空间张力。简言之，椅式环己烷是一个既无角张力，又几乎无扭转张力和空间张力的环。根据计算，船式构象能量较椅式构象高出 29. 7kJ/mol，尽管通过 C—C 键的旋转，容易克服这个能量差而呈现动态平衡，但在室温下环己烷绝大部分以椅式构象存在，故椅式构像是一种广泛存在于自然界的稳定性极高的优势构象。

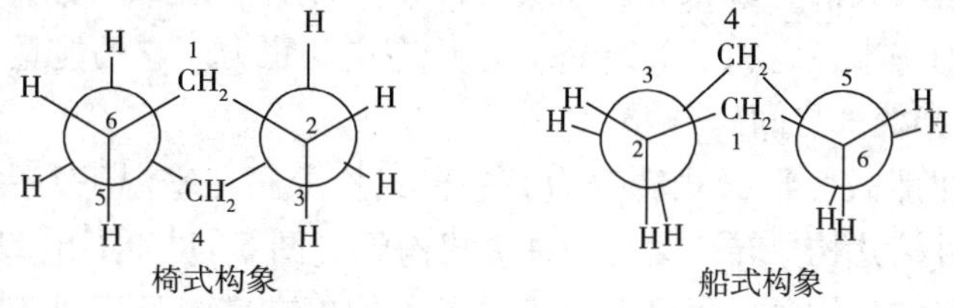

图 6－7　环己烷的 Newman 投影式

3. 环己烷椅式构象的翻环作用　环己烷很容易通过环上 C—C 键的旋转从一种椅式构象翻转成另一种椅式构象，这种现象称为椅式构象的翻环作用（ring inversion）。环经翻转后，与碳相连的键的相对位置不变，但是原来的直立键变成平伏键，原来的平伏键变成直立键，如图 6－8 所示。

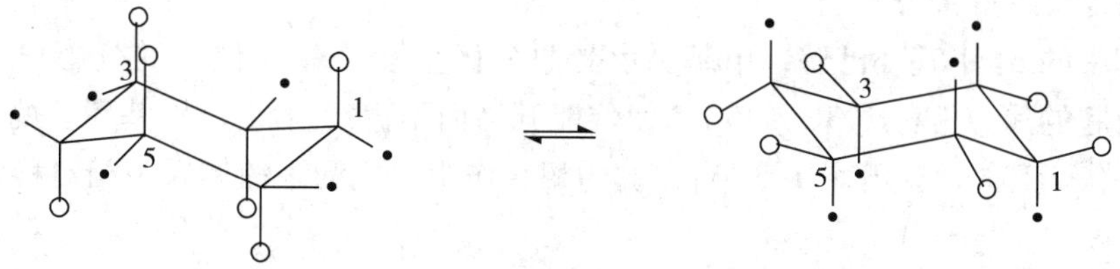

图 6－8　环己烷椅式构象中的翻环作用

翻环过程中，椅式经半椅式（half chair form）、扭船式（twist boat form），再到船式；船式再经扭船式、半椅式变成另一椅式。其翻转过程的构象改变及体系相对能量改变如图 6－9所示。

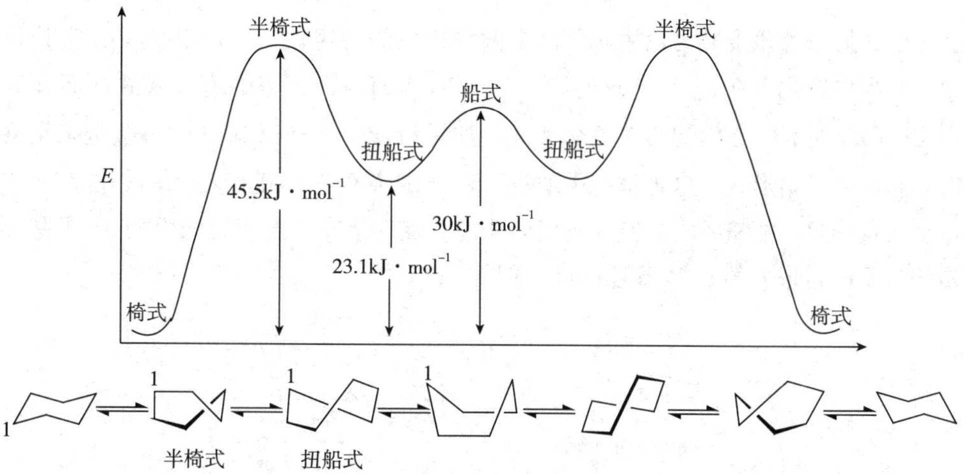

图 6－9　环己烷翻转过程中的构象变化和相对能量值

图 6－9 中椅式构象的 C_1 向上翘即得半椅式构象。半椅式构象中五个碳在一个平面上，五个碳上的 C—H 键成重叠式，有较大的扭转张力，还有环的角张力，这种构象处在势能曲线的最高峰，其内能比椅式构象高 45. 5kJ/mol。

C_1再往上翘，带动平面上原子运动，重叠的C—H键错开30°的距离，缓解了扭转张力及角张力，旗杆氢之间距离大于船式，内能有所下降，成为扭船式，其能量仅比椅式构象高23.1kJ/mol。

扭船式中C_1继续往上翘成船式构象。船式构象中船底四个碳在同一平面，相邻的碳原子为重叠式构象，有较大的扭转张力。船头的两个“旗杆”氢靠得近，其距离为0.18nm，比两个氢原子的范德华半径之和（0.24nm）小，有空间张力。它的能量比扭船式大6.9kJ/mol，介于扭船式和半椅式之间。

船式构象再经扭船式、半椅式转变为另一椅式构象。在室温下，由于分子的热运动，环迅速翻转，由一种椅式构象转变为另一种椅式构象（图6-8和图6-9）。

椅式构象是最稳定的构象，尽管环己烷的各种构象在室温下可以相互转变，但环己烷分子绝大部分以椅式构象存在，在1000个环己烷分子中，有999个为椅式构象，只有一个是船式构象。

（三）一取代环己烷的构象

现以甲基环己烷为例讨论一元取代环己烷的构象。甲基环己烷分子中，甲基可以处于*a*键，也可以处于*e*键。这两种构象可以通过翻环互相转变，形成动态平衡。研究表明甲基处于*e*键的构象约占95%。

平衡态中的*a*-甲基环己烷，甲基要承受两个直立氢（3、5位）的范德华斥力（这种空间拥挤引起的斥力常称1,3-效应），使位能升高而不稳定。而*e*-甲基环己烷，因甲基在水平方向平伏于环外，避开了1,3-直立键的相斥作用，成为平衡体系中相对稳定的优势构象，约占95%（图6-10）。

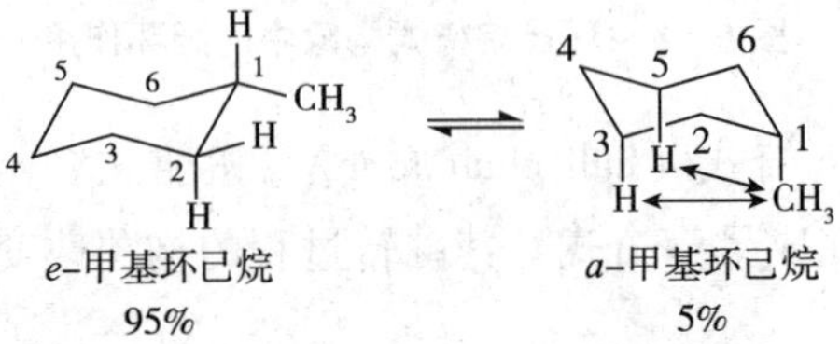

图6-10 甲基环己烷的相互转化

也可以从另一种角度来讨论甲基环己烷两种构象的稳定性。透过甲基环己烷中C_1—C_2键观察其纽曼投影式。在*a*-甲基环己烷中，$—CH_3$与环C_2—C_3为邻位交叉式。而*e*-甲基环己烷中，$—CH_3$与环C_2—C_3键为对位交叉式。如果沿着甲基环己烷中C_1—C_6键来观察，可以观察到同样的排列形式。这种情况类似正丁烷（围绕C_2—C_3键旋转）的邻位交叉式构象与对位交叉式构象的能量差，也是一种扭转张力，促使具有一定扭转张力的*a*-甲基环己烷不断转化为无扭转张力的*e*-甲基环己烷（图6-11）。

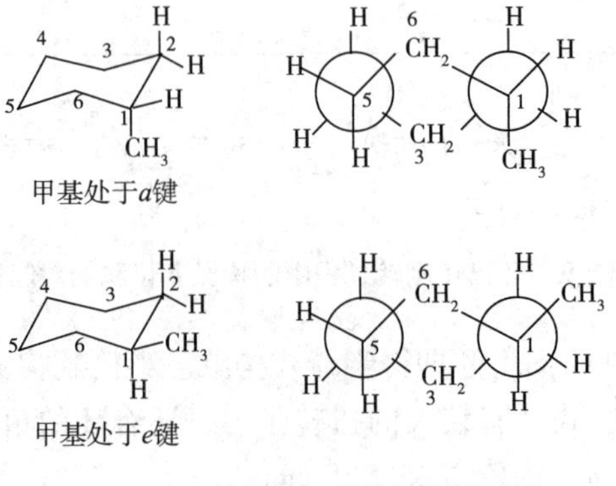

图6-11 甲基环己烷的纽曼投影式

可见，e-甲基环己烷既无空间张力（避开了1,3-直立键的相斥作用），又无扭转张力（类似丁烷对位交叉式的构象），是一种比 a-甲基环己烷更稳定的优势构象。

可以预料，随着烷基体积的增大，一元取代环己烷的 e-型构象在平衡混合物中其比例将增加。例如：

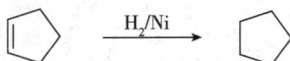

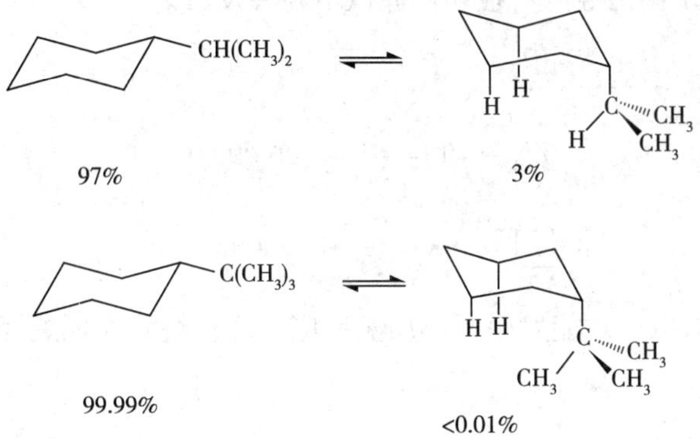

五、物理性质

环烷烃中，小环为气态，常见环为液态，中环及大环为固态。环烷烃环中单键旋转受到一定的限制，因此脂环烃分子具有一定的对称性和刚性，沸点、熔点和相对密度都比相应的开链烷烃高（表6-2）。

表6-2　直链烷烃与单环烷烃物理性质比较

化合物名称	m. p.（℃）	b. p.（℃）	密度（10^3g/ml，20℃）
环戊烷	-93.9	49.3	0.7457
正戊烷	-129.8	36.1	0.5572
环己烷	6.6	80.7	0.7786
正己烷	-95.3	68.7	0.6603

六、化学性质

脂环烃的化学性质与开链的烷烃、烯烃和炔烃基本相同。例如，环烷烃在光照或在较高的温度下可与卤素发生自由基取代反应，在常温下与氧化剂（如高锰酸钾）不发生反应。例如：

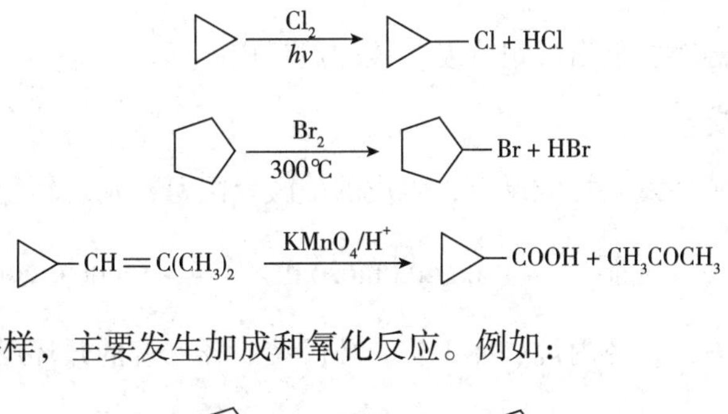

环烯烃与烯烃一样，主要发生加成和氧化反应。例如：

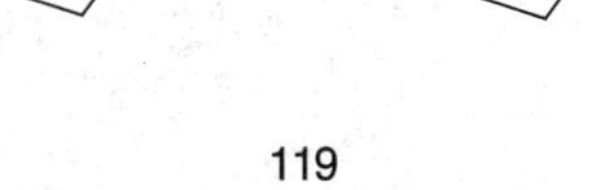

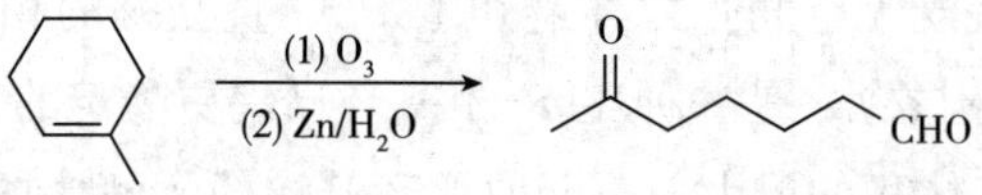

但是，环丙烷和环丁烷这两个小环烃，由于分子张力较大，表现出不稳定性，容易开环发生加成反应，显示出烯烃的特征。例如以下几种反应。

（一）与氢加成

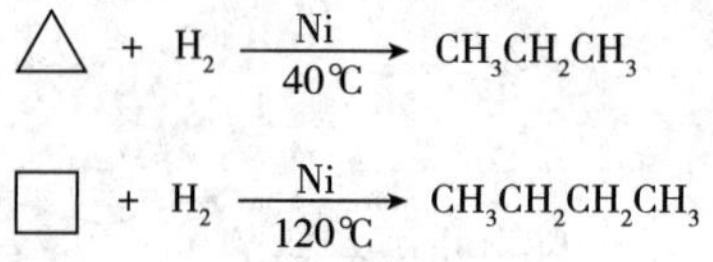

环戊烷须在300℃以上才能发生开环加氢反应，环已烷及大环烷烃开环加氢的反应很难进行。

（二）与卤素加成

环丙烷和环丁烷可与卤素发生开环反应生成相应的开链化合物。例如：

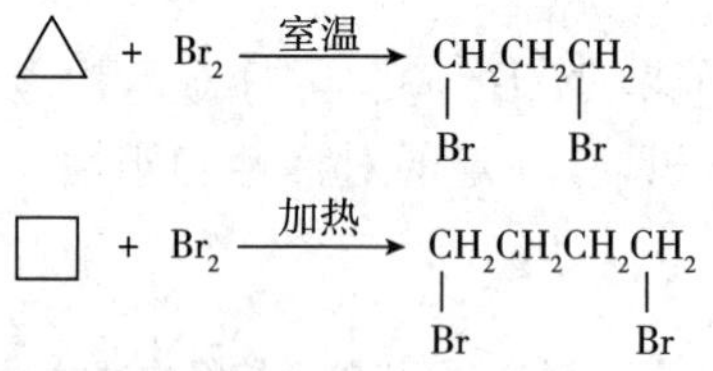

环戊烷和环已烷在上述条件下很难和卤素发生开环反应。小环烷烃与溴的加成反应，可以用来鉴别含有三元环或四元环的化合物。

（三）与卤化氢加成

环丙烷与卤化氢反应，碳环破裂生成1-卤代丙烷。例如：

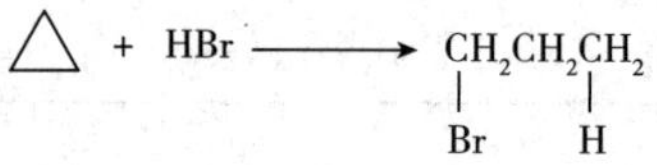

环丙烷的烷基衍生物与氢卤酸发生开环反应，存在区域选择性，反应按照马氏规则进行，氢卤酸中的氢原子加在连有氢原子较多的碳原子上，而卤原子则加在连有氢原子较少的碳原子上。例如：

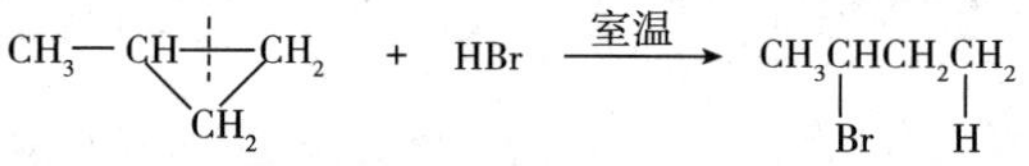

其他环烷烃在室温时与氢卤酸很难发生该加成反应。

（四）与硫酸加成

环丙烷还能与浓硫酸发生加成反应，生成的硫酸氢酯可被水解转变成醇。

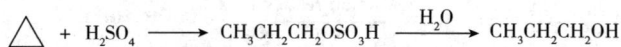

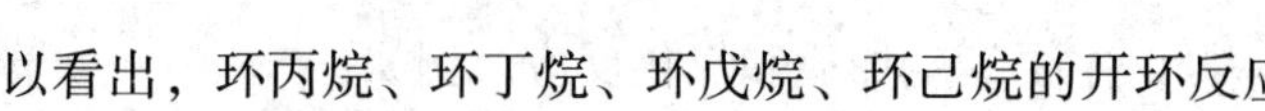

从以上例子可以看出，环丙烷、环丁烷、环戊烷、环已烷的开环反应活性为：

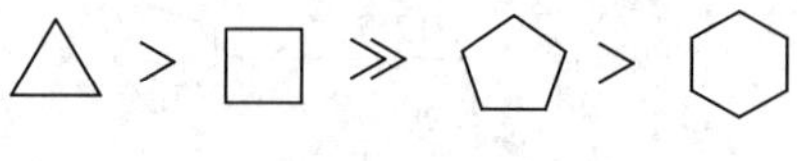

七、多取代脂环化合物的立体异构现象

（一）顺反异构和对映异构

脂环烃由于环的存在，使环中碳碳单键的旋转受到一定的限制，所以当成环的两个碳原子上各连有一个取代基时，这两个取代基在空间的排列就有两种可能。例如，1,4－二甲基环己烷的两种排列情况：

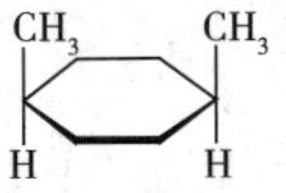

cis-1,4-二甲基环己烷
cis-1,4-dimethylcyclohexane

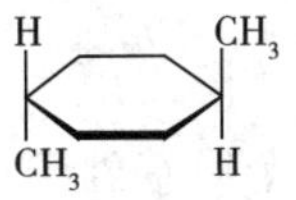

trans-1,4-二甲基环己烷
trans-1,4-dimethylcyclohexane

两个取代基位于环平面同侧的，称为顺式异构体（*cis*－isomer）；位于环平面异侧的，则称为反式异构体（*trans*－isomer）。顺反异构体间的转变会引起环碳原子间共价键断裂，需要较高的能量，故它们在室温下不会发生转变，能稳定存在，可以被分离成单一的物质。脂环烃的这种异构现象也称为顺反异构。

下列平面投影式中，粗线表示离观察者近的部分，以示环平面与纸平面垂直；亦可以写成环平面在纸平面上的立体结构式，例如：（2）和（5），有时把氢省略写成（3）和（6）。

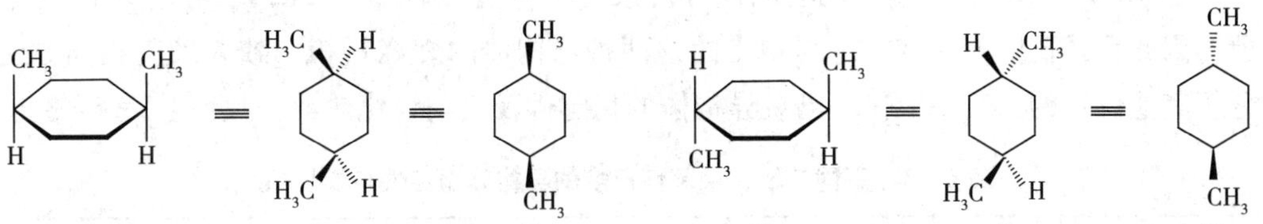

(1)　(2)　(3)　(4)　(5)　(6)

从 *cis*－1,4－二甲基环己烷的分子结构中可以看出，分子中有对称面，而 *trans*－1,4－二甲基环己烷分子中既有对称面，也有对称中心，因此它们均不是手性分子，没有对映异构体存在。而 *cis*－1,2－二甲基环己烷，分子结构中有一对称面，是非手性分子；*trans*－1,2－二甲基环己烷，分子结构中既没有对称面，也没有对称中心，是一手性分子，因此存在一对对映体：

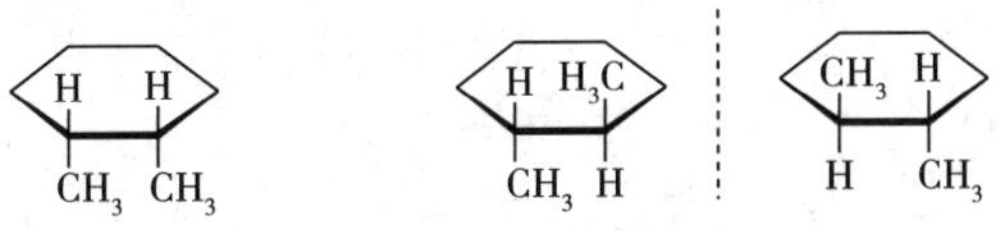

对映异构体

若1、2位取代基不相同，则不管是顺式还是反式异构体都是手性分子，都存在一对对映异构体，例如：

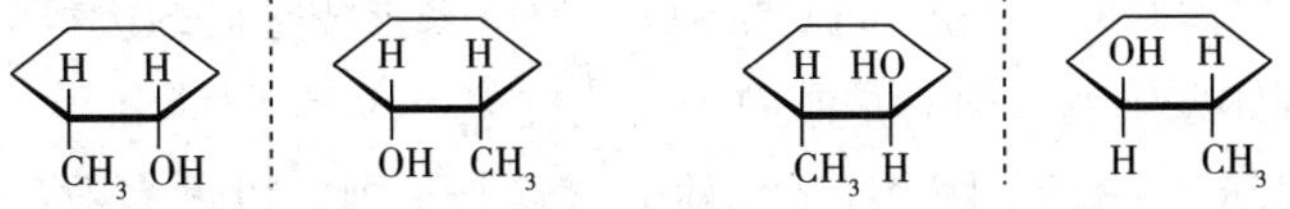

对映异构体　　对映异构体

从上述分析可以看出，多取代脂环烃的立体异构现象比较复杂，既有顺反异构，也可

能有对映异构，此外，还存在构象异构。

（二）二取代环己烷的构象

下面讨论多取代环己烷的构象，首先以最简单的1,2－二甲基环己烷为例进行分析。

cis－1,2－二甲基环己烷的两种椅式构象如下：

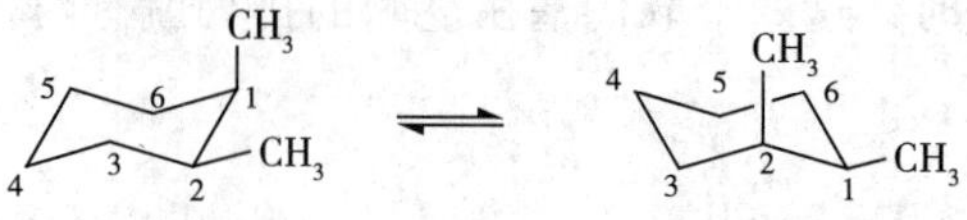

*ea*构象　　*ea*构象

这两种构象中都有一个甲基处于直立键，另一个甲基处于平伏键，简称 *ea* 构象，它们具有相同的能量，在平衡体系中各占50%。

trans－1,2－二甲基环己烷同样以两种椅式构象存在。但不同的是，在一种构象中两个甲基都处于直立键（*aa* 构象），而在另一种构象中两个甲基都处于平伏键（*ee* 构象）。很显然，*ee* 构象能量低，为优势构象。

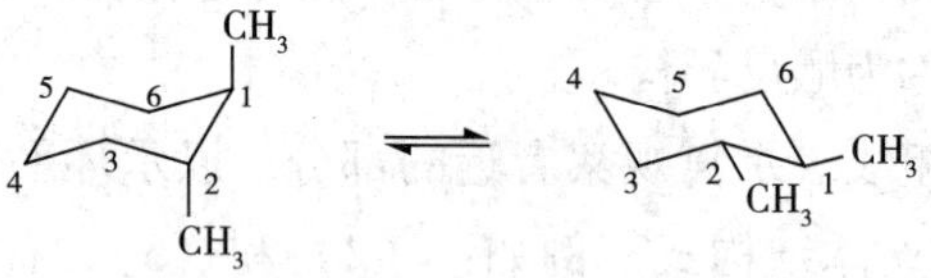

*aa*构象　　*ee*构象，优势构象

由于 *trans*－1,2－二甲基环己烷的优势构象是 *ee* 构象，而 *cis*－1,2－二甲基环己烷是 *ea* 构象，因此反式比顺式稳定，这与测得的这两种异构体的燃烧热相一致。采用相同方法可以分析其他位置的二甲基取代环己烷异构体的稳定性及其与燃烧热的一致性（表6－3）。

表6－3　不同二取代甲基环己烷的异构体稳定性与燃烧热

化合物名称	异构体稳定性	燃烧热的差别（kJ/mol）
1,2－二甲基环己烷	反式 > 顺式	反式比顺式低6
1,3－二甲基环己烷	顺式 > 反式	顺式比反式低7
1,4－二甲基环己烷	反式 > 顺式	反式比顺式低6

在二取代环己烷中，如果两个取代基不同，那么其优势构象应该是体积大的基团处于 *e* 键的构象。例如：

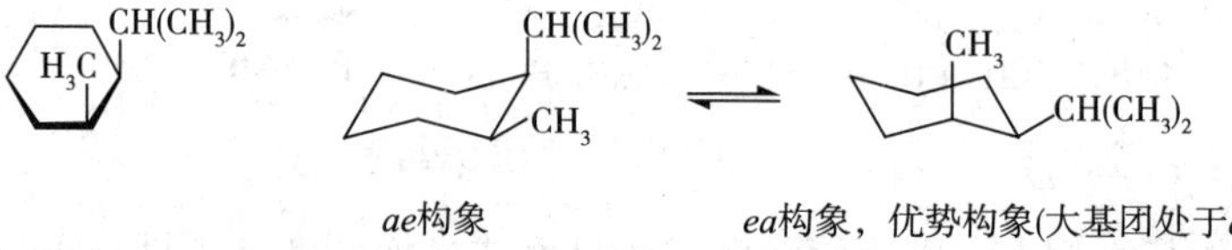

*ae*构象　　*ea*构象，优势构象(大基团处于*e*键)

（三）多取代环己烷的构象

当环上有多个取代基时，一般可以根据以下原则来推测它们的优势构象。

（1）在环已烷体系中，一般总是倾向于椅式构象。

（2）在多取代环己烷体系中，若无其他因素参与，则常以最多数目的取代基处于 *e* 键的椅式构象为优势构象。

（3）在多取代环己烷中，若取代基不同，则常以最多数目的较大取代基处于 *e* 键上的椅式构象为优势构象。

（4）如有体积特别大的基团如叔丁基，则它处于 *e* 键上的椅式构象为优势构象，叔丁基被称为构象控制基团（conformation control group）。

例如：

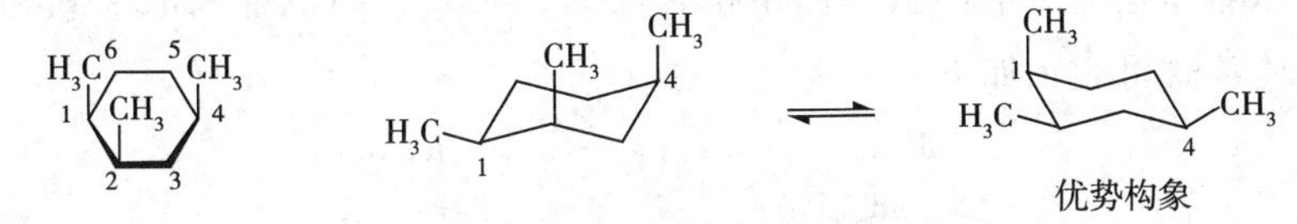

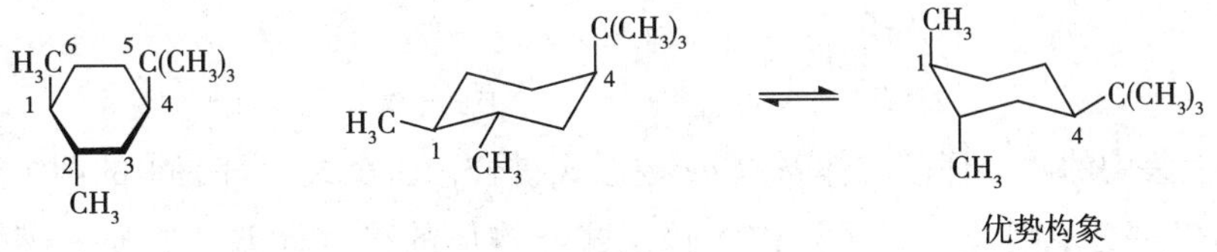

以上有关环己烷的构象分析，都仅仅从取代基的空间效应来进行分析。如果取代基为极性基团，除了考虑空间效应的影响外，还需要考虑其他因素的影响，如氢键和偶极-偶极相互作用等。

例如，*cis*-环己-1,3-二醇由于氢键的存在，致使两个羟基处于 *a* 键为优势构象。

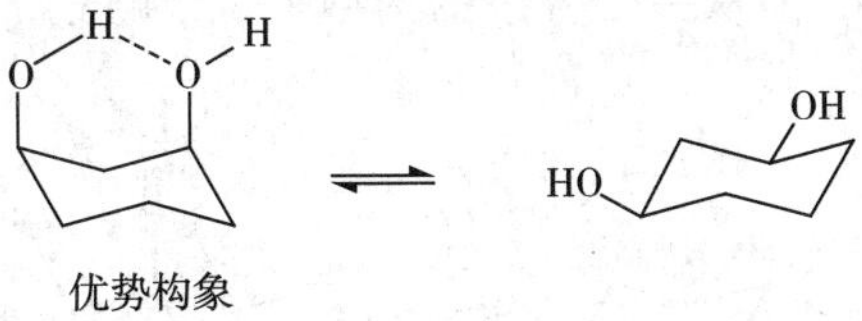

而在 *trans*-1,2-二氯环己烷中，由于两个氯原子两个极性碳-氯键的排斥作用，也使两个氯处于反式 *a* 键成为优势构象。

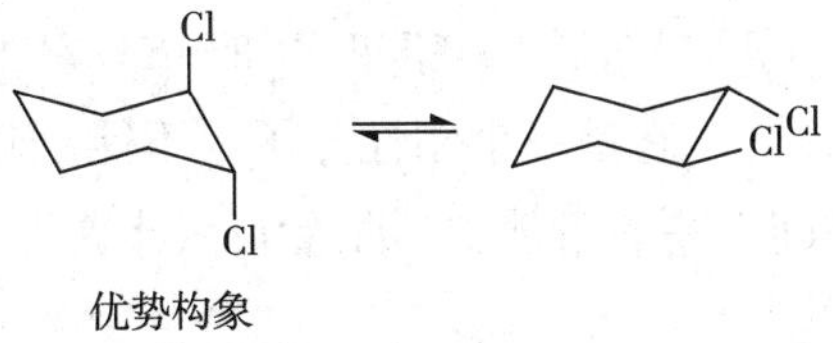

在 *trans*-2-氯环己醇中，当两个基团均处于 *e* 键时，可以形成分子内氢键，但两者之间又存在偶极-偶极相互作用，致使两种构象的能量相差不大。

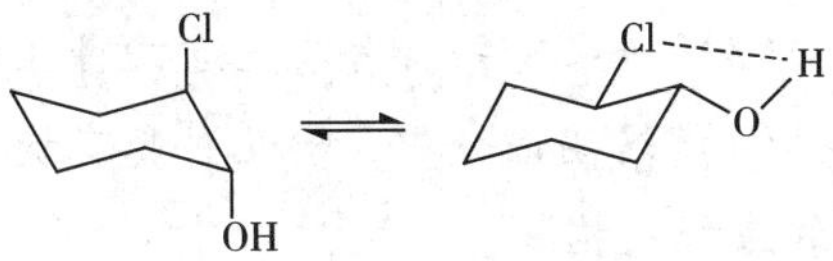

（四）十氢萘的构象

十氢萘属于稠环体系，对其立体化学研究具有重要意义。因为许多天然产物（如甾体化合物或萜类化合物等）中含有不同结合方式的十氢萘结构。

十氢萘有两个立体异构体。可用式（1）和（2）表示，（1）中的两个氢原子处于环的同侧，称为顺式十氢萘，（2）中的两个氢原子处于环的异侧，称为反式十氢萘。

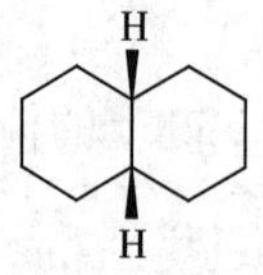 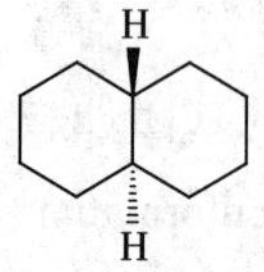

（1）　　　　　（2）

十氢萘可以看作是由两个环己烷体系拼合而成，所以它们也都采取椅式构象。顺式和反式十氢萘的构象式可表示如下：

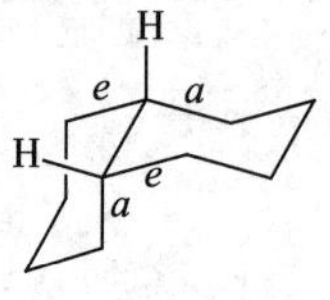

顺式十氢萘

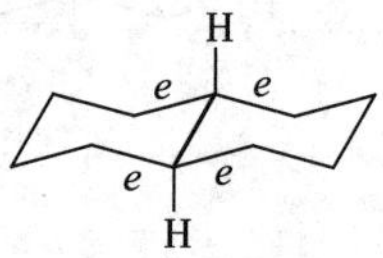

反式十氢萘

顺式十氢萘中的两个环己烷体系以 *ae* 键形式拼合，而反式十氢萘中的两个环己烷体系则以 *ee* 键形式拼合。因此，顺式异构体较反式异构体的稳定性差，这与其燃烧热值一致（顺式十氢萘和反式十氢萘的燃烧热分别是 5286kJ/mol、5277kJ/mol）。

顺式十氢萘的两个椅式环己烷可以同时翻环而得到其构象异构体，构象（1）可以通过翻环作用得到构象（2）。如果单独考虑构象（1）或（2），它们应具有手性，但两者处于快速平衡中，且两者能量相等，因此顺式十氢萘分子没有旋光性。虽然顺式十氢萘是以快速转化的手性构象形式存在，但从一个分子的构型来说，顺式十氢萘仍然属于非手性分子。

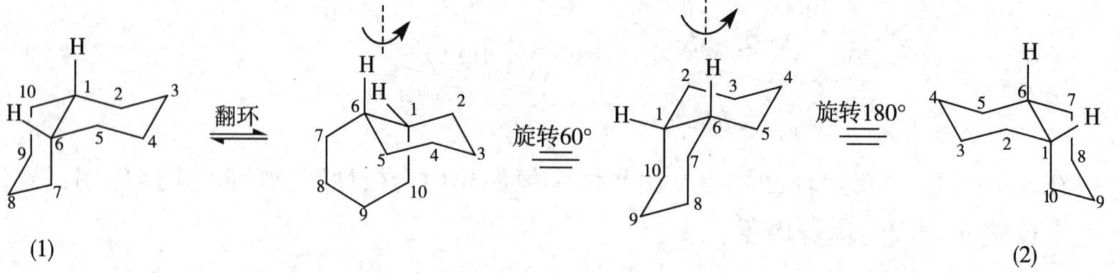

顺式十氢萘的翻环作用：(1)和(2)互为手性构象

反式十氢萘也是非手性分子。它是一个刚性分子，不能翻环。因为若一个环发生翻环，则两个环变为 *aa* 拼合，在空间上是不可能的。虽然反式十氢萘不能翻环，但它也存在无数构象异构体。

练习题

6－4　二甲基环丙烷共有四种异构体。（1）画出每一种异构体的立体结构式；（2）哪些立体异构体具有旋光性？（3）如果有一种含有上述四种立体异构体的混合物，对其进行分馏，将会得到几种馏分？（4）这些馏分中，哪几种具有旋光性？

6－5　画出下列化合物的最稳定构象。

（1）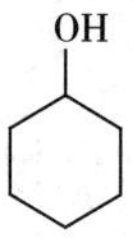

（2）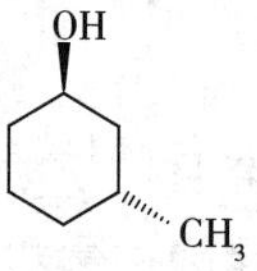

（3）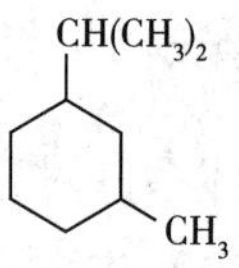

（4）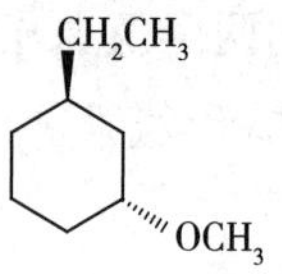

（5）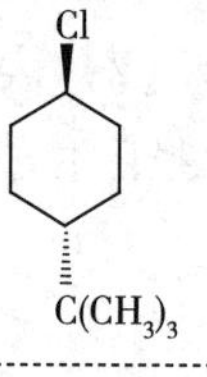

习　题

练习题解

1. 用系统命名法命名下列化合物。

（1）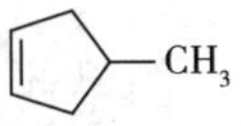

（2）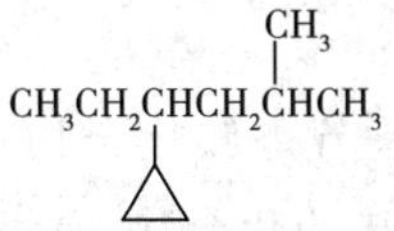

（3）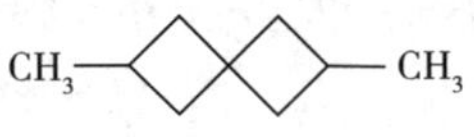

（4）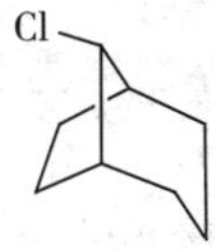

（5）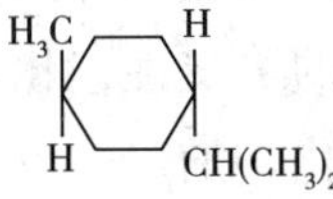

（6）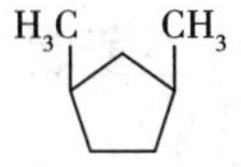

2. 写出环己烷在光照下进行溴代反应生成一溴代环己烷的反应机理。

3. 完成下列反应式。

（1）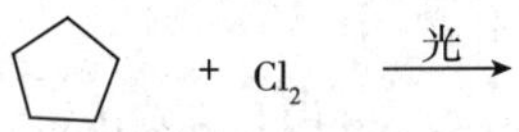

（2）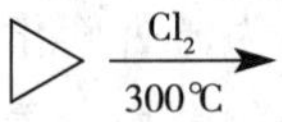

（3）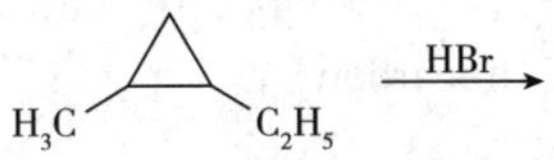

（4）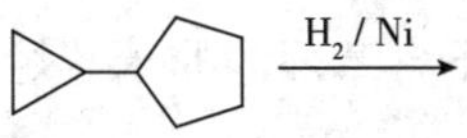

4. 化合物（A）分子式为 C_4H_8，它能使溴溶液褪色，但不能使稀高锰酸钾溶液褪色。1mol（A）与 1mol HBr 作用生成（B），B 也可以从（A）的同分异构体（C）与 HBr 作用得到。化合物（C）分子式也是 C_4H_8，能使溴溶液褪色，也能使稀酸性高锰酸钾溶液褪色。试推测（A）、（B）、（C）的构造，并写出各步反应。

5. 举例说明分子中的三种张力：①扭转张力；②角张力；③范德华张力。

6. 指出下列各组化合物之间的关系（是相同、对映体还是非对映体）。

（1）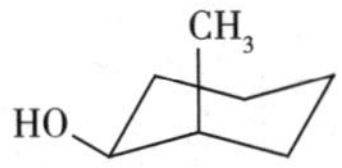

和
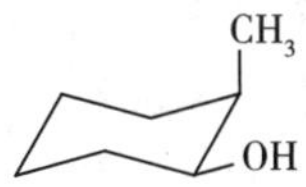

（2）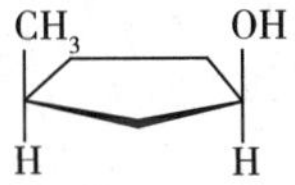

和
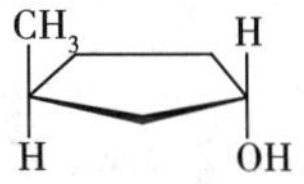

7. *trans*-1,2-二溴环己烷在非极性溶剂中有 50% 是 *aa* 键构象，只有在极性溶剂中时，*ee* 键构象才占优势。试解释这样明显反常现象的原因。

（尚先梅）

扫码“学一学”

第七章　芳　烃

芳烃（aromatic hydrocarbon）是芳香族化合物（aromatic compounds）的母体，最初是指从天然产物中得到的一些具有香味的化合物。后来研究发现，它们往往都含有苯的结构单位，于是人们将苯及含有苯环结构的化合物称为芳香族化合物。大多数芳香族化合物并没有香味，只是“芳香”两字被沿用下来。

苯环属于一个高度不饱和体系，但具有不同于前面章节学习过的不饱和化合物（烯、炔）的特殊性质——芳香性（aromaticity），主要表现在它具有特殊的稳定性，化学性质上不易加成，不易氧化，却易发生取代反应。例如，苯不能与溴或溴化氢加成，也不能与强氧化剂高锰酸钾反应，在三溴化铁催化下，可以和溴发生取代反应。芳香性是芳香族化合物的共性，这样，芳香族化合物这一名称的含义又有了新的发展，现在人们将具有特殊稳定性的不饱和环状化合物统称为芳香族化合物。

芳烃指具有芳香性的碳氢化合物，主要包括苯型芳烃（benzenoid hydrocarbon），以及具有芳香性，但结构中不含苯环的非苯芳烃（non benzenoid hydrocarbon）。

第一节　苯及其同系物

一、分类

根据结构中所含苯环的数目不同，苯型芳烃可分为单环芳烃和多环芳烃。

（一）单环芳烃

分子中只含有一个苯环。例如：

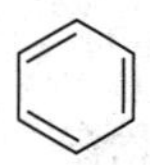

苯
benzene

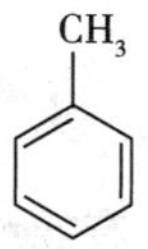

甲苯
toluene

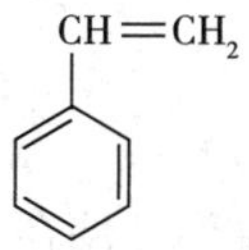

苯乙烯
styrene

（二）多环芳烃

分子中含有两个或两个以上苯环结构的芳烃。根据苯环的连接方式不同又可分为多苯代脂烃、联苯和联多苯及稠环芳烃。

1. 多苯代脂烃　脂肪烃分子中两个或两个以上的氢原子被苯基取代的化合物。例如：

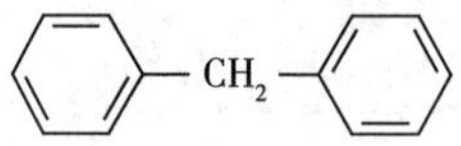

二苯甲烷
diphenylmethane

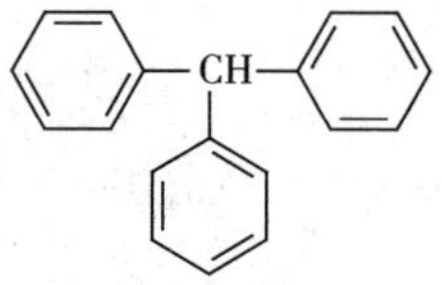

三苯甲烷
triphenylmethane

2. **联苯和联多苯** 分子中含有两个或两个以上苯环直接相连而成的芳烃。例如：

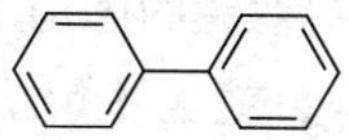

联苯
biphenyl

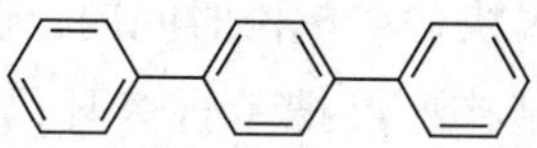

对三联苯
p-1,1′: 4′,1″-terphenyl

3. **稠环芳烃** 分子中每两个苯环通过共用相邻的两个碳原子稠合而成的芳烃。例如：

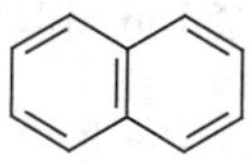

萘
naphthalene

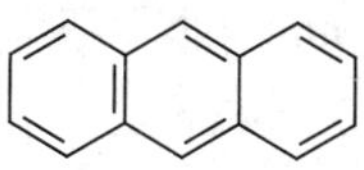

蒽
anthracene

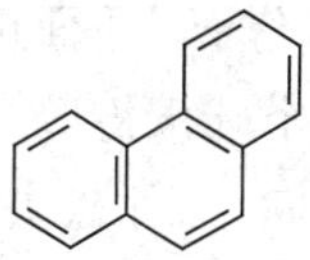

菲
phenanthrene

二、苯的结构

自 1825 年英国化学家法拉弟（M. Faraday）首先从照明气中分离出苯后，科学家对苯的结构进行了大量研究，提出了许多种假想结构，其中被化学家们普遍接受的是苯环结构的创始人——德国有机化学家凯库勒提出的凯库勒结构式。

（一）凯库勒结构

根据大量的事实和科学研究，1865 年德国化学家凯库勒以惊人的洞察力和想象力提出了一个天才卓越的设想：苯分子具有环状结构。认为苯的结构是一个对称的六元碳环，每个碳原子上都连有一个氢原子，环上存在三个间隔的双键，以满足碳原子的四价要求，这个结构式称为苯的凯库勒（Kekulé）结构。

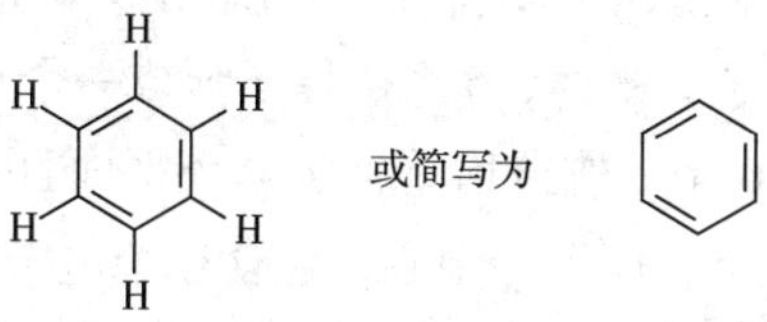

凯库勒提出的苯的环状结构，是有机化学理论研究中的重大发展，它促进了对芳香族化合物的研究和开发，对有机化合物的结构理论也起了很大的促进作用。利用凯库勒结构，可以说明苯的一些实验事实，例如：苯的一元取代物只有一种；苯完全氢化后得到环已烷等。但是，也有一些已知的实验事实和此结构不相符合，其中最典型的实验事实有两个。

第一，按照这样的结构，苯的邻位二元取代物应有两种异构体存在：Ⅰ和Ⅱ。

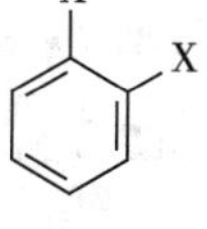

（Ⅰ）

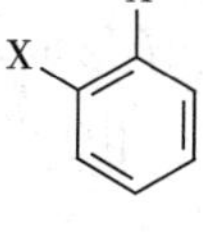

（Ⅱ）

众多实验事实证明，苯的邻位二元取代物只有一种。为解决这一问题，凯库勒提出一个所谓的摆动双键学说，就是假定苯环中双键的位置是不固定的，且以很快速度往返移动。

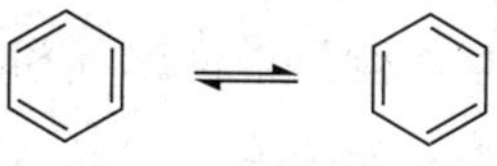

于是苯的邻位二元取代物不是一个，而是（Ⅰ）和（Ⅱ）两个互变很快的互变平衡体系。由于两者转变得很快，在单位时间内，就分辨不出单双键的区别了。

第二，按凯库勒结构，可把苯视为环己三烯。这样，就无法解决苯表现出的芳香性。可见，凯库勒结构并不能完全反映苯的真实结构。

（二）芳香六隅体

现代物理方法（如X－射线法、光谱法、电子衍射法等）测定苯的结构表明：

（1）苯分子是平面正六边形，6个碳和6个氢处于同一平面上。

（2）6个碳碳键等长，均为0.140nm，处于典型碳碳单键的0.154nm和碳碳双键的0.134nm之间；6个碳氢键的键长均为0.108nm。

（3）键角均为120°。

如图7－1（a）所示。

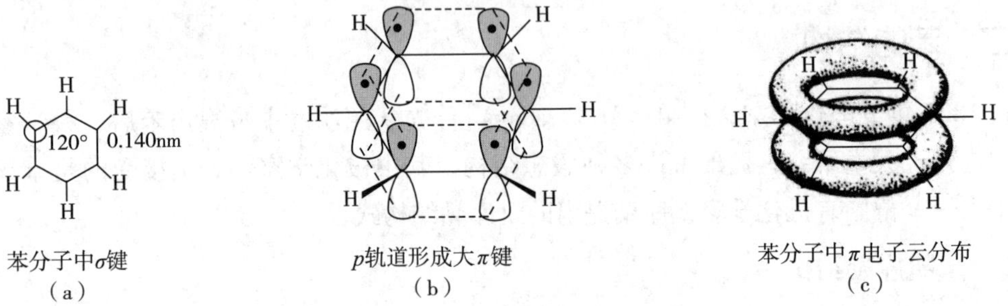

图7－1　苯的分子结构

杂化轨道理论认为：苯分子的6个碳原子都是sp^2杂化，相邻碳原子之间以sp^2杂化轨道互相重叠，形成6个均等的碳碳σ键，每个碳原子又各用一个sp^2杂化轨道与氢原子的1s轨道重叠，形成碳氢σ键。由于碳原子的3个sp^2杂化轨道处在同一平面内，夹角为120°，所以苯的6个碳原子和6个氢原子共平面，6个碳原子形成一个正六边形。每个碳原子上还有一个没有参加杂化的p轨道；6个p轨道均垂直于苯环平面且相互平行。这样，6个p轨道相互侧面重叠，形成一个以6个碳原子为中心，包含6个电子的环状闭合的大π键［图7－1（b）］。

大π键的形成，使得苯环中的6个π电子为6个碳原子所共享，π电子云均匀地分布在环平面的上下方，电子云密度平均化［图7－1（c）］。因此，苯环中没有单、双键之分，键长趋于一致。π电子在整个环状体系中的高度离域化，使体系能量降低，给苯带来了特殊的稳定性。

（三）分子轨道理论对苯结构的解释

分子轨道理论认为：苯分子形成σ键骨架后，6个碳原子的6个p原子轨道经过线性组合，形成6个π分子轨道，它们的形状及相应的能级如图7－2所示。各π分子轨道中节面处电子云密度分布为零。

从图7－2中可以看出，在三个成键轨道中，ψ_1没有节面，能量最低；ψ_2和ψ_3各有一个节面，能量相等，称为简并轨道，它们的能量比ψ_1高；反键的ψ_4^*和ψ_5^*各有两个节面，也是一对简并轨道，能量比ψ_2、ψ_3高；反键的ψ_6^*有三个节面，能量最高。基态时，6个p轨道中的6个p电子按保里不相容原理、能量最低原理和洪特规则，两两配对占据三个成键轨道，而能量高的反键轨道则无电子填充。苯分子中三个成键轨道中的电子总能量大大低

于处在三个孤立的 π 成键轨道中的总能量，因此具有特殊的稳定性。

苯的 π 电子云是由三个成键轨道叠加而成的，叠加的结果是 π 电子云在苯环上下对称均匀分布。闭合的电子云是苯分子在磁场中产生环电流的原因，环电流是没有尽头的，离域范围很广。

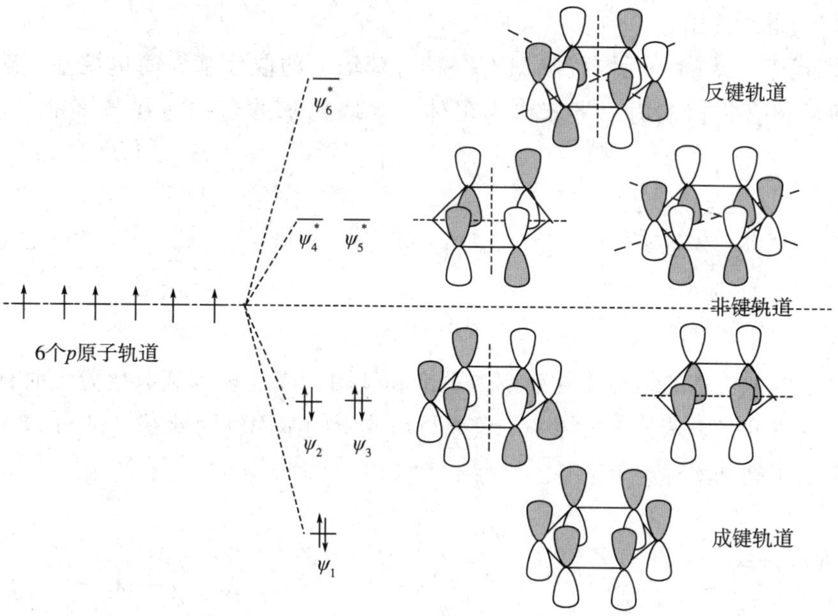

图 7－2　苯的 π 分子轨道和能级图解

（四）共振论对苯结构的解释

共振论认为：苯的结构是所有极限式的共振杂化体，苯可写出多个极限式，但下列两个是贡献最大的极限式。

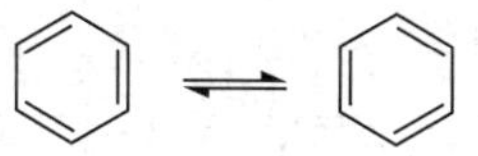

按照共振论的观点，具有相同能量的极限式间的共振，其杂化体的能量特别低。因为苯的两个极限式能量相同，所以共振杂化体的能量比假想的环己三烯低得多，有特殊的稳定性。可见，凯库勒结构是符合共振条件的，只是凯库勒结构仅是其中贡献较大的一个极限式。

关于苯的结构及表达方式已经讨论了很多年，虽然提出了各种看法，但仍没有得到满意的结论。苯结构的书写方法，除仍沿用凯库勒结构式外，还可采用正六边形内加一个圆圈表示，圆圈代表苯分子中的闭合大 π 键。

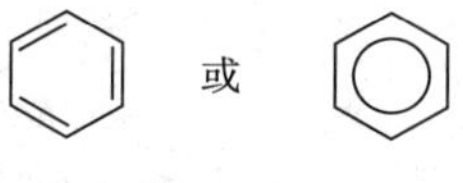

三、苯衍生物的同分异构和命名

（一）同分异构

苯环上取代基位置不同引起苯衍生物的同分异构体。苯环上的氢被一个或几个取代基取代，得到一元、二元或多元取代的苯衍生物。苯的一元取代物只有一种，二元取代物有三种；如所有取代基完全相同，三元及四元取代物各有三种异构体，五元及六元取代物各有一种。

（二）命名

苯衍生物的名称常见的有系统名称和惯用的俗名，这些俗名常基于它们的来源，并已被 IUPAC 接受继续使用。

1. 一取代苯 苯的一元取代物只有一种。苯环上的取代基为简单烷基、硝基、亚硝基、卤素等的化合物命名时，将苯作为母体，将取代基的名称写在苯字前，称为某苯。例如：

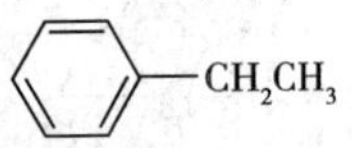

乙苯
ethylbenzene

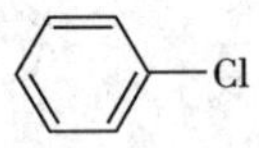

氯苯
chlorobenzene

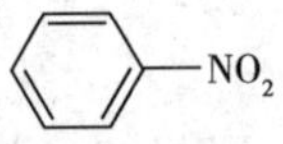

硝基苯
nitrobenzene

当苯环上的取代基的结构较复杂或为不饱和基团，或为多苯基取代芳烃时，习惯上将苯作为取代基来命名。苯分子去掉一个氢原子后剩下的基团称为苯基（phenyl），而侧链上去掉一个氢原子的基团称为苯某基。

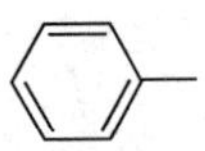
$C_6H_5—$
苯基
phenyl

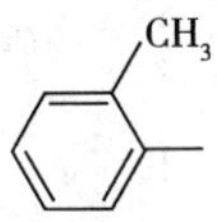

o–$CH_3C_6H_4—$
邻甲苯基
o–methylphenyl or 2–methylphenyl

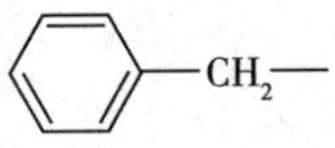

$C_6H_5CH_2—$
苯甲基或苄基
phenylmethyl or benzyl

以下是几个将苯作为取代基来命名的化合物例子：

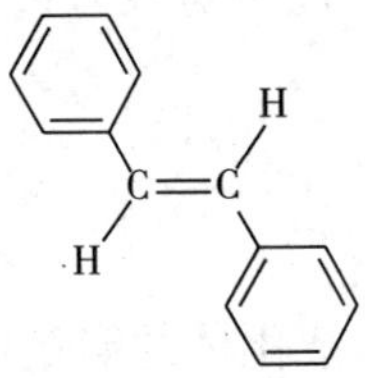

(E)-1,2-二苯基乙烯
(E)-1,2-diphenylethene

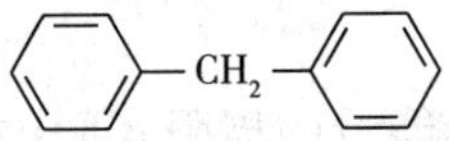

二苯甲烷
diphenylmethane

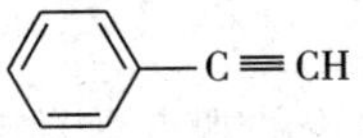

苯乙炔（习惯命名）
phenylethyne

当取代基为氨基、羟基、醛基、酰基、磺酸基、羧基等官能团时，则将官能团作为母体，例如：

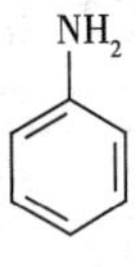

苯胺
phenylamine

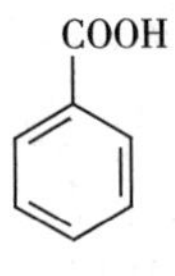

苯甲酸
benzoic acid

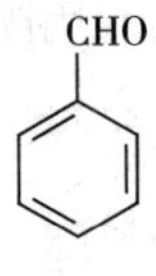

苯甲醛
benzaldehyde

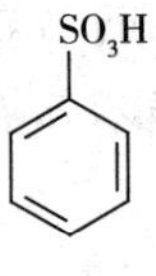

苯磺酸
benzenesulfonic acid

2. 二取代苯 苯的二元取代物有三种异构体。命名时分别用 1,2 –、1,3 –、1,4 –表示取代基的位次，也可用邻（*ortho*，简写 *o* –）、间（*meta*，简写 *m* –）、对（*para*，简写 *p* –）来表示。例如：

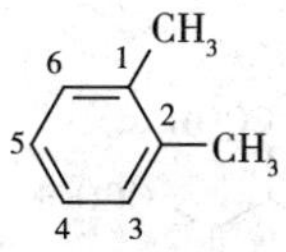

1,2-二甲苯
邻二甲苯（*o*-二甲苯）
1,2-dimethylbenzene
or *o*-dimethylbenzene

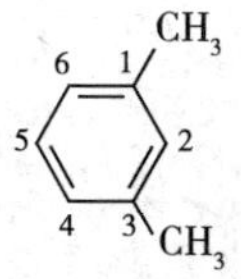

1,3-二甲苯
间二甲苯（*m*-二甲苯）
1,3- or *m*-dimethylbenzene

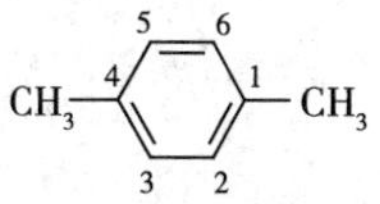

1,4-二甲苯
对二甲苯（*p*-二甲苯）
1,4- or *p*-dimethylbenzene

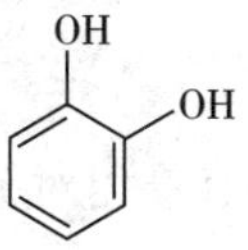

苯-1,2-二酚（邻苯二酚）
benzene-1,2-diol or *o*-benzenediol

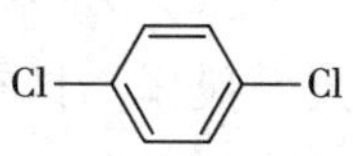

1,4-二氯苯（对二氯苯）
benzene-1,4-diol or *p*-dichlorobenzene

苯环上的两个取代基不同时，要选择一个官能团为主官能团，与苯环一起作为母体，另一个作为取代基。一些官能团的优先顺序是：—COOH ＞—SO_3H ＞—CHO ＞—COR＞—OH ＞—NH_2，根据 IUPAC 的优先推荐命名法，—OR、—R、—X、—NO_2、—NO 只作为取代基。

例如：

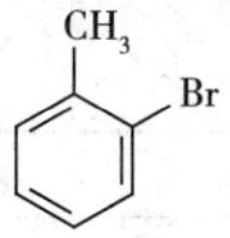

1-溴-2-甲基苯
1-bromo-2-methylbenzene

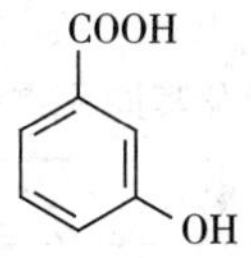

间羟基苯甲酸
m-hydroxybenzoicacid

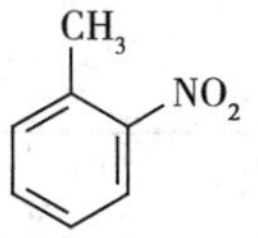

1-甲基-2-硝基苯
1-methyl-2-nitrobenzene

3. 多取代苯 以上原则也适用于苯环上连有三个或更多取代基的化合物的命名。只是要注意，在将主官能团所连位置编为“1”的同时，其他取代基的编号要尽可能小。

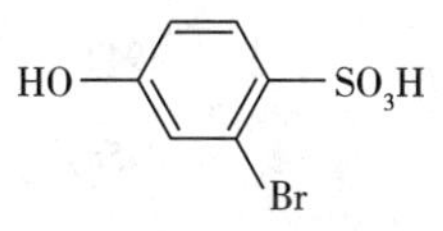

2-溴-4-羟基苯磺酸
2-bromo-4-hydroxybenzenesulfonic acid

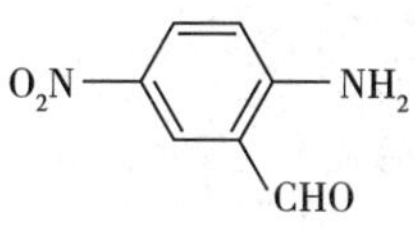

2-氨基-5-硝基苯甲醛
2-amino-5-nitrobenzaldehyde

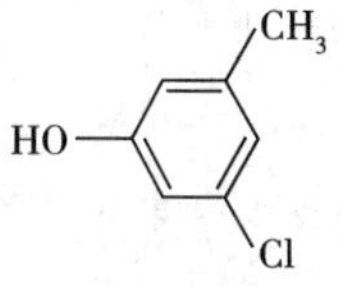

3-氯-5-甲基苯酚
3-chloro-5-methylphenol

若苯环上的三个取代基相同，命名时分别用 1,2,3 -、1,2,4 -、1,3,5 -表示取代基的位次，也可用连（*vicinal*，简写 *vic*）、偏（*unsymmetrical*，简写 *unsym*）、均（*symmetrical*，简写 *sym*）表示。

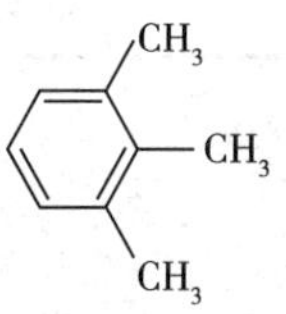

1,2,3-三甲苯（连三甲苯）
1,2,3-trimethylbenzene
或*vic*-trimethylbenzene

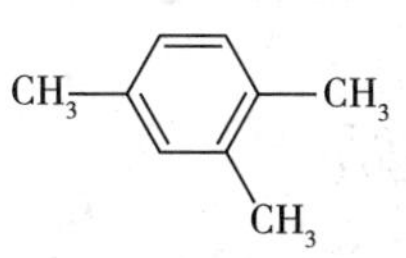

1,2,4-三甲苯（偏三甲苯）
1,2,4-trimethylbenzene
或*unsym*-trimethylbenzene

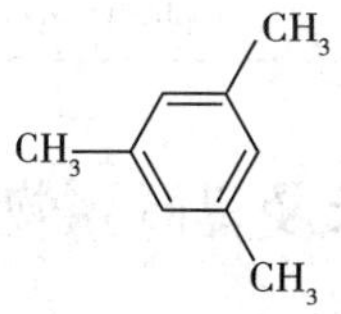

1,3,5-三甲苯（均三甲苯）
1,3,5-trimethylbenzene
或*sym*-trimethylbenzene

许多芳烃都是重要的化工原料和试剂（例如苯、甲苯、二甲苯等），许多药物分子中都含有芳环（例如解热镇痛药阿司匹林等）。

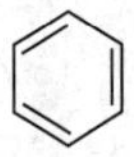

苯(benzene)

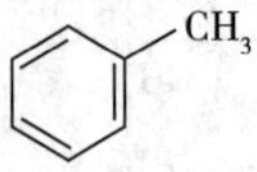

甲苯(toluene)

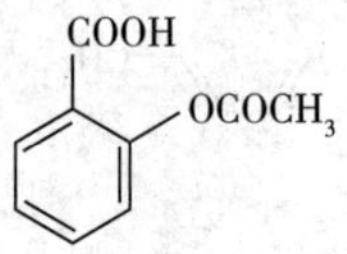

阿司匹林 (aspirin)

四、苯及其同系物的物理性质

苯及其同系物多数为液体，具有特殊的气味。沸点随着相对分子质量的增加而升高，一般每增加一个 CH_2单位沸点升高 20 ~ 30℃，含同数碳原子的各种异构体，其沸点相差不大，而结构对称的异构体，却具有较高的熔点。苯及其同系物的相对密度和折光率比相应的链烃和环烃高。苯是一种较好的溶剂，但毒性较大，苯的蒸气可以通过呼吸道对人体产生损害，高浓度的苯蒸气主要作用于中枢神经，引起急性中毒，低浓度的苯蒸气长期接触损害造血器官。由于其毒性大，现在工业上已不用或尽量避免使用，常用甲苯来代替它，因为甲苯能在体内被代谢转化为无毒的产物苄醇（$PhCH_2OH$），它与葡萄糖醛酸（葡萄糖氧化的产物）反应，转变为极性和水溶性很大的葡萄糖醛酸苷而排出体外。表 7 - 1 列出了苯及其同系物的物理常数。

表 7 - 1　苯及其同系物的物理常数

化合物		熔点（℃）	沸点（℃）	密度（$g \cdot cm^{-3}$）
苯	benzene	5.5	80.1	0.8765
甲苯	methylbenzene	-95	110.6	0.8669
邻二甲苯	*o* - dimethylbenzene	-25.2	144.4	0.8802
间二甲苯	*m* - dimethylbenzene	-47.9	139.1	0.8642
对二甲苯	*p* - dimethylbenzene	-13.2	138.4	0.8610
1,2,3 -三甲苯	*vic* - trimethylbenzene	-15	176.1	0.8942
1,2,4 -三甲苯	*unsym* - trimethylbenzene	-57.4	169.4	0.8758
1,3,5 -三甲苯	*sym* - trimethylbenzene	-52.7	164.7	0.8651
乙苯	ethylbenzene	-94.9	136.2	0.8667
正丙苯	propylbenzene	-99	159.2	0.8620
异丙苯	isopropylbenzene	-96.9	152.4	0.8617
苯乙烯	phenylethene	-31	145	0.9074
苯乙炔	phenylethyne	-45	142	0.9295

五、苯及其同系物的化学性质

从苯的结构可知，苯环上富有 π 电子，易接受缺电子或带正电荷的亲电性试剂的进攻，结果是苯环上的氢原子被取代。反应的结果保持了苯环的结构（这是苯环特殊的稳定性决定的）。因此，苯环上的亲电取代反应是苯的最重要的化学性质。

练习题

7-1 写出下列化合物的中、英文名称。

(1) 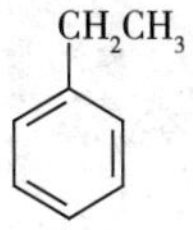
(2) 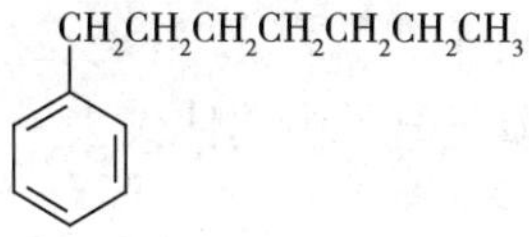

(3) 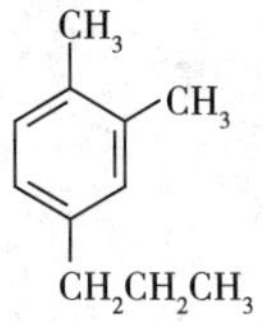
(4) 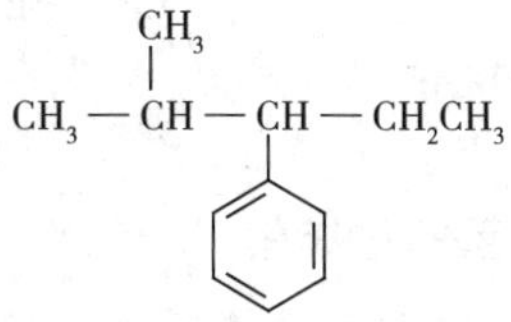

(5) 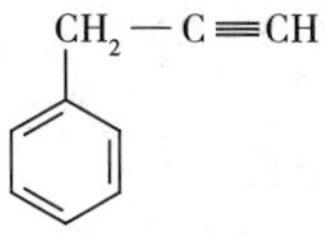
(6) 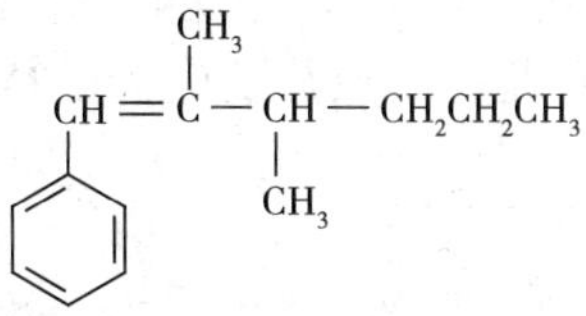

7-2 三种二溴苯的异构体熔点分别为87.3℃、7.1℃和-7℃。87.3℃的二溴苯硝化时只能得一种一硝基化合物；7.1℃的二溴苯可得两种一硝基化合物；-7℃的二溴苯可得三种一硝基化合物。试写出这三种二溴苯的结构式及其对应的熔点。

（一）亲电取代反应

芳环上的亲电取代反应主要有卤代反应（halogenation）、硝化反应（nitration）、磺化反应（sulfonation）、傅瑞德尔-克拉夫茨（Friedel-Crafts）反应等。

1. 卤代反应 在铁粉或三卤化铁等催化剂存在下，苯与卤素反应生成卤代苯，并放出卤化氢。

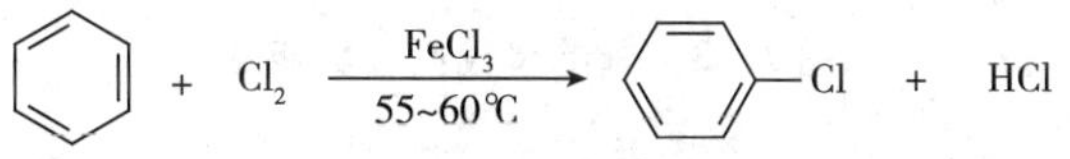

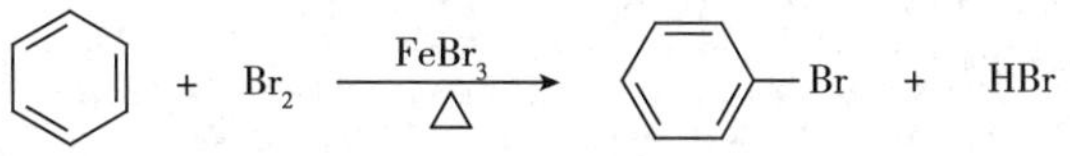

卤素的相对活性次序是：$F_2 > Cl_2 > Br_2 > I_2$。氟代反应太剧烈，不易控制；碘代反应不仅太慢，且生成的碘化氢是还原剂，可使反应逆转。因此，苯环上的卤代反应不能用于氟代物和碘代物的制备。

卤代反应常用$FeCl_3$，$FeBr_3$，$AlCl_3$，$CuCl_2$，$TiCl_4$，$SbCl_5$等路易斯酸作催化剂，也可在反应中加入少量铁粉，铁粉与卤素反应生成三卤化铁来催化反应。苯的溴代反应机理如下。

第一步：缺电子的三溴化铁与溴分子络合，促使溴分子异裂，产生溴正离子。

$$FeBr_3 + Br_2 \rightleftharpoons Br^+ + FeBr_4^-$$

第二步：带正电荷的溴与富电子苯环作用，形成碳正离子中间体（σ-配合物），该步反应困难，决定整个反应的反应速度（图7-3）。

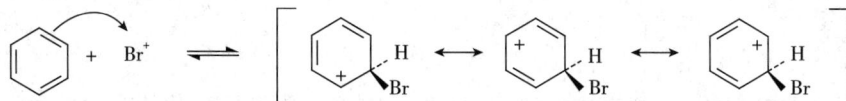

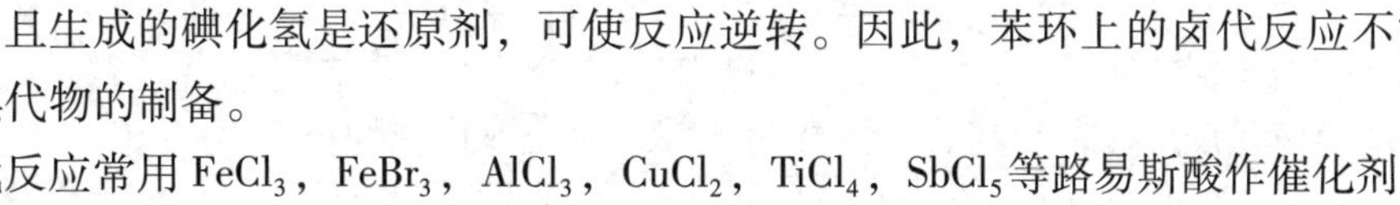

碳正离子中间体（σ-配合物）

上述碳正离子中间体也可表示为：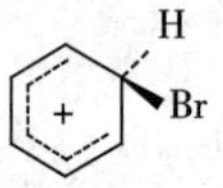

（为简明起见，在以下讨论苯环上其他的亲电取代反应机理时，碳正离子中间体也可用此式表示）。

第三步：在 $FeBr_4^-$ 的作用下，碳正离子中间体失去一个质子而生成溴苯。

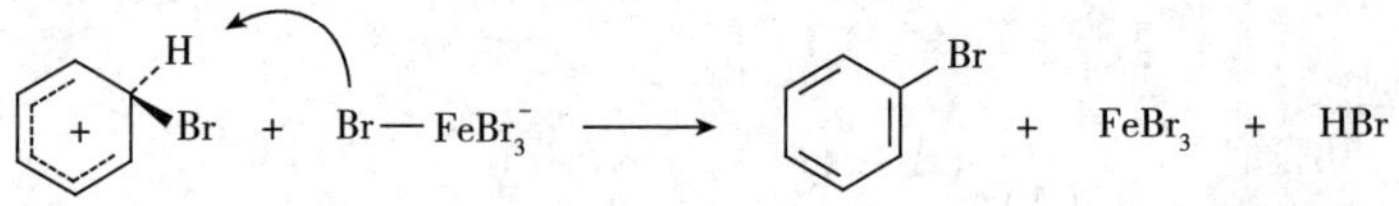

该步反应中生成的 $FeBr_3$ 再继续起催化作用。

为什么碳正离子中间体不与 Br^- 结合生成加成产物呢？这是由苯环的特殊稳定性所决定的。失去质子恢复成稳定的苯环是一个放热反应，更容易进行（图 7－3）。

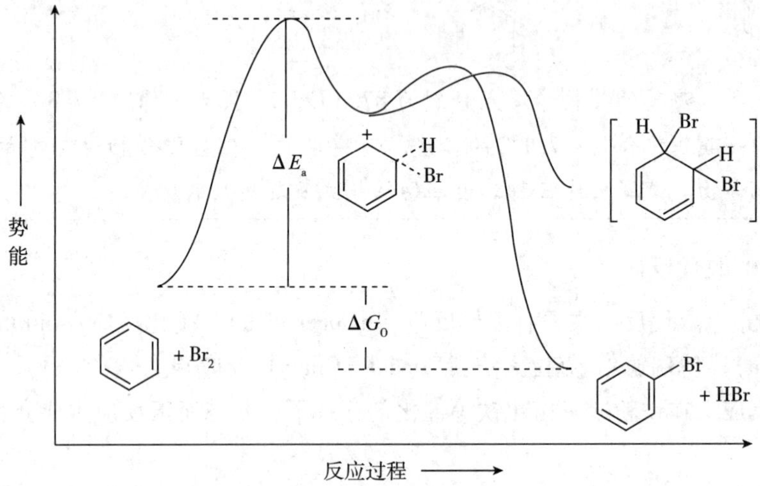

图 7－3　苯的溴代反应势能图

一卤代苯可进一步发生卤代反应生成二元或多元卤代产物。继续卤代比苯困难，且主要得到邻、对位二卤代产物。

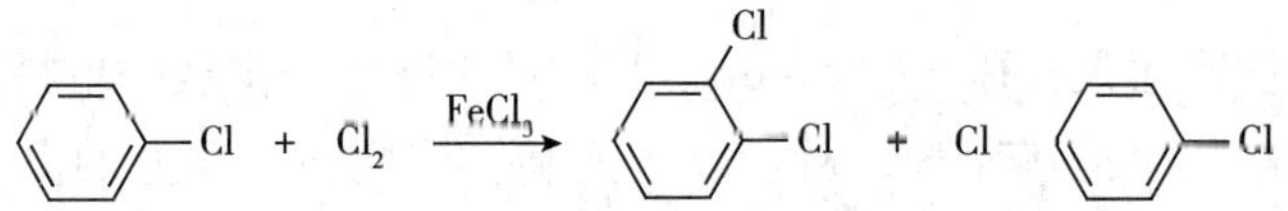

烷基苯的卤代反应较苯容易，且主要生成邻、对位取代产物。

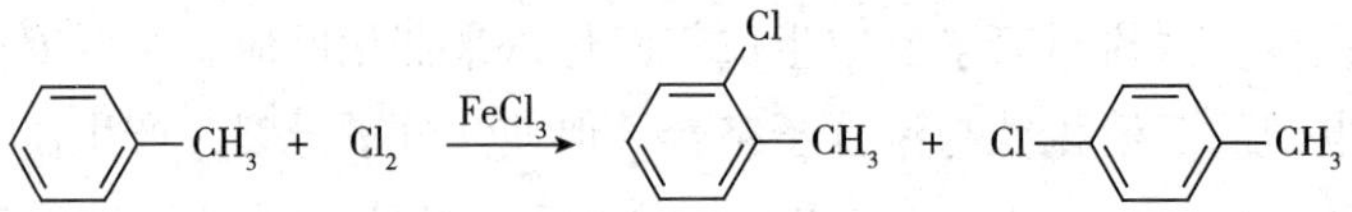

2. 硝化反应　芳环上的氢原子被硝基取代的反应，称为硝化反应。

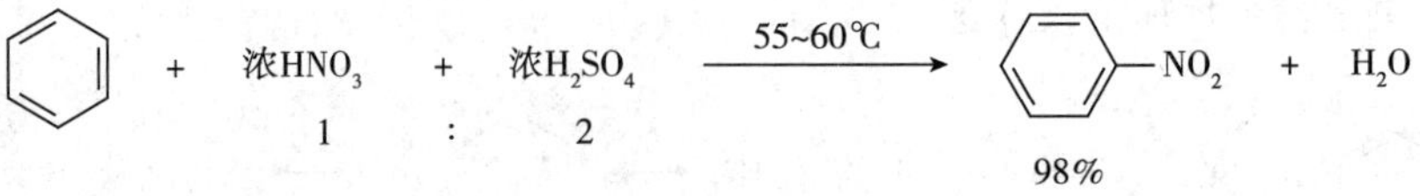

常用硝化剂有混酸（浓 HNO_3＋浓 H_2SO_4）和硝酸。混酸的硝化能力比较强，且有氧化性，环上有易被氧化的取代基时，会影响此取代基。硝化反应时，进攻芳环的亲电试剂为

硝基正离子。硝化反应机理如下。

$$HOSO_2O-H + H\ddot{O}-NO_2 \rightleftharpoons HOSO_2O^- + H_2\overset{+}{O}-NO_2$$

$$H_2\overset{+}{O}-NO_2 \rightleftharpoons H_2O + \overset{+}{N}O_2$$

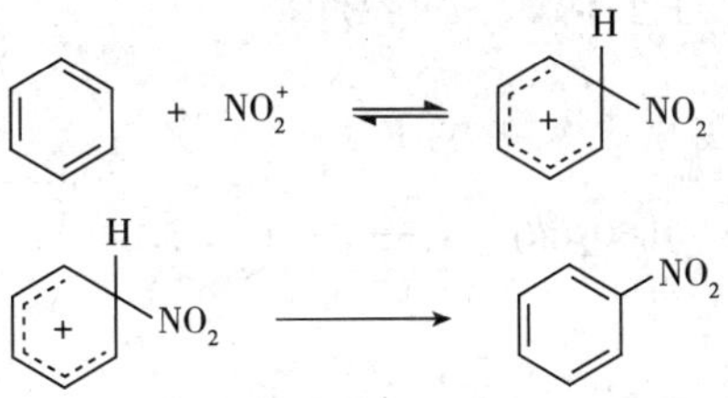

硝基苯继续硝化必须提高反应条件，且第二个硝基主要进入第一个硝基的间位；苯的烃基衍生物比苯易硝化，主产物为邻、对位取代产物。

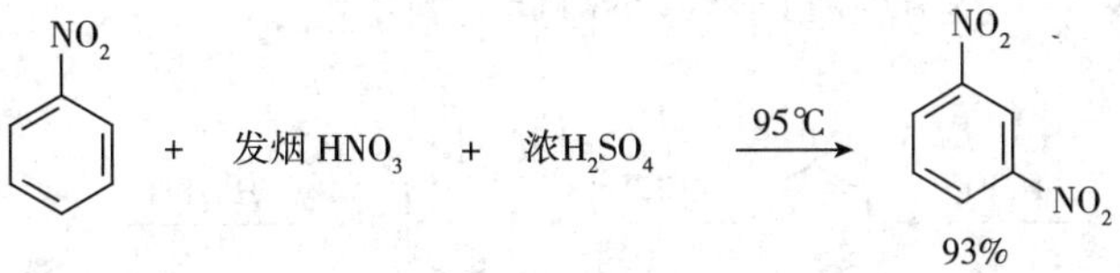

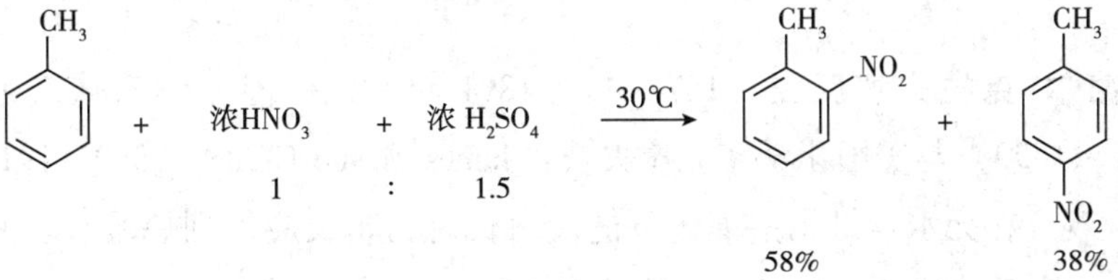

3. 磺化反应　苯和浓硫酸在常温下难进行反应，若加热或与发烟硫酸作用时，苯环上的氢原子被磺酸基（—SO_3H）取代，生成苯磺酸。磺化反应是一个可逆反应，苯磺酸与过热水蒸气作用时，可以发生水解，脱去磺酸基生成苯。

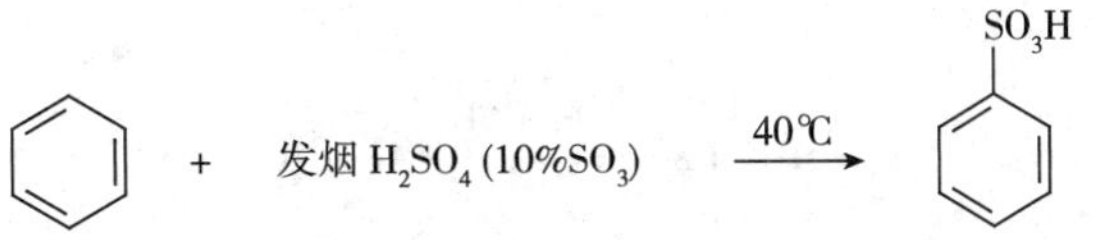

常用磺化剂有发烟硫酸、浓硫酸等。磺化反应中，进攻试剂一般是 SO_3。反应机理为：

$$2H_2SO_4 \rightleftharpoons H_3O^+ + HSO_4^- + SO_3$$

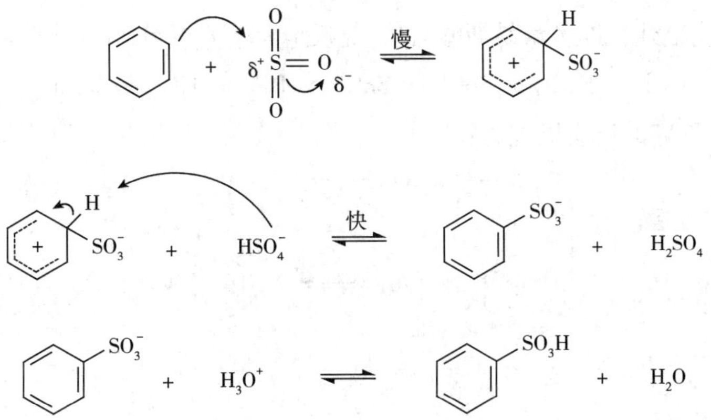

产物苯磺酸可进一步反应，但苯磺酸的磺化比苯困难，主要得间位产物。

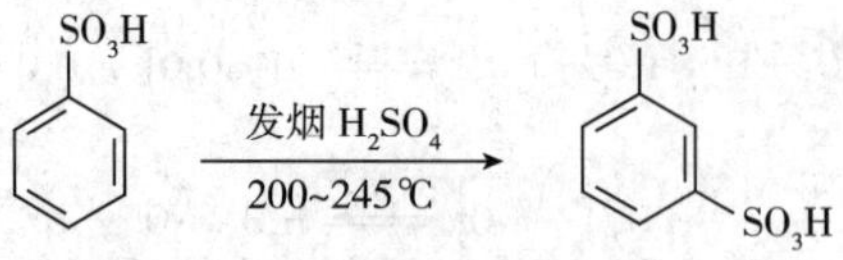

烷基苯的磺化比苯容易，主要得邻、对位产物。

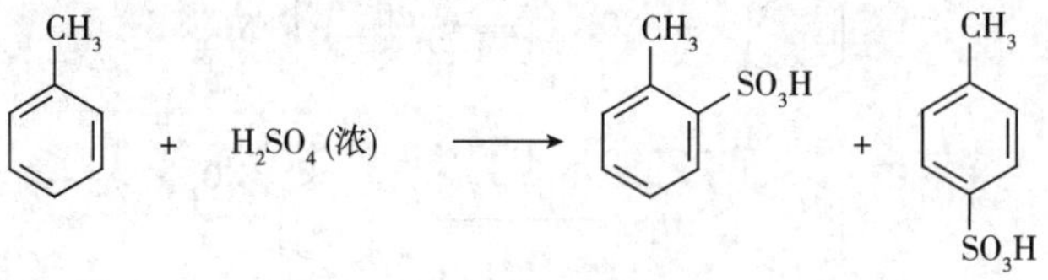

0℃	43%	53%
100℃	13%	79%

磺化反应的可逆性在有机合成上十分有用，常用于基团的定位、导向等；苯磺酸易溶于水，可通过磺酸基的引入增加有机物的水溶性。例如：

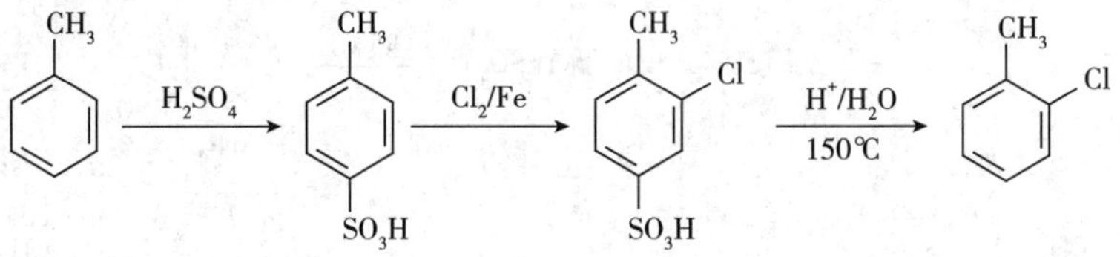

4. 傅瑞德尔-克拉夫茨反应 1874 年至 1891 年间，法国化学家傅瑞德尔（Charles Friedel，1832～1899）与美国化学家克拉夫茨（James Mason Crafts，1839～1917）合作，在研究工作中发现，在无水三氯化铝催化下能使卤代烷与苯反应得到烷基苯。并且经过进一步研究发现，这种反应具有普遍性，故称为傅瑞德尔-克拉夫茨（Friedel－Crafts）反应，简称傅-克反应。此反应有两类，傅-克烷基化反应和傅-克酰基化反应，反应结果：前者向芳环上引入烷基，后者向芳环上引入酰基。

扫码“看一看”

（1）傅-克烷基化 在无水三氯化铝催化下，苯与卤代烷反应，在芳环上引入烷基，生成烷基苯。

$$Ar-H + RX \xrightarrow{\text{无水 } AlCl_3} Ar-R + HX$$

例如：

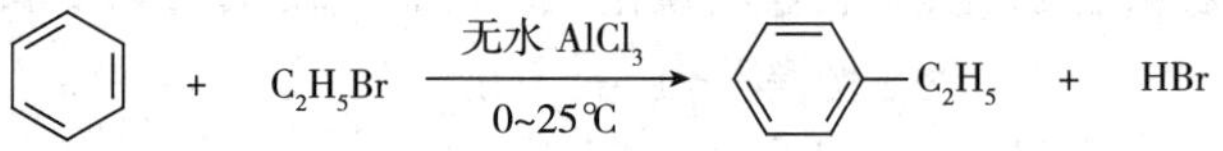

除无水三氯化铝外，许多路易斯酸对傅-克反应都有催化作用，常见路易斯酸催化剂的催化活性顺序是：$AlCl_3 > FeCl_3 > SbCl_5 > SnCl_4 > BF_3 > TiCl_4 > ZnCl_2$。

傅-克烷基化反应的反应机理为：

$$R-Cl + AlCl_3 \longrightarrow R^+ + AlCl_4^-$$

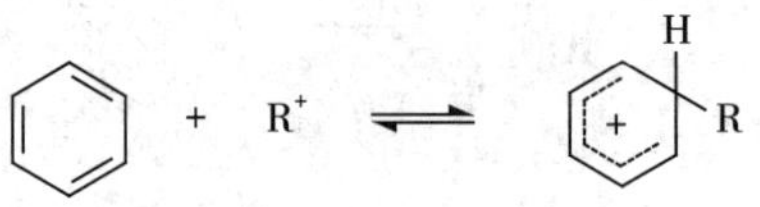

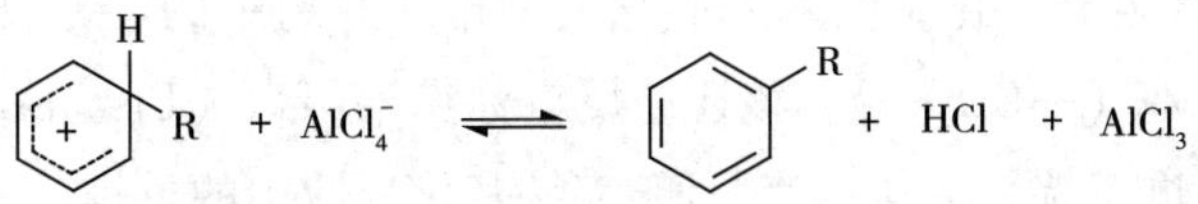

除了用卤代烷外，还可用烯或醇在质子酸催化下发生烷基化反应。醇和烯在酸催化下均能形成亲电性的烷基碳正离子。

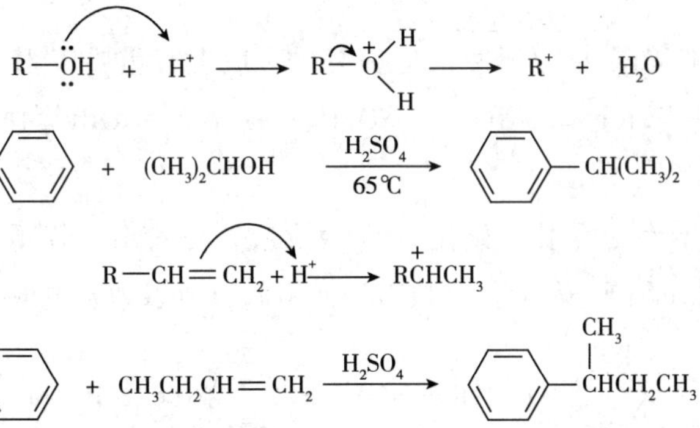

傅-克烷基化反应由烷基碳正离子引起，很容易发生碳正离子重排，得到重排产物。

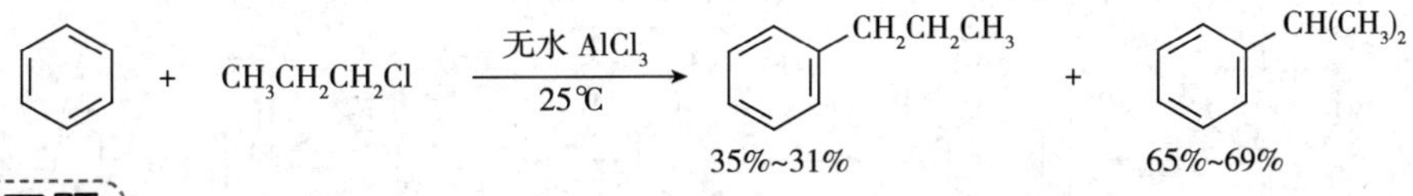

练习题

7-3 写出苯在 $AlCl_3$ 催化下与正丙基氯发生傅-克烷基化反应的机理。

（2）傅-克酰基化 在路易斯酸催化下，苯可以和酰卤或酸酐反应，向芳环上引入酰基。

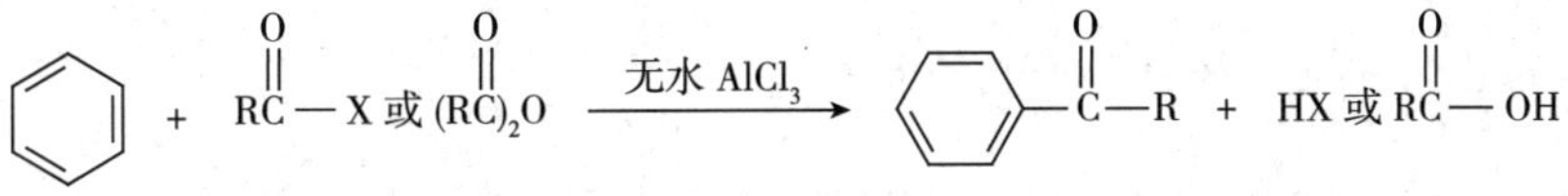

例如：

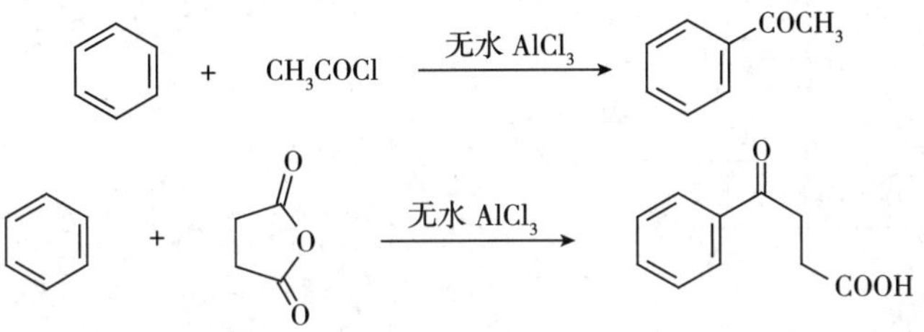

此反应的机理与傅-克烷基化反应类似，只是进攻基团为酰基正离子，由酰卤或酸酐与催化剂作用产生。

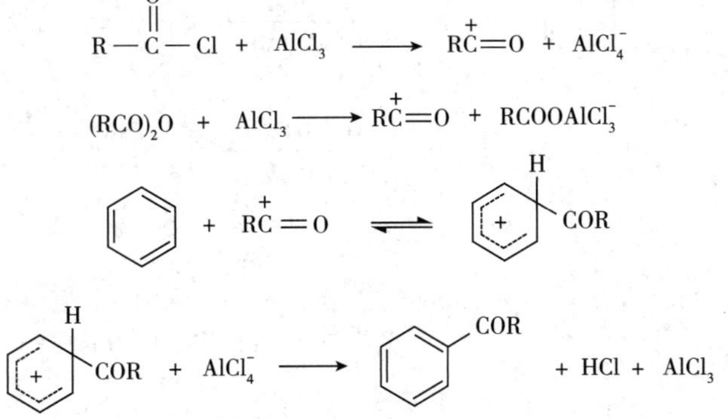

在傅-克酰基化反应中，酰基正离子不发生重排，产物中的羰基（—CO—）可被锌汞齐和盐酸还原成亚甲基（$—CH_2—$），该还原反应称克莱门森（Clemmensen）还原。利用这种方法可向芳环上引进正烷基，从而克服傅-克烷基化反应中的重排。

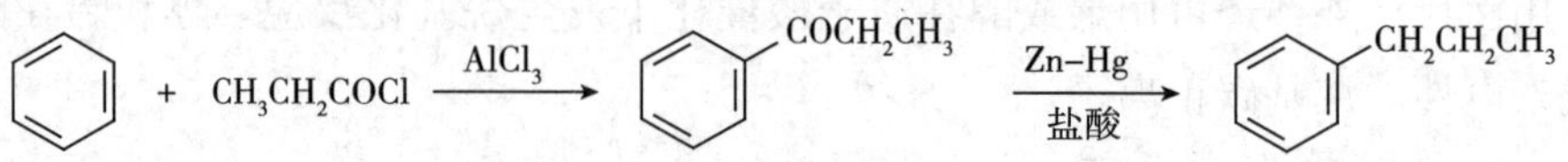

（3）傅-克反应的局限性　傅-克反应在有机合成上有重要应用，但它也存在着一定的局限性，最主要的是当环上有$—NO_2$、$—SO_3H$、—CN、—COR 等强吸电子基时，傅-克反应不能发生。

从上面的反应（卤代、硝化、磺化、傅-克反应）可看出，芳环上的取代反应总是由带正电荷的亲电性试剂（用 E^+ 表示）进攻芳环而引起，所以为亲电取代反应，通式如下：

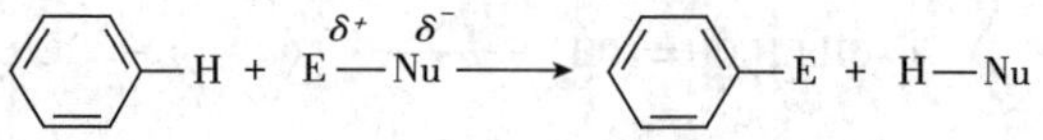

反应机理可用通式表示为：

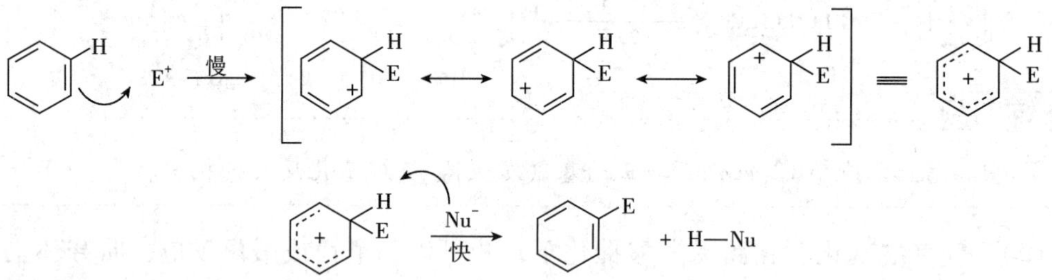

练习题

7-4　写出下列反应的产物和反应机理。

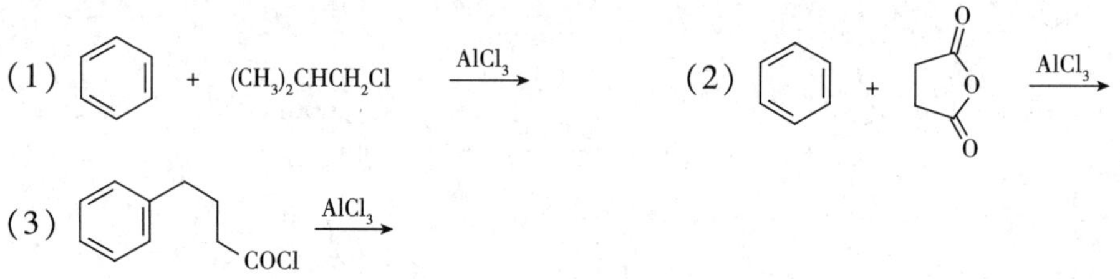

（二）加成反应

与烯烃相比，苯不易发生加成反应，但在特殊条件下也可以加成。

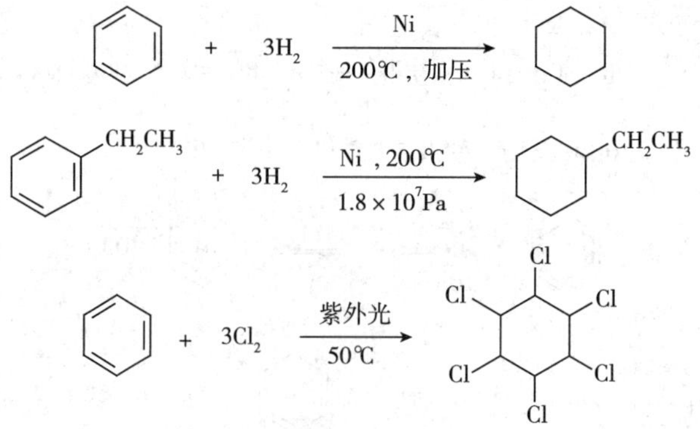

练习题

7-5　为什么苯催化氢化时直接生成环己烷？如果只加一分子氢，体系能量是升高还是降低？

（三）氧化反应

苯环具有特殊的稳定性，通常条件下难以被氧化，苯即使在高温下与高锰酸钾、铬酸等强氧化剂共热，也不会被氧化。但苯在高温和催化剂存在下，可被氧气氧化开环，生成顺丁烯二酸酐。

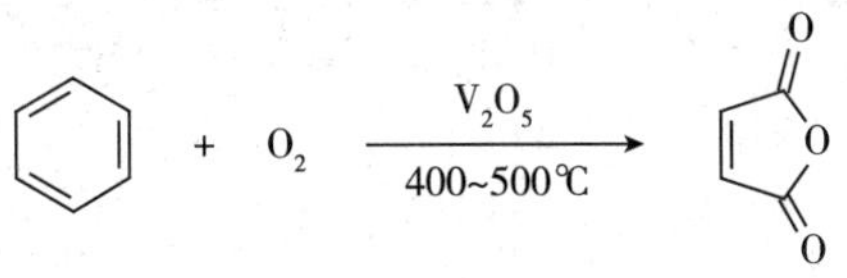

（四）烷基苯的反应

连接于芳环的碳链，常称为侧链，侧链上直接与苯相连的碳原子（苄位碳原子）上的氢（苯环的 α-H），受苯环的影响而被活化。通过此氢，易发生氧化反应和卤代反应。

1. 侧链的氧化反应　烷基苯易被氧化，氧化反应发生在侧链上。并且不管侧链多长，最后都氧化成羧基，若与苯环直接相连的碳原子上没有氢，则侧链不被氧化。

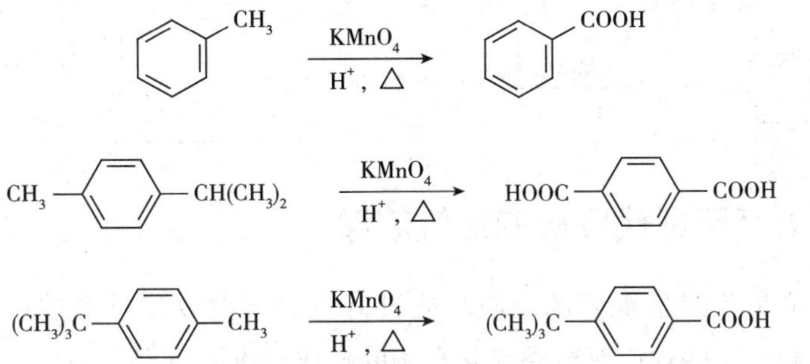

2. 侧链的卤代反应　在高温或光照射下，烷基苯与氯或溴反应，芳环侧链上的氢原子被氯或溴取代，并且优先取代芳环的 α-H。

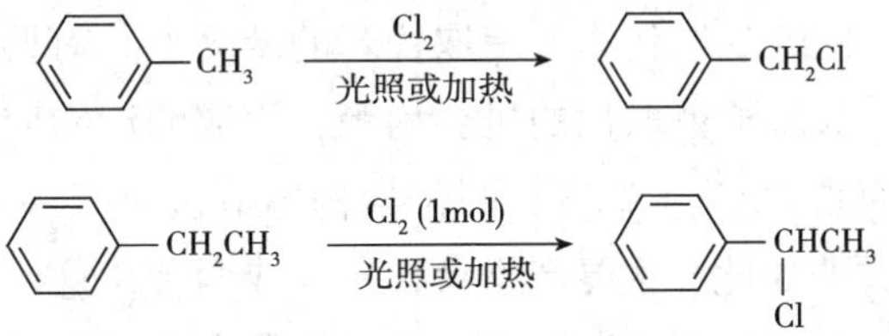

芳环侧链的卤代与烷烃卤代反应机理相同，均属自由基反应。氯化苄的生成机理如下：

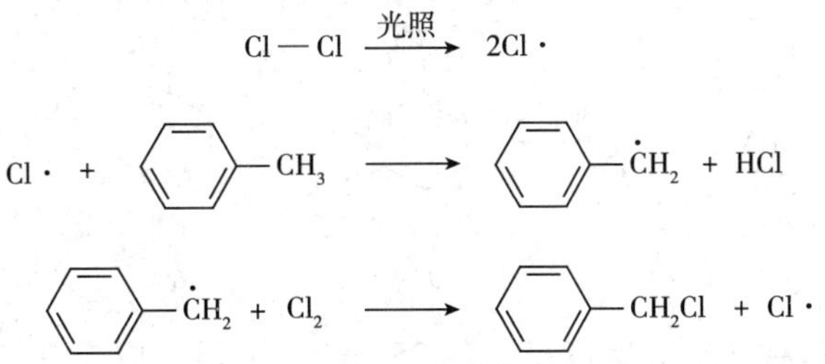

活性中间体为苄基自由基，其结构如图 7-4，由于 π 电子的离域使其趋于稳定。

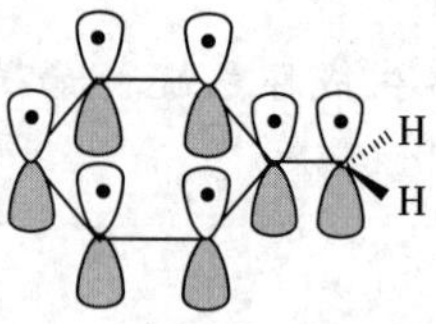

图7－4　苄基自由基

π 电子的离域也可用共振杂化体表示。

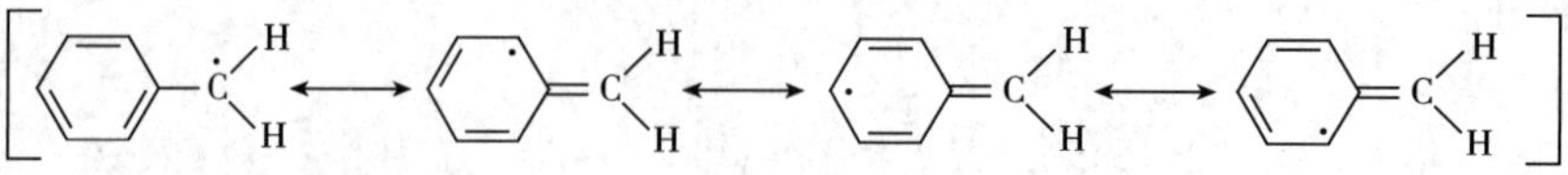

练习题

7－6　写出甲苯在光照或加热条件下，与氯反应生成氯苄的反应机理，并说明为什么氯优先取代甲基上的氢。

7－7　完成下列反应式。

（1）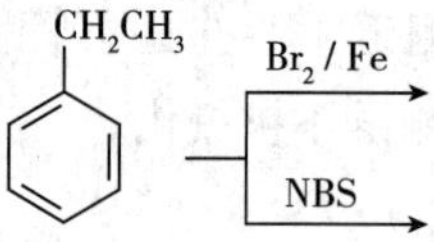

（2）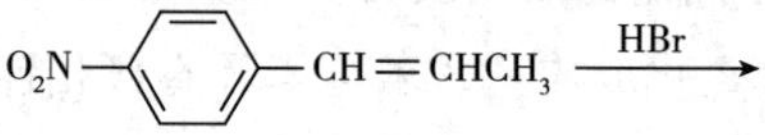

（3）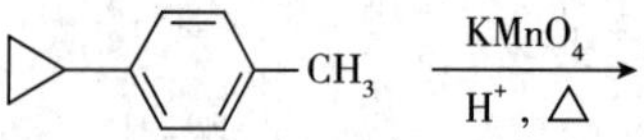

六、芳环上亲电取代反应的定位规律

亲电取代反应是芳烃最重要的反应，通过对芳烃亲电取代反应进行大量的研究工作，总结出了一些规律，这些规律对芳香族化合物的合成有重要意义。

（一）定位规律

一取代苯的亲电取代反应，新引入的取代基可以取代原有取代基的邻位、间位或对位上的氢原子，生成三种不同的二取代物。一取代苯的苯环上共有两个邻位，两个间位和一个对位氢原子，如果每个氢原子被取代的机会均等，生成的产物应该是三种二取代物的混合物，其中邻位异构体应占40%（2/5），间位异构体应占40%（2/5），对位异构体应占20%（1/5）。但实际上并非如此，主要产物只有一种或两种，这一点从上面讨论的各种取代反应可以看出。例如：硝基苯的硝化比苯困难（反应速度是苯的 6×10^{-8} 倍），主要产物为间二硝基苯。

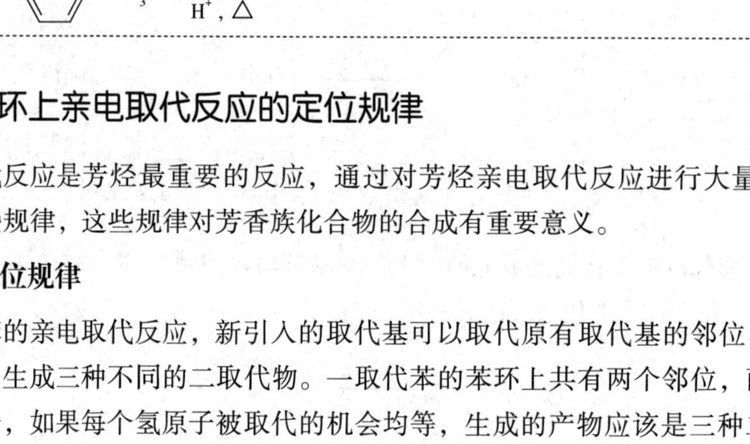

93%　　6%　　1%

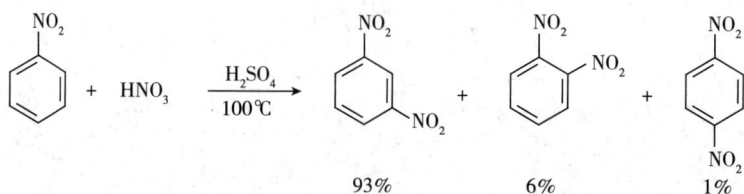

甲苯的硝化比苯容易（反应速度是苯的25倍），主要生成1－甲基－2－硝基苯和1－甲基－4－硝基苯。

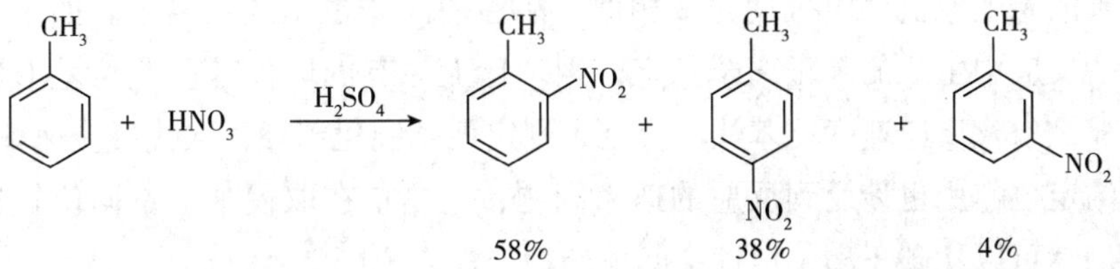

可见，一取代苯继续发生亲电取代反应时，新引入基团进入的位置及反应活性与新引入基团的性质无关，而是由环上原有的取代基决定的。人们将这种效应称为芳环上亲电取代反应的定位规律（orienting effect），环上原有的取代基叫定位基（orienting group）。

定位基大致可分为两类：

第一类定位基，又称邻、对位定位基（ortho - para director），如烷基等，它们使新引入的基团主要进入其邻位和对位（邻、对位产物 >60%）。芳环上有第一类定位基时，亲电取代反应一般更容易进行（与苯相比）。所以，第一类定位基一般使芳环活化（卤素除外）。

第二类定位基，新引入的基团进入定位基的间位，又称间位定位基（meta director），如硝基等，它们使新引入的基团主要进入其间位（间位产物 >40%）。芳环上有第二类定位基时，亲电取代反应总是更困难（与苯相比）。所以，第二类定位基总是使芳环钝化。

表 7 - 2 列出了一些常见的邻、对位定位基和间位定位基，以及它们对苯反应活性的影响。

表 7 - 2　常见的邻对位定位基和间位定位基及其对苯活性的影响

邻对位定位基	对活性的影响	间位定位基	对活性的影响
$-NH_2$（R），$-OH$	强活化	$-NO_2$，$-CF_3$，$-\overset{+}{N}R_3$	很强的钝化
$-OR$，$-NHCOR$，$-OCOR$	中等活化	$-CHO$（R），$-COOH$（R）	强钝化
$-R$，$-Ar$，$-CH=CR_2$	弱活化	$-COCl$，$-CONH_2$	强钝化
$-X$，$-CH_2Cl$	弱钝化	$-SO_3H$，$-C\equiv N$	强钝化

从表 7 - 2 可以看出：第一类定位基一般使苯环活化，只有卤素例外，卤素具有邻对位定位效应，但使苯环弱钝化；第二类定位基总是使苯环钝化。第一类定位基中，与芳环直接相连的原子上的电子云密度一般比较高，总体表现为供电子作用（卤素除外）；第二类定位基中，与芳环直接相连的原子总是缺电子的，表现为吸电子作用。

练习题

7 - 8　将下列化合物按照发生硝化反应由易到难的顺序排列。

（1）苯　（2）甲苯　（3）硝基苯　（4）溴苯　（5）苯酚　（6）苯甲酸

（二）定位规律的理论解释

定位基的定位规律有两层含义：其一是活化和钝化作用；其二是定位作用。

所谓活化和钝化作用，是将取代苯与苯的亲电取代反应的速率相比较。反应速率与反应机理密切相关。从前面的讨论已知，在苯的亲电取代反应的机理中，生成碳正离子中间体的那一步是反应速率的决定步骤。碳正离子中间体越稳定，反应越容易进行，即反应速率越快；反之，则反应速率越慢。

一取代苯的亲电取代反应机理与苯相似，活性中间体也是碳正离子。如果这种碳正离子比苯在同一反应中生成的碳正离子稳定，则苯环上原有的取代基（定位基G）有活化苯环的作用，那么取代反应速率比苯快；反之，则定位基钝化苯环，取代反应速率比苯慢。

定位基的定位作用也涉及到反应的速率问题，它是指在取代苯上不同位置进行反应的相对速率。仍然可以从碳正离子活性中间体的稳定性来说明。

一取代苯的亲电取代反应首先生成邻、间、对三种反应中间体，然后再产生三种相应的取代产物。

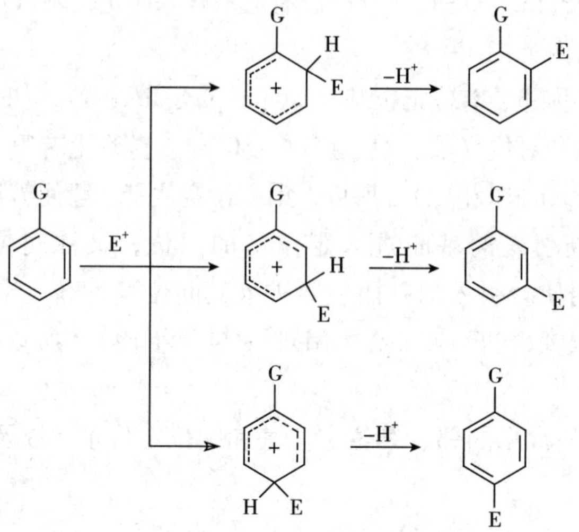

与三种产物相应的三种碳正离子的稳定性是不同的。稳定性较大的碳正离子，反应所需的活化能较小，反应速率较快，相应的产物在总产物中所占的份额也较多，为主要产物。

下面举几个典型的定位基，进行具体分析。

1. 邻对位定位基的定位效应

(1) 甲基　甲基是供电子基，它的存在对环上的正电荷有分散的作用，使取代反应的碳正离子活性中间体稳定性增大（与苯相比），取代反应速率加快，所以，甲基有活化苯环的作用。

甲苯在亲电取代反应中生成的三种碳正离子的结构可用共振式表示如下。

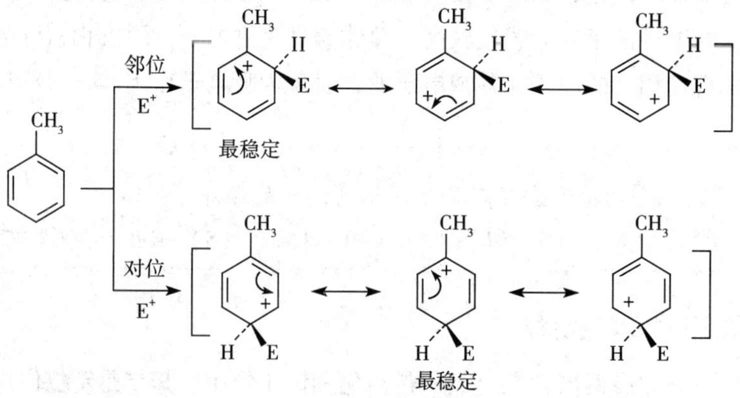

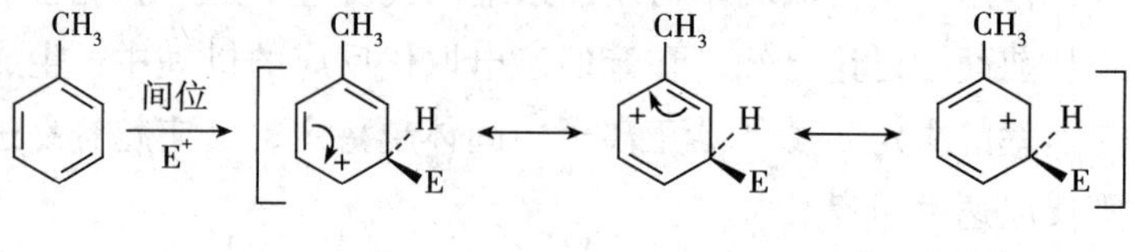

当亲电性试剂 E^+ 进攻邻位或对位时，所产生的碳正离子中间体的三个极限式中，都有一个极限式特别稳定。在此种极限式中，供电子的甲基与带正电荷的环碳原子直接相连，这时甲基对碳正离子中间体的稳定作用最大，它们是稳定的叔碳正离子，对共振杂化体贡献最大，由于它们参与形成的共振杂化体比间位的稳定，间位取代的中间体中无此种极限结构。所以，邻、对位取代的反应速率比间位快，产物的相对比例就多。因此，甲基是活化苯环的邻、对位定位基。乙基也有类似的作用。

（2）羟基　羟基是一个强的邻、对位定位基。氧的电负性比碳大，羟基对苯环有吸电子诱导效应（$-I$），但氧上的 p 轨道（其中有一对未共用电子）可与苯环上的 π 轨道形成 $p-\pi$ 共轭体系，氧上的一对未共用电子向苯环转移，产生供电子共轭效应（$+C$）。这两种方向相反的电性效应的总的结果是共轭效应占了主导地位，使碳正离子活性中间体的稳定性增高，使苯环活化。

苯酚在亲电取代反应中生成的三种碳正离子的共振式可表示为：

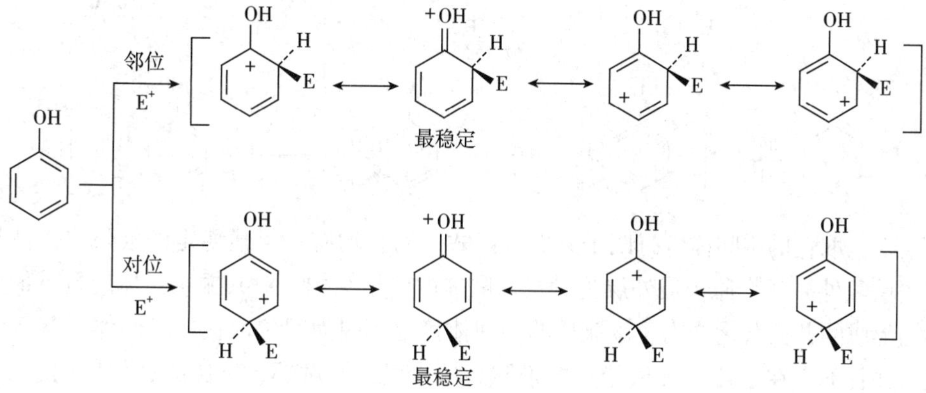

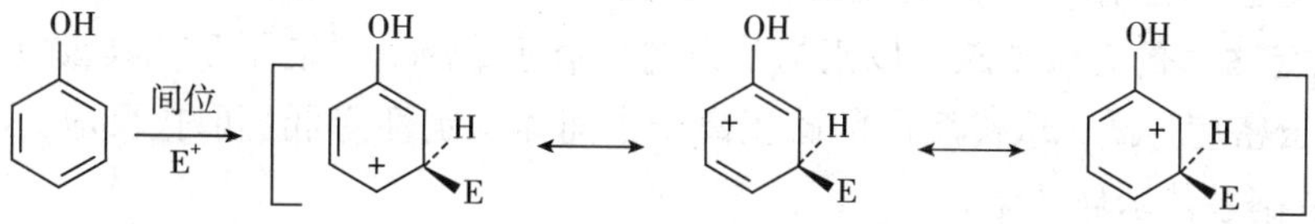

邻、对位取代的中间体各有四个共振极限式，而且各有一个极限式特别稳定，此种极限式中所有原子都形成八隅体，对共振杂化体的贡献最大，由它们参与形成的共振杂化体比间位取代的中间体稳定，因为间位取代的中间体只有三个共振极限式，而且不存在上述那种特别稳定的极限式。因此，邻、对位取代反应速率比间位快，产物的相对比例就多，所以，羟基是活化苯环的邻、对位定位基。

其他具有未共用电子对的基团（除卤素）有：$—NH_2$（R）、—OR、—NHCOR、—OCOR等和羟基有类似的作用，都是邻、对位定位基，对苯环有较强的活化作用。

练习题

7-9　在乙醇、苯酚中，羟基是吸电子基还是供电子基？为什么？

（3）卤素　卤素比较特殊，是一类使苯环钝化的第一类定位基。例如氯苯的硝化反应：

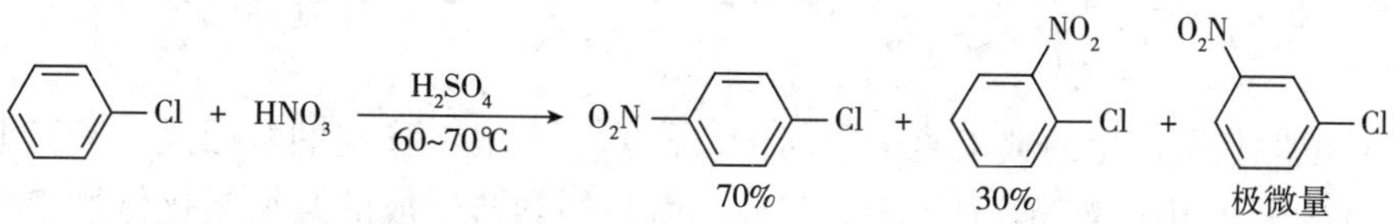

氯苯比苯难以硝化的原因是：虽然氯苯中氯原子上的 p 轨道（其中有一对未共用电子）与苯环上的 π 键形成 $p-\pi$ 共轭体系，产生供电子的共轭效应（$+C$），但是氯具有强的吸电子诱导效应（$-I$），这两种方向相反的电性效应的总结果是使苯环上的电子云密度降低，反应过程中产生的碳正离子中间体的稳定性降低，所以，反应比苯困难，因此，氯使苯环钝化。

氯苯在亲电取代反应中生成的三种碳正离子的共振式可表示为：

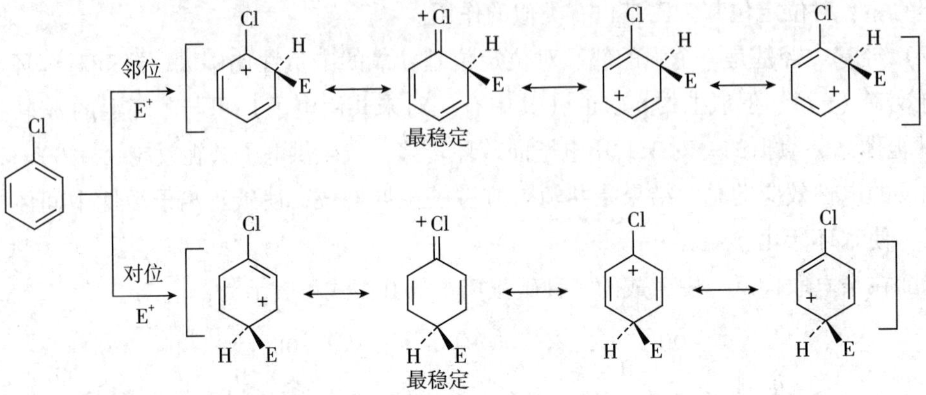

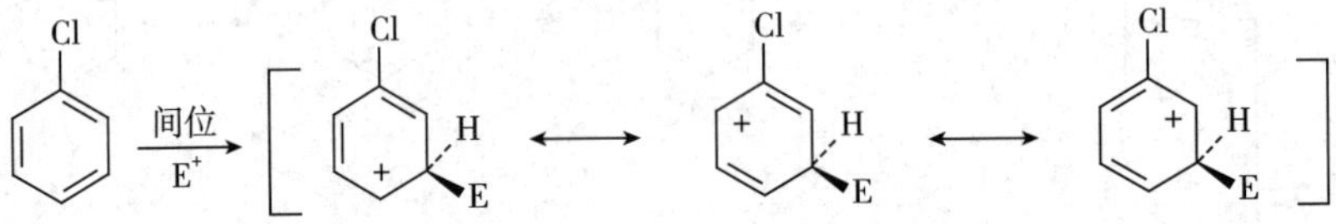

邻、对位取代的中间体各有四个共振极限式，而且均有一个最稳定的极限式，在此种极限式中（除氢外）每个原子最外层均满足八隅体的电子结构，对共振杂化体的贡献最大，由它们参与形成的共振杂化体比间位取代的中间体稳定。因为间位取代的中间体只有三个共振极限式，并且不存在上述那种最稳定的极限式。所以，氯对邻、对位的钝化作用小于间位；邻、对位反应速率比间位快，产物的相对比例就多。故卤素为钝化苯环的邻、对位定位基。

2. 间位定位基的定位效应 以硝基苯为例，硝基是强的吸电子基，其吸电子作用使苯环上的电子云密度降低，取代反应的碳正离子中间体稳定性降低，取代反应速率减慢（与苯相比），故硝基使苯环钝化。

硝基苯在亲电取代反应中产生的三种碳正离子的共振式可表示为：

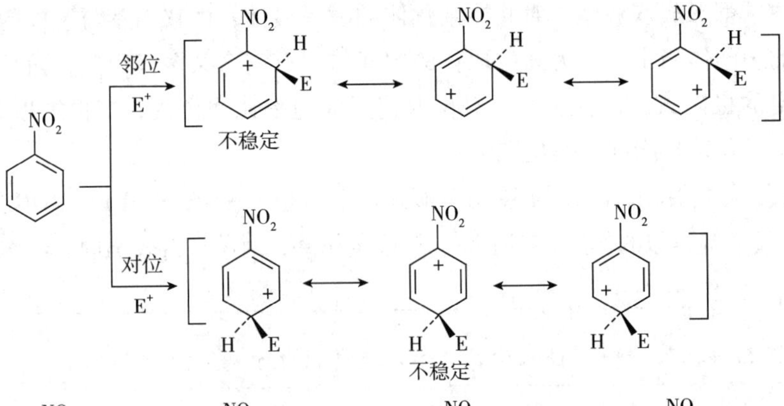

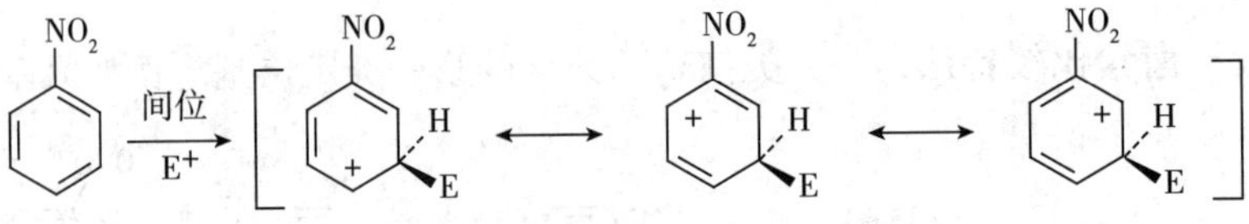

邻、对位取代所产生的碳正离子中间体，各有一个很不稳定的极限式，其正电荷分布在直接与吸电子基相连的环碳原子上，因此，由它们参与形成的共振杂化体的稳定性不如

间位取代的中间体，因为间位取代时，碳正离子中间体没有上述那种不稳定的极限式。也就是说，硝基对间位的钝化作用小于邻、对位。因此，间位反应速率相对较快，硝基为钝化苯环的间位定位基。

醛（酮）基、氰基、羧基等极性不饱和基团的定位和钝化作用与硝基相似。

练习题

7－10 硝基是一个吸电子基还是供电子基？它在硝基乙烷和硝基苯两个化合物中的电子效应是否相同？说出它们的异同点。

（三）定位规律的应用

应用定位规律，不仅可以解释某些现象，还可以通过它来指导取代苯的合成，包括预测取代反应的主要产物及选择合理的合成路线。

1. 预测主要产物 苯环上所连定位基的性质、数目等不同，对环发生的定位效应就不同，总的来说，最终反映出来的定位作用实际上是苯环上已有取代基的共同作用。

（1）环上只有一个定位基时，新引入基团的进入位置由此定位基决定。

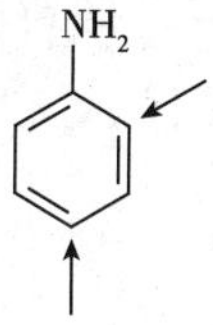

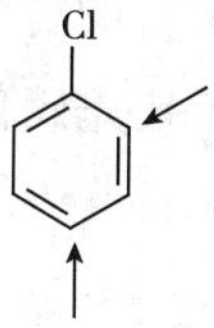

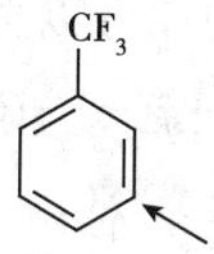

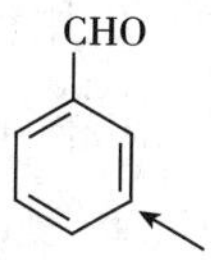

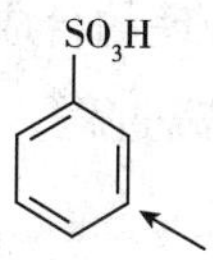

（2）环上有两个或两个以上定位基时，大致有三种定位情况。

第一种情况，苯环上原有取代基对新引入取代基的定位作用一致，新引入取代基进入苯环的位置由它们共同决定。例如：

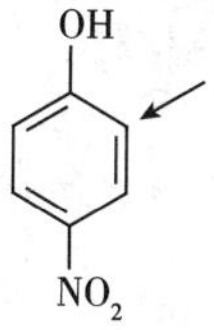

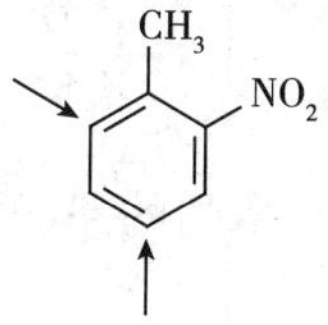

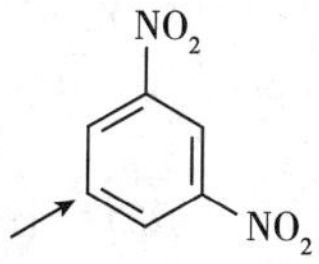

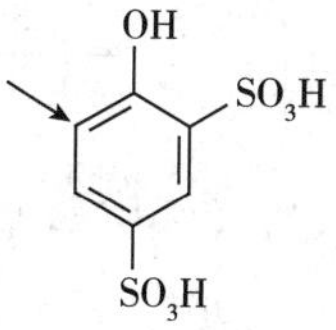

但两个取代基中间的位置，由于空间位阻的影响，一般不易引入新基团。

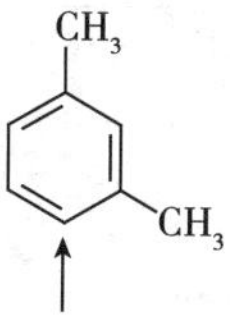

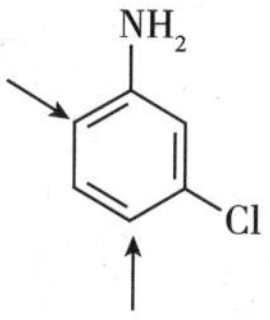

第二种情况，苯环上原有取代基对新引入取代基的定位作用不一致，原有取代基属于同一类定位基，这时新引入取代基进入苯环的位置主要由定位作用强的取代基所决定。如果两个取代基定位作用强度相差较小时，得到混合物。例如：

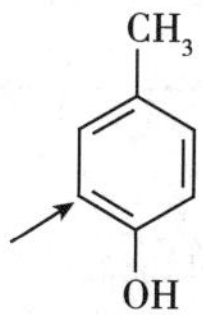

主要产物

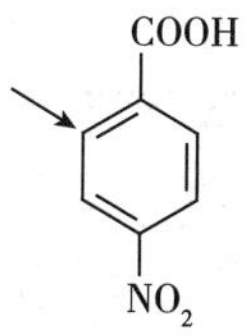

主要产物

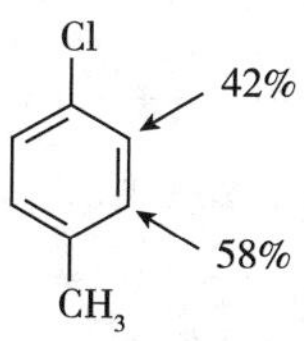

混合物

第三种情况，苯环上原有取代基对新引入取代基的定位效应不一致，原有取代基属不同类定位基时，新引入取代基进入苯环的位置主要由第一类定位基决定。

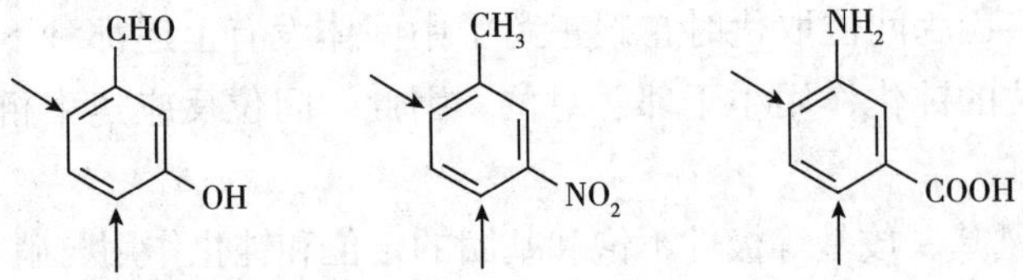

练习题

7－11　下列化合物进行苯环上的溴代反应，用箭头表示溴进入苯环的主要位置。

(1) 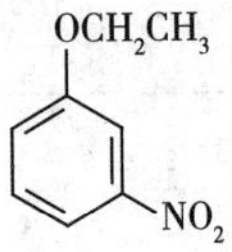　(2) 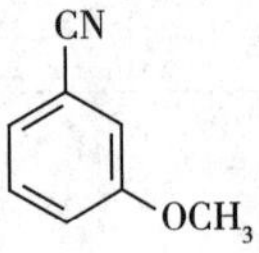　(3) 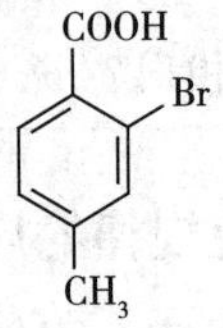

(4) 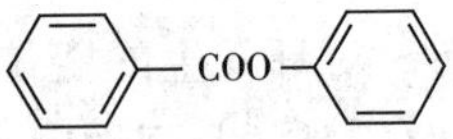　(5) 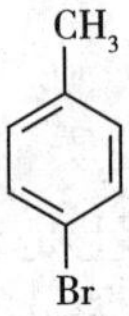　(6) 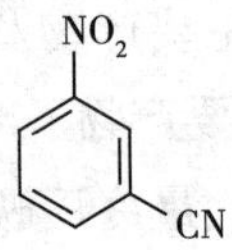

2. 选择合理的合成路线　应用定位规律可以选择可行的合成路线，得到较高的收率和避免复杂的分离过程。例如：由苯合成1－氯－3－硝基苯要先硝化后氯代。

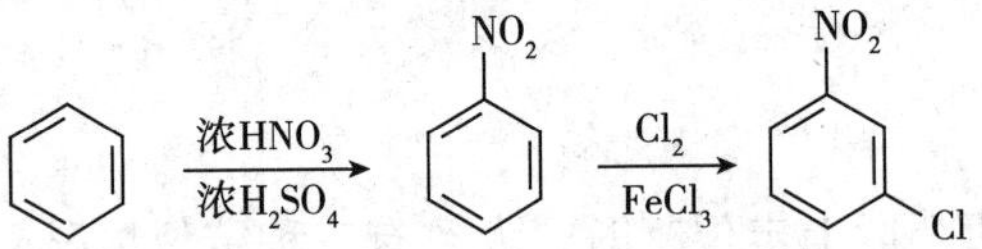

由苯合成间硝基苯甲酸要先傅-克烷基化，再氧化，最后硝化。

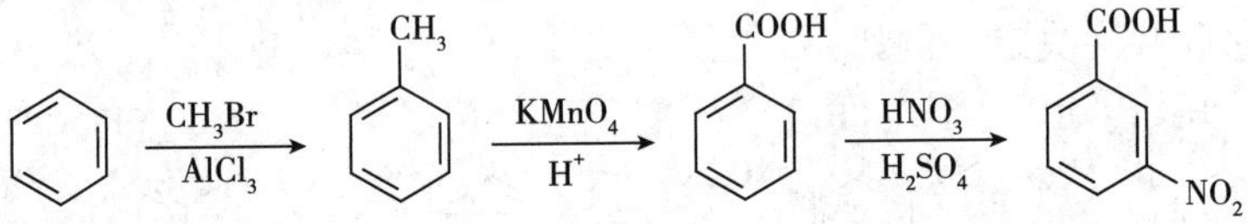

由愈创木酚（邻甲氧基苯酚）合成5－硝基愈创木酚的路线如下：

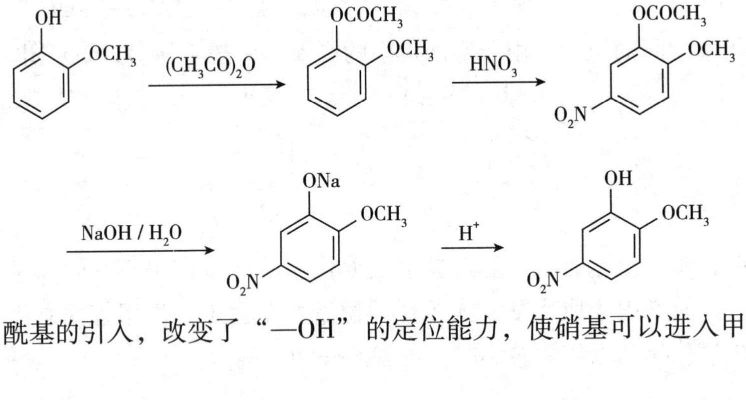

第一步乙酰基的引入，改变了“—OH”的定位能力，使硝基可以进入甲氧基的对位而得到目标物。

练习题

7－12　如何从苯或苯酚合成下列化合物？

(1) 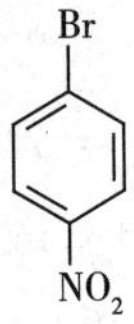　(2) 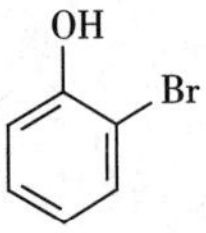　(3) 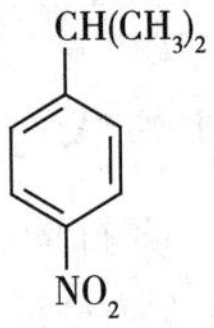

第二节 多环芳烃和非苯芳烃

一、稠环芳烃

稠环芳烃是由两个或两个以上苯环共用两个邻位碳原子稠合而成的多环芳烃，例如萘、蒽、菲等。

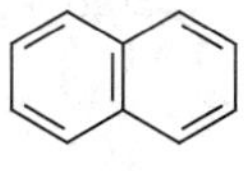
萘

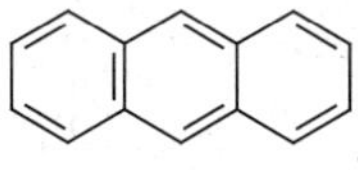
蒽

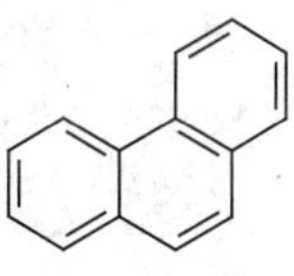
菲

（一）萘

萘的分子式为$C_{10}H_8$，可大量地从煤焦油中分离得到，为无色片状晶体，熔点80℃，沸点218℃，易升华，不溶于水，易溶于热的乙醇等有机溶剂，有特殊气味。

1. 萘的结构 物理方法证明：萘和苯相似，也是平面型分子（环碳原子均为sp^2杂化），所有碳原子上的p轨道彼此侧面重叠形成一个闭合的环状共轭体系，所有参加成键的π电子分布在平面的上方和下方，其形状如数字“8”，可看作有两个芳香六隅体，具有芳香性。萘环的这种离域，也可用共振结构式表示，共振能约为250kJ/mol。但萘环又与苯不同，萘环中各个p轨道的重叠程度不完全相同，这样，π电子云密度分布没有完全平均化，共用碳原子的四个邻位电子云密度最高，称为α位，距共用碳原子较远的四个位置为β位，电子云密度低于α位。π电子分布的不完全平均，引起分子中各个碳碳键键长不完全相等，萘的稳定性比苯差。

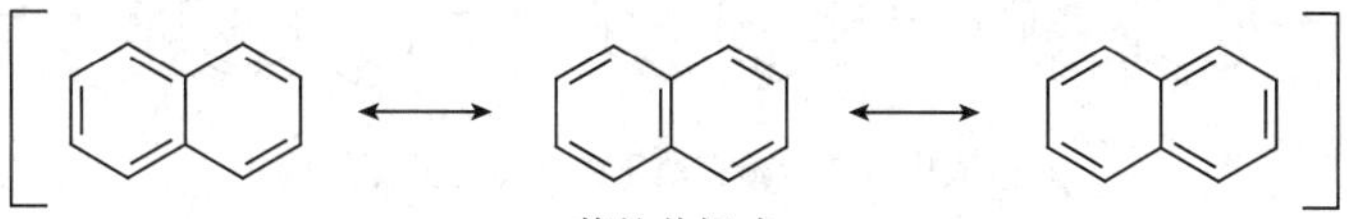
萘的共振式

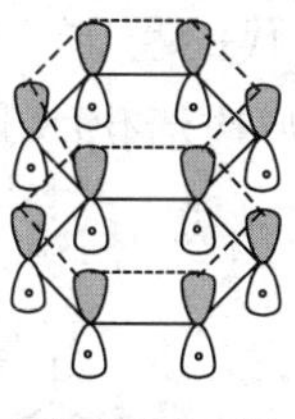
萘的芳香大π键

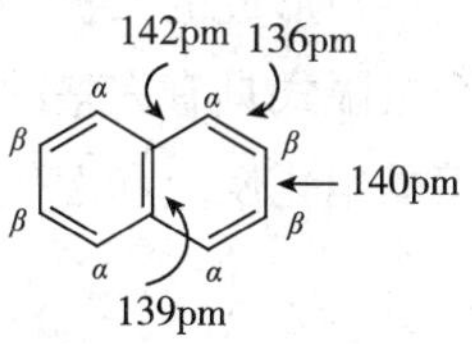

萘环中的碳–碳键长

2. 萘衍生物的同分异构和命名 萘分子中的碳原子位置不是等同的，萘环的编号总是从一个α位开始，沿同环越过稠合碳编到另一环，其中共用碳不编号。可见1，4，5，8位为α位；2，3，6，7位为β位。

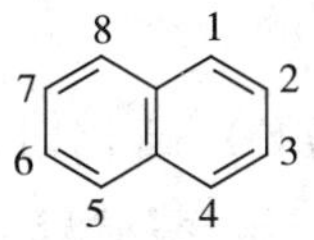

萘的一元取代物，按其结构应有两个异构体；二元取代物，异构体的数目大大增加。

一元取代物命名时，取代基的位次可用阿拉伯数字表示，亦可用 α、β 表示，例如：

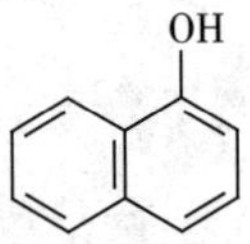

萘-1-酚（α-萘酚）
naphthalen-1-ol

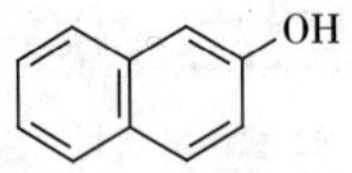

萘-2-酚（β-萘酚）
naphthalen-2-ol

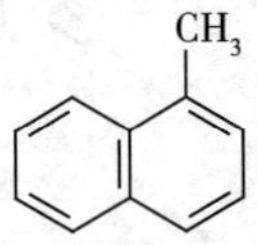

1-甲基萘（α-甲基萘）
1-methylnaphthalene

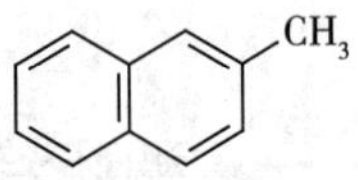

2-甲基萘（β-甲基萘）
2-methylnaphthalene

二元取代物命名时，取代基位次只能用阿拉伯数字表示，例如：

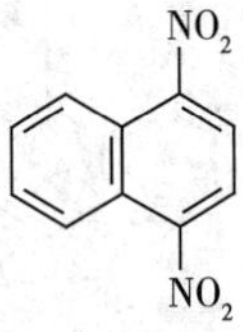

1,4-二硝基萘
1,4-dinitronaphthalene

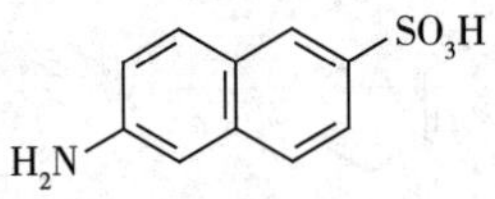

6-氨基萘-2-磺酸
6-aminonaphthalene-2-sulfonic acid

3. 萘的化学性质 萘的结构和苯相似，化学性质也类似于苯，主要发生亲电取代反应。由于萘的芳香性比苯差，加成反应和氧化反应比苯容易。

（1）亲电取代反应 和苯相比，萘更容易发生亲电取代反应。α 位电子云密度比 β 位高，亲电取代反应的活化能小，反应速度快，所以，萘的亲电取代反应优先发生在 α 位。α 位比 β 位更易发生取代，也可从反应中间体的共振结构看出：

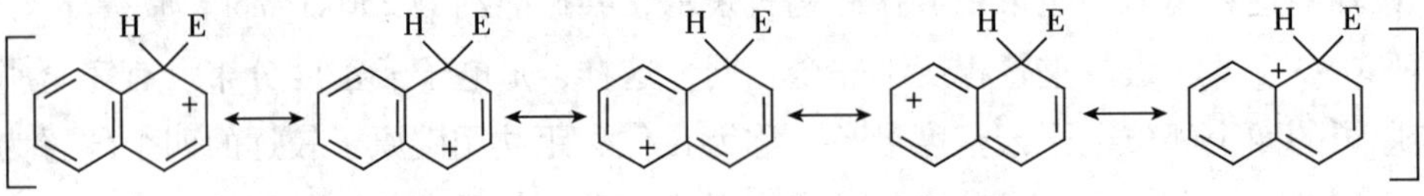

α-位取代所产生碳正离子中间体的共振结构式

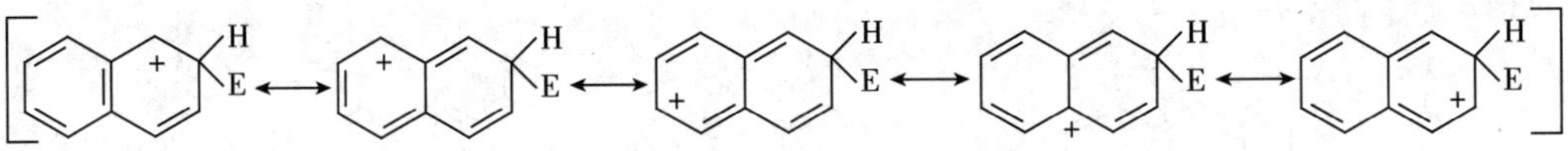

β-位取代所产生碳正离子中间体的共振结构式

α 位取代时，有两个极限式具有完整的芳香六隅体，这两个极限式的能量低，对杂化体的贡献较大，由它们参与形成的共振杂化体比 β-位取代的稳定（β-位取代的中间体的共振结构中，只有一个极限式具有完整的芳香六隅体），反应活化能小，反应速度快。

①硝化和卤代 萘的硝化反应和卤代反应总是发生在 α 位。

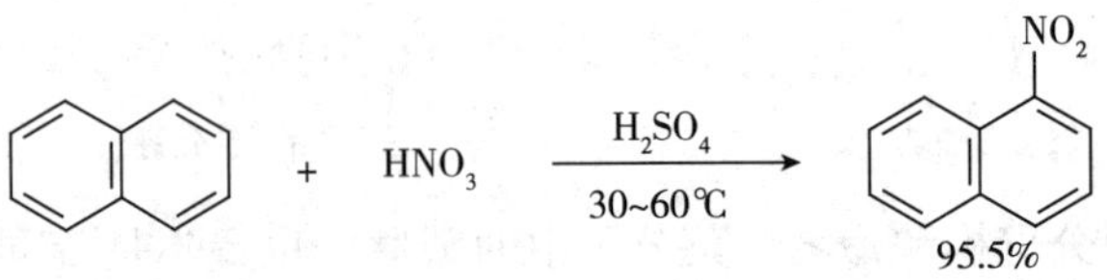

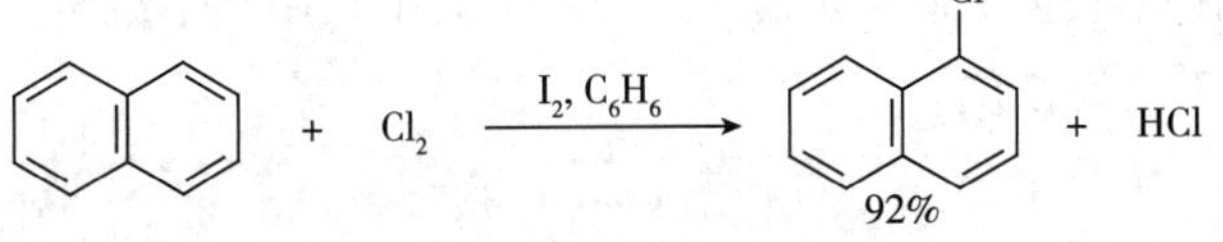

②磺化反应 萘在较低温度（80℃）磺化时，主要生成 α-萘磺酸；在较高温度（165℃）磺化时，主要生成 β-萘磺酸。α-萘磺酸与硫酸共热到 165℃时，也转变成 β-萘磺酸。

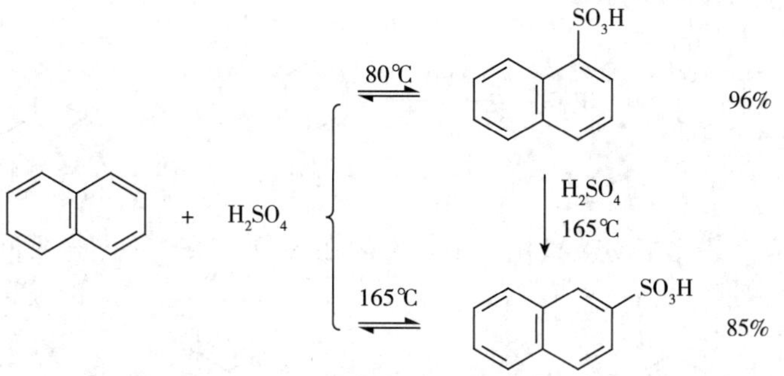

萘的 α-位比 β-位活泼，生成 α-萘磺酸的速度较快。但在 α-萘磺酸中，α-位的磺酸基与 8-位上的氢原子之间的斥力较大，故其稳定性不如 β-萘磺酸。磺化反应是可逆反应，在较低温度时，逆反应不显著，以 α-萘磺酸为主，这是动力学控制的产物。当温度升高时，去磺化反应速度加快，α-萘磺酸逐渐转变成较稳定的 β-萘磺酸，这是热力学控制的产物。

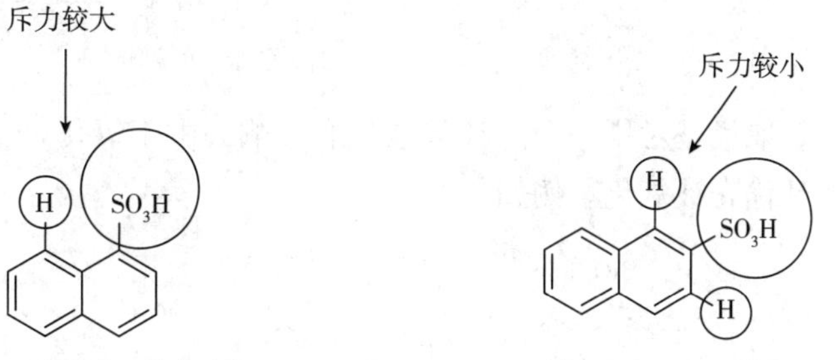

萘-1-磺酸（α-萘磺酸）　　萘-2-磺酸（β-萘磺酸）

③傅-克酰基化反应　萘的傅-克酰基化常得混合产物，产物与反应温度及溶剂的极性有关。低温和非极性溶剂（如 CS_2）中主要生成 α-取代产物；而在较高温度及极性溶剂（如硝基苯）中主要生成 β-取代产物。

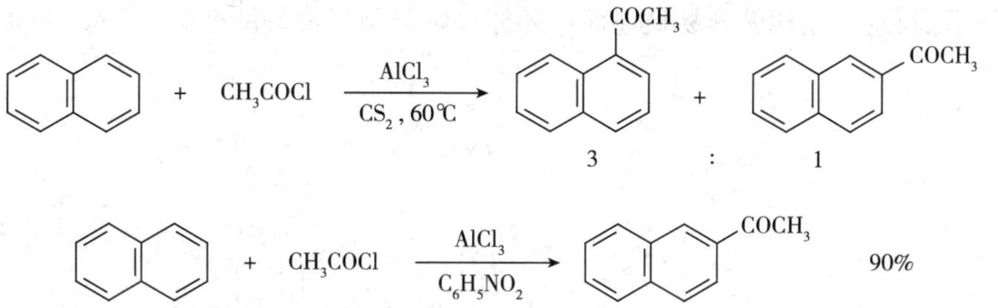

④萘衍生物的亲电取代反应　萘分子中有两个苯环，第二个取代基进入的位置可以是同环，也可以是异环，主要取决于原取代基的定位作用。原取代基为第一类定位基时，第二个取代基进入同环的 α 位；原取代基为第二类定位基时，第二个取代基进入异环的 α 位。

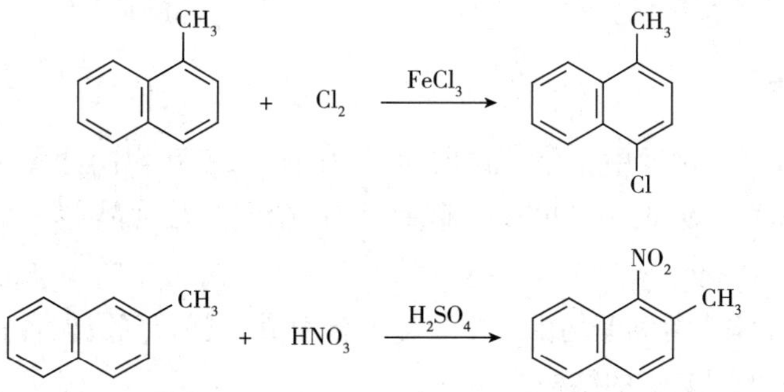

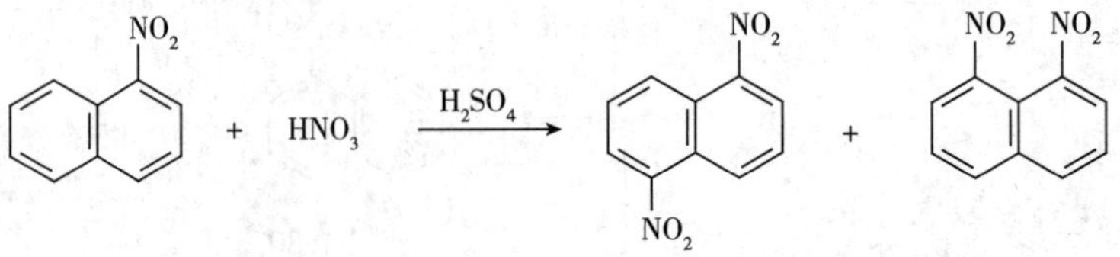

（2）氧化反应　萘比苯易被氧化，主要发生在α位，条件不同得不同产物。例如：

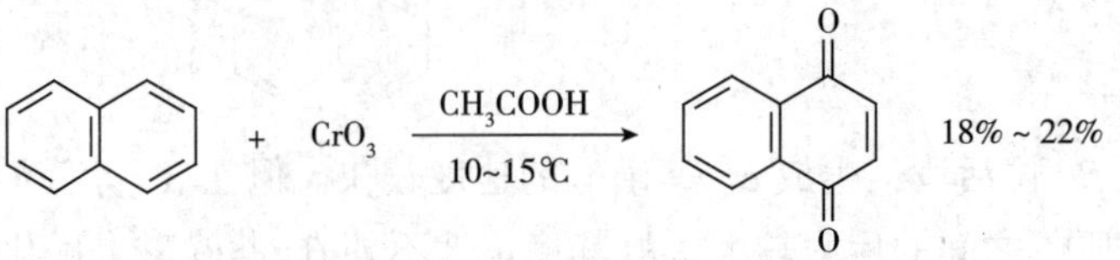

1,4–萘醌

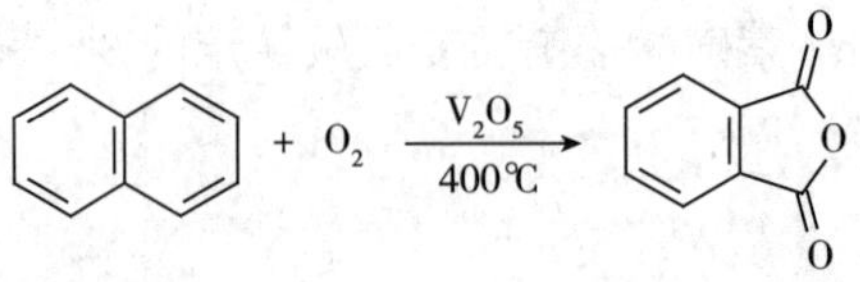

邻苯二甲酸酐

取代萘氧化时，取代基对哪一个苯环被氧化有影响。由于氧化是一个失电子过程，因此电子云密度高的环优先被氧化。例如：

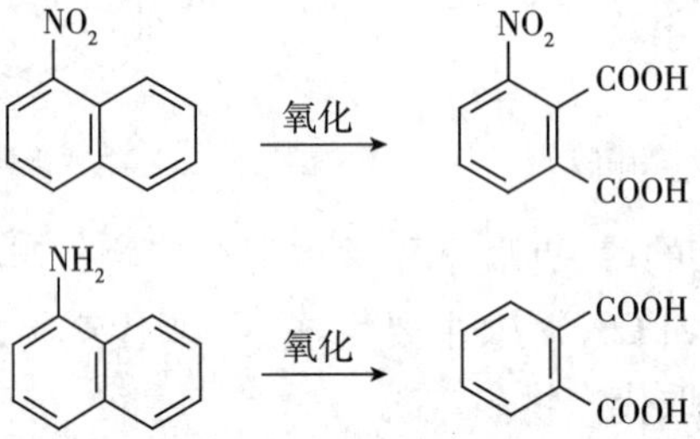

（3）还原反应　萘比苯容易被还原，还原产物与试剂及条件有关。

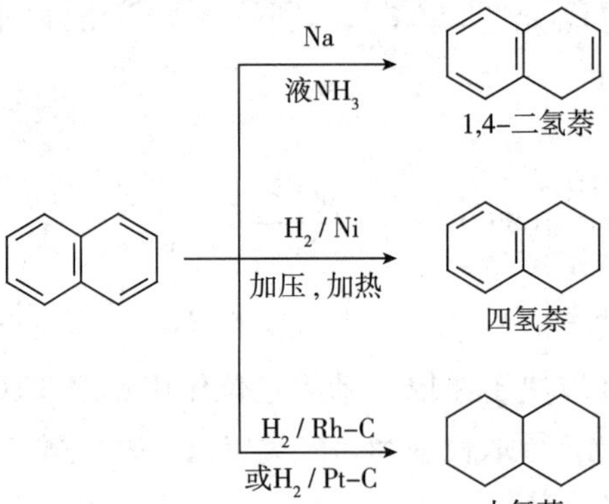

（二）蒽和菲

蒽和菲都存在于煤焦油中，分子式均为 $C_{14}H_{10}$，二者互为同分异构体。蒽为无色片状晶体，熔点为 216℃，沸点为 340℃；菲为具有光泽的无色晶体，熔点为 101℃，沸点为 340℃。

1. 蒽和菲的结构　蒽和菲均由三个苯环稠合而成。蒽为直线稠合，菲为角式稠合，蒽和菲的编号是固定的，它们的结构式如下。

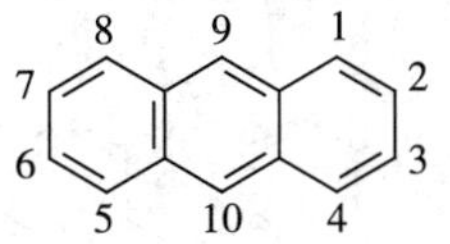

蒽

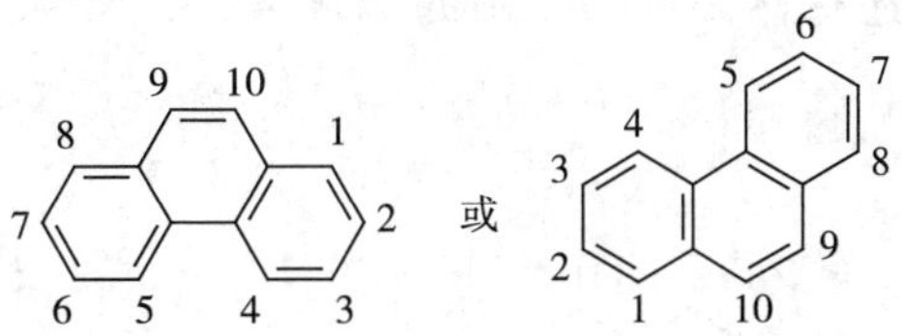

菲

1，4，5，8 位等同，称为α位；2，3，6，7 位等同，称为β位；9 和 10 位等同，称为γ位。

近代物理方法证明：蒽和菲分子中的三个苯环都在一个平面上，都具有芳香大 π 键，具有一定的芳香性，但芳香性比萘差。

2. 蒽和菲的化学性质 蒽和菲的芳香性不及萘，因此它们比萘更容易发生氧化反应、加成反应以及取代反应，反应主要发生在 9，10 位，因 9 和 10 位反应所得产物均仍保持两个完整的苯环。

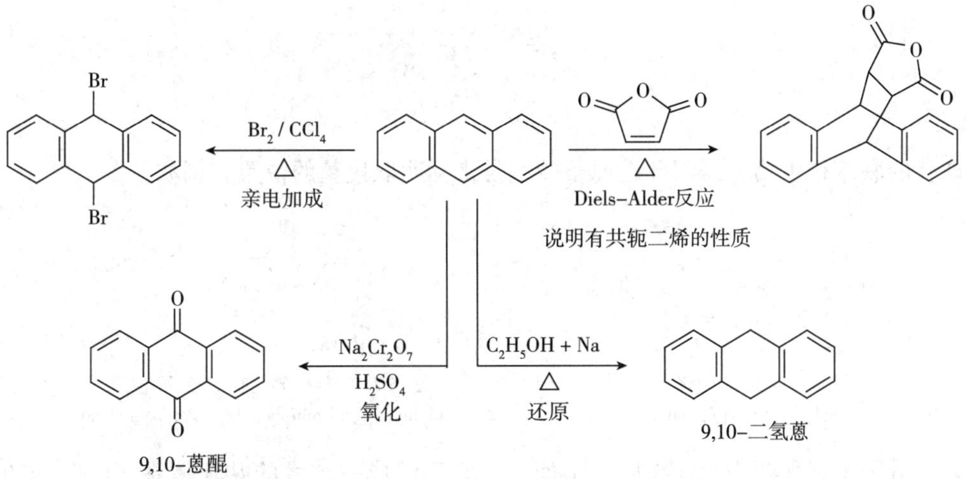

（三）其他稠环芳烃

芳烃主要来自煤焦油。其中还可分离出其他稠环芳烃。如茚、芴和苊是芳环与脂环相稠的芳烃；四苯、五苯、芘和䓛等是高级稠环芳烃。

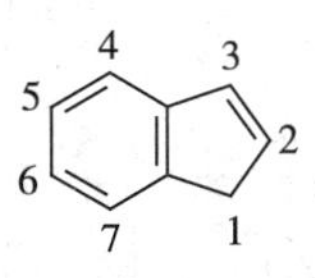

茚

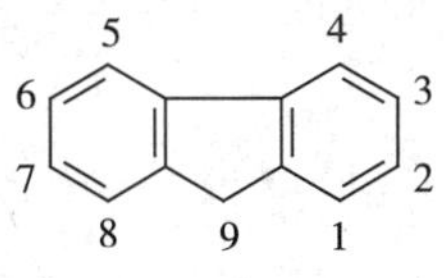

芴

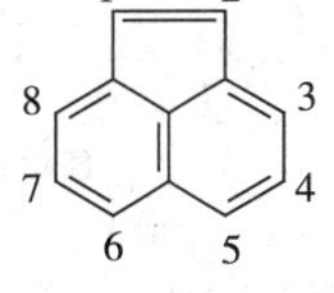

苊

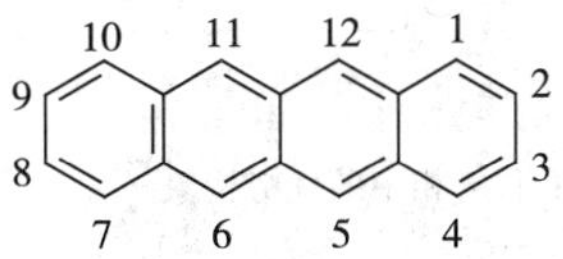

四苯

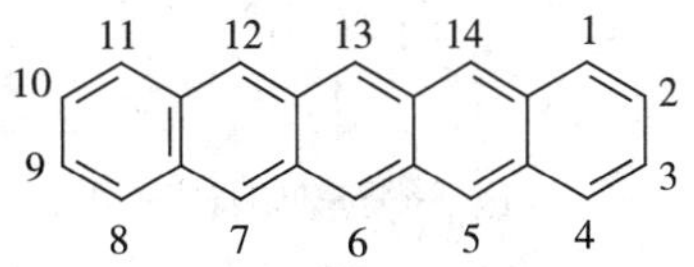

五苯

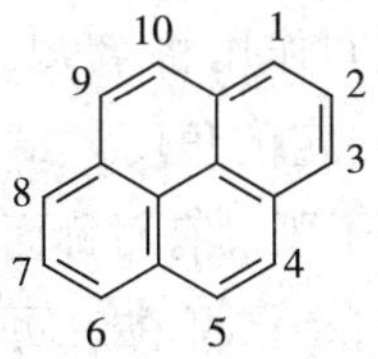

芘

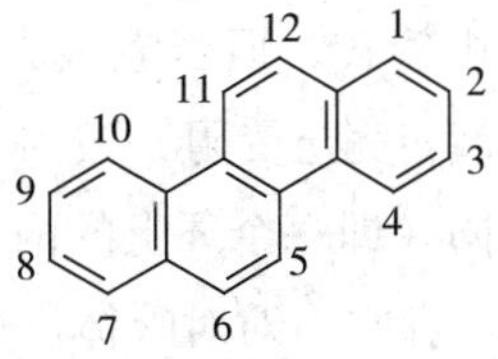

䓛

此外还有显著致癌作用的稠环芳烃，常称为致癌芳烃，它们都是蒽或菲的衍生物。例如：

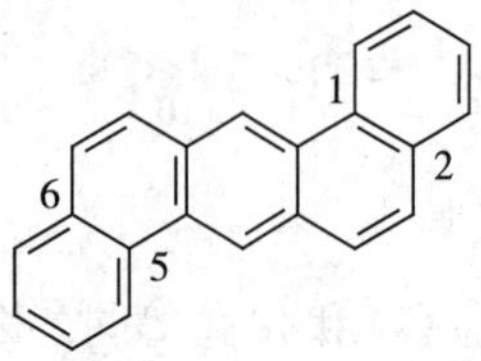

1,2,5,6–二苯并蒽

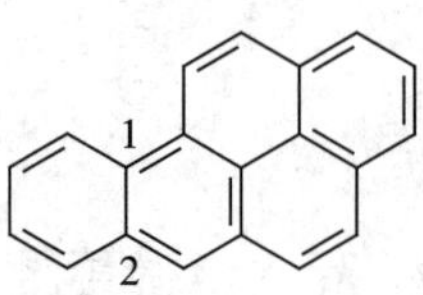

1,2–苯并芘

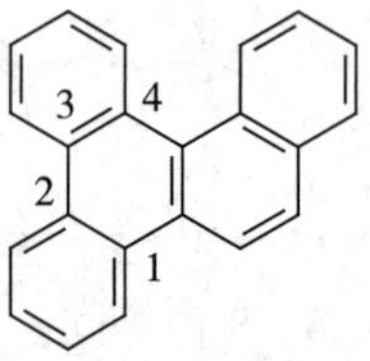

1,2,3,4–二苯并菲

二、联苯

联苯类化合物是两个或多个苯环直接以单键相连而成的一类多环芳烃。该类化合物最简单的是两个苯环组成的联苯。联苯环上碳原子的编号如下所示。

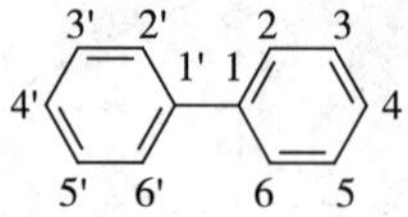

取代的联苯衍生物，需用环碳原子的编号来标明取代基的位置。例如：

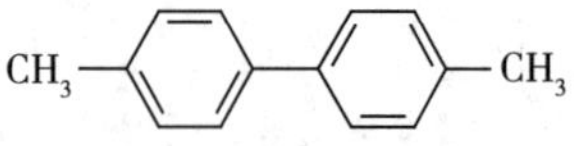

4,4′–二甲基联苯
4,4′–dimethylbiphenyl

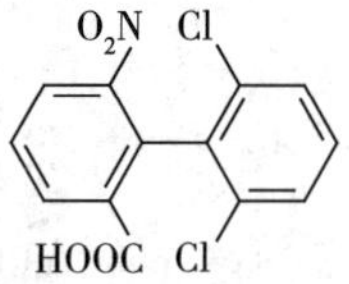

2′,6′–二氯–6–硝基联苯–2–甲酸
2′,6′–dichloro–6–nitrobiphenyl–2–carboxylic acid

联苯分子中，如两个苯环在同一平面上，它们组成一个大的共轭体系，使分子的位能降低，但2,2′–位和6,6′–位上的两对氢原子之间的相互排斥力，又使分子产生一定的张力。在晶体中平面型的联苯分子可以紧密地堆积，具有较高的晶格能，分子间的作用力大于两对氢原子之间的斥力，所以在晶体中两个苯环共平面。但在液体和气相中，不存在来自晶格能的稳定作用，使两个苯环不处于同一平面，约成45°角。

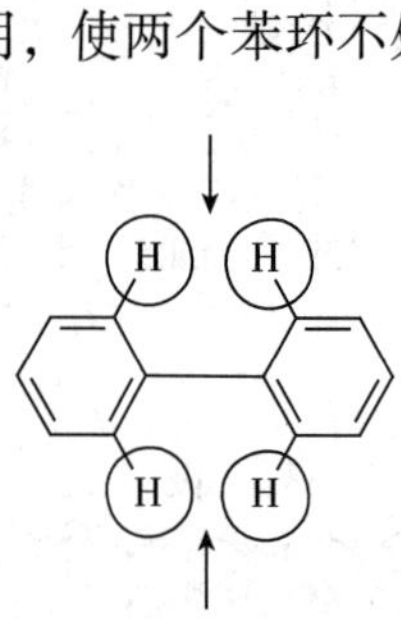

两对邻位氢间的空间作用

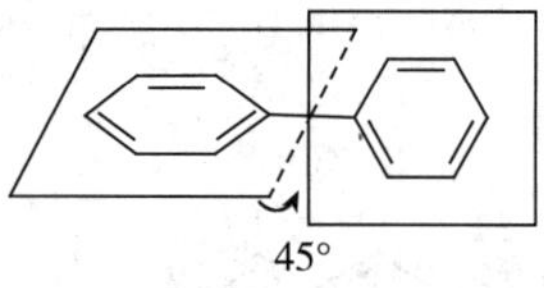

联苯在溶液和气相中的优势构象

联苯2,2′–位和6,6′–位上的两对氢之间的空间作用，仅约几个 kJ/mol，此能垒尚不足以阻碍单键的自由旋转，但当氢被大基团取代时，这种空间作用将增大。基团足够大时，两个苯环的相对旋转完全受阻，被固定为互相垂直（或成一定的角度）的构型，此时，若这两对基团不相同（即每个环上的两个基团不同），整个分子既没有对称面，也没有对称中心，应当有手性，存在一对对映体。如6,6′–二硝基联苯–2,2′–二甲酸，可拆分为光学纯的两个异构体。

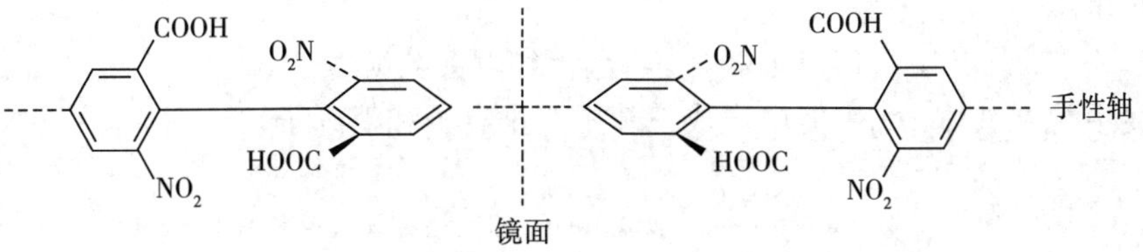

6,6′-二硝基联苯-2,2′-二甲酸的一对对映体

此分子中各基团围绕通过两个苯环之间的单键的直线呈不对称分布，这条直线是分子的手性轴（chiral axis）。可见，当联苯 2,6 和 2′，6′位上各自连有两个不相同的较大基团时，分子有手性轴，可产生一对对映体。但是，如果基团较小，就难以拆分为光学纯的异构体。例如：

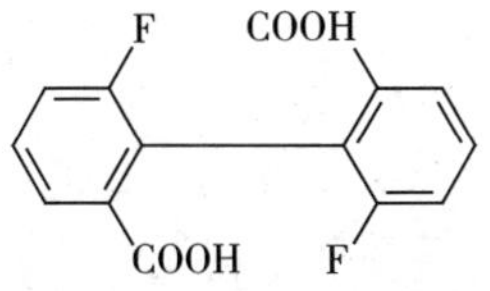

可拆分但迅速外消旋化

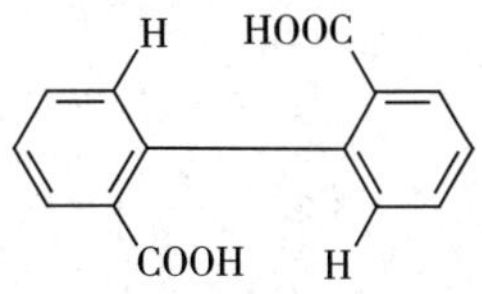

拆分未成功

联苯最主要的化学性质也是离子型亲电取代。可把一个苯环看作另一个苯环的取代基，亲电取代反应总是发生在活性较大的环上。

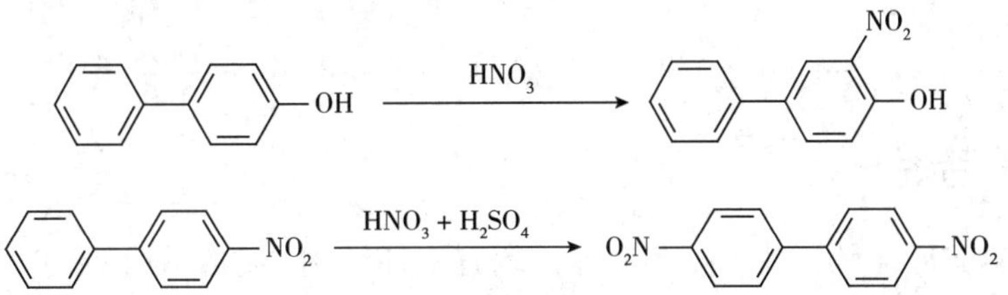

三、多苯代脂烃

多苯代脂烃是脂肪烃分子中的氢原子被两个或两个以上苯基取代的化合物。例如：

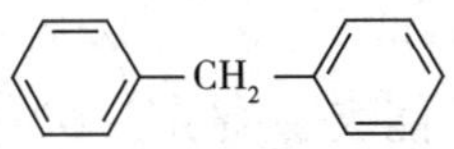

二苯甲烷

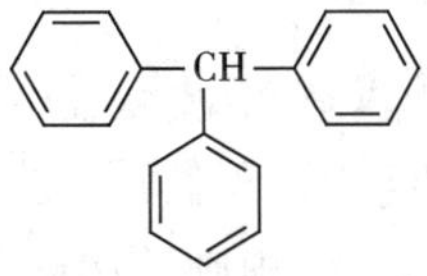

三苯甲烷

多苯代脂烃的苯环被取代基活化，比苯更易发生亲电取代反应；与苯相连的亚甲基（或次甲基）上的氢原子受苯环的影响也比较活泼，容易被氧化、取代和显酸性。当多苯代脂烃中的苯基相距较远时，主要显示单环芳烃烃基衍生物的性质。

三苯甲烷是重要的多苯代脂烃，它是三苯甲烷类燃料的母体，可由苯与三氯甲烷制备。

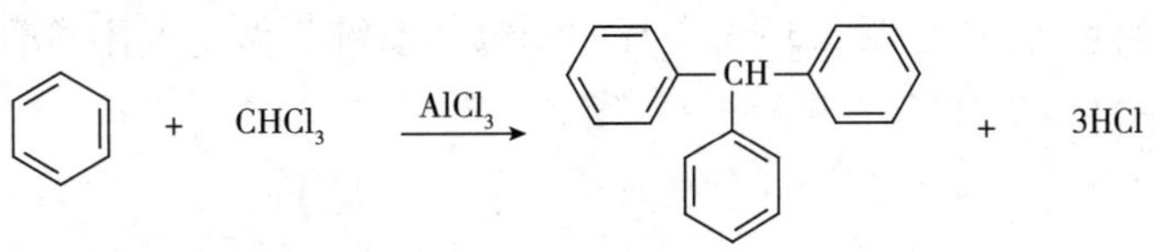

三苯甲烷中次甲基上“C—H”键与三个苯基形成 $\sigma - \pi$ 超共轭体系，氢原子显示出“酸性”，pK_a = 31.5。在溶剂中三苯甲烷与钠反应生成血红色的三苯甲基钠，其中含有三

苯甲基负离子。

$$(C_6H_5)_3CH + Na \longrightarrow (C_6H_5)_3C^-Na^+ + H_2$$

三苯氯甲烷在液体SO_2中能电离成三苯甲基正离子和氯离子。

$$(C_6H_5)_3CCl \xrightleftharpoons{SO_2,0℃} (C_6H_5)_3C^+Cl^- \rightleftharpoons (C_6H_5)_3C^+ + Cl^-$$

下列反应可以证明三苯甲基自由基能够独立存在。

$$(C_6H_5)_3COOC(C_6H_5)_3 \xrightarrow{O_2} 2(C_6H_5)_3C\cdot \xrightarrow{I_2} (C_6H_5)_3CCl$$

与其他碳负离子、正离子或自由基相比，三苯甲基碳负离子、正离子或自由基都是比较稳定的，这与三个苯基的存在有关。由于苯基体积较大，三苯甲基碳负离子、正离子或自由基的三个苯基不可能同时与中间的碳原子共平面，而是排成螺旋桨状。

练习题

7-13　下列化合物有无对映异构体？

(1) 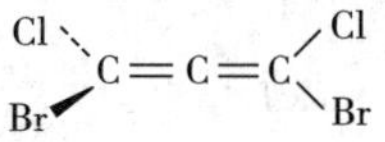

(2) 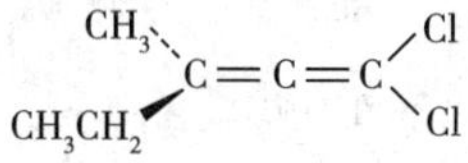

(3) 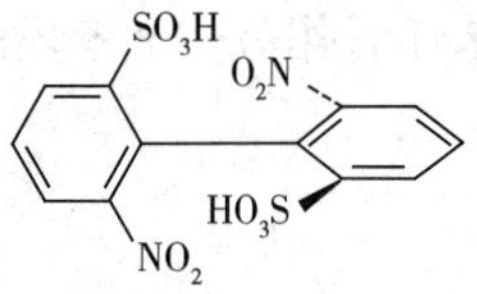

(4) 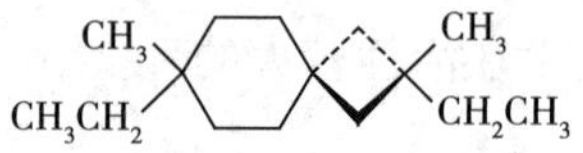

四、非苯芳烃

前面介绍的芳烃（苯、萘、蒽和菲等）均有苯环结构，在结构上形成了环状的闭合共轭体系，通过π电子离域使电荷分散，能量低。它们都具有芳烃的特性——芳香性，表现为环稳定，易发生取代反应，难发生加成反应和氧化反应。但是，有些不具有苯环结构的环烯烃类化合物，也具有一定的芳香性，这类化合物称为非苯芳烃。

（一）休克尔规则

1931年德国化学家休克尔（Erich Armand Arthur Joseph Hückel，1896～1980）用简化的分子轨道法（HMO法），计算了许多单环多烯的π电子能级，提出一个判断芳香性的规则，称为休克尔（Hückel）规则。按此规则，芳香性分子必须具备三个条件：①成环原子共平面；②形成环状闭合共轭体系（成环原子中不能有sp^3杂化原子中断这种离域π电子体系）；③成键π电子总数等于$4n+2$，其中n为整数（注意n不是指环碳原子数）。Hückel规则又称为$4n+2$规则。

依据休克尔规则，苯（$n=1$）、萘（$n=2$）、蒽和菲（$n=3$）都符合上述三个芳香性的评判标准，它们都有芳香性。

有些环状多烯烃，虽然也具有环内交替的单键和双键，但它们不符合休克尔规则的要求，因而没有芳香性。如环丁二烯和环辛四烯。

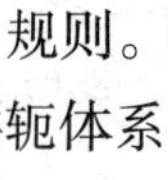

环丁二烯

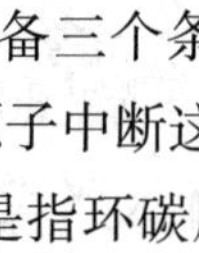

环辛四烯

环丁二烯非常不稳定，仅从红外光谱见其瞬间存在，至今还没有被分离得到过，环丁二烯有 4 个 π 电子，不能满足休克尔规则的要求。环辛四烯有 8 个 π 电子，π 电子总数不符合 $4n+2$，故也没有芳香性，X-射线衍射测定结果表明，环辛四烯不是一个平面分子，它具有一般烯烃的性质。

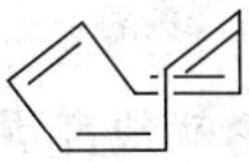

（二）非苯芳烃的芳香性

1. 环状正、负离子的芳香性　奇数碳的环状化合物，如果是中性分子，如环戊二烯，必定有一个 sp^3 杂化的碳原子，不可能构成环状共轭体系。但它们转化为正离子或负离子时，就可以构成环状共轭体系。

（1）环丙烯正离子

环丙烯正离子的成键 π 电子数为 2，符合 $4n+2$（$n=0$）规则，具有芳香性。

实验事实证实了这一点，1957 年以后合成了一些取代环丙烯正离子的盐。例如：

三苯环丙烯正离子具有一定的稳定性。和它相反，相应的负离子及自由基都是不稳定的。环丙烯正离子是最小的具有芳香性的环系。

（2）环戊二烯负离子

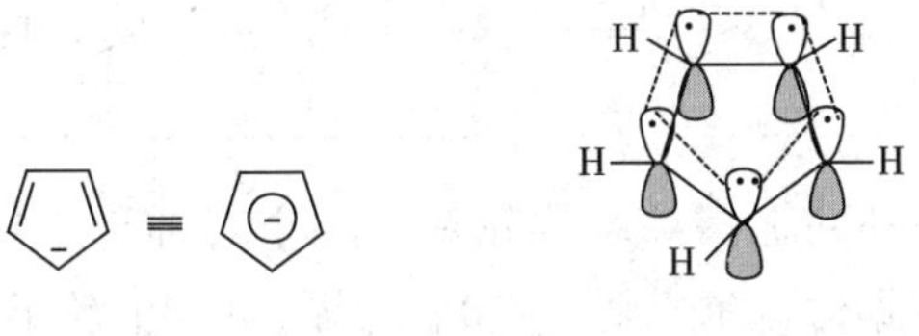

环戊二烯负离子

环戊二烯负离子的成键 π 电子数为 6，符合 $4n+2$（$n=1$）规则，具有芳香性。实验事实如此相符，例如环戊二烯中饱和碳上的氢具有酸性，$pK_a\approx16$，酸性与水、醇相当。

（3）环庚三烯正离子

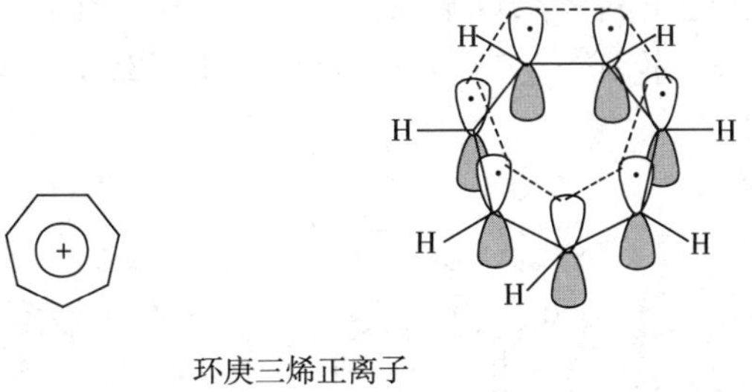

环庚三烯正离子

环庚三烯正离子也称䓬正离子，成键 π 电子数为 6，符合 $4n+2$ 规则，具有芳香性。溴化䓬（溴化环庚三烯）是一个稳定存在的离子型化合物，充分证实了䓬正离子的稳定性。

另一个重要的化合物是䓬酚酮，它具有下列的结构。

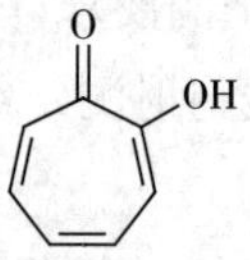

䓬酚酮

早在该分子发现以前，分子轨道理论就预言䓬酚酮可以存在，并具有芳香性，后被实践证实。在䓬酚酮分子中，因为羰基中氧原子的诱导效应，使䓬环的部分带有正电荷。

类似的实验表明，下列一些离子也都具有芳香性。

环丁二烯双正离子

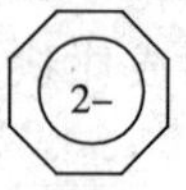

环辛四烯双负离子

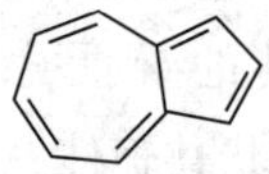

薁

2. 薁 薁（azulene），又称蓝烃，是五元碳环和七元碳环稠合而成的化合物，是萘的异构体，具有平面结构，π 电子数为 10，符合 $4n+2$（$n=2$）规则，具有芳香性。

薁为蓝色固体，熔点为 99℃，能进行硝化和傅-克反应，是挥发油的成分，具有抗菌和镇痛等作用。

练习题

7－14　根据休克尔规则，判断下列化合物有无芳香性？

(1) 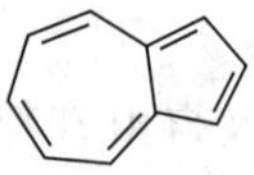

(2) 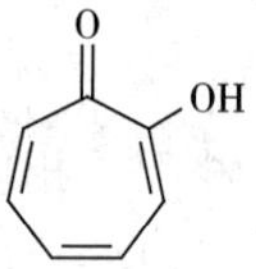

(3) 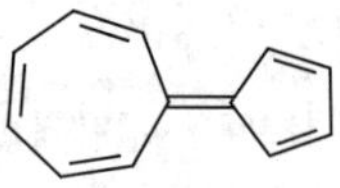

(4) 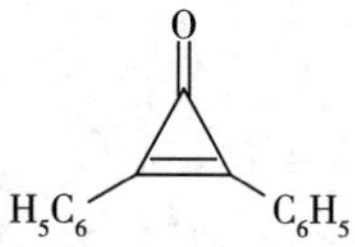

(5) 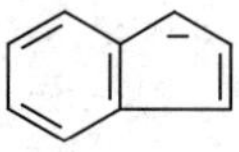

(6) 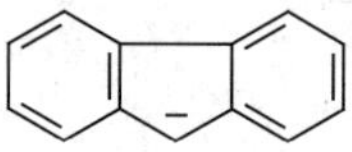

3. 轮烯的芳香性 单环共轭多烯统称轮烯。环丁二烯称［4］轮烯，苯称［6］轮烯，环辛四烯称［8］轮烯。根据休克尔规则，［10］轮烯、［14］轮烯和［18］轮烯等应具有芳香性。

［10］轮烯中，双键如果是全顺式，由此构成平面内角为 144°，显然角张力太大。要构成平面，并且符合 120°，必定有两个双键为反式。但这样在环内有二个氢原子，它们之间的空间拥挤张力足以破坏环平面性。因此它虽具有 $4n+2$ 个 π 电子数，但由于达不到平面性，故没有芳香性。［14］轮烯要构成平面性，必定要有四个氢在环内，因此也破坏了平面性，也没有芳香性。［18］轮烯虽然环内有六个氢，但环较大，可允许成为平面环，故具有芳香性。

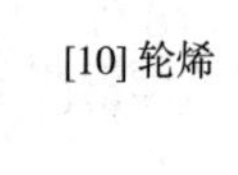

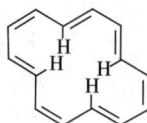

[10] 轮烯

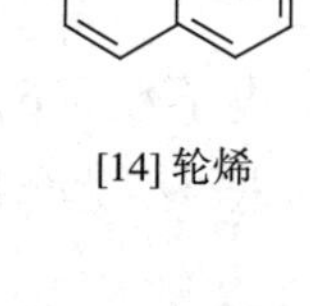

[14] 轮烯

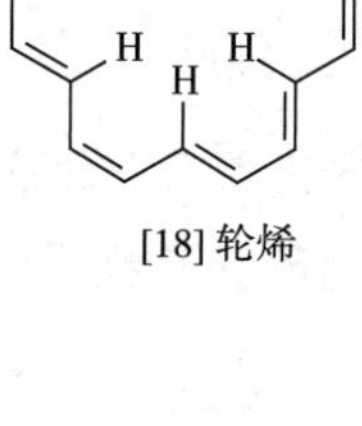

[18] 轮烯

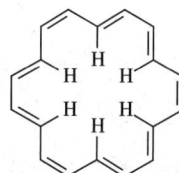

在 $4n+2$ 规则中，n 数值增大时，芳香性逐步下降，以前估计 n 的极限值为5，即芳香性到［22］轮烯结束。大环轮烯的芳香性还在研究中。

练习题

7-15 根据休克尔规则，判断下列化合物有无芳香性？

（1）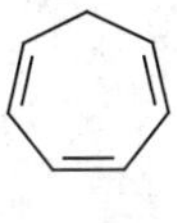　（2）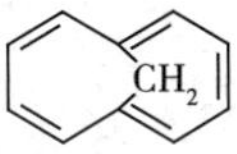

（3）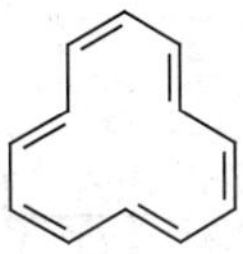

习 题

练习题解

1. 命名下列化合物。

（1）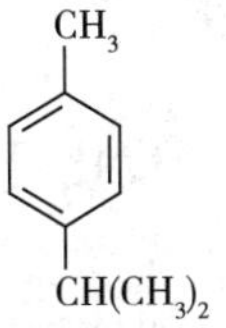

（2）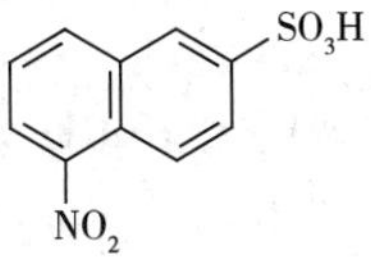

（3）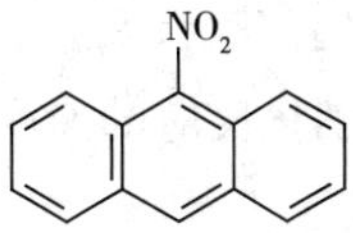

（4）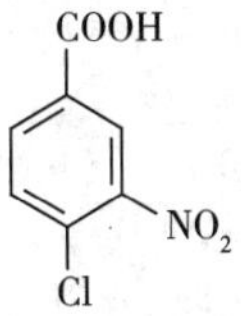

（5）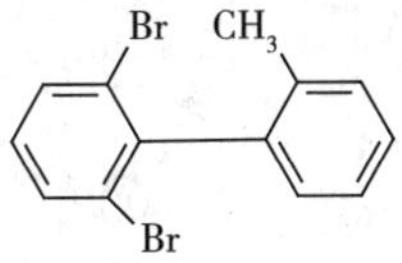

（6）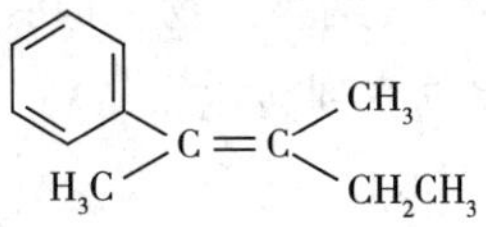

2. 写出下列化合物的结构式。

（1）2-氯-4-硝基苯甲酸　（2）1,4-二乙基-2-丙基苯

（3）2,6-二甲基萘　（4）2-对甲苯基丁-2-烯

（5）1,2-二苯基乙烷　（6）2,2′-二硝基联苯

3. 完成下列反应。

（1）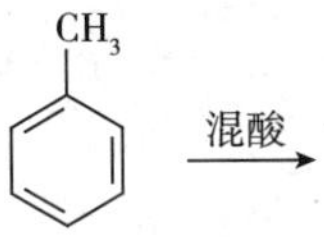

（2）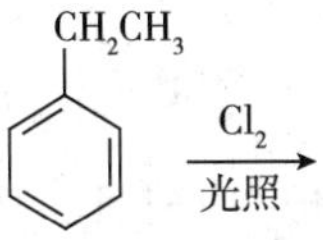

（3）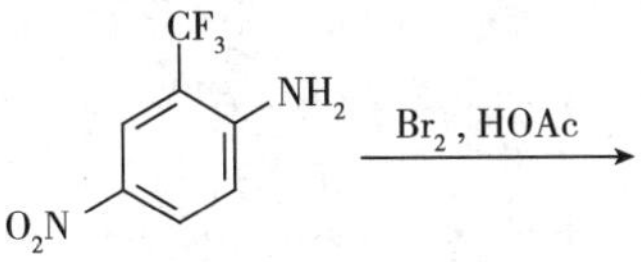

（4）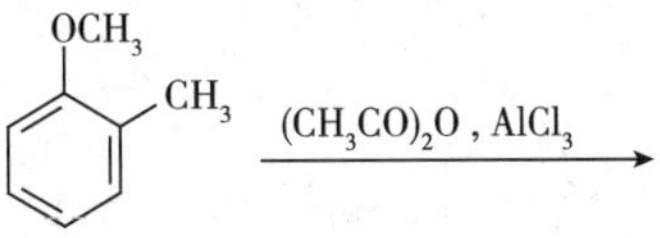

（5）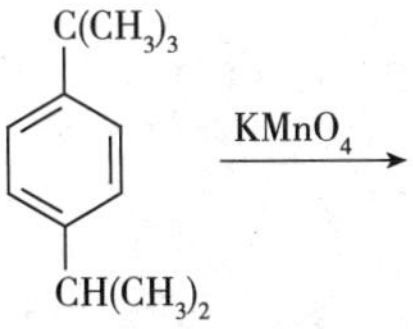

（6）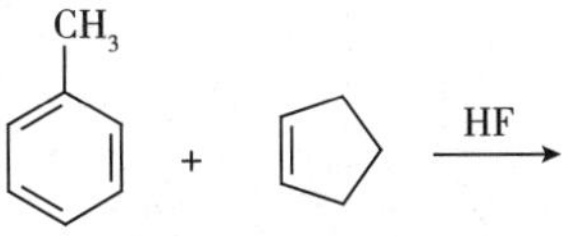

（7）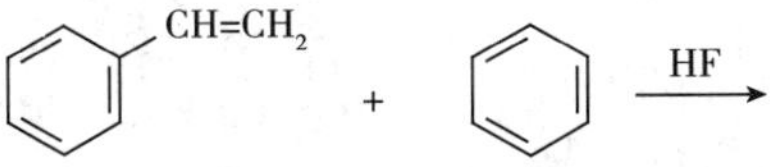

（8）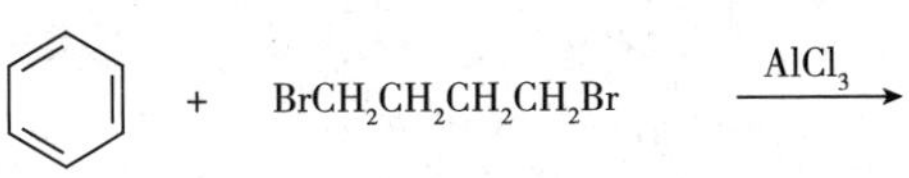

(9) 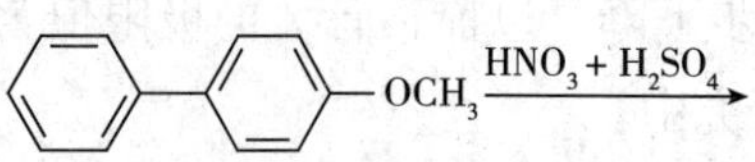

(10) 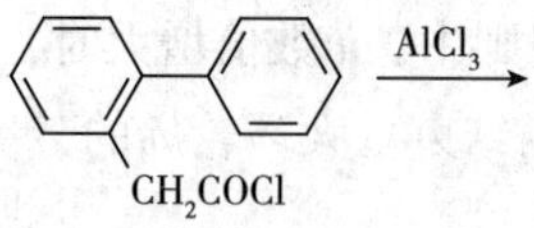

(11) 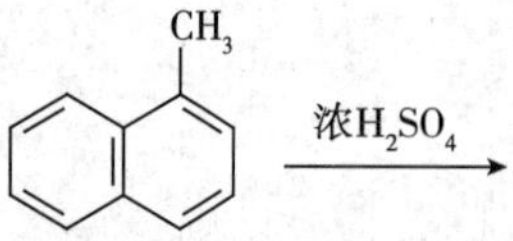

(12) 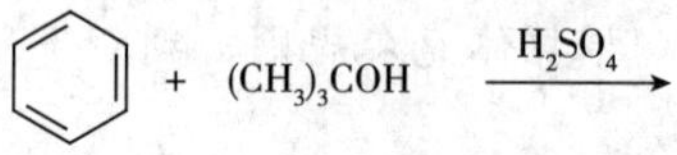

(13) 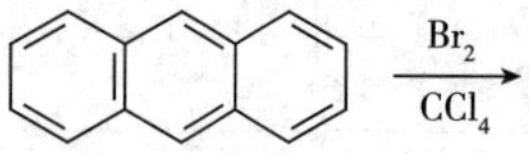

4. 用化学方法区别下列各组化合物。

(1) 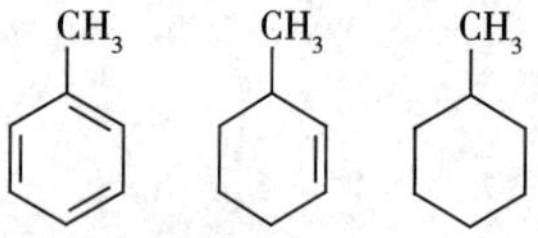

(2) 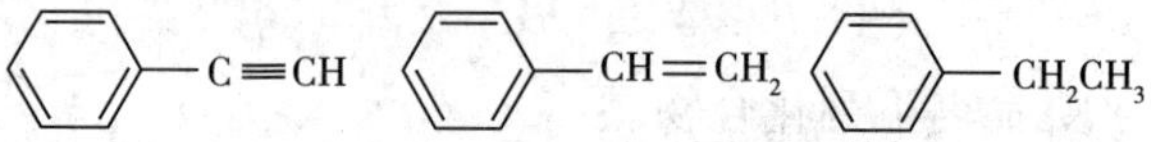

5. 解释下列实验事实。

(1) 苯酚硝化反应的速度比甲苯的硝化速度大 45 倍；但氯苯的硝化速度比甲苯的硝化速度小 250 倍。

(2) 新戊醇在强酸存在下，与大量的苯反应，生成两种产物，该二产物分别用混酸硝化，又各生成两种产物，但其中一种产率极低。

6. 完成下列转化。

(1) 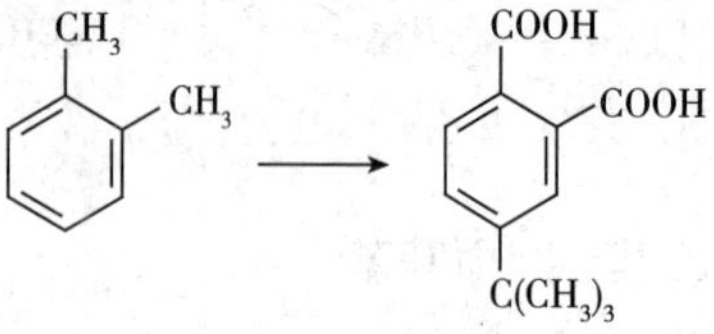

(2) 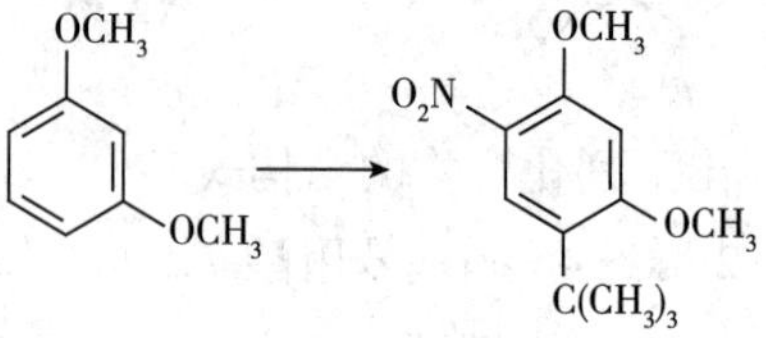

(3) 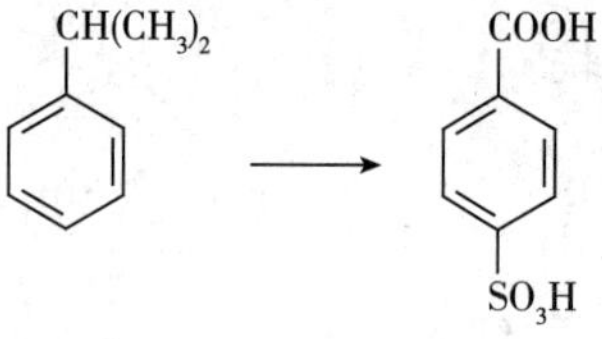

7. 写出下列反应的合理反应机理。

(1) 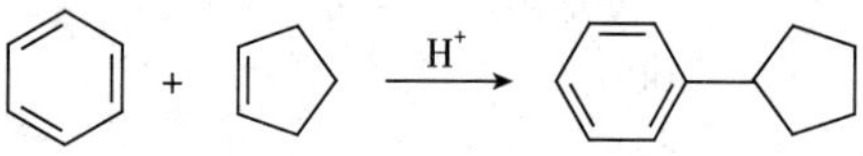

(2) 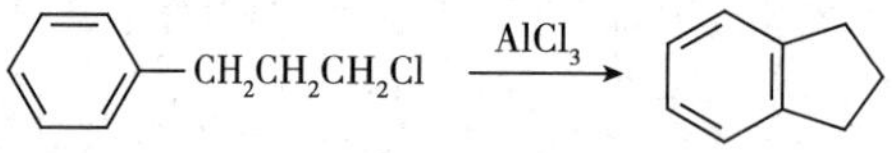

8. 以苯或甲苯为原料，合成下列化合物。

(1) 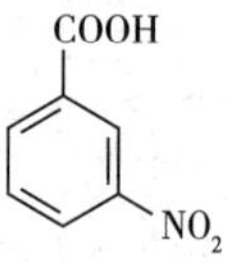

(2) 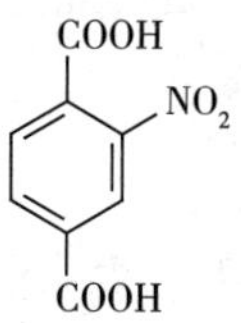

(3) 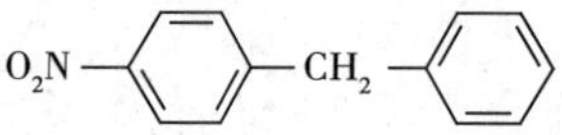

(4) 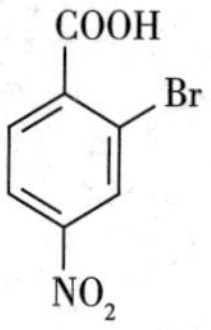

(5) 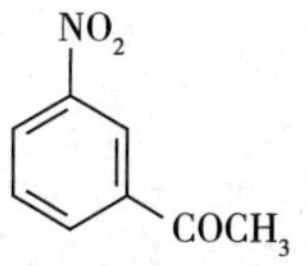　　(6) 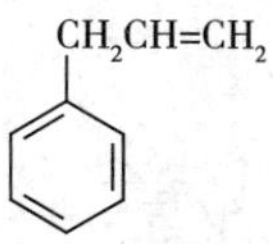

9. 化合物 A（$C_{16}H_{16}$）能使 Br_2/CCl_4 和冷 $KMnO_4$ 溶液褪色。A 能与等摩尔的氢发生室温低压氢化，用热的 $KMnO_4$ 氧化时，A 生成一个二元酸 B（$C_8H_6O_4$）。B 只能生成一个单溴代物。推测 A 和 B 的结构式。

10. 有三种化合物 A、B、C 分子式相同，均为 C_9H_{12}，当以酸性 $KMnO_4$ 氧化后，A 变为一元酸，B 变为二元酸，C 变为三元酸。但浓混酸硝化时，A 能生成三种一硝化产物，B 生成两种一硝化产物，而 C 只生成一种一硝化产物。试写出 A、B、C 的结构式。

（张付利）

扫码“学一学”

第八章　波谱知识基础

测定有机化合物的结构是有机化学研究的重要内容之一。传统的测定方法是以化学反应为主要手段推断有机物的结构。该方法不仅耗时费资，而且难以得出准确的结论。

波谱学方法是以仪器测定有机化合物的不同物理性质，用于分析和判断分子结构的方法。它具有快速、准确、耗样少等优点。最常用的有红外光谱（infrared spectroscopy，IR）、核磁共振谱（nuclear magnetic resonance spectroscopy，NMR）和质谱（mass spectroscopy，MS）、紫外光谱（ultraviolet spectroscopy，UV），俗称“四大谱”。本章着重介绍红外光谱、核磁共振谱和质谱，对紫外光谱只作一般介绍。

第一节　红外光谱

红外光谱（IR）是分子中振动能级的跃迁伴随转动能级跃迁而产生的吸收光谱，故又称振动光谱或振转光谱。

一、基本原理

光是一种电磁波，具有波粒二相性，光的衍射、干涉及偏振等传播现象体现了光的波动性；光的发射和吸收体现了光的粒子性。光的粒子性证明，光是由一颗颗微小的光量子（即“光子”）所组成，不同波长的光，其光子的能量不同，光子的能量与光的频率成正比，与光的波长成反比：

$$E = h \cdot v = h \cdot \frac{c}{\lambda}$$

式中，E 为光的能量；ν 为频率，表示每秒内振动的周数，单位为 Hz 或 s^{-1}；λ 为波长，单位为 nm 或 μm；c 为光速，其值为 $3 \times 10^{10} cm \cdot s^{-1}$；$h$ 为普朗克（Planck）常数，其值为 $6.62 \times 10^{-34} J \cdot s^{-1}$

分子是运动的，并且分子内的运动形式是多样的，如电子的运动、原子的振动和转动，原子核的自旋运动等等。在一定条件下，整个分子有一定的运动状态，各种运动状态均具有一定的能级（电子能级、振动能级和转动能级等的总和），并且能级是量子化的，分子获得能量后，可以从低能态跃迁到高能态。

当电磁波照射有机分子时，如果某一波长的能量恰好等于分子运动的两个能级之差，分子就吸收该能量的光子，发生能级跃迁。将不同波长与对应的吸光度作图，即可得到吸收光谱（absorption spectroscopy）。而各种能级变化需要的跃迁能量不同，因此就形成不同的吸收光谱。

红外光谱是吸收光谱的一种。红外光是指处于可见光和微波区之间的电磁波，波长在 0.78 ~500μm 范围，可分为三个区段，见表 8 - 1。对有机化合物结构测定有着重要实用价值的为中红外区。

表 8－1　红外光谱区域的划分

区段	能级跃迁类型	λ（μm）	ν（cm^{-1}）
近红外	倍频	0.78～2.5	12820～4000
中红外	振动、转动	2.5～25	4000～400
远红外	骨架振动、转动	25～500	400～20

红外光谱是分子中成键原子的振动能级跃迁吸收红外光产生的。如果用一束连续波长的红外光（2.5～25μm）照射样品，当某一波长的频率刚好与分子中某一化学键的振动频率相同时，分子就会吸收红外光，产生一个吸收峰。就是说分子吸收红外光的频率是与其结构相关的。

二、分子的振动和红外吸收频率

分子的振动分为两大类：伸缩振动（stretching vibration）和弯曲振动（bending vibration），分别用符号 ν、δ 表示。伸缩振动是键长改变的振动，分为对称（symmetrical）伸缩振动 ν_s 和不对称（asymmetrical）伸缩振动 ν_{as}；弯曲振动是键角改变的振动，分为面内（in plane）弯曲振动 δ_{ip} 和面外（out of plane）弯曲振动 δ_{oop}。面内弯曲振动又有剪式（scissoring）β 和面内摇摆（rocking）ρ 之分；面外弯曲振动还有面外摇摆（wagging）ω 和扭曲（twisting）γ 之区别：

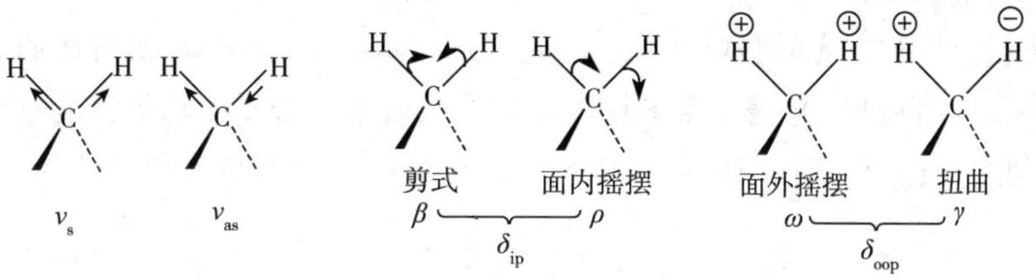

（图中⊕和⊖分别表示原子垂直于纸平面向前和向后运动）

双原子分子只存在伸缩振动，多原子分子的振动要复杂得多，既存在伸缩振动，也存在弯曲振动。化学键的伸缩振动频率与成键原子质量和键长有关：

$$v=\frac{1}{2\pi c}\sqrt{k\left(\frac{1}{m_1}+\frac{1}{m_2}\right)}$$

式中，m_1 和 m_2 是成键原子质量；k 为力常数。键长越短，键能越强，其力常数越大。据此式可知，成键原子质量越小，力常数越大，该键的振动频率越高（即波数值越大）。不同有机物的结构不同，它们的原子质量和化学键的力常数也不相同，因此具有不同的吸收频率，从而产生特征的红外吸收光谱。一些化学键的力常数见表 8－2 所示。

表 8－2　常见原子对的力常数

原子对	力常数（$g\cdot s^{-2}$）	原子对	力常数（$g\cdot s^{-2}$）
C—C	4.5×10^5	C═C	9.77×10^5
C—O	5.77×10^5	C═O	12.06×10^5
C—N	4.8×10^5	C≡C	12.2×10^5
C—H	5.07×10^5	O—H	7.6×10^5

三、振动自由度和红外吸收峰

化合物的红外光谱吸收峰的数目，取决于分子的振动自由度（degree of freedom）数。一个原子可以在三维空间运动，即有三个运动数，每个运动数称为一个自由度，由 n 个原子组成的分子，就有 $3n$ 个自由度。对于非线性分子来讲，因其有 3 个平移自由度和 3 个旋转自由度，这 6 种运动都不是分子的振动，因此，其振动自由度数等于 $3n-6$；对于线性分子，由于围绕分子价键的轴转动时，原子的位置没有变化，只有两个转动自由度，因此线性分子有 $3n-5$ 个自由度。从原则上讲，每一个振动自由度相当于红外区的一个吸收峰，但实际上，一个化合物的红外吸收峰的数目往往少于振动自由度的数目。其原因是多方面的：

（1）只有引起分子偶极矩（μ）变化的振动才产生红外吸收峰，如一些对称分子 H_2、N_2、Cl_2 等则无红外吸收。

（2）振动频率相同的不同振动形式会发生简并。

（3）弱而窄的细瘦峰往往被与之频率相近的强而宽的吸收峰所覆盖。

练习题

8－1　二氧化碳分子的振动自由度是多少？

四、红外光谱图

红外光谱图是以波长（λ）或波数（σ）为横坐标，以透光度（transmittancy，T）为纵坐标所得的谱图。物质对光的吸收越强，其透光度（T）就越小，故红外吸收光谱中的吸收峰表现为“谷”。目前红外光谱中横坐标大多以波数表示，分子振动所需能量对应的波长在中红外区，因此，波数范围在 400～4000cm^{-1}。图 8－1 为己烷的红外光谱图。

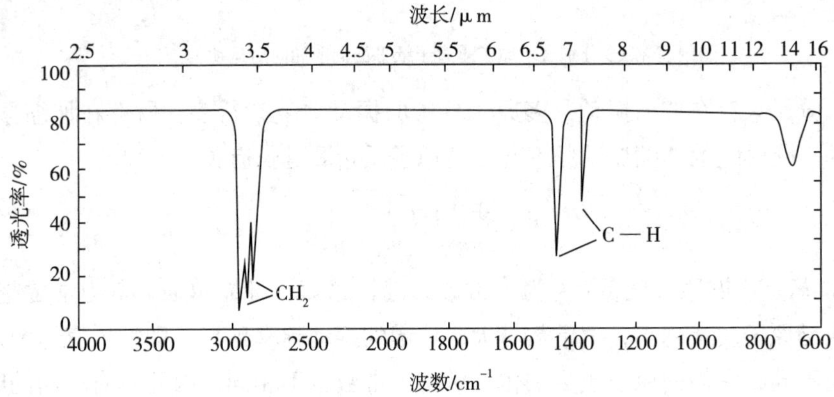

图 8－1　己烷的红外光谱图

图 8－1 中，2944cm^{-1}、2865cm^{-1} 处为 C—H 的伸缩振动吸收峰；1460cm^{-1}、1380cm^{-1} 处为 C—H 的弯曲振动吸收峰。

有机化合物的红外光谱图由一系列吸收峰组成，吸收峰的数目和位置分别取决于分子的振动自由度和化学键的振动频率，吸收峰的强度则取决于振动时偶极矩变化（$\Delta\mu$）的大小，$\Delta\mu$ 值越大，吸收峰越强，峰“谷”越深。吸收峰的强度常可定性地表示为：vs（very strong）很强，s（strong）强，m（medium）中强，w（weak）弱，vw（very weak）很弱等。

在阅读有关化合物结构的红外光谱文献时，不仅有峰位、峰强的说明，还常常会看到对峰型的标注，如宽（broad，br），肩（shoulder，sho），尖（sharp，sh），可变（virable，v）等字样。

五、化学键的特征吸收峰

分子中各种化学键或基团都会在红外光谱的特定频区出现吸收峰，称为该化学键或基团的特征吸收峰。同类型化学键的振动是非常接近的，总是在某一范围内出现，例如羰基（C═O）伸缩振动的频率范围在 $1850cm^{-1} \sim 1600cm^{-1}$，因此认为这一频率范围是羰基的特征频率。而同一类型的基团在不同物质中所处的化学环境并不完全相同，所以它们的吸收频率在特征频率范围内也会有些差别。几种常见基团的红外吸收频率见表 8－3。

表 8－3　几种常见基团的红外吸收频率

基团	化合物类型	吸收峰位置（cm^{-1}）	吸收强度
C—H	烷烃	2960～2850	强
═C—H	烯烃及芳烃	3100～3010	中等
≡C—H	炔烃	3300	较强
C—C	烷烃	1200～700	弱
C═C	烯烃	1680～1620	不定
C≡C	炔烃	2200～2100	不定
C═O	醛	1740～1720	强
	酮	1725～1705	强
	酸及酯	1770～1710	强
	酰胺	1690～1650	强
—OH	醇及酚	3650～3610	不定，尖锐
	氢键结合的醇及酚	3400～3200	强，宽
—NH_2	胺	3500～3300	中等，双峰
C—X	氯化物	750～700	中等
	溴化物	700～500	中等

红外光谱的吸收峰分为两大区域——功能区（function region）和指纹区（fingerprint region）。波数在 $4000 \sim 1350cm^{-1}$ 区域为功能区，又称官能团吸收区（functional group region），这一区域多为官能团的特征吸收峰，吸收峰受分子中其他结构的影响较小，彼此间很少重叠，容易辨认。通过辨认该区的吸收峰，可以知道所测化合物所含的大部分基本官能团。在 $1350cm^{-1}$ 以下的区域为指纹区，这一区域主要是各单键的伸缩振动和弯曲振动的吸收峰，它随每个化合物的结构不同而异，分子结构有细微变化，就会引起吸收峰的位置和强度的明显改变，就如人的指纹一样，因人而异。每一个化合物在该区都有它自己的特征光谱，为分子结构的鉴定提供重要信息。

练习题

8－2　如何用红外光谱区别环戊醇和环戊酮？

8－3　下列哪一个化合物中的红外光谱有以下特征：$1700cm^{-1}$（*s*），$3020cm^{-1}$（*m*→*s*）。

（1）环己酮　　（2）苯甲醛　　（3）苯乙炔

六、烷烃、烯烃、炔烃和芳烃的红外光谱

（一）烷烃

烷烃分子只有 C—C 键和 C—H 键。C—C 键在 1200 ~ 700cm^{-1}区域有一个很弱的吸收，在结构分析中用处不大。烷烃的特征吸收峰主要是 C—H 键伸缩振动和弯曲振动产生的，伸缩振动在 2960 ~ 2850cm^{-1}之间，一般有强吸收，弯曲振动在 1465 ~ 1340cm^{-1}之间。图 8 -2 为正辛烷的红外光谱。

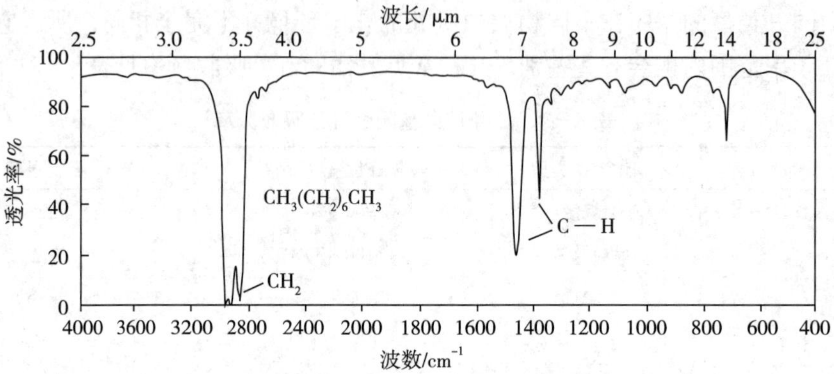

图 8 -2　正辛烷的红外光谱图

图 8 -2 中，2944、2865cm^{-1}处为 C—H 的伸缩振动吸收峰；1460cm^{-1}、1380cm^{-1}处为 C—H 的弯曲振动吸收峰。

（二）烯烃

烯烃有 C = C 伸缩振动、= C—H 伸缩振动和= C—H 面外弯曲振动三种特征吸收。双键伸缩振动吸收在 1680 ~ 1620cm^{-1}，强度和位置取决于双键碳原子上取代基的数目及性质；= C—H 伸缩振动吸收在 3100 ~ 3010cm^{-1}（中），用于鉴定双键以及双键碳原子上至少有一个氢原子存在；= C—H 面外弯曲振动吸收在 1000 ~ 800cm^{-1}，对鉴定各种类型的烯烃非常有用。图 8 -3 为辛-1 -烯的红外光谱图。

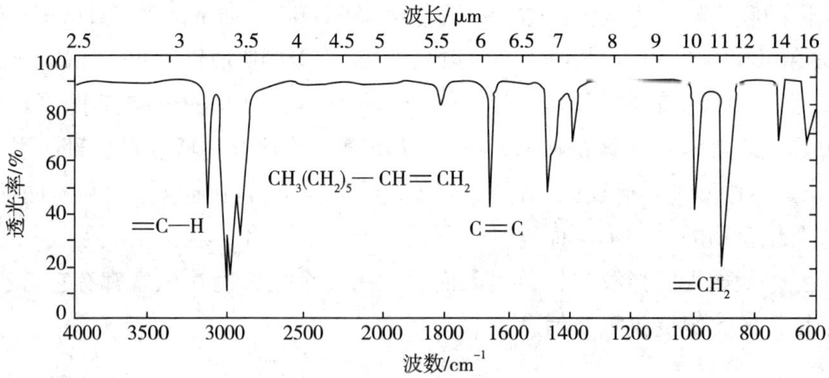

图 8 -3　辛-1 -烯的红外光谱图

图 8 -3 中，3080cm^{-1}处为“C = CH_2”中的 C—H 伸缩振动吸收峰；1645cm^{-1}处为“C = C”伸缩振动吸收峰；990cm^{-1}、910cm^{-1}处为“C = CH_2”中的 C—H 弯曲振动吸收峰。

（三）炔烃

炔烃中叁键的伸缩振动吸收在 2260 ~ 2100cm^{-1}；≡C—H 中的伸缩振动吸收在 3310 ~ 3300cm^{-1}（较强）；≡C—H 弯曲振动吸收在 700 ~ 600cm^{-1}。图 8 - 4 是辛-1-炔的红外光谱图。

图 8 - 4 中，3310cm^{-1} 处为“C ≡ CH”中的 C—H 伸缩振动吸收峰；2120cm^{-1} 处为“C ≡ C”伸缩振动吸收峰。

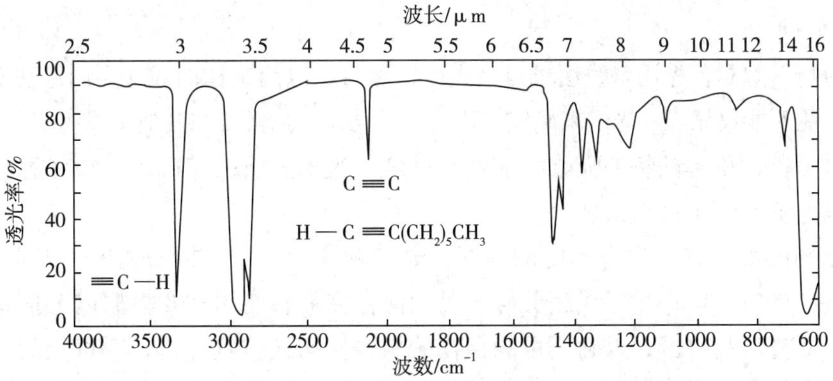

图 8 - 4　辛-1-炔的红外光谱图

（四）芳烃

芳烃芳环上 C—H 键伸缩振动吸收在 ~3030cm^{-1}；芳环上 C = C 骨架振动吸收在 1600 ~ 1400cm^{-1}，在 1600、1580、1500 和 1450cm^{-1} 处有四个吸收峰；900 ~ 600cm^{-1} 处有 Ar—H 的面外弯曲振动吸收峰，其吸收峰的位置和苯环上取代基的数目及位置有关。图 8 - 5 是甲苯的红外光谱图。

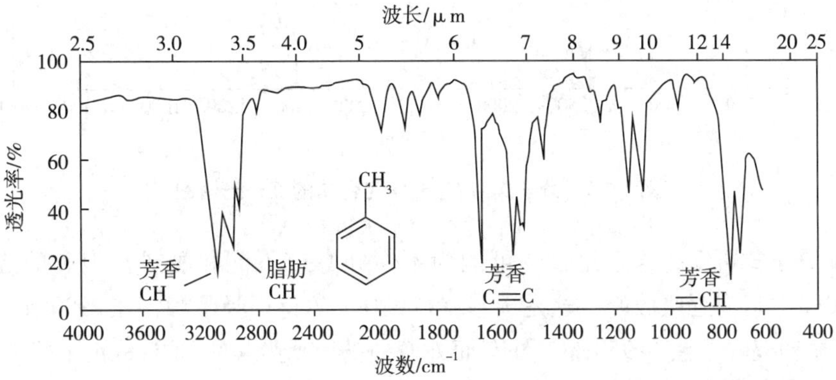

图 8 - 5　甲苯的红外光谱图

图 8 - 5 中，3030cm^{-1} 处为芳环上 C—H 伸缩振动吸收峰；1600、1580、1500、1450cm^{-1} 处为芳环骨架振动吸收峰；700 ~ 800cm^{-1} 处为芳环上 C—H 弯曲振动吸收峰；2900cm^{-1} 处为脂肪 C—H 伸缩振动吸收峰。

练习题

8 - 4　己-1-炔在 3305、2110、620cm^{-1} 处有吸收峰，指出这三个吸收峰的归属？

8 - 5　为什么辛-2-炔的 C ≡ C 键的伸缩振动吸收强度比辛-1-炔大为降低？

七、红外光谱在有机化学中的应用

红外光谱广泛应用于有机定性分析、定量分析和有机分子结构的测定。

定性分析常用方法有两种：①标准品对照法。用已知物的标准品和要检验的样品，在完全相同的条件下，分别测定其红外光谱进行对照，若谱图完全相同，可肯定为同一化合物。②标准谱图查对法。这是一个最直接、最可信的方法。在无标准品时，可根据待测样品的来源、物理常数、分子式以及谱图中特征谱带，查对标准谱图，来确定其是否为某一化合物。

定量分析一般是首先用基线法求得吸光度，然后可以用工作曲线法、内标法等进行定量分析。但往往不能仅靠红外光谱来确定有机物分子结构，通常要与其他手段相配合进行分析。

对不同官能团引起的特征吸收峰的鉴定是红外光谱解析的基础，必须熟悉各个特征吸收峰，了解它们在哪个区域出现。

红外谱图的解析方法没有固定的程序，通常顺序为：①分析功能区，识别出特征峰，判断可能存在的官能团；②寻找相关峰，以确证存在的官能团；③根据以上信息确定化合物的类别；④查对指纹区，以确证可能存在的构型异构或位置异构；⑤可能的话，将样品的红外光谱图和标准谱图对照，以确定二者是否为同一化合物。

例如：化合物 C_4H_8O 的红外光谱如图 8－6 所示，试推测其可能的结构式。

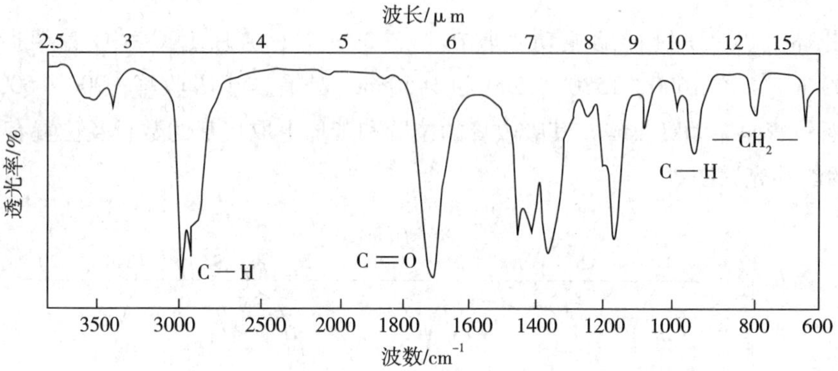

图 8－6　分子式为 C_4H_8O 化合物的红外光谱图

解：从分子式可知，这个化合物可能为不饱和醇或不饱和醚或是饱和的醛或酮。在 1750～1700cm^{-1} 区有强吸收峰，这是羰基（C═O）的特征吸收峰；在 2900cm^{-1} 处有醛基 C—H 伸缩振动双峰，在 ～950cm^{-1} 处有面外弯曲振动吸收峰，可能是正丁醛或2－甲基丙醛。在 740～730cm^{-1} 处有吸收峰，是—CH_2—的弯曲振动吸收峰。由此推断该化合物为正丁醛（$CH_3CH_2CH_2CHO$）。

第二节　核磁共振谱

核磁共振谱（NMR）是由具有磁矩的原子核受电磁波辐射而跃迁所形成的吸收光谱。

原子核除有质量、电荷外，还有自旋运动这一重要特性，通常用自旋量子数（spin quantum number）来表征核的自旋情况，如质子具有自旋量子数为＋1/2 和－1/2 的两个自旋态。多数原子核的自旋量子数不等于零，即有自旋现象。原则上说，凡是自旋量子数不等于零的原子核，都可以测定它的核磁共振信号。但是到目前为止，有实用价值的仅限于

^1H、^{13}C、^{19}F、^{31}P 和 ^{15}N 等少数磁核的共振信号，其中以氢核磁共振谱（^1H - NMR，proton magnetic resonance，PMR）和碳核磁共振谱（^{13}C - NMR，carbon magnetic resonance，CMR）的应用最为广泛。

一、基本原理

质子是自旋的，有两个自旋态，自旋的氢核若不处在外磁场中，则两个自旋态的能量相等，其自旋取向是任意的。

质子可看作是一个旋转着的带电质点，会产生一个小的磁场，称旋转磁场，它有一定的磁矩，其方向和旋转轴重合。在外加磁场 H_0 中，两种自旋态的能量不再相等，一种自旋态的磁矩与 H_0 方向相同，此自旋态的能级较低，为低能态；另一种自旋态的磁矩与 H_0 方向相反，此自旋态的能级较高，为高能态（图 8 -7）。

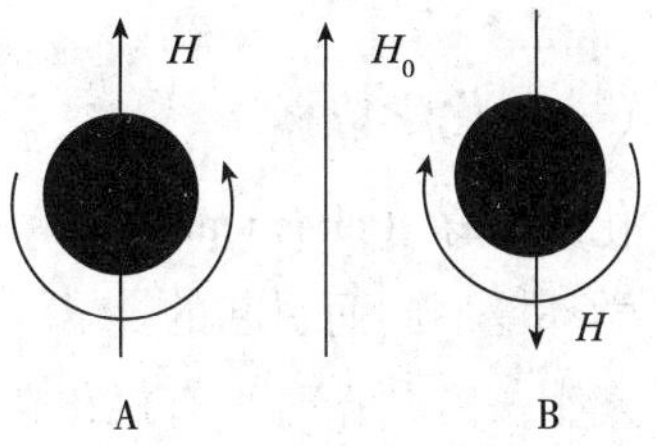

图 8 -7　氢核在外加磁场中的两种自旋状态

即在外加磁场中，氢核的两种自旋态发生能级分裂。其能级差（ΔE）与外加磁场的强度（H_0）成正比：

$$\Delta E = \gamma \frac{h}{2\pi} H_0$$

式中，γ 为质子的特征常数，称磁旋比；h 为普朗克常数；H_0 为外加磁场的强度。

可见，在一定磁场强度的外加磁场中，氢核的自旋能级差是一定的。此时，如果用能量为 $h\nu = \Delta E$ 的电磁波照射，可使质子吸收能量，从能量低的能级跃迁到能量高的能级，即质子发生了共振。“ν”称质子的共振频率。

核磁共振可用核磁共振仪检测，信号经放大后记录在纸上，产生核磁共振谱。获得核磁共振谱可采用两种手段：一种是固定外加磁场的强度 H_0，不断改变辐射电磁波的频率以达到共振条件，称之为扫频法（frequency sweep）；另一种是固定辐射电磁波的频率，不断改变外加磁场的强度以实现共振，称之为扫场法（field sweep）。后者目前较为常用。核磁共振仪的工作原理如图 8 -8 所示。

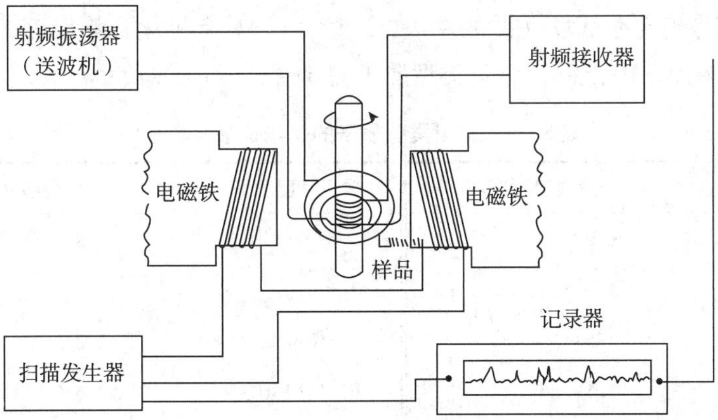

图 8 -8　核磁共振仪示意图

测定时，将样品管置于一定磁场强度的磁场中，射频振荡器产生的电磁波的频率是固定的，扫描发生器中通直流电，所产生的附加磁场可用来改变电磁铁原有磁场。通过控制扫描发生器中的电流，使附加磁场由低场向高场扫描，并将磁场强度的增加值折合成频率记录下来，得核磁共振谱。

核磁共振氢谱提供了三类极其有用的信息：化学位移、偶合常数和峰面积。应用这些信息，可以推测有机分子中各种类型质子的情况。

二、化学位移

（一）化学位移

化学位移（chemical shift）是指质子核磁信号出现的位置，是由于分子中不同质子所处的化学环境不同而引起的。

发生核磁共振时，有机化合物分子中不同类型质子的共振频率并不相同，质子的共振频率不仅与外加磁场和核的磁性质有关，与质子周围的环境关系也很大。某一个质子实际受到的磁场强度，不完全与外加磁场相同。质子被电子云包围，在外加磁场作用下，电子云发生电子环流，从而产生感应磁场，其方向与外加磁场相反。这样，质子实际感受到的磁场强度比外加磁场的磁场强度要弱，核周围的电子对核的这种作用称屏蔽作用。不同类型质子周围的电子云密度不同，所受到的屏蔽作用不同，其化学位移也就不同，即在^1H-NMR 谱的不同位置出现吸收峰。

但由于不同化学环境的质子受到的屏蔽作用的差别非常小（仅为百万分之几），很难测出化学位移的绝对值，因此 IUPAC 建议，将具有几个等性质子且其受到屏蔽作用最大的四甲基硅烷［$(CH_3)_4Si$，tetramethylsilane，简称 TMS］作为参照物，令 TMS 的信号位置为原点“零”，将其他质子信号的位置相对于原点的距离定义为化学位移，用 δ 表示。质子化学位移的定义式为：

$$\delta=\frac{\nu_{样品}-\nu_{TMS}}{\nu_{射频}}\times10^6\ (ppm)$$

式中，$\nu_{样品}$、ν_{TMS}分别为样品和参照物 TMS 的共振频率；$\nu_{射频}$为仪器电磁波辐射频率，其数值与ν_{TMS}的数值相近。

在^1H-NMR 谱中横坐标用 δ 表示，$\delta_{TMS}=0$ 的值在谱图的右端，δ 值减小的方向即表示磁感应强度增加的方向。屏蔽作用使质子的信号出现在高场（图的右边，δ 值小）；去屏蔽作用使质子的信号出现在低场（图的左边，δ 值大）。对有机化合物而言，大多数质子的 δ 值为正值，一般在 0～10 之间。常见类型质子的 δ 值见表 8-4 所示。

表 8-4　常见类型质子的化学位移（δ 值）

常见基团质子	化学位移（δ）	常见基团质子	化学位移（δ）
RCH_3	0.9	$C\equiv C—CH_3$	1.8
R_2CH_2	1.3	$Ar—CH_3$	2.3
R_3CH	1.5	$R—COCH_3$	2.2
RCH_2Cl	3.5～4.0	$R—COOCH_3$	3.6
RCH_2Br	3.0～3.7	R—O—H	3.0～6.0
RCH_2I	2.0～3.5	Ar—O—H	6.0～8.0
$R—O—CH_3$	3.2～3.5	R—CHO	9.0～10.0

续表

常见基团质子	化学位移（δ）	常见基团质子	化学位移（δ）
C═C—H	5.0~5.3	R—COOH	10.5~11.5
C≡C—H	2.5	$R—NH_2$	1.0~4.0
Ar—H	6.5~9.0	$Ar—NH_2$	3.0~4.5
$C═C—CH_3$	1.7	$R_2N—CH_3$	2.2

（二）影响化学位移的因素

化学位移取决于核外电子云密度，因此，影响电子云密度的各种因素都对化学位移有影响，影响最大的是电负性和各向异性效应。

1. 电负性　氢核附近的吸电子基团总是使其周围的电子云密度降低，屏蔽作用减小，质子峰移向低场（左移）；供电子基团使质子峰移向高场（右移）。多取代比单取代的影响大。例如：

	CH_3F	CH_3Cl	CH_3Br	CH_3I
δ	4.3	3.1	2.7	2.2

$$\xrightarrow[\text{甲基质子感受的屏蔽作用增加}]{\text{卤原子的电负性减小}}$$

	CH_3F	CH_3OCH_3	$(CH_3)_3N$	CH_3CH_3
δ	4.3	3.2	2.2	0.9

$$\xrightarrow[\text{甲基质子感受的屏蔽作用增加}]{\text{与甲基相连的原子电负性减小}}$$

	$CHCl_3$	CH_2Cl_2	CH_3Cl
δ	7.3	5.3	3.1

$$\xrightarrow[\text{碳上质子感受的屏蔽作用增加}]{\text{吸电子基团数目减少}}$$

2. 各向异性效应　分子中某些基团的电子云排布不呈球形对称时，它对邻近的氢核产生一个各向异性的磁场，从而使某些空间位置上的氢核受屏蔽，而另一些空间位置上的氢核去屏蔽，这一现象称为各向异性效应（anisotropic effect）。例如：乙烯双键上的 π 电子环电流在外加磁场的影响下，产生一个感应磁场。该感应磁场在双键平面的上方和下方与外加磁场方向相反，所以该区域为屏蔽区；但由于磁力线是闭合的，在双键周围侧面，感应磁场的方向却与外加磁场的方向一致，称去屏蔽区。连在双键碳上的氢在去屏蔽区（图 8-9），它的 δ 值比烷烃中质子的 δ 值大，在较低场出现。

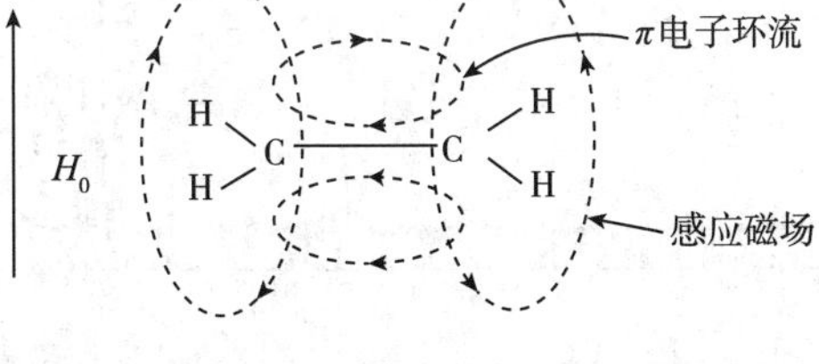

图 8-9　乙烯的感应磁场对烯氢的去屏蔽作用

炔键 π 电子云是圆筒形分布的，与双键类似，它也在分子中形成屏蔽区和去屏蔽区，叁键上的氢处于屏蔽区（图 8-10），所以炔氢出现在较高场，δ 值比烯烃的小。同理，苯环π电子环流产生的感应磁场也使苯分子的整个空间划分为屏蔽区和去屏蔽区，苯环上的6个氢恰好都处于去屏蔽区（图8-11），所以出现在低场，δ值大。

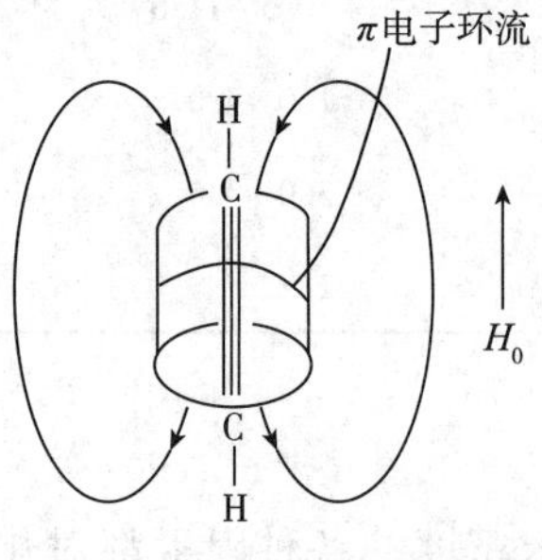

图8-10　乙炔感应磁场对炔氢的屏蔽作用

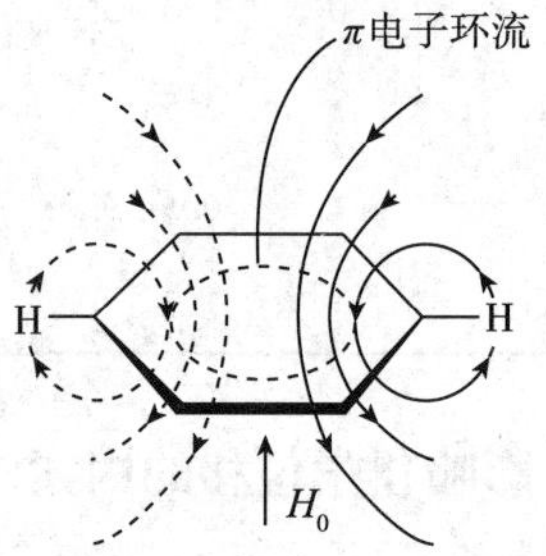

图8-11　苯环感应磁场对环上氢的屏蔽作用

练习题

8-6　下列化合物的^{1}H-NMR谱图中各有几组吸收峰？

(1) 1-溴丁烷　(2) 丁烷　(3) 1,4-二溴丁烷

(4) 2,2-二溴丁烷　(5) 2,2,3,3-四溴丁烷　(6) 1,1,4-三溴丁烷

(7) 溴乙烯　(8) 1, 1-二溴乙烯　(9) 顺-1,2-二溴乙烯

(10) 反-1,2-二溴乙烯　(11) 烯丙基溴　(12) 2-甲基丁-2-烯

8-7　用羰基的各向异性效应解释为什么醛基上的质子，其化学位移处于低场？

三、自旋偶合和自旋裂分

在^{1}H-NMR谱图中，另一个有用的现象是自旋偶合（spin coupling）和自旋裂分（spin splitting）。化合物的共振信号并不都是单峰（singlet，*s*），也可以分裂成两重峰（doublet，*d*）、三重峰（triplet，*t*）、四重峰（quarterlet，*q*），甚至是复杂的多重峰（multiplet，*m*）等。

图8-12是溴乙烷（CH_3CH_2Br）的^{1}H-NMR谱图。溴乙烷分子中有两组质子，一组是甲基碳上的质子，另一组是亚甲基碳上的质子，它们的数目之比是3∶2。但在溴乙烷谱图中出现的不是两个单峰，而是两组峰。其中一组相当于两个质子，以四重峰形式出现在δ值3.2～3.6之间；另一组峰相当于三个质子，以三重峰形式出现在δ值1.5～1.8之间。

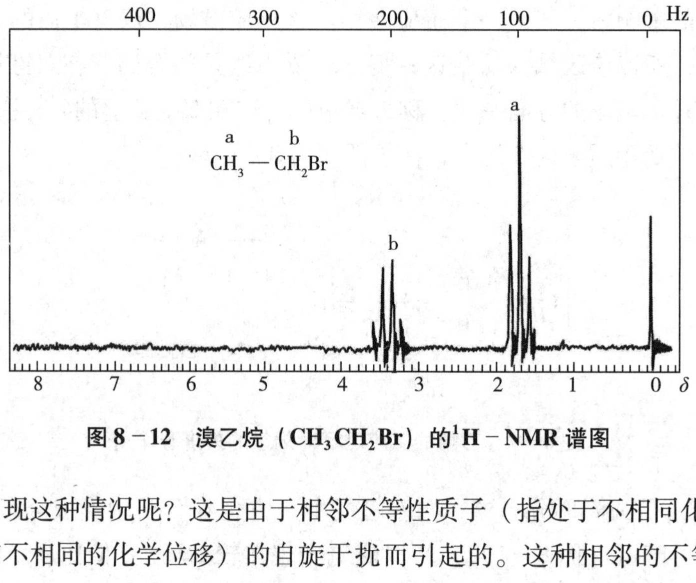

图8-12　溴乙烷（CH_3CH_2Br）的^{1}H-NMR谱图

为什么会出现这种情况呢？这是由于相邻不等性质子（指处于不相同化学环境的质子，不等性质子具有不相同的化学位移）的自旋干扰而引起的。这种相邻的不等性质子由于自

旋而产生的磁性相互作用，称为自旋-自旋偶合（spin - spin coupling），简称自旋偶合。自旋偶合而引起的信号吸收峰裂分而峰数增多的现象，称为自旋-自旋裂分（spin - spin splitting），简称自旋裂分。分裂峰中各小峰之间的距离称为偶合常数（coupling constant），用符号 J 表示，单位为赫兹（Hz）。J 值的大小反映了核之间自旋偶合的有效程度，而且相互偶合而引起峰裂分的两组信号应具有相同的 J 值。因此，参数 J 值对阐明各基团之间的关系极为有用。

对简单有机化合物，^1H-NMR 信号的裂分通常遵循以下规律。

（1）裂分主要发生在同一碳或相邻碳上不等性质子之间。如：

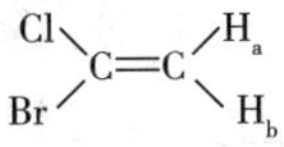

$\overset{a}{CH_3}-\overset{b}{CH_2}-Br$

以上结构中 H_a 和 H_b 彼此之间有自旋偶合作用，各自的信号都会发生分裂。当 H_a 和 H_b 之间的距离超过三个共价键时，基本上无自旋偶合（共轭体系中的质子除外）。等性质子之间不发生裂分，如以下质子只给出单峰：

$Br_2CHCHBr_2$　　$(CH_3)_4Si$　　$(CH_3)_3N$　　CH_3—O—

（2）$n+1$ 规律　裂分的峰数取决于邻接碳原子上等性质子数，若该数为 n，则峰的裂分数为 $n+1$。如溴乙烷中亚甲基质子由于和一组三个等性的甲基质子偶合（$n=3$），于是裂分成四重峰；而甲基质子由于和一组亚甲基上的二个等性质子偶合（$n=2$），于是以三重峰形式出现。若一组质子分别受到邻接两组质子的偶合，如丙烷（$CH_3CH_2CH_3$）中的 CH_2，因两组 CH_3 质子是等性质子，$n=3+3=6$，故 CH_2 信号分裂成七重峰。

（3）裂分峰的相对强度比相当于二项式 $(a+b)^n$ 展开式的系数比，n 为相邻等性磁核数。如二重峰的强度比为 1∶1；三重峰的强度比为 1∶2∶1；四重峰的强度比为 1∶3∶3∶1。

（4）信号裂分成左右对称的多重峰只是一种理想状态，实际看到的互相偶合的两组峰常常呈现出“屋脊”效应（roof effect），即内侧峰略高，外侧峰略低。此现象可帮助我们判别哪两组峰是由互相偶合而得到的（图 8-12）。

练习题

8-8　下列化合物的高分辨 ^1H-NMR 谱图中，各组氢分别呈几重峰？

（1）$\overset{a}{CH_2}Cl\overset{b}{CH}Cl_2$　（2）$\overset{a}{CH_3}\overset{b}{CH_3}$　（3）$\overset{a}{CH_3}CCl_3$　（4）$\overset{a}{CH_3}\overset{b}{CH}Br_2$

8-9　下列化合物中，哪些质子可以互相偶合？

（1）$\overset{a}{CH_3}-\overset{b}{CH_2}-\overset{c}{CH_3}$　（2）$\overset{a}{CH_3}-CCl_2-\overset{b}{CH_3}$

（3）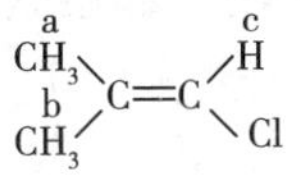　（4）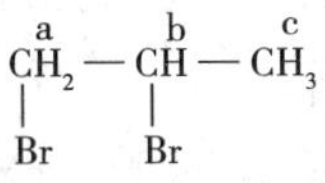

四、峰面积——积分曲线

在 ^1H-NMR 谱图中，每组峰的面积与产生这组信号的质子数目成正比。对于一个分子式已知的有机物，若测得各组峰相对面积之比，则根据化合物所含的总质子数，可算出各组峰所代表的相应质子数。在实际工作中，核磁共振自动积分仪将谱图中各峰的面积转换成积分阶梯曲线，曲线的高度之比就是相应的质子数目之比。

例如，图 8-13 中，三组峰的积分曲线阶梯高度之比为 a∶b∶c＝8.8∶2.9∶3.8，由分

子式 $C_{11}H_{16}$ 可计算出各峰所代表的氢的数目：

$$\frac{16H}{8.8+2.9+3.8}=1.03H$$

a = 1.03H × 8.8 = 9.1（9 个 H）；b = 1.03H × 2.9 = 3.0（3 个 H）；c = 1.03H × 3.8 = 3.9（4 个 H）。

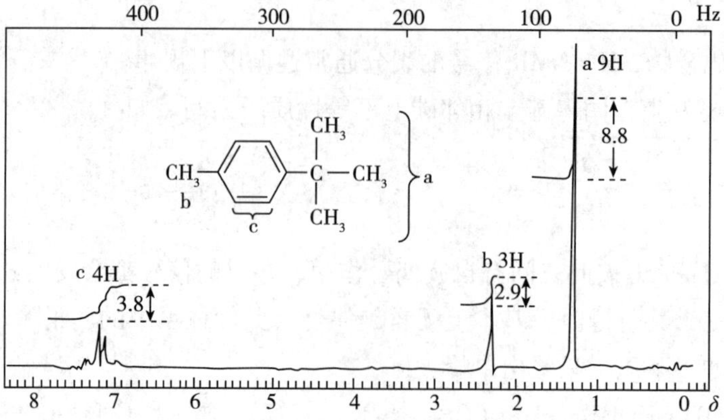

图 8－13　对叔丁基甲苯的 ^{1}H－NMR 谱

五、^{1}H－NMR 在有机化学中的应用

由于 ^{1}H－NMR 具有其他光谱无法比拟的优点：信号量丰富，谱图中无多余信号，测定技术多样及不破坏样品等，因此得到广泛的应用，是目前研究有机化合物结构最有力的工具之一。

解析 ^{1}H－NMR 图谱，主要是从中寻找信号的数目、位置、峰面积及裂分情况的信息。信号的数目表明分子中含有多少种不同类型的质子；从信号的位置（δ 值）可知每类质子的化学环境；从积分曲线可知各种类型质子的相对数目；从信号的裂分情况可提供邻近基团结构的信息。综合上述信息，再结合有关物理常数、化学性质及其他波谱数据，可推测有机化合物的结构。对某些简单有机化合物，往往一个 ^{1}H－NMR 图谱就足可以确定结构。解析 ^{1}H－NMR 图谱的一般顺序为：

（1）首先根据样品的分子式，确定所含有的质子数。

（2）根据积分曲线高度和质子总数，计算出各组信号所代表的质子数。

（3）根据信号的 δ 值，判断质子类型。

（4）根据吸收峰的裂分数和 J 值找出相互偶合的信号，进而一一确定邻接碳原子上的质子数和相互关联的结构片断。

（5）对于已知物，可将样品谱图与标准谱图核对后加以确证。

例如，已知化合物 A 的分子式为 $C_8H_{10}O$，试根据其 ^{1}H－NMR 谱图（图 8－14）推断其结构。

解：（1）在化合物 A 的 ^{1}H－NMR 谱图中，除 TMS 信号外，共有五组信号，从低场到高场积分曲线高度比为 2∶2∶1∶2∶3。由分子式共有 10 个氢可推知各组峰代表的质子数分别为 2H、2H、1H、2H 和 3H。

（2）由分子中碳与氢的比值初步推断，δ 值为 6.8、7.1 处应为苯环上的质子信号。从其峰型可推测此苯环应是对位取代，且为不同的基团。

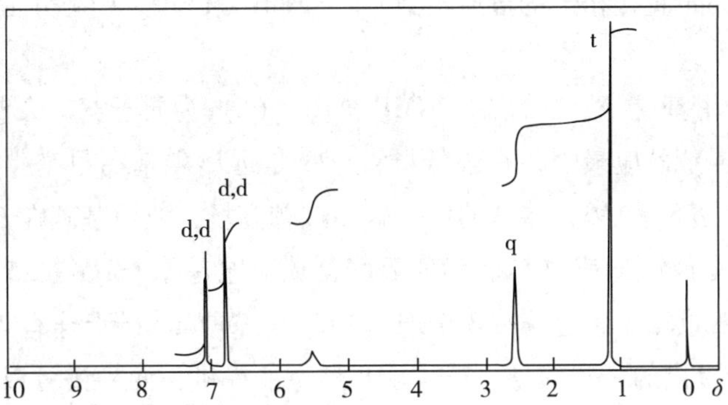

图 8-14　化合物 A［$C_8H_{10}O$］的[1]H-NMR 谱图

（3）$\delta=5.5$ 处峰型低且宽，通常为 OH（$\delta=0.5\sim5.5$）；$\delta=2.7$ 处四重峰（2H），应是与甲基相连的 CH_2；$\delta=1.2$（3H）处的三重峰，提示其邻接碳上有两个氢，即分子中有片断—CH_2CH_3；同时在 $\delta=9\sim10$ 处无峰，可排除—CHO 的存在。

（4）综合上述分析，化合物 A 的结构应为：对乙基苯酚。

六、碳谱简介

利用碳自旋核可获得^{13}C-NMR 谱图，简称碳谱（carbon spectrum）。^{13}C-NMR 的原理和^{1}H-NMR 相同，但是^{13}C 同位素在自然界的丰度只有 1.1%，因此它的灵敏度很低，只有^{1}H 核的 1/6000。直到 20 世纪 70 年代，核磁共振中采用了同去偶方法相结合的脉冲 Fourier 交换（PFT）技术，提高了灵敏度，^{13}C-NMR 才得到了迅速发展，使^{13}C-NMR 在有机结构分析上占有了重要地位。^{13}C-NMR 谱提供的是分子碳架以及与碳直接相连的原子的信息。

（一）^{13}C-NMR 的化学位移

^{13}C-NMR 中碳核的化学位移 δ_C 是确定碳在分子碳架中位置的依据。与^{1}H 核一样，^{13}C 的化学位移也是自旋核周围电子屏蔽造成的。影响^{13}C 化学位移的因素有各种电子效应、碳的杂化状态、构型、构象、氢键、溶剂种类、溶液浓度、体系酸碱性等。在测定 δ_C 时也是以 TMS 为参照物，TMS 的碳化学位移定为“零”，大多数有机化合物的^{13}C 的化学位移在其左边，范围为 0~250，比^{1}H 的化学位移宽得多。各种^{13}C 的化学位移顺序与相应的^{1}H 的化学位移顺序是平行的，其值是相应^{1}H 的化学位移的 20 倍左右。一些^{13}C 的化学位移见表 8-5 所示。

表 8-5　^{13}C-NMR 谱中常见碳的化学位移

碳的类型	δ_C	碳的类型	δ_C	碳的类型	δ_C
RCH_3（伯碳）	0~35	RCH_2NH_2	60~35	RCONHR	160~180
R_2CH_2（仲碳）	15~45	RCH_2OH	40~70	RCOOR	155~175
R_3CH（叔碳）	25~60	RCHO	175~205	$(RCO)_2O$	150~175
R_4C（季碳）	35~70	R_2CO	175~225	RCN	110~130
C═C（烯烃）	110~150	RCOOH	160~185	$(R_2N)_2CO$	150~170
C≡C（炔烃）	70~100	C_6H_6	110~175	RCOCl	165~182

（二）^{13}C-NMR 的图谱

^{13}C-NMR 可提供如下信息：①从不同化学环境的碳数目（即磁不等性碳核的数目），了解分子对称性情况；②从化学位移可推导碳的化学环境；③从偏共振去偶谱中的分裂峰

数可以得到与各碳原子直接相连的氢原子数。$^{13}C-NMR$ 谱图中 ^{13}C 裂分为 n 重峰，则表明它连有 $n-1$ 个氢。

图 8－15 是 4－甲基戊－2－酮的 $^{13}C-NMR$ 谱图：（a）为质子宽带去偶谱，其中 δ 219 是羰基碳信号，其去屏蔽效应最强，在最低场；δ 23 是远离羰基的甲基碳，其受到的屏蔽效应最强，在最高场；δ 30 是邻接羰基的甲基碳，在较高场；亚甲基碳在 δ 53，次甲基碳在 δ 25。（b）为偏共振去偶谱，其中 δ 23 为四重峰，碳上连有 3 个 H；δ 25 为二重峰，碳上连有 1 个 H；δ 30 为四重峰，碳上连有 3 个 H；δ 53 为三重峰，碳上连有 2 个 H。

$^{1}H-NMR$ 谱能提供的一些信息，$^{13}C-NMR$ 谱也能提供，两种谱可以互相补充或互相验证。在 $^{1}H-NMR$ 谱比较复杂时，使用 $^{13}C-NMR$ 谱很方便，但 $^{13}C-NMR$ 谱中峰面积的大小与碳核数的多少不成比例，一般情况下，$^{13}C-NMR$ 谱图上无积分曲线可利用，并且 $^{13}C-NMR$ 需要样品量多、测定时间长、仪器价格贵。

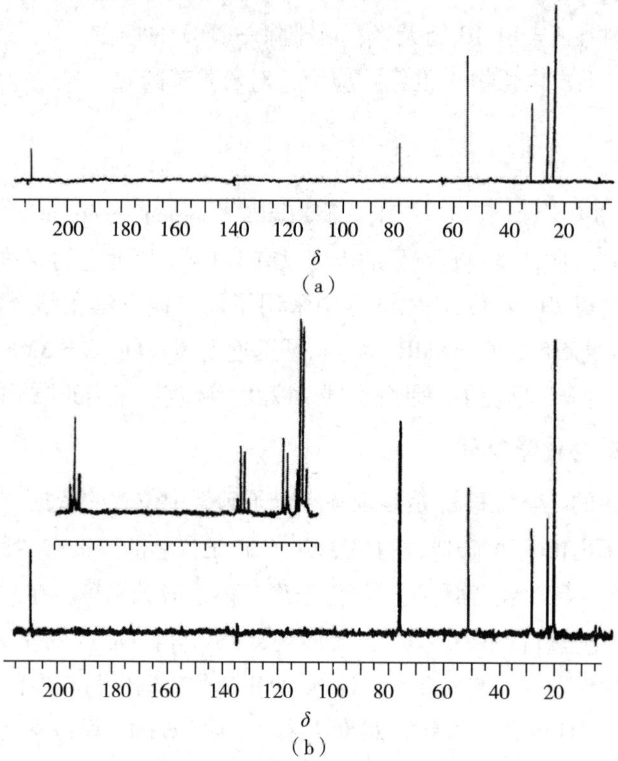

图 8－15　4－甲基戊－2－酮的 $^{13}C-NMR$ 谱图

第三节　质　谱

质谱（MS）不是吸收光谱，而是在一定条件下将化合物形成分子离子和碎片离子，然后按其质荷比（质量与所带电荷之比，ratio of mass to charge，m/z）的不同进行分离测定，从而得到有关化合物结构的相关信息。

一、基本原理

分子在高真空下，经高能（50～100eV）电子束轰击时，化合物分子失去一个电子而成为带正电荷的分子离子（molecular ions），一般用 $M^{\ddagger}$（“+”表示正离子，“·”表示不成对电子）表示，实际上是正离子自由基。由于电子的质量很小，分子离子的质量即等于化合物的分子量。

$$\underset{\text{分子}}{A:B} + \underset{\text{电子}}{e^-} \longrightarrow \underset{\text{分子离子}}{A\cdot B^+} + \underset{\text{电子}}{2e^-}$$

在高能量的电子束作用下，分子离子还可能断裂成碎片离子，所有的正离子在电场和磁场的综合作用下，按质荷比大小依次排列而得到谱图。

图 8-16 是普通质谱仪组成的示意图。质谱仪主要包括三大部分。

（1）离子源　在这里待测分子气化后被高能电子束轰击，转变成分子离子 $M^{\ddagger}$、碎片离子等。产生的正离子流经加速器加速（阴离子和中性分子不被加速，由真空泵抽走）聚为离子束，然后通过一个孔径可变的狭缝进入磁分析器。

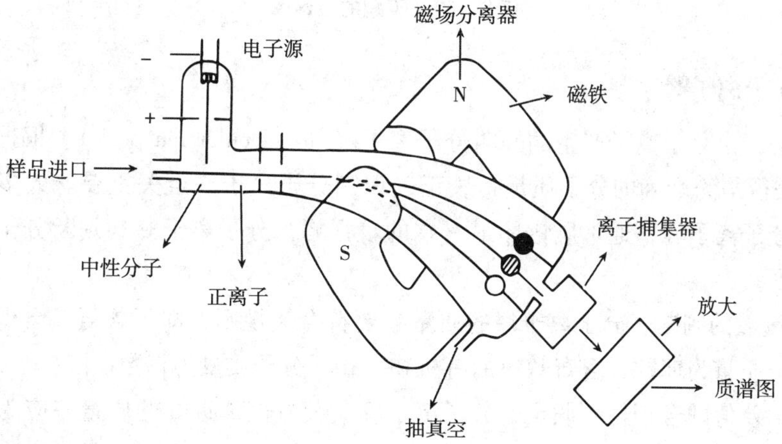

图 8-16　质谱仪组成示意图

（2）磁分析器　在磁分析器中，离子受到一个垂直于运动方向的力的作用，运动方向发生偏转而作弧形运动。不同 m/z 的正离子，其轨道弯曲程度不同。m/z 与轨道半径的关系为：

$$m/z = \frac{H^2R^2}{2V}$$

式中，m/z，质荷比；H，磁场强度；R，离子作弧形轨道运动的半径；V，加速电压。在质谱中，V 和 R 是固定的，因此，离子的 m/z 与 H 成正比。这样，磁场由低到高进行磁场扫描（磁扫描），不同 m/z 的离子即按由小到大的次序相继穿过收集狭缝，进入离子捕集器。

（3）离子捕集器及记录仪　各种不同 m/z 的离子流到达该系统时产生信号，其强度和离子数目成正比，信号经放大记录下来即得质谱图。

二、质谱图

（一）质谱图的表示

质谱图是以质荷比（m/z）为横坐标，图中每一条直线表示一个峰，高低不同的峰各代表一种离子，其中最高的峰称基峰，并人为地把它的强度定为 100，其他各峰的强度为基峰的相对百分比，称为相对丰度（或称相对强度），以此为纵坐标作图。图 8-17 为丁酮的质谱图，其中 m/z 72 和 43 分别为丁酮的分子离子峰（参见下面有关分子离子峰的内容）

和基峰。

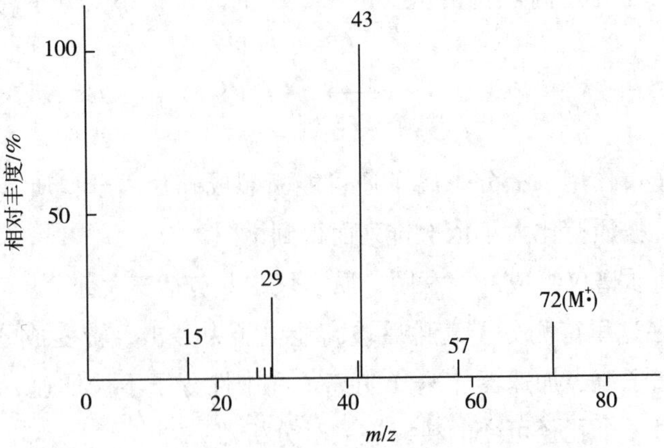

图 8－17　丁酮的质谱图

（二）分子离子峰

质谱图中，由分子离子产生的峰叫分子离子峰（molecular ion peak）。根据分子离子峰的 m/z，可获得最为准确的分子质量，故正确识别分子离子峰至关重要。大多数有机物的质谱中都有分子离子峰，通常质谱图最右端的较强峰为分子离子峰。判断分子离子峰时应注意以下几项。

（1）质量数的判断　分子离子峰的质量数要符合氮规则，即不含氮或含偶数氮的有机物的相对分子质量为偶数，含奇数氮的有机物的相对分子质量为奇数。

（2）m/z 差值的合理性　假定的分子离子峰与其左侧邻近峰的质量差应为 1（H）、15（CH_3）、17（OH 或 NH_3）、18（H_2O）、28（C_2H_4或 CO）、29（C_2H_5或 CHO）等数值。

（3）M＋1 或 M－1 峰的存在　含羟基、氨基、酯基等以及支链较多的链状化合物的分子离子峰很小，甚至不出现，但其 M＋1（H）或 M－1（H）峰却很强，这取决于 $M^{+\cdot}$ 的稳定性和质谱仪的操作条件。各类 $M^{+\cdot}$ 的稳定性次序大致如下：

芳香族＞共轭多烯＞脂环＞直链烷烃＞硫醇＞酮＞胺＞酯＞醚＞酸＞支链较多的烷烃＞醇

由于醚、酯、胺、氨基酸等有机化合物的分子离子很容易与中性分子碰撞时捕获一个 H·，所以应注意 M＋1 峰；而芳醛等化合物则应注意其 M－1 峰。

可见，分子离子峰不一定是最强峰，也不一定是 m/z 最大的峰。

（三）同位素离子峰

在质谱图最右端，除了 M＋1（H）峰以外，还有 m/z 大于分子离子的、相对丰度较小（除 Br 外）的 M＋1 峰、M＋2 峰等。这是由于同位素存在引起的，称同位素离子峰（isotopic ion peak）。表 8－6 列举了一些同位素的天然丰度。

表 8－6　一些同位素的天然丰度

同位素	^{2}H	^{13}C	^{15}N	^{17}O	^{18}O	^{33}S	^{34}S	^{36}S	^{37}Cl	^{81}Br
丰度%	0.015	1.107	0.366	0.037	0.204	0.76	4.22	0.014	24.47	49.46

M＋1 峰可以由分子中分别含有一个 ^{13}C、^{2}H、^{15}N、^{17}O 或 ^{33}S 形成。M＋2 峰可由分子中含有一个 ^{18}O 或同时含有上述两个重同位素的原子而形成。由表 8－6 可知，^{81}Br 的丰度最大，与 ^{79}Br 几乎是 1∶1 的关系，其次是 ^{37}Cl、^{34}S。因此，若分子中含有一个 Br，则它的 $M^{+\cdot}$ 峰和

M+2 峰应具有大约相等的峰强（图 8-18）；若分子中含有一个 Cl，其峰强应约为 3∶1。

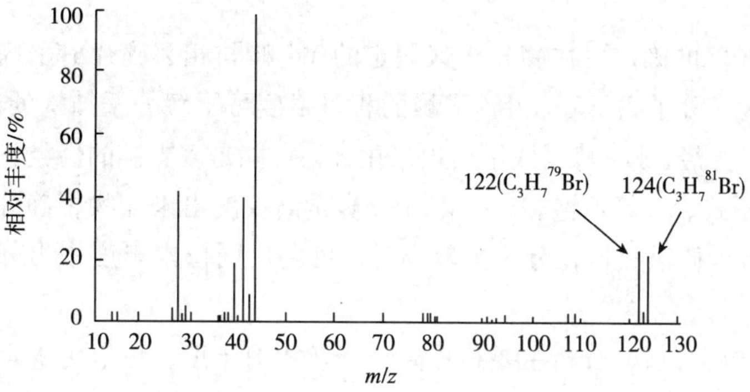

图 8-18　1-溴丙烷的质谱图

（四）碎片离子峰

在质谱断裂过程中，除了生成分子离子外，最大量的还是断裂分子离子结构中不稳定键生成的碎片离子，有些碎片离子还能进一步发生键的断裂，不同碎片离子的相对丰度与分子结构有密切的关系。高丰度的碎片离子峰代表分子离子中易于裂解的部分；反之亦然。这显示分子离子断裂成碎片离子或碎片离子进一步断裂成更小的碎片离子是按照一定规律进行的。因此，掌握这些碎片离子及其断裂规律，对确定分子结构具有重要意义。如果有 n 个主要的碎片峰，并且代表着分子中不同的部分，则由这些碎片峰就可以粗略地把分子骨架拼凑起来。

三、烃类的质谱特征

（一）烷烃和环烷烃

直链烷烃的 $M^{\ddagger}$ 峰较弱，支链烷烃则更弱，环烷烃的 $M^{\ddagger}$ 峰中等。

正烷烃中所有 C—C 键的键能是相同的，分子离子可在任何一个 C—C 键断裂，产生含不同碳数的碎片离子，一般 m/z 为 15，29，43，57 等，它们相当于分子离子中去掉甲基、乙基、丙基和丁基。支链烷烃的碎片离子峰一般断裂在支链处，例如：

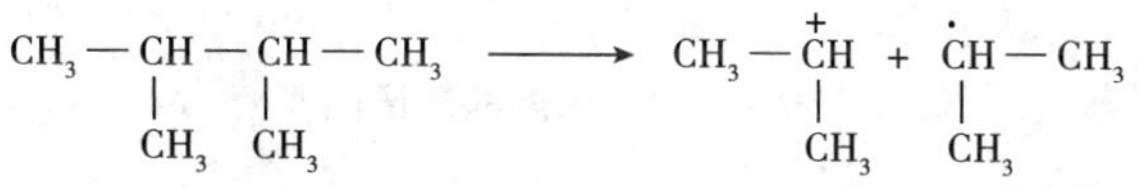

86　　　　　　43

单环环烷烃的质谱图中常有 $m/z=27$，41，55，69 等碎片峰。

（二）烯烃和炔烃

烯烃的 $M^{\ddagger}$ 峰强度中等，炔烃的 $M^{\ddagger}$ 峰较弱，端炔烃经常没有 $M^{\ddagger}$ 峰。烯烃的裂解碎片中有 m/z 为 27，41，55，69 等碎片峰。此外还有重排产生的碎片。

（三）芳烃

芳烃的 $M^{\ddagger}$ 峰强度较大，常为基峰。碎片峰中常有 m/z 为 39，50～53，63～65，75～78 等。

四、质谱在有机化学中的应用

一般情况下，对分子量较大。结构较复杂的化合物，必须结合其他谱图进行综合解析。

对分子量较小、结构较简单的化合物，靠质谱数据有可能推出其结构。解析的一般步骤如下。

（1）分子离子峰的确定　在高 m/z 区假定的 $M^{+\cdot}$ 峰与相邻碎片离子峰关系合理，且符合氮规律，可认为是分子离子峰。由 $M^{+\cdot}$ 峰的相对强度可了解分子结构的信息：$M^{+\cdot}$ 峰强度大，化合物可能是芳烃；$M^{+\cdot}$ 峰弱或不出现，化合物可能是多支链的烃类、醇类等。

（2）推导分子式、计算不饱和度　由高分辨质谱仪测出未知物精确分子量，从而得到分子式。当无高分辨质谱数据，分子量较小时，可利用同位素丰度推出分子式。进而计算出不饱和度。

（3）碎片离子峰分析　分析主要碎片离子峰及相对丰度，可以为确定结构提供大量非常有用的数据。

（4）综合以上的全部信息，结合分子式和不饱和度推出分子结构。用各种裂解机理，对质谱图中的主要峰应可得到合理解析。

例如：图 8－19 为己烷的质谱图。其中 m/z 86 和 57 分别为己烷的分子离子峰和基峰，主要离子峰为：

$$\underset{m/z\ 86\ \text{分子离子峰}}{[\mathrm{CH_3CH_2CH_2CH_2CH_2-CH_3}]^{+\cdot}} \longrightarrow \underset{m/z\ 71}{\mathrm{CH_3CH_2CH_2CH_2\overset{+}{C}H_2}} + \cdot\mathrm{CH_3}$$

$$[\mathrm{CH_3CH_2CH_2CH_2-CH_2CH_3}]^{+\cdot} \longrightarrow \underset{m/z\ 57\ \text{基峰}}{\mathrm{CH_3CH_2CH_2\overset{+}{C}H_2}} + \cdot\mathrm{CH_2CH_3}$$

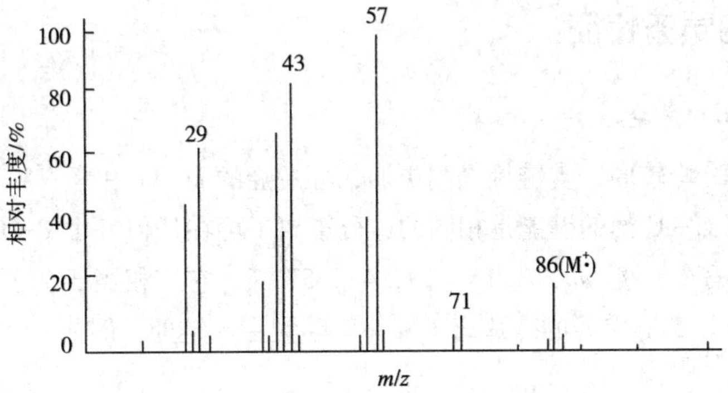

图 8－19　己烷的质谱图

图 8－20 为异己烷的质谱图。其中 m/z 86 和 43 分别为异己烷的分子离子峰和基峰，主要离子峰为：

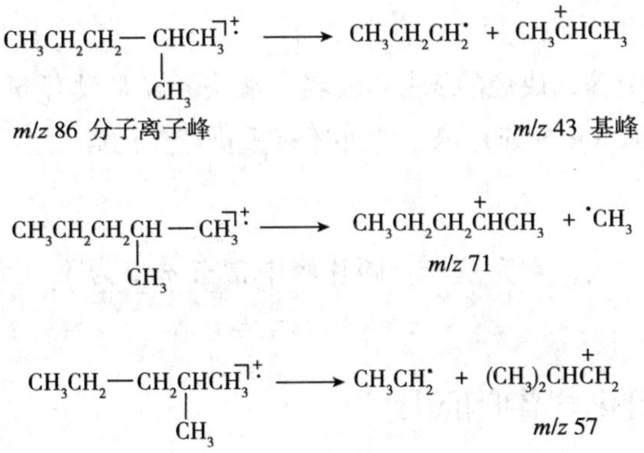

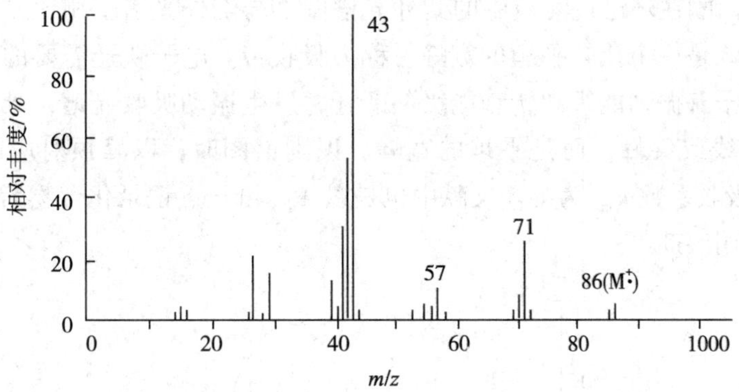

图 8－20 异己烷的质谱图

练习题

8－10 写出环戊烯、苯、丁烷的分子离子峰。

8－11 下列化合物的分子离子峰的质荷比是偶数还是奇数？

（1）CH_3I （2）$CH_3—C≡N$ （3）$C_2H_5NH_2$ （4）$H_2NCH_2CH_2NH_2$

8－12 $CHCl_3$的质谱中出现了 M，M＋2，M＋4，M＋6 峰，计算这些峰的强度比（只考虑氯的同位素）。

第四节 紫外光谱

紫外光谱（UV）是分子中某些价电子吸收一定波长的紫外光，由低能级跃迁到高能级所产生的吸收光谱。

一、基本原理

紫外光的波长范围是 100～400nm，它分为两个区段。波长在 100～200nm 称为远紫外区，远紫外光易被空气中的 O_2和 CO_2吸收，通常要在真空条件下才能测定，因此研究远紫外光谱比较困难。波长在 200～400nm 称为近紫外区，一般的紫外光谱是指这一区域的吸收光谱。波长在 400～800nm 范围的称为可见光谱。常用的分光光度计一般包括紫外和可见两部分，波长在 200～800nm，称为紫外-可见光谱。

分子内部的运动有转动、振动和电子运动等，因此分子具有转动能级、振动能级和电子能级。许多有机分子中的价电子跃迁，需吸收波长在 200～400nm 范围内的光，恰好落在紫外光区域，产生紫外光谱。

紫外光谱通常是以波长 λ 为横坐标，吸光度 A（absorbance）为纵坐标。另外常可以见到用摩尔吸收系数 κ 表示纵坐标的谱图，当 κ 值很大时也可用 $\lg\kappa$ 值作图。摩尔吸光系数 κ 与吸光度 A 的关系为：

$$\kappa = A/cl$$

式中，c 为试样溶液的浓度，单位 $mol \cdot L^{-1}$；l 为吸收池长度，单位 cm。κ 值与试样溶液的浓度、吸收池长度无关，但与化合物的结构、入射光波长及温度等因素有关，是化合物吸收光谱的一个特征常数。

图 8－21 是丙酮在环己烷溶液中的紫外光谱图。与红外光谱图相比，紫外光谱的吸收峰向上，其吸收峰是一个比较平坦的宽峰，称为吸收带。电子跃迁需要的能量大，在电子跃迁的同时，分子有振动能级和转动能级的跃迁，发生振动吸收光谱，难以分辨，因此紫外光谱不是一条线或尖峰，而是平坦的宽峰。识别谱图时，以峰顶对应的最大吸收波长 λ_{max} 和最大摩尔吸收系数 κ_{max} 为准。文献中也是以 λ_{max} 和 κ_{max} 记录化合物紫外吸收特征，同时标明测定时所用溶剂等。

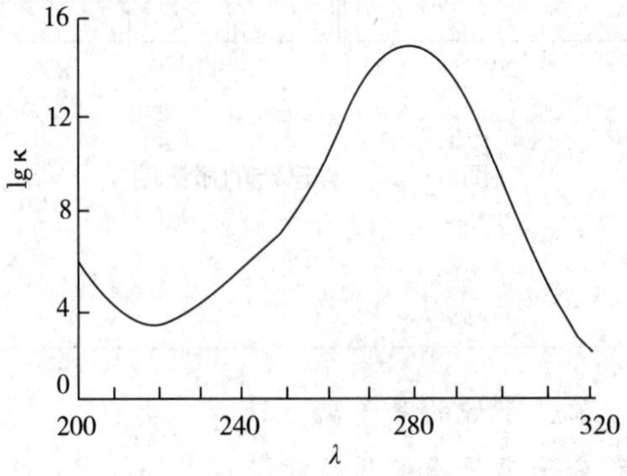

图 8－21　丙酮的紫外光谱

此外，应熟悉紫外光谱的几个常用术语。

（1）生色基和助色基　分子中能引起电子跃迁的不饱和基团，如 C＝O、C＝C、C＝N、—N＝N—、$—NO_2$、—NO 等，皆能吸收紫外光及可见光，故称为生色基（chromophore）。对于与生色基团相连的—OH、$—NH_2$、—X、—OR 等，虽然它们本身无紫外吸收，但常可增加生色基团的吸收波长及强度，故称其为助色基（auxochrome）。例如苯环 λ_{max} 为 250nm，κ 为 230；而苯酚 λ_{max} 为 270nm，κ 为 1450。

（2）红移和蓝移　红移（red shift）又叫深色位移，指因受取代基或溶剂的影响，使吸收峰向长波方向移动的现象；蓝移（blue shift）亦称浅色位移，指因受取代基或溶剂的影响，使吸收峰向短波方向移动的现象。

（3）增色效应和减色效应　使吸收强度增加的效应称为增色效应；反之，称为减色效应。

二、电子跃迁

基态有机化合物分子中可以跃迁的电子有 σ 电子、π 电子和非键电子（n）。如图 8－22 所示，在紫外、可见光照射下，这些不同类型的基态电子可由成键轨道跃迁到反键轨道，电子跃迁主要有四种类型。

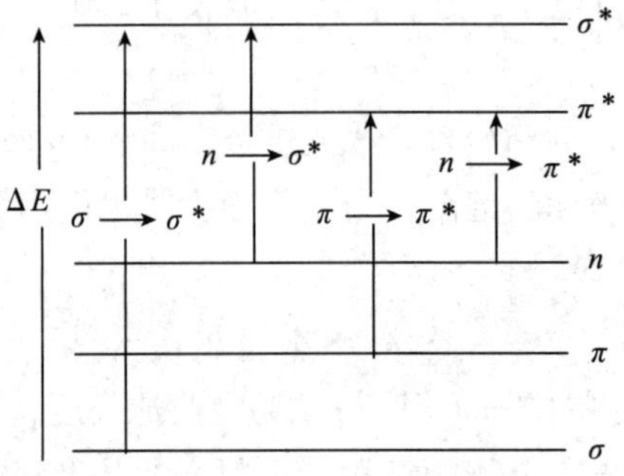

图 8－22　电子跃迁所需能量示意图

四种跃迁吸收能量的大小顺序为：

$$\sigma \rightarrow \sigma * > n \rightarrow \sigma * > \pi \rightarrow \pi * > n \rightarrow \pi *$$

（一）$\sigma \rightarrow \sigma *$ 跃迁

σ 键电子结合得很牢固，完成这种跃迁所需能量最大，多发生在远紫外区（< 200nm），在一般紫外区不产生吸收。烷烃跃迁属此类。正是由于烷烃（如环己烷、正己烷等）在紫外区无吸收，故常被用作 UV 测定时的溶剂。

（二）$n \rightarrow \sigma *$ 跃迁

饱和烃中的氢被 O、N、X 等原子或基团取代，因这些原子中有孤对电子，可发生 $n \rightarrow \sigma *$ 跃迁。跃迁所需要的能量与原子的电负性有关，电负性越大，跃迁时需要的能量越大，波长越短（表 8－7）。

表 8－7　一些化合物的 $n \rightarrow \sigma *$ 跃迁吸收

化合物	λ_{max}（nm）（κ）
CH_3Cl	172（弱）
CH_3OH	183（150）
CH_3OCH_3	185（2520）
CH_3Br	204（200）
CH_3NH_2	215（600）
CH_3I	258（365）

（三）$n \rightarrow \pi *$ 跃迁

有机化合物分子中同时存在双键和孤对电子，可发生 $n \rightarrow \pi *$ 跃迁，如含有 C＝O、C＝S、C＝N、—N＝N—、—NO 等结构的化合物。$n \rightarrow \pi *$ 跃迁在近紫外区（275～295nm）产生不太强的吸收带。

（四）$\pi \rightarrow \pi *$ 跃迁

这是紫外光谱中最常见、最重要的电子跃迁形式。孤立 π 键的电子，$\pi \rightarrow \pi *$ 跃迁吸收在远紫外区，吸收强度很大，共轭双键吸收进入近紫外区，且随着共轭链的增长，吸收波长红移。例如：

	乙烯	丁-1,3-二烯	β-胡萝卜素
λ_{max}	175nm（k 10000）	217nm（k 21000）	453nm（k 130000）

练习题

8－13　乙烯能发生哪些电子跃迁？哪一种跃迁最易发生？

8－14　甲醇能发生什么电子跃迁？为什么？

8－15　丙酮可以发生什么电子跃迁？在丙酮的紫外光谱中，只有在 279nm 处有一个吸收带，这是什么跃迁的吸收带？

8－16　乙烷能发生什么电子跃迁？它的跃迁吸收带在什么区域？为什么在测定紫外光谱时可以用烷烃作溶剂？

三、紫外光谱在有机化学中的应用

在有机结构分析的四大类型光谱仪器中，紫外分光光度计是最价廉、最普及的，且测定用样少、速度快。但由于紫外光谱主要反映共轭体系和芳香化合物的结构特征，用其确定有机化合物的结构比较困难，需和其他谱配合。由紫外光谱中可以得到各吸收带的 λ_{max} 和 κ_{max} 两类重要数据，它反映了分子中生色基团或生色基团与助色基团的相互关系。紫外光谱在有机结构分析中的主要用途及经验规律归纳如下。

（1）判断分子的共轭程度　在波长 220 ~ 400nm 范围内无吸收的化合物，其结构中应不含不饱和共轭成分。若在 220 ~ 250nm 有强吸收（κ ~ 10000 或更大），化合物应属于共轭二烯、α，β-不饱和醛酮类。若吸收信号在 250 ~ 350nm 范围，且显示中或低强度吸收，说明是羰基或共轭羰基类化合物。在 250 ~ 290nm 出现中等强度吸收，且给出不同程度的精细结构，说明有苯环存在。若在 300nm 有高强吸收，表明分子中存在较长的共轭体系，若此时看到明显的精细结构，则应判断化合物属于稠芳环、稠杂芳环或其衍生物。

（2）区别分子的构型和构象　根据紫外光谱，可以判断异构体的存在形式。例如苯甲酰丙酮的两个互变异构体：

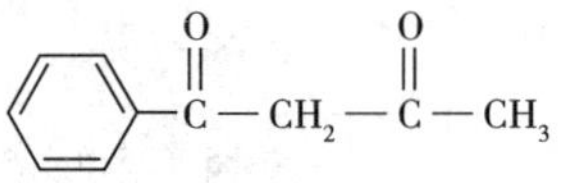

酮式

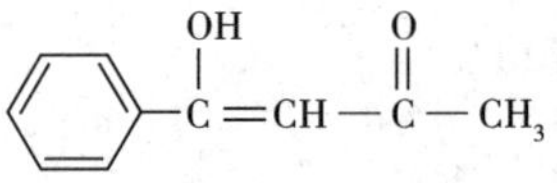

烯醇式

酮式在 247nm（水中，κ ~ 100）有吸收峰；烯醇式在 310nm（乙醚中）有吸收峰。

（3）比较分子的骨架　将未知物与选定的模型化合物相比较，若两者谱图一致或接近，即可认为它们有相同的生色基团，从而确定未知物的骨架。

练习题解

习　题

1. 下列各组化合物中，你认为哪些用紫外光谱区别较合适？哪些用红外光谱区别较合适？

（1）$CH_3CH=CHCH_3$　和　$CH_2=CH—CH=CH_2$

（2）$CH_3C\equiv CCH_3$　和　$CH_3CH_2C\equiv CH$

（3）$CH_3O—CH_2CH_3$　和　$CH_3O—CH=CH_2$

（4）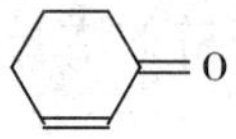　和　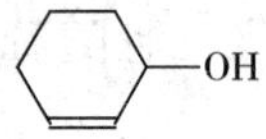

2. 排列下列化合物中有星形标记的质子的 δ 值大小顺序。

（1）a. 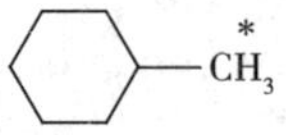　b. 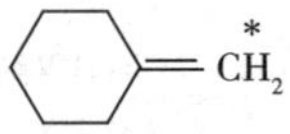　c. 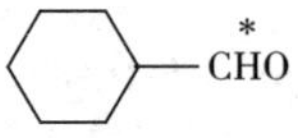

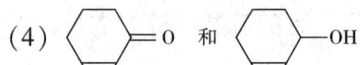

（2）a. $CH_3CO\overset{*}{C}H_3$　b. $CH_3O\overset{*}{C}H_3$　c. $\overset{*}{C}H_3Si(CH_3)_3$

3. 指出下列各化合物中的 ^1H-NMR 信号数及各信号裂分的峰数。

（1）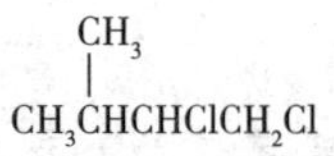　（2）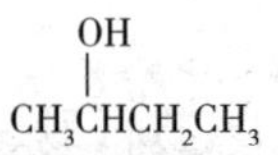　（3）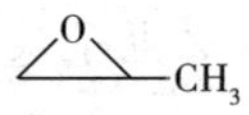

4. 下列化合物的 ^1H-NMR 谱图只有两个单峰，试写出各化合物的结构式。

（1）$C_3H_5Br_3$　（2）C_2H_5SCl　（3）$C_3H_8O_2$　（4）$C_3H_6O_2$　（5）$C_5H_{10}Br_2$

5. 有一无色液体化合物，分子式为 C_6H_{12}，它与溴的四氯化碳溶液反应，溴的棕黄色消失。该化合物的 ^1H-NMR 谱图中，只在 $\delta = 1.6$ 处有一个单峰，写出该化合物的结构式。

6. 化合物A，分子式为C_8H_9Br。在它的^1H-NMR谱图中，在$\delta=2.0$处有一个二重峰(3H)；在$\delta=5.15$处有一个四重峰（1H）；在$\delta=7.35$处有一个多重峰（5H）。写出A的结构式。

7. 在碘甲烷的质谱中，*m/z* 142、143两个峰是什么离子产生的峰，各叫什么峰？*m/z* 143的峰的相对强度为*m/z* 142的1.1%，怎样解释？

8. 指出下列哪些化合物的紫外吸收波长最长，并按顺序排列。

（1）$CH_2=CHCH_2CH=CHNH_2$，$CH_3CH=CHCH=CHNH_2$，$CH_3CH_2CH_2CH_2CH_2NH_2$
a　b　c

（2）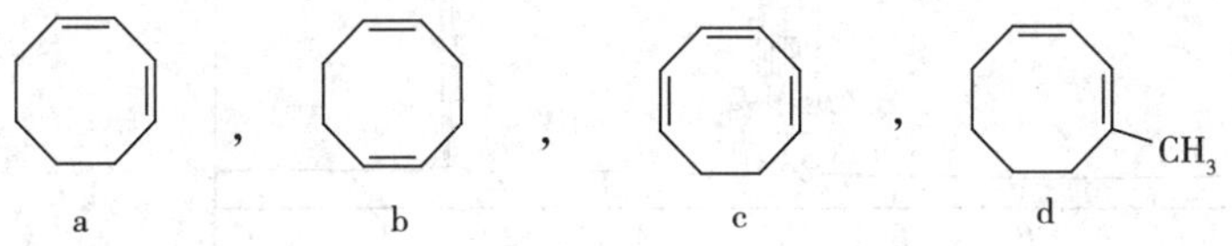

（3）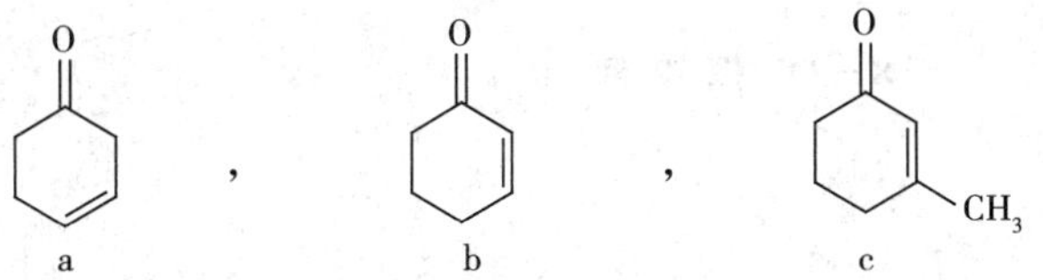

9. 某化合物的分子式为C_4H_8O，它的红外光谱在$1715cm^{-1}$有强吸收峰；它的^1H-NMR谱有一单峰（3H），有一四重峰（2H），有一三重峰（3H）。试写出该化合物的构造式。

10. 某化合物的分子式为C_4H_6O，其光谱性质为：紫外光谱，在230nm附近有吸收峰，$\kappa>5000$；^1H-NMR谱，$\delta=2.03$双重峰（3H），$\delta=6.13$多重峰（1H），$\delta=6.87$多重峰（1H），$\delta=9.48$双重峰（1H）；红外光谱，在1720、$2720cm^{-1}$处有强吸收。试推测该化合物的结构。

11. 指出下列两张红外谱图哪一张代表2-甲基戊-2-烯，哪一张代表2,3,4-三甲基戊-2-烯，简单阐明理由。

a.
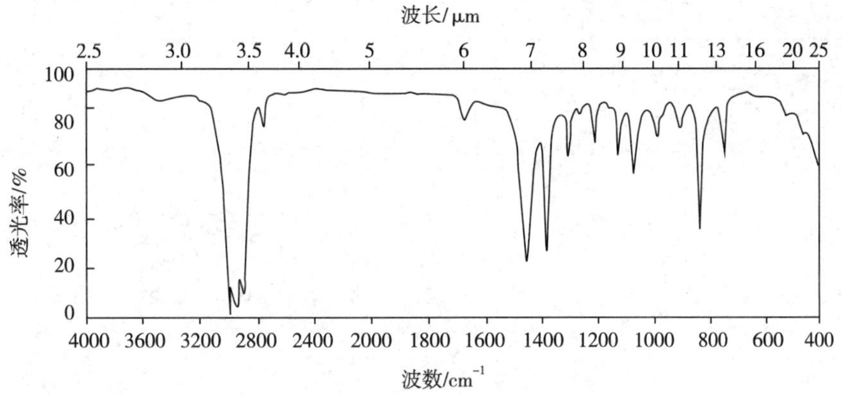

b.
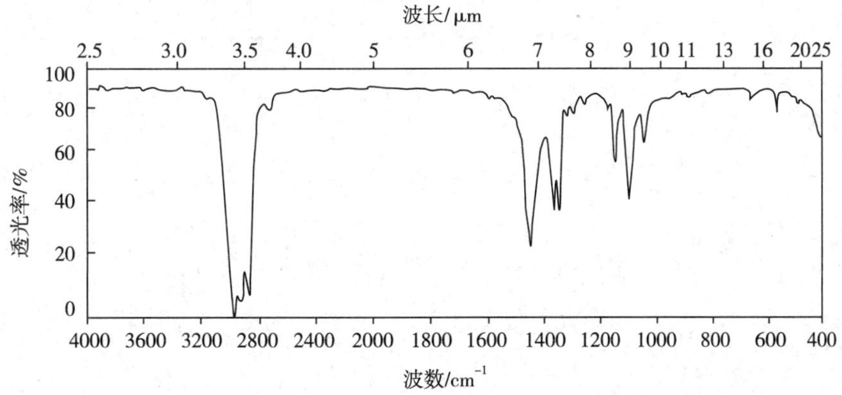

图8-23　题11图

12. 指出下面^1H－NMR 谱图是 $CH_3CH_2CH_2Cl$ 还是 $CH_3CHClCH_3$。

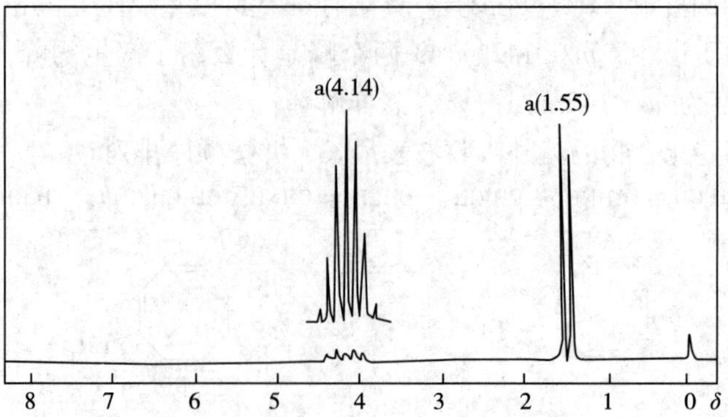

图 8－24　题 12 图

（王桂艳）

第九章　卤代烃

扫码“学一学”

烃分子中的氢原子被卤原子取代而得到的化合物，称为卤代烃（halohydrocarbon），可用通式 RX 表示。其中卤原子包括氟、氯、溴、碘是卤代烃的官能团。

卤代烃在自然界中存在极少，绝大多数是由有机合成得到，卤代烃是一类重要的有机化合物，可作为溶剂、萃取剂和有机合成原料。卤代烃中的卤原子可转变为多种其他官能团，在有机化学和药物合成中占有重要地位。以下是两个药物的例子。例如：

$F_2CHOCHClCF_3$　　异氟烷（isoflurane）

$CH_3N(CH_2CH_2Cl)_2 \cdot HCl$　　盐酸氮芥（chloromethane hydrochloride）

一、卤代烃的分类

按分子的组成和结构特点，卤代烃可有下列三种分类方法。

1. 以烃基结构分类　根据烃基结构的不同，卤代烃可分为饱和卤代烃、不饱和卤代烃、卤代芳烃。例如：

$CH_3CH_2CH_2X$　　饱和卤代烃（卤代烷）

$CH_3CH{=}CHCH_2X$　　不饱和卤代烃（卤代烯烃）

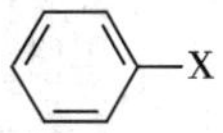

卤代芳烃

在卤代烯烃中有两种重要类型：烯丙型卤代烃和乙烯型卤代烃。例如：

$CH_2{=}CHCH_2{-}X$
$R{-}CH{=}CHCH_2{-}X$
烯丙型卤代烃（卤原子连在烯丙位碳上）

$CH_2{=}CH{-}X$
$R{-}CH{=}CH{-}X$
乙烯型卤代烃（卤原子直接与双键碳相连）

这两类卤代烯烃结构不同，化学性质呈现极大差异。

2. 以相邻碳原子类型分类　根据与卤原子相连的碳原子的类型不同，卤代烃可分为伯（1°）卤代烃、仲（2°）卤代烃和叔（3°）卤代烃。例如：

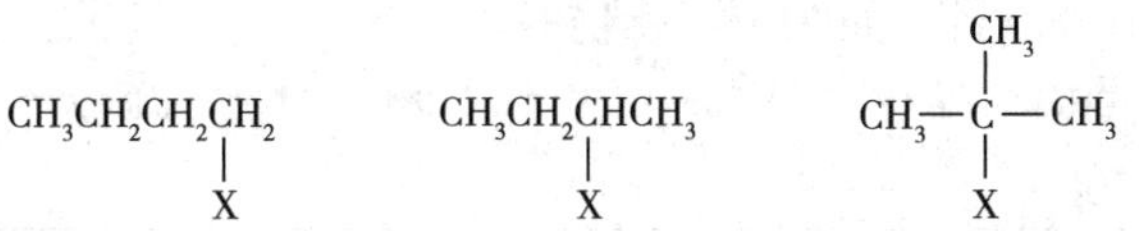

伯(1°)卤代烃　　仲(2°)卤代烃　　叔(3°)卤代烃

伯、仲、叔卤代烃又分别称为一级、二级、三级卤代烃。它们的化学活性不同，并呈现一定的规律。

3. 以卤原子数目分类　根据分子中所含卤原子数目不同，卤代烃可分为一卤代烃、二卤代烃和多卤代烃。例如：

CH_3Cl　　氯甲烷（chloromethane）

$BrCH_2CH_2Br$　　1,2-二溴乙烷（1,2-dibromoethane）

$CHCl_2CHCl_2$　　1,1,2,2-四氯乙烷（1,1,2,2-tetrachloroethane）

二、卤代烃的命名

1. 普通命名法 普通命名法是按与卤原子相连的烃基名称来命名，称为“某基卤”。例如：

$CH_3CH_2CH_2Br$
正丙基溴
(*n*-propyl bromide)

$CH_2{=}CHCH_2Cl$
烯丙基氯
(allyl chloride)

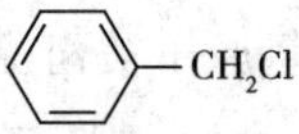

苄基氯
(benzyl chloride)

也可在母体烃名称前面加上“卤代”，称为“卤代某烃”，“代”字常省略。例如：

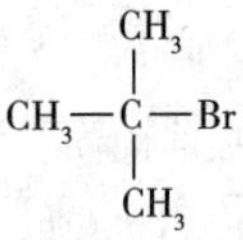

溴代叔丁烷
(tert-butyl bromide)

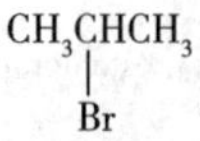

溴代异丙烷
(iso-propyl bromide)

$CH_2{=}CHCl$
氯乙烯
(chloroethylene)

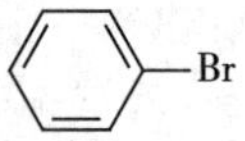

溴苯
(bromobenzene)

2. 系统命名法 以相应的烃作母体，把卤原子作为取代基，命名的基本原则与一般烃类相同。例如：

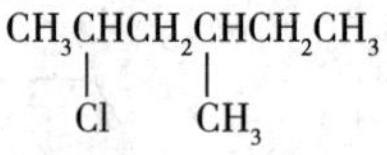

2-氯-4-甲基己烷
(2-chloro-4-methylhexane)

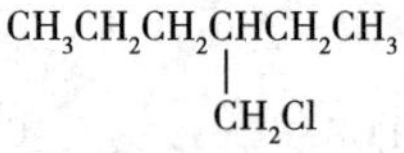

3-氯甲基己烷
(3-chloromethylhexane)

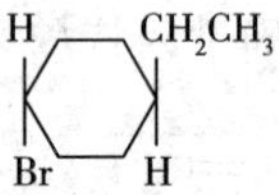

trans-1-溴-4-乙基环己烷
(*trans*-1-bromo-4-ethylcyclohexane)

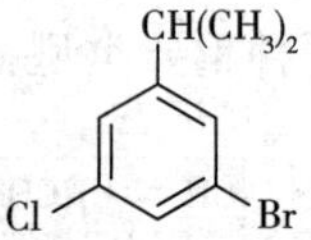

3-溴-5-氯异丙苯
(3-bromo-5-chloroisopropylbenzene)

$CH_2{=}CHCH_2Cl$
3-氯丙-1-烯
(3-chloroprop-1ene)

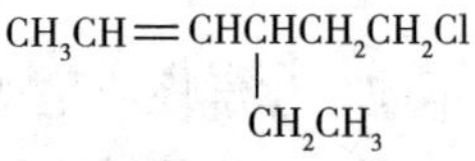

6-氯-4-乙基己-2-烯
(6-chloro-4-ethylhex-2-ene)

某些卤代烃有常用的俗名，如氯仿、碘仿等。

$CHCl_3$ 氯仿（chloroform） CHI_3 碘仿（iodoform）

练习题

9-1 写出分子式为 $C_5H_{11}Br$ 的化合物的所有异构体并用系统命名法命名。

9-2 写出下列化合物的构造式。

（1）环戊基氯 （2）异己基溴 （3）仲丁基氯

9-3 用系统命名法命名下列化合物。

（1）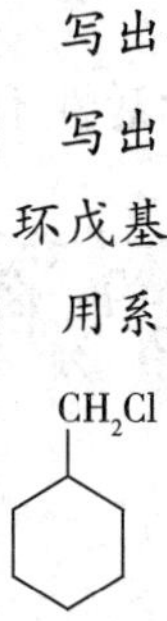

（2）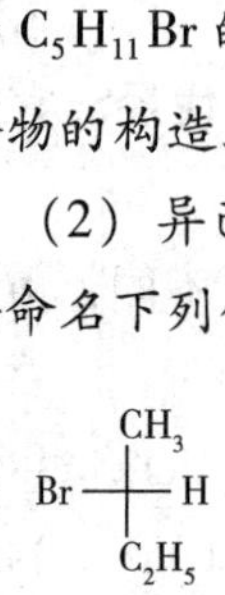

（3）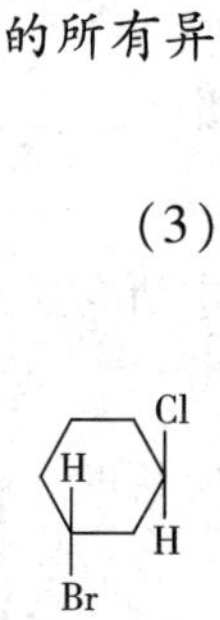

（4）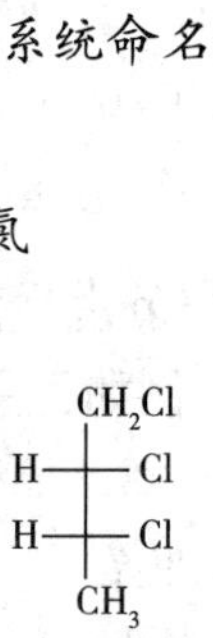

三、卤代烃的结构

卤代烃的性质决定于存在的卤原子。由于卤原子的电负性较大，使碳卤键（C—X）的极性比 C—H 和 C—C 键都大，见表 9-1。

表 9-1　一些共价键的偶极矩

共价键	偶极矩（10^{-30}/C·m）
C—C	0
C—H	1.33
C—F	4.70
C—Cl	4.78
C—Br	4.60
C—I	3.97

由于 C—X 键极性较大，成键电子对偏向卤原子，α-碳原子带有部分正电荷，卤原子带有部分负电荷。C—X 键不但极性大，而且可极化度也大，因此，在化学反应中易发生共价键异裂。

在外电场作用下，共价键发生电子云重新分布，从而使分子中电子云变形。这种分子中电子云变形的难易程度，称为共价键的可极化度（polarizability）。不同共价键对外界电场有不同的响应。原子半径大，电负性小，对外层电子吸引力小，可极化度大。可极化度大的共价键，电子云易于变形。键的可极化度只有在分子进行反应的时候才能表现出来，因此它是分子的一种动态特性，而衡量分子极性大小的偶极矩是分子的一种静态特性。共价键的可极化度在化学反应中对分子的反应性能发挥着重要作用。

在碳卤键中，由于两个键合原子的电负性不同，因为卤原子的电负性大于碳原子，使成键电子对偏向卤原子一侧而发生了极化而产生了吸电子诱导效应（-I 效应），诱导效应沿着 σ 键传递到相邻的碳原子上，从而使碳链上其他共价键的电子云密度分布发生改变。例如：因为氯原子的电负性大于碳原子，C—Cl 键的电子云偏向氯原子，使氯原子带上部分负电荷（δ^-），C_1带上部分正电荷（δ^+），从而使 C_1—C_2共价键的电子云偏向 C_1，继而使 C_2带上比 C_1更少的正电荷，并依此传递下去，使 C_3带上比 C_2更少的正电荷。诱导效应沿共价键在碳链上随距离增加而迅速减弱，通常传递到 3 个原子后就可忽略不计。

$$\underset{3}{\overset{\delta\delta\delta^+}{C}} \longrightarrow \underset{2}{\overset{\delta\delta^+}{C}} \longrightarrow \underset{1}{\overset{\delta^+}{C}} \longrightarrow \overset{\delta^-}{C}$$

四、卤代烃的物理性质

1. 一般物理性质　由于 C—X 键具有较强的极性，使卤代烃分子间的引力增大，从而使卤代烃的沸点升高，密度增加，卤代烃的沸点比同数碳的烷烃高。在烃基相同的卤代烃中，碘代烃的沸点最高，氟代烃的沸点最低。室温下，除氟甲烷、氟乙烷、氟丙烷、氯甲烷、溴甲烷是气体外，常见的卤代烃均为液体，有些高级卤代烃为固体。

一卤代烃的密度大于碳原子数相同的烷烃，随着碳原子数的增加，这种差异逐渐减小。除一氟脂肪烃和一氯脂肪烃外，其他卤代烃的密度都比水大，并随卤原子数目增多而增大，随碳原子数目增多而减小。某些一卤代烃的沸点和密度见表 9-2。

表9-2 一些一卤代烃的沸点和密度

烷基	氟代物		氯代物		溴代物		碘代物	
	沸点(℃)	密度($10^3kg/m^3$,20℃)	沸点(℃)	密度($10^3kg/m^3$,20℃)	沸点(℃)	密度($10^3kg/m^3$,20℃)	沸点(℃)	密度($10^3kg/m^3$,20℃)
CH_3—	-78.4		-24.2		3.56	1.6755	42.4	2.279
CH_3CH_2—	-37.7		12.27		38.40	1.440	72.3	1.933
$CH_3CH_2CH_2$—	-2.5		46.60	0.890	71.0	1.335	102.45	1.747
$CH_3CH_2CH_2CH_2$—	32.5	0.779	78.44	0.884	101.6	1.276	130.53	1.617
$(CH_3)_2CH$—	-9.4		35.74	0.8617	59.38	1.223	89.45	1.705
$(CH_3)_2CHCH_2$—	25.1		68.90	0.875	91.5	1.310	120.4	1.605
$CH_3CH_2\underset{\vert}{C}HCH_3$	25.3	0.766	68.25	0.8732	91.2	1.258	120	1.5920
$(CH_3)_3C$—	12.1		52	0.8420	73.25	1.222	100(分解)	1.570
环—C_6H_{11}			143	1.000	166.2		180(分解)	

尽管卤代烃分子具有极性，但卤代烃不溶于水，其原因是卤代烃分子与水分子之间不能形成氢键。卤代烃可溶于醇、醚、烃类等有机溶剂。某些卤代烃，如二氯甲烷、三氯甲烷等是优良的有机溶剂，可把有机物从水层中萃取出来。

一卤代烃可燃，而多卤代烃难燃或不燃。如四氯化碳就是一种灭火剂，常用于扑灭油类及电器着火。

不同卤代烷的稳定性不同。单氟代烷不太稳定，蒸馏时会放出氟化氢并形成烯烃。氯代烷相当稳定，可用蒸馏方法纯化。较高分子量的叔烷基氯化物，加热时也会放出氯化氢，因而在处理时要小心。叔丁基碘在常压下蒸馏时，会完全分解。三氯甲烷在光照下会发生缓慢的分解并生成光气。溴代烷和碘代烷对光敏感，在光的作用下会慢慢放出溴或碘而变成棕色或紫色，因而常存放于不透明或棕色瓶中保存，使用前应重新蒸馏。

许多卤代烃有毒，尤其是其蒸气，如三氯甲烷和四氯化碳能损伤肝脏细胞，故使用卤代烃时应该注意防护。

练习题

9-4 用三氯甲烷从水溶液中萃取有机物时，试问三氯甲烷一般在上层还是在下层？为什么？

2. 常见光谱性质 卤代烃几种常见的光谱性质如下。

（1）红外光谱 C—X键伸缩振动的吸收峰位置随着卤素原子量的增加而减小，分别为：

$\bar{\upsilon}_{C-F}$ 1000~1350cm^{-1}（强）

$\bar{\upsilon}_{C-Cl}$ 700~750cm^{-1}（中）

$\bar{\upsilon}_{C-Br}$ 500~700cm^{-1}（中）

$\bar{\upsilon}_{C-I}$ 485~610cm^{-1}（中）

图9-1为1,2-二氯乙烷的红外吸收光谱图。由于C—X键的吸收峰都在指纹区，因此要用红外光谱确定有机化合物中是否存在C—X键是十分困难的。

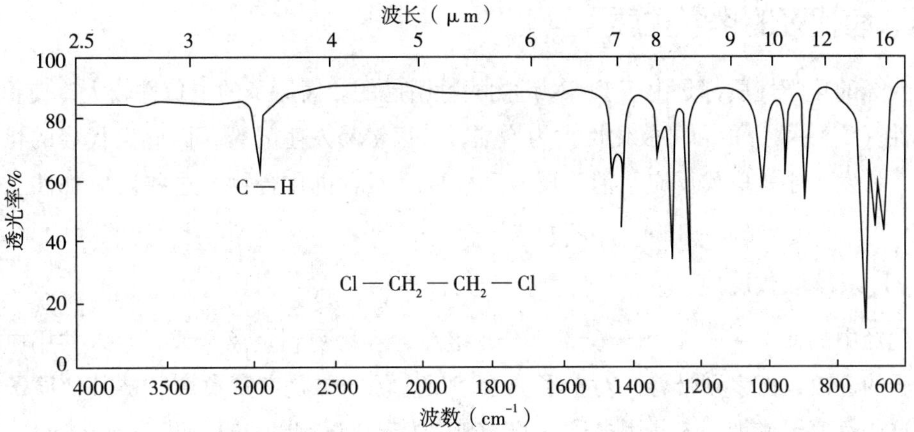

图 9-1　1,2-二氯乙烷的红外光谱图

(2)^{1}H-NMR 谱　由于卤素的电负性较强，使与卤原子相连的碳上的质子所受的屏蔽降低，质子的化学位移 δ 移向低场，与卤素直接相连的碳上质子的化学位移 δ 一般在2.16～4.4 之间，如表 9-3 所示。

表 9-3　卤素电负性对质子化学位移的影响

CH_3—X	CH_3—F	CH_3—Cl	CH_3—Br	CH_3—I	CH_3—H
^{1}H-NMR 化学位移（δ）	4.3	3.2	2.2	2.2	0.23

诱导效应具有加和性，随着碳上取代的卤原子增多，去屏蔽效应也越大，如表 9-4 所示。

表 9-4　诱导效应的加和性

不同卤代烃	$CHCl_3$	CH_2Cl_2	CH_3—Cl
^{1}H-NMR 化学位移（δ）	7.3	5.3	3.1

诱导效应沿单键传递，其影响随距离的增加而减小，去屏蔽作用下降：

$$\overset{\gamma}{—CH_2}—\overset{\beta}{CH_2}—\overset{\alpha}{CH_2}—X$$

^{1}H-NMR 化学位移（δ）　C_γ—H：1.03～1.08　C_β—H：1.24～1.55　C_α—H：2.16～4.4

图 9-2 是 1,2-二溴-2-甲基丙烷的^{1}H-NMR 谱图。

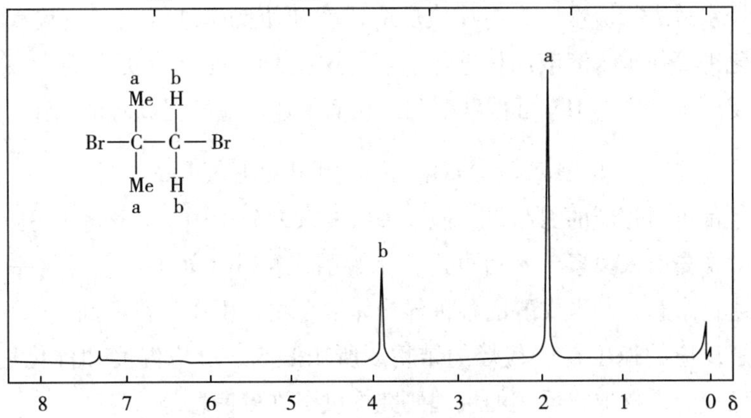

图 9-2　1,2-二溴-2-甲基丙烷的^{1}H-NMR 谱图

五、卤代烃的化学性质

卤代烃的化学性质都是由于C—X键的极性引起的。卤原子的电负性较大，使得碳卤键具有极性（$C^{\delta+}\rightarrow X^{\delta-}$）和可极化性大为增加，碳卤键易发生异裂，因此卤代烃的化学性质较活泼，易发生亲核取代反应、消除反应和生成金属有机化合物，这些反应都涉及碳卤键的断裂。

（一）亲核取代反应

卤代烃中的$C^{\delta+}\rightarrow X^{\delta-}$，由于碳带部分正电荷，容易受到负离子或具有未共用电子对的中性分子的进攻，卤素则带着一对电子离去。反应的结果是卤素负离子被其他原子或基团取代。这些负离子或带有未共用电子对的试剂称为亲核试剂（nucleophilic reagent）。由亲核试剂的进攻而引起的取代反应，称为亲核取代反应（nucleophilic substitution），以S_N表示之，其中S代表取代（substitution），N代表亲核（nucleophilic）。负离子亲核试剂用Nu^-表示，如OH^-、RO^-（烷氧负离子）、HS^-（巯基负离子）、RS^-（烷硫负离子）、CN^-、X^-和碳负离子。具有未共用电子对的亲核试剂用Nu：表示，他们都是中性分子，如$\ddot{N}H_3$、$H\ddot{O}H$、$R\ddot{O}H$等。亲核取代反应可用通式表示如下：

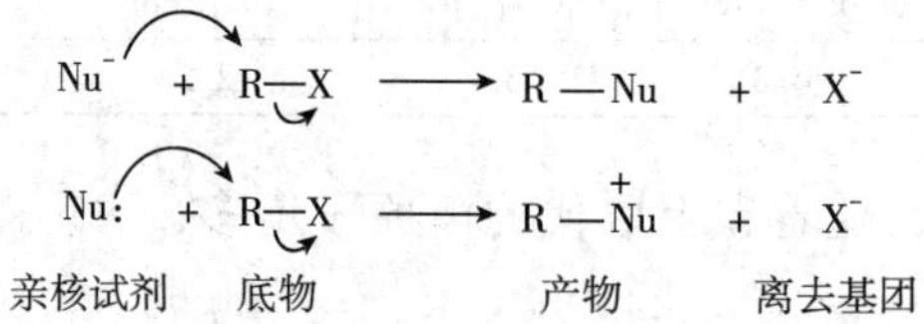

受亲核试剂进攻的对象称为反应底物（substrate）；被亲核试剂取代下来而带着一对电子离去的原子或基团，称为离去基团（leaving group）；卤代烃中与卤原子相连的α-碳原子是反应的中心，称为中心碳原子。常见亲核取代反应如下。

1. 常见的亲核取代反应

（1）水解反应　卤代烃与水作用生成醇的反应称为卤代烃的水解反应。这是一个可逆反应。

$$RX + H_2O \rightleftharpoons ROH + HX$$

卤代烃　水　　　醇

反应中水既是亲核试剂又是溶剂，这种亲核取代反应称为溶剂解（solvolysis）。在通常情况下，卤代烃水解进行缓慢。为了加快反应速率和使反应进行完全，常常将卤代烃与氢氧化钠或氢氧化钾等强碱水溶液加热进行水解。这里HO^-是比水更强的亲核试剂，所以反应容易进行。反应中产生的HX可被碱中和，从而加速反应并提高醇的产率。

$$RCH_2X + NaOH \xrightarrow{H_2O} RCH_2OH + NaX$$

一般卤代烃都可由相应的醇制得，但在一些复杂的分子中引入卤素比引入羟基更容易，所以有机合成时常先引入卤素，然后再进行水解引入羟基。如工业上常将一氯戊烷的各种异构体混合物通过水解，制得戊醇的各种异构体混合物，用作工业溶剂。

卤代烃水解反应的速度与卤代烃的结构、所用溶剂、反应温度和催化剂等因素有关。卤代烃的水解反应为亲核取代反应的机理研究提供了许多信息。

（2）醇解反应　卤代烃与醇反应，卤原子被烷氧负离子（RO^-）取代，生成醚。由于醇解反应难以进行完全，若用醇钠或醇钾代替醇，可以加速反应，如溴乙烷在乙醇钠中反应成醚比在乙醇中反应快一万倍。又如乙基叔丁基醚的合成如下：

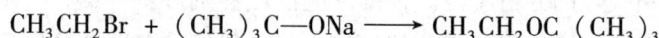

$$CH_3CH_2Br + (CH_3)_3C—ONa \longrightarrow CH_3CH_2OC(CH_3)_3$$

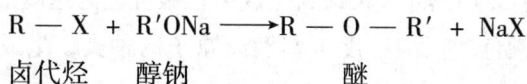

此反应通式如下：

$$\underset{\text{卤代烃}}{R—X} + \underset{\text{醇钠}}{R'ONa} \longrightarrow \underset{\text{醚}}{R—O—R'} + NaX$$

这种由卤代烃与醇钠或醇钾生成醚的反应，称为威廉姆森醚合成法（Williamson Synthesis）。这是制备不对称醚的常用方法。与醇钠反应制备醚的卤代烃一般用伯卤代烃，因为醇钠为强碱，仲卤代烃、叔卤代烃与醇钠反应时，主要发生消除反应生成烯烃。

$$CH_3CH_2CH_2ONa + CH_3I \longrightarrow CH_3CH_2CH_2OCH_3 + NaI$$

（3）氨（胺）解反应　卤代烃与氨（胺）反应，卤原子被氨基（$-NH_2$）或其衍生物取代，生成有机胺。氨比水或醇具有更强的亲核性，卤代烃和过量的氨作用可制得伯胺。

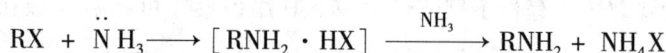

$$RX + \ddot{N}H_3 \longrightarrow [RNH_2 \cdot HX] \xrightarrow{NH_3} RNH_2 + NH_4X$$

若卤代烃过量，则反应可以继续进行：

$$RX + RNH_2 \longrightarrow [R_2NH \cdot HX] \xrightarrow{RNH_2} R_2NH$$

$$RX + R_2NH \longrightarrow [R_3N \cdot HX] \xrightarrow{R_2NH} R_3N$$

$$RX + R_3N \longrightarrow R_4N^+X^-$$

最终得到的是伯、仲、叔胺及季铵盐的混合物。可通过调整原料比例、控制反应温度、时间等条件，使某一种胺为主产物。因为胺具有碱性，它可与同时生成的 HCl 形成铵盐，然后用氢氧化钠等强碱处理，将反应产物胺游离出来。

（4）氰解反应　卤代烃与氰化钠或氰化钾反应，卤原子被氰基（—CN）取代生成比原料卤代烃增加了一个碳原子的腈，并且—CN 可进一步转化为—COOH、$—CONH_2$、$—CH_2NH_2$等基团。因此这个反应在有机合成上常用来制备腈或增长碳链。

$$\underset{\text{卤代烃}}{RX} + \underset{\text{氰化钠}}{NaCN} \longrightarrow \underset{\text{腈}}{RCN} + NaX$$

例如：

$$CH_3CH_2CH_2CH_2CH_2Cl + NaCN \xrightarrow{DMSO} \underset{94\%}{CH_3CH_2CH_2CH_2CH_2CN}$$

（5）与炔钠反应　卤代烃与炔化钠或炔化钾反应生成炔烃。这是由低级炔烃制备碳原子较多的高级炔烃的重要方法。

$$\underset{\text{卤代烃}}{R—X} + \underset{\text{炔化钠}}{R'C\equiv C^-Na^+} \longrightarrow \underset{\text{炔烃}}{R'C\equiv CR} + NaX$$

例如：

$$CH_3CH_2CH_2CH_2Br + HC\equiv C^-Na^+ \longrightarrow \underset{86\%}{CH_3CH_2CH_2CH_2C\equiv CH}$$

（6）与硝酸银醇溶液反应　卤代烃与硝酸银醇溶液反应生成硝酸酯和卤化银沉淀。

$$RX + AgNO_3 \xrightarrow{C_2H_5OH} RONO_2 + AgX\downarrow$$

该反应可用于卤代烃的分析鉴定。根据反应活性鉴别烃基种类，苄基型、烯丙型和叔卤代烃室温下立即反应，迅速生成卤化银沉淀；仲卤代烃室温下几分钟后反应，缓慢生成卤化银沉淀；伯卤代烃需要加热才能反应，生成卤化银沉淀的速度最慢。

根据卤化银沉淀的颜色和反应速度可鉴别卤原子的种类，生成白色沉淀的为氯代烃，生成浅黄色沉淀的为溴代烃，生成黄色沉淀的为碘代烃。烃基相同时，氯代烃反应速度最慢，碘代烃反应速度最快。

（7）卤素交换反应　氯代烃或溴代烃在丙酮中与碘化钠反应，生成碘代烃。在此两种卤原子进行了交换，因此称为卤素交换反应。

$$RCl + NaI \xrightarrow{丙酮} RI + NaCl\downarrow$$

卤素交换反应是一个可逆平衡反应，选用丙酮作溶剂可以使平衡向生成碘代烃的方向移动。碘化钠在丙酮中溶解度较大，而氯化钠和溴化钠几乎不溶于丙酮，易从无水丙酮中沉淀析出，平衡受到破坏，有利于碘代烃生成。利用该反应可将氯代烃和溴代烃转变成碘代烃。例如：

$$\underset{\displaystyle Br}{CH_3\overset{}{C}HCH_3} + NaI \xrightarrow{丙酮} \underset{\displaystyle I}{CH_3CHCH_3} + NaBr\downarrow$$

63%

（8）与硫氢化钠、硫醇钠反应　用硫氢化钠代替氢氧化钠与卤代烃反应，则生成硫醇；用硫醇钠代替醇钠与卤代烃反应，则生成硫醚。

$$R—X + Na^+SH^- \longrightarrow R—SH + NaX$$

硫醇

$$R—X + R'SNa \longrightarrow R—S—R' + NaX$$

硫醚

例如：

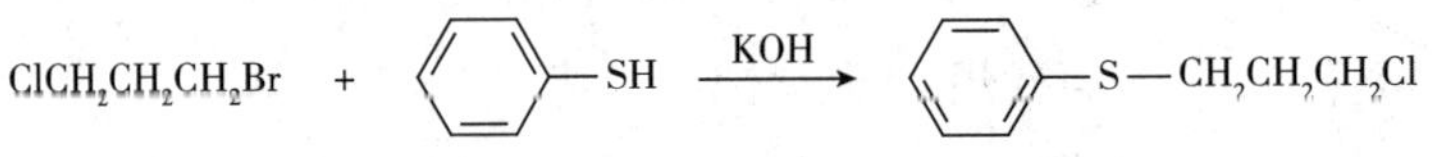

86%

2. 亲核取代反应机理

（1）卤代烃结构对反应速度的影响　实验证明，溴甲烷在水-乙醇溶液中水解时反应速度和溴甲烷及 OH^- 浓度成正比。这在动力学上称为“二级反应“。

$$CH_3Br + NaOH \xrightarrow{H_2O} CH_3OH + NaBr$$

$$v_{CH_3OH} = k[CH_3Br][OH^-]$$

扫码“看一看”

而溴代叔丁烷的水解速度只和卤代烷的浓度成正比，与 OH^- 浓度无关。这在动力学上称为“一级反应“。

$$(CH_3)_3C—Br + NaOH \xrightarrow{H_2O} (CH_3)_3C—OH + NaBr$$

$$v_{CH_3OH} = k'[(CH_3)_3CBr]$$

显然，这两种卤代烷的水解是以完全不同的机理进行的。

为了解释这种现象，英国伦敦大学的休斯（Hughes）和英果尔德（Ingold）教授早在20世纪30年代就提出了单分子亲核取代反应（S_N1）和双分子亲核取代反应（S_N2）两种主要机理。

（2）单分子亲核取代（S_N1）反应机理　叔丁基溴的水解速度只和卤代烷的浓度成正比，与OH^-浓度无关。这表明在整个反应过程中，决定反应速度的步骤与OH^-无关。因此推测，该反应是按以下机理进行的。

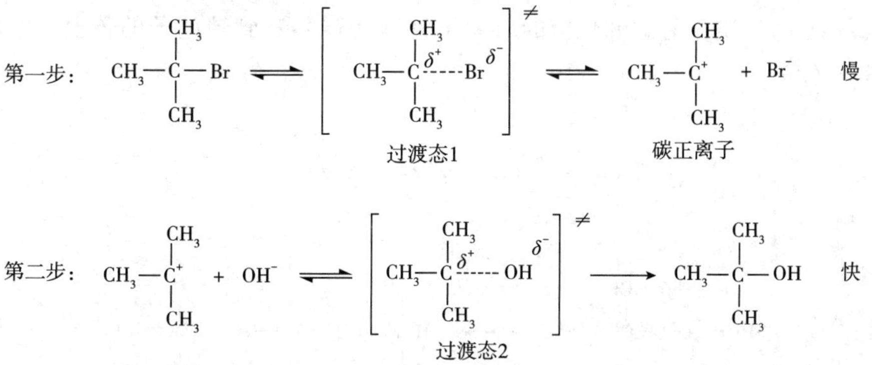

整个反应分两步进行。第一步是离去基团带着一对电子逐渐离开中心碳原子，即C—Br键发生异裂，经由过渡态1生成能量较高、反应活性较大的碳正离子中间体。第二步是碳正离子中间体与亲核试剂很快结合，经由过渡态2生成产物叔丁醇，这一步反应是很迅速的。而第一步C—Br键异裂成碳正离子需要的能量较高，反应速度较慢，其离解时所需要的能量可从生成的离子溶剂化过程中放出的能量得到补偿，因此第一步是决定反应速度的步骤。由于在决定反应速度的步骤中只有一种反应物分子参加，所以按这种机理进行的反应称为单分子亲核取代（unimolecular nucleophilic substitution）反应，常用符号S_N1表示。反应过程中的能量变化如图9－3所示。

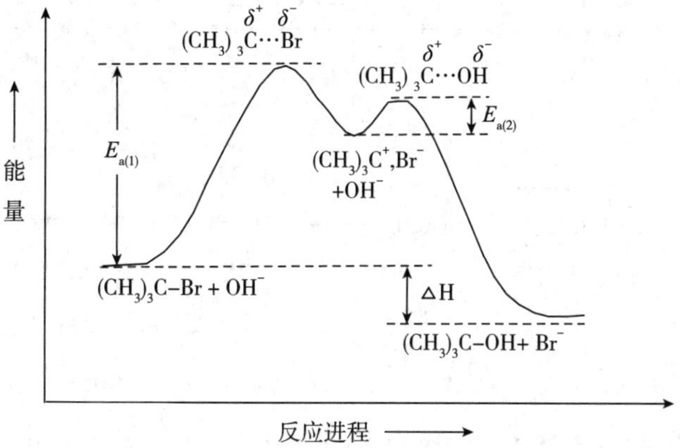

图9－3　叔丁基溴水解反应的能量曲线

从图9－3也可以看出，$E_{a(1)} > E_{a(2)}$，反应的第一步缓慢，是决定反应速度的步骤。

在S_N1反应中由于生成的中间体为碳正离子，而碳正离子常常会发生重排。例如，下列反应主要得到重排产物。

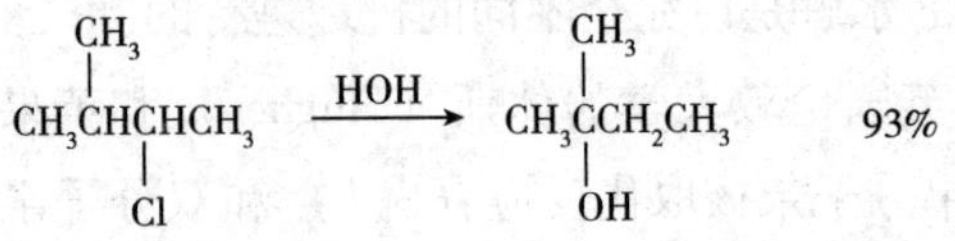

其反应机理如下：

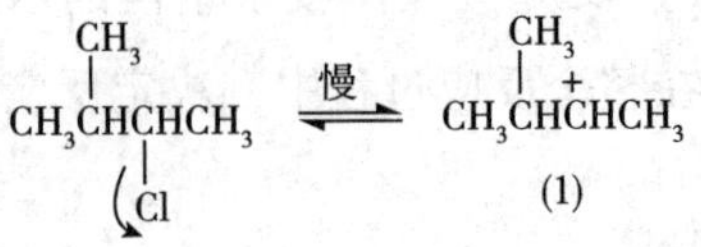

碳正离子（1）的中心碳邻位上的氢原子重排（迁移）到缺电子的碳上，生成更稳定的碳正离子（2）。

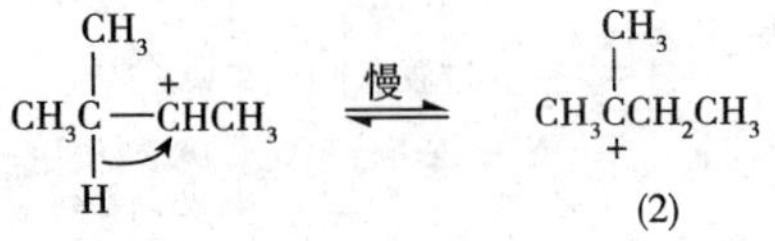

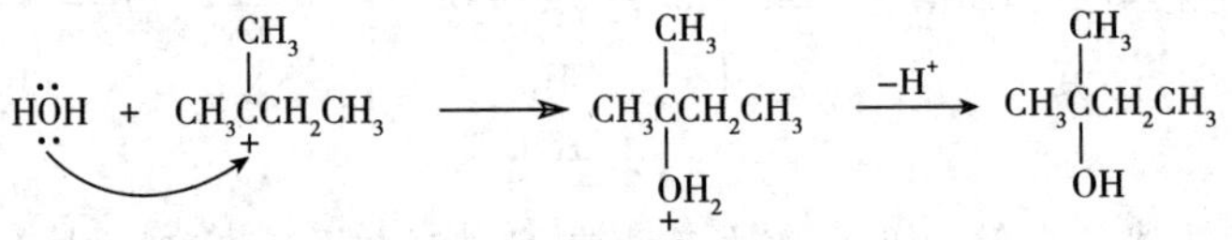

再如，新戊基溴和 CH_3CH_2OH 反应，除了生成少量烯烃外，几乎全部得到重排产物。

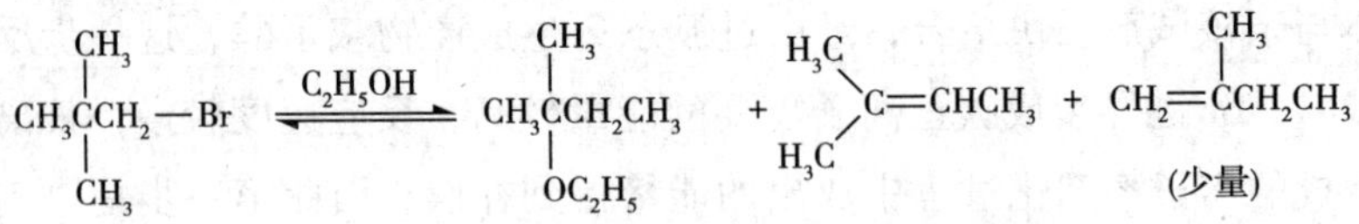

这是因为在反应中生成的伯碳正离子很快重排成更稳定的叔碳正离子，在此重排中，迁移的是甲基。

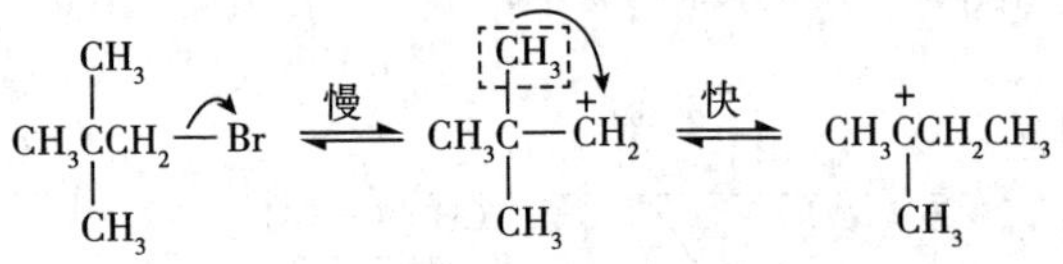

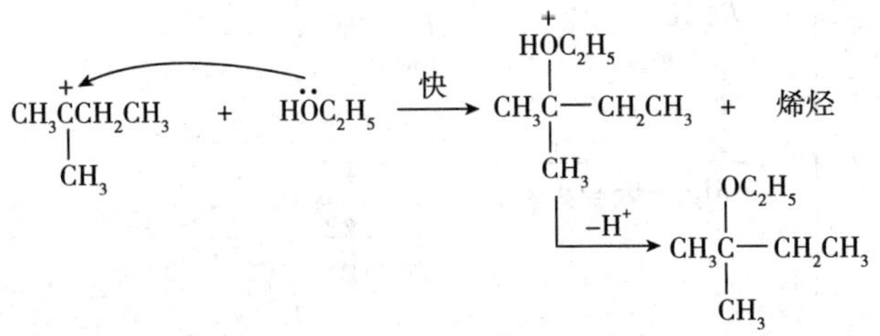

反应中生成的少量 2－甲基丁－2－烯和 2－甲基丁－1－烯，这是新戊基溴发生消除反应的产物。

重排是 S_N1 反应的特征，也是支持 S_N1 反应机理的重要实验依据。如果一个亲核取代反应中有重排现象，反应一般按 S_N1 反应机理进行。但要注意，如果某亲核取代反应中没有重排，则不能否定 S_N1 反应机理存在的可能性，因为并不是所有的 S_N1 反应都会发生重排。

练习题

9-5　将下列碳正离子按其稳定性由大到小排列成序。

(1) $CH_3CH_2\overset{+}{C}(CH_3)_2$　　$CH_3CH_2\overset{+}{C}HCH_2CH_3$　　$CH_3CH_2CH_2CH_2\overset{+}{C}H_2$

(2)、(3)

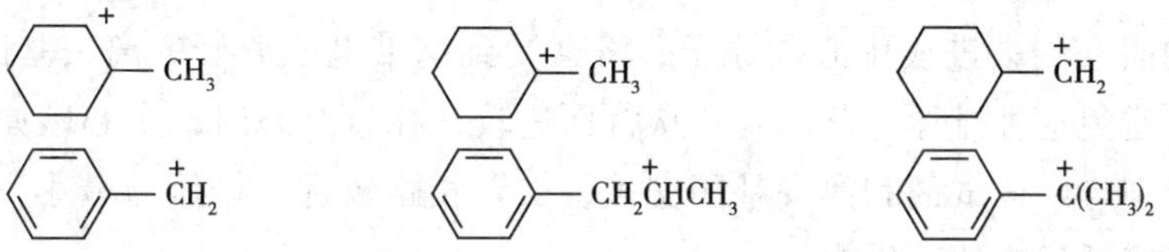

(3) 双分子亲核取代（S_N2）反应机理　溴甲烷水解反应的速度与溴甲烷及碱（OH^-）的浓度乘积成正比。这表明在决定反应速度的步骤中，两种反应物都参与反应。现在认为反应是按以下机理进行的。

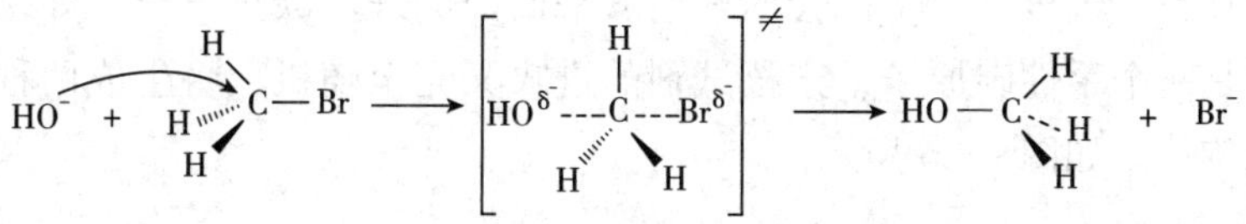

反应物　　过渡态　　产物　　离去基团

亲核试剂（OH^-）从离去基团（Br^-）的背面进攻中心碳原子，与此同时，溴原子带着一对电子逐渐离开。中心碳原子上的三个氢由于受 OH^- 进攻的影响而往溴原子一边偏转。当三个氢原子与中心碳原子处于同一平面时，$-OH$、$-Br$ 和中心碳原子处在垂直于该平面的一条直线上，体系能量达到最高，这就是过渡态。这时 O—C 键部分形成，C—Br 键部分断裂。接着亲核试剂与中心碳原子结合生成 C—O 键，而溴原子带着一对电子离去。反应过程体系的能量变化如图 9-4 所示。

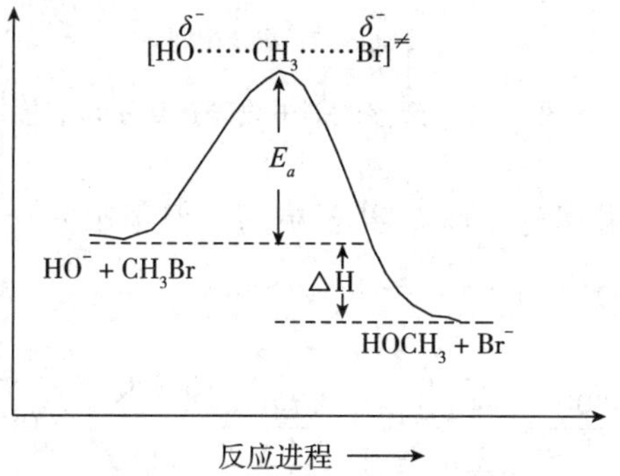

图 9-4　溴甲烷水解反应的能量曲线

从图 9-4 可以看出，由于在过渡态时卤代烃的中心碳原子上同时连有五个基团，此时体系的能量达到最高点，且两种反应物分子均参与了过渡态的生成，所以其反应速度必然与 HO^- 和 CH_3Br 的浓度都有关，即 $v = k[HO^-][CH_3Br]$。因此称为双分子亲核取代（bimolecular nucleophilic substitation）反应，简称 S_N2。

S_N2 反应中旧键断裂和新键生成是同时进行的，反应一步完成。在过渡状态中，中心碳原子采用 sp^2 杂化，离去基团和亲核试剂键合在同一 p 轨道的两侧，如图 9-5 所示。

当离去基团完全离开中心碳原子后，中心碳原子又恢复了 sp^3 杂化。

亲核试剂之所以从离去基团的背面去进攻中心碳原子，原因有两个。其一是：若亲核

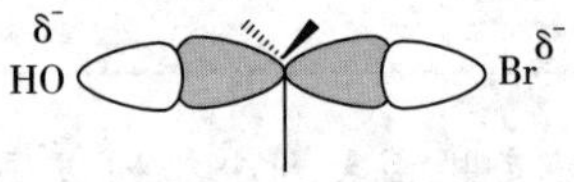

图 9－5　S_N2 过渡态轨道示意图

试剂从离去基团的同一侧去进攻中心碳原子，将会受到携带电子离开的离去基团的排斥，而从背面进攻则可避免这种排斥。其二是：从背面进攻，在过渡态时，中心碳原子的未杂化 p 轨道的两瓣分别与亲核试剂和离去基团交盖，二者相距较远，排斥力最小，形成较稳定的过渡态，从而降低反应的活化能。

3. 亲核取代反应的立体化学　当亲核取代反应发生在手性碳原子上时，S_N1 和 S_N2 反应的立体化学情况是不同的。

（1）S_N1 反应的立体化学　在 S_N1 反应中，因为在反应的慢步骤中生成的碳正离子是平面构型，可以预料，亲核试剂将机会均等地从平面两侧进攻碳正离子。如果离去基团所在的中心碳原子是一个手性碳原子，亲核试剂的进攻又完全随机，将生成两种等量的对映体，产物为外消旋体。如图 9－6 所示。

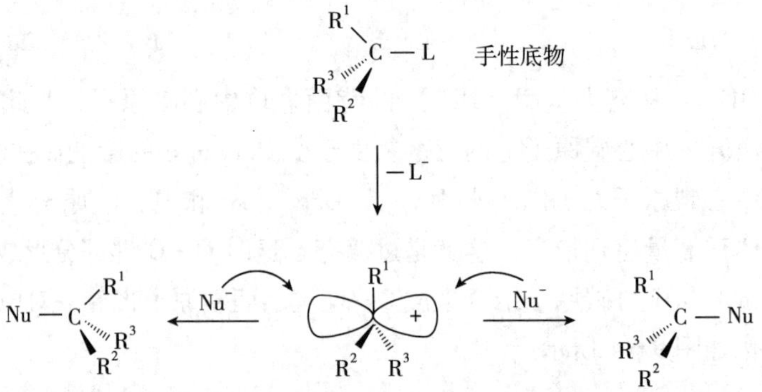

图 9－6　亲核试剂进攻碳正离子示意图

实际上，虽然外消旋化可达 90%，甚至更高，但很难完全外消旋化。构型转化产物一般超过构型保持产物。

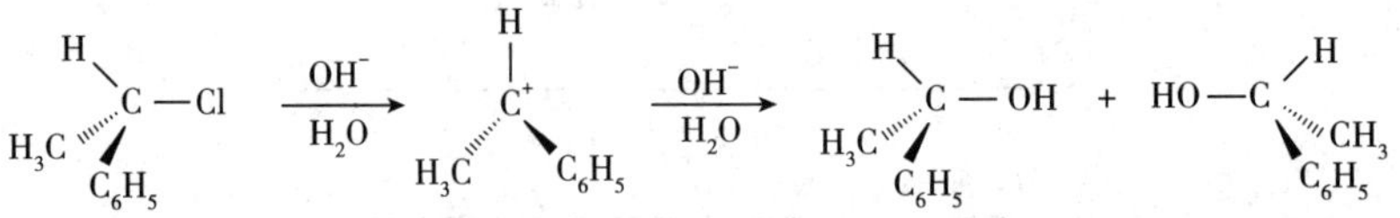

产生这种现象的原因，与碳正离子的稳定性及溶剂有关。碳正离子越稳定，外消旋化的比例就越大。若碳正离子很不稳定，它还没有完全转变成碳正离子，亲核试剂就已经进攻中心碳原子，此时离去基团离开中心碳原子的距离还不够远，对于亲核试剂从正面进攻中心碳原子在一定程度上产生屏蔽效应，因此，亲核试剂从离去基团的背面进攻中心碳原子的概率要大些，在这种情况下，构型翻转的产物必然会多些。溶剂的作用是很复杂的，一般说来，溶剂的亲核性越强，构型翻转的比例越大。因为离去基团尚未完全离开之前，亲核性强的溶剂作为亲核试剂很可能从离去基团的背面进攻中心碳原子了。

（2）S_N2 反应的立体化学　立体化学研究结果表明，亲核取代反应按 S_N2 机理进行时，通常中心碳原子（如果是手性碳原子）的构型发生翻转。这种在 S_N2 反应中构型翻转的现象，称为瓦尔登（Walden）转化。

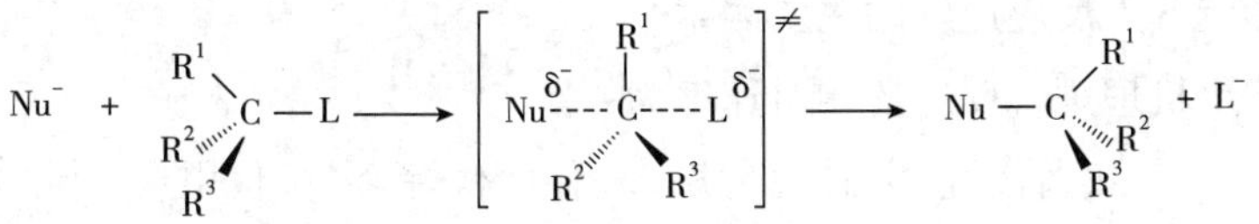

例如(*S*)-2-溴丁烷的水解。

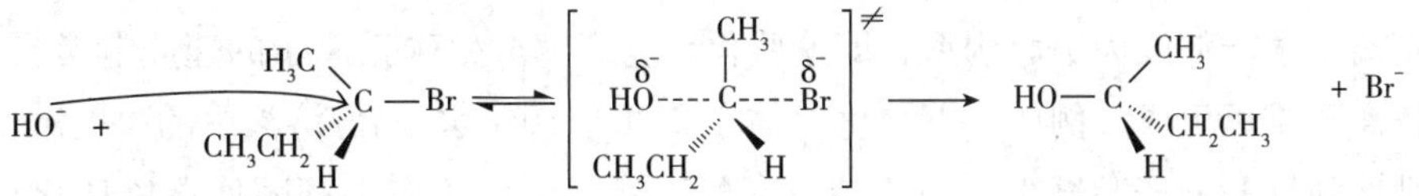

(*S*)-2-溴丁烷　　　　　　　　(*R*)-丁-2-醇

上述实验结果表明，反应是按 S_N2 反应机理进行的。亲核试剂从背面进攻，得到了构型翻转的产物。需要注意的是，这里所谓的构型翻转是指反应中心碳原子上四个键构成的骨架构型的翻转，这种翻转可以引起碳原子构型的改变，也可以不产生手性碳原子构型的改变，例如下一反应中产物的构型与反应物就是一样的，都是 R 型。

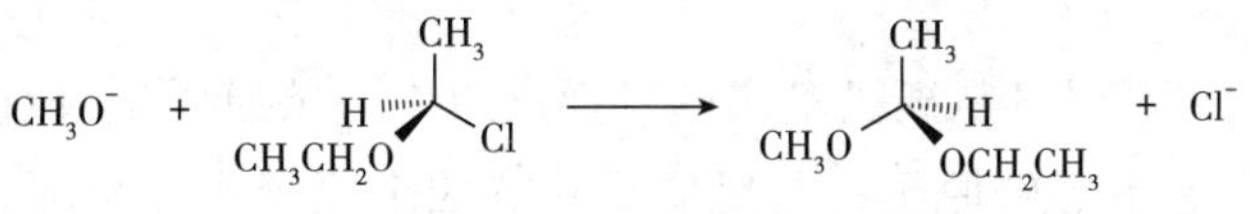

(*R*)　　　　(R)

许多动力学和立体化学的研究结果表明，对于 S_N2 反应机理，构型翻转是个规律。因此，完全构型翻转可作为 S_N2 反应的标志。与此不同，S_N1 反应机理比较复杂，只能粗略地说，S_N1 反应常常发生外消旋化。

4. 影响亲核取代反应机理的因素　亲核取代反应的 S_N1 和 S_N2 两种机理往往在反应中互相竞争。哪一种机理占优势，其影响因素是复杂的。它与卤代烃中烃基（R）的结构、进攻试剂的亲核性大小、溶剂的极性强弱、离去基团（X）的性质等有关。

（1）烃基结构的影响　烃基结构对 S_N1 和 S_N2 反应都有影响，但影响是不同的。

对于 S_N1 反应，因控制反应速度的步骤是反应物离解为碳正离子，这一步反应与亲核试剂无关，因此反应物离解的难易程度和生成的碳正离子的稳定性如何，将对反应速度产生重要影响，如表 9-5 所示。

表 9-5　在 S_N1 反应中烃基结构对反应速度的影响

$$R—Br + H_2O \xrightarrow{S_N1} R—OH + HBr$$

R	$K_{1\,相对}$	R	$K_{1\,相对}$
$CH_3—$	1.0	$(CH_3)_2CH—$	45
$C_2H_5—$	1.7	$(CH_3)_3C—$	10^8

碳正离子越稳定越容易生成，越有利于 S_N1 反应。影响碳正离子稳定性的因素有电性效应和空间效应。从电性效应来看，由于甲基的供电子诱导效应和超共轭效应的影响，中心碳原子连接的甲基越多，则碳正离子越稳定。从空间效应来看，由溴代烷离解成碳正离子，中心碳原子由 sp^3 转变为 sp^2 杂化，取代基之间的拥挤程度降低。取代基的体积越大，张

力解除也越大，碳正离子就越稳定。总之，电子效应和空间效应都使得 S_N1 反应的速度由甲基溴到叔丁基溴增大。碳正离子的稳定作用虽有两个因素，但主要取决于电性效应，因此电性效应是影响 S_N1 反应速度的主要因素。

卤代烷按 S_N1 机理进行反应的相对速度为：

叔卤代烷 > 仲卤代烷 > 伯卤代烷 > 卤代甲烷

若离去基团处在桥环化合物的桥头碳原子上，由于其"笼子"结构，阻碍了亲核试剂从离去基团的背面进攻中心碳原子，反应只能按 S_N1 机理进行。又由于桥环刚性的牵制，桥头碳正离子很难伸展为平面构型，即这些化合物离解产生碳正离子的速度非常慢，因此，造成碳正离子难以生成。例如，下列化合物在 25℃、80% 水-乙醇溶液中的溶剂解反应，随着环刚性增强（桥原子数减少）反应速度减慢。所以，对于离去基团处在桥环化合物的桥头碳原子上的卤代烃，无论是以 S_N1 还是以 S_N2 反应均比较困难。

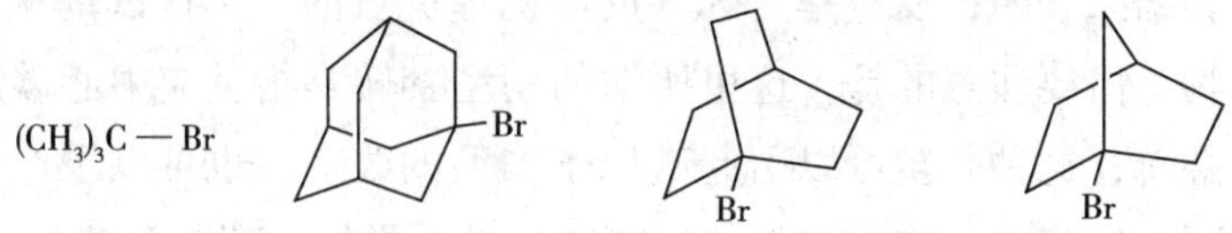

相对速度　1　10^{-3}　10^{-7}　10^{-13}

在 S_N2 反应中，亲核试剂从离去基团的背面进攻中心碳原子生成过渡态。过渡态中有五个原子或基团围绕着中心碳原子，与反应物只有四个原子或基团围绕中心碳原子相比，过渡态的拥挤程度增加。当取代基增多、体积增大时，拥挤程度加大。过渡态越拥挤，其能量越高，生成过渡态就越困难，S_N2 反应速度就越慢（表 9-6）。

表 9-6　α-碳上分支不同对 S_N2 反应速度的影响

$$R{-}Br + I^- \xrightarrow{S_N2} R{-}I + Br^-$$

R	$K_{2\,相对}$	R	$K_{2\,相对}$
CH_3—	30	$(CH_3)_2CH$—	0.02
C_2H_5—	1	$(CH_3)_3C$—	~0

尽管随着中心碳原子上烷基增多，供电子诱导效应增大，使中心碳原子上的正电荷逐渐减少，亲核试剂的进攻就会越来越困难，但由于 S_N2 反应的过渡态电荷变化较小，故电性效应将不是主要影响因素，影响的主要因素是空间效应。

β-碳原子上有支链的伯烷烃，其 S_N2 反应速度也会明显下降，如图 9-7 所示。表 9-7 列出了几种 β-碳分支不同的溴代烷与碘负离子进行 S_N2 反应的相对速度。

表 9-7　β-碳上分支不同对反应速度的影响

$$R{-}Br + I^- \xrightarrow{S_N2} R{-}I + Br^-$$

R	$K_{2\,相对}$	R	$K_{2\,相对}$
CH_3CH_2—	1.0	$(CH_3)_2CHCH_2$—	0.036
$CH_3CH_2CH_2$—	0.82	$(CH_3)_3CCH_2$—	0.000012

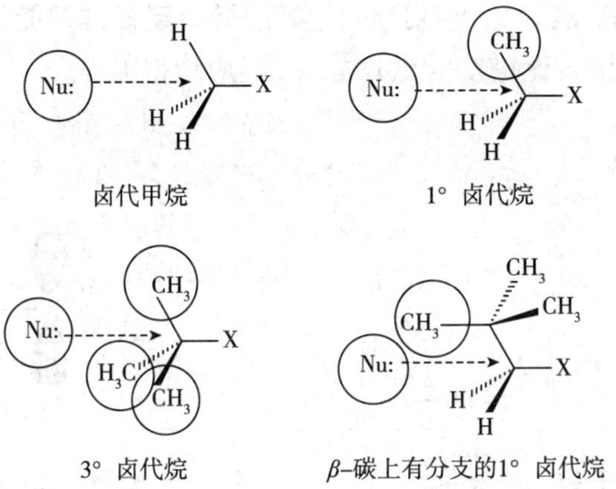

图 9－7　S_N2 反应中的空间位阻

表 9－7 中的异丁基溴与新戊基溴之间反应速度相差极大。其原因在于亲核试剂对前者的进攻以及进攻后生成的过渡态虽然拥挤，但分子中的 C_α—C_β 键能够转动而采取一种有利的构象，使亲核试剂的进攻和过渡态中与中心碳原子相连的亲核试剂仅受氢原子的干扰，即空间效应尽可能小，故反应速度较后者大；而在新戊基溴中，无论分子采取哪种构象亲核试剂都将受到甲基的干扰，故反应速度较前者小，如下式所示：

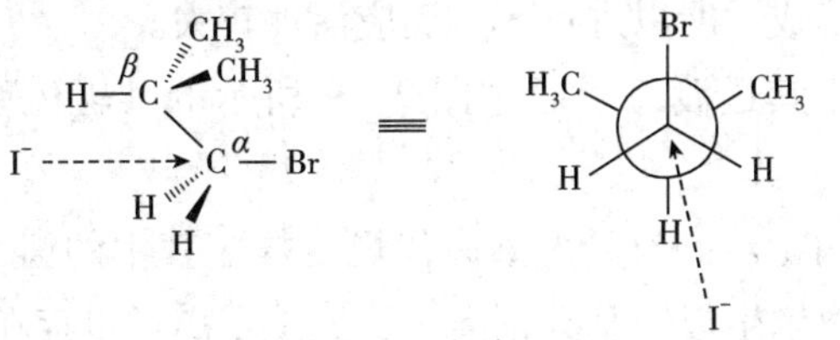

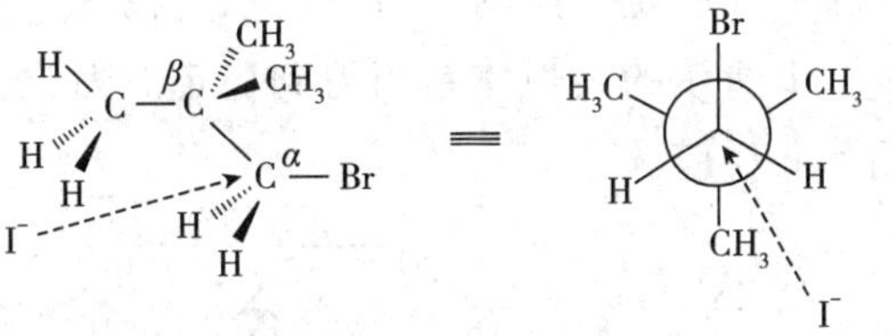

不同卤代烃进行 S_N2 反应的相对活性次序是：

甲基卤代烃 ＞ 伯卤代烃 ＞ 仲卤代烃 ＞ 叔卤代烃

综上所述，伯、仲、叔和甲基卤代烃 S_N1 和 S_N2 反应的相对活性次序可以归纳如下：

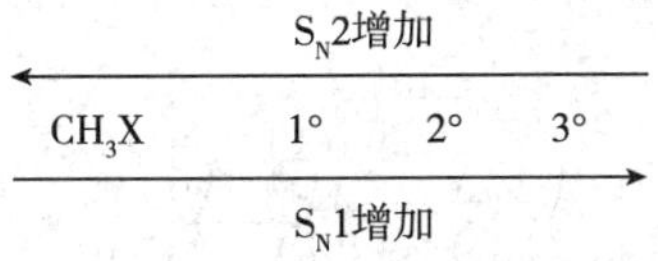

因此，叔卤代烷通常按 S_N1 机理进行，伯卤代烷通常按 S_N2 机理进行，仲卤代烷则两者兼而有之。

烯丙型卤代烃和乙烯型卤代烃中卤原子的活泼性与卤代烷差别较大。

乙烯型卤代烃的结构特点是：乙烯型卤代烃中，卤原子直接连在双键碳原子上，如氯乙烯、氯苯等。乙烯型卤代烃分子中，卤原子上带有孤对电子的 p 轨道与相邻的 π 键形成 $p-\pi$ 共轭，如图 9－8 所示。共轭体系中电子发生离域，并向双键方向转移，使得碳卤键具有部分双键的特征。例如，氯乙烯分子中碳氯键的键长比氯乙烷中的短，氯与碳的结合更牢固；氯乙烷中碳氯键键能为339.1kJ/mol，氯乙烯中碳氯键键能为368.4kJ/mol，因此氯乙烯分子中氯原子不活泼，无论发生S_N1或S_N2反应均很困难。

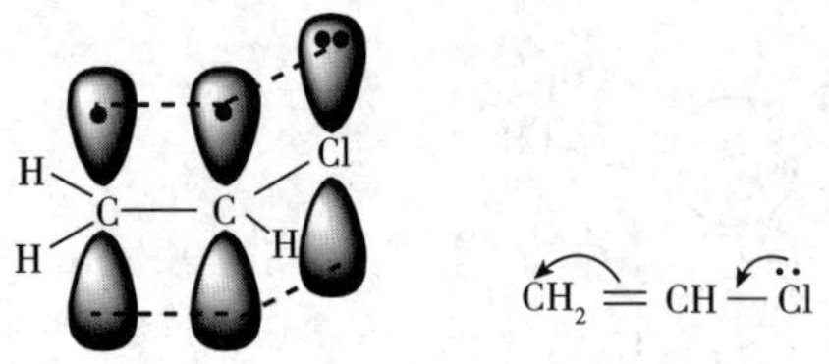

图9-8　氯乙烯分子中的$p-\pi$共轭

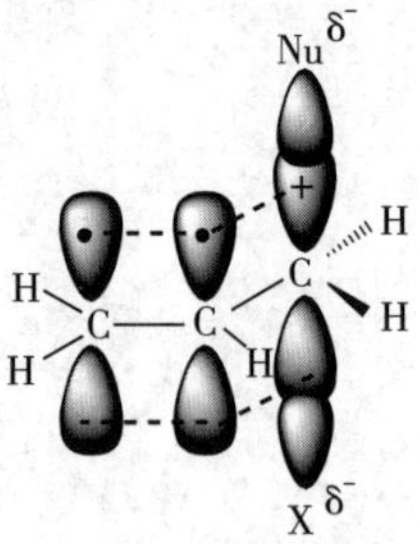

图9-9　烯丙型卤代烃在S_N2反应中的过渡态

烯丙型卤代烃的结构特点是：卤原子与双键碳间隔了一个饱和碳原子，如烯丙基氯等。烯丙型卤代烃中的卤原子比较活泼，这是因为在S_N1反应中，首先生成烯丙基碳正离子中间体。例如：

$$CH_2 = CH - CH_2Cl \longrightarrow CH_2 = CH - \overset{+}{C}H_2 + Cl^-$$

随着碳正离子的形成，与氯相连的碳原子由sp^3杂化转为sp^2杂化。在此碳正离子中，带正电荷的空p轨道与相邻的π键可形成$p-\pi$共轭体系，使碳正离子的正电荷得以分散，碳正离子趋于稳定而容易形成，所以进行S_N1反应活性较大。

在S_N2反应中，由于其过渡态可通过图9-9所示的共轭体系而得到稳定，所以进行S_N2反应活性也较大。

苄基型卤代烃的结构特点：与烯丙型卤代烃一样，其中的卤素原子也非常活泼，这是由于它在S_N1反应中易离解生成苄基碳正离子，该碳正离子也存在着$p-\pi$共轭，电子离域的结果，使正电荷分散至苯环而稳定，如图9-10所示。在S_N2反应中，也能像烯丙基溴一样，过渡态可通过图9-11所示的共轭体系而得到稳定。因此，苄基型卤代烃既容易进行S_N1反应，又容易进行S_N2反应。

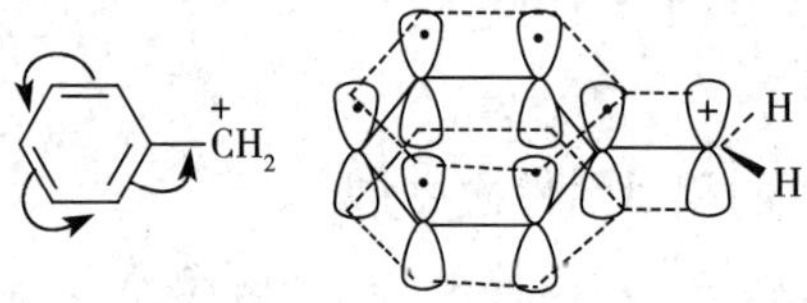

图9-10　苄基正离子的结构

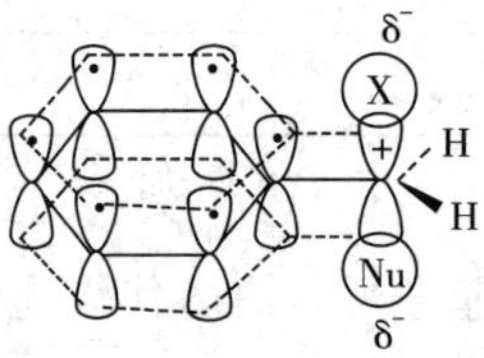

图9-11　苄基型卤代烃S_N2中的过渡态

当卤原子与双键（或苯环）相隔两个或两个以上饱和碳原子时［通式为$RCH = CH(CH_2)_n—X$（$n \geqslant 2$）］，由于卤原子与双键（或苯环）间隔较远，相互影响很小，因此，这类卤代烃中的卤原子的活泼性与卤代烷相似。

卤苯在通常条件下不能发生亲核取代反应，需要在特殊条件下才能发生取代反应，例如，氯苯在液氨中与氨基钠作用生成苯胺：

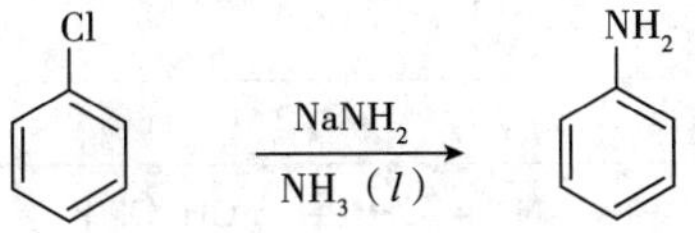

不过这不是一个简单的亲核取代反应，而是一个先消除再加成的反应，反应经历了的中间体称为苯炔：

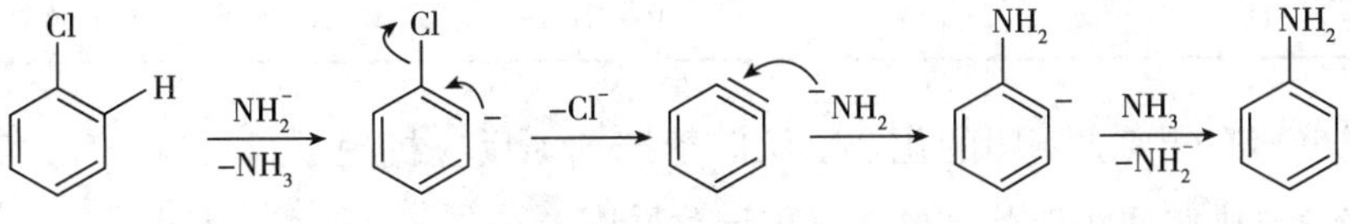

苯炔是一个高度不稳定的反应活性中间体，一般认为其结构中的炔键除包括苯环上两个碳原子之间原有的 σ 键和 π 键外，另由两个 sp^2 杂化轨道侧面重叠在芳香电子云外，形成很弱的第三个键，其重叠程度很小，存在较大张力，比正常的 π 键弱得多，这是苯炔极为活泼易和亲核试剂加成的主要原因。

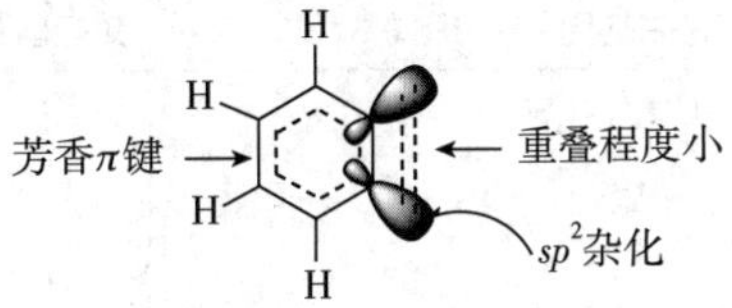

由于生成的苯炔中间体是一个对称的结构，所以与氨加成得到两种产物。例如在液氨中用氨基化钠与邻溴甲苯反应，得到邻甲基苯胺和间甲基苯胺的混合物：

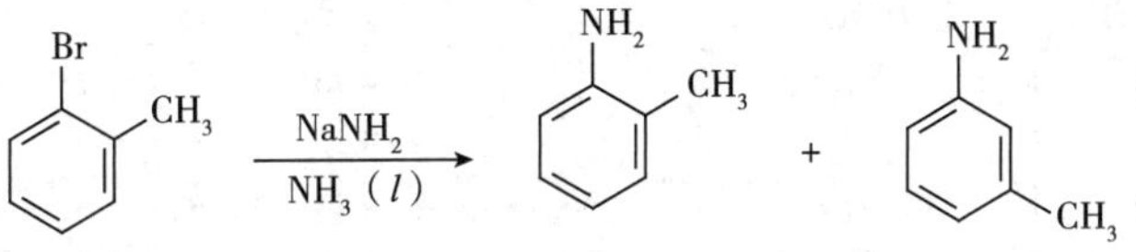

49%　　　51%

练习题

9-6　比较下列各组化合物分别进行 S_N1 和 S_N2 反应时的反应速率。

(1) 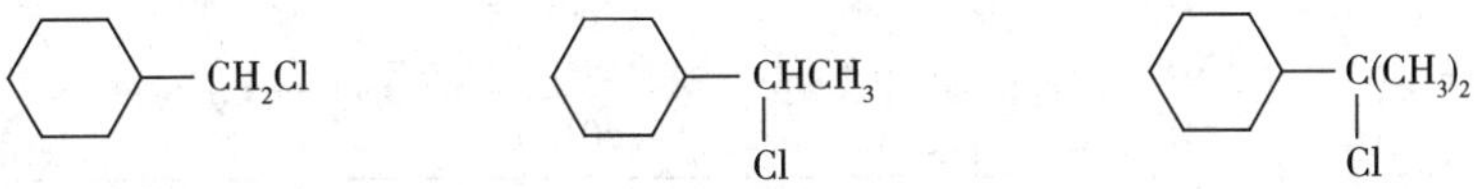

(2) 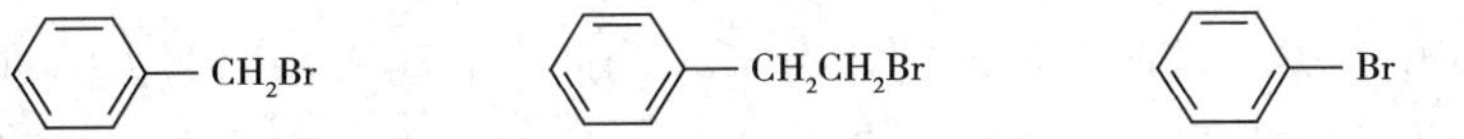

（2）离去基团的影响　无论 S_N1 或 S_N2 反应，在决定反应速度一步中都涉及中心碳原子与离去基团间键的断裂。若离去基团的离去倾向越大，则亲核取代反应速度就越快。

卤代烷中，卤原子离去倾向的大小顺序为 $I^- > Br^- > Cl^- > F^-$，与卤原子的电负性大小顺序相反。卤原子作为负离子离去的能力，可从碳卤键的异裂离解能得到说明：

卤代烷	CH_3F	CH_3Cl	CH_3Br	CH_3I
离解能（kJ/mol）	1071.10	949.77	915	887.01

相应离去基团对反应速度的影响见表9-8（表中 N_3^- 为叠氮负离子）。

表 9-8　离去基团对 S_N1 和 S_N2 反应的影响

离去基团 L	$K_{相对}$	
	S_N2	S_N1
	$N_3^- + CH_3—L\ (CH_3OH)$	$(CH_3)_3C—L + H_2O/C_2H_5OH$
Cl^-	1	1
Br^-	63	39
I^-	100	99

一般说来，有强离去基团的化合物倾向于按 S_N1 反应机理进行反应。反之，具有弱离去基团的化合物则倾向于按 S_N2 反应机理进行反应。

从共轭酸碱的观点来看，好的离去基团应是强酸的共轭碱，即良好的离去基团是弱碱，通常为 pK_a 值 <5 的强酸的共轭碱（表 9-9）。

表 9-9　离去基团的离去能力与共轭酸的酸性之间的关系

	离去基团	共轭酸的pK_a	
离去基团的离去能力递减 ↓	p-$CH_3C_6H_4SO_3^-$	<0	容易离去的离去基团
	I^-		
	Br^-		
	H_2O		
	$(CH_3)_2S$		
	Cl^-		
	$CF_3CO_2^-$	0.2	
	$H_2PO_4^-$	2	
	$CH_3CO_2^-$	4.75	
	CN^-	9.1	
	NH_3	9.24	较易离去的离去基团
	$C_6H_5O^-$	9.86	
	RNH_2, R_3N	~10	
	$C_2H_5S^-$	10.6	
	HO^-	15.7	不易离去的离去基团
	CH_3O^-	15	
	NH_2^-	35	很难离去的离去基团
	CH_3^-	~50	

由于在 S_N2 反应中，参与过渡态形成的还有亲核试剂，故离去基团离去的难易除与其本身的性质有关外，也与亲核试剂的亲核性强弱有关，故对 S_N2 反应，离去基团的性质对反应所产生的影响相对较小。

从表 9-9 中可以看出，I^- 是容易离去的离去基团，但它又是一个很好的亲核试剂，因此 I^- 可作为 S_N2 反应的催化剂。例如，在很多溴代烷和氯代烷进行亲核取代反应时，常加入少量碘化钾来催化反应的进行。这是利用 I^- 先与底物中的溴和氯发生交换，将底物转化为碘代烷再进一步发生亲核取代反应。

弱碱性的 H_2O 比起强碱性的 OH^- 是个好的离去基团，为了使醇羟基被卤代，通过在强酸性条件下使羟基质子化，再卤代；或使其转化为酯，如转化成羧酸酯或磺酸酯等，从而变成容易离去的基团。因为容易离去的基团是强酸的共轭碱（即强酸的负离子），最常用的酯是磺酸酯。例如，对甲苯磺酸酯、对溴苯磺酸酯、对硝基苯磺酸酯和甲基磺酸酯等。

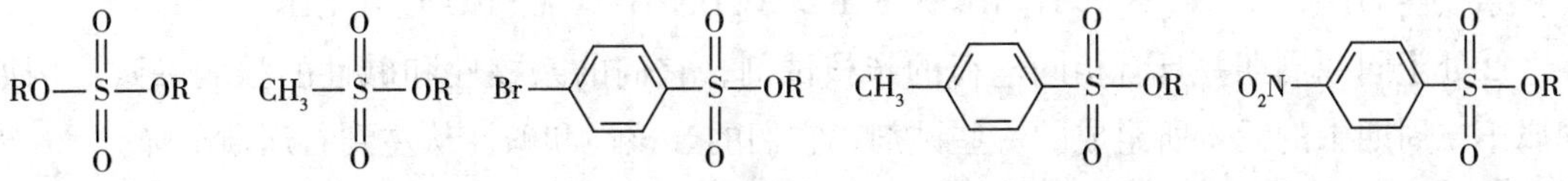

硫酸二酯　　甲基磺酸酯　　对溴苯磺酸酯　　对甲苯磺酸酯　　对硝基苯磺酸酯

练习题

9-7　卤代烃中碳卤键的极性顺序为 C—Cl > C—Br > C—I，但在进行亲核取代反应时，反应活性顺序却相反，为什么？

（3）亲核试剂的影响　在 S_N1 反应中，决定反应速度的一步是碳正离子的生成，碳正离子的生成无需亲核试剂的参与，故亲核试剂亲核性（nucleophility）的大小对 S_N1 反应速度的影响不大。在 S_N2 反应中，亲核试剂需提供一对电子与中心碳原子成键，亲核试剂的亲核性越大，就越容易与中心碳原子形成过渡态，进而把离去基团置换出去，故反应速度反映了试剂的亲核性强弱。例如，将溴乙烷的乙醇溶液回流，反应几天也只有少量的乙醚生成；若在反应混合物中加入乙醇钠，只需回流几分钟反应就完成，可见乙醇钠的亲核性能比乙醇强得多。一些亲核试剂在甲醇溶液中与碘甲烷的反应速度列于表 9-10。

表 9-10　一些亲核试剂与碘甲烷在甲醇溶液中发生取代反应的速率

亲核试剂	相对速率	亲核试剂	相对速率
CH_3OH	1	CN^-	5×10^6
F^-	5×10^2	CH_3S^-	1×10^8
Cl^-	2×10^4	$C_6H_5O^-$	$\sim10^5$
NH_3	3×10^5	CH_3COO^-	$\sim10^4$
Br^-	6×10^5	CH_3COOH	$\sim10^{-2}$
CH_3O^-	2×10^6		

试剂亲核性的大小与其所带的电荷、碱性、体积及可极化性有关。

从表 9-10 可看出：负离子（CH_3O^-，CH_3COO^-，HO^-，RNH^-）的亲核性比相应的中性分子（CH_3OH、CH_3COOH，H_2O，RNH_2）强，CH_3S^-、I^- 和 $C_6H_5O^-$ 是亲核性极强的试剂。

值得注意的是试剂的亲核性和碱性（basicity）是两个不同的概念，试剂的亲核性表示其给出电子与带正电荷的中心碳原子的结合能力，属于反应动力学常数，其强度决定于试剂的碱性、可极化性、体积及溶剂化效应。碱性是代表试剂与质子的结合能力，属于反应热力学常数，其强度决定于试剂的碱性。在多数情况下，试剂的亲核性和碱性的顺序是一致的，但也有例外。

亲核性和碱性之间的关系有如下规律。

①反应中心为同一种元素的亲核试剂，它们的亲核性与其碱性的强弱一致。例如，某些亲核中心为氧原子的亲核试剂，其亲核性与其共轭酸的 pK_a 值的关系如下：

亲核性大小顺序　$CH_3O^- > HO^- > PhO^- > CH_3COO^- > NO_3^- > CH_3OH$

共轭酸的 pK_a　　15.9　　15.7　9.86　　4.75　　−1.3　　−1.7

甲醇的酸性最弱，CH_3O^- 的碱性最强，其亲核性也最强。

又如，下列含氮亲核试剂其亲核性与碱性是一致的。

亲核性顺序　$H_2N^- > C_2H_5NH_2 > NH_3 > C_6H_5NH_2 > p-NO_2C_6H_4NH_2$

②处于同一周期并具有相同电荷的亲核试剂，它们的亲核性和碱性的强弱一致。例如同属第二周期中的元素所组成的一些试剂，它们的亲核性和碱性从左到右逐渐下降。

亲核性和碱性顺序　$R_3C^- > R_2N^- > RO^- > F^-$

因为对同一周期的元素来说，原子序数越大，其电负性越强，给出电子能力越弱，亲核性就越差。

③处于元素周期表中同一族的亲核试剂，在质子性溶剂中，它们的亲核性和碱性强弱顺序相反。例如：

亲核性递减↓	第Ⅴ族亲核试	第Ⅵ族亲核试剂	第Ⅶ族亲核试	碱性递增↓
	R_3P	RS^-	I^-	
	R_3N	RO^-	Br^-	
			Cl^-	
			F^-	

这里亲核试剂的可极化性起了主导作用。电子云易变形者可极化性就大，当进攻中心碳原子时，其外层电子云就越容易变形而伸向中心碳原子，从而降低了形成过渡态时所需的活化能，因此试剂的可极化性越大，其亲核性也越强。卤素中碘的原子半径最大，可极化性最强，故亲核性最强，CH_3S^-和CH_3O^-的可极化性和亲核性均是$CH_3S^- > CH_3O^-$（因S的原子半径大于O的原子半径），碱性则是$CH_3O^- > CH_3S^-$（因其共轭酸的酸性是$CH_3SH > CH_3OH$）。造成亲核性和碱性不一致的还有溶剂化因素。

④亲核试剂亲核性的强弱也受溶剂的影响。在极性非质子溶剂中，卤素负离子的亲核性顺序与它们的碱性一致；在质子溶剂中，卤素负离子的亲核性顺序与其碱性顺序相反（在溶剂极性的影响一节中将详细讨论）。

亲核试剂亲核性的强弱，不仅影响S_N2反应速率，而且对亲核取代反应的机理也有影响。强的亲核试剂（如高度可极化的亲核试剂RS^-和I^-），倾向于主动进攻中心碳原子，因而易按S_N2机理进行反应。弱的亲核试剂（如电中性分子H_2O或CH_3OH等），缺乏主动进攻中心碳原子的能力，只能等待底物在溶剂的作用下离解成碳正离子后，再与碳正离子结合，这就是S_N1的机理。

（4）溶剂极性的影响　饱和碳原子上的亲核取代反应不管是S_N1机理或是S_N2机理，一般均在溶剂中进行。

按S_N1进行的反应，增加溶剂的极性或增强溶剂的离子-溶剂化能力，将使反应速度显著增大。因为在S_N1反应中，碳正离子的生成是反应速度的决定步骤，反应物离解而形成过渡态时所需的大部分能量，可由在溶剂和极性过渡态之间形成偶极-偶极键来供给。溶剂的极性越大就越有利于R－L离解成碳正离子，越有利于S_N1反应进行。

$$\underset{\text{初始态}}{R-L} \longrightarrow \underset{\text{过渡态电荷增加}}{[R^{\delta+}\cdots L^{\delta-}]} \longrightarrow \underset{\text{产物}}{R^+ + L^-}$$

对于S_N2反应，因亲核试剂和反应物都参与了决定反应速度的一步，故亲核试剂和反应物不同时，溶剂的影响不同。总的原则是：若反应过渡态比起始态的电荷更明显或集中，溶剂极性增加则有利于反应；若反应过渡态比起始态电荷更分散，则增加溶剂极性不利于反应。若过渡态与起始态相比电荷状况没有改变或改变极小，则溶剂极性对反应几乎没有影响。

对于下面的反应，由于亲核试剂是负离子，从反应物到过渡态电荷变得分散，故溶剂对亲核试剂的溶剂化程度大于过渡态，溶剂极性增大，将使 Nu^- 溶剂化更好，降低了 Nu^- 的能量，而对反应过渡态的溶剂化作用却较小，这样就相对提高了反应活化能，不利于反应的进行。

$$\underset{\text{初始态}}{Nu^- + R-L} \longrightarrow \underset{\text{过渡态}}{[Nu^{\delta+}\cdots R\cdots L^{\delta-}]} \longrightarrow \underset{\text{产物}}{Nu-R + L}$$

对于如下所示的由中性的亲核试剂和反应物转变成离子型产物的反应而言，在过渡态中有电荷产生，故极性溶剂有利于反应的进行。

$$\underset{\text{初始态}}{Nu{:} + R-L} \longrightarrow \underset{\text{过渡态}}{[\overset{\delta^+}{Nu}\text{---}R\text{---}\overset{\delta^-}{L}]} \longrightarrow \underset{\text{产物}}{\overset{+}{Nu}-R + L^-}$$

改变溶剂不仅常常对反应速度有明显的影响，甚至可以改变反应机理。例如，氯化苄在水中按 S_N1 机理水解，而在丙酮中水解则按 S_N2 机理进行。

值得注意的是，在极性溶剂中，质子溶剂和非质子溶剂对反应的影响是不同的。质子溶剂如醇，其羟基中的氧能与正离子络合，而羟基中的氢通过氢键能与负离子络合。正或负离子均与溶剂紧密结合而被溶剂化。

当亲核取代反应在质子溶剂中进行时，亲核试剂通过氢键形成溶剂化物。若使亲核试剂与反应物结合成键，需先提供能量以除去亲核试剂外部的溶剂，其所需能量是获得反应过渡态所需总能量的一部分。

非质子溶剂可分为极性和非极性两种。非极性非质子溶剂如己烷、苯、乙醚等；常用的极性非质子溶剂，如三氯甲烷、丙酮、二甲基亚砜（DMSO）、*N*,*N*－二甲基甲酰胺（DMF）、四氢呋喃（THF）等。无论极性非质子溶剂的极性大小，都不能使负离子溶剂化，因为它们不含有可形成氢键的氢原子。极性非质子溶剂（如 DMSO、DMF、THF 等）虽有极性，但其偶极正端埋在分子内部，妨碍了对负离子的溶剂化；而露于分子外部的负端可以使正离子很好地溶剂化。

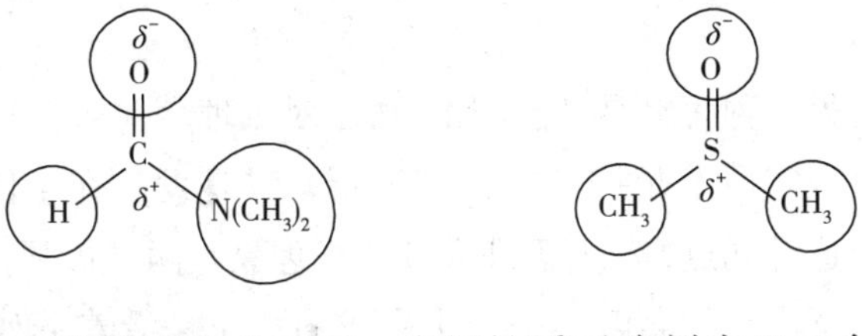

由于两类溶剂在溶剂化性质上的不同，在极性质子溶剂中 Nu^- 会被溶剂化，而在极性非质子溶剂中是“自由”的，因此，亲核试剂（Nu^-）在这两种溶剂中反应时，其亲核能力是不同的。如用极性非质子溶剂（如 DMF，DMSO）代替极性质子溶剂，S_N2 反应速率会显著增大。

亲核试剂亲核性的强弱也受溶剂的影响。例如，卤素离子（X^-）在极性非质子溶剂 *N*,*N*－二甲基甲酰胺（DMF）中，亲核性顺序与它们的碱性是一致的，即：

碱　性：$F^- > Cl^- > Br^- > I^-$

亲核性：$F^- > Cl^- > Br^- > I^-$

但在质子溶剂中，卤素负离子的亲核性顺序与其碱性顺序是相反的，即：

碱　性：$F^- > Cl^- > Br^- > I^-$

亲核性：$I^- > Br^- > Cl^- > F^-$

这主要是在质子溶剂中，体积较小、电荷较集中的 F^- 最易于形成氢键而被溶剂化，使其亲核性减弱。相反，体积大、电荷分散的 I^- 被溶剂化的程度最小，其亲核性就最强。Cl^- 和 Br^- 居中。因而在质子溶剂中，卤素负离子的亲核性顺序与碱性顺序相反。

在极性非质子溶剂（如 DMF）中，亲核试剂没有被溶剂化而呈裸露状态。另外 F^- 和 Cl^- 的体积小，负电荷更集中，更能有效地对带正电荷的中心碳原子发动攻击，因而在极性非质子溶剂中，卤素负离子的亲核性顺序与碱性顺序一致。

极性非质子溶剂（如 DMSO 等）对 S_N1 反应的影响不大。

练习题

9-8　将下列试剂在 DMSO 中的亲核性的大小排序。

（1）Cl^-、Br^-、I^-、CN^-　　（2）RO^-、HO^-、HS^-

9-9　写出下列反应中过渡态的结构，并预测增加溶剂极性对反应速率的影响。

$$CH_3O^- + CH_3CH_2CH_2Br \xrightarrow{S_N2} CH_3OCH_2CH_2CH_3 + Br^-$$

5. 离子对机理简介　无论从动力学还是从立体化学角度来研究饱和碳原子上的亲核取代反应，都发现有许多反应既不能单纯用 S_N1 机理也不能单纯用 S_N2 机理来解释。例如：

叔卤代烷(*R*)-6-氯-2,6-二甲基辛烷在 80% 丙酮水溶液中反应时，结果得到 39.5% 构型保持和 60.5% 构型翻转的产物，而不是全部外消旋化。

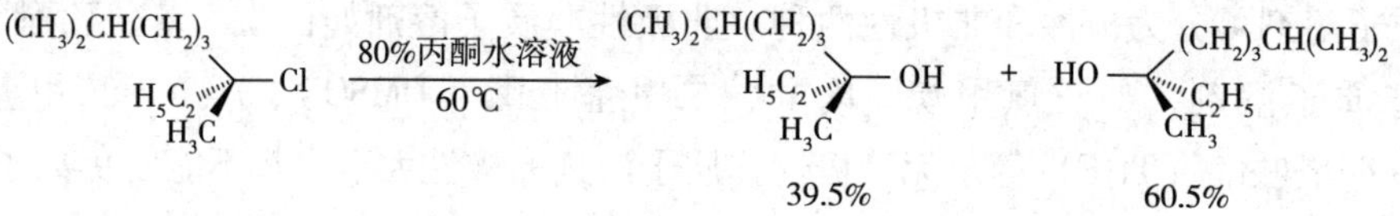

产生部分消旋化的原因，一是由于亲核取代反应往往并不是纯粹的 S_N2 或 S_N1 反应，很有可能是同时既发生 S_N2 又发生 S_N1 反应。如上例，可以解释为有 79% 的产物是通过 S_N1 反应，因而得到 39.5% 构型保持的产物，另有 21% 是通过 S_N2 机埋得到的，故共得到了 60.5% 构型翻转的产物。

对部分外消旋化的另一种解释是基于溶剂-离子对机理。

离子对机理认为反应实质上是按 S_N1 机理进行，只是发生在不同阶段，故也称作 S_N1 机理中的离子对。按照这种观点，S_N1 机理和 S_N2 机理只是两种极限情况而已。

离子对机理认为，反应物的离解不是一步完成的，而是沿着下列顺序逐步离解成离子对，在离解的不同阶段形成不同的离子对，同时溶剂参与了这一过程：

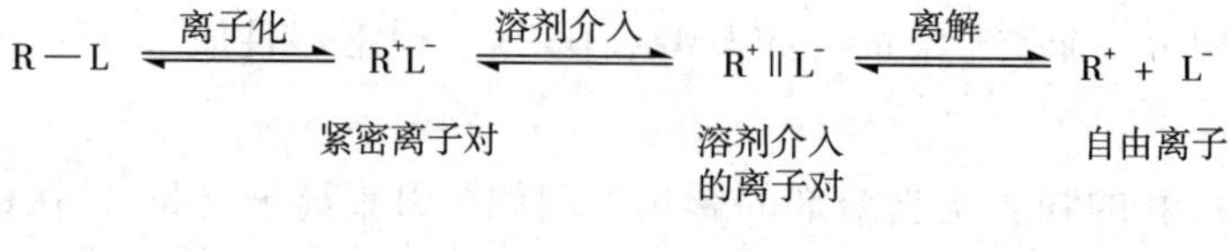

在紧密离子对（intimate ion pair）阶段，正离子和负离子紧密结合在一起，其间无溶剂分子把它们隔开，正、负离子仍结合得很牢固。溶剂介入的离子对（solvent separated ion pair），只有少数溶剂分子进入两离子间，正、负离子仍然明显地结合在一起。自由的离子（dissociated ion）则是离解的最后阶段，正、负离子分别被溶剂化。在 R—L 和紧密离子对阶段，亲核试剂只能从背面进攻底物（R—L）分子或紧密离子对，得到的是构型翻转的产物。若亲核试剂进攻溶剂介入离子对，由于溶剂的介入，离子对中正、负离子的结合不如紧密离子对密切，亲核试剂可从溶剂介入离子对的中间与碳正离子结合而使构型保持不变；亲核试剂如从背面进攻，则引起构型翻转。一般说来，后者多于前者，取代结果是部分外消旋化。自由离子则因为碳正离子具有平面构型，亲核试剂从两边进攻机会均等，只能得到完全外消旋化的产物。每一种离子对在反应中的比例取决于卤代烷的结构和溶剂的性质。

6. 邻基参与效应简介　卤代烃如有光学活性，在不同条件下反应可得不同构型的产物。如：(*S*)-2-溴丙酸在 NaOH 溶液中发生 S_N2 反应，手性碳的构型翻转，得(*R*)-乳酸。

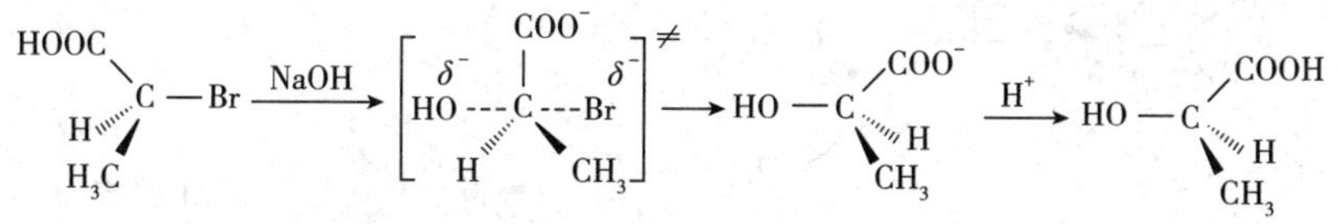

(*S*)-2-溴丙酸　　(*R*)-乳酸

而(*S*)-2-溴丙酸在稀 NaOH 溶液和 Ag_2O 存在下反应得构型保持的(*S*)-乳酸。

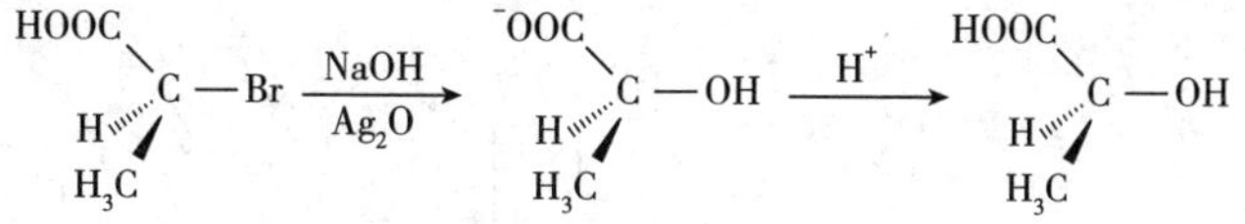

(*S*)-2-溴丙酸　　(*S*)-乳酸

这一结果无法用 S_N1、S_N2 和离子对反应机理给以解释。实验研究表明这是邻基参与反应的结果。

在亲核取代反应中，某些取代基当其位于分子的适当位置，能够和反应中心部分地或完全地成键形成过渡态或中间体，从而影响反应的进行，这种现象称为邻基参与效应（Neighboring group participation effect）。邻基参与效应这一概念是由 Winstein S. 于1942 年首先提出的。通常把由于邻基参与作用而使反应加速的现象称为邻基协助或邻基促进（anchimeric assistance）。邻基参与的结果，或导致环状化合物的生成，或限制产物的构型，或促进反应速率明显加快，或几种情况同时存在。

能发生邻基参与作用的基团通常为具有未共用电子对的基团、含有碳碳双键等的不饱和基团、具有 π 键的芳基以及 C—C 和 C—H σ 键。这里仅简介含未共用电子对的基团参与和苯基 π 电子参与的反应。

化合物分子中具有未共用电子对的基团位于离去基团的 β 位或更远时，这种化合物在取代反应过程中保持原来的构型。这些 β 取代基包括—COO^-（但不是—COOH）、—OCOR、—COOR、—COAr、—OR、—OH、—NH_2、—NHR、—NR_2、—NHCOR、—SH、—SR、—Br、—I 及—Cl。

在上述反应中(*S*)-2-溴丙酸在稀 NaOH 溶液和 Ag_2O 存在下得构型保持的(*S*)-乳酸其反应机理如下：

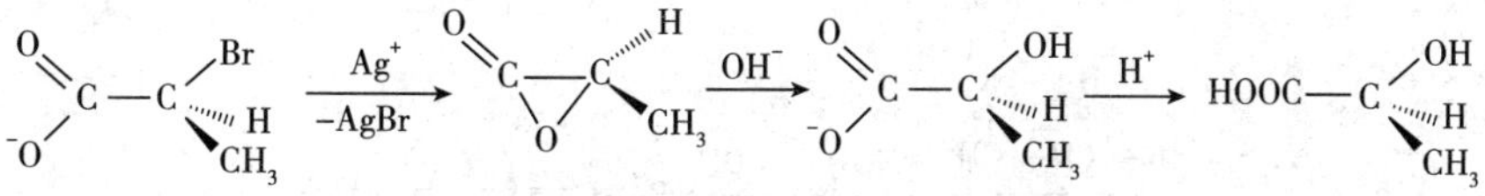

(*S*)-2-溴丙酸盐　　第一次构型转化　　第二次构型转化　　(*S*)-乳酸

反应是分步进行的，第一步是 Ag^+ 接近溴原子，促进溴原子带着一对电子离去，与此同时，邻近的—COO^- 作为亲核性试剂从溴原子的背面进攻中心碳原子，及时补充碳原子上电子的不足，形成一个环状中间体(R)-α-丙内酯，第二步是外部的试剂 OH^- 再从内酯环的背面进攻，同时，三元环中 C—O 键断裂恢复成原来的—COO^-，得最终产物。在整个过程中，中心碳原子上发生了两次 S_N2 反应，构型两次转化，所以最终得保持构型的产物。

许多事实表明，在亲核取代反应中，若中心碳原子邻近有提供电子的负离子或具有未共用电子对的基团或碳碳双键、芳基等，反应先形成一个环状中间体，外加的亲核试剂再从环的背面进攻中心碳原子而发生反应。若邻近基团具有未用电子对，其参与过程可用下式表示：

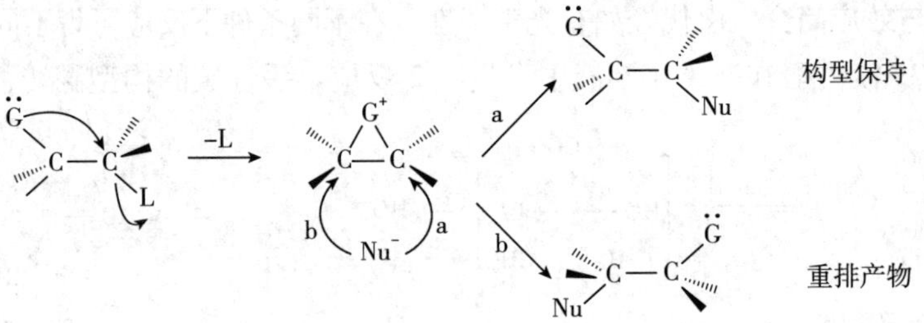

3-苯基戊-2-醇的对甲苯磺酸酯的乙酸解反应，苯基作为邻近基团参与亲核取代反应，生成分子重排的产物。

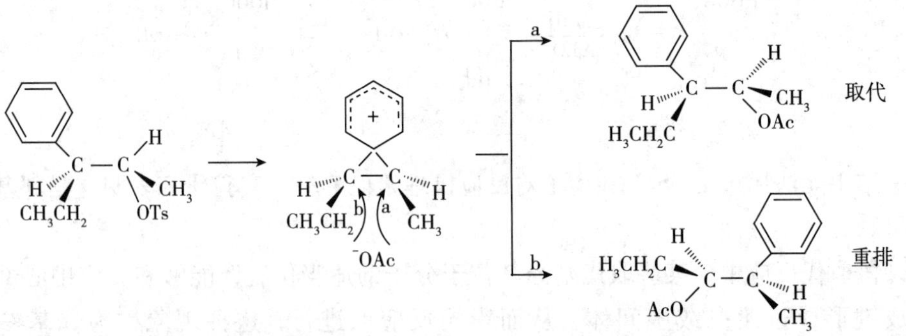

在有机化学反应中，向非手性分子中引入手性中心，可采用 C═C、C═O 等潜手性基团的加成反应来实现。而具有手性中心的化合物参与的反应，其产物的分子构型与反应物的结构、反应类型和反应机理等有关，涉及化学键的断裂、生成、试剂进攻的方向和离去基团的离去方式等整个反应过程，这些均为立体化学研究的内容。产物分子的构型可以是构型保持（如邻基参与反应）、构型翻转（如卤代烷的 S_N2 反应）、消旋化（如单分子机理进行的反应）和单一构型或以一种构型为主，如不对称合成。

（二）消除反应

1. 消除反应及消除方向 卤代烃另一类重要反应就是消除反应（elimination，简称 E）。最常见的消除反应是β-消除，就是脱去卤原子和β-碳原子上的氢原子（简称β-H），生成烯烃或炔烃。反应通常在强碱（如 NaOH、KOH、NaOR、$NaNH_2$等）及极性较小的溶剂（如乙醇）中进行。

扫码“看一看”

$$\underset{X}{R-CH}-\underset{H}{CH_2} \xrightarrow[\Delta]{KOH,C_2H_5OH} R-CH=CH_2 + HX$$

$$R-\underset{X}{\overset{H}{C}H}-\underset{H}{\overset{X}{C}H} \xrightarrow[\Delta]{KOH,C_2H_5OH} R-C\equiv CH + HX$$

例如：

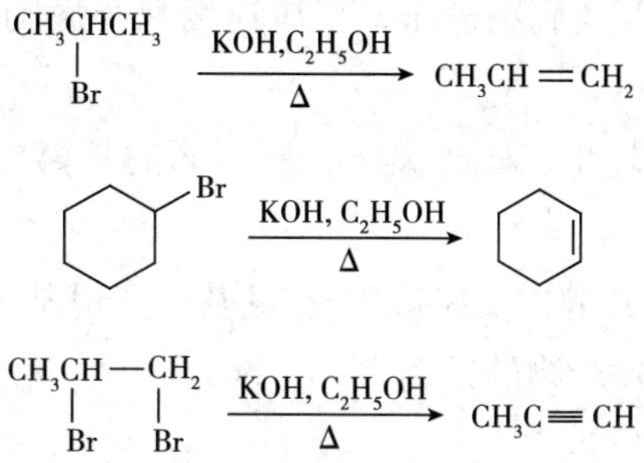

当卤代烃有多种β-H时，其消除方向服从查依采夫（Saytzeff）规律，即卤原子总是优先与含氢较少的β-碳上的氢一起被消除，主要产物为双键碳上含烃基较多的烯烃。例如：

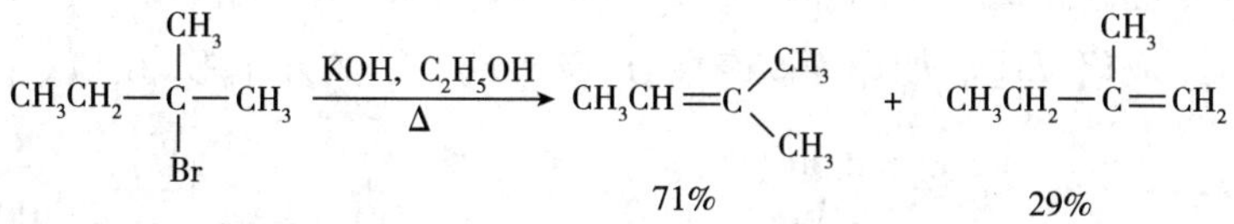

如果产物烯烃有顺反异构体，则以反式异构体为主。例如：

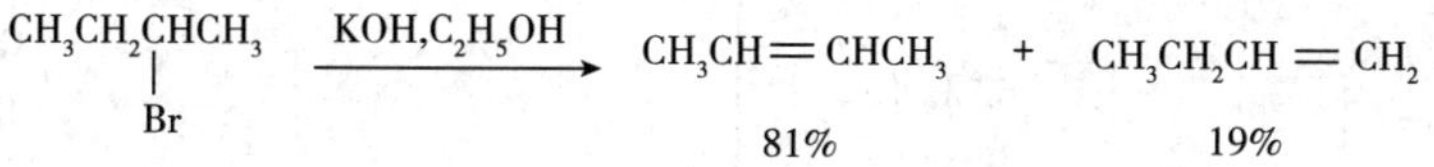

（顺式：反式=1∶6）

练习题

9-10　写出下列卤代烃在消除反应中的主要产物。

（1）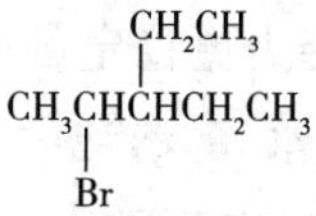　（2）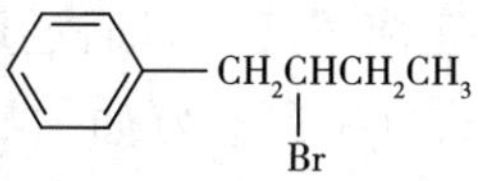　（3）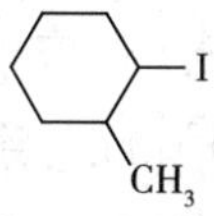

2. 消除反应机理　卤代烃的消除反应和亲核取代反应一样也有两种反应机理：单分子消除反应（unimolecular elimination，E1）和双分子消除反应（bimolecular elimination，E2）。

（1）单分子消除反应（E1）机理　单分子消除机理与单分子亲核取代反应机理相似，反应分两步进行。第一步像S_N1反应一样，碳卤键发生异裂，生成碳正离子，由于需要较高的活化能，反应速度较慢。与此同时，α-碳原子由sp^3杂化转变为sp^2杂化状态。反应的第二步是碱夺取β碳原子上的氢，β碳此时也转变为sp^2杂化状态，α，β相邻碳的两个p轨道重叠形成π键（E1反应）。若试剂作为亲核试剂进攻α-碳原子，则生成取代产物（S_N1反应）。

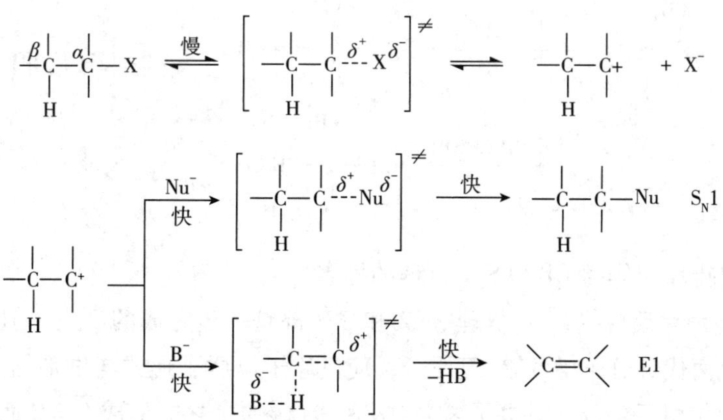

在单分子消除反应中，第二步反应速度很快，形成碳正离子的第一步是反应速度的控制步骤。这一步的过渡态只涉及底物分子，反应速度只与底物浓度有关，所以称为单分子消除反应。

E1 和 S_N1 机理的第一步均生成碳正离子，所不同的是第二步，因此 E1 和 S_N1 是一对相互竞争的反应。

如 2-溴-2-甲基丁烷在乙醇中反应得 2-乙氧基-2-甲基丁烷和 2-甲基丁-2-烯以及 2-甲基丁-1-烯。取代和消除产物的比例为 64∶36。

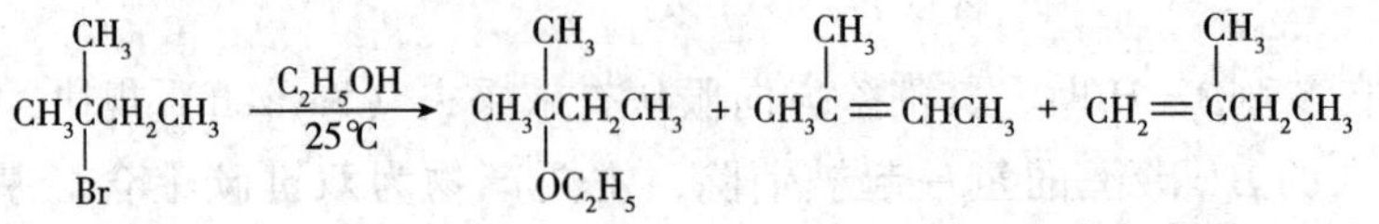

显然，反应是经碳正离子中间体进行的。如 C_2H_5OH 作为亲核试剂进攻带正电荷的碳原子，则发生 S_N1 取代反应。如作为碱夺取 β-碳上的氢，则发生 E1 反应，生成消除产物。

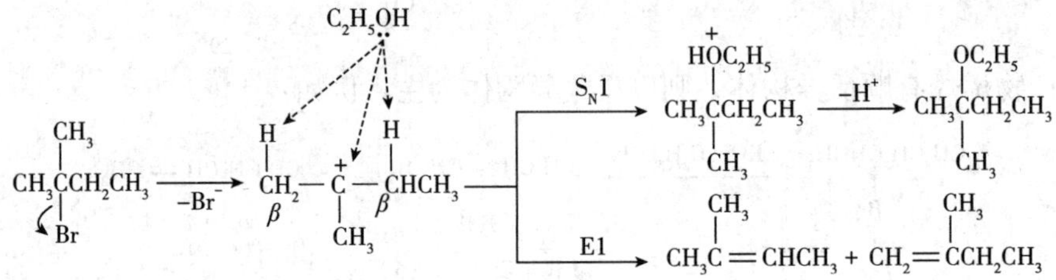

至于 E1 和 S_N1 哪一类反应占优势，与离去基团、试剂、溶剂、温度等条件都有关系（见消除反应和取代反应的竞争）。

此外，E1 或 S_N1 反应中生成的碳正离子还可以通过重排而转变为更稳定的碳正离子，然后再消除氢（E1）或与亲核试剂结合（S_N1）。例如，新戊基溴在水-醇溶液中进行反应，首先离解生成不稳定的伯碳正离子，然后发生重排，邻近的甲基会迁移到带正电荷的碳原子上，碳的骨架发生改变而生成更稳定的叔碳正离子，随后发生消除反应和取代反应。

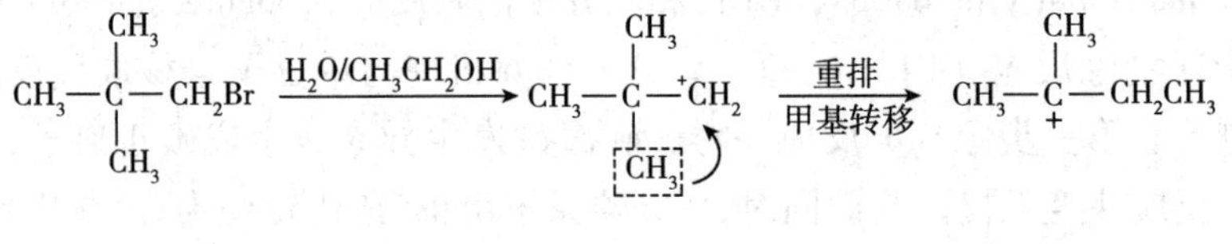

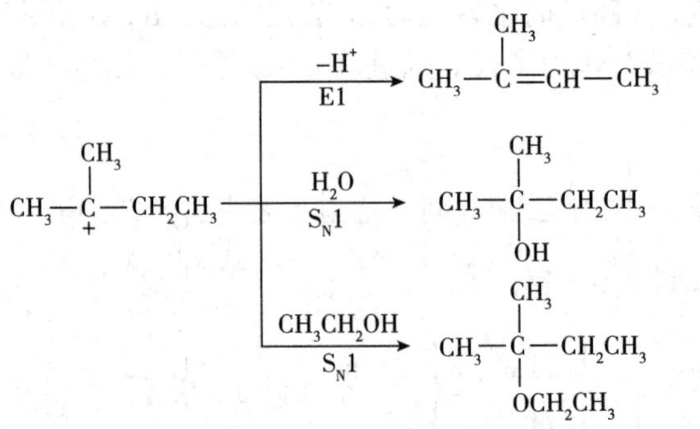

（2-甲基-丁-2-烯）

（2-甲基-丁-2-醇）

（乙叔戊醚）

所以常将重排反应作为 E1 和 S_N1 机理的标志。

（2）双分子消除反应（E2）机理　E2 和 S_N2 都是一步完成的反应，但不同的是 E2 机理中碱试剂进攻卤代烷分子中的 β-氢原子，使氢原子以质子形式与试剂结合而脱去，同时卤原子则在溶剂作用下带着一对电子离去，α 和 β-碳原子之间形成 C=C 而生成烯烃。

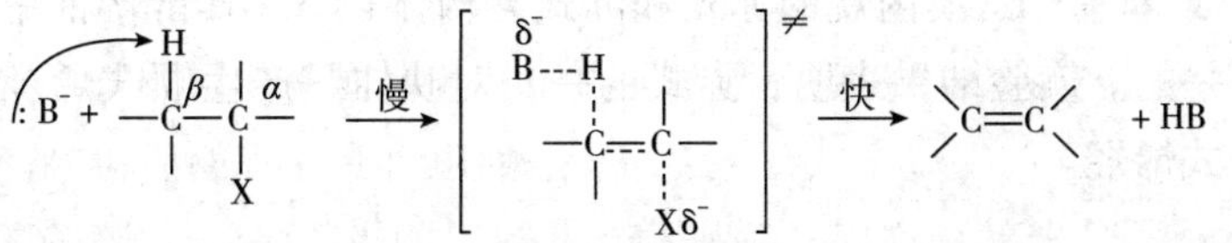

在这里 C—H 键和 C—X 键的断裂，π 键的生成是协同进行的，反应一步完成。卤代烃和碱试剂都参与过渡态的生成，所以称为双分子消除。

E2 反应与 S_N2 反应类似，反应速度也与卤代烃和进攻试剂两者的浓度成正比，反应中不发生重排。两者不同的是，在 S_N2 反应中，进攻试剂作为亲核试剂进攻中心碳原子，而在 E2 消除反应中，试剂作为碱进攻的是 β-碳上的氢原子，氢原子以质子形式与试剂结合而离去。可见，S_N2 反应和 E2 反应也是彼此相互竞争的两个反应。

3. E2 反应的立体化学　E2 反应在立体化学上要求两个被消除的原子或基团（—L，—H）和与它们相连的两个碳原子（即 L—C—C—H）应为反式共平面，以便在形成过渡态时，两个变形的 sp^3 杂化轨道尽可能多地重叠，以降低体系的能量，有利于消除反应的进行。能满足这种共平面要求的有顺式共平面和反式共平面两种构象：

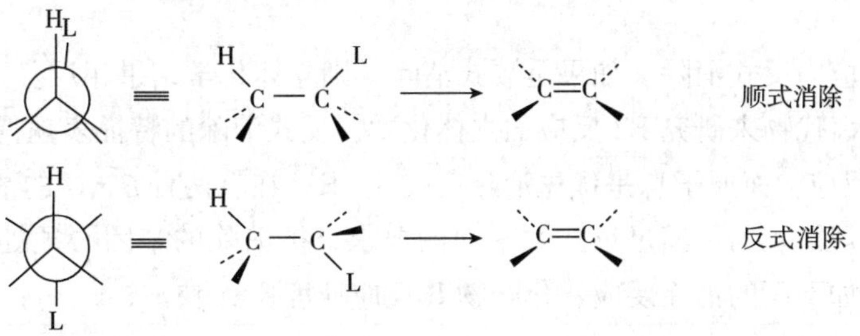

反式共平面的构象能量较低，且取此种构象时，既有利于碱对 β-H 的进攻，也有利于 L 基团的离去，故大多数 E2 消除反应为反式消除，其过程如图 9-12 所示。

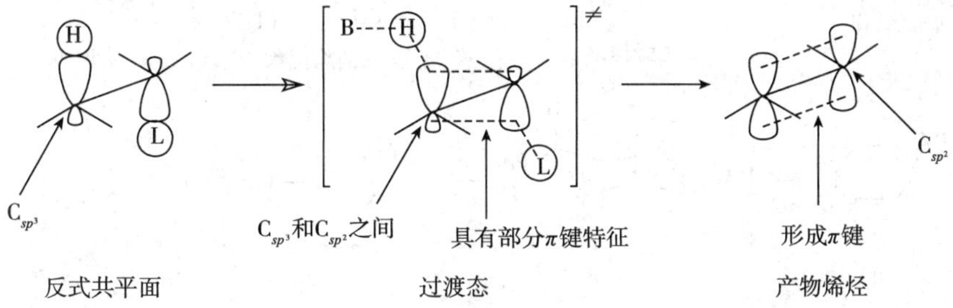

图 9-12　E2 消除反应示意图

E2 反应过程中，随着过渡态的生成，α 和 β 碳原子逐渐从 C_{sp^3} 向 C_{sp^2} 过渡，两碳中各有一个 sp^3 杂化轨道向 p 轨道过渡，以便在过渡态中两变形的 sp^3 杂化轨道部分重叠形成部分 π 键，也只有 H—C—C—L 共平面时重叠程度最大，形成稳定的过渡态（反式消除和顺式消除过渡态的构象如图 9-13 所示），故 E2 消除反应为反式消除才容易进行。

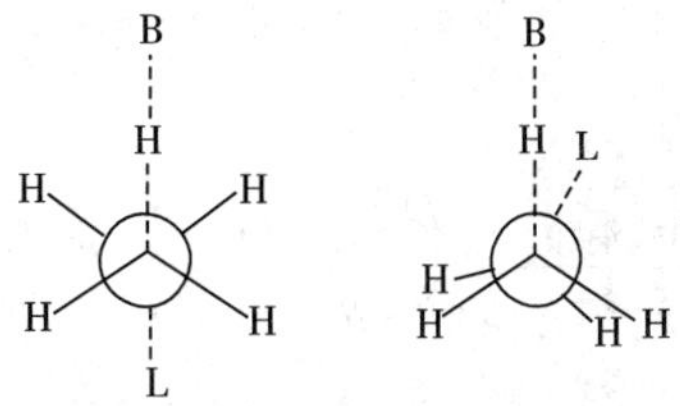

图 9-13　反式消除和顺式消除过渡态的构象

例如，1,2 -二苯基- 1 -溴丙烷的赤式和苏式异构体在 NaOH 醇溶液中消除溴化氢的反应完全是立体专一的。实验结果表明，赤式的一对对映体只产生顺式烯烃，而苏式的一对对映体只产生反式烯烃。

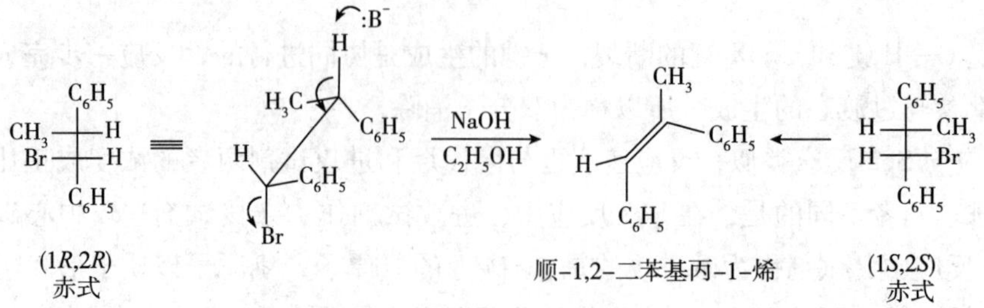

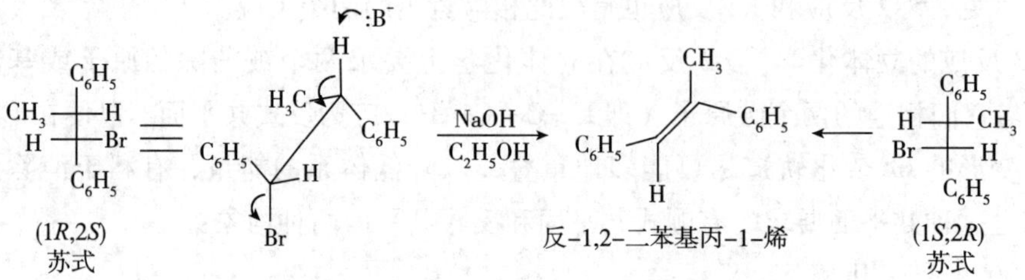

这表明，反应为反式消除。如果是顺式消除，则立体化学结果相反。

用环己烷的卤代物来研究 E2 反应的立体化学，反式消除的特征表现得更加明显。卤代环己烷进行 E2 反应，卤原子总是优先消除反式 β - H。在有两种 β - H 的情况下，主要产物应服从查依采夫规律。为了满足反式共平面的要求，被消除的基团必须处在 *a* 键上，否则不能共平面。例如下面的消除反应，化合物 B 反应速度比 A 快。

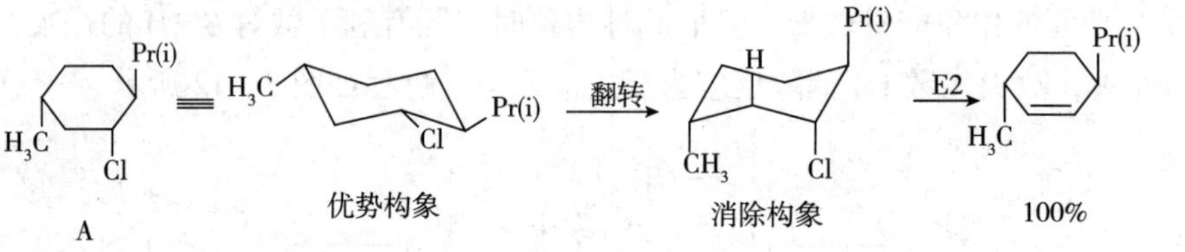

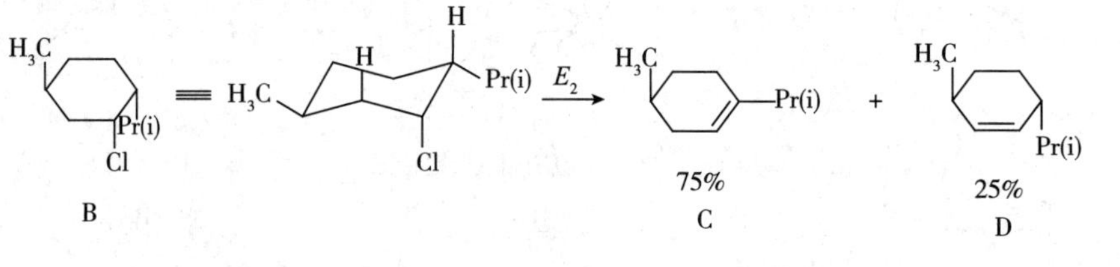

在化合物 A 的优势构象中，Cl 处于 *e* 键，必须经翻转使 Cl 处在 *a* 键时，再进行消除。而在 B 的优势构象中，Cl 已经处在 *a* 键，无需翻转，可直接进行消除。构象的翻转需提供能量，故 B 的消除反应比 A 快。B 的消除产物中，C 的产量比 D 高，这是查依采夫规律在起作用。

在某些环状化合物中，由于环的刚性，难以使二个被消除的基团处于反式共平面。此时，顺式消除反而更有利。例如，化合物 E 和 F 在 $C_5H_{11}ONa/C_5H_{11}OH$ 中消除，反应速度 E 比 F 快 100 倍。

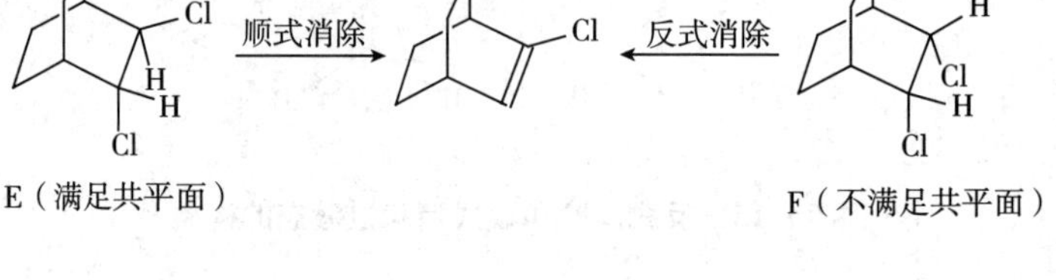

4. 消除反应和取代反应的竞争　取代反应和消除反应是同时存在、又相互竞争的反应（S_N1 与 E1 竞争，S_N2 与 E2 竞争），但在适当条件下其中一种反应占优势。下面介绍影响反应取向的因素。

（1）烃基结构的影响　伯卤代烷倾向于发生取代反应，只有在强碱和弱极性溶剂条件下才以消除为主。反应常按双分子机理（S_N2 或 E2）进行。

$$CH_3CH_2CH_2CH_2Br \xrightarrow[H_2O]{NaOH} CH_3CH_2CH_2CH_2OH \quad \text{（取代为主）}$$

$$CH_3CH_2CH_2CH_2Br \xrightarrow[\text{乙醇}]{NaOH} CH_3CH_2CH{=}CH_2 \quad \text{（消除为主）}$$

若 α 位上连有苄基或烯丙基时，有利于 E2 反应进行。例如，溴乙烷 55℃时，在乙醇溶液中与乙醇钠作用，取代产物占 99%，而烯烃只占 1%；当 α 位上的一个氢被苄基取代后的 β-苯基溴乙烷，在同样条件下的反应，取代产物只占 5.4%，消除产物却占 94.6%。

$$CH_3CH_2Br + CH_3CH_2ONa \xrightarrow[55℃]{\text{乙醇}} \underset{99\%}{CH_3CH_2OCH_2CH_3} + \underset{1\%}{CH_2{=}CH_2}$$

$$PhCH_2CH_2Br + CH_3CH_2ONa \xrightarrow[55℃]{\text{乙醇}} \underset{5.4\%}{PhCH_2CH_2OCH_2CH_3} + \underset{94.6\%}{PhCH{=}CH_2}$$

β-C 上连有支链的伯卤代烃消除反应倾向增大。例如：

$$R-Br + C_2H_5O^- \xrightarrow{C_2H_5OH} \text{取代产物} + \text{消除产物}$$

R—Br	取代产物	消除产物
C_2H_5Br	99%	1%
$CH_3CH_2CH_2Br$	91%	9%
$CH_3CH(CH_3)CH_2Br$	40%	60%

叔卤代烃极易发生消除反应，例如：

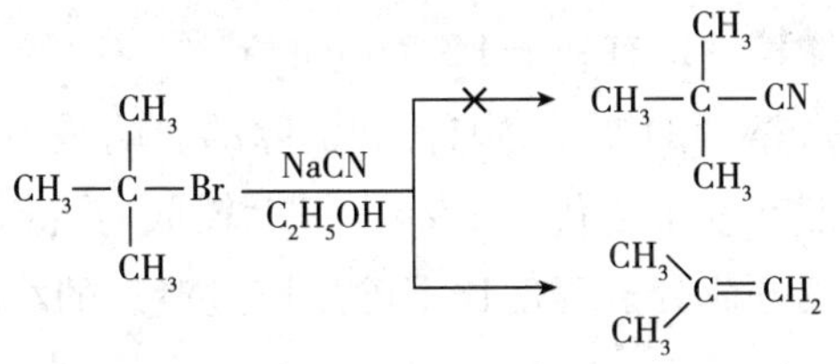

叔卤代烃即使在弱碱条件下（如 Na_2CO_3 水溶液），也以消除为主。只有在纯水或乙醇中发生溶剂解，才以取代为主。

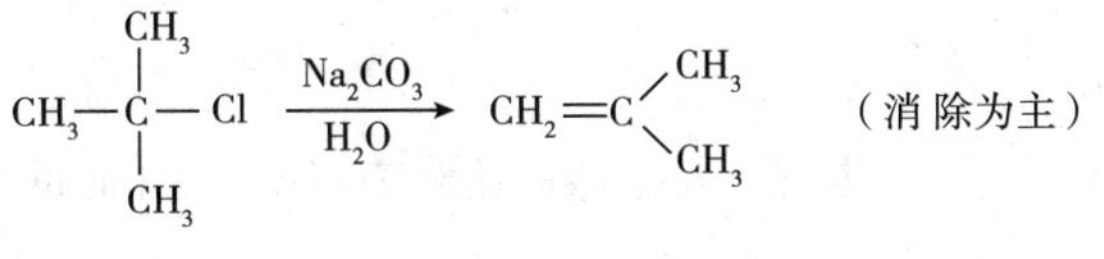

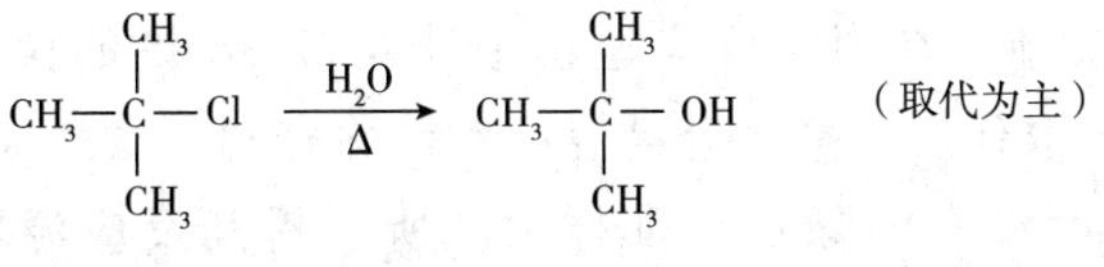

仲卤代烃的情况介于叔卤代烃和伯卤代烃之间，在通常条件下，以取代反应为主，但消除程度比一级卤代烃大得多。究竟以哪种反应为主，主要决定于卤代烃结构和反应条件。在强碱（NaOH/乙醇）作用下主要发生消除。与伯卤代烃一样，β-C 上连有支链的仲卤代

烃消除倾向增大。

在其他条件相同时，不同卤代烃的反应方向为：

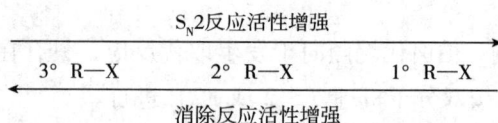

S_N2反应活性增强 →

3° R—X　　2° R—X　　1° R—X

← 消除反应活性增强

练习题

9－11　比较下列化合物在KOH/乙醇溶液中进行消除反应时的反应速率。

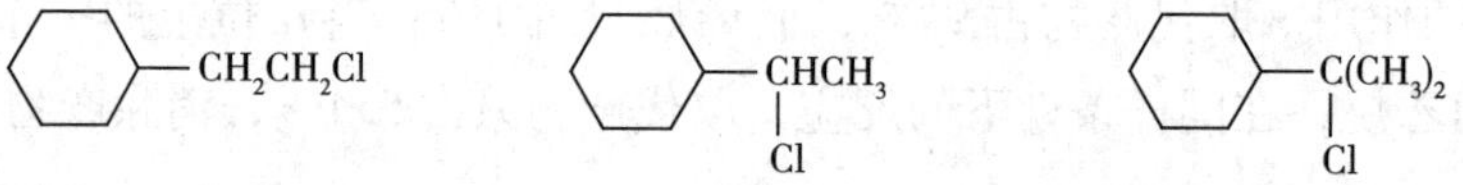

(2) 试剂的碱性与亲核性的影响　试剂的影响主要表现在双分子反应中。亲核性表现为试剂与α-碳结合，而碱性表现为试剂与β-碳上的氢（H^+）相结合，因此，若进攻试剂的碱性强，亲核性弱，则有利于消除反应的进行。反之，有利于亲核取代反应。例如下列试剂的亲核性和碱性大小次序为：

亲核性：$CH_3O^- > (CH_3)_2CHO^- > (CH_3)_3CO^-$

碱　性：$CH_3O^- < (CH_3)_2CHO^- < (CH_3)_3CO^-$

因此，选择亲核性较强的CH_3O^-，对取代反应有利，而选择碱性较强的试剂$(CH_3)_3CO^-$，对消除反应有利。当伯卤代烃、仲卤代烃用NaOH水解时，则取代和消除一起发生，因为HO^-既是强亲核试剂，又是强碱。而用I^-、CH_3COO^-往往不发生消除反应，而发生亲核取代，因为它们碱性比OH^-弱得多。

试剂的体积大，不利于对α-碳原子的进攻，对S_N2反应不利，但对试剂与β-H的靠近影响不明显，故试剂的体积大，有利于E2反应进行。

(3) 溶剂极性的影响　溶剂的极性对取代和消除的影响是不同的，这主要表现在双分子机理中。极性较高的溶剂有利于取代（S_N2），极性较低的溶剂有利于消除（E2），这是因为在取代反应过渡态中负电荷分散程度比消除反应过渡态的小。因此，当溶剂的极性增加时，对S_N2过渡态的稳定作用比E2大。

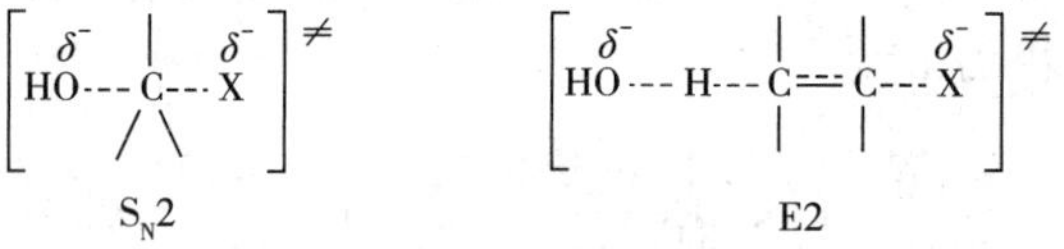

S_N2　　　　E2

因此用卤代烃制备醇时，一般在NaOH水溶液中进行。而制备烯烃时，则在NaOH醇溶液中进行。

(4) 反应温度的影响　在消除反应过程中涉及C—H键的拉长（在取代反应中不涉及此键），活化能比取代反应高，升高温度对消除有利。虽然提高温度亦能使取代反应加快，但其影响程度没有消除反应那样大。所以提高反应温度将增加消除产物的比例。

综上所述，卤代烃可发生亲核取代，亦可发生消除。它们是同时存在又相互竞争的反应，它们之间的竞争受多种因素的影响。

5. 反应机理对消除反应方向的解释　消除反应服从查依采夫规律，可从反应机理中得到满意的解释。

（1）E2 反应　从上面讨论可知，在过渡态已有部分双键形成，所以能够稳定产物烯烃的因素，也能够稳定相应的过渡态。双键碳原子上含有较多烷基的烯烃比较稳定，因此双键碳上连有较多烷基的过渡态也比较稳定，这种过渡态正是由碱性试剂进攻含氢较少的那个 β-碳上的氢形成的，碳原子因而形成该过渡态所需活化能较低，消除反应速度较快，所得到的主要产物就是双键上连有较多烷基的烯烃。

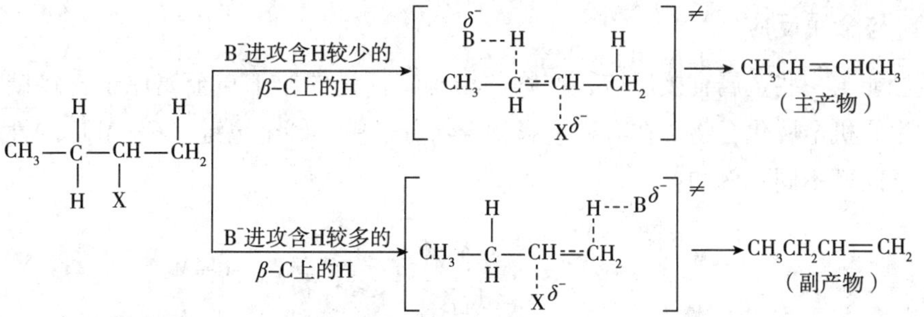

（2）E1 反应　在 E1 反应中，决定消除反应方向的是第二步。当碱性试剂进攻第一步所生成的碳正离子的 β-H 时，若生成的过渡态其部分双键的碳上连有较多的烃基时，则过渡态较稳定，容易生成，消除反应速度较快。例如：

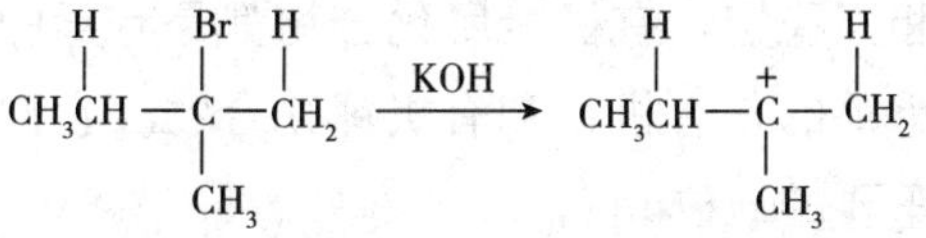

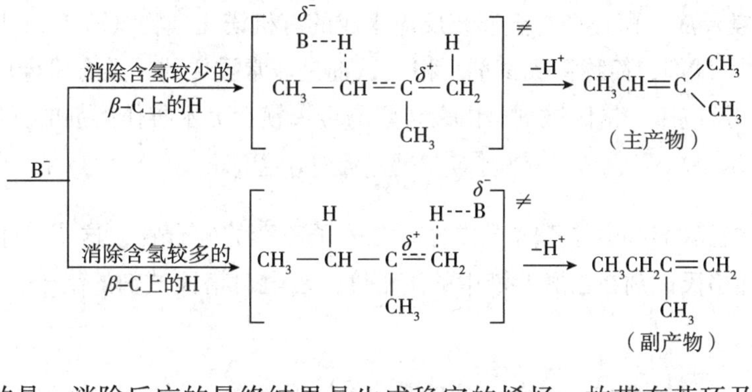

应该注意的是，消除反应的最终结果是生成稳定的烯烃，故带有芳环及不饱和键的卤代烃，其产物在可能情况下应生成比较稳定的共轭烯烃，例如：

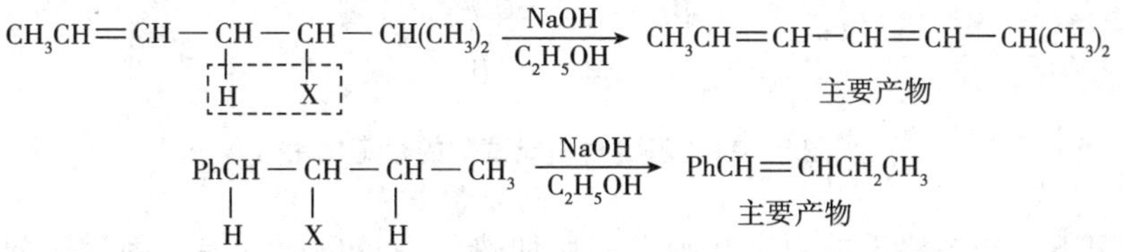

卤代烃的消除一般都遵循查依采夫规律，但受其他因素的影响，也有例外的情况。

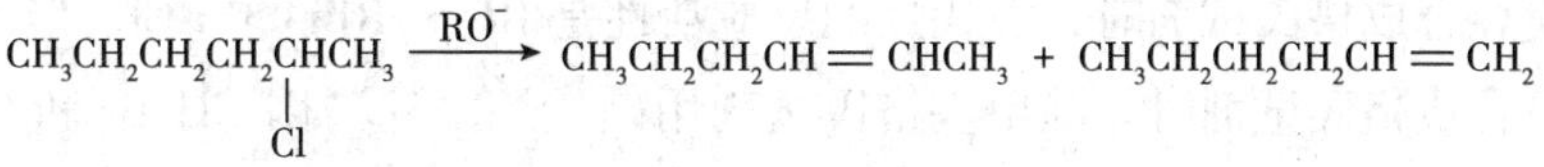

$RO^- = CH_3O^-$	67%	33%
$(CH_3)_3CO^-$	9%	91%

因 $(CH_3)_3CO^-$ 体积大，它与仲氢接近比较困难，而夺取末端伯氢相对容易一些。所以主要得到双键碳上烷基较少的烯烃。

练习题

9-12　写出下列化合物在 KOH / 乙醇溶液中进行消除反应的主要产物。

（1）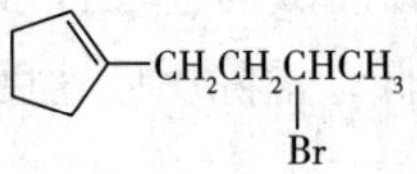

（2）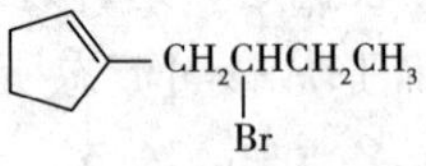

（三）与金属反应

卤代烃能与一些金属直接反应，产物的结构特征是碳原子与金属原子直接结合，这类化合物称为有机金属化合物。在有机金属化合物分子中，碳金属键（C—M）的性质随金属的电负性不同而不同。例如：

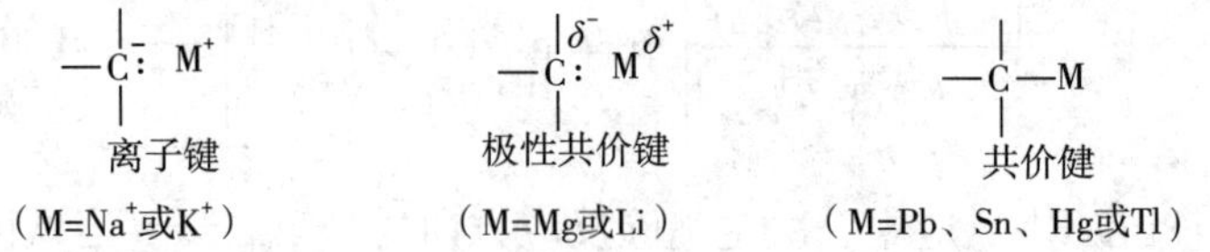

有机金属化合物的反应活性随 C—M 键的离子性的增加而增加。烷基钠和烷基钾是非常活泼的，也是最强的碱。它们与水反应会发生爆炸，暴露在空气中则立刻起火。而有机汞却很不活泼，在空气中相当稳定。有机金属化合物都是有毒的。它们可溶于非极性溶剂中。有机金属化合物中最重要的是有机镁和有机锂化合物。它们既是强碱，又是强亲核试剂，在有机合成上占有极重要的地位。

1. 与金属镁反应　卤代烃与金属镁反应生成的有机镁化合物（烃基卤化镁）被称为格林雅（Grignard）试剂，简称格氏试剂。格氏试剂是非常重要的一类有机金属化合物，在有机合成中得到广泛应用。格氏试剂是由卤代烃与金属镁在无水醚作溶剂的反应中得到的。

$$R-X \xrightarrow[\text{无水醚}]{Mg} R-Mg-X$$

格氏试剂在乙醚溶液中与乙醚形成含有二分子乙醚的配合物，这有利于 RMgX 的生成和稳定，并增加格氏试剂在乙醚溶液中的溶解度。乙醚对格氏试剂的络合稳定作用如图 9-14 所示。

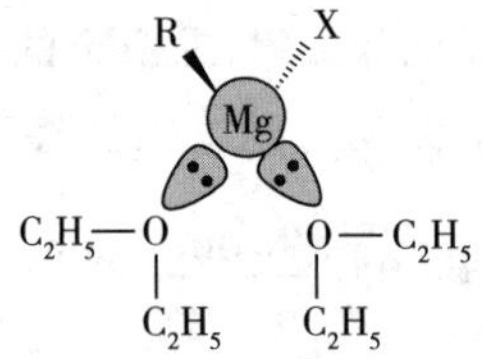

图 9-14　乙醚对格氏试剂的稳定作用

一般情况下，制备格氏试剂时开始需要稍加热，一旦反应开始，因反应放热而使反应保持在乙醚的沸点温度（35℃），以维持反应的进行。

在用卤代烃合成格氏试剂时，卤代烃的反应活性是 RI > RBr > RCl。但由于碘代烷价格较贵，故在合成格氏试剂时，除甲基格氏试剂用碘代烷之外（因 CH_3Br 和 CH_3Cl 都是气体，使用不便），常用反应活性适中的溴代烷。与卤素相连的烃基不同，反应难易差异较大。如烯丙型、苄基型卤代烃反应很容易，而乙烯型氯代物必须选择沸点更高的溶剂四氢呋喃（THF）或甲基四氢呋喃（MTHF），以便反应在较高的温度下进行。例如：

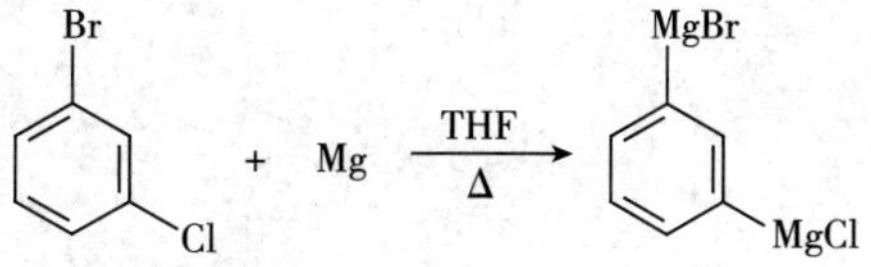

制备格氏试剂必须用无水醚，仪器应绝对干燥，反应最好在氮气保护下进行，以避免与空气接触。这是因为格氏试剂容易被水分解，可与氧气及二氧化碳发生反应。

$$RMgX + CO_2 \longrightarrow RCO_2MgX$$

$$R\boxed{MgX + HO}H \longrightarrow RH + HOMgX$$

$$2RMgX + O_2 \longrightarrow 2ROMgX$$

格氏试剂被水分解可以看成是一种酸碱复分解反应，即强酸可将弱酸从其盐中置换出来。

$$R—MgX + HOH \longrightarrow RH + Mg\begin{matrix}X \\ OH\end{matrix}$$

pK_a		15.7	~50	
	盐（较强碱）	较强酸	较弱酸	盐(较弱碱)

因此，凡是酸性比 R—H 强的化合物都能和格氏试剂作用，生成烷烃。

$$RMgX + \left\{\begin{matrix} HOH \\ HOR \\ HNH_2 \\ HO—\underset{\parallel}{\overset{}{C}}—R \\ O \\ R—C\equiv C—H \end{matrix}\right. \longrightarrow \begin{matrix} MgX(OH) \\ MgX(OR) \\ MgX(NH_2) \\ RH + MgX(O\underset{\parallel}{C}R) \\ O \\ R—C\equiv CMgX \end{matrix}$$

可见，在制备格氏试剂时，不能用醇等含有活泼氢的化合物做溶剂。若反应物同时含有带活泼氢的羟基、羧基等基团时，必须将其保护，否则格氏试剂将发生分解。

RMgX 与末端炔烃反应可用于制备炔基格氏试剂。格氏试剂中的碳-镁键极性很大，其碳原子带部分负电荷，金属镁带部分正电荷，在有机反应中，其烃基部分是亲核的。

$$RC^{\delta-}—\overset{\delta+}{Mg}X$$

Grignard 试剂是一种非常活泼的试剂，能与醛、酮、环氧乙烷等进行亲核取代或亲核加成反应生成醇。

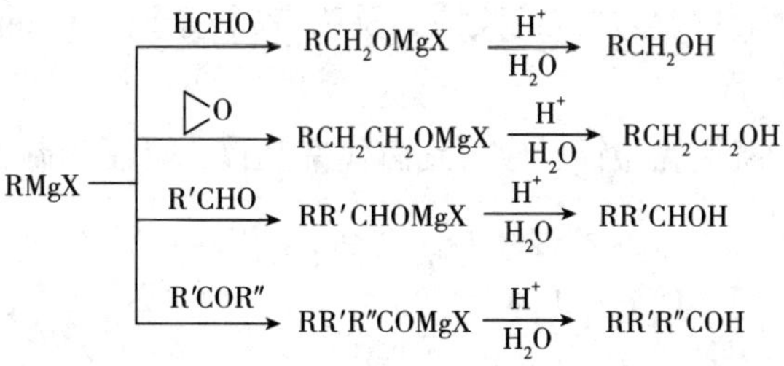

Grignard 试剂与甲醛反应得到多一个碳原子的伯醇，与其他醛反应得仲醇，与环氧乙烷反应得到多两个碳原子的伯醇，与酮和羧酸酯反应得叔醇。Grignard 试剂还能与活泼的卤代烃反应，生成相应的烃。例如：

$$CH_2=CHCH_2Cl + RMgBr \longrightarrow CH_2=CHCH_2—R$$

因此，RMgX 在有机合成上应用非常广泛。

练习题

9－13　完成下列转化。

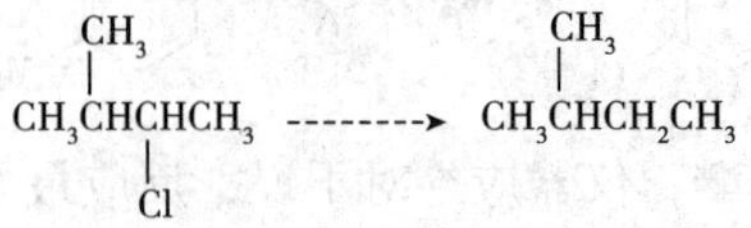

2. **与金属锂反应**　卤代烃与金属锂反应生成有机锂化合物。例如：

$$CH_3CH_2CH_2CH_2Br + 2Li \xrightarrow[-10℃]{乙醚} CH_3CH_2CH_2CH_2Li + LiBr$$

$$80\% \sim 90\%$$

有机锂化合物的制备方法和反应性能与格氏试剂相类似，它与格氏试剂一样，其烃基部分是亲核的，但有机锂化物更为活泼。在溶解性能上比格氏试剂好，可溶于乙醚、苯、石油醚、烷烃等多种非极性溶剂中，制备和反应时需要严格的无水无氧条件。有机锂试剂一般在氮气下保存在烷烃溶液中。

某些具有较大空间位阻的酮很难和格氏试剂反应，但仍然可与有机锂化物作用。

$$(-) \xleftarrow{(CH_3)_3CMgX} (CH_3)_3C\overset{O}{\overset{\|}{C}}C(CH_3)_3 \xrightarrow{(CH_3)_3CLi} [(CH_3)_3C]_3COLi \xrightarrow{H_3O^+} [(CH_3)_3C]_3COH$$

有机锂化合物还可以与一些金属卤代物反应得到金属有机化合物，其中与碘化亚铜反应生成的二烃基铜锂最为重要。这种二烃基铜锂称为吉尔曼（Gilman）试剂。

$$2RLi + CuI \xrightarrow{Et_2O} R_2CuLi$$

该试剂可用于制备高级烷烃、芳烃和烯烃。例如：

$$(CH_3)_2CuLi + CH_3CH_2CH_2CH_2CH_2I \longrightarrow CH_3CH_2CH_2CH_2CH_2CH_3$$

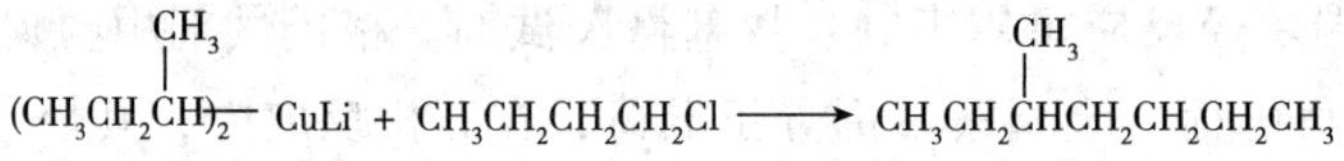

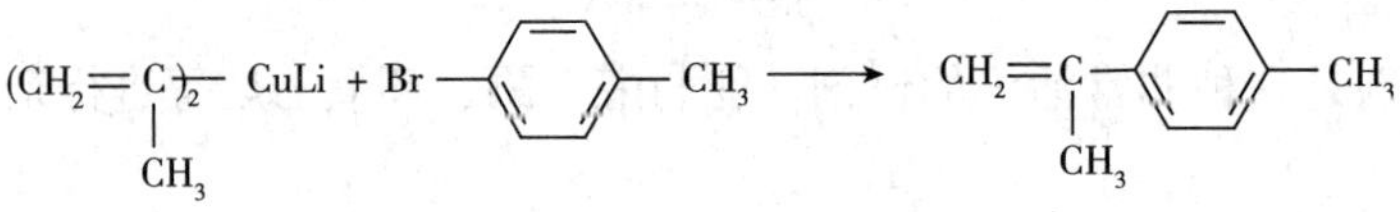

这种二烃基铜锂与卤代烃生成烃的反应，称为考雷-豪斯（Corey－House）合成法。该法可用于碳链增长。

3. **与金属锌反应**　卤代烷与锌反应得到卤代烷基锌，可用于制备环丙烷类化合物。

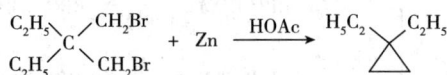

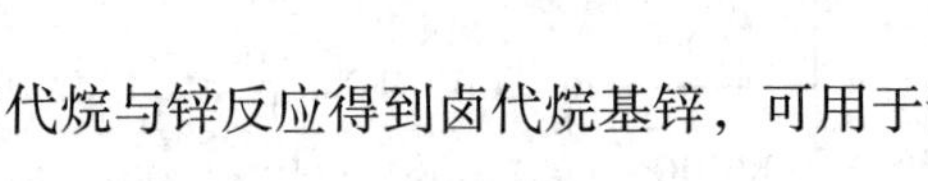

卤代烷基锌是有机合成中常用的试剂，最著名的反应是锌与α－溴代酯作用后再与醛或酮化合物反应生成β－羟基酸酯，该反应称为雷福尔马茨基（Reformatsky）反应。

（四）还原反应

卤代烷可经过多种途径还原为烷烃。催化氢化是还原方法之一。由于反应是断裂碳卤键，并在碳原子和卤素原子上各加一个氢原子，因此也称为氢解（hydrogenolysis）。

$$RX + H_2 \xrightarrow{Pd} R-H + H-X$$

某些金属（如锌）在醋酸等酸性条件下，也能还原卤代烷，反应中金属提供电子，酸提供质子。

$$\underset{\substack{|\\Br}}{CH_3CH_2CHCH_3} \xrightarrow[CH_3COOH]{Zn} CH_3CH_2CH_2CH_3$$

氢化锂铝（lithium aluminium hydride，$LiAlH_4$）是提供氢负离子的还原剂。氢负离子对卤代烷进行 S_N2 反应，置换卤素得到烷烃。氢化锂铝是一种灰白色固体，对水特别敏感，遇水即分解，放出氢气，反应剧烈，因此反应需在无水条件下进行。

$$n-C_8H_{17}Br + LiAlH_4 \xrightarrow[\text{回流 1h}]{\text{四氢呋喃}} n-C_8H_{18}$$

$$LiAlH_4 + H_2O \longrightarrow H_2 + Al(OH)_3 + LiOH$$

氢化三正丁基锡［$(n-C_4H_9)_3SnH$］是另一种还原剂，其还原过程为自由基反应。此还原剂的优点是不与碳氧双键反应。例如：

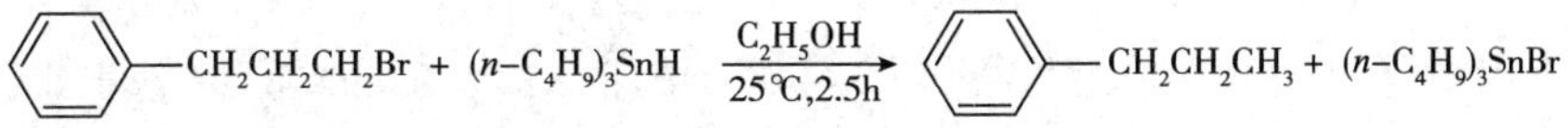

六、卤代烃的制备

卤代烃在有机合成中有着广泛的用处，它是一类重要的化工原料。但卤代烃在自然界极少存在，只能用合成的方法来制备。

1. 烃的卤代　烷烃卤代一般都生成复杂的混合物，只有在少数情况下可用卤代方法制得较纯的一卤代物。例如：

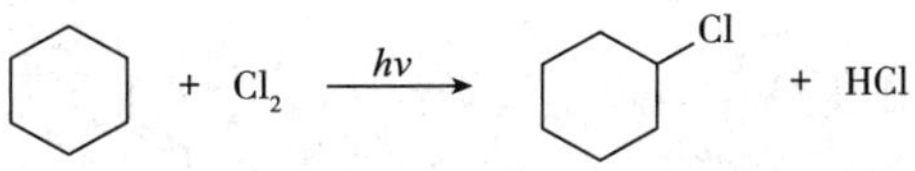

在烷烃卤代反应中，溴代的选择性比氯代高，以适当烷烃为原料可得一种主要的溴代物。例如：

$$CH_3CH_2CH_3 + Cl_2 \xrightarrow{300℃} \underset{48\%}{CH_3CH_2CH_2Cl} + \underset{52\%}{\overset{\substack{Cl\\|}}{CH_3CHCH_3}}$$

$$(CH_3)_3CCH_2C(CH_3)_3 + Br_2 \xrightarrow[CCl_4]{h\nu} \underset{\substack{|\\Br}}{(CH_3)_3CCHC(CH_3)_3} \quad >96\%$$

因此在制备较纯的卤代烃时，溴代比氯代更合适。

若用烯烃为原料，在高温或光照的条件下可发生 $\alpha-H$ 的卤代。例如：

$$CH_3CH_2CH=CH_2 + Cl_2 \xrightarrow{500℃} \overset{\substack{Cl\\|}}{CH_3CHCH=CH_2}$$

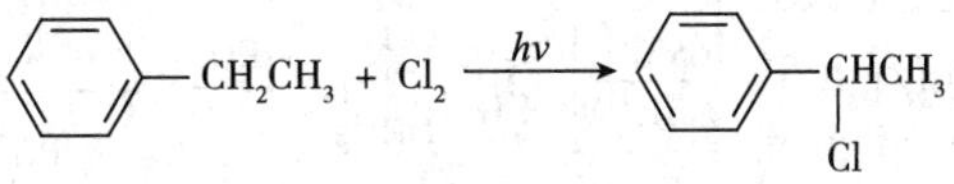

这是制备烯丙型、苄基型卤代烃的常用方法。

卤苯型卤代芳烃则可通过芳环上的卤代反应制得。例如：

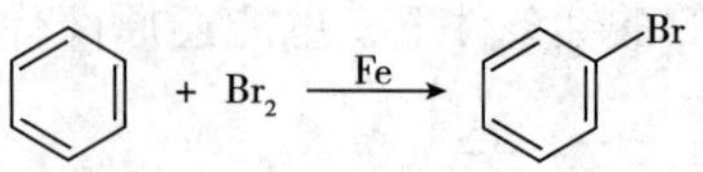

2. 醇的卤代 醇分子中的羟基用卤原子置换可制得相应的卤代烃。这是一元卤代烃最常用的合成方法。常用的卤化剂有 HX、PX_3、PX_5、$SOCl_2$（亚硫酰氯）等。例如：

$$CH_3CH_2CH_2CH_2OH + HBr \longrightarrow \underset{1-溴丁烷}{CH_3CH_2CH_2CH_2Br} + H_2O$$

3. 烯烃或炔烃的加成 不饱和烃与 HX 或 X_2 加成，可以得到相应的卤代烃。

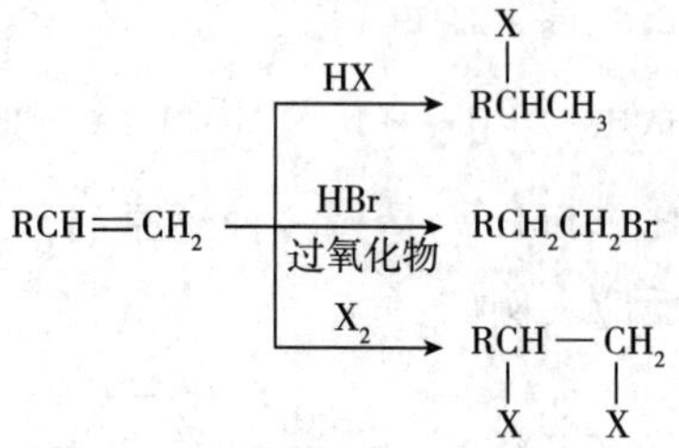

$$RC\equiv CH + HX \xrightarrow{Hg^{2+}} \underset{\displaystyle X}{RC}=CH_2$$

4. 卤素交换反应 碘代烃的制备比较困难，应用卤素交换反应便可由氯代烃或溴代烃制备碘代烃。

$$RCl(Br) + NaI \xrightarrow{丙酮} RI + NaCl(Br)\downarrow$$

5. 氯甲基化

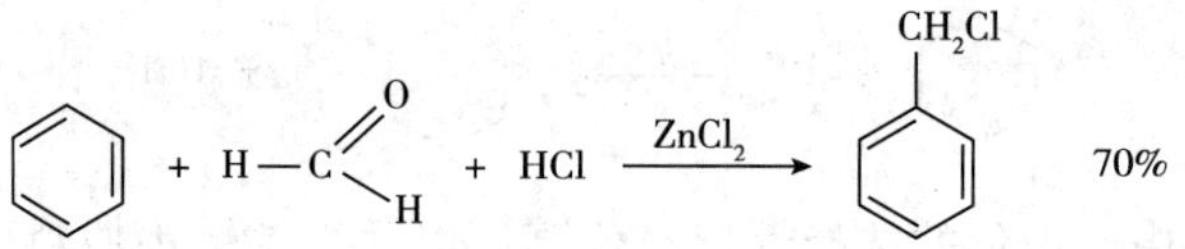

这是向芳环上直接导入一个—CH_2Cl 基团的反应，因此称为氯甲基化（chloromethylation），又叫 Blanc 氯甲基化反应。导入的氯甲基中的氯为苄基氯，在反应中非常活泼。

这是一类应用非常广泛的反应，导入芳烃的—CH_2Cl 基可以再转变为 CH_2OH、CHO、CH_2CN、CH_2NH_2、CH_3、CH_2R 及其他基团，从而能容易地制得一系列新的衍生物而实现官能团的转化或增长碳链。当芳环上有第一类定位基时，反应易于进行，氯甲基主要进入对位。当芳环上有第二类定位基时，反应难以进行。

七、多卤代烃和氟代烃

1. 多卤代烃 多卤代烃中，若卤原子连在不同的碳原子上，其性质类似于一卤代烃，可以发生取代、消除等反应。同一个碳原子上连有多个卤原子，其反应活性大为降低。例如：

$$CH_2Cl_2 + H_2O \xrightarrow[加压]{165℃} \left[CH_2(OH)_2\right] \xrightarrow{-H_2O} \underset{甲醛}{H-\overset{\displaystyle O}{\overset{\|}{C}}-H}$$

多卤代烷不与硝酸银醇溶液作用。

三氯甲烷（chloroform，$CHCl_3$，b. p. 61. 2℃）是无色具甜味的液体，三氯甲烷能溶解脂肪和许多有机物，广泛用作溶剂。三氯甲烷中的C—H键受三个氯原子的吸电子效应的影响，极性增强，较易断裂。在空气中能被氧化生成有毒的光气。

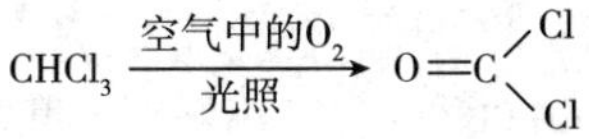

光气

四氯化碳（tetrachloromethane，CCl_4，b. p.76. 8℃）为无色液体，是常用的溶剂。因其不易燃烧，遇热易挥发，蒸气比空气重，可使火焰与空气隔绝而使火熄灭，故也可作灭火剂，对扑灭油类的燃烧最为适宜。

一些卤代物具重要的生理功能。例如，当碘由摄取的食物进入人体后，便在甲状腺中积存下来，并通过一系列化学变化生成甲状腺素（如thyroxine），它是控制许多代谢速度的一种重要激素。

2. 氟代烃　氟代烃（flurohydrocarbon）与其他卤代烃比较，性质独特，制备比较困难。一氟代烃不太稳定，容易脱去HF而生成烯烃。当烃分子中含有多个氟原子（特别是同一个碳上连有多个氟原子）时，则变得比较稳定。由于某些多氟代烃有极好的耐热性、耐腐蚀性和优良的电绝缘性，已成为发展尖端科学不可或缺的物质。

四氟乙烯聚合所生成的聚四氟乙烯是性能优良的塑料（商品名称Teflon）。它具有耐酸、耐碱、耐高温和不溶于任何有机溶剂的特点，而具有特殊用途，可作人造血管等医用材料、实验室中电磁搅拌磁心的外壳等。

在含混合卤素的氟代烃中，如$CF_3CHClBr$可作为吸入性麻醉药，具有效力高、毒性小等优点。氟氯烃的商品名又称为氟利昂（Freon）；该类化合物可作冰箱、空调机的致冷剂和作清洁剂等喷雾剂的推进剂。它们具备加压易液化，气化热大，安全性高，不燃、不爆、无嗅、无毒等优良性能。不同沸点的氟利昂可用于不同的致冷场所。

气溶剂氟利昂在杀虫剂、除草剂及在医药、涂料等方面有广泛应用。

由于氟利昂特殊的化学稳定性，使其残留在大气中并不断上升。氟利昂到达平流层后吸收了260nm波长以下的阳光，分解出氯自由基，进而与臭氧作用生成自由基ClO·，并引发连锁反应，使臭氧层遭到破坏。臭氧层中的臭氧可以吸收200～300nm波长的紫外光，臭氧层中的臭氧每减少1%，达到地球表面有害的紫外线将增加约2%，从而抑制植物的生长，使生物体DNA中相邻的胸腺嘧啶发生二聚而造成基因改变并损伤细胞。80年代末以后，国际上接连签署了多个关于限制使用和生产氟利昂的协议，以便更好地保护生态环境。

C—F键的高度稳定性对其生物化学性质有重要的影响。例如，芥子气（$ClCH_2CH_2SCH_2CH_2Cl$）是具高度糜烂性的毒物，而相应的氟代物则完全无毒。某些氟代物同人体正常血液中的红细胞一样，具有良好的载氧能力和排出二氧化碳的能力，已经成为一种人造血液。

氟的原子半径和C—F的键长与氢原子的半径及C—H键长相似，不会产生太大的体积效应，即有“伪似作用”。在药物中引入氟原子，不会干扰机体的作用。例如，抗癌药5-氟尿嘧啶因与尿嘧啶的伪似作用，干扰了癌细胞DNA的合成而达到抗肿瘤的目的。

另外，氟的极强电负性改变了化合物的电荷效应、酸碱性、偶极矩、分子构型和邻近基团的化学反应性等理化性能。引入氟原子可增加化合物在细胞膜上的脂溶性，提高药物吸收和转运速度。三氟甲基CF_3是最具亲脂性的基团之一，对药物设计和应用有重要意义。在农药领域、杀虫剂、除草剂、昆虫信息素等方面都可以看到氟原子引入后明显改善了药物分子的疏水亲脂性、特效性、吸收、转运和转化降解等性能，达到高效低毒的要求。

练习题解

习题

1. 用系统命名法命名下列化合物。

（1）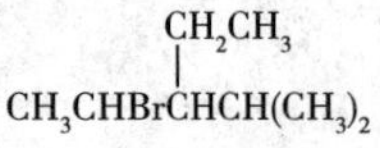　（2）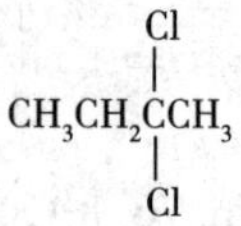　（3）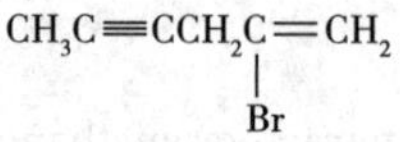

（4）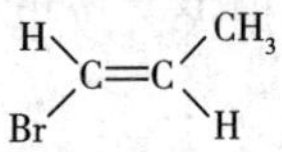　（5）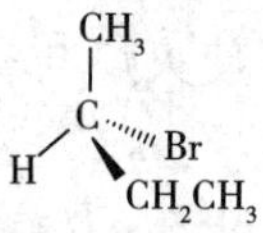　（6）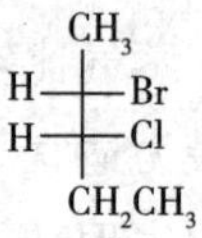

2. 写出下列化合物的结构式。

（1）二溴二碘甲烷　（2）1-碘-2,2-二甲基丙烷

（3）对氯苄基氯　（4）异丙基溴化镁

3. 写出正丁基溴与下列试剂反应的主要产物。

（1）NaOH / H_2O　（2）CH_3CH_2ONa　（3）NaI / 丙酮

（4）NaCN　（5）CH_3NH_2　（6）KOH / EtOH，加热

（7）2% $AgNO_3$/ EtOH　（8）Mg，乙醚

4. 完成下列反应式。

（1）$ClCH{=}CHCH_2Cl \xrightarrow[CH_3OH]{CH_3ONa}$

（2）$BrCH_2(CH_2)_4CH_2Br \xrightarrow[EtOH]{KCN}$

（3）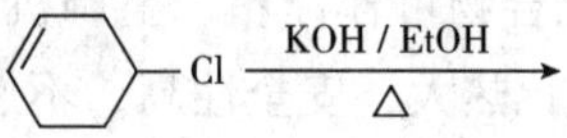

（4）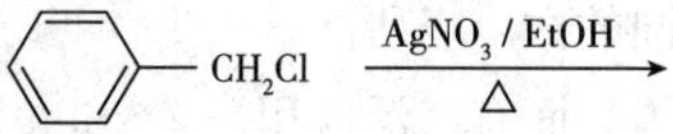

（5）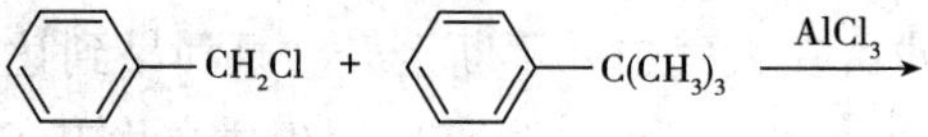

（6）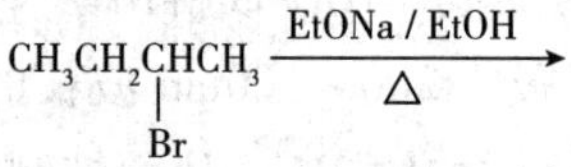

（7）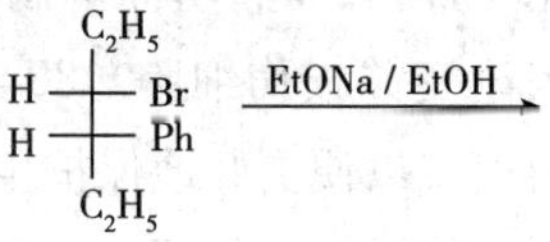

（8）$CH_3CH_2CH{=}CH_2 \xrightarrow{Br_2} ? \xrightarrow[\triangle]{KOH / EtOH} ? \xrightarrow[HgSO_4,H_2SO_4]{H_2O}$

5. 下列哪一种卤代烃脱卤化氢后可产生下列单一的烯烃？

（1）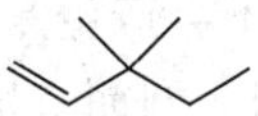　（2）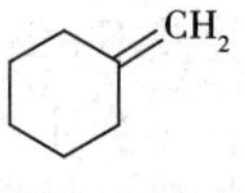　（3）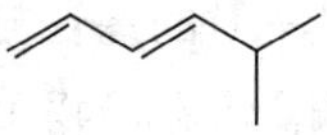

6. 卤代烷在氢氧化钠的乙醇溶液中进行反应，根据现象指出哪些属于 S_N2 机理，哪些属于 S_N1 机理？

（1）伯卤代烷比仲卤代烷反应快　（2）叔卤代烷比仲卤代烷反应快

（3）氢氧化钠溶液浓度增加反应速度加快　（4）有重排产物

（5）增加水量反应速度加快　（6）增加乙醇量反应速度加快

（7）减少碱的量反应速度不变　（8）产物构型完全转化

7. 预测下列各组反应哪个快，并说明理由。

（1）$(CH_3)_2CHCH_2Cl + HS^- \longrightarrow (CH_3)_2CHCH_2SH + Cl^-$

$(CH_3)_2CHCH_2I + HS^- \longrightarrow (CH_3)_2CHCH_2SH + I^-$

$CH_3CH_2CH_2CH_2Br + CN^- \longrightarrow CH_3CH_2CH_2CH_2CN + Br^-$

（2）$CH_3CH_2\underset{\underset{CH_3}{|}}{C}HCH_2Br + CN^- \longrightarrow CH_3CH_2\underset{\underset{CH_3}{|}}{C}HCH_2CN + Br^-$

（3）$CH_3CH{=}CHCH_2Cl + H_2O \longrightarrow CH_3CH{=}CHCH_2OH + HCl$

$H_2C{=}CHCH_2CH_2Cl + H_2O \longrightarrow H_2C{=}CHCH_2CH_2OH + HCl$

（4）$CH_3CH_2CH_2Br + NaSH \longrightarrow CH_3CH_2CH_2SH + NaBr$

$CH_3CH_2CH_2Br + NaOH \longrightarrow CH_3CH_2CH_2OH + NaBr$

（5）$CH_3CH_2I + NaSH \xrightarrow{CH_3CH_2OH} CH_3CH_2SH + NaI$

$CH_3CH_2I + NaSH \xrightarrow{DMF} CH_3CH_2SH + NaI$

（6）$(CH_3)_3CCl + H_2O \xrightarrow{\triangle} (CH_3)_3COH + HCl$

$(CH_3)_2CHCl + H_2O \xrightarrow{\triangle} (CH_3)_2CHOH + HCl$

8. 用简单化学方法鉴别下列各组化合物。

（1）$CH_3CH{=}CHBr$　　$CH_2{=}CHCH_2Br$　　$CH_3CH_2CH_2Br$

（2）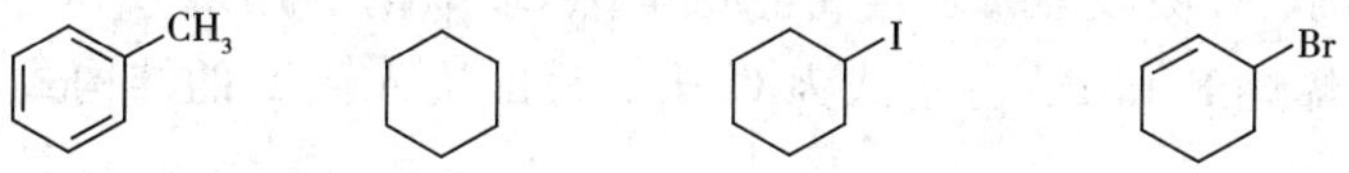

（3）烯丙基溴　　叔丁基溴　　1-溴丙烷　　1-碘丙烷

9. 写出下列反应机理。

$$(CH_3)_3CCH_2Br \xrightarrow[CH_3CH_2OH]{CH_3CH_2ONa} (CH_3)_2\underset{\underset{OCH_2CH_3}{|}}{C}CH_2CH_3 + CH_3\overset{\overset{CH_3}{|}}{C}{=}CHCH_3$$

10. 将下列各组化合物与指定试剂的反应活性由大至小排序。

（1）在碘化钠的丙酮溶液中反应

A. $BrCH_2CH{=}CH_2$　　B. $CH_2{=}CHBr$

C. $CH_3CH_2CH_2CH_2Br$　　D. $CH_3\underset{\underset{Br}{|}}{C}HCH_2CH_3$

（2）在2%硝酸银乙醇溶液中反应

A. CH_3CH_2Cl　　B. $CH_3\underset{\underset{Cl}{|}}{C}HCH_3$　　C. $(CH_3)_3CCl$

11. 将下列基团按亲核性从强至弱排序。

（1）A. R_3C^-　　B. R_2N^-　　C. RO^-　　D. F^-

（2）A. $C_2H_5O^-$　　B. CH_3COO^-　　C. $C_6H_5O^-$　　D. HO^-

12. 由1-溴丙烷及其他必要试剂合成下列化合物。

（1）异丙醇　　（2）己-2-炔

（3）2-溴丙烯　　（4）1,1,2,2-四溴丙烷

13. 解释：为什么反-1-氯-2-甲基环己烷与氢氧化钾/乙醇溶液作用只得一种消除产物3-甲基环己-1-烯，而顺-1-氯-2-甲基环己烷与氢氧化钾/乙醇溶液作用除了得到该产

物外，还得另一主产物 1 -甲基环己-1 -烯。

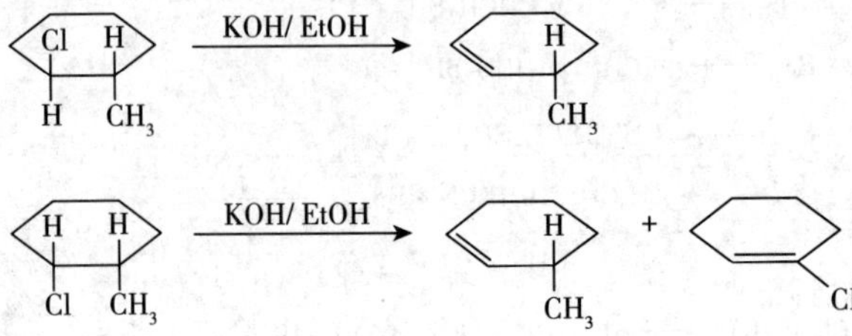

14. 完成下列转化。

（1）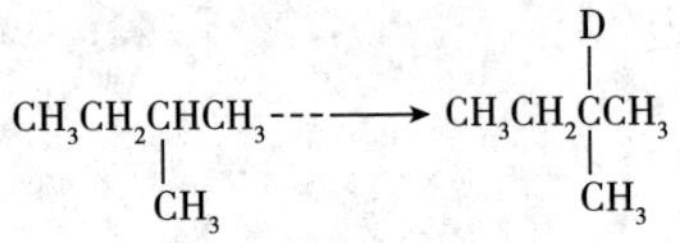

（2）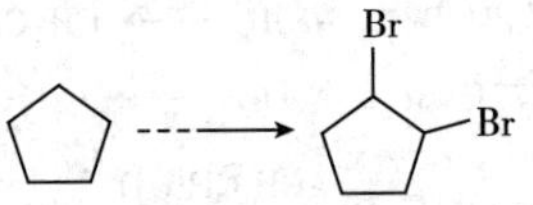

（3）$CH_3CH{=}CH_2$ - - - → $HOCH_2CH{=}CH_2$

（4）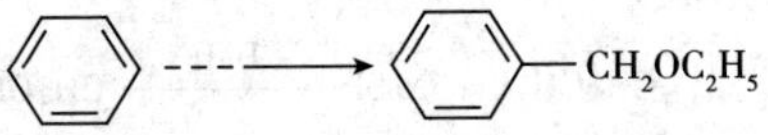

15. 由指定的有机物及必要的无机试剂合成。

（1）由乙烯合成丁-1 -醇　　（2）由乙烯合成丁-2 -醇

（3）由丙烯合成 2 -甲基戊-2 -醇　　（4）由丙烯合成丁酸

16. 化合物 A($C_8H_{17}Br$)在乙醇中用乙醇钠处理，生成烯烃 B(C_8H_{16})，B 用臭氧处理再水解生成 C。当催化氢化时，C 吸收等摩尔氢气生成醇 D($C_4H_{10}O$)，用浓 H_2SO_4 处理 D 主要生成二种顺反异构体的烯烃 E 和 F，分子式为 C_4H_8。写出从 A 到 F 的结构式及各步反应式。

17. 化合物 A 和 B 分子式都是 $C_4H_8Cl_2$。A 的核磁共振氢谱有两个三重峰，B 则有两组信号，一组是含有 2 个 H 的单峰，另一组是含有 6 个 H 的单峰。试写出 A 和 B 的结构式。

（曹　高）

第十章　醇、酚和醚

醇（alcohols）、酚（phenols）和醚（ethers）都属于烃的含氧衍生物，也可以看作是水分子中的氢原子被烃基取代后的产物。水分子中的一个氢原子被脂肪烃基取代后的产物称为醇，通常用 R－OH 表示。水分子中的一个氢原子被芳烃基取代后的产物称为酚，通常用 Ar－OH 表示。水分子中的两个氢原子均被烃基取代后的产物称为醚，可用 Ar－O－R、Ar－O－Ar′、R－O－R′表示。它们广泛存在于自然界，是三类重要的有机化合物，可作为有机溶剂、药物、香料和食品添加剂等。

扫码“学一学”

第一节　醇

一、分类和命名

（一）分类

根据与羟基所连的碳原子的种类，可将醇分为伯醇（1°醇）、仲醇（2°醇）和叔醇（3°醇）。例如：

RCH_2OH	R_2CHOH	R_3COH
伯醇（1°醇）	仲醇（2°醇）	叔醇（3°醇）

根据与羟基所连的烃基的种类可分为脂肪醇、脂环醇和芳香醇。例如：

$CH_3CH_2CH_2OH$　饱和脂肪醇

$CH_2{=}CHCH_2OH$　不饱和脂肪醇

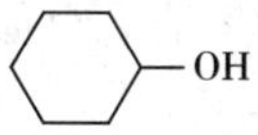

脂环醇

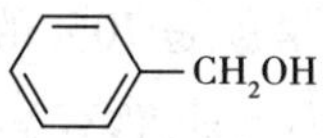

芳香醇

根据分子中所含羟基的数目，可将醇分为一元醇、二元醇和多元醇。例如：

CH_3CH_2OH　乙醇（一元醇）

$\begin{array}{cc} CH_2 - & CH_2 \\ | & | \\ OH & OH \end{array}$　二乙醇（二元醇）

$\begin{array}{ccc} CH_2 - & CH - & CH_2 \\ | & | & | \\ OH & OH & OH \end{array}$　丙三醇（多元醇）

（二）命名

1. 普通命名法　结构简单的醇，通常在烃基名称后面加上一个“醇”字。例如：

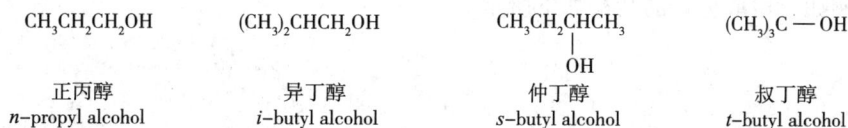

$CH_3CH_2CH_2OH$	$(CH_3)_2CHCH_2OH$	$\begin{array}{c} CH_3CH_2CHCH_3 \\ \quad\ \ | \\ \quad\ \ OH \end{array}$	$(CH_3)_3C-OH$
正丙醇	异丁醇	仲丁醇	叔丁醇
n-propyl alcohol	*i*-butyl alcohol	*s*-butyl alcohol	*t*-butyl alcohol

2. 系统命名法　首先选择含羟基的最长碳链为主链，根据主链的碳原子数称为“某醇”；然后从靠近羟基的一端依次编号，使羟基所连碳原子的序号尽可能小；最后将取代基的位次、数目、名称及羟基的位次依次写在醇名称的前面；有构型者，还需标明构型。例如：

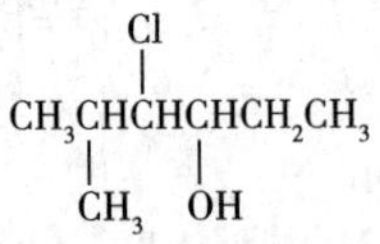

4-氯-5-甲基己-3-醇
4-chloro-5-methylhexan-3-ol

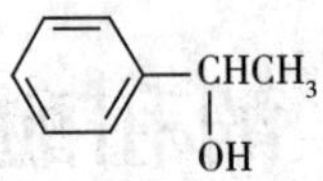

1-苯基乙醇
1-phenylethanol

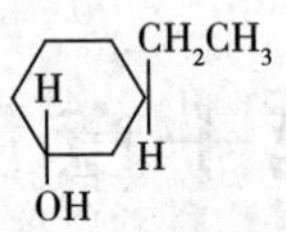

(1*R*,3*R*)-3-乙基环己醇
(1*R*,3*R*)-3-ethylcyclohexan-1-ol

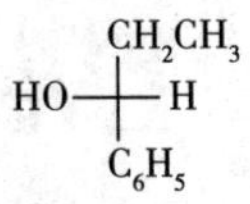

(*R*)-1-苯基丙-1-醇
(*R*)-1-phenylpropan-1-ol

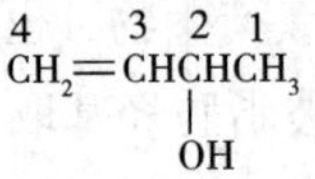

丁-3-烯-2-醇
but-3-en-2-ol

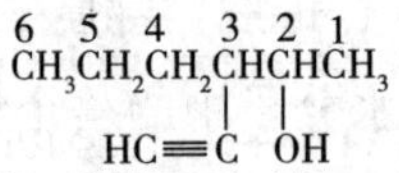

3-乙炔基己-2-醇
3-ethynylhexan-3-ol

$CH_2{=}CHCH_2OH$

丙-2-烯醇（烯丙醇）
prop-2-en-1-ol（allyl alcohol）

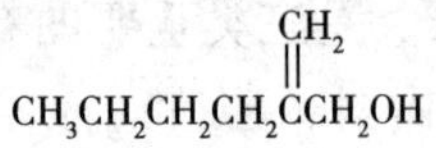

2-甲亚基己-1-醇
2-methylenehexan-1-ol

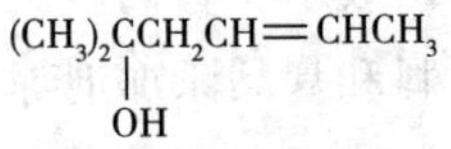

2-甲基己-4-烯-2-醇
2-methylhex-4-en-2-ol

多元醇命名时应选取含羟基最多的最长碳链作为主链，编号应尽量给所有羟基最低位次；当羟基的数目与碳原子的数目相同时，则可省略羟基的位号。例如：

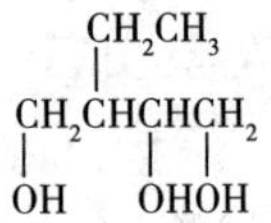

3-乙基丁-1,2,4-三醇
3-ethylbutane-1,2,4-triol

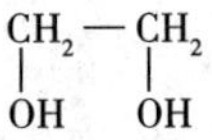

乙二醇（甘醇）
ethane-1,2-diol(Glycol)

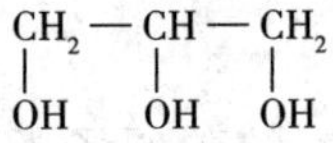

丙三醇（甘油）
propane-1,2,3-triol(Glycerol)

醇类化合物广泛存在于自然界并在工业上应用广泛。例如常用作有机溶剂的甲醇（CH_3OH），工业上最初是从木材干馏制得，因此又称木醇（wood alcohol），它对人体有害，经口摄入 15ml 可使人失明，30ml 可使人致死；乙醇是重要的医药化工原料、试剂，如医院常用的消毒液就是 70% 的乙醇溶液。再如治疗滴虫病及厌氧菌感染的药物甲硝唑、抗结核药盐酸乙胺丁醇等含有醇的结构。

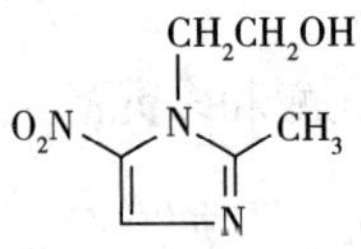

甲硝唑(metronizole)

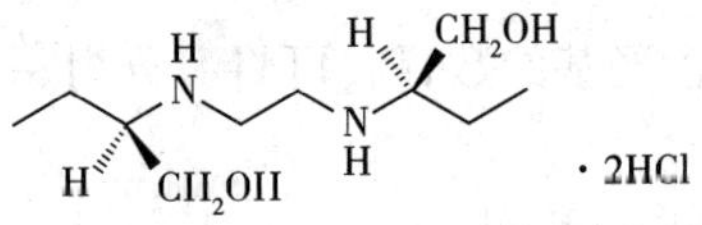

盐酸乙胺丁醇(ethambutil hydrochloride)

二、结构

醇与水具有相似的结构，羟基氧原子和与其相连碳原子均为 sp^3 杂化，C—O—H 键角接近 109°。例如，甲醇分子的结构如下所示。

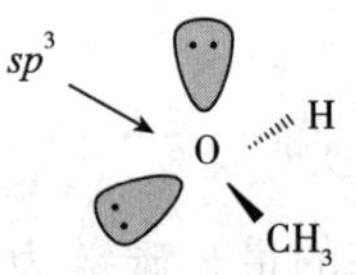

三、物理性质

低级醇是无色透明的中性液体，具有显著的酒味和辛辣气味；四至十一个碳的醇为油状液体，可部分溶于水；十二个以上碳原子的醇在室温下为无臭、无味的固体。直链饱和一元醇的沸点随碳原子数目的增加而上升；相同碳原子数的醇，含支链愈多者沸点愈低。

醇与水在结构和物理性质上具有相似性。

1. 氢键　低级醇比分子量相近的烷烃沸点高得多。例如甲醇比分子量相近的乙烷的沸点高 153.6℃；而正丁醇比正戊烷的沸点高 81℃。此系液态时，醇分子间能形成氢键，以缔合状态存在的缘故。要使液态醇气化为单个气体分子，除克服分子间的范德华引力外，还需要提供更多的能量去破坏“氢键”（氢键键能约为 25kJ/mol），所以醇的沸点比相应烷烃的沸点高。

低级醇如甲醇、乙醇、丙醇等能与水以任意比例混溶。这也是由于低级醇可与水分子之间能形成氢键的缘故。低级醇与水分子之间通过氢键的相互吸引力足以抵消醇分子之间的吸引力而使之易溶于水。

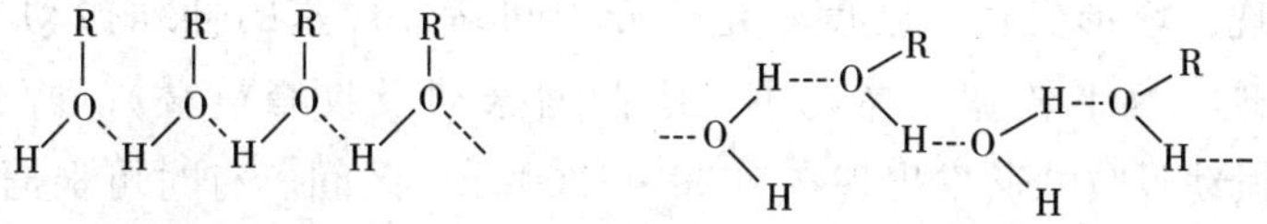

随着醇分子中碳原子数的增加，烃基对羟基氧原子的屏蔽作用增大，阻碍了醇分子之间以及醇与水分子之间氢键的形成，因此随着醇分子烃基部分的增大，醇与分子量相近的烷烃沸点差逐渐减小；在水中的溶解度迅速下降，高级醇几乎不溶于水而溶于有机溶剂。一些常见醇类的物理常数见表 10－1。

表 10－1　常见醇类的物理常数

化合物名称	熔点（℃）	沸点（℃）	比重	溶解度（g/100ml H_2O）
甲醇	-97.8	64.7	0.792	∞
乙醇	-117.3	78.3	0.789	∞
丙醇	-127	97.8	0.804	∞
异丙醇	-86	82.3	0.789	∞
正丁醇	-89.6	117	0.810	7.9
正戊醇	-78.6	138	0.817	2.3
正己醇	-52	156.5	0.819	0.6
正庚醇	-34	176	0.822	0.2
正辛醇	-15	195	0.827	0.05
正壬醇	-8	215	0.827	不溶
正癸醇	6	232.9	0.827	几乎不溶
正十二醇	24	259	0.813	不溶
环戊醇	-17	141	0.947	微溶
环己醇	25	161	0.962	3.6
苯甲醇	-15	205	1.040	4
乙二醇	-17.4	197.5	1.115	∞
丙三醇	-17.9	290	1.260	∞

2. 结晶醇的形成 低级醇和水类似，能和氯化钙、氯化镁和硫酸铜等一些无机盐形成结晶状化合物，称为结晶醇配合物，它们可溶于水而不溶于有机溶剂。例如：

$$CaCl_2 \cdot 4CH_3OH \qquad MgCl_2 \cdot 6CH_3OH$$

$$CaCl_2 \cdot 4C_2H_5OH \qquad MgCl_2 \cdot 6C_2H_5OH$$

因此，不能用氯化钙、氯化镁作干燥剂来除去醇类化合物中的少量水分。

练习题

10-1 比较沸点：(1) 戊-1-醇 (2) 2-甲基丁-2-醇 (3) 3-甲基丁-2-醇

10-2 比较在水中的溶解度：(1) 丁-1,4-二醇 (2) 1-氯丁烷 (3) 丁-1-醇

3. 红外光谱和核磁共振氢谱

(1) 红外光谱 醇类中游离羟基（分子间未缔合）的伸缩振动吸收约在 3500～3650cm^{-1}区间出现，峰形尖锐、强度不定；分子间缔合羟基的伸缩振动吸收约在 3200～3500cm^{-1}区间出现，峰形较宽（常与 N—H 伸缩振动吸收峰重叠）。醇分子中碳氧单键（C—O）的伸缩振动吸收峰通常出现在 1000～1260cm^{-1}区间。有时可根据碳氧单键吸收峰的细微差别区别三种不同类型的醇，如一级醇常出现在 1050～1085cm^{-1}；二级醇在 1085～1125cm^{-1}；三级醇在 1125～1260cm^{-1}。图 10-1 是乙醇的红外光谱图。

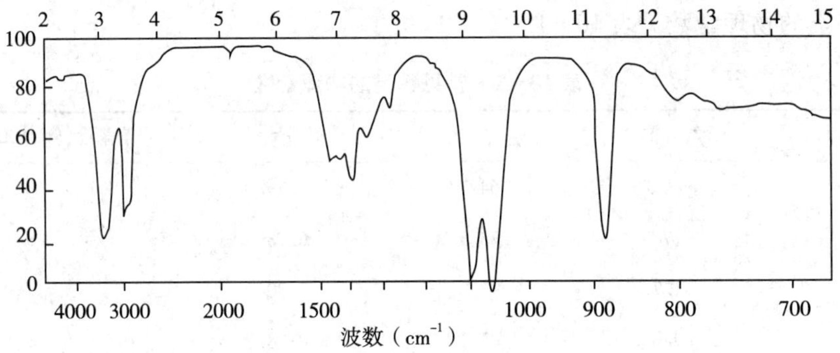

图 10-1 乙醇的红外吸收光谱

(2) 核磁共振氢谱 醇分子中羟基氢核吸收峰出现在 δ 为 5.5～0.5 较宽的范围内。这与醇分子中氢键形成的程度有关，氢键的形成能降低羟基质子周围的电子云密度，使质子的吸收峰向低场移动。当升高温度或用 CCl_4 等非极性溶剂将溶液稀释时，醇分子间形成氢键的程度减弱，吸收峰的位置将向高场移动。图 10-2 是乙醇的核磁共振氢谱。

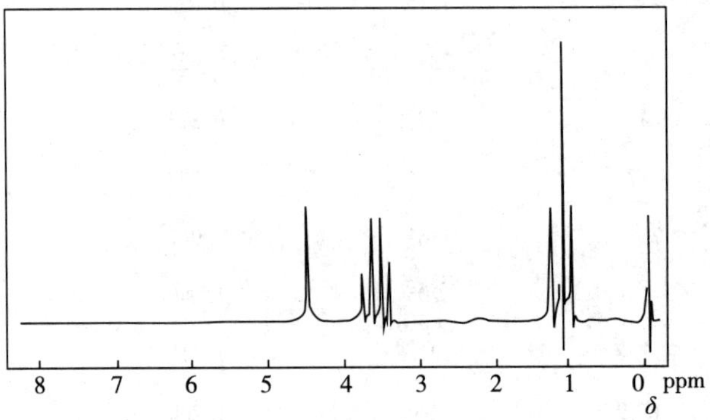

图 10-2 乙醇的核磁共振氢谱

四、化学性质

醇的化学性质主要取决于官能团羟基。由于羟基中氧的强电负性使得氧带部分负电荷，而与之相连的氢和碳则带部分正电荷，氧氢键和碳氧键均是极性键。在化学反应中氧原子作为亲核中心，与之相连的氢原子和碳原子则作为弱的亲电中心。

$$\overset{\delta^-}{O}—\overset{\delta^+}{H} \qquad \overset{\delta^+}{C}—\overset{\delta^-}{O}$$

同时由于-OH的-I效应使得α-H和β-H也具有一定的活泼性。

极性O—H键的存在，使醇表现出一定的酸性。极性的C—O键容易发生断裂，在化学反应中，带部分正电荷的α碳（与羟基直接相连的碳）容易受到亲核试剂的进攻而发生亲核取代反应；若C—O键和β位C—H键同时断裂时，则发生消除反应；醇羟基还可以被氧化。此外，邻二醇具有一些特殊的性质。

（一）一元醇的化学性质

1. 氧氢键断裂的反应　醇与水有类似的结构，使其与水有相似的性质。如羟基上的氢原子具有一定程度的酸性，可与活泼金属（Na、K、Mg、Al等）反应，生成金属醇化物，并放出氢气。

$$ROH + Na \longrightarrow \underset{醇钠}{RONa} + 1/2H_2$$

但比水与钠（钾）的反应要缓慢得多，说明醇羟基中的氢不如水分子中的氢活泼，即醇的酸性比水弱（水的$pK_a=15.7$，乙醇的$pK_a\approx16$）。而其共轭碱（R—ONa）的碱性则比NaOH强。

$$酸性\quad ROH < H_2O \qquad 碱性\quad RONa > NaOH$$

故在通常情况下，醇与氢氧化钠反应的趋势很小；相反，醇钠却很容易水解成原来的醇。

$$RONa + H_2O \rightleftharpoons ROH + NaOH$$

工业上利用化学平衡的原理，在乙醇和氢氧化钠的反应体系中加入苯，形成苯-乙醇-水三元共沸物（b. p. 64.8℃），将生成的水不断带出，使反应向有利于乙醇钠的生成方向进行。

伯、仲、叔三种不同类型醇的酸性是：伯醇的酸性最强，仲醇次之，叔醇最弱。因此与活泼金属反应的活性次序是：伯醇 > 仲醇 > 叔醇。

醇作为一种弱酸，在溶液中存在下述平衡：

$$ROH \rightleftharpoons RO^- + H^+$$

各类醇的酸性强弱与其共轭碱（烃氧负离子）的稳定性密切相关，共轭碱越稳定，碱性就越弱，醇的酸性越强。

在溶液中醇的共轭碱是溶剂化的，溶剂化作用可增加其稳定性。不同类型醇的相应共轭碱的溶剂化作用程度是不相同的。伯、仲、叔三种醇相应的共轭碱（RCH_2O^-、R_2CHO^-、R_3CO^-），随着烃基的增多、空间位阻增大，它们被溶剂化作用的程度依次减小，稳定性也依次减小，所以不同类型醇的酸性随烃基增多，空间位阻增大而减弱。

醇也可与镁、铝等作用生成醇镁和醇铝。生成醇镁的反应需用少量碘催化：

$$2CH_3CH_2OH + Mg \xrightarrow{I_2} \underset{\text{乙醇镁}}{(C_2H_5O)_2Mg} + H_2$$

$$6(CH_3)_2CHOH + 2Al \longrightarrow \underset{\text{异丙醇铝}}{2[(CH_3)_2CHO]_3Al} + 3H_2$$

醇钠（钾、镁、铝等）都是固体化合物，溶于醇，遇水易分解。甲醇钠、乙醇钠和叔丁醇钾是比氢氧化钠（钾）还强的强碱，性质活泼，在药物合成中可作为催化剂、缩合剂和烷氧基化试剂等。

练习题

10－3　实验室制备无水乙醇常用镁和少量的碘在乙醇中回流，试用反应式表示其制备原理。

2. 碳氧键断裂的反应　醇分子中极性较大的碳氧键（C—O），在亲核试剂作用下表现出类似卤代烃的性质，也易发生亲核取代反应和消除反应。

（1）亲核取代反应　在氢卤酸、卤化磷和氯化亚砜等试剂的作用下，醇中的 C—O 键断裂，羟基被卤原子取代生成卤代烃。

①与氢卤酸反应　醇与氢卤酸反应生成卤代烃和水，这也是制备卤代烃的一种方法。

$$ROH + HX \rightleftharpoons RX + H_2O$$

$$X = Cl, Br \text{ 或 } I$$

此反应是可逆的，反应速度与醇的结构和氢卤酸的种类有关。

氢卤酸的相对活性是：HI ＞ HBr ＞ HCl。此因卤素负离子的亲核能力是：$I^- > Br^- > Cl^-$。

对于同种氢卤酸来说，不同结构的醇的反应速度是：叔醇 ＞ 仲醇 ＞ 伯醇。

例如，伯、仲、叔三种醇与卢卡斯（Lucas）试剂（无水氯化锌和浓盐酸制成的溶液）的反应速度有差异。例如：

$$(CH_3)_3COH + HCl \xrightarrow[\text{室温，立即}]{ZnCl_2} (CH_3)_3CCl + H_2O$$

$$CH_3CH_2\underset{\underset{OH}{|}}{CH}CH_3 + HCl \xrightarrow[\text{室温，5分钟}]{ZnCl_2} CH_3CH_2\underset{\underset{Cl}{|}}{CH}CH_3 + H_2O$$

$$CH_3CH_2CH_2CH_2OH + HCl \xrightarrow[\Delta]{ZnCl_2} CH_3CH_2CH_2CH_2Cl + H_2O$$

由于反应后生成的卤烃不溶于卢卡斯试剂而呈混浊或分层现象，因此可根据出现混浊或分层速度来区别含六个碳原子以下的伯、仲和叔醇。

制备溴代烃时，常用硫酸和溴化钠代替氢溴酸与醇反应，例如：

$$(CH_3)_2CHCH_2CH_2OH + NaBr \xrightarrow[\Delta]{H_2SO_4} (CH_3)_2CHCH_2CH_2Br \ (93\%)$$

除大多数伯醇外，醇的卤代反应的产物中常伴随有重排产物，因此，认为一般情况下叔醇、仲醇和少部分伯醇的亲核取代反应是按 S_N1 机理进行的。

首先，醇在酸性条件下，氧原子上的未共用电子对结合一个质子，形成质子化的醇：

$$R\ddot{O}H + H^+ \underset{}{\overset{\text{快}}{\rightleftharpoons}} R-\overset{+}{O}H_2$$

质子化的醇有着较好的离去基团（H_2O），在溶剂等条件的作用下，发生碳氧键断裂生成碳正离子：

$$R - \overset{+}{O}H_2 \rightleftharpoons R^+ + H_2O$$

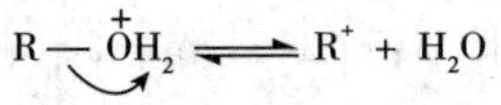

然后，碳正离子与卤素负离子结合生成产物：

$$R^+ + X^- \longrightarrow RX$$

从上述反应机理可以看出，酸性条件有助于羟基的离去和碳正离子的形成；反应速率的决定步骤是碳正离子生成的那一步，所以碳正离子生成的难易程度及其稳定性决定着反应的快慢。因此不同类型的醇发生卤代反应的活性顺序就是相应碳正离子的稳定性顺序。

由于有活性中间体碳正离子的生成，故可能有重排产物的生成，尤其是 β-碳上有支链的醇，重排倾向比较突出。例如：

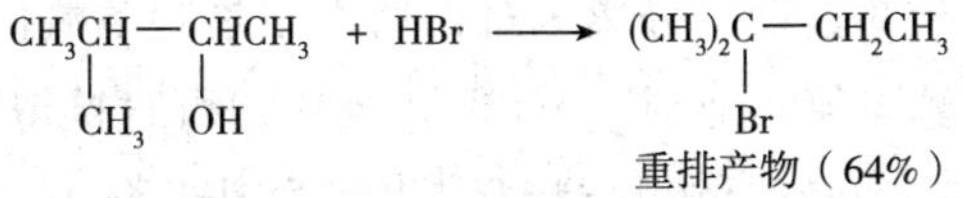

$$
\begin{array}{c}
\underset{\underset{CH_3}{|}}{CH_3CH} - \underset{\underset{OH}{|}}{CHCH_3} + HBr \longrightarrow \underset{\underset{Br}{|}}{(CH_3)_2C} - CH_2CH_3 \\
\text{重排产物（64\%）}
\end{array}
$$

其反应机理为：

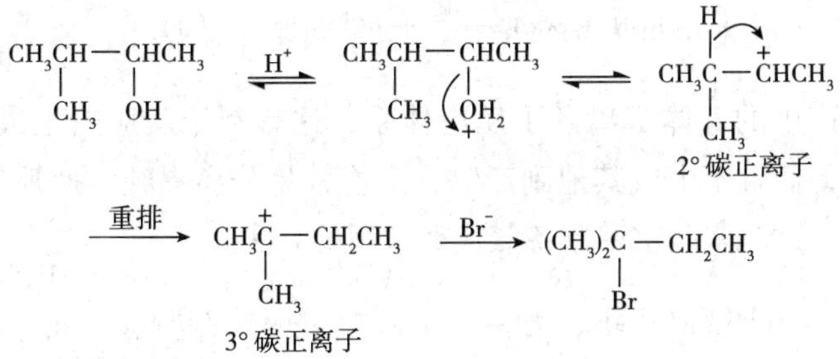

再如下例中只得到重排产物（此例中是甲基重排机理从略）。

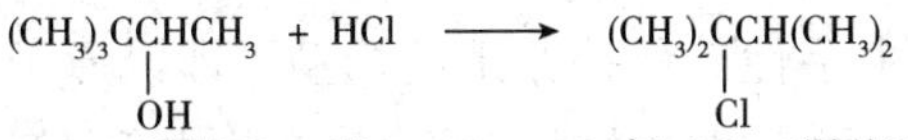

$$
\begin{array}{c}
\underset{\underset{OH}{|}}{(CH_3)_3CCHCH_3} + HCl \longrightarrow \underset{\underset{Cl}{|}}{(CH_3)_2CCH(CH_3)_2} \\
\text{3,3-二甲基丁-2-醇} \qquad\qquad \text{2-氯-2,3-二甲基丁烷}
\end{array}
$$

伯醇的亲核取代反应大多是按 S_N2 机理进行的，故伯醇的卤代反应一般不发生重排。

$$RCH_2 - \overset{..}{O}H + H^+ \rightleftharpoons RCH_2 - \overset{+}{O}H_2$$

$$X^- + R - CH_2 - \overset{+}{O}H_2 \longrightarrow \left[\overset{\delta^-}{X} \cdots \underset{\underset{R}{|}}{CH_2} \cdots \overset{\delta^+}{O}H_2 \right]^{\neq} \longrightarrow RCH_2X + H_2O$$

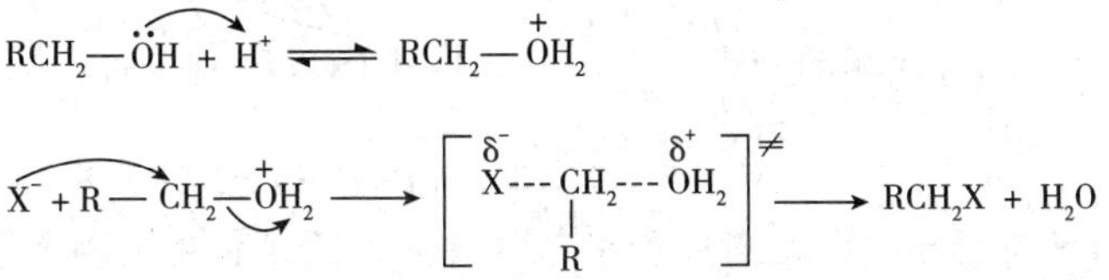

当 β-碳原子上连有侧链时，亲核试剂从羟基背后进攻时位阻增大，难于接近中心碳原子，也不利于 S_N2 过渡态的形成。因此，这样的伯醇也可能按 S_N1 机理发生反应。例如，新戊醇与浓盐酸发生反应时几乎全部生成重排产物，说明是按 S_N1 机理发生反应。

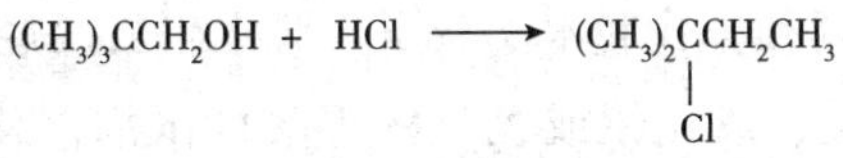

$$
\begin{array}{c}
(CH_3)_3CCH_2OH + HCl \longrightarrow \underset{\underset{Cl}{|}}{(CH_3)_2CCH_2CH_3} \\
\text{2-氯-2-甲基丁烷}
\end{array}
$$

❓ 练习题

10-4　预测下列化合物同浓盐酸反应产物的构型：（1）(R)-己-2-醇（按 S_N2 机理进行）；（2）(R)-3-甲基己-3-醇。

10-5　解释戊-3-醇同 HBr 反应得到3-溴戊烷和2-溴戊烷混合物的原因。

②与卤化磷反应　醇与三卤化磷作用生成卤代烃，这是制备溴代烃或碘代烃常用的方法。

$$3ROH + PX_3 \longrightarrow 3RX + \underset{\text{亚磷酸}}{P(OH)_3}$$

在实际操作中，常用赤磷加上溴或碘代替三溴化磷或三碘化磷，让三卤化磷一边生成，一边与醇作用。

$$2P + 3I_2 \longrightarrow 2PI_3$$
$$3C_2H_5OH + PI_3 \longrightarrow 3C_2H_5I + P(OH)_3$$

醇与五卤化磷（PX_5）可发生类似的反应。醇与 PCl_3 或 PCl_5 反应时，常因副产物亚磷酸酯或磷酸酯较多，导致产率较低、分离困难，所以不是制备氯代烃的好方法。

③与氯化亚砜反应　醇与氯化亚砜（$SOCl_2$）反应，可直接得到氯代烃，同时生成二氧化硫和氯化氢两种气体（应安装气体吸收装置，以免污染环境）。

$$ROH + SOCl_2 \xrightarrow[\triangle]{\text{醚}} RCl + SO_2 + HCl$$

在反应过程中产生的气体都离开了反应体系，这有利于反应向生成产物的方向进行。该反应不仅速度快，而且不生成其他副产物，产物较易分离提纯。此反应的另一个特点是不会生成重排产物，这是实验室中制备氯代烃常用的方法。

$$CH_3(CH_2)_5\underset{\displaystyle OH}{\underset{|}{C}}HCH_3 + SOCl_2 \xrightarrow{K_2CO_3} CH_3(CH_2)_5\underset{\displaystyle Cl}{\underset{|}{C}}HCH_3 \quad 81\%$$

醇与氯化亚砜反应的立体化学特征与反应条件有关。当与羟基相连的碳为手性碳时，若反应在乙醚中进行，产物中手性碳保持原来的构型，即氯原子占据了羟基所在的位置；若在醇和氯化亚砜的混合物中加入吡啶或三级胺，则产物中手性碳发生构型转化。例如：

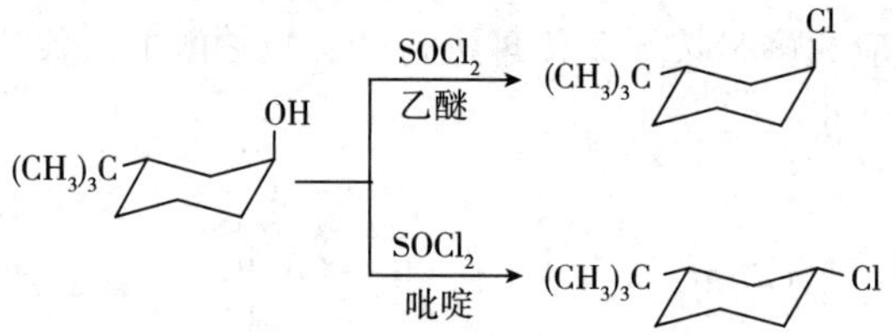

练习题

10-6　新戊醇与氢溴酸反应得到2-溴-2-甲基丁烷，而与氯化亚砜/吡啶反应得到新戊基氯。试推测它们的反应机理。

（2）脱水反应　醇可按两种方式脱水。分子内脱水生成烯烃，分子间脱水生成醚。

①分子内脱水　醇在硫酸、氧化铝或氯化锌等酸性试剂催化下，发生碳氧键断裂，同时在β-碳原子上消除一个氢原子，结果在分子内脱水生成烯烃，称之为醇的消除反应。

例如将乙醇和浓硫酸加热到170℃，或将乙醇的蒸气在360℃下通过氧化铝催化剂，乙醇可经分子内脱水生成乙烯。

$$\underset{\displaystyle H}{\underset{|}{CH_2}}-\underset{\displaystyle OH}{\underset{|}{CH_2}} \xrightarrow[\text{或}Al_2O_3/360℃]{H_2SO_4/170℃} CH_2=CH_2 + H_2O$$

仲醇或叔醇在进行分子内脱水时，同样遵守查依采夫规律，即主要脱去含氢较少的

β-碳原子上的氢原子，生成双键上带有较多烃基的烯烃（较稳定的烯烃）。例如：

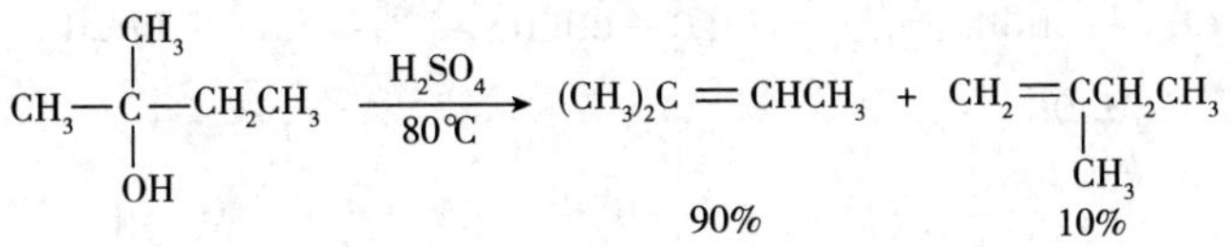

当脱水后有共轭烯烃形成时，则优先生成稳定的共轭烯烃。例如：

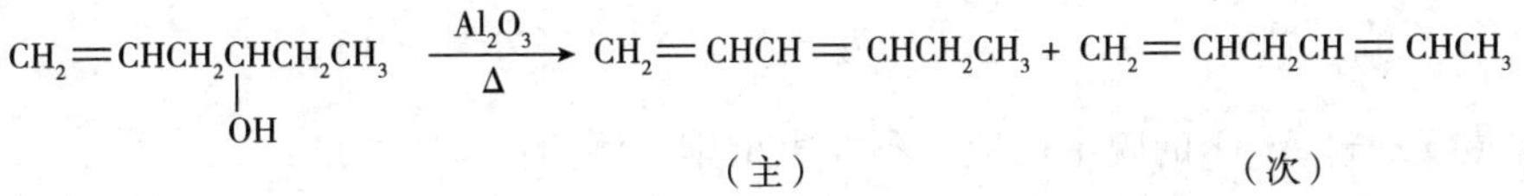

当主产物有顺反异构体时，常以稳定性较高的反式异构体产物为主。例如：

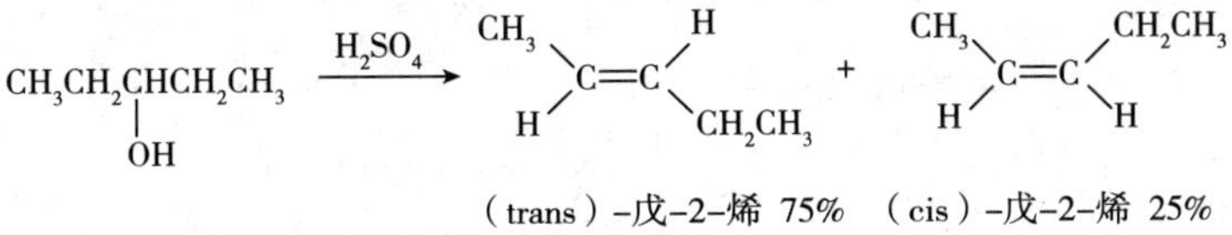

醇在酸催化下的脱水反应一般按照 E1 机理进行。

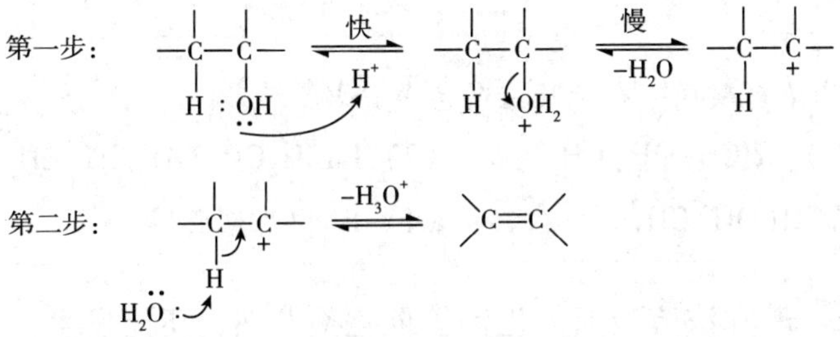

醇脱水反应的难易程度，主要取决于碳正离子中间体的稳定性。因为碳正离子中间体的稳定性次序是：3° > 2° > 1°，所以在酸性条件下，醇脱水反应的相对活性次序是：3°醇 > 2°醇 > 1°醇。

以下三种醇脱水反应条件的差异，反映出它们相对反应活性与上述次序一致。

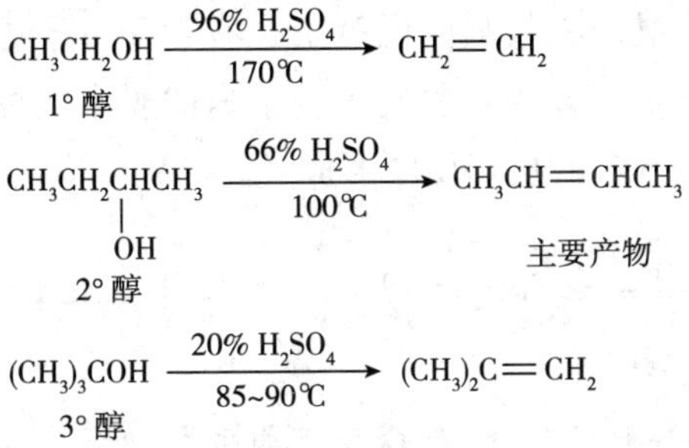

醇在质子酸 H_2SO_4、H_3PO_4 等催化下的脱水反应，因有碳正离子中间体生成，故常发生重排。例如：

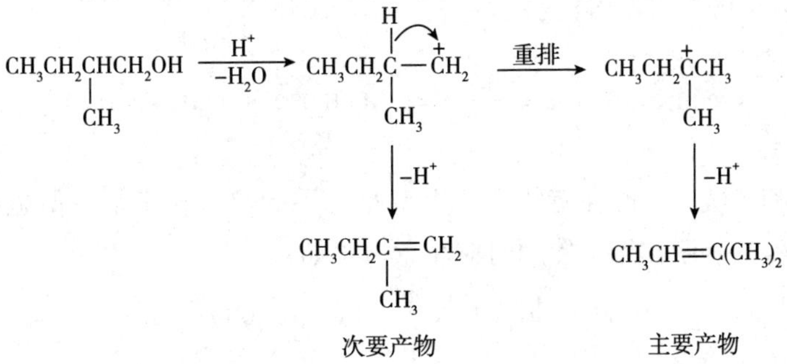

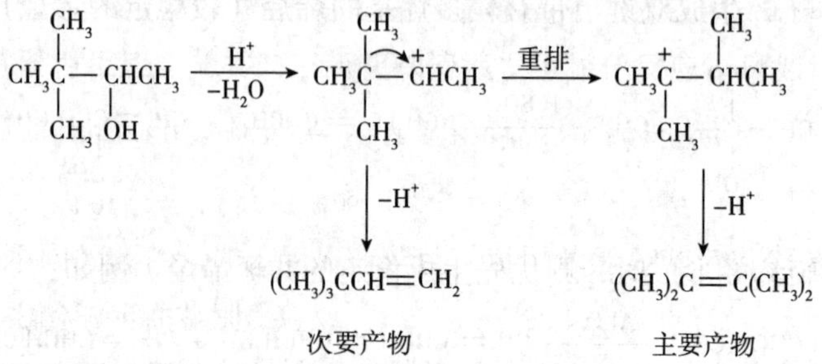

但醇蒸气通过 Al_2O_3 的脱水反应，不发生重排。例如：

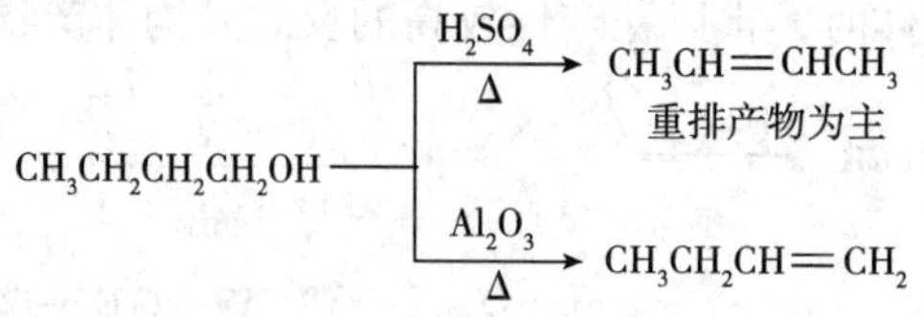

练习题

10-7　请给出浓硫酸同下列醇反应的主要产物。

(1) $(CH_3CH_2)_2CHCH(OH)CH_3$　　(2) $PhCH_2CH(OH)CH(CH_3)_2$

(3) $(CH_3)_3CCH(OH)CH_3$　　(4) 1-甲基环己醇

②分子间脱水　醇和浓硫酸或氧化铝等催化剂共热，还能发生分子间脱水形成醚。例如：

$$CH_3CH_2OH + CH_3CH_2OH \xrightarrow[\text{或 } Al_2O_3/260℃]{\text{浓 } H_2SO_4/140℃} CH_3CH_2OCH_2CH_3 + H_2O$$

可以看出酸性条件下脱水，温度对脱水反应的方式有影响。一般说来，在较低的温度下，有利于分子间的脱水成醚；在较高的温度下，有利于分子内脱水成烯。另外，醇的结构对脱水反应的方式也有影响，叔醇主要发生分子内的脱水成烯，而只有少数低级伯醇则较易发生分子间的脱水，按 S_N2 的机理反应形成醚。

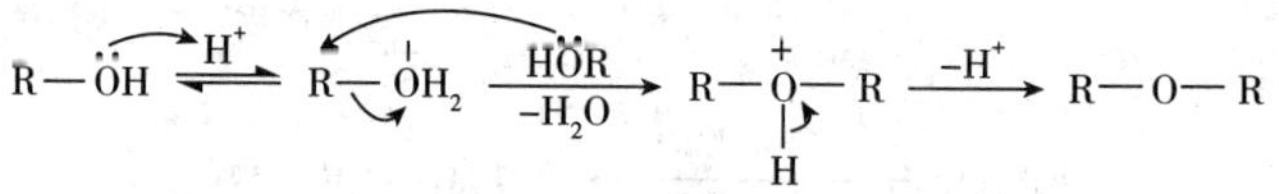

(3) 与无机含氧酸的成酯反应　醇和含氧无机酸如硫酸、硝酸或磷酸等作用生成无机酸酯。例如：

$$CH_3CH_2O\text{-}H + HO\text{-}SO_2OH \rightleftharpoons \underset{\text{硫酸氢乙酯}}{CH_3CH_2OSO_2OH} + H_2O$$

$$2CH_3CH_2OSO_2OH \xrightleftharpoons{\text{减压蒸馏}} \underset{\text{硫酸二乙酯}}{CH_3CH_2OSO_2OCH_2CH_3} + H_2O$$

硫酸二乙酯和硫酸二甲酯在有机合成上都是常用的烷基化试剂。但硫酸二甲酯对呼吸器官和皮肤有强烈的刺激作用，使用时应注意。再如：

$$CH_3CH_2\text{—}OH + HONO_2 \rightleftharpoons \underset{\text{硝酸乙酯}}{CH_3CH_2ONO_2} + H_2O$$

硝酸酯受热易发生爆炸，使用时必须严格遵守安全规则。某些硝酸酯和亚硝酸酯是血管扩张剂，例如三硝酸甘油酯和亚硝酸异戊酯。

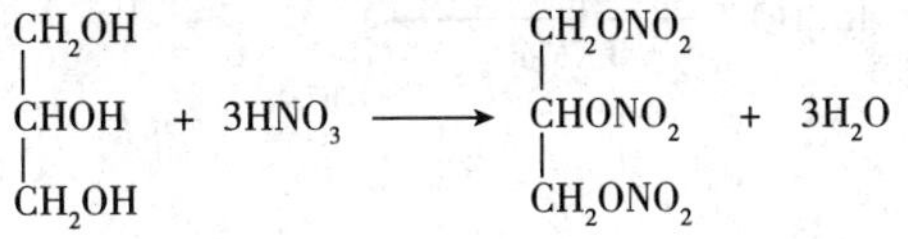

三硝酸甘油酯

$$(CH_3)_2CHCH_2CH_2OH + HNO_2 \longrightarrow (CH_3)_2CHCH_2CH_2ONO$$

亚硝酸异戊酯

由于磷酸的酸性较硫酸、硝酸弱，故不易直接与醇成酯，而是由醇与三氯氧磷作用制得。

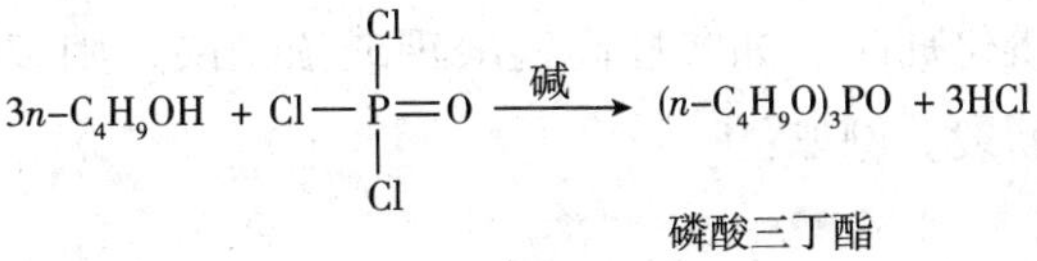

磷酸三丁酯

磷酸酯也是一类重要的化合物，常用作萃取剂、增塑剂和杀虫剂。生物体内具有生物能源库功能的三磷酸腺苷（ATP）以及遗传物质基础的 DNA 中，均有磷酸酯结构。

醇与磺酰氯可生成磺酸酯。例如：

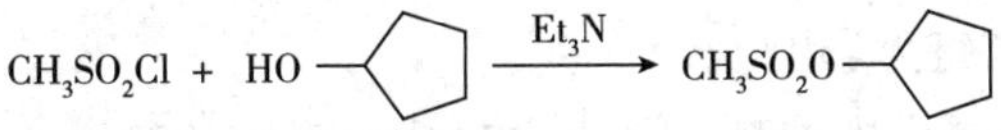

甲基磺酰氯　　　　甲基磺酸环戊酯

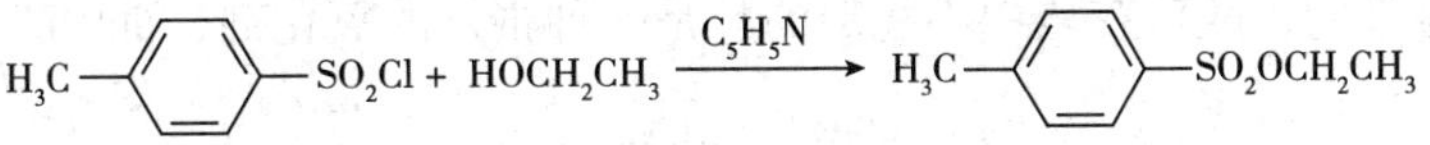

对甲基苯磺酰氯　　　　对甲基苯磺酸乙酯

这些磺酸酯是有机合成中的重要试剂，磺酰氧基是一个很好的离去基团，在亲核试剂的进攻下，易于被取代。例如：

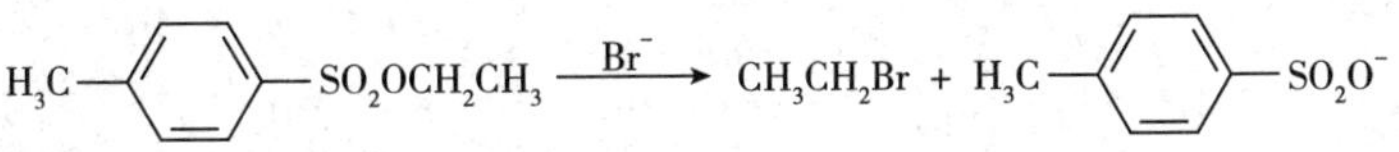

3. 氧化和脱氢反应　醇可与多种氧化剂发生反应，其产物取决于醇的结构和氧化剂的种类。

（1）用强氧化剂氧化　醇用强氧化剂 $K_2Cr_2O_7$-H_2SO_4 或 $KMnO_4$ 氧化时，伯醇首先被氧化成醛，生成的醛比醇更易被氧化而转变成羧酸。

$$RCH_2OH \xrightarrow[\text{或 } KMnO_4]{K_2Cr_2O_7/H_2SO_4} \underset{\text{醛}}{RCHO} \xrightarrow[\text{或 } KMnO_4]{K_2Cr_2O_7/H_2SO_4} \underset{\text{羧酸}}{RCOOH}$$

若想通过该类氧化剂由伯醇制备醛，必须将生成的醛及时从反应体系中蒸出，以避免进一步氧化成羧酸。此方法仅适合于制备沸点低于反应物醇的醛，但一般收率较低，应用受到限制。例如：

$$\underset{\text{b. p. } 97℃}{CH_3CH_2CH_2OH} \xrightarrow[75℃]{Na_2Cr_2O_7/H_2SO_4} \underset{\text{b. p. } 47℃}{CH_3CH_2CHO} \quad 50\%$$

在同样的条件下，仲醇被氧化成较稳定的酮，酮不易继续被氧化。

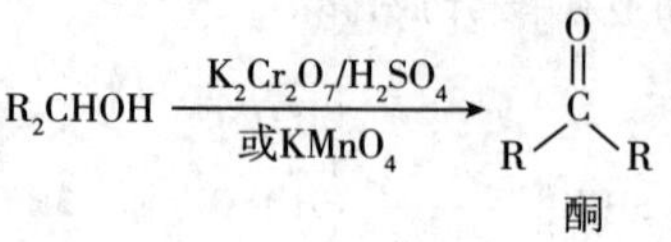

例如：

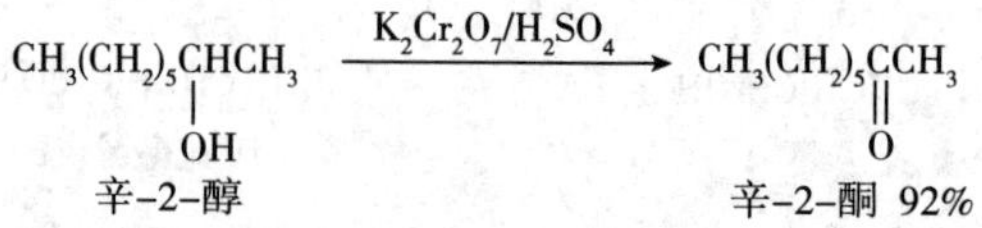

叔醇在上述条件下难以被氧化，这可能与叔醇无 α－H 有关。因此，可以根据与$K_2Cr_2O_7$反应前后颜色的变化和产物结构分析，将伯醇、仲醇、叔醇区别开。

但用氧化性更强的氧化剂时，如酸性高锰酸钾或浓硝酸，则叔醇先脱水成烯，后者再被氧化而发生碳碳键的断裂。例如：

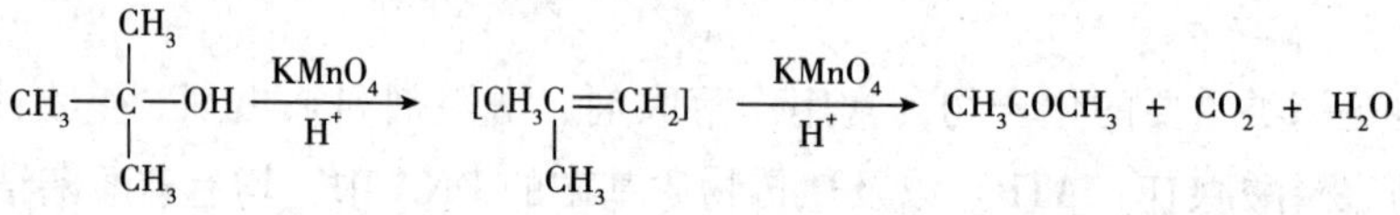

（2）用温和的氧化剂氧化　温和的、具有选择性的氧化剂可将伯醇氧化成醛，仲醇氧化成酮，且对碳碳不饱和键无影响。

① 沙瑞特（Sarrett LH）试剂是三氧化铬和吡啶形成的配合物[$CrO_3 \cdot (C_5H_5N)_2$]，因其中的吡啶是碱性的，故对在酸中不稳定的醇是一种很好的氧化剂，而且产率较高。

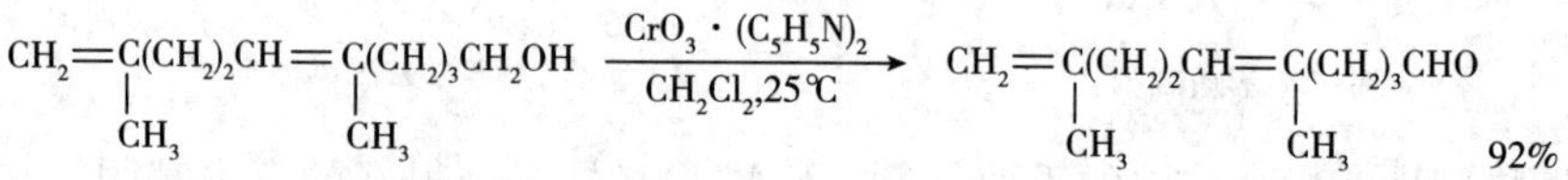

②琼斯（Jones）试剂是将三氧化铬溶于稀硫酸中（CrO_3 · 稀 H_2SO_4），反应时将其滴加到醇的丙酮溶液中。

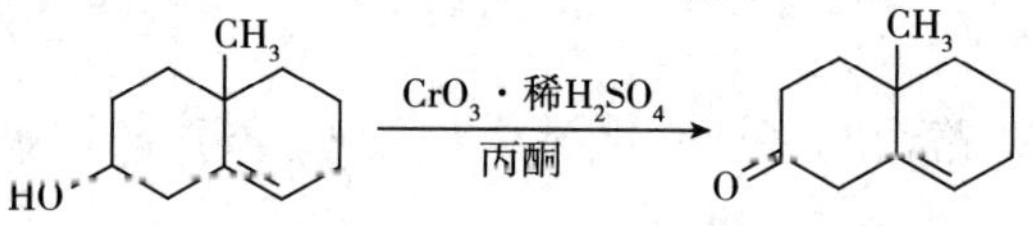

③活性二氧化锰是新制备的MnO_2，它可将β－不饱和伯醇或β－不饱和仲醇氧化成α,β－不饱和醛或酮。

$$CH_3CH_2CH{=}CHCH_2OH \xrightarrow{\text{活性}MnO_2} CH_3CH_2CH{=}CHCHO$$

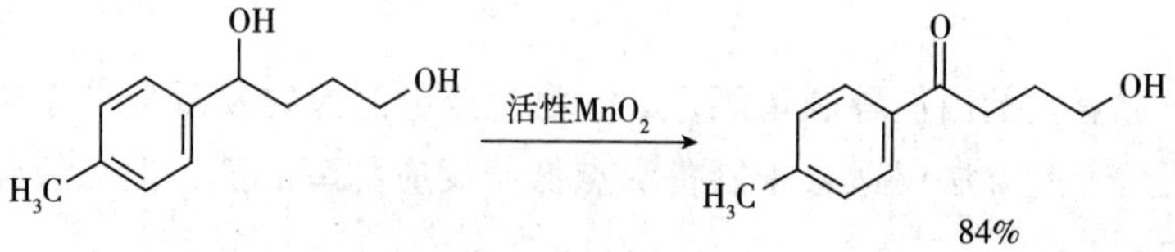

④欧芬脑尔（Oppenauer，R. V.）氧化是指在叔丁醇铝或异丙醇铝的作用下，仲醇和丙酮（或甲乙酮、环已酮等）反应，仲醇被氧化成酮，而丙酮被还原成异丙醇。该反应的特点是只在醇和酮之间发生氢原子的转移，而不涉及分子的其他部分，因此不饱和键不受

影响。

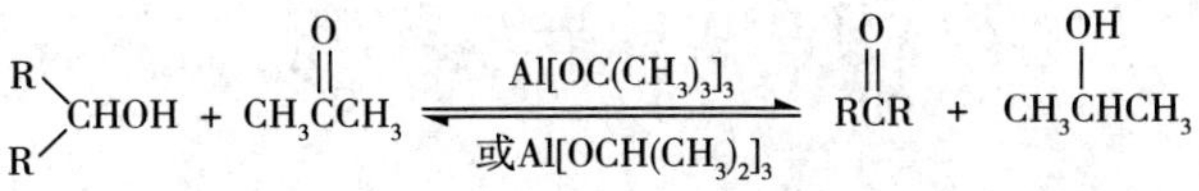

例如：

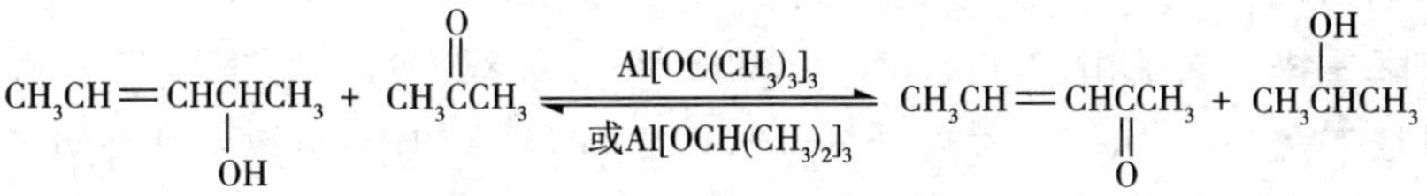

（3）催化脱氢　伯醇或仲醇的蒸气在高温下通过活性铜或银、镍等催化剂即发生脱氢反应，分别生成醛或酮。例如：

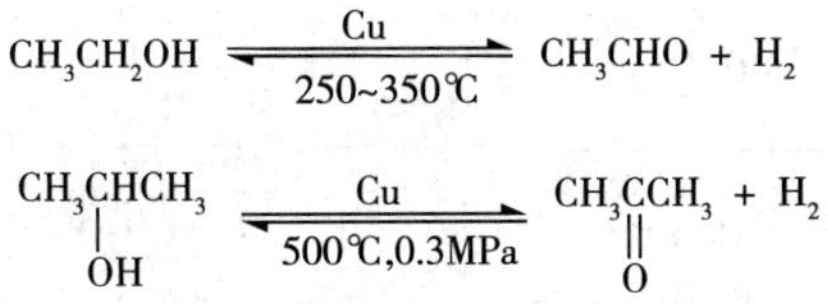

叔醇分子中没有 α－H，因此不发生脱氢反应。

练习题

10－8　请给出 MnO_2 同下列化合物反应的产物。

（1）$CH_3CH=CHCH(OH)CH_3$

（2）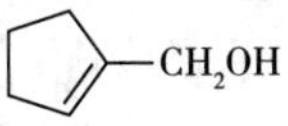

（3）$PhCH_2OH$

（4）$PhCH(OH)CH_2CH_2OH$

（二）二元醇的特性

随着羟基数目的增多，醇的沸点和在水中的溶解度也随之增大。这是由于羟基的增多，醇分子间形成氢键的机会增加，分子间相互吸引力增大而使沸点升高。同时，醇和水分子通过氢键相互作用力也增大，因而在水中的溶解度增大。

二元醇除具有一元醇的化学性质外，还具有一些特殊的反应。

1. 脱水反应　二元醇在酸性条件下可发生分子内脱水，其产物随着两个羟基相对位置不同而变化。邻二醇分子内脱水生成不稳定的烯醇，烯醇再重排成醛或酮。

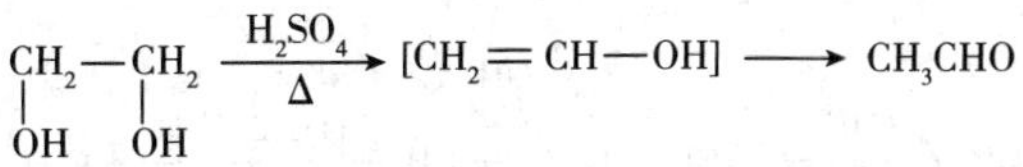

邻二醇除发生分子内脱水外，还容易发生分子间的脱水反应。例如：

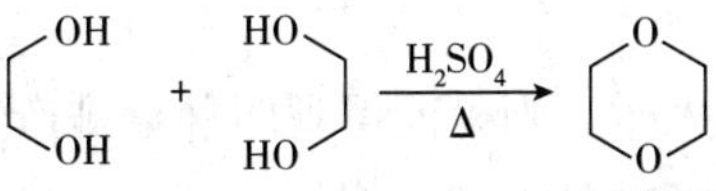

1,4-二氧六环
（俗称二噁烷）

1,3－二醇分子内脱水形成共轭二烯。例如：

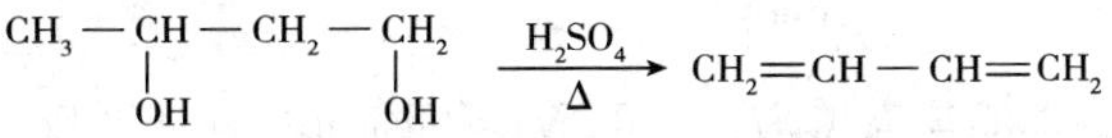

扫码“看一看”

1,4-和1,5-二醇分子内脱水形成环醚。例如：

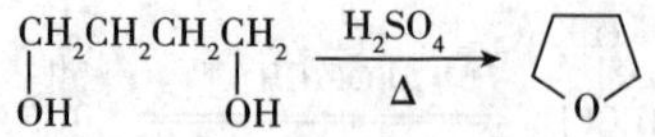

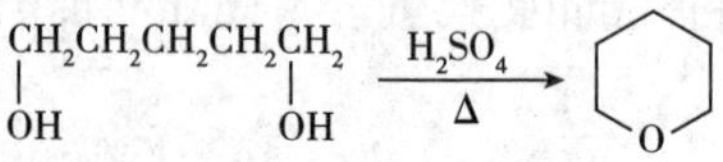

2. 频哪醇重排 频哪醇（pinacols）是指两个羟基都连接在叔碳原子上的邻二醇（例如，2,3-甲基丁-2,3-二醇）。在酸性条件下，其中一个羟基与氢离子结合脱去一分子水形成碳正离子，另一个羟基碳上的烃基带着一对电子发生1,2-迁移，同时氧上的未共用的电子对也发生转移生成酮，称频哪酮（pinacolones）。其他类似频哪醇结构的邻二醇也能发生类似的反应，统称为频哪醇重排（pinacol rearrangement）。例如：

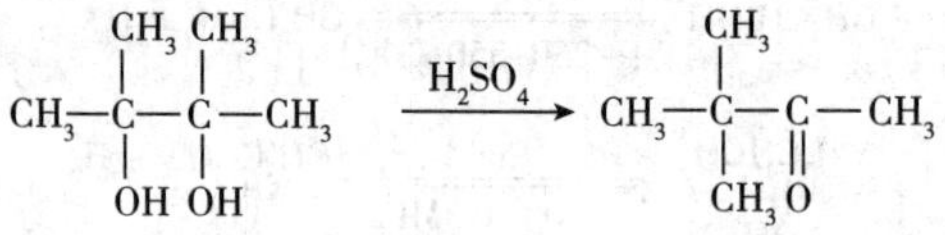

2,3-二甲基丁-2,3-醇（频哪醇）　　3,3-二甲基丁-2-酮（频哪酮）

反应机理如下：

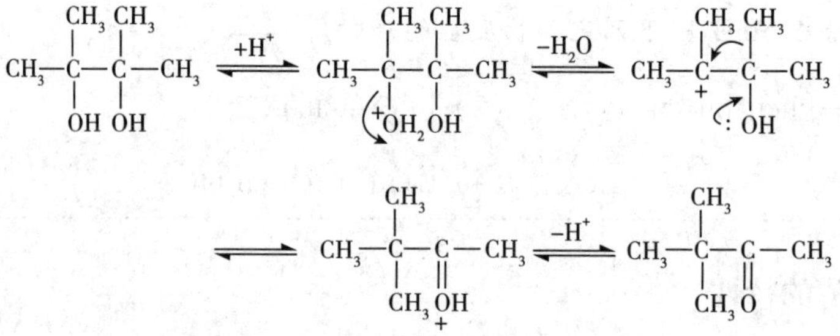

当频哪醇类化合物上的四个烃基不相同时，离去的羟基是能形成较稳定碳正离子的羟基；哪个基团迁移则取决于迁移的能力，一般是芳基 > 烷基 > H。例如：

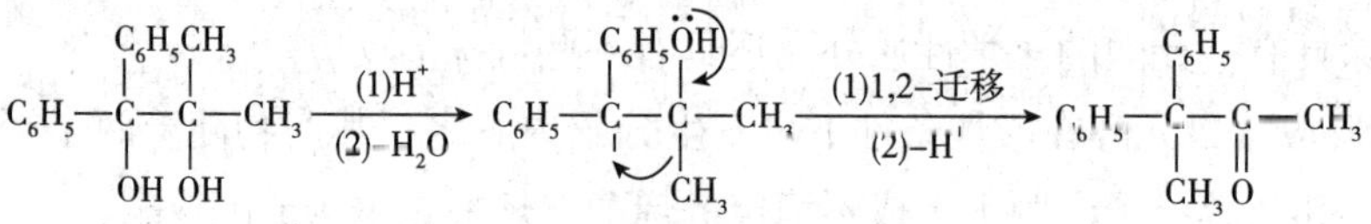

生成较稳定的苄基碳正离子

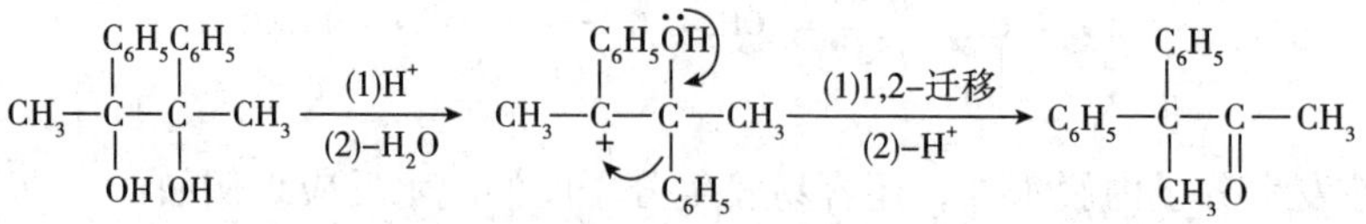

苯基优先迁移

当两个基团迁移能力相差不大时，则可能得到两种重排产物的混合物。

有时类似的邻二醇也能发生频哪醇重排。例如：

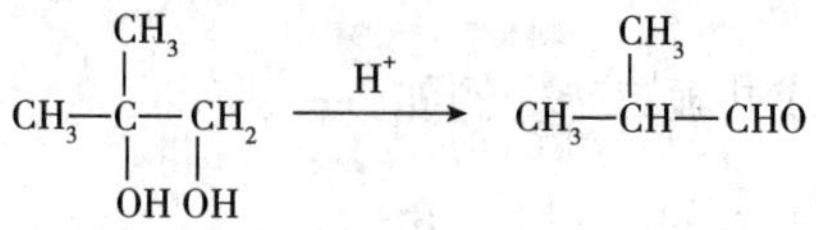

3. 氧化反应 邻二醇能与高碘酸或四醋酸铅等温和的氧化剂反应，两个羟基之间的碳

碳键发生断裂，并生成两分子羰基化合物。

$$R-\underset{\underset{OH}{|}}{CH}-\underset{\underset{OH}{|}}{CH}-R' \xrightarrow{HIO_4} RCHO + R'CHO + HIO_3 + H_2O$$

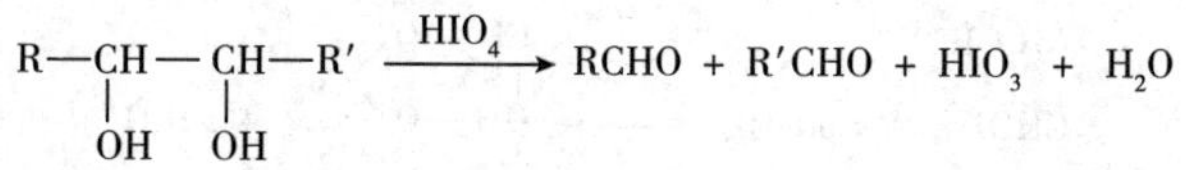

$$R-\underset{\underset{OH}{|}}{\overset{\overset{R'}{|}}{C}}-\underset{\underset{OH}{|}}{CH}-R'' \xrightarrow{HIO_4} \underset{R'}{\overset{R}{>}}C=O + R''CHO + HIO_3 + H_2O$$

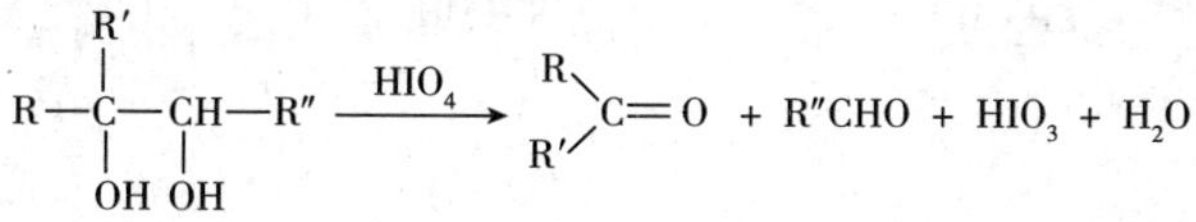

例如：

$$\underset{\underset{OH}{|}}{CH_2}\vdots\underset{\underset{OH}{|}}{CH}\vdots\underset{\underset{OH}{|}}{CHCH_3} \xrightarrow{2HIO_4} H-\underset{\underset{O}{||}}{C}-H + H-\underset{\underset{OH}{|}}{C}=O + O=\underset{\underset{H}{|}}{C}-CH_3$$

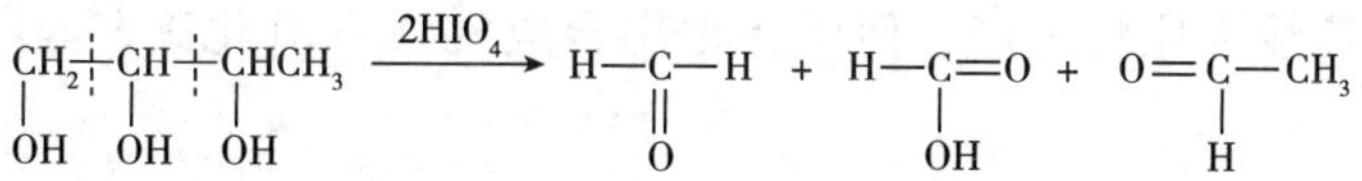

上述反应是定量进行的，每断裂一个邻二羟基间碳碳单键消耗一分子 HIO_4，因此可用于邻二醇类的结构测定。

高碘酸氧化邻二醇的反应机理可能是经过环状高碘酸酯进行的。

$$\underset{\underset{|}{-C-OH}}{\overset{|}{-C-OH}} + HIO_4 \longrightarrow \cdots \longrightarrow \underset{-C=O}{-C=O} + HIO_3 + H_2O$$

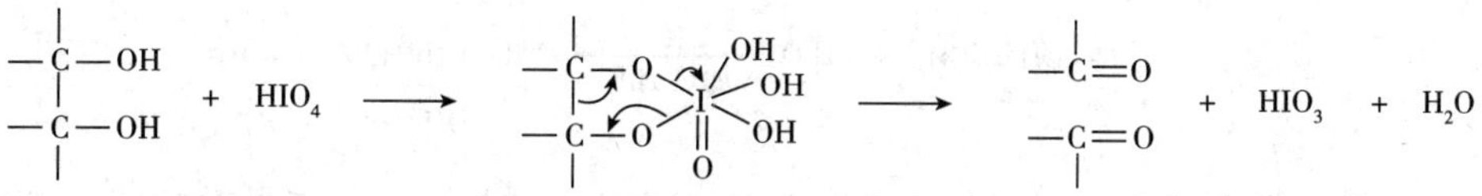

一些邻二醇因结构上的原因，不能形成环状过渡态，则氧化难以进行。例如：

$$\xrightarrow{HIO_4} 不能被氧化$$

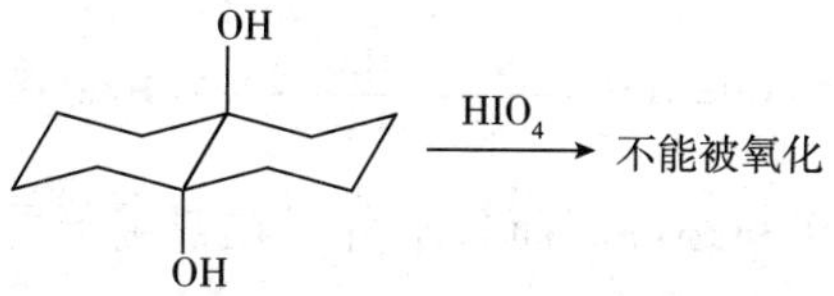

据报道，四乙酸铅氧化邻二醇可能经历一个开链的过渡态，因此当用四乙酸铅代替高碘酸时，上述邻二醇可被氧化。

$$\xrightarrow{Pb(OAc)_4}$$

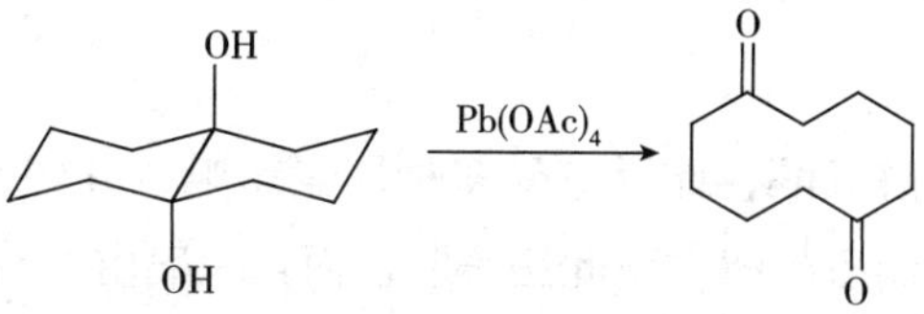

此外，邻羟基醇或邻羟基酮（醛）也可以被高碘酸氧化。例如：

$$\underset{\underset{OH}{|}}{CH_2}\vdots\underset{\underset{OH}{|}}{CH}\vdots\underset{\underset{OH}{|}}{CH}\vdots\underset{\underset{OH}{|}}{CH}\vdots\underset{\underset{OH}{|}}{CH}\vdots CHO \xrightarrow{5HIO_4} HCHO + 5HCOOH$$

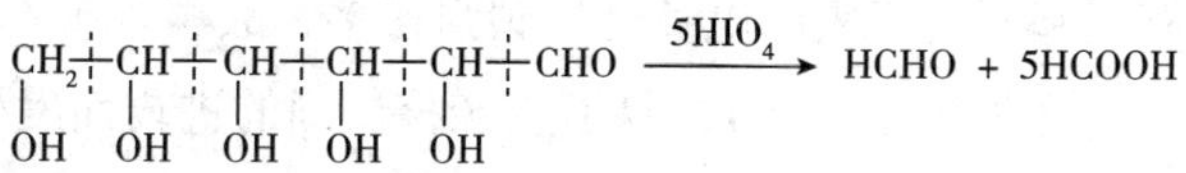

练习题

10-9 下列醇中哪些能被高碘酸氧化？试写出氧化产物。

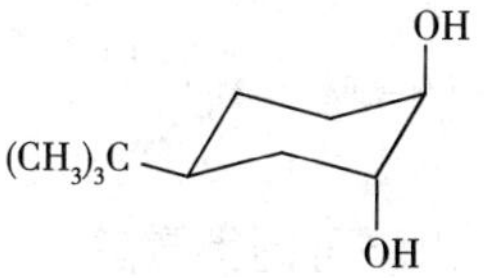

(1)　　　　　　　　(2)　　　　　　　　(3)

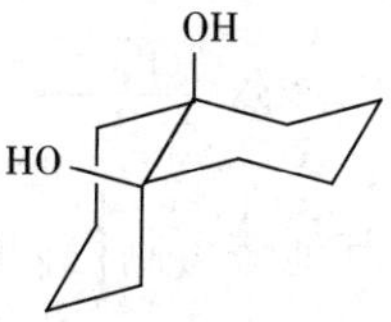

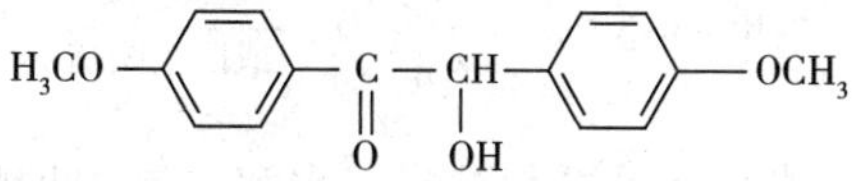

4. 与氢氧化铜反应　邻二醇或毗邻的多元醇能使新鲜制备的氢氧化铜沉淀溶解，生成

蓝色的铜盐。这也是鉴别邻二醇的一种方法。

$$\begin{array}{c} CH_2OH \\ | \\ CHOH \\ | \\ CH_2OH \end{array} + Cu(OH)_2 \longrightarrow \begin{array}{c} CH_2-O \\ | \quad\quad Cu \\ CH-O \\ | \\ CH_2OH \end{array} + 2H_2O$$

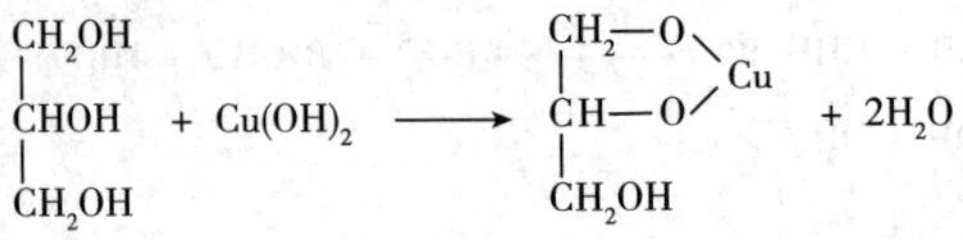

五、制备

早期，一些简单的醇，如乙醇用粮食发酵法生产；甲醇用木材干馏法生产。目前工业上多数醇由烯烃为原料生产，而甲醇则用合成气（一氧化碳和氢气）催化转化法生产。

（一）由烯烃制备

1. **酸催化水合法**　烯烃在酸催化下，在加热、加压下与水发生加成反应得到醇。除由乙烯可得到伯醇外，其他烯烃水合得到的主要产物是仲醇和叔醇（详见第四章）。

$$R-CH=CH_2 + H_2O \xrightarrow[\text{加热,加压}]{H^+} \begin{array}{c} R-CHCH_3 \\ | \\ OH \end{array}$$

2. **硼氢化—氧化反应**　烯烃与乙硼烷 B_2H_6 反应生成三烷基硼，后者在碱性过氧化氢溶液中直接氧化得醇。

$$R-CH=CH_2 \xrightarrow{BH_3} \xrightarrow[OH^-]{H_2O_2} R-CH_2CH_2OH$$

该反应过程简单方便，产率很高。而且水分子在双键上的加成方向是反马氏规则的，可以得到一级醇（详见第四章）。

3. **羟汞化—脱汞反应**　烯烃和乙酸汞的水溶液反应，生成有机汞化合物，后者与硼氢化钠反应，被还原生成醇。

（二）由卤烃制备

卤烃在碱性溶液中水解成醇，此反应受多种因素影响，并经常伴有消除反应，一般应用意义不大，只有一些难制备的醇才用此法来制，而且一般由 1°卤烃制备（详见第九章）。

（三）由格氏试剂制备

醛、酮分子中含有羰基，由于氧的电负性比碳强得多，故羰基中的 π 电子云偏向于氧，使羰基碳带部分正电荷（详见第十一章），易遭受亲核试剂的进攻而发生加成反应。格氏试剂（RMgX）与醛、酮发生加成反应，其烃基加到羰基的碳原子上，余下的部分加到羰基氧原子上，加成物再水解得到醇。用通式表示如下：

$$\overset{\delta^-}{R}\text{—}\overset{\delta^+}{MgX} + \overset{\delta^+}{\underset{\delta^-}{C}}=O \xrightarrow[\text{或四氢呋喃}]{\text{无水乙醚}} \begin{array}{c} | \\ R-C-OMgX \\ | \end{array} \xrightarrow[H^+]{H_2O} \begin{array}{c} | \\ R-C-OH \\ | \end{array} + Mg\overset{OH}{\underset{X}{<}}$$

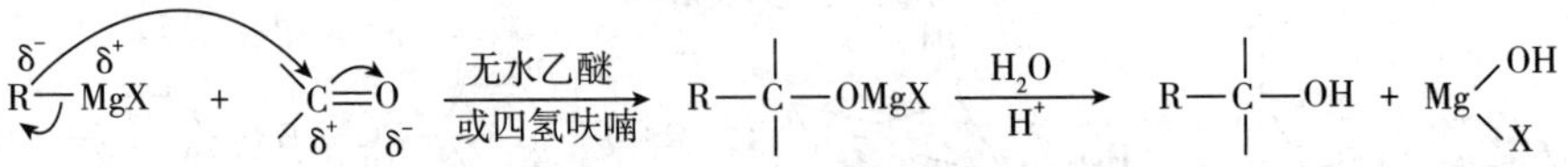

甲醛与格氏试剂加成、水解可制得伯醇，其他醛可制得仲醇，由酮可制得叔醇。

$$RMgBr + HCHO \xrightarrow{\text{无水乙醚}} RCH_2OMgBr \xrightarrow[H_2O]{H^+} RCH_2OH + Mg\overset{OH}{\underset{Br}{<}}$$
$$\quad\quad\quad\quad \text{甲醛} \quad\quad\quad\quad\quad\quad\quad\quad\quad\quad\quad\quad\quad\quad 1°\text{ 醇}$$

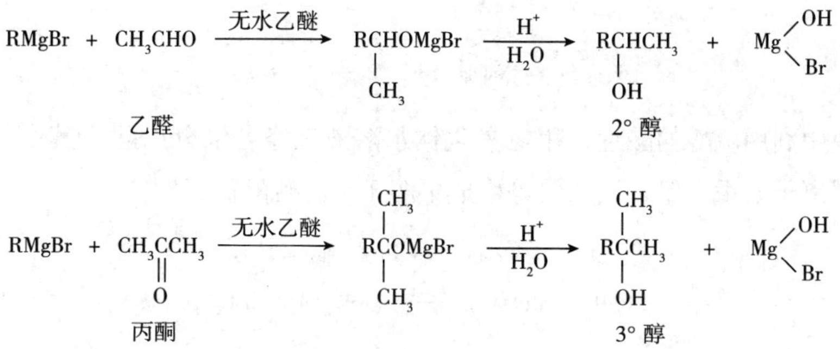

$$RMgBr + CH_3CHO \xrightarrow{无水乙醚} \underset{\underset{CH_3}{|}}{RCHOMgBr} \xrightarrow[H_2O]{H^+} \underset{\underset{OH}{|}}{RCHCH_3} + Mg\underset{Br}{\overset{OH}{\diagdown}}$$

乙醛　　　　　　　　　　　　　　　　　　　　2° 醇

$$RMgBr + \underset{\underset{O}{\|}}{CH_3CCH_3} \xrightarrow{无水乙醚} \underset{\underset{CH_3}{|}}{\overset{\overset{CH_3}{|}}{RCOMgBr}} \xrightarrow[H_2O]{H^+} \underset{\underset{OH}{|}}{\overset{\overset{CH_3}{|}}{RCCH_3}} + Mg\underset{Br}{\overset{OH}{\diagdown}}$$

丙酮　　　　　　　　　　　　　　　　　　　　3° 醇

用格氏试剂与醛、酮反应制备 2° 或 3° 醇时，通常有不止一种组合方式，例如：

$$\underset{\underset{OH}{|}}{R\!-\!\!\!\!+\!CH\!+\!\!\!\!-\!R'}$$

$$R\!-\!MgX + \underset{\underset{O}{\|}}{R'\!-\!C\!-\!H} \quad 或 \quad \underset{\underset{O}{\|}}{R\!-\!C\!-\!H} + R'\!-\!MgX$$

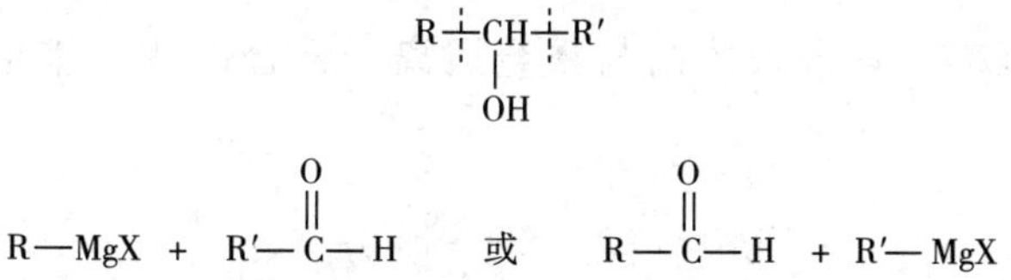

因此，要根据实际情况选择合适的组合方法。

此外，格氏试剂可以与环氧化合物反应生成增加两个碳原子的伯醇。

$$RMgBr + \underset{O}{\overset{O}{H_2C\!-\!CH_2}} \xrightarrow{无水乙醚} RCH_2CH_2OMgBr \xrightarrow[H_2O]{H^+} RCH_2CH_2OH + Mg\underset{Br}{\overset{OH}{\diagdown}}$$

1° 醇

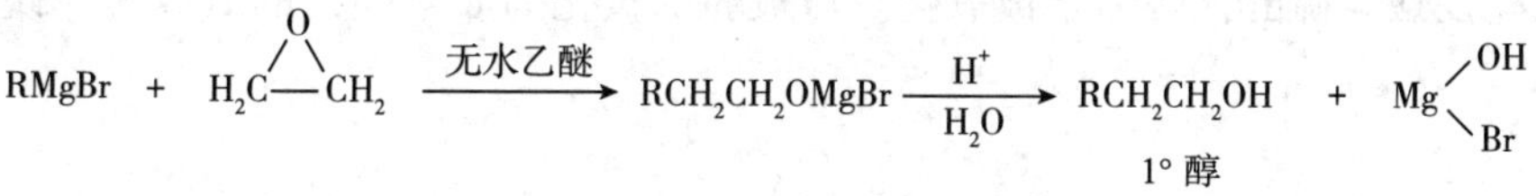

也可以通过格氏试剂与羧酸衍生物发生加成反应制备醇（详见第十三章）。

醇的其他合成方法（如羰基化合物的还原）将在以后相关章节介绍。

六、硫醇

醇分子中的氧原子被硫原子取代的一类化合物称硫醇（thiols），其通式为 R—SH，巯基（—SH）是硫醇的官能团。

（一）命名

硫醇的命名和醇类似，只需将"醇"改为"硫醇"。例如：

$$CH_3SH \qquad\qquad CH_3CH_2SH \qquad\qquad HSCH_2CH_2OH$$

甲硫醇　　　　　　　乙硫醇　　　　　　　2 -巯基乙醇

methanethiol　　　　ethanethiol　　　　2 - mercaptoethanol

（二）物理性质

硫醇易挥发且具有非常难闻的气味。因硫的电负性比氧小，原子半径比氧大（外层电子离核较远），所以硫醇分子之间及其与水分子之间形成氢键的能力较相应的醇弱，故硫醇的沸点和在水中的溶解度都低于相应的醇。例如，乙硫醇的沸点为 37℃，在 100g 水中的溶解度为 1.5g；乙醇的沸点则为 78.3℃，可与水互溶。

（三）化学性质

与醇相比较硫醇的化学性质主要有以下两方面特点。

1. 酸性　由于硫氢键的离解能比相应的氧氢键的离解能小，因此硫醇的酸性比醇强。例如，乙硫醇的 pK_a 为 10.6，乙醇的 pK_a 为 15.9。所以硫醇能和氢氧化钠（钾）生成盐，称为硫醇盐。

$$R-SH + NaOH \longrightarrow R-SNa + H_2O$$

炼油工业中利用硫醇的酸性，用氢氧化钠水溶液洗涤各馏分以除去其中的硫醇。硫醇可以和重金属离子如汞、铅、铜、银等生成不溶于水的硫醇盐。例如：

$$2RSH + HgO \longrightarrow (RS)_2Hg + H_2O$$

$$2RSH + Pd(OAc)_2 \longrightarrow (RS)_2Pd + 2HOAc$$

铅、汞等重金属离子如果与体内的酶结合，将导致酶失活而显示中毒症状，即所谓重金属中毒。临床上常用含巯基的化合物如二巯基丙醇（俗称BLC）、二巯基丁二酸钠等作为重金属解毒剂，它进入体内与重金属离子结合而使其排出体外，达到解毒的目的。

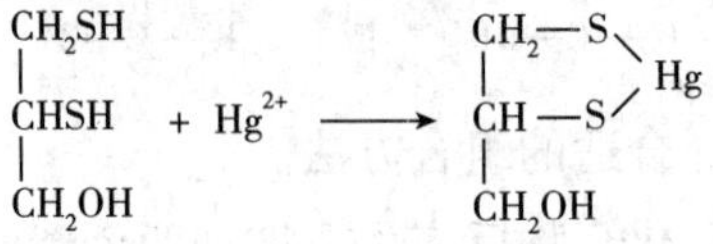

2. 氧化反应 硫醇比醇易于被氧化。可被弱的氧化剂如空气中的氧或溴、碘氧化成二硫化物。

$$R-SH \xrightarrow{Br_2 或 I_2} R-S-S-R$$

在强氧化剂（如HNO_3，$KMnO_4$）作用下，硫醇能被氧化成烷基亚磺酸，进一步氧化成烷基磺酸。

$$R-SH \xrightarrow{浓 HNO_3} \underset{烷基磺酸}{R-SO_3H}$$

第二节 酚

自然界的许多物质中都含有酚类化合物，酚不仅在工业上作为合成的中间体，而且有些酚类化合物还有药用价值。例如存在于煤焦油中的苯酚就是一种防腐杀菌剂，丁香油中的主要成分丁香酚具有抗菌和缓和的局部麻醉作用，可用于牙科的止痛和消毒。

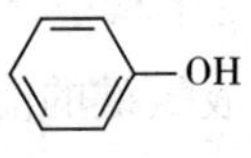

苯酚（phenol）

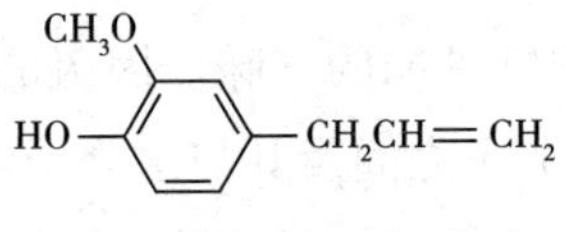

丁香酚（eugenol）

一、分类和命名

根据芳环上所连酚羟基的数目，可将酚分为一元酚、二元酚、三元酚等，二元以上的酚称为多元酚。

一元酚的命名是在酚字前面加上芳基的名称，有些酚也常用其俗名。例如：

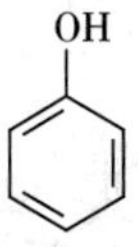

苯酚
（石炭酸）
phenol

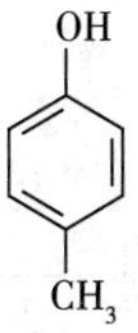

对甲基苯酚
p–methyl phenol

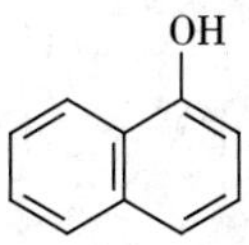

α–萘酚
α–naphthol

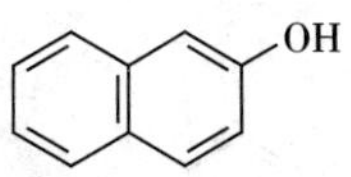

β–萘酚
β–naphthol

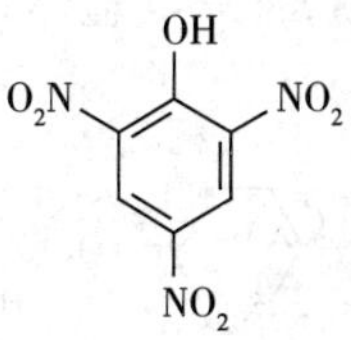

2,4,6–三硝基苯酚
（苦味酸）
2,4,6–trinitrophenol

当苯环上连有两个以上羟基而环上无其他取代基时，分别称作苯二酚或苯三酚等。羟基的位次可用阿拉伯数字表示，也可用邻、间、对或连、偏、均等表示。例如：

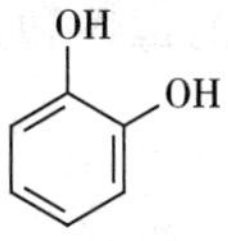

苯–1,2–二酚或邻苯二酚
（儿茶酚）
benzene–1,2–diol
or *o*–benzenedio

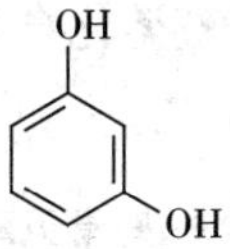

苯–1,3–二酚或间苯二酚
（雷琐辛）
benzene–1,3–diol
or *m*–benzenediol

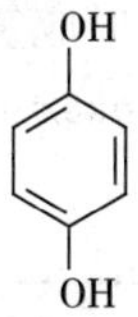

苯–1,4–二酚或对苯二酚
（苯氢醌）
benzene–1,4–diol
or *p*–benzenediol

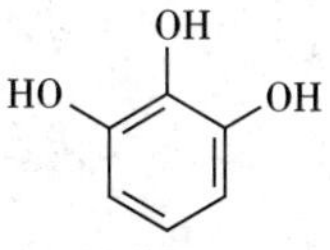

苯–1,2,3–三酚或连苯三酚
benzene–1,2,3–triol
or *vic*-benzenetriol

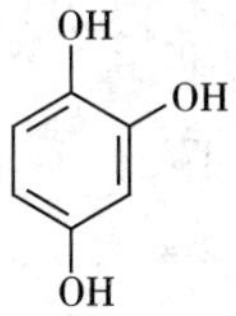

苯–1,2,4–三酚或偏苯三酚
benzene–1,2,4–triol
or *unsym*–benzenetriol

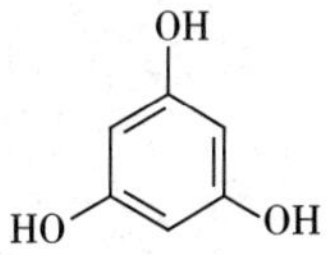

苯–1,3,5–三酚或均苯三酚
benzene–1,3,5–triol
or *sym*–benzenetriol

二、结构

苯酚分子中羟基直接与苯环相连，酚羟基的氧原子处于 sp^2 杂化状态，氧上有两个孤电子对，一对占据 sp^2 杂化轨道，另一对占据未参与杂化的 p 轨道，苯酚中所有原子均处于同一平面上，氧上的 p 轨道与苯环大 π 键相互平行，发生侧面重叠，形成 $p-\pi$ 共轭体系（图 10－3）。在 $p-\pi$ 共轭体系中，氧的 p 电子云向苯环上离域，导致苯环上的电子云密度升高，特别是酚羟基的邻、对位电子云密度升高的程度更大，同时由于氧上 p 电子云的离域也导致了氧氢之间的电子云进一步向氧原子上转移，从而使氢的离解能力增大，较易以氢离子离去。

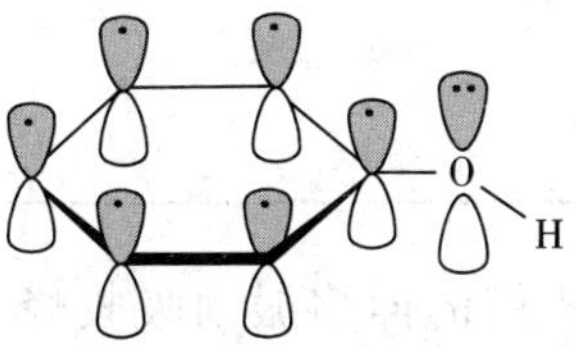

图 10－3　苯酚 $p-\pi$ 共轭体系的结构示意图

苯酚 $p-\pi$ 共轭体系的共振式如下：

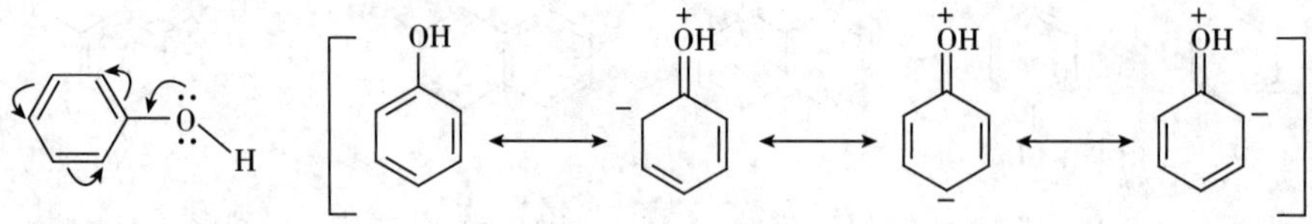

三、物理性质

大多数酚是无色、具有特殊气味的结晶性固体，少数烷基酚为液体，如间甲苯酚。酚的沸点比分子量相近的烃要高得多，且在水中有一定的溶解度。这是由于酚的分子之间以及酚和水分子之间能形成氢键的缘故。酚类化合物具有较大的毒性和强的腐蚀性，使用时应注意。一些常见酚的物理常数见表 10－2。

表 10－2　一些常见酚的物理常数

化合物	熔点（℃）	沸点（℃）	溶解度（g/100g 水，25℃）	pK_a
苯酚	43	181	7.6	9.86
邻甲苯酚	30	191	2.5	10.20
间甲苯酚	11	201	2.6	10.17
对甲苯酚	35.5	201	2.3	10.01
邻氯苯酚	9	173	2.8	9.71
间氯苯酚	33	214	2.6	9.02
对氯苯酚	43	217	2.7	9.31
邻硝基苯酚	45	214	0.2	7.21
间硝基苯酚	96		1.4	8.0
对硝基苯酚	114	279	1.6	7.15
2,4－二硝基苯酚	113	分解	1.56	4.0
2,4,6－三硝基苯酚	122	分解（300℃爆炸）	1.40	强酸
邻苯二酚	105	245	45.1	9.4
间苯二酚	110	281	123	9.4
对苯二酚	170	286	8	10.0
1,2,3－苯三酚	133	309	62	7.0
1,2,4－苯三酚	140		易溶	
1,3,5－苯三酚	218	升华	1	
α－萘酚	94	279	难溶	9.31
β－萘酚	123	286	0.1	9.55

红外吸收光谱：酚羟基 O—H 键的伸缩振动吸收峰，在极稀溶液中测定时在 3603 ~ 3611cm^{-1}区间内，峰形尖锐；在浓溶液中测定时，酚羟基之间因形成氢键而呈缔合态，O—H伸缩振动吸收峰移向 3200 ~ 3500cm^{-1}区间，峰形较宽。一般情况下，两个吸收峰共存。酚的碳氧键 C—O 伸缩振动吸收峰出现在 1220 ~ 1250cm^{-1}范围内。

核磁共振氢谱：酚羟基质子的化学位移 δ 受温度、浓度、溶剂的影响较大，出现的范围较宽，在 4 ~ 12 范围内均有可能出现。

图 10 - 4 和图 10 - 5 分别为对甲基苯酚的红外吸收光谱图和核磁共振氢谱。图 10 - 5 中，3250cm^{-1}和 1230cm^{-1}处分别为 O—H 及 C—O 键伸缩振动吸收峰。

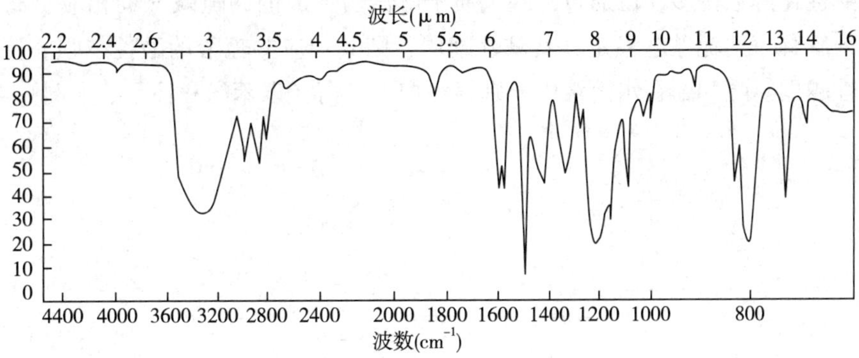

图 10 - 4　对甲基苯酚的红外吸收光谱

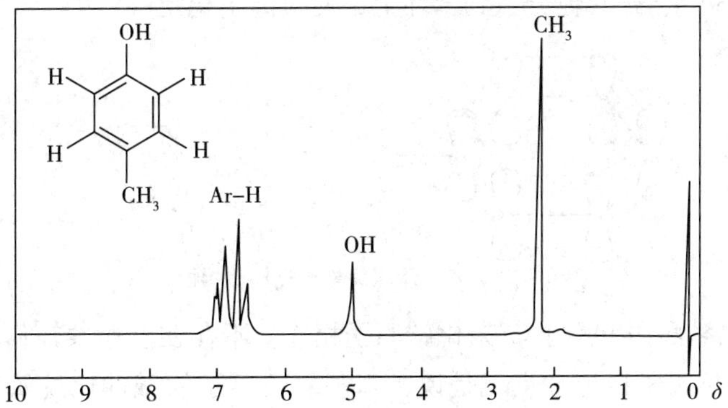

图 10 - 5　对甲基苯酚的核磁共振氢谱

四、化学性质

酚由羟基和芳基两部分组成，因此酚在化学性质上与醇和芳香烃有相似之处。但由于羟基和芳基的相互作用、相互影响使酚在性质上与醇和芳香烃也存在显著的差异。

(一) 酚羟基的反应

1. 酸性　酚具有酸性，能和氢氧化钠的水溶液作用，生成可溶于水的酚钠。

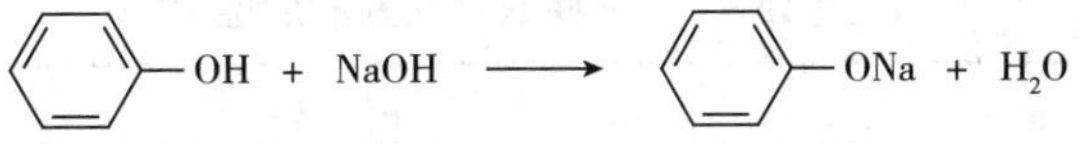

苯酚钠

但它的酸性（pK_a = 10.0）比碳酸的酸性（pK_a = 6.35）弱，不能与碳酸氢钠反应。因此，向苯酚钠的水溶液中通入 CO_2可将苯酚游离出来。

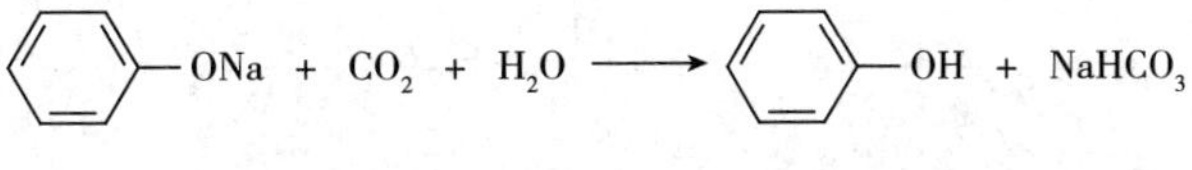

在天然药物有效成分的提取过程中，常可利用酚呈弱酸性的特点，在提取液中加入碱液使酚类化合物转变成水溶性的酚钠，将它们与非酸性有机物分开，然后加入酸即可将酚类化合物游离出来。

以下是碳酸、苯酚、水和醇的 pK_a 值。

	H_2CO_3	C_6H_5OH	H_2O	ROH
pK_a	~6.35	10.0	15.7	16~19

酚的酸性比醇强得多，可通过羟基氢质子解离后形成的共轭碱（即相应负离子）的稳定性大小来解释。共轭碱越稳定，其碱性越弱，则其相应共轭酸的酸性越强。反之，则共轭酸的酸性越弱。醇和酚在水溶液中分别存在如下平衡（以苯酚和环己醇为例）：

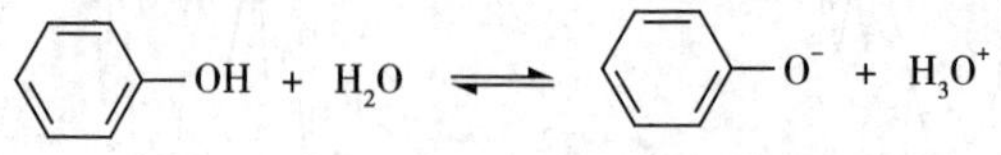

苯基氧负离子

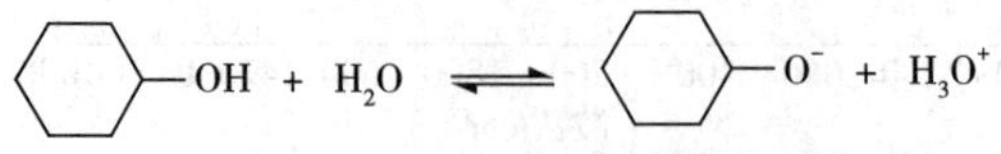

环己基氧负离子

在苯基氧负离子中，氧原子与 sp^2 杂化碳原子相连，存在 $p-\pi$ 共轭。负电荷并不是集中在氧上，而是通过 $p-\pi$ 共轭分散到苯环上，使负离子稳定。

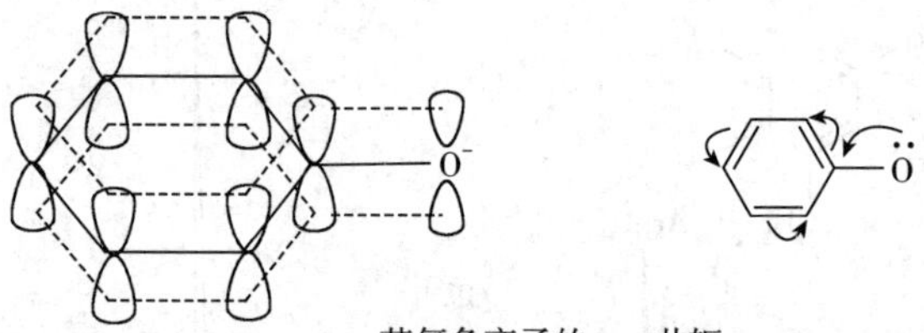

苯氧负离子的 $p-\pi$ 共轭

在环己基氧负离子中，氧与 sp^3 杂化碳原子相连，不存在上述共轭作用，所以环己基氧负离子不如苯基氧负离子稳定。也就是说，苯基氧负离子的碱性比烷氧基氧负离子弱，因而苯酚的酸性比醇强。

取代酚的酸性与取代基的种类和取代基在芳环上的位置有关，见表 10-3。总的来说，吸电子取代基使酚的酸性增强；供电子取代基使酚的酸性减弱。因为当环上有吸电子基时，它对负电荷的离域作用使相应的负离子稳定性增加，故酸性增强。相反，当环上有供电子基时，它不利于负电荷分散而使其相应的负离子的稳定性降低，故酸性减弱。

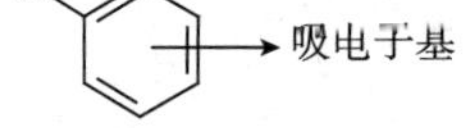

有利于负电荷分散

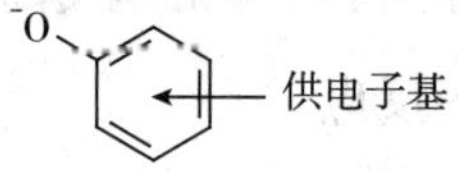

不利于负电荷分散

表 10-3　一些取代苯酚的酸性

取代基	pK_a (25℃)		
	邻	对	间
H	10.0	10.0	10.0
CH_3	10.29	10.17	10.09
Cl	8.48	9.38	9.02
Br	8.42	9.26	8.97
I	8.46	9.20	8.88
CH_3O	9.98	10.21	9.65
NO_2	7.22	7.15	8.39

取代基对酸性的影响通过以下三个例子加以说明。

（1）环上的取代基为硝基　在对硝基苯酚中，硝基吸电子的诱导效应和共轭作用均有利于相应氧负离子的负电荷分散，使负离子稳定性增加，因此对硝基苯酚的酸性（pK_a = 7.15）比苯酚强。邻硝基苯酚中也有类似的作用，故其酸性（pK_a = 7.22）也比苯酚强。

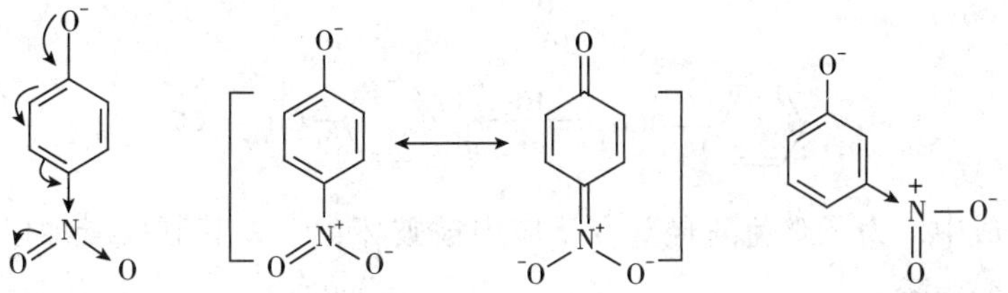

对硝基苯酚负离子　　对硝基苯酚负离子共振式　　间硝基苯酚负离子

当硝基处于酚羟基的间位时，在相应的酚氧负离子中，不存在上述共轭体系。因此，它只能通过诱导效应起作用，使间硝基酚的酸性比苯酚强（pK_a = 8.39），但不如邻、对位异构体强。

（2）环上的取代基为甲基　甲基的供电子诱导效应（当甲基处于羟基的邻、对位时，还存在超共轭效应，其方向与诱导效应的方向一致）不利于相应酚氧负离子中氧上的负电荷离域到苯环上，负离子不如苯酚负离子稳定，故它们的酸性均弱于苯酚，参见表 10－3。

（3）环上的取代基为甲氧基　当甲氧基处于酚羟基的对位时，在相应的酚氧负离子中，虽然存在甲氧基的吸电子诱导效应，但因为甲氧基的给电子共轭作用的方向与诱导效应方向相反，且这种作用占主导地位，结果不利于负电荷分散，负离子不如苯酚负离子稳定。对甲氧基苯酚的酸性（pK_a = 10.21）比苯酚要弱一些。至于邻甲氧基苯酚（pK_a为 9.98）的酸性比苯酚强，可能因为邻位效应所致。甲氧基处于羟基的间位时，只能通过吸电子诱导效应起作用，酸性比苯酚强（pK_a = 9.65）

除电性因素外，酚的酸性还受到其他一些因素的影响，如溶剂化效应等。例如：2,4,6－三新戊基苯酚的酸性极弱，以至于在液氨中与金属钠不反应。这可能是因为羟基的邻位有体积很大的取代基，使氧负离子的溶剂化受阻而酸性减弱。

练习题

10－10　为什么连接在对位上的硝基对苯酚的酸性影响比连接在间位上的硝基对苯酚的酸性影响大？

10－11　排列下列化合物的酸性强弱顺序：苯酚、对甲苯酚、苯甲醇、对硝基苯酚、水。

2. 酚醚的生成及克莱森重排　酚分子中的碳氧键比较牢固，不能像醇一样通过分子间的脱水来形成酚醚，常需将酚转变成酚钠再和卤代烃反应或用活性较强的烷基化试剂（如硫酸二甲酯、硫酸二乙酯、重氮甲烷等）与之反应生成酚醚。

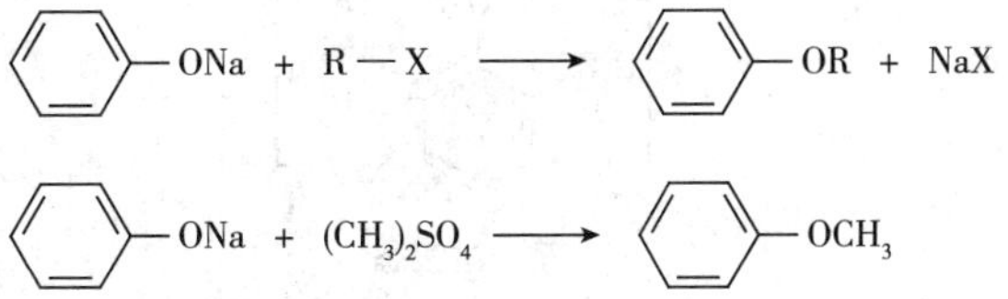

苯甲醚

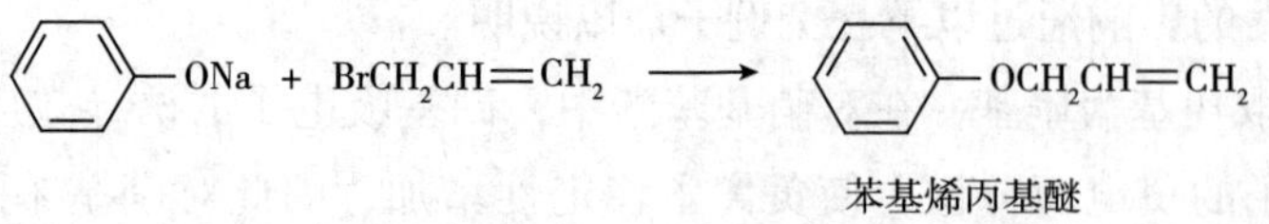

酚醚的化学性质比较稳定，不易氧化。但氢碘酸、BBr_3等路易斯酸可以将酚醚分解成原来的酚。

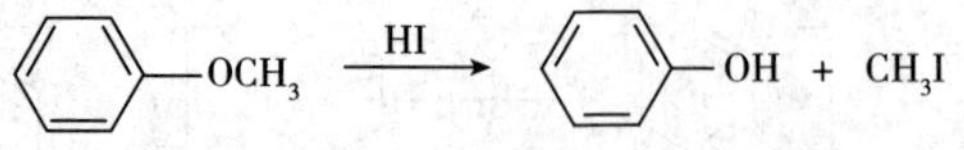

在有机合成中，为了避免酚羟基在反应中被破坏，常将其制成醚加以保护，当反应完成后再将醚转变为酚。

苯基烯丙基醚，在高温下会发生重排，生成烯丙基取代酚。该重排反应称克莱森重排（Claisen rearrangement）。重排时烯丙基进入酚羟基的邻位；两个邻位都有取代基时，则进入对位；邻、对位都有取代基时，则不发生重排反应。例如：

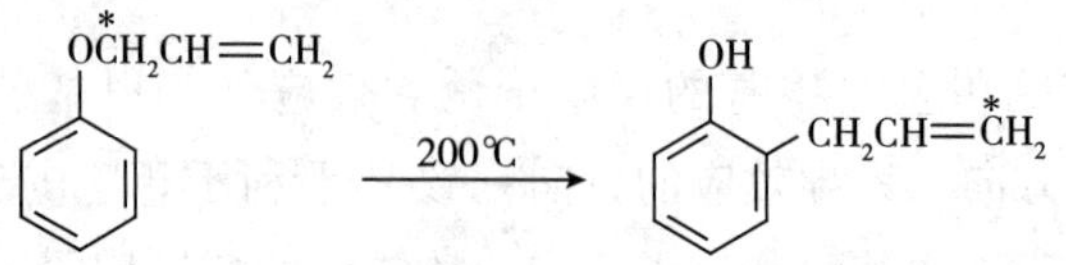

克莱森重排是经历了一个六元环状的过渡态完成的。

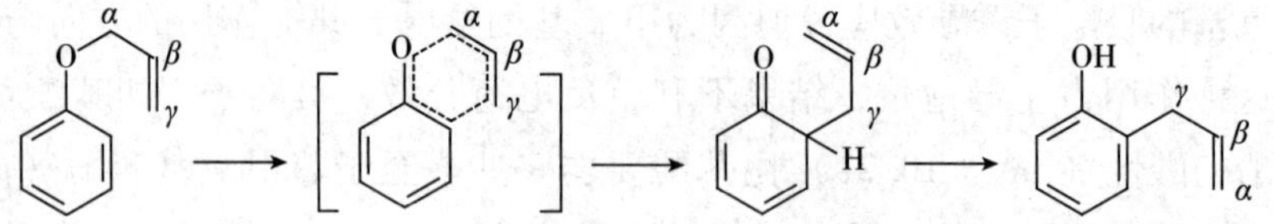

从反应机理可以看出，重排后的产物中，与苯环相连的是原烯丙基中的γ-C。例如：

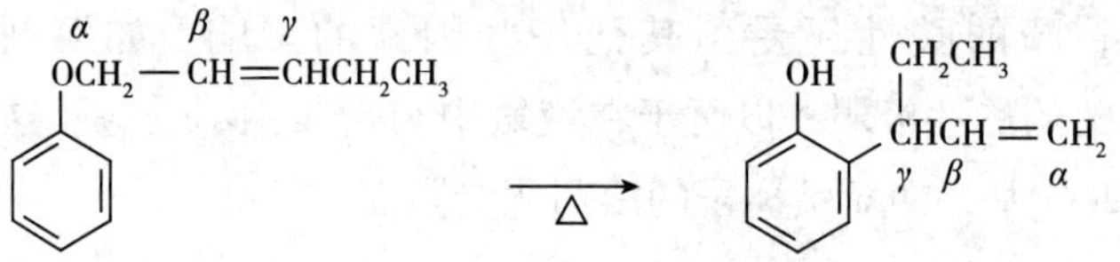

两个邻位都有取代基时，实际上是经历了两次环状过渡态而完成的。

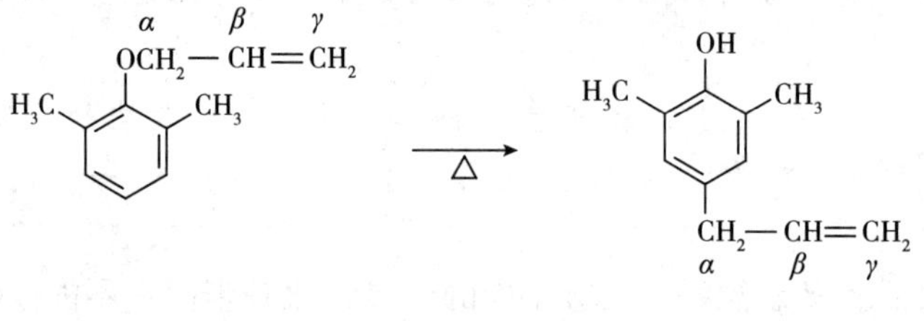

反应机理如下：

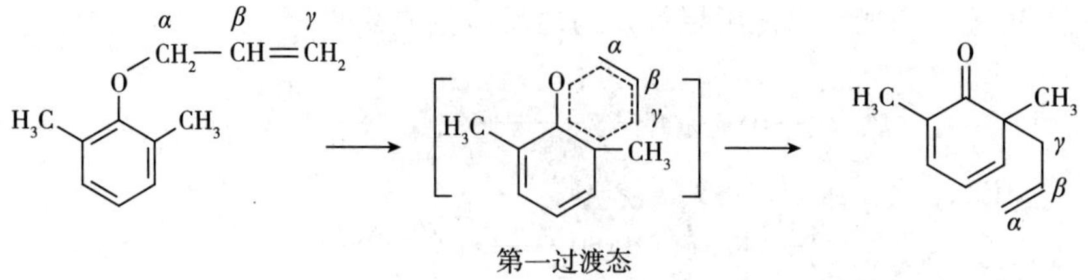

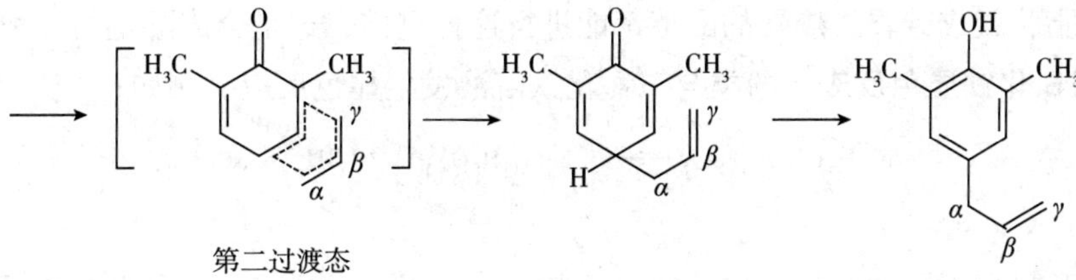

第二过渡态

例如：

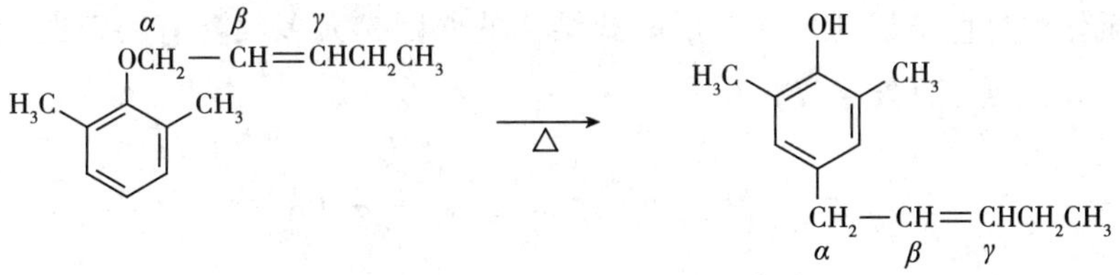

练习题

10－12　试比较用酚和醇与卤代烃形成醚（Ar—O—R 和 R′—O—R）的不同之处。

10－13　试写出对甲苯酚在氢氧化钠水溶液中与氯苄、4－硝基氯苯和2,4－二硝基氯苯反应的主产物。

3. 酚酯的生成和傅瑞斯重排　酚分子中羟基与芳环形成了共轭体系，氧上的电子云向芳环上转移，导致其亲核能力降低。所以酚不能像醇一样直接与酸成酯，而要与酰基化能力更强的酰氯或酸酐作用才能形成酚酯。例如：

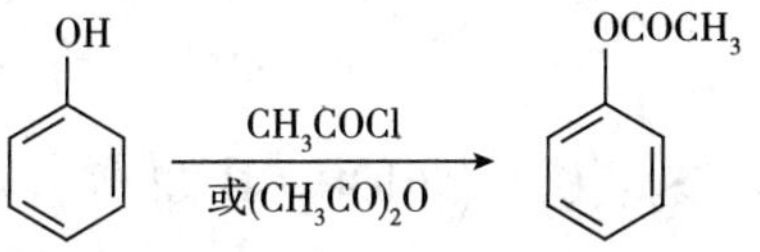

酚酯在三氯化铝、三氟化硼、氢氟酸等路易斯酸存在下加热，酰基可以重排到邻位或对位，这种重排反应称傅瑞斯重排（Fries rearrangement）。

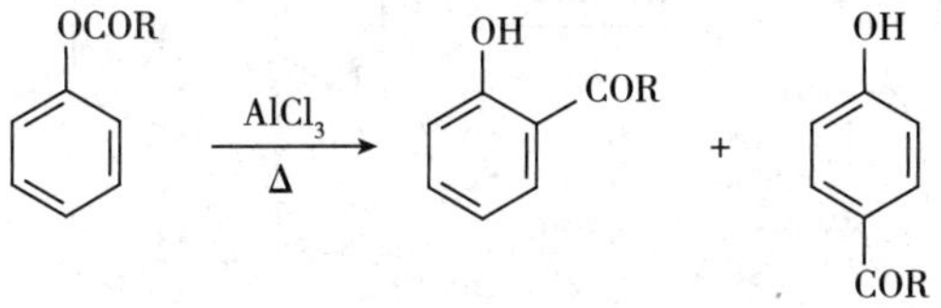

邻、对位产物的比例与温度有关，高温有利于邻位产物的生成，低温则有利于对位产物的生成。例如：

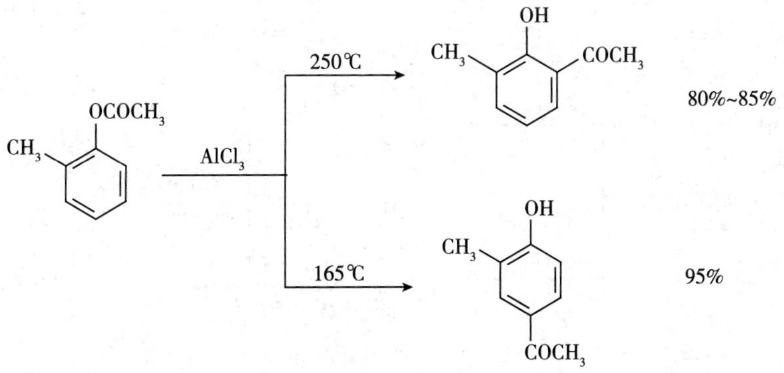

无论是脂肪族或芳香族羧酸的酚酯都能进行这种重排，这是合成酚酮的一种重要方法。

4. 与三氯化铁显色反应 酚类与三氯化铁溶液发生显色反应。例如：

$$6C_6H_5OH + FeCl_3 \longrightarrow \underset{\text{蓝紫色}}{[Fe(C_6H_5O)_6]^{3-}} + 3H^+ + 3Cl^-$$

不同的酚呈现不同的颜色，如苯酚显蓝紫色，对甲苯酚显蓝色，邻苯二酚显深绿色等。因此，此反应可作为酚的定性鉴别反应。

酚与三氯化铁显色被认为是含有烯醇式结构的原因，大多数含有稳定的烯醇式结构的化合物都可以和三氯化铁发生显色反应。

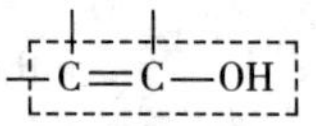
烯醇

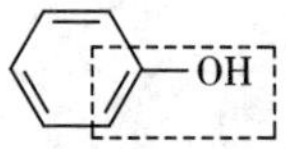
酚

（二）芳环上的亲电取代反应

羟基通过共轭效应活化苯环，使苯环上羟基的邻、对位电子云密度升高，因此邻位和对位上更容易发生亲电取代反应。

1. 卤代反应 酚容易发生卤代反应。苯酚和溴水在室温下很容易发生亲电取代反应，生成2,4,6-三溴苯酚的白色沉淀，反应现象明显且定量进行，可用于苯酚的定性和定量分析。

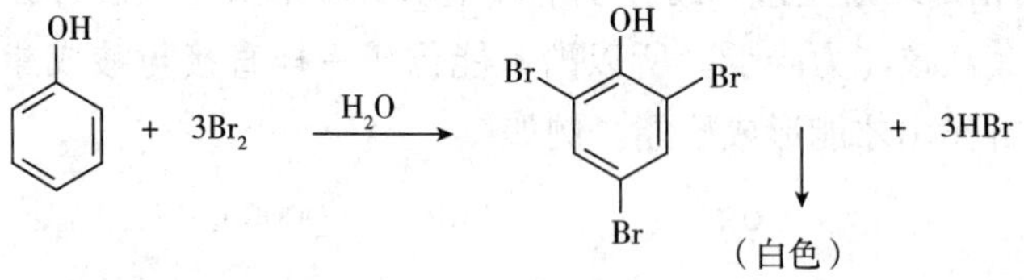

在低温和非极性溶剂（如 CS_2、CCl_4、$ClCH_2CH_2Cl$ 等）中，控制溴的用量，则可得到一溴代物。

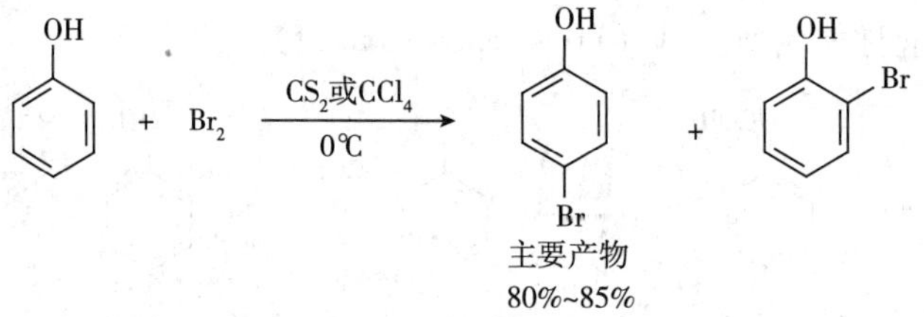

2. 磺化反应 苯酚与浓硫酸发生磺化反应，得到邻羟基苯磺酸和对羟基苯磺酸。低温有利于邻位产物的生成，而高温则有利于对位产物的生成。邻或对位产物进一步磺化，均得4-羟基苯-1,3-二磺酸。

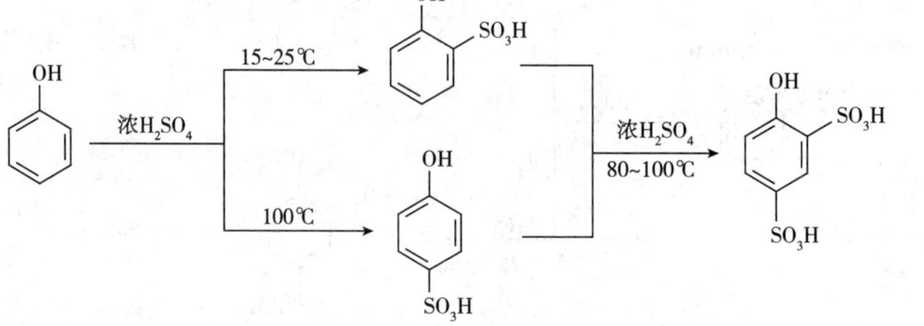

3. 硝化反应　苯酚和稀硝酸在室温下就很容易发生硝化反应，得到邻硝基苯酚和对硝基苯酚的混合物。

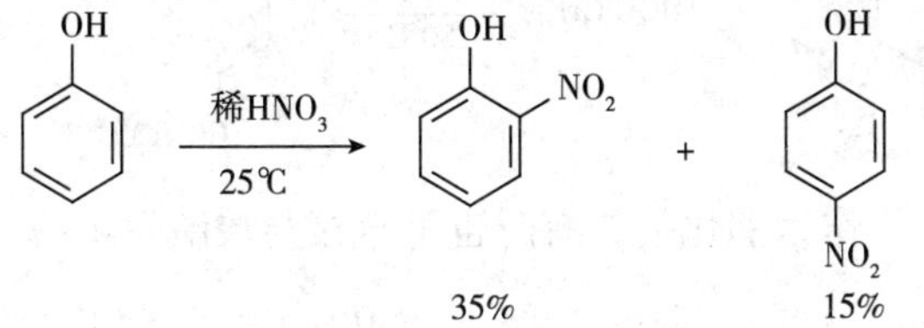

混合产物可通过水蒸气蒸馏来分离。因为邻硝基苯酚可形成六元环的分子内氢键，不再与水形成氢键，故水溶性小，挥发性大，可随水蒸气蒸出；而对硝基苯酚则通过分子间氢键形成缔合体，挥发性小，不易随水蒸气挥发而留在残液中。

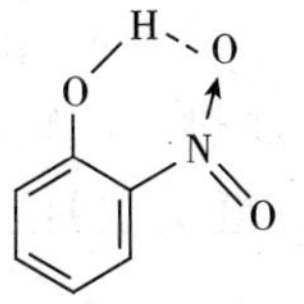
分子内氢键

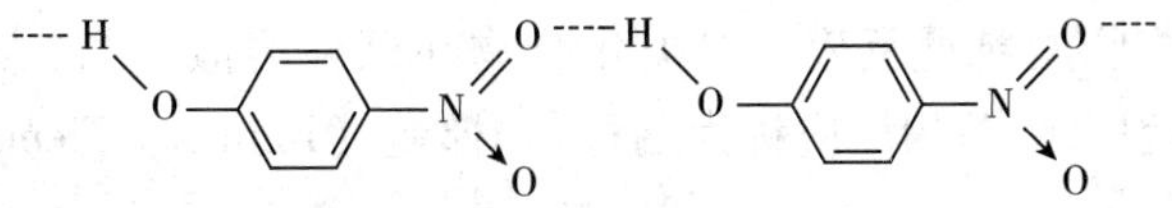
分子间氢键

因为苯酚很容易被硝酸氧化，所以产率较低。特别是制备多硝基取代酚时，更不宜用直接硝化法制备，一般采用间接的方法制备多元硝基酚。

在低温下苯酚用亚硝酸处理时，发生亚硝化反应，主要形成对亚硝基酚和少量的邻亚硝基酚。

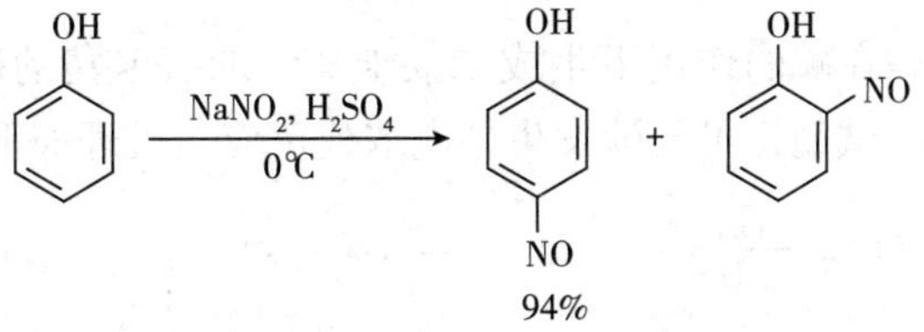

对亚硝基酚用稀硝酸氧化，可得对硝基酚。

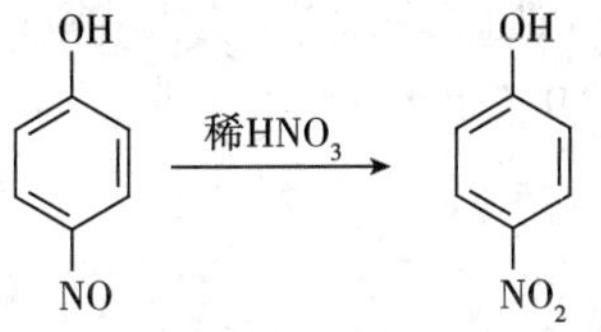

4. 傅-克反应　酚类的傅-克反应通常不用 $AlCl_3$ 为催化剂，因为三氯化铝容易与酚羟基生成配合物而使催化剂失去活性，且一般收率较低，没有合成上的意义。故在酚类化合物的傅-克反应中，常用硫酸、磷酸、BF_3、HF 及多聚磷酸（PPA）等作为催化剂。例如：

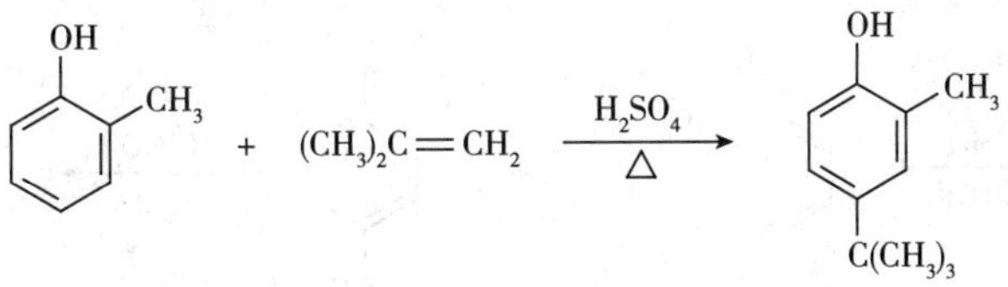

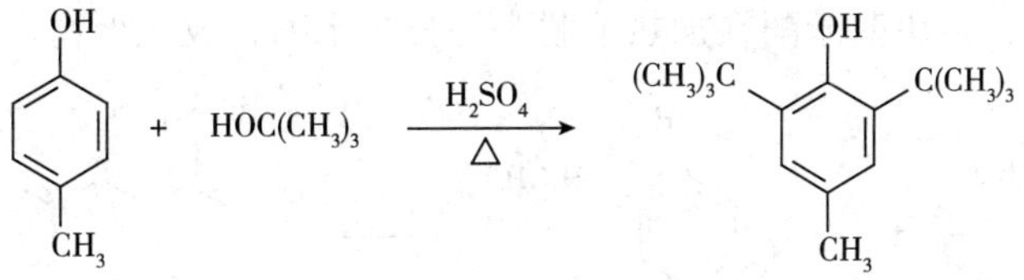

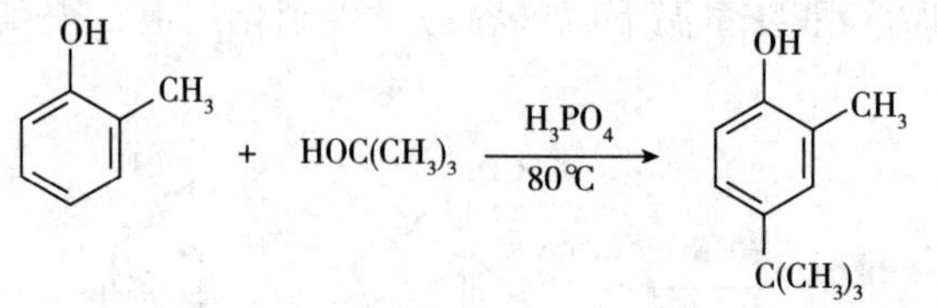

63%

酚类用 BF_3、$ZnCl_2$ 等作为催化剂，有时也可直接与羧酸发生傅-克酰基化反应。例如：

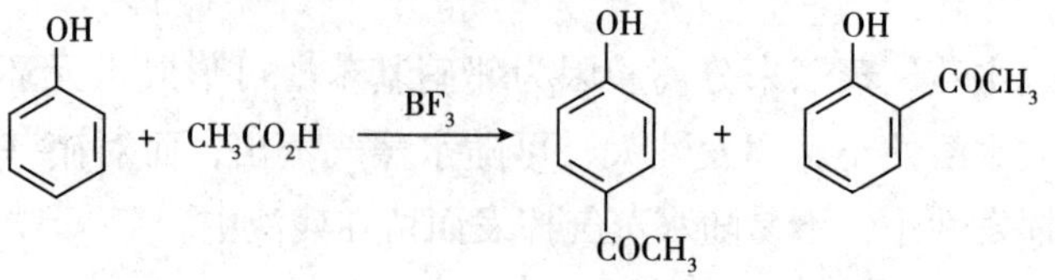

95%

5. 瑞穆尔-梯曼反应 酚类化合物在碱性溶液中与三氯甲烷一起加热，在酚羟基的邻位或对位引入醛基的反应称为瑞穆尔-梯曼（Reimer - Tiemann）反应，醛基主要进入邻位。例如：

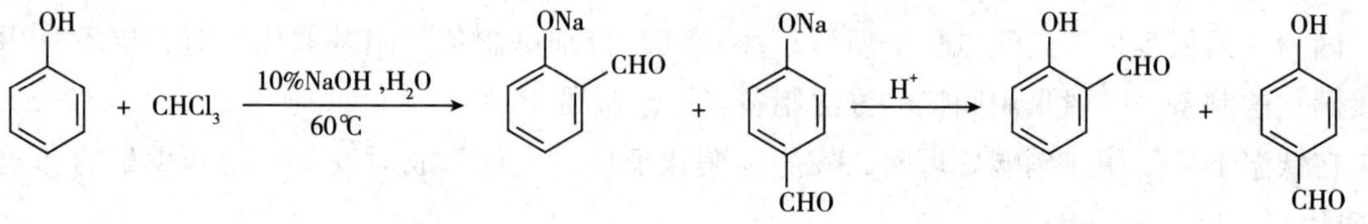

邻羟基苯甲醛　　对羟基苯甲醛

在反应中，三氯甲烷在碱的作用下生成二氯卡宾，二氯卡宾的碳原子周围只有六个电子，是一个缺电子的亲电试剂，可与酚发生亲电取代反应。机理如下：

$$CHCl_3 \xrightarrow[-H^+]{OH^-} :CCl_3^- \xrightarrow{-Cl^-} :CCl_2$$

二氯卡宾

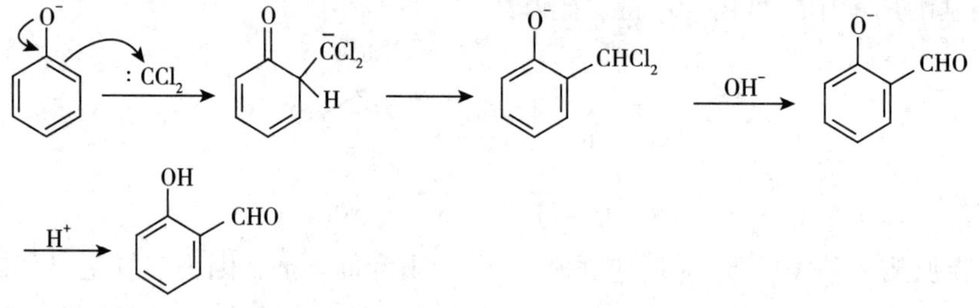

6. 酚醛树脂生成 苯酚在碱（氨、氢氧化钠、碳酸钠）或酸的作用下与甲醛反应，在苯酚的邻位或对位引入羟甲基，进一步反应生成 2,4 -二羟甲基苯酚。

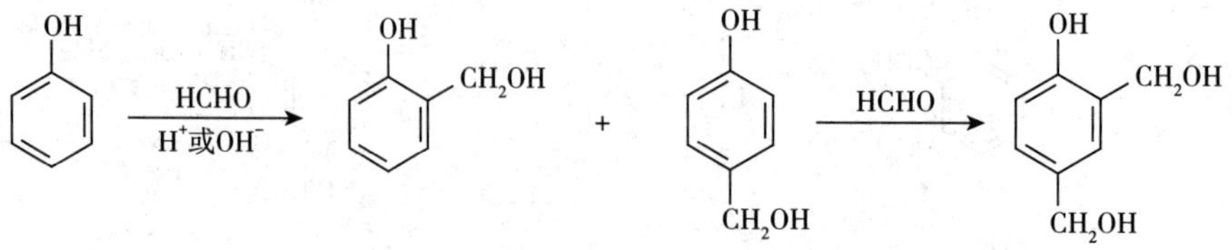

当两分子 2,4 -二羟甲基苯酚在加热下脱去一分子水缩合成二聚物。

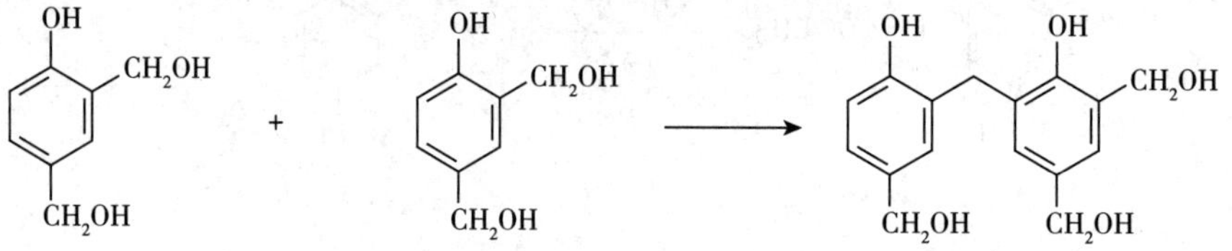

进一步加热，更多的羟甲基酚单体脱水缩聚成具有网状结构的酚醛树脂，俗称电木。

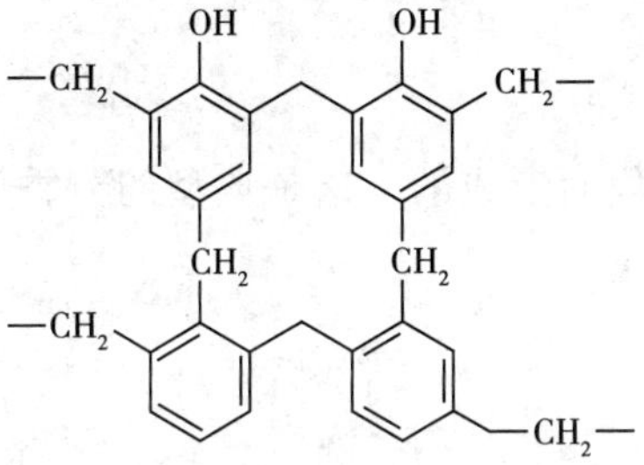

酚醛树脂具有良好的绝缘、耐高温、耐老化、耐化学腐蚀等性能，工业上常用来制备各种电器外壳和用具，还是空间技术中使用的重要高分子材料。

（三）氧化反应

酚类化合物很容易被氧化，不仅易被氧化剂如重铬酸钾等氧化，甚至可被空气中的氧气所氧化。这就是苯酚在空气中久置后颜色逐渐加深的原因。

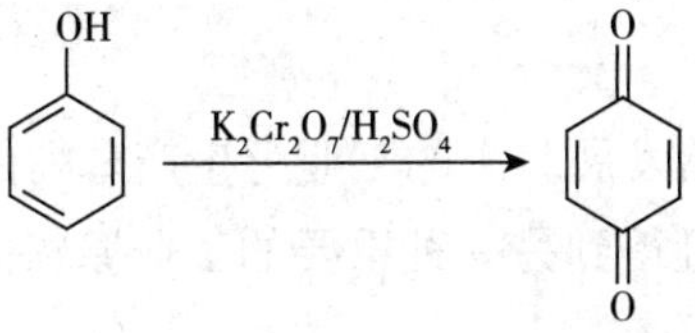

对苯醌

多元酚更容易被氧化，例如邻苯二酚和对苯二酚在室温下就可被温和的氧化剂（如氧化银、溴化银等）氧化成邻苯醌和对苯醌。

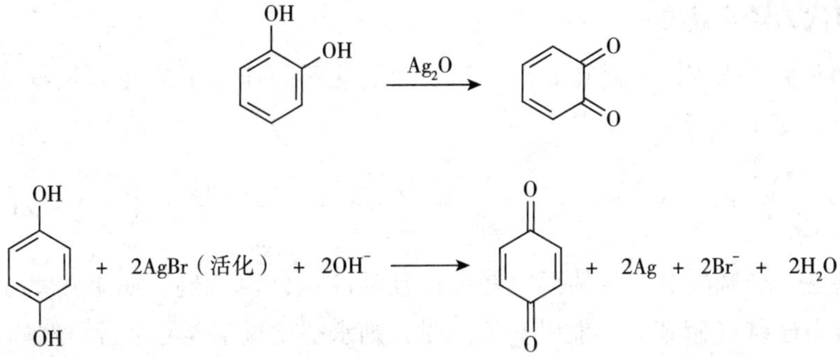

对苯二酚作为显影剂，就是利用其可将曝光活化的溴化银还原为金属银的性质。利用酚类化合物易被氧化的特性，将其作为抗氧剂，如2,6-二叔丁基-4-甲基苯酚就是一个常用的抗氧剂，俗称“抗氧246”。连苯三酚（又称焦性没食子酸）也是一个常用的抗氧剂。

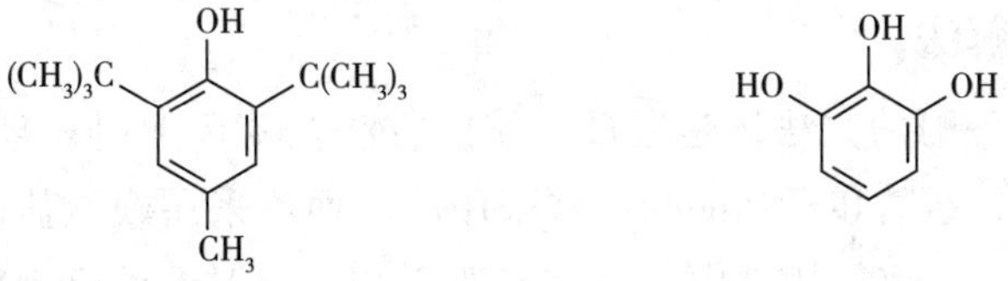

抗氧246　　　　连苯三酚

练习题

10-14　苯酚为无色固体，但实验室中使用的苯酚常呈粉红色，为什么？怎样处理才能得到纯的苯酚？

五、制备

（一）芳磺酸盐碱熔法

在高温下磺酸基被羟基取代而形成酚，这是典型的芳香族亲核性取代反应。最早制备苯酚和萘酚就是采用此法。

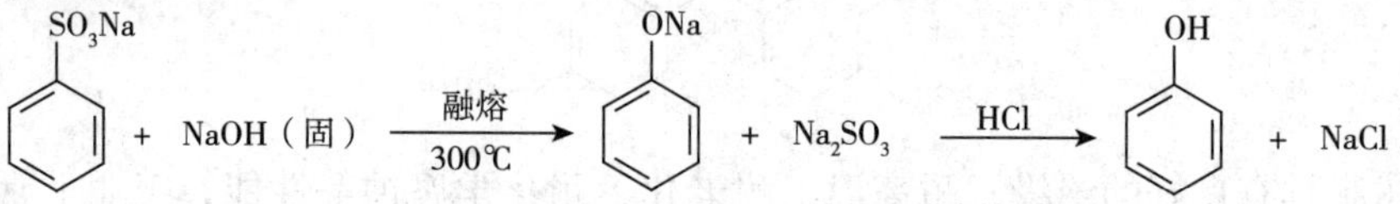

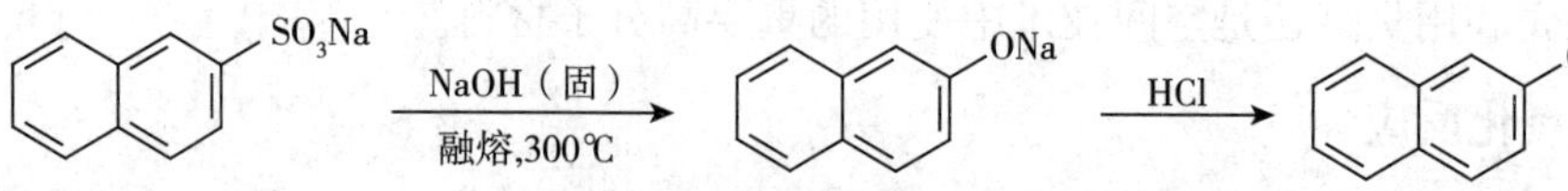

由于反应需要在高温下进行，而且 NaOH 的用量及能耗都较高，因此限制了该法的应用范围。

（二）异丙苯氧化法

这是 20 世纪 40 年代初开始发展起来的工业上生产苯酚的方法，是目前生产苯酚的主要方法。此法不仅得到苯酚，而且得到另一种重要的工业原料丙酮。

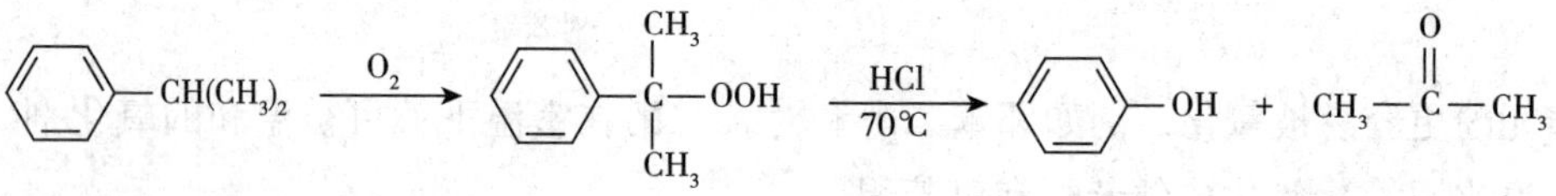

（三）卤代芳烃水解法

卤代苯的碳卤键很牢固，需在高温、高压及催化剂的作用下才能与氢氧化钠水溶液或碳酸钠水溶液反应生成酚。

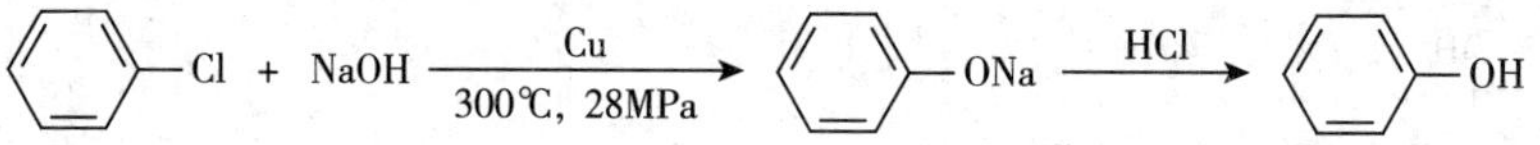

氯苯水解法生产苯酚对设备的要求较高，且反应条件也苛刻。如果在氯原子的邻、对位上有强的吸电子基（硝基、三氟甲基等）时，则水解比氯苯容易进行。例如：

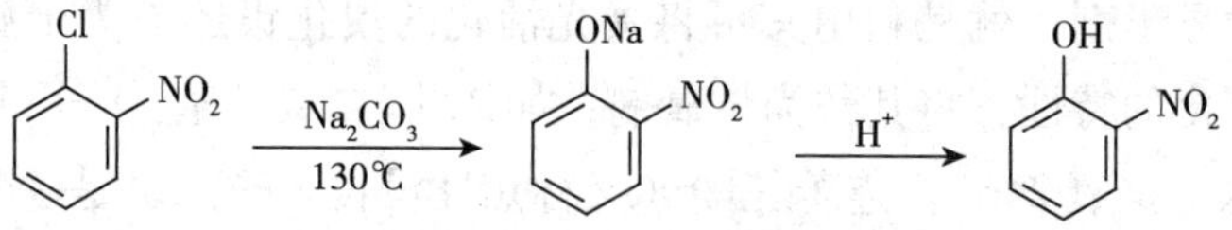

（四）重氮盐水解法

这是一个普遍制备酚的方法，是通过间接的方法在苯环上引入羟基。尤其是制备邻、对位连有卤素、硝基、氰基和氨基的酚，常采用此法而不采用磺酸盐碱融熔法，因为这些官能团对碱熔法很敏感。重氮盐是由芳伯胺与亚硝酸在低温下反应制得，然后在酸性条件下水解，即可放出氮气而生成酚（详见第十四章第四节）。

第三节　醚

醚（ethers）可看作是醇或酚中羟基的氢被烃基取代的产物，其通式为：R—O—R′。

醚中的烃基可以是脂肪烃基，也可以是芳香烃基。

一、分类和命名

1. 分类　根据醚中氧原子上所连接两个烃基的情况，可将醚做一下分类。

（1）简单醚　与氧相连的两个烃基相同，又称对称醚，通式为 R—O—R 或 Ar—O—Ar。

（2）混合醚　与氧相连的两个烃基不相同，又称不对称醚，通式为 R—O—R′、Ar—O—Ar′、R—O—Ar。

（3）环醚　醚中的氧原子是环的一部分。例如：

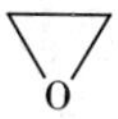
环氧乙烷

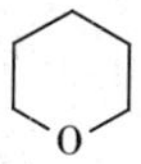
四氢吡喃

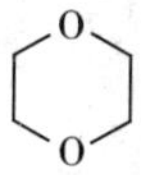
二氧六环

其中三元环醚，如环氧乙烷，性质比较特殊，称为环氧化合物（expoxide）。

2. 醚的命名方法　对于简单醚，先写出烃基的名称，再加上“醚”字即可，习惯上常将“基”和“二”字省去，例如：

$CH_3—O—CH_3$
二甲基醚或甲醚
methyl ether

$CH_3CH_2—O—CH_2CH_3$
二乙基醚或乙醚
ethyl ether

Ph—O—Ph
二苯基醚或苯醚
phenyl ether

对于混合醚，将两个烃基的名称分别写在“醚”字前面，烃基名称按其英文名称开头字母的先后顺序列出。但是，习惯上将小的烃基写在前面，大的烃基写在后面，芳香烃基写在脂肪烃基前面。例如：

$CH_3—O—CH_2CH_3$
乙基甲基醚
etheyl methyl ether

$CH_3—O—CH_2—CH=CH_2$
烯丙基甲基醚
allyl methyl ether

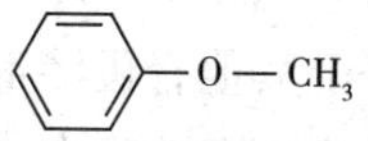
苯甲醚（茴香醚）
methyl phenyl ether

结构比较复杂的醚，当作烃的衍生物来命名，取较长的烃基作为母体，将较小的烃基与氧一起作为取代基，称为烃氧基。以下是几个常见的烃氧基：

$CH_3O—$	甲氧基（methoxy）	$CH_3CH_2O—$	乙氧基（ethoxy）
$CH_2=CHCH_2O—$	烯丙氧基（allyloxy）	PhO—	苯氧基（phenoxy）

命名举例：

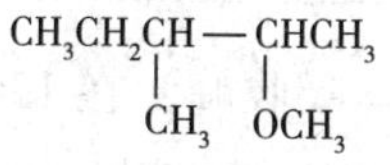
2-甲氧基-3-甲基戊烷
2-methoxy-3-methylpentane

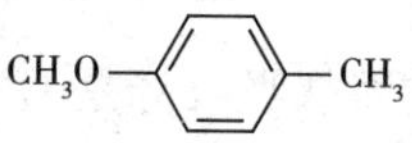
4-甲氧基甲苯或1-甲氧基-4-甲基苯
4-methoxytoluene or 1-methoxy-4-methylbenzene

$CH_3CH_2OCH=CH_2$
乙氧基乙烯
ethoxyethene

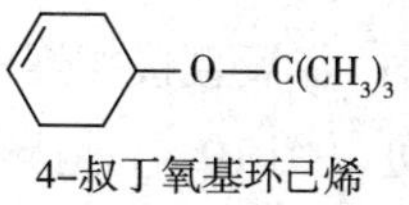
4-叔丁氧基环己烯
4-*tert*-butoxycyclohexene

环氧化合物命名时，将词头“环氧”写在母体烃之前，也常用俗名。较大环的环醚，习惯上按杂环规则命名。例如：

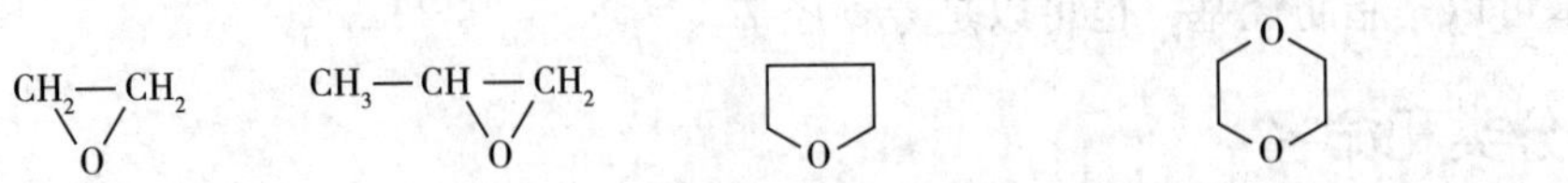

环氧乙烷 epoxide　1,2-环氧丙烷 1,2-epoxypropane　四氢呋喃(THF) tetrahydrofuran　1,4-二氧六环或1,4-二噁烷 1,4-dioxacyclohexane or 1,4-dioxane

二、结构

醚分子中两个C—O键的夹角与水分子中两个O—H键的夹角相似。如甲醚分子中两个C—O键的夹角为111.7°，而水分子两个O—H键的夹角为104.5°。可认为醚分子中的氧原子为sp^3杂化，其中两个sp^3杂化轨道分别与两个碳原子成键，其余两个未成键的sp^3杂化轨道分别含有一对未共用的电子对。

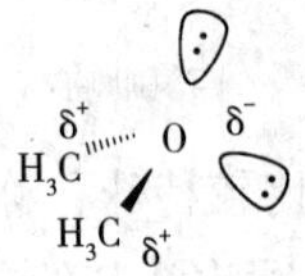

三、物理性质

醚分子中的氧原子与两个烃基相连，没有活泼的氢原子，不能形成分子间氢键，因此其沸点比分子量相近的醇低得多。例如正丁醇的沸点为117.8℃，乙醚的沸点为34.6℃。

大多数的醚难溶或不溶于水，但小分子的醚可以与水分子形成分子间氢键，故小分子的醚在水中有一定的溶解度，其溶解度的大小与同碳数的醇相近。例如，乙醚与正丁醇在水中的溶解度约为8g/100ml。但环氧乙烷、四氢呋喃、1,4-二氧六环则均可与水互溶，这是由于它们的氧原子暴露程度较高，易于与水分子形成氢键的缘故。

醚能溶于其他有机溶剂，又能溶解许多其他有机物。醚本身化学性质亦较稳定，故醚常作为有机反应和药物合成中的溶剂和中草药脂溶性成分的提取剂。此外，乙醚也可作为外科手术中的吸入型全身麻醉剂。有些醚类有特殊的芳香气味，在工业中可用作香料，如苯甲醚。但低级醚具有高度的挥发性、易燃，例如乙醚，其蒸气与空气可形成爆炸性混合气体，在电火花引发下即引起爆炸，使用时要特别注意。

练习题

10-15　试比较乙醚和正戊烷的沸点和水溶性。

10-16　试比较醇和异构体醚的沸点和水溶性。

醚的红外光谱：醚的特征吸收峰是C—O键的伸缩振动吸收峰，在1300～1000cm^{-1}区间（值得注意的是，其他含氧化合物如醇、酚类化合物等也有此伸缩振动吸收峰）。但醚不具有O—H伸缩振动吸收，这是它与醇和酚的主要区别。图10-6显示的是丙醚的红外吸收光谱图。

醚的核磁共振氢谱：与氧直接相连的碳上的氢质子（α-H）δ一般在3.3～3.9处，β-H的信号在0.8～1.4处。图10-7是异丙醚的核磁共振氢谱。

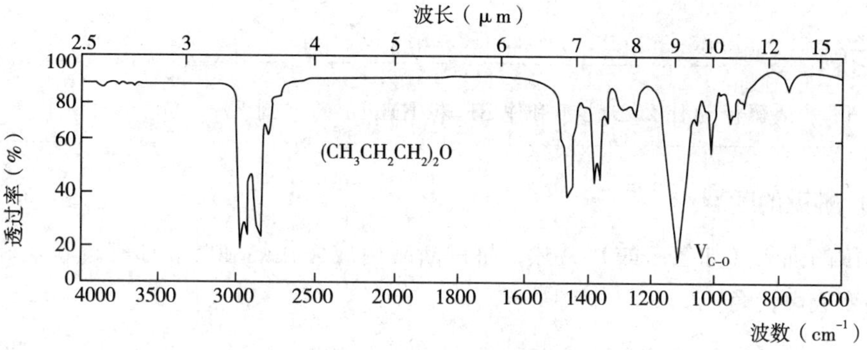

图 10－6 正丙醚的红外吸收光谱

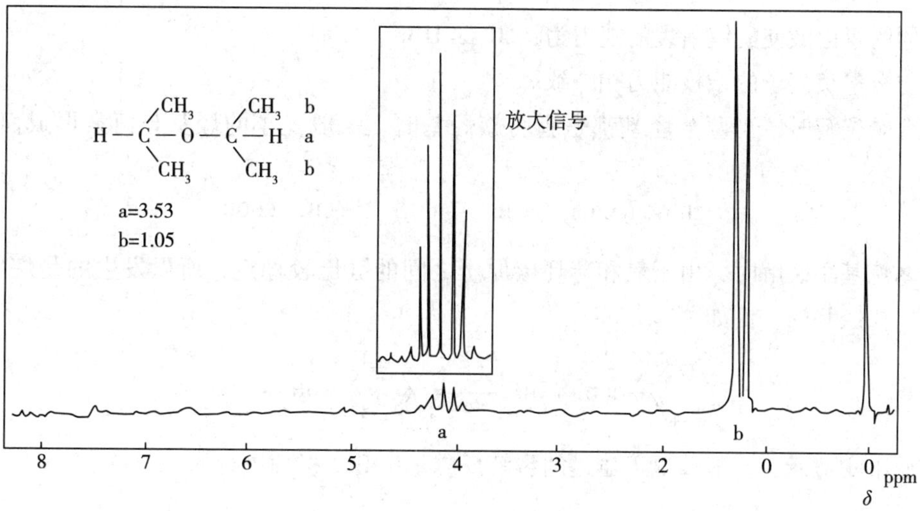

图 10－7 异丙醚的核磁共振氢谱

四、化学性质

醚分子中氧原子的两端均与烃基相连，氧原子带有部分的负电荷，与氧原子直接相连的烃基碳原子带有部分的正电荷，整个分子极性较小，具有很弱的亲核和亲电性。因此醚的化学性质比较稳定，不与氧化剂、还原剂、强碱、稀酸、金属钠等反应，只有在强烈的条件才能发生化学反应。

（一）形成𨥙盐

醚中氧原子上具有未共用电子对，因此可作为路易斯（Lewis）碱与强酸形成𨥙盐。例如：

$$C_2H_5-\ddot{\underset{\cdot\cdot}{O}}-C_2H_5 \underset{H_2O}{\overset{浓H_2SO_4}{\rightleftharpoons}} \left[C_2H_5-\underset{H}{\overset{+}{O}}-C_2H_5\right]HSO_4^-$$

𨥙盐

𨥙盐不稳定，遇水很快分解为原来的醚。醚与其他路易斯酸如三氟化硼、三氯化铝等也可形成酸碱配合物。例如：

$$(C_2H_5)_2O : BF_3 \qquad (C_2H_5)_2O : AlCl_3$$

练习题

10－17　试解释为什么乙醚可用作 BF_3 和 RMgBr 的溶剂？

（二）醚键的断裂

醚与浓的强酸（如氢卤酸）共热，醚键断裂生成卤代烃和醇。如有过量氢卤酸存在，则醇也转变成卤代烃。

$$R-O-R' + HX \xrightarrow{\Delta} RX + R'OH$$

$$R'OH \xrightarrow{过量\ HX} R'X + H_2O$$

不同的氢卤酸使醚键断裂的能力为：HI ＞ HBr ＞ HCl

这与卤素负离子的亲核能力相一致。

混合醚裂解时，当两个烃基都是脂肪族烃基时，一般是小的烃基与卤素形成卤代烃，例如：

$$CH_3OCH(CH_3)_2 + HI \xrightarrow{\Delta} CH_3I + (CH_3)_2CHOH$$

芳基烷基醚裂解时，由于氧和芳环碳原子之间的键比较稳定，所以发生的是烷氧键断裂生成卤代烃和酚。例如：

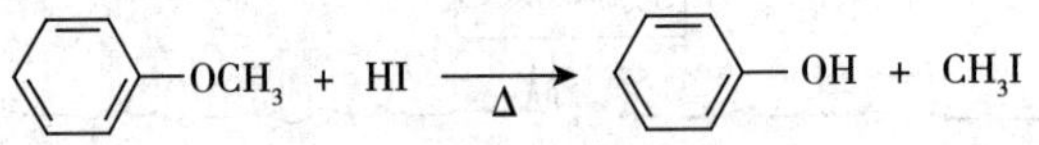

实验事实显示，一般情况下醚键的裂解反应是按 S_N2 机理进行的。

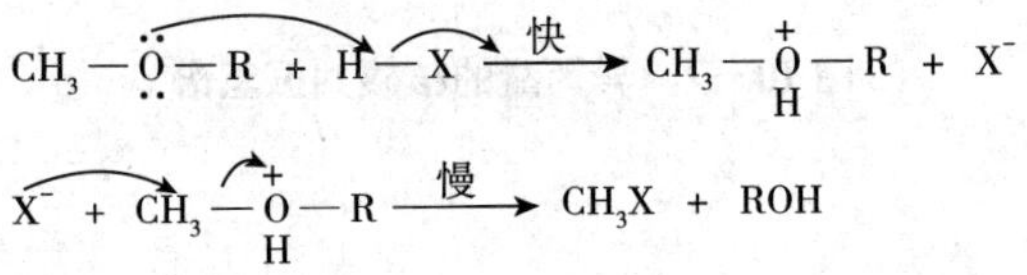

在反应中，醚和酸先形成𬭩盐，增加了碳氧键的极性，使离去基团更易离去，然后亲核试剂（X^-）进攻空间位阻较小的碳原子。所以产物主要是较小的烃基与卤素结合的卤烃和较大烃基和羟基结合的醇。

当醚中氧上所连接的碳含有叔碳时，这种醚的断裂易按 S_N1 机理进行，产物中常伴有烯烃产生。例如：

$$(CH_3)_3C-O-CH_3 \xrightarrow[\Delta]{HI} CH_3OH + (CH_3)_3CI + (CH_3)_2C=CH_2$$

反应机理如下：

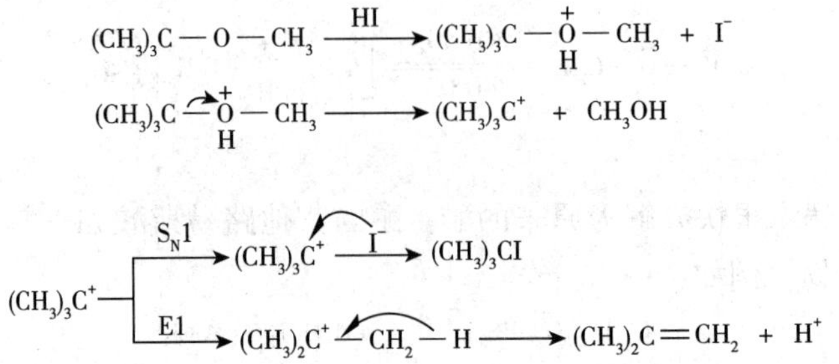

利用甲基、乙基、叔丁基醚易形成，在酸性条件下也容易分解的特点，在有机合成中

常用来保护酚羟基和醇羟基。下例中的酚羟基如果不进行保护，则会在氧化反应中同时被氧化而得不到预期的目标化合物。

$$HO\text{—}\langle\bigcirc\rangle\text{—}CH_3 \xrightarrow[\text{(CH}_3)_2SO_4]{\text{NaOH}} CH_3O\text{—}\langle\bigcirc\rangle\text{—}CH_3$$

$$\xrightarrow{KMnO_4} CH_3O\text{—}\langle\bigcirc\rangle\text{—}COOK \xrightarrow[\Delta]{HBr} HO\text{—}\langle\bigcirc\rangle\text{—}COOH$$

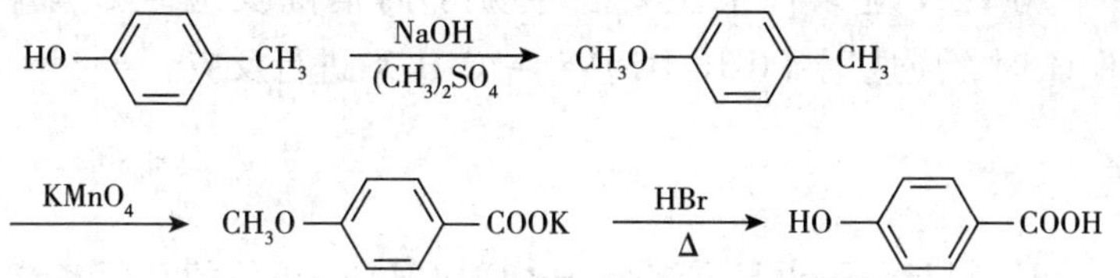

练习题

10-18　试写出 $CH_3CH_2OCH_2CH_2CH_3$ 和 $PhOCH_2CH_3$ 分别与等摩尔 HI 反应的产物。

10-19　试写出 $(CH_3)_2CHCH_2OC(CH_3)_3$ 与 HI 在加热时的反应产物。

（三）过氧化物的形成

醚对一般氧化剂是稳定的，但长时间与空气接触或光照，会慢慢发生自动氧化反应生成不易挥发的过氧化物。一般认为氧化发生在醚的 α-碳原子上。

$$CH_3CH_2\text{—}O\text{—}CH_2CH_3 \xrightarrow{O_2} \underset{\underset{O\text{—}OH}{|}}{CH_3CH}\text{—}O\text{—}CH_2CH_3$$

$$n\,\underset{\underset{O\text{—}OH}{|}}{CH_3CH}\text{—}O\text{—}CH_2CH_3 \longrightarrow \longrightarrow \left[\underset{\underset{CH_3}{|}}{CH}\text{—}O\text{—}O\right]_n \quad (n=1\sim8)$$

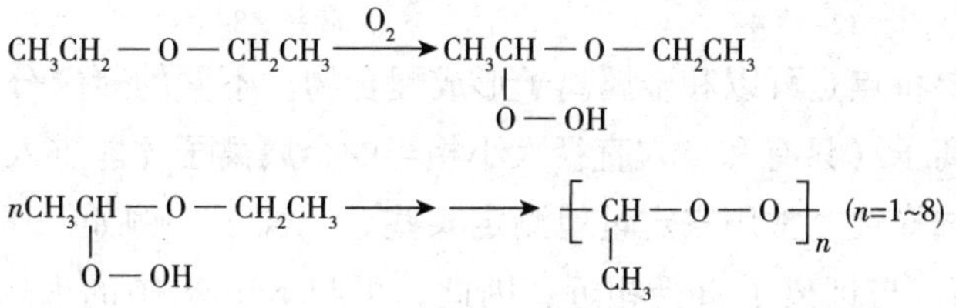

过氧化物受热极易发生爆炸。如在蒸馏含有过氧化物的乙醚时，当乙醚蒸出后过氧化物仍残留在容器中，继续加热即会发生爆炸。因此，醚保存时应尽量隔绝空气避光保存。久置的乙醚或其他醚在使用前应进行检查。检查方法是：若醚能使 KI-淀粉试纸变蓝或使 $FeSO_4$-KSCN 混合液显红色，则表明醚中含有过氧化物。使用新鲜配制的硫酸亚铁或亚硫酸钠水溶液洗涤乙醚，可破坏其中的过氧化物。

练习题

10-20　放置过久的乙醚为什么不能用作外科麻醉剂？

五、制备

（一）醇分子间脱水

在浓硫酸作用下，由醇分子间脱水可制备对称醚。

$$ROH \xrightarrow[\Delta]{\text{浓 }H_2SO_4} ROR + H_2O$$

例如：

$$C_2H_5OH \xrightarrow[140℃]{\text{浓 }H_2SO_4} C_2H_5OC_2H_5 + H_2O$$

此法适用于少数低级伯醇制备醚。若用仲醇或叔醇将易发生分子内消除反应生成烯烃。

（二）威廉姆森合成法

卤代烃与醇钠作用生成醚的方法称威廉姆森（Williamson）合成法。例如：

$$CH_3CH_2ONa + CH_2{=}CHCH_2Cl \longrightarrow CH_3CH_2OCH_2CH{=}CH_2$$

此法既可用于简单醚的制备，也可用于混合醚的制备。但要注意，卤代烃应选用伯或仲卤代烃，叔卤代烃在反应条件下主要发生分子内消除反应生成烯烃。例如，制备 $(CH_3)_3C—O—C_2H_5$时，应选用 $(CH_3)_3CONa + C_2H_5X$ 进行反应。

六、冠醚

冠醚（crown ether）是分子中具有多个 $\left(OCH_2CH_2\right)$ 单位的大环多醚。由于它的形状像皇冠，故称为冠醚。

冠醚有其特有的命名法，其形式是“X-冠-Y”，X 代表环上的原子总数，Y 代表环上氧原子的数目。例如：

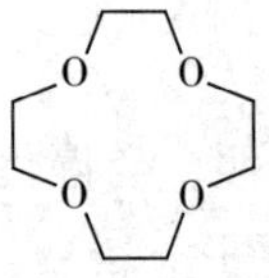

12-冠-4

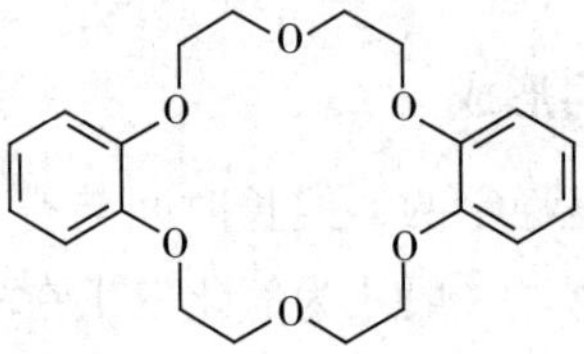

二苯并-18-冠-6

冠醚的一个重要特点是可以和金属离子形成配合物。不同的冠醚分子中空穴大小不同，可络合不同的金属离子（只有和空穴直径大小相当的金属离子才能进入空穴而被络合），因此冠醚具有较高的选择性，常用来定量地测定某些金属离子。例如：18-冠-6 中的空穴直径是0.26～0.32nm，与钾离子直径相近，因此，可与 $KMnO_4$中的 K^+形成稳定的配合物，留下 MnO_4^- 负离子，这样后者能更有效地进行反应。

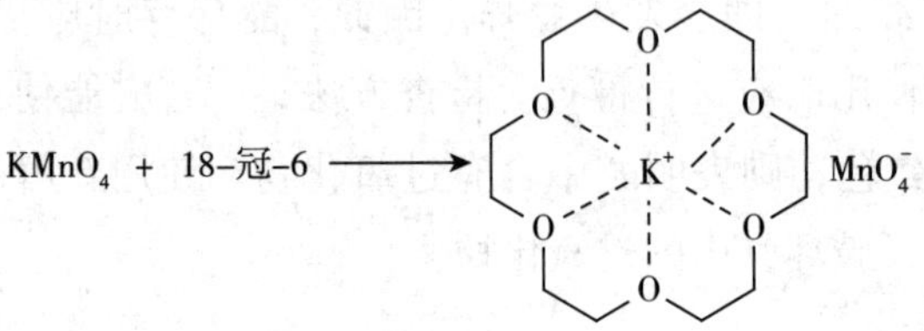

冠醚还是一种相转移催化剂（phase transfer catalyst，简称 PTC）。冠醚的内圈有很多氧原子能和水形成氢键，也能络合金属离子，具有亲水性；而它的外圈都是碳和氢原子，具有憎水性。因此冠醚可以将水相中的金属离子络合形成有机正离了，形成的正离子外层具有亲脂性，可与负离子组成松散的离子对溶解在有机溶剂中，使有机的和无机的金属盐溶于非极性的有机溶剂中，即相转移作用，从而达到加速非均相有机反应速度的目的。例如：

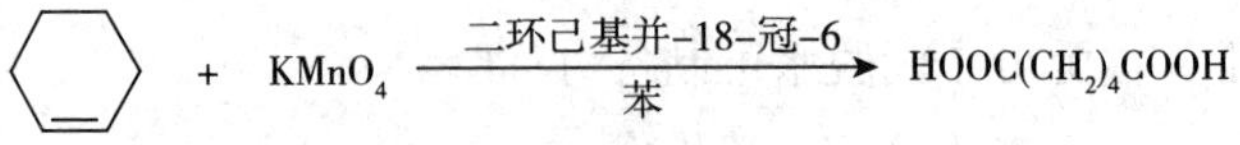

$$n\text{-}C_8H_{17}Br + KF \xrightarrow{18\text{-冠-}6} n\text{-}C_8H_{17}F \quad 92\%$$

以上两个例子中，若不加 PTC，反应很难进行，产率较低，而加入 PTC 后，反应可顺利进行，产率较高。但是冠醚的合成较困难，毒性较大，对皮肤和眼睛都有刺激性，使其应用受到限制。

七、硫醚

醚分子中的氧原子被硫置换后的化合物称为硫醚（thioethers），通式：R-S-R′。

（一）命名

硫醚的命名与醚类似，只需在醚字前加一个"硫"字即可。例如：

$$CH_3SCH_3 \qquad CH_3SC_2H_5 \qquad S—CH_3$$ 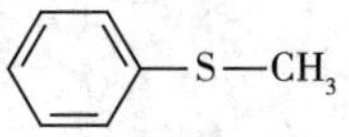

（二）甲硫醚　　　　乙甲硫醚　　　　苯甲硫醚
dimethyl sulfide　　ethyl methyl sulfide　　methyl phenyl sulfide

（二）物理性质

低级硫醚是具有特殊气味的液体，如大蒜和葱头中含有乙硫醚和烯丙硫醚等。硫醚不能与水产生氢键，不溶于水，易溶于醇和醚中，沸点比相应的醚高，如：甲硫醚的沸点为37.6℃，而甲醚的沸点为-23.6℃。

（三）化学性质

由于硫比氧具有更强的亲核性。因此，硫醚是比醚活泼的一类化合物。

1. 锍盐的生成　硫醚与卤代烃可发生亲核取代反应生成锍盐。

$$R—\ddot{S}—R + R'X \longrightarrow \left[R—\underset{\underset{R'}{|}}{\overset{}{S}}—R \right]^+ X^-$$

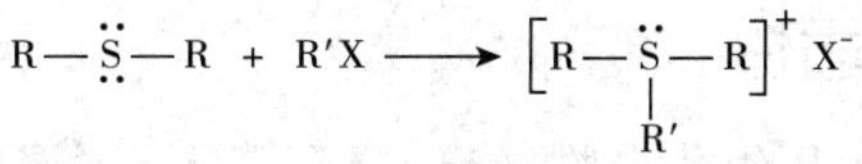

例如：

$$CH_3—\ddot{S}—CH_3 + CH_3I \longrightarrow \left[\underset{CH_3 \quad CH_3}{\overset{CH_3}{\overset{|}{S^+}}} \right] I^-$$

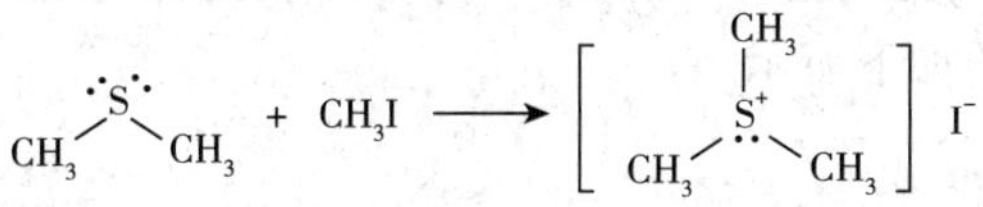

锍盐用碱处理可形成硫叶立德（sulfur ylides）。

$$\left[\underset{CH_3 \quad CH_3}{\overset{CH_3}{\overset{|}{S^+}}} \right] I^- \xrightarrow{\text{碱}} \left[\underset{CH_3 \quad \ddot{C}H_2^-}{\overset{CH_3}{\overset{|}{S^+}}} \right] \longleftrightarrow \underset{CH_3 \quad CH_2}{\overset{CH_3}{\overset{|}{S}}}$$

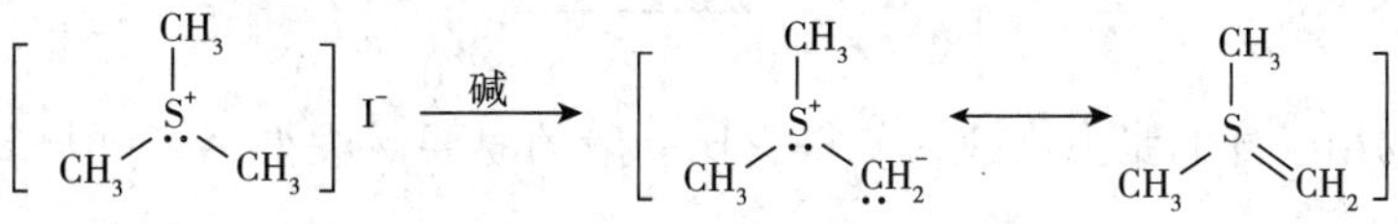

硫叶立德

硫叶立德是一个很有用的试剂，与醛、酮反应可以制备环氧化合物。

$$\underset{CH_3 \quad CH_2^-}{\overset{CH_3}{\overset{|}{S^+}}} + \underset{C_2H_5 \quad H}{\overset{:O}{\overset{||}{C}}} \longrightarrow \left[\underset{\underset{CH_3 \quad CH_3}{\overset{|}{S^+}}}{\overset{:\ddot{O}:^-}{\underset{CH_2}{\overset{|}{C_2H_5—C—H}}}} \right] \xrightarrow{-S(CH_3)_2} C_2H_5—CH\overset{O}{\diagdown}CH_2$$

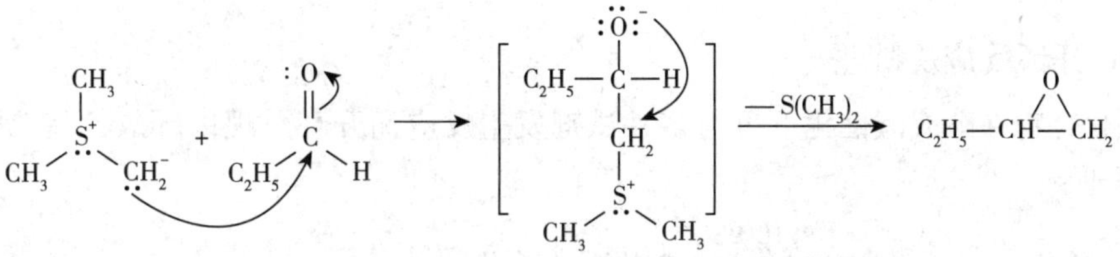

2. 氧化反应　硫醚也可被氧化，随氧化条件不同，氧化产物各异。例如：在室温下可被过氧化氢、高碘酸钠、三氧化铬等氧化剂氧化成亚砜，亚砜可进一步氧化，则生成砜。

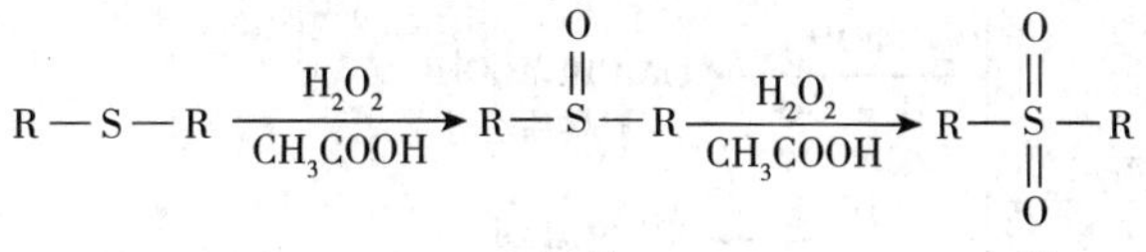

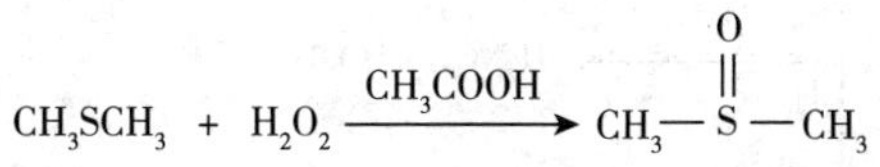

$$R—S—R \xrightarrow[CH_3COOH]{H_2O_2} \underset{亚砜}{R—\overset{O}{\overset{||}{S}}—R} \xrightarrow[CH_3COOH]{H_2O_2} \underset{砜}{R—\overset{O}{\underset{\overset{||}{O}}{\overset{||}{S}}}—R}$$

$$CH_3SCH_3 + H_2O_2 \xrightarrow{CH_3COOH} \underset{二甲亚砜}{CH_3—\overset{O}{\overset{||}{S}}—CH_3}$$

二甲亚砜（简称 DMSO）是一种无色液体。它不仅是一种良好的溶剂和试剂，还有较强的穿透力，可促使药物渗入皮肤，因此可用作透皮吸收药物的促渗剂。

在高温下用发烟硝酸、高锰酸钾或过氧乙酸等强氧化剂氧化，硫醚可被氧化成砜。

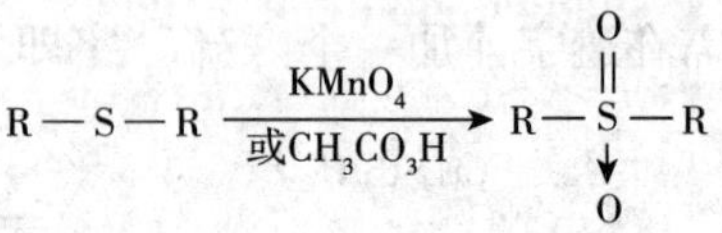

3. 脱硫反应　硫醚在兰尼镍（Raney Ni）的作用下，可以被氢分解，失去硫而生成相应的烃。例如：

$$CH_3CH_2SCH_2CH_3 \xrightarrow{Ni/H_2} 2CH_3CH_3 + H_2S\uparrow$$

利用此反应可以将醛或酮还原成烷烃。例如：

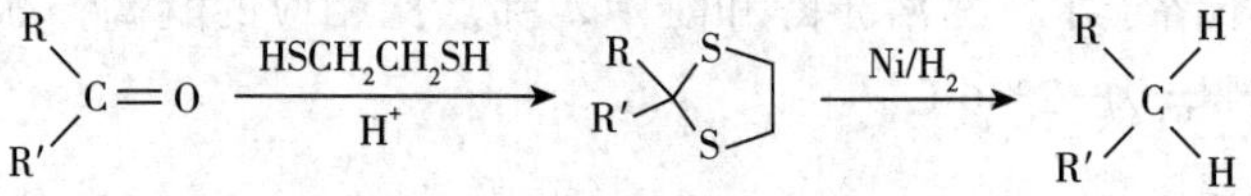

第四节　环氧化合物

一、环氧化合物的结构

1,2-环氧化合物简称为环氧化合物（epoxide），是一类具有三元环醚结构的化合物，其中最简单的化合物是环氧乙烷。同环丙烷一样，环氧化合物的环张力很大，其张力能为114.1kJ/mol，键长、键角如下所示。

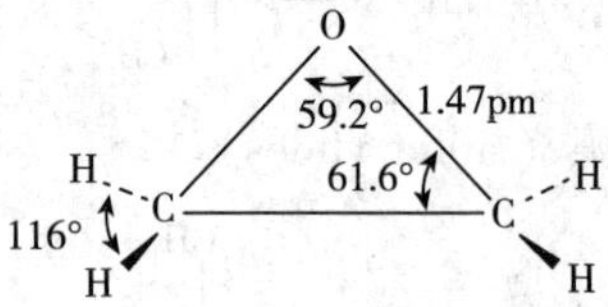

环氧化合物由于环的张力缘故，使得它比一般的醚要活泼得多，可与多种试剂发生开环反应。

二、环氧化合物的反应

（一）开环反应及机理

环氧化合物在酸或碱催化下可与多种试剂发生反应而开环。现以环氧乙烷为例，将其反应整理如下。

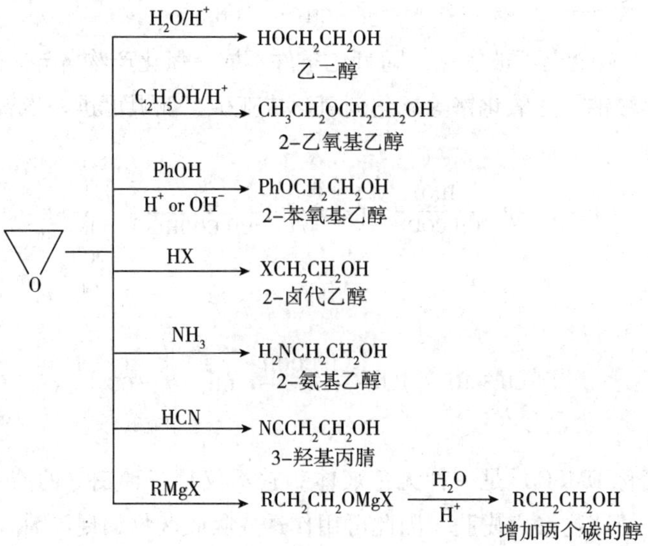

上述开环反应被认为是按 S_N2 机理进行的，现以水解反应为例来说明在酸或碱催化下开环反应的机理。

酸性条件下，氧首先质子化，使碳氧键极性增强，有利于亲核试剂的进攻。亲核试剂从环的反方向进攻得到相应反式开环产物。

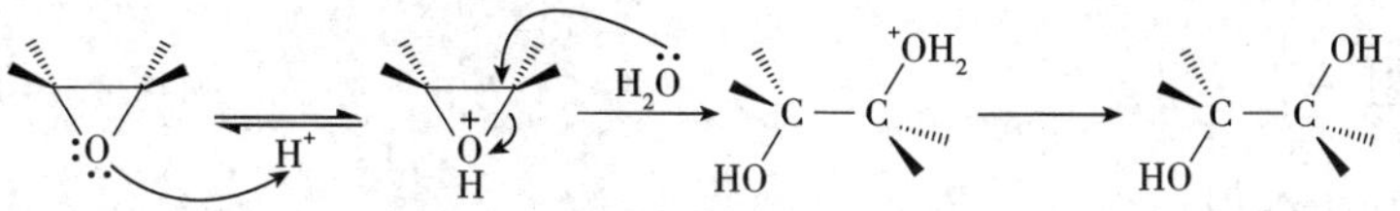

例如：

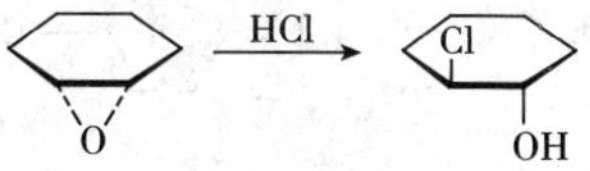

碱性条件下，虽然环氧乙烷或环氧化合物不是最活泼的形式，但亲核试剂的亲核能力较强，同样会发生开环反应，亦得到反式开环产物。而一般醚在碱性条件下则不发生此反应。

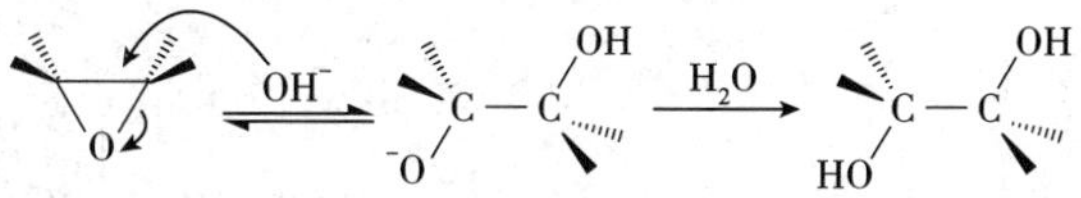

例如：

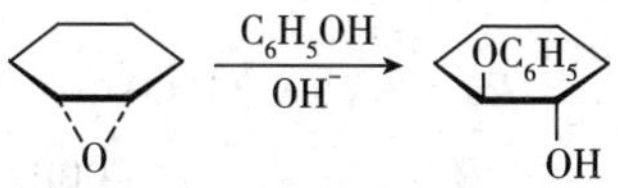

（二）开环反应的方向

对称环氧化物发生开环反应时，无论亲核试剂进攻哪一个碳原子，所得产物均相同。但是，当不对称的环氧化合物进行开环反应时，可能会得到两种产物。两种产物中哪一种占优势，就存在开环反应的方向问题。

在碱性条件下，亲核试剂进攻位阻较小的碳原子（连有最少取代基的碳原子）。例如：

$$(CH_3)_2CH - CH_2 \xrightarrow[C_2H_5OH]{C_2H_5ONa} (CH_3)_2C - CH_2OC_2H_5$$
$$\underset{OH}{|}$$

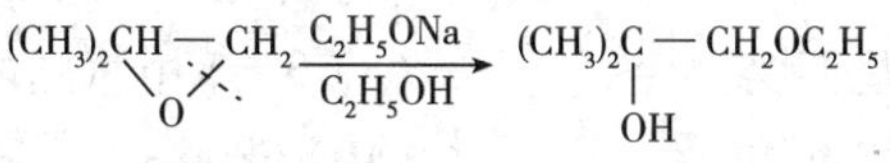

在酸性条件下开环，亲核试剂主要进攻连取代基较多的碳原子。例如：

$$CH_3C - CH_2 \xrightarrow[H^+]{C_2H_5OH} CH_3CH - CH_2OH$$
$$\underset{OC_2H_5}{|}$$

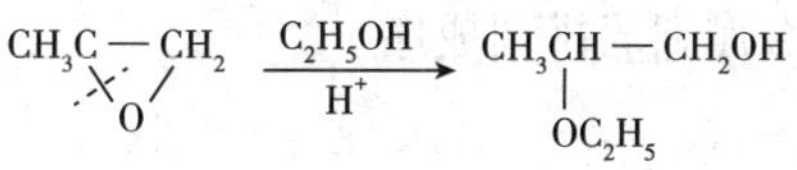

在酸催化下，由于质子化的环氧化合物活性较高，离去基团较好，而所用试剂的亲核能力又较弱；因此，反应中 C—O 键的断裂先于亲核试剂与环碳原子之间的键的形成，使该 S_N2 反应具有 S_N1 的性质。当带有部分正电荷的环碳原子上连有较多取代基（一般为烷基）时，该环碳原子能容纳较多的正电荷，故亲核试剂优先进攻连有较多取代基的环碳原子。

（三）开环反应的立体化学

如前所述，无论在酸性条件下还是在碱性条件下，环氧化合物的开环反应，均是按 S_N2 机理进行，所以亲核试剂总是从离去基团（氧桥）的背面进攻中心碳原子，得到反式开环产物。若中心碳原子为手性碳原子，则导致构型翻转。例如：

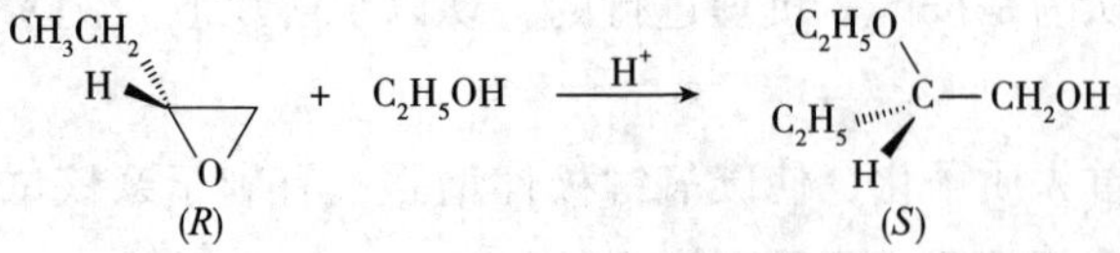

练习题解

习 题

1. 命名下列化合物。

(1) 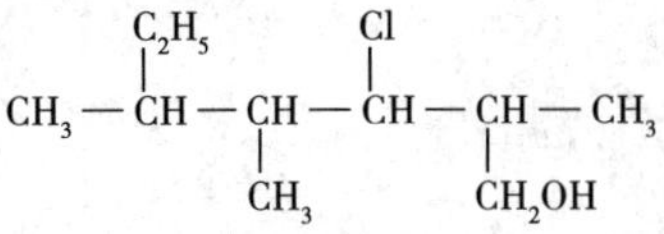　　(2) 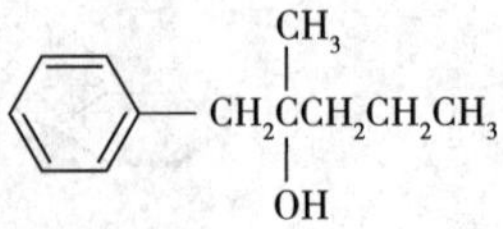

(3) 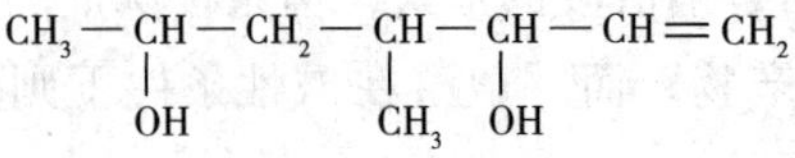　　(4) 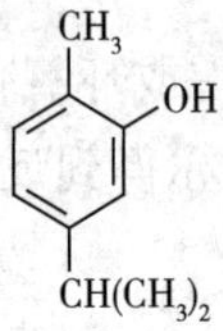

(5) 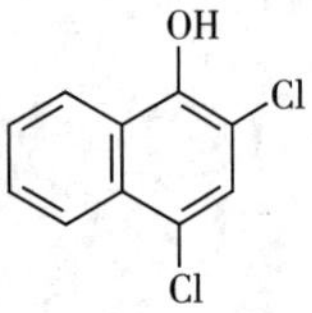　　(6) 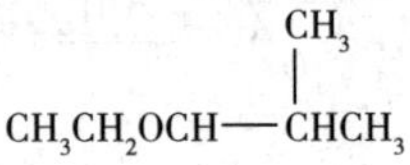

(7) 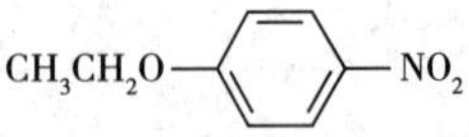　　(8) 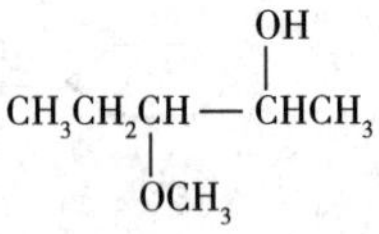

(9) $CH_2=CHCH_2OCH=CHCH_3$　　(10) 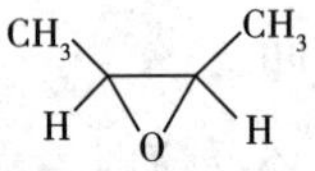

2. 写出下列化合物的结构式。

(1) 2-乙基丁-2-烯-1-醇　　(2) 3,3-二甲基丁-1-醇

(3) 己-2,4-二炔-1,6-二醇　　(4) 3,4-二甲氧基苯酚

(5) 乙烯基烯丙基醚　　(6) 甘油-2-甲醚

(7) 1-甲氧基-2-甲基丁烷　　(8) 3-苯甲氧基丙烯

(9) 2-甲基-1,3 环氧戊烷　　(10) 苯并-18-冠-6

3. 按要求将下列化合物排列成序。

(1) 下列化合物按酸性由强到弱排列成序。

A. 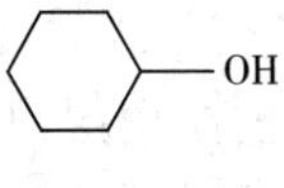　B. 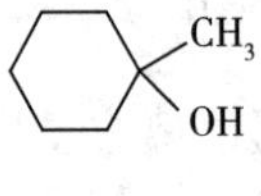　C. F_3CCH_2OH　D. $ClCH_2CH_2OH$

E. $CH_3CH_2CH_2CH_2OH$　F. $CH_3CH_2C\equiv CH$　G. $CH_3CH_2CH_2CH_3$

(2) 将下列化合物按碱性由强到弱排列成序。

A. $(CH_3CH_2)_2CHO^-$　B. $(CH_3CH_2)_3CO^-$　C. 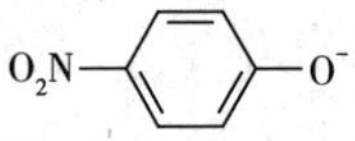

D. 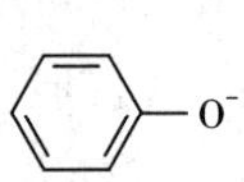　E. $CH_3CH_2CH_2O^-$　F. 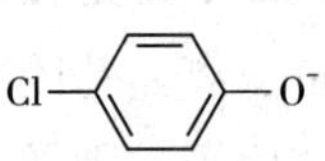

（3）将下列化合物按沸点升高的次序排列。

①A. $CH_3CH_2CH_2Cl$　　B. $(C_2H_5)_2O$　　C. n-C_4H_9OH

②

4. 用化学方法区别下列各组化合物。

（1）A. $CH_3CH_2CH_2CH_2OH$　　B. 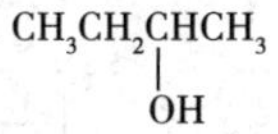　　C. $(CH_3)_3COH$

（2）A. 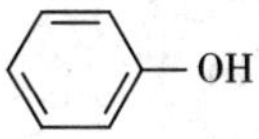　　B. $CH_2=CHCH_2Br$　　C. 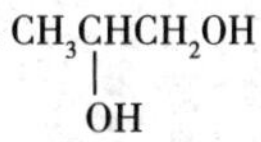

D. $(CH_3)_3CBr$　　E. $C_2H_5OC_2H_5$　　F. n-C_4H_{10}

（3）A. 苯　B. 环己烯　C. 三级丁醇　D. 氯化苄　E. 戊-1-炔　F. 氯代环己烷　G. 环己醇

5. 写出下列反应的主要产物。

（1）$(CH_3)_3CCH_2OH \xrightarrow[ZnCl_2]{HCl}$

（2）$(CH_3)_3CCH_2OH \xrightarrow[\Delta]{H^+}$

（3）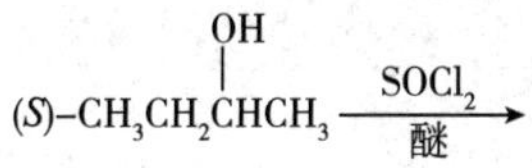

（4）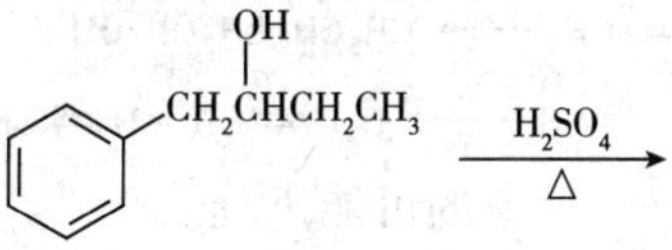

（5）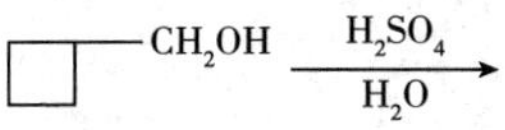

（6）$HC\equiv CCH_2OH \xrightarrow[H_2O,25℃]{CrO_3,H_2SO_4}$

（7）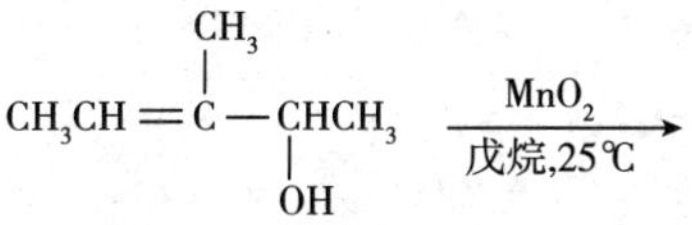

（8）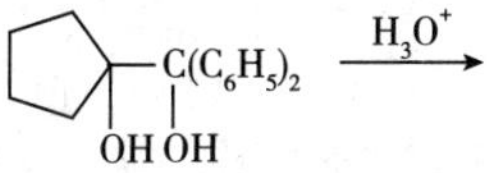

（9）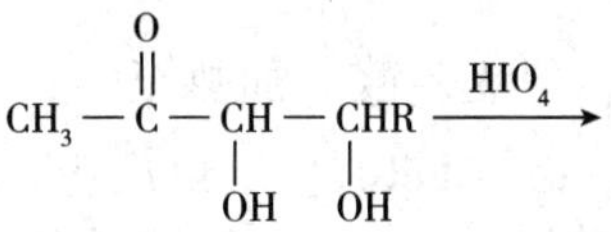

（10）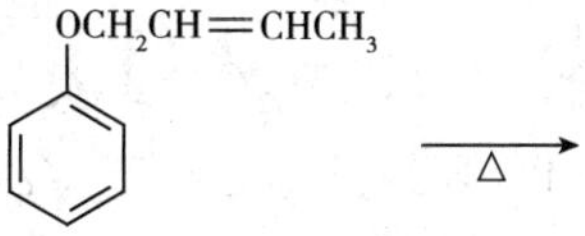

（11）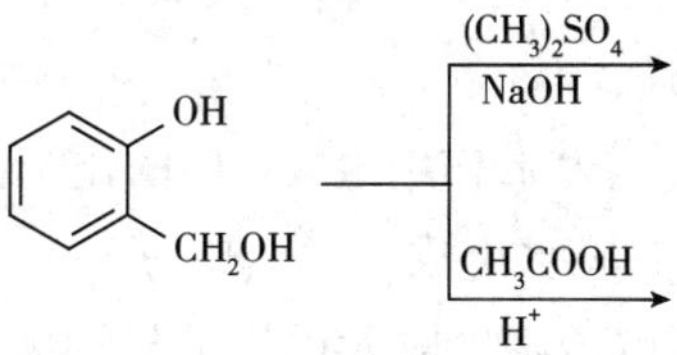

（12）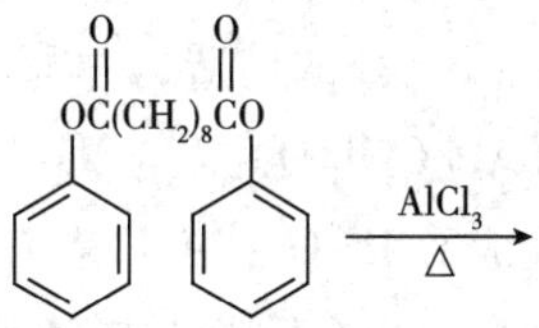

（13）$H_2C=CH-O-CH_2CH=CH_2 \xrightarrow{\Delta}$

（14）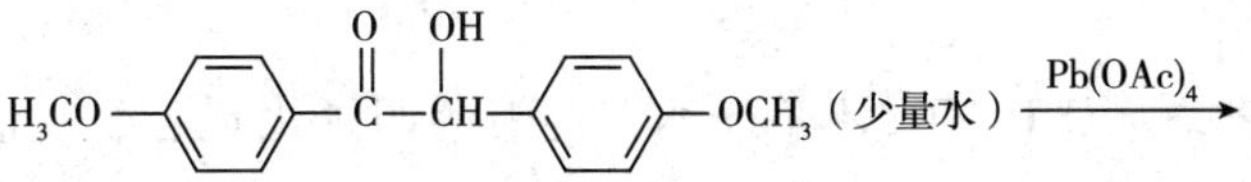

（15）$CH_3CH_2OCH_2CH=CH_2$ + HBr（48%）⟶

（16）$(CH_3CH_2)_3COCH_2CH_2CH_3$ + HBr（48%）⟶

（17）$(CH_3)_3COC(CH_3)_3 \xrightarrow[\Delta]{H_2SO_4}$

（18）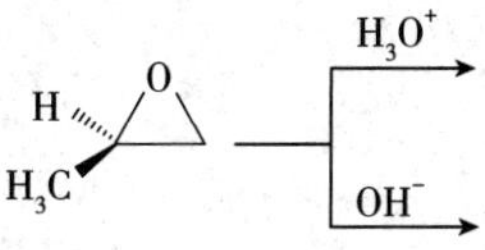

6. 用适当的原料合成下列化合物。

(1) 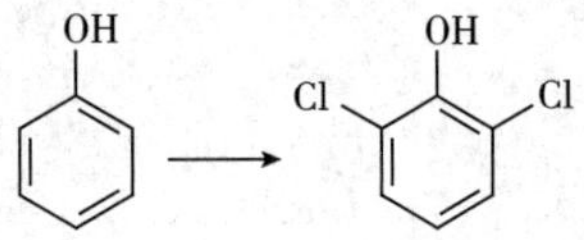

(2) 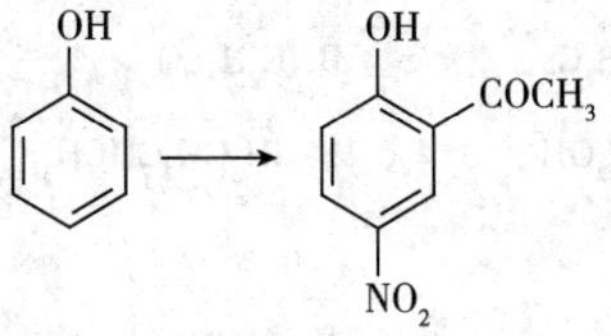

(3) 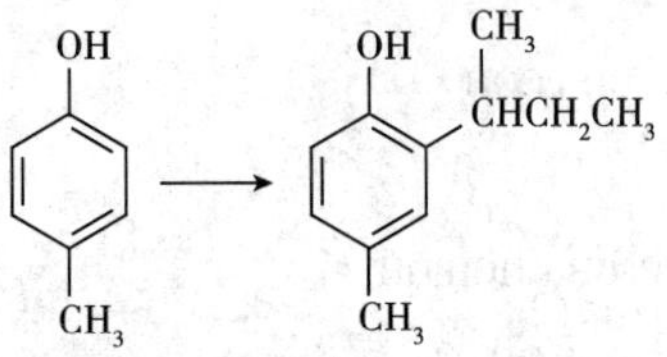

(4) 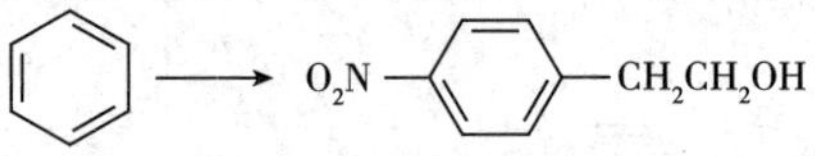

(5) 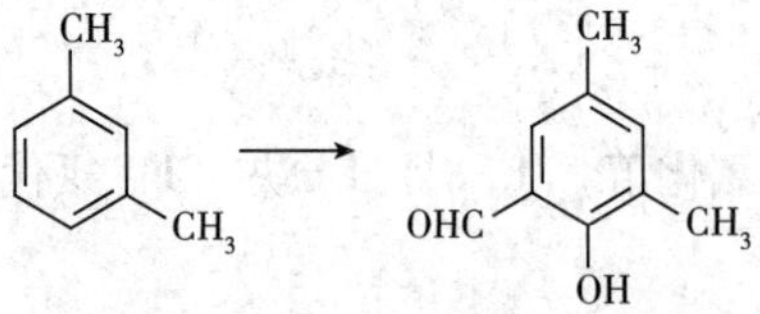

(6) 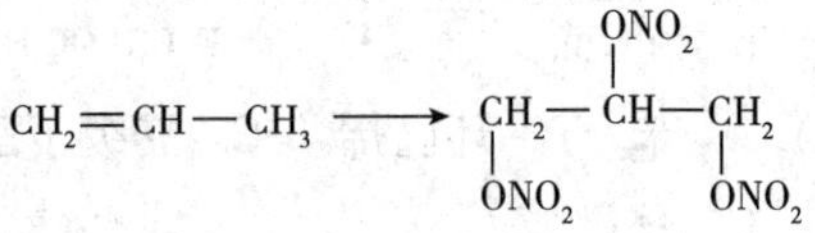

(7) $CH_2=CHCH_3 \longrightarrow (CH_3)_2CHOCH_2CH=CH_2$

(8) 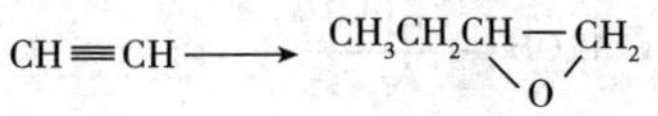

(9) $H_2C=CH_2 \longrightarrow CH_3CH_2CH_2CH_2OH$

(10) $H_2C=CH_2 \longrightarrow H_2C=CHOCH=CH_2$

7. 写出下列反应的可能机理。

(1) 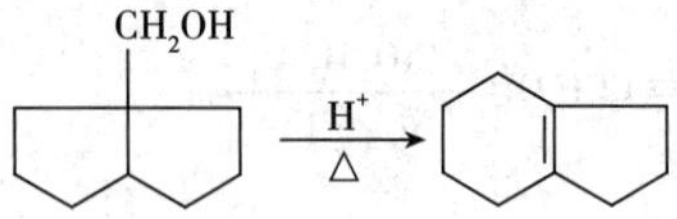

(2) 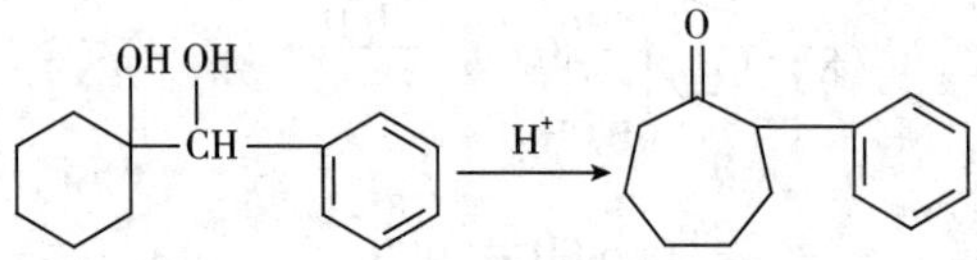

8. 中性化合物 A（$C_{10}H_{12}O$）经臭氧分解产生甲醛，但无乙醛。加热至 200℃以上时，A 迅速异构化成 B。B 经臭氧分解产生乙醛，但无甲醛；B 与 $FeCl_3$ 呈阳性反应；B 能溶于 NaOH 溶液；B 在碱性条件下与 CH_3I 作用得到 C。C 经碱性 $KMnO_4$ 溶液氧化后得到邻甲氧基苯甲酸。推断 A、B、C 的构造，并写出其反应简式。

9. 中性化合物 A（$C_8H_{16}O_2$），与 Na 作用放出 H_2，与 PBr_3 作用生成相应的化合物 $C_8H_{14}Br_2$；A 被 $KMnO_4$ 氧化生成 $C_8H_{12}O_2$；A 与浓 H_2SO_4 一起共热脱水生成 B（C_8H_{12}）。B 可使溴水和碱性 $KMnO_4$ 溶液褪色；B 在低温下与 H_2SO_4 作用再水解，则生成 A 的同分异构体 C，C 与浓 H_2SO_4 一起共热也生成 B，但 C 不能被 $KMnO_4$ 氧化，B 氧化生成已-2,5-二酮和乙二酸。试写出 A、B、和 C 的构造式。

10. 化合物（A）的化学式为 $C_5H_{10}O$，不溶于水，与溴的四氯化碳溶液或金属钠均不反应，与稀盐酸或稀氢氧化钠溶液反应得化合物（B）$C_5H_{12}O_2$，（B）与等摩尔量的高碘酸水溶液反应得甲醛和丁酮。请写出化合物的结构式及各步反应。

（赵正保）

第十一章 醛、酮和醌

扫码“学一学”

醛（aldehydes）和酮（ketones）都是分子中含有羰基（碳氧双键）的化合物，因此又统称为羰基化合物。羰基与一个烃基相连的化合物称为醛，与两个烃基相连的称为酮。

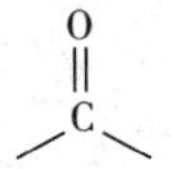
羰基

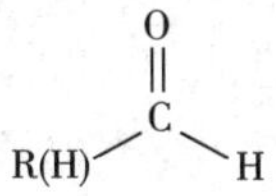
醛

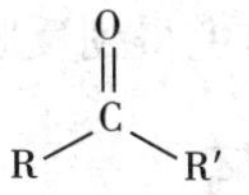
酮

醛可以简写为 RCHO，基团—CHO 为醛的官能团，称为醛基；酮可以简写为 RCOR′，基团—CO—为酮的官能团，称为酮基。

醌（quinone）是一类特殊的环状不饱和二元酮类化合物。

第一节 醛和酮

醛和酮是一类非常重要的化合物，这不仅是因为许多化学产品和药物含有醛、酮结构，更重要的是醛、酮能发生许多化学反应，还是有机合成的重要原料和中间体。例如，邻硝基苯甲醛是制备硝苯地平的原料，萘丁美酮是一种非甾体抗炎药。

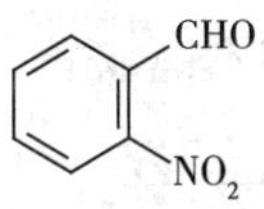
邻硝基苯甲醛(*o*-nitrobenzaldehyde)

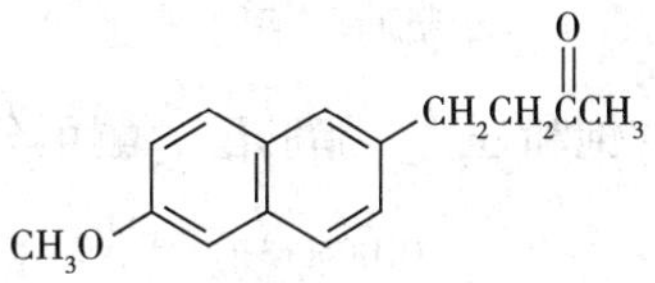
萘丁美酮(Nabumetone)

一、羰基的结构

羰基是醛、酮的官能团，它与醛、酮的物理性质和化学性质密切相关。根据醛、酮分子的结构参数（表 11-1），可以认为羰基碳原子以 sp^2 杂化状态参与成键，即碳原子以三个 sp^2 轨道与其他三个原子的轨道重叠形成三个 σ 键，碳原子上未参加杂化的 p 轨道与氧原子上的 p 轨道在侧面相互重叠形成一个 π 键（图 11-1）。

表 11-1 醛、酮分子的结构参数

醛、酮分子	键长（nm）	键角（°）
HCHO	C═O 0.120	∠HCO 121.7
	C—H 0.110	∠HCH 116.5
CH_3CHO	C═O 0.121	∠CCO 123.9
	C—C 0.152	∠HCO 118.6
	C—H 0.110	∠CCH 117.5
CH_3COCH_3	C═O 0.121	∠CCO 121.4
	C—C 0.152	∠CCC 117.2

由于氧原子的电负性比碳原子大，所以 π 键处的电子云就不均匀地分布在碳氧原子之

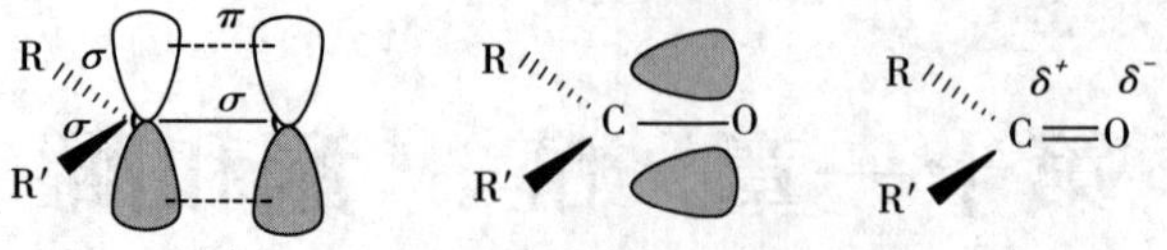

图 11－1　羰基的结构

间，氧原子处电子云密度较高，带有部分负电荷，而碳原子处的电子云密度较低，带有部分正电荷。因此醛、酮具有较高的偶极矩（2.3～2.8D），例如丙醛的偶极矩为 2.5D，并且在物理性质和化学性质上得到反映。

二、分类和命名

（一）分类

根据烃基结构不同，醛、酮可分为脂肪醛、酮和芳香醛、酮，例如：

$CH_3CH_2CH_2CHO$

$CH_3CH_2COCH_3$

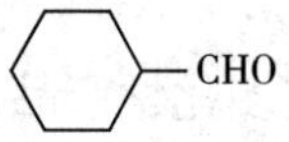

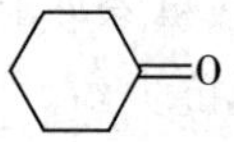

脂肪醛、酮

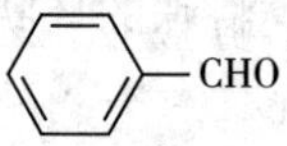

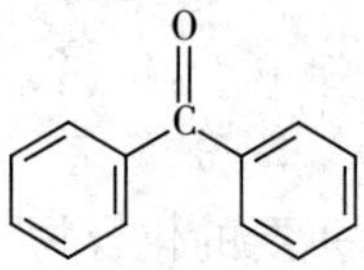

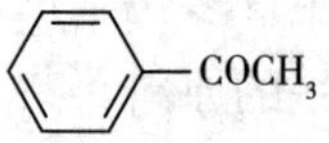

芳香醛、酮

根据烃基的饱和程度，脂肪醛、酮可分为饱和醛、酮和不饱和醛、酮，例如：

CH_3CH_2CHO　　$CH_2=CHCHO$

CH_3COCH_3　　$CH_2=CHCOCH_3$

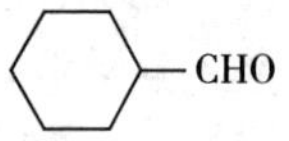

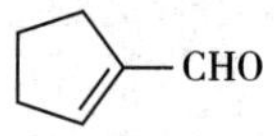

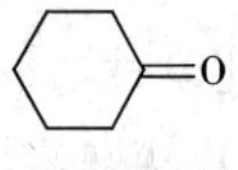

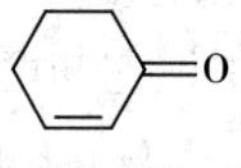

饱和醛、酮　　不饱和醛、酮

根据羰基的数目，醛、酮又可分为一元醛、酮和多元醛、酮，上述所列举的化合物均为一元醛、酮。多元醛、酮类化合物举例如下：

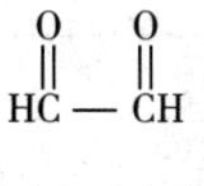

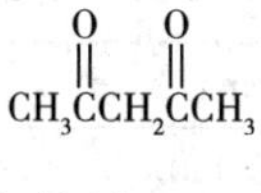

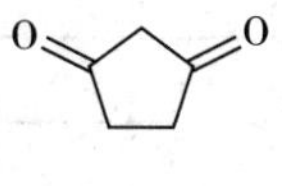

在一元酮中，两个烃基相同的称为简单酮，不同的称为混合酮，例如：

CH_3COCH_3　　$CH_3COCH_2CH_3$

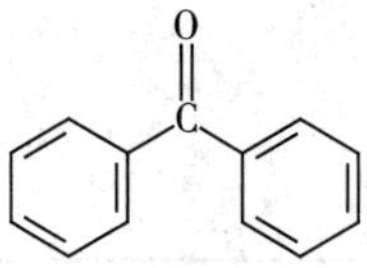

简单酮

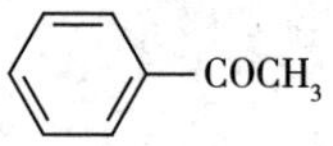

混合酮

（二）命名

1. 普通命名法 脂肪醛的普通命名法是依据烷烃的普通命名原则，根据其碳原子数和碳链取代情况命名为“某醛”，例如：HCHO 甲醛，CH_3CHO 乙醛，$CH_3CH_2CH_2CHO$ 丁醛，$(CH_3)_2CHCHO$ 异丁醛。

芳香醛则把芳基作为取代基来进行命名，例如：PhCHO 苯（基）甲醛。

酮则按照羰基所连的两个烃基来命名，将两个烃基的名称置于“酮”之前，例如：$CH_3COCH_2CH_3$ 甲（基）乙（基）酮，PhCOPh 二苯（基）酮。具有 CH_3CO—结构的酮称为甲基酮类化合物。

2. 系统命名法 醛、酮的系统命名法与醇的类似，选择包含羰基的最长碳链作为主链，从靠近羰基的一端开始编号，将表示羰基位次的数字置于母体名称之前，醛基总是位于碳链一端，不用标明醛基的位次，酮的羰基位于碳链中间，应标明其位次。主链上存在有支链时，其命名原则与醇的相同。例如：

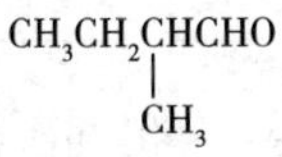

2-甲基丁醛
2-methylbutanal

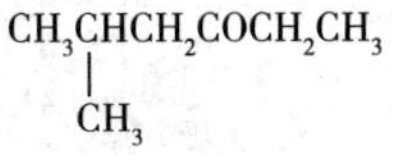

5-甲基己-3-酮
5-methylhexan-3-one

$CH_3COCH_2COCH_3$

戊-2,4-二酮
pentan-2,4-dione

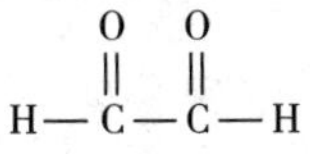

乙二醛
ethanedial

$CH_3CH{=}CHCOCH_2CH_3$

己-4-烯-3-酮
hex-4-en-3-one

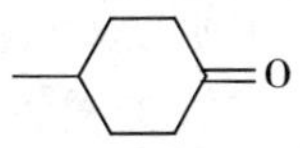

4-甲基环己酮
4-methylcyclohexan-one

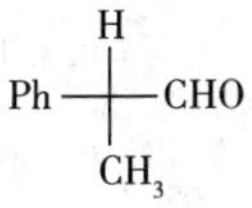

(*S*)-2-苯基丙醛
(*S*)-2-phenylpropanal

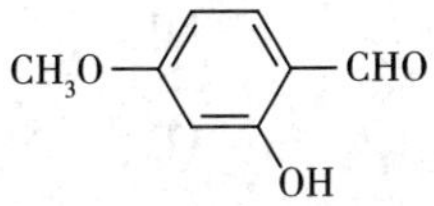

2-羟基-4-甲氧基苯甲醛
2-hydroxy-4-methoxybenzaldehyde

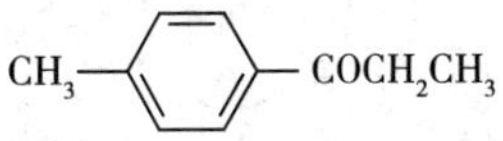

1-(4-甲基苯基) 丙-1-酮
1-(4-methylphenyl) propan-1-one

对于分子中既含有醛基又含有酮羰基的化合物，其系统命名法则视为醛的衍生物来命名，例如：

$CH_3COCH_2CH_2CHO$

4-氧亚基戊醛
4-oxopentana

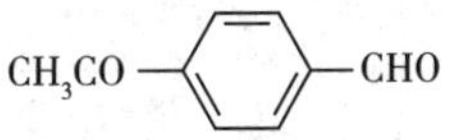

4-乙酰基苯甲醛
4-acetylbenzaldehyde

此外，也可以用希腊字母 α、β 等表示碳原子的位次。例如：

$CH_3CH{=}CHCHO$

α-丁烯醛
α-butenal

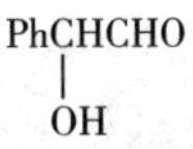

α-羟基苯乙醛
α-hydroxyphenethanal

练习题

11-1 命名下列化合物。

（1）$(CH_3)_2C{=}CHCH_2CH_2CHO$　　（2）$CH_3COCH_2CH_2COCH_3$

（3）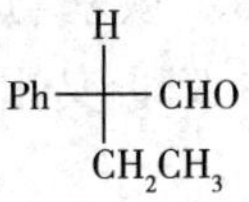　　（4）$(CH_3)_3CCOCH_2CH_2CHO$

三、物理性质

甲醛在室温下为气体，市售的福尔马林（formalin）是其40%水溶液。其余的醛、酮为液体或固体。醛、酮分子之间不能形成氢键，因此其沸点比相应的醇低得多，但是由于醛、酮的偶极矩较大，偶极间的静电吸引力使其沸点高于分子量相当的烃或醚。一些醛、酮的物理常数列于表11－2。

醛、酮分子中羰基上的氧原子可以作为受体与水形成氢键，因此低级醛、酮在水中有一定的溶解度，例如甲醛、乙醛和丙酮能与水混溶，当醛、酮分子中烃基部分增大时，水中溶解度很快下降，含有6个以上碳原子的醛、酮几乎不溶解于水。醛、酮在苯、醚、四氯化碳等有机溶剂中均可溶解。

脂肪醛、酮的密度小于1，芳香醛、酮的密度大于1。

表11－2　常见醛、酮的物理性质

化合物名称	熔点（℃）	沸点（℃）	密度（d_4^{20}）
甲醛	－92	－21	0.815
乙醛	－121	20	0.781
丙醛	－81	49	0.807
正丁醛	－99	76	0.817
异丁醛	－66	61	0.794
正戊醛	－91	103	0.819
正己醛	－56.3	131	0.834
正庚醛	－42	155	0.850
丙烯醛	－88	52.5	0.841
苯甲醛	－56	178	1.046
丙酮	－94	56	0.788
丁酮	－86	80	0.805
戊－2－酮	－78	102	0.812
戊－3－酮	－42	101	0.814
己－2－酮	－35	150	0.830
苯乙酮	21	202	1.033
二苯酮	48	306	1.083
环己酮	－31	156	0.947

在醛、酮红外光谱中，羰基的伸缩振动在1680～1750cm^{-1}，这是醛、酮的特征吸收峰（表11－3），醛基（—CHO）中C—H伸缩振动特征吸收峰出现在2720cm^{-1}附近，可用来区分醛、酮。羰基与烯键共轭时，伸缩振动吸收峰向低波数移动。羰基与芳环共轭时，芳环在1600cm^{-1}区域的伸缩振动吸收峰出现分裂，即在1580cm^{-1}附近又出现一个新吸收峰。

表 11-3 醛、酮羰基的红外光谱特征吸收峰

结构特征	吸收峰	结构特征	吸收峰
RCHO	1720 ~ 1740cm^{-1}（1725cm^{-1}）	ArCHO	1695 ~ 1717cm^{-1}（1700cm^{-1}）
RCOR	1705 ~ 1725cm^{-1}（1710cm^{-1}）	RCOAr	1680 ~ 1700cm^{-1}（1690cm^{-1}）
—C═C—CHO	1680 ~ 1705cm^{-1}（1685cm^{-1}）	环丁酮类	1780cm^{-1}
—C═C—COR	1665 ~ 1685cm^{-1}（1675cm^{-1}）	环戊酮类	1740cm^{-1}

丁醛和苯甲醛的红外光谱图见图 11-2。

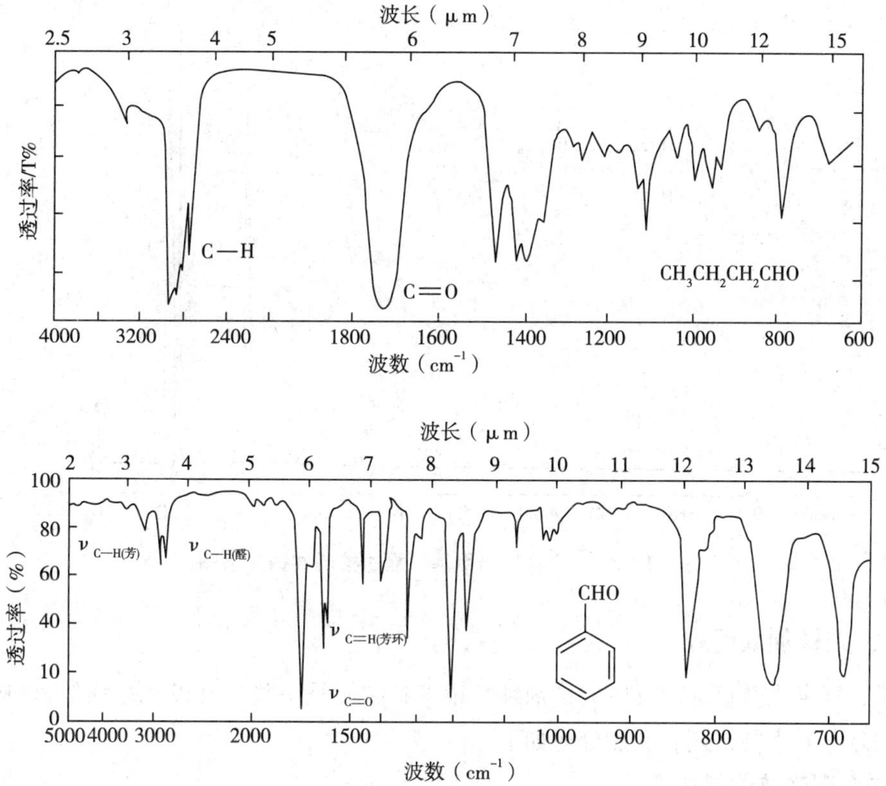

图 11-2 丁醛和苯甲醛的红外光谱图

由于羰基极化后降低了质子的屏蔽效应，使得醛基上氢质子产生核磁共振的磁场强度降低，其化学位移（δ 值）为 9 ~ 10，与羰基相连的甲基或其他 α-氢质子的化学位移出现在 δ 值 2.0 ~ 2.5。

乙醛和 3-甲基丁酮的核磁共振光谱图见图 11-3 所示。

四、化学性质

醛、酮羰基是一个极性的不饱和基团，碳原子带有部分正电荷，因此醛、酮很容易和一系列亲核试剂发生亲核加成反应，这是醛、酮最重要的一类反应。受醛、酮羰基的影响，羰基的 α-氢原子活性增强，表现出 α-氢原子的酸性，进而发生酮式与烯醇式的互变异构，羟醛缩合，卤化等反应。此外，醛、酮还可以发生氧化反应、还原反应以及其他一些反应。

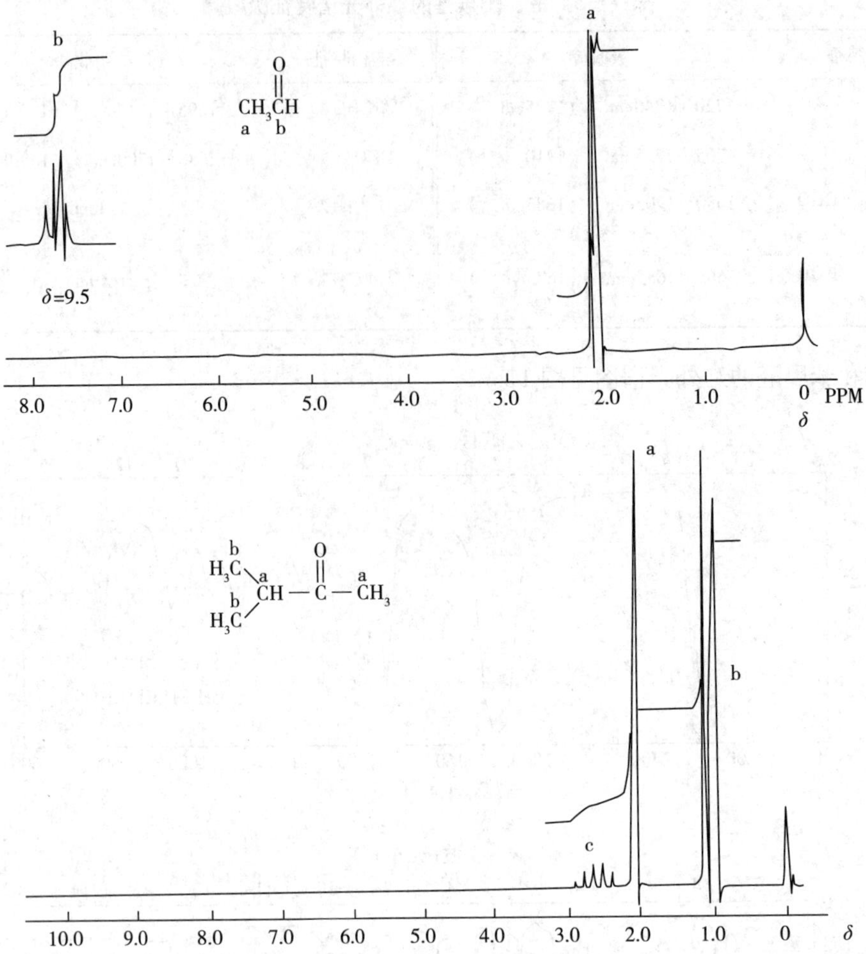

图 11-3 乙醛和 3-甲基丁酮的核磁共振光谱图

（一）亲核加成反应

与醛、酮发生亲核加成反应的试剂种类很多，它们是一些含有极性很强的负电性的碳、氧、氮、硫等元素的试剂，现在分述如下。

扫码“看一看”

1. 与含碳亲核试剂加成

（1）与氢氰酸的加成　醛、酮与氢氰酸反应生成 α-羟基腈（α-hydroxynitrile），又称 α-氰醇（α-cyanohydrin）：

$$>C=O + HCN \longrightarrow -\overset{OH}{\underset{|}{\overset{|}{C}}}-CN$$

大多数醛、脂肪族甲基酮以及含有八个碳原子以下的环酮都可以与 HCN 发生加成反应。用无水的氢氰酸制备 α-羟基腈能得到满意的结果，但是由于氢氰酸挥发性大，有剧毒，使用不方便，实验室中常将醛、酮与氰化钾或氰化钠的溶液混合，然后再加入无机酸。例如：

$$CH_3COCH_3 \xrightarrow[(2)\ H_2SO_4]{(1)\ NaCN,\ H_2O} CH_3-\underset{CH_3}{\overset{OH}{C}}-CN \quad 71\%\sim78\%$$

碱对醛、酮与氢氰酸的加成反应有极大影响，例如，丙酮与氢氰酸作用，在3～4小时内只有大约50%原料反应，若加入一滴氢氧化钾溶液，则反应在数分钟内完成，加入酸则使反应速度减慢，在大量酸存在下，几星期也不反应，这是因为氢氰酸是一个弱酸，不易离解生成氰基负离子（CN^-）；加入酸，将使CN^-浓度更加降低，加入碱，则可以增加强亲核试剂CN^-的浓度。所以这个反应不是按酸催化的机进行的，而是CN^-首先加到羰基上。为了增加CN^-的浓度，常加入少量碱，这样可以大大加快反应速度。因此，进攻的试剂实际上是氰基负离子。其机理可表示如下：

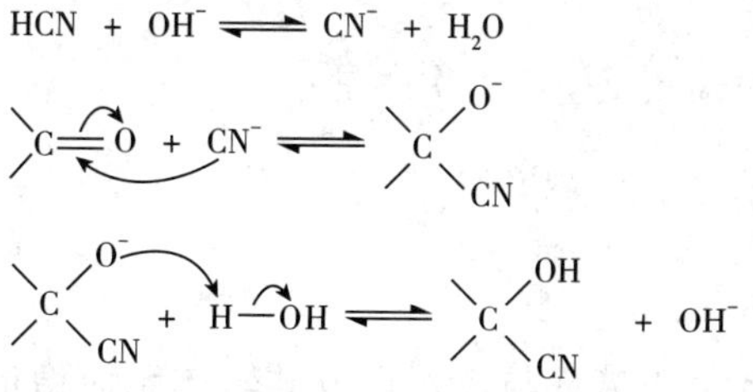

第一步和第三步是质子转移反应，速度很快，第二步氰基负离子与羰基加成是决定反应速度的步骤。所以，反应中加入微量的碱，提高了氰基负离子的浓度，有利于亲核加成反应。

醛、酮与氢氰酸反应是一个可逆反应，加入碱能使平衡迅速建立，加速反应进行，但是不能改变反应的平衡常数。一些醛、酮与氢氰酸反应的平衡常数见表11－4，芳基酮的平衡常数较小，因此α-羟基腈的产率很低，对于二苯甲酮，其平衡常数远小于1，反应不能进行。

表11－4　一些醛、酮与氢氰酸反应的平衡常数

醛、酮分子	平衡常数 K	醛、酮分子	平衡常数 K
CH_3CHO	很大	$CH_3COCH(CH_3)_2$	38
$p-O_2NC_6H_4CHO$	1420	$C_6H_5COCH_3$	0.8
C_6H_5CHO	210	$C_6H_5COC_6H_5$	很小
$p-CH_3OC_6H_4CHO$	32		

α-羟基腈在有机合成上是一个重要的中间体，例如氰基水解可以转变成α-羟基酸，氰基还原可转变成胺，羟基脱水可以转变为α，β-不饱和腈，进一步可以得到α，β-不饱和酸。

醛、酮与其他含碳亲核试剂以及亚硫酸氢钠的加成反应也按两步机理进行，可用通式表示如下：

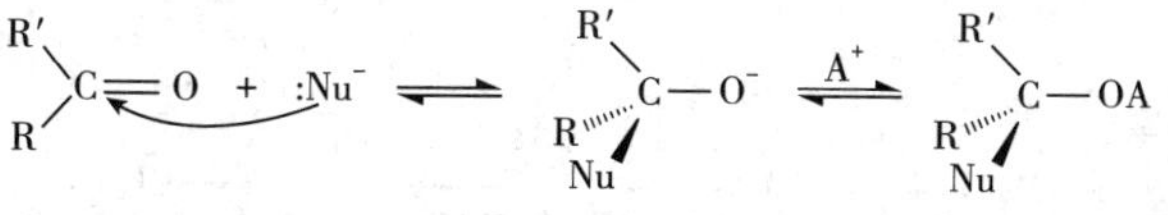

第一步，亲核试剂加到羰基碳原子上，将碳氧双键打开，形成四面体结构的氧负离子；第二步，氧负离子与亲电试剂结合得到加成产物。

在这两步反应中，第一步是决定反应速度的。第一步反应的过渡状态是处在由平面三角形的羰基结构转变成正四面体结构的中间状态，由于增加了一个亲核试剂，空间位阻变大，所以羰基化合物的R与R′愈大，过渡态的空间位阻愈大，位能愈高，反应愈慢。另外过渡态与中间体氧负离子的结构相近，所以氧负离子愈稳定，活化能愈低，羰基的活性愈大。羰基化合物上 R 与 R′吸电子能力强，将有利于氧负离子稳定，这种羰基的活性也就较大。因此不同的醛、酮与同一种亲核试剂反应时的活性有差异。

醛比酮进行亲核加成速度快。

$$
\underset{\text{醛}}{R-\overset{\overset{\textstyle O}{\|}}{C}-H} > \underset{\text{酮}}{R-\overset{\overset{\textstyle O}{\|}}{C}-R'}
$$

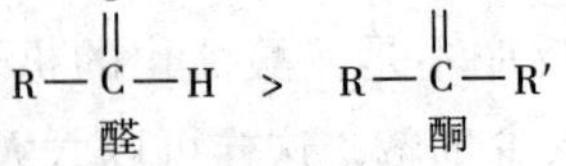

因为酮中的羰基碳原子与两个烃基相连，空间位阻较大，而且烃基具有供电子作用，使氧负离子中间体不稳定。

在脂肪族醛、酮系列中亲核反应活性次序是：

$$
\underset{\text{甲醛}}{H-\overset{\overset{\textstyle O}{\|}}{C}-H} > \underset{\text{醛}}{R-\overset{\overset{\textstyle O}{\|}}{C}-H} > \underset{\text{甲基酮}}{R-\overset{\overset{\textstyle O}{\|}}{C}-CH_3} > \underset{\text{酮}}{R-\overset{\overset{\textstyle O}{\|}}{C}-R'}
$$

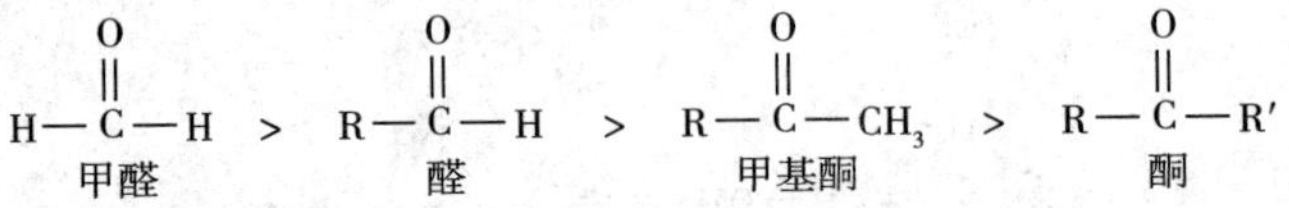

对于芳香醛和酮而言，由于芳环与羰基形成共轭体系而稳定；但是因反应中形成过渡态时将破坏共轭体系，使位能增高，因此活化能较高，反应比较慢。

所以，在芳香醛、酮系列中，主要考虑芳环上取代基的电性效应。芳环上的吸电子基，使羰基碳的正电性增加，活性增加；供电子基使羰基碳正电性降低，活性也就降低。例如：

$$
O_2N-\text{—}CHO > \text{—}CHO > CH_3-\text{—}CHO
$$

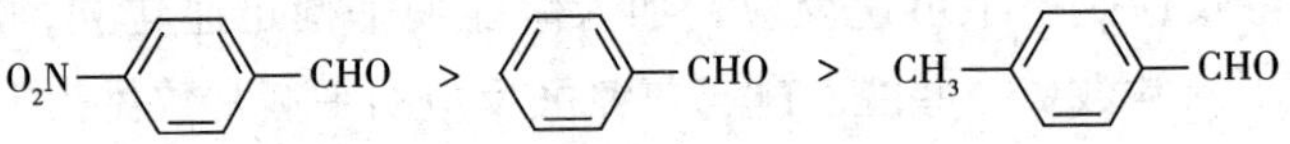

练习题

11-2 下列化合物中，哪些可以与氢氰酸反应？

(1) 己醛 　　　(2) 己-2-酮 　　　(3) 环己酮

(4) 1-苯基丙-1-酮 　　　(5) 1-苯基丙-2-酮

（2）与金属有机化合物的加成　一些活泼金属形成的金属有机化合物中碳-金属键（C—M）极性很强，与金属相连的碳原子带负电荷或部分负电荷，极容易与醛、酮发生亲核加成反应。

格氏试剂与甲醛反应可得伯醇，与其他醛反应得仲醇，与酮反应得叔醇，是制备醇类的重要方法。

$$
\text{C}=O + RMgX \xrightarrow{\text{醚}} -\overset{\overset{\textstyle OMgX}{|}}{C}-R \xrightarrow{H_2O} -\overset{\overset{\textstyle OH}{|}}{C}-R + HOMgX
$$

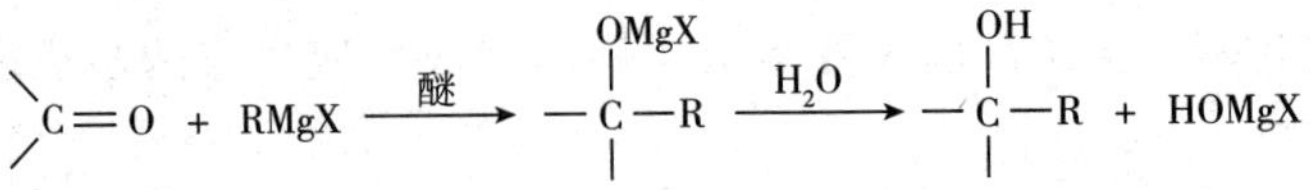

例如：

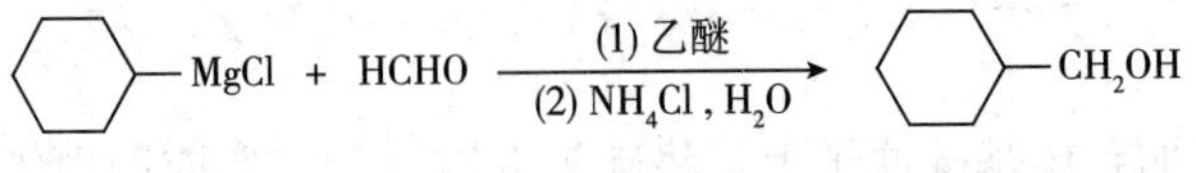

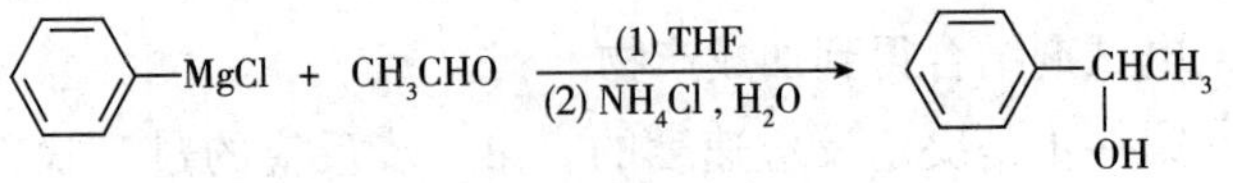

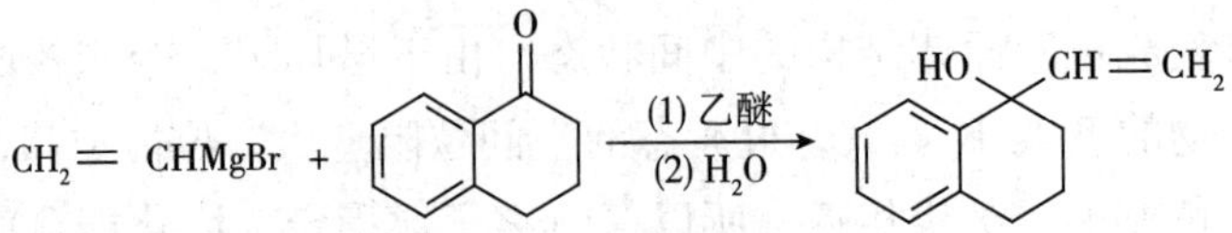

如果酮羰基与两个体积太大的基团连接，空间位阻增加使得与格氏试剂发生不正常反应，此时，酮被还原为仲醇，格氏试剂中的烷基发生消除生成烯烃，例如：

$$(CH_3)_2CHCOCH(CH_3)_2 + (CH_3)_3CMgBr \xrightarrow[(2)\ H_2O]{(1)\ 乙醚} (CH_3)_2CHCHCH(CH_3)_2 + (CH_3)_2C=CH_2$$
$$\underset{OH}{|}$$

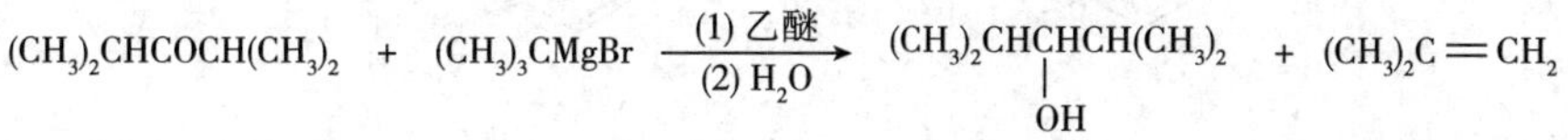

与格氏试剂不同，烃基锂的活性比格氏试剂大，与空间位阻大的酮反应仍以加成产物为主，例如用苯基锂代替苯基溴化镁与二苯甲酮反应，所得三苯甲醇的产率几乎是定量的，又如叔丁基锂与2,2,4,4-四甲基戊-3-酮在乙醚中-70℃下仍能得到正常加成产物。

$$PhCOPh + PhLi \xrightarrow[(2)\ H_3O^+]{(1)\ 乙醚} \underset{\sim100\%}{Ph_3COH}$$

$$(CH_3)_3C\overset{O}{\underset{||}{-}}C-C(CH_3)_3 + (CH_3)_3CLi \xrightarrow[(2)\ H_3O^+]{(1)\ 乙醚} (CH_3)_3C-\underset{\underset{C(CH_3)_3}{|}}{\overset{\overset{OH}{|}}{C}}-C(CH_3)_3$$

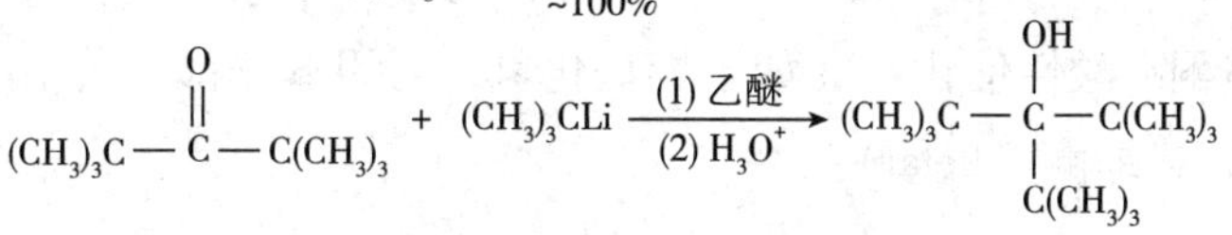

金属炔化物（例如炔化钠、炔化锂、炔化钾等）也属于很强的亲核试剂，与醛、酮的羰基发生亲核加成反应，可在羰基碳原子上引入炔基。

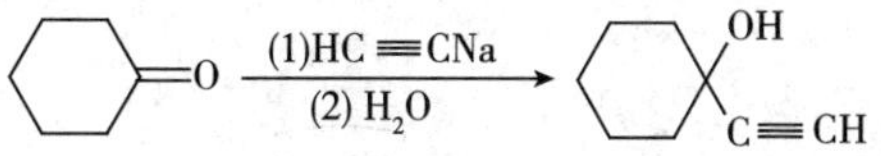

练习题

11-3 利用合适的醛或酮以及格氏试剂制备下列化合物。
（1）2-苯乙醇　（2）戊-3-醇　（3）三苯甲醇　（4）1-苯基环己-1-醇

2. 与含氧亲核试剂加成

（1）与水的加成　醛、酮与水加成生成水合物，称为偕二醇（geminal diol）。

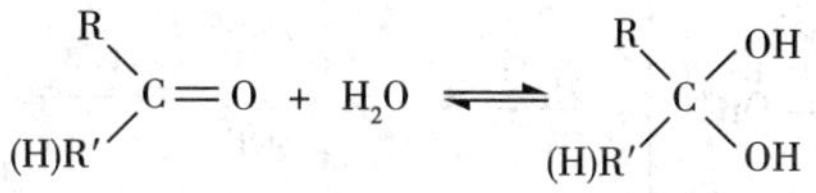

在一般条件下偕二醇是不稳定的，很容易脱水而生成醛、酮，因此对于多数醛、酮来说，反应的平衡偏向反应物醛、酮一侧，个别的醛、酮，例如，甲醛在水溶液中几乎全部以水合物形式存在，但是在分离过程中很容易脱水。

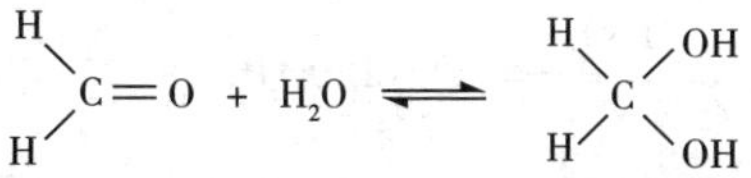

但是，羰基若与强的吸电子的基团相连，例如—CO_2H，—COR，—CHO，—CH_2F，—CHF_2，—$COCF_3$，—$COCl_3$等，使得羰基碳原子的亲电性增强，可以形成稳定的水合物。例如水合氯醛就是三氯乙醛的水合物，在水合氯醛的红外吸收光谱上未观察到羰基吸收峰。

$$Cl_3CHO + H_2O \underset{\sim100\%}{\rightleftharpoons} Cl_3CH(OH)_2$$

又如，茚三酮分子在水溶液中极容易利用2-羰基形成水合物——水合茚三酮，使其电荷间的斥力减小，同时能够形成分子内氢键。

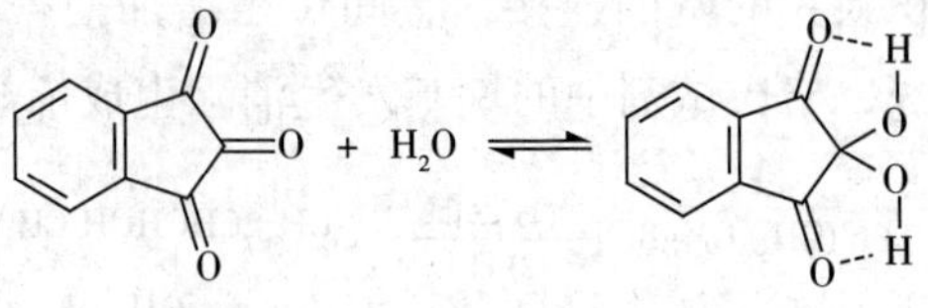

~100%

（2）与醇的加成　醇与水相似，也能与醛、酮发生亲核加成反应，生成半缩醛（hemiacetal）或半缩酮（hemiketal）。酸或碱对半缩醛或半缩酮的形成具有催化作用。

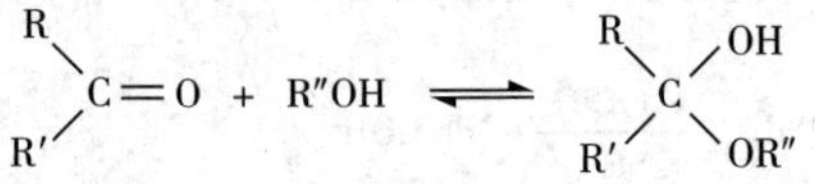

半缩醛或半缩酮在酸性催化剂（如干燥氯化氢，对甲苯磺酸）存在下，继续与醇反应生成缩醛（acetal）或缩酮（ketal）：

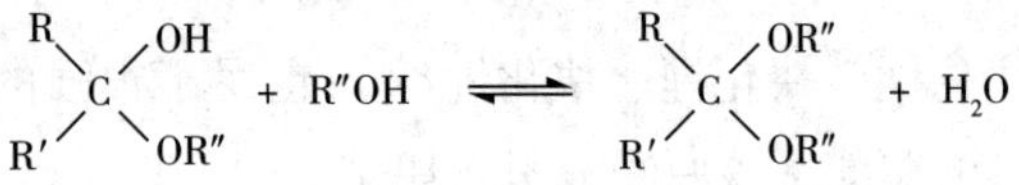

其反应机理如下：

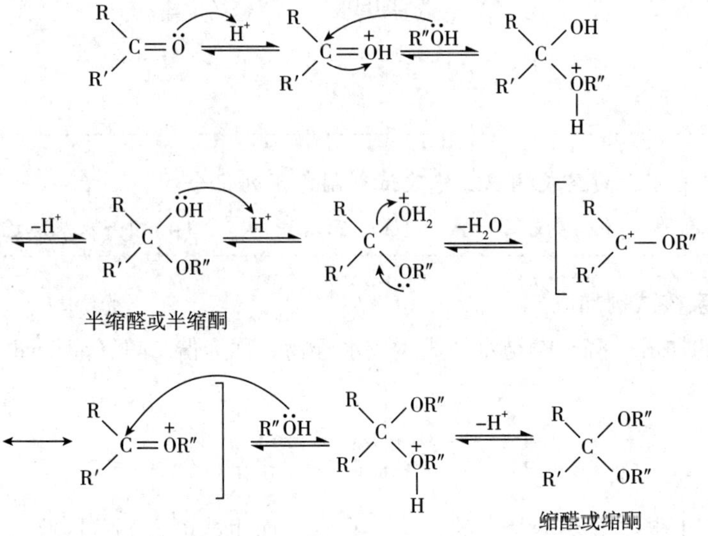

对于小分子、无支链的醛与过量的醇在酸性催化剂存在下，即可以变成缩醛；对于较大分子、有支链的醛需要除去反应中生成的水，促使平衡向生成缩醛方向移动。

$$CH_3CHO + 2C_2H_5OH \xrightleftharpoons{H_2SO_4} CH_3CH(OC_2H_5)_2 + 2H_2O$$

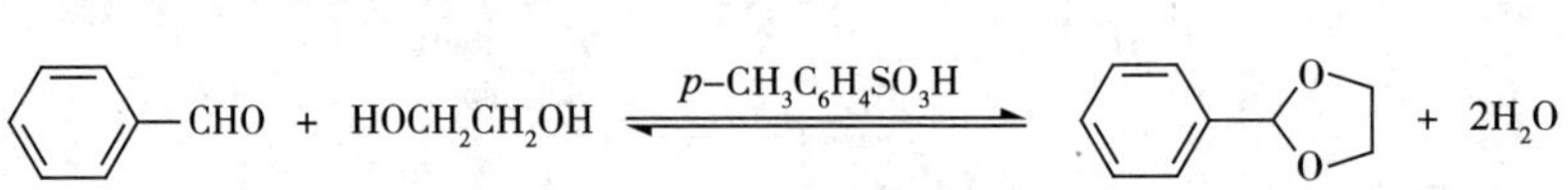

在酸性催化剂存在下，酮与醇的反应很慢，因此缩酮比较难以形成。例如，丙酮与乙醇反应达到平衡时，只有2%缩酮，为了提高缩酮的产率，将平衡向右移动，需要除去生成的水。但是环状的缩酮却比较容易形成，例如当酮与过量的乙二醇在少量酸存在下可形成环状的缩酮。

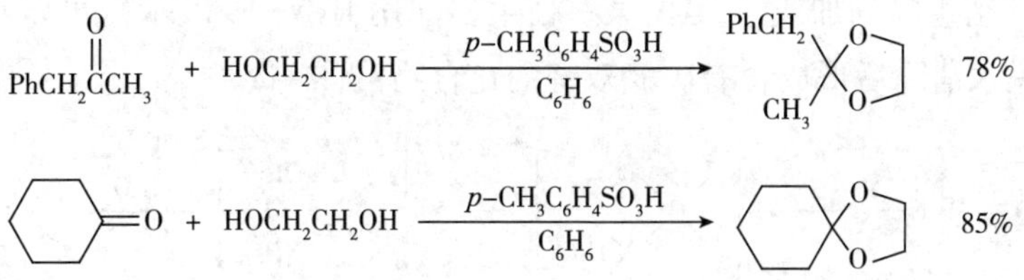

$$PhCH_2\overset{O}{\overset{\|}{C}}CH_3 + HOCH_2CH_2OH \xrightarrow[C_6H_6]{p-CH_3C_6H_4SO_3H} \quad 78\%$$

$$\bigcirc=O + HOCH_2CH_2OH \xrightarrow[C_6H_6]{p-CH_3C_6H_4SO_3H} \quad 85\%$$

　　缩醛与缩酮在中性或碱性的条件下是稳定的，它的性质和醚很相似，在酸性溶液中容易水解成醛、酮。因此在有机合成中常用来保护羰基，使其在合成中不至受到氧化剂、还原剂、格氏试剂与其他碱性试剂的破坏。

　　如由 β-溴代丙醛合成 DCH_2CH_2CHO，不能直接用格氏试剂进行重氢化，因为生成的格氏试剂将被醛基破坏，所以需将羰基保护后再合成格氏试剂。

$$BrCH_2CH_2CHO \xrightarrow[H_2SO_4]{HOCH_2CH_2OH} BrCH_2CH_2\overset{O}{\underset{O}{\bigcirc}} \xrightarrow[Et_2O]{Mg} BrMgCH_2CH_2\overset{O}{\underset{O}{\bigcirc}}$$

$$\xrightarrow{D_2O} DCH_2CH_2\overset{O}{\underset{O}{\bigcirc}} \xrightarrow{H_3O^+} DCH_2CH_2CHO$$

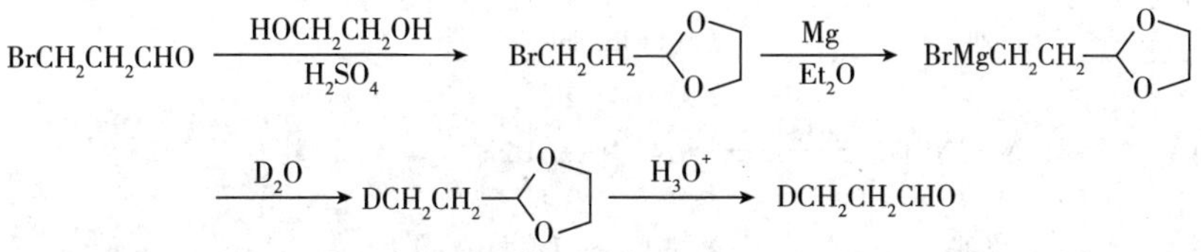

　　又如：将丙烯醛转化为 2,3-二羟基丙醛，如果直接用稀冷 $KMnO_4$ 氧化时，虽然双键可被氧化为邻二醇，但分子中的醛基也会被氧化。因此，可采用先将醛基转变为缩醛后，再氧化。

$$CH_2=CHCHO \xrightarrow[\text{干燥}HCl]{2C_2H_5OH} CH_2=CHCH(OC_2H_5)_2$$

$$\xrightarrow[\text{稀、冷}]{KMnO_4, OH^-} \underset{OH\ \ OH}{CH_2-CHCH(OC_2H_5)_2} \xrightarrow{H_3O^+} \underset{OH\ \ OH}{CH_2-CHCHO}$$

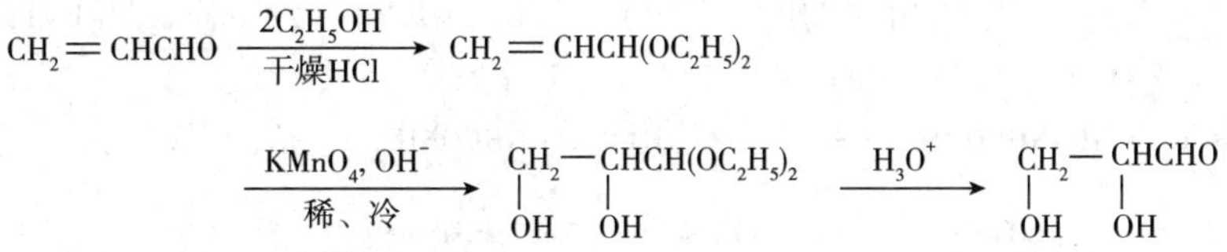

3. 与含氮亲核试剂加成

　　（1）与氨或胺的加成　　醛、酮与氨或伯胺的亲核加成产物不稳定，很容易发生消除生成亚胺（imine），又称为希夫碱（Schiff's base），脂肪族亚胺一般不稳定，芳香族亚胺因产生共轭体系则较稳定：

$$\underset{}{\overset{}{\diagdown}}C=O + R\ddot{N}H_2 \longrightarrow \left[\overset{O^-}{\underset{N^+H_2R}{C}}\right] \longrightarrow \left[\overset{OH}{\underset{NHR}{C}}\right] \xrightarrow{-H_2O} \underset{\text{亚胺}}{\diagdown C=NR}$$

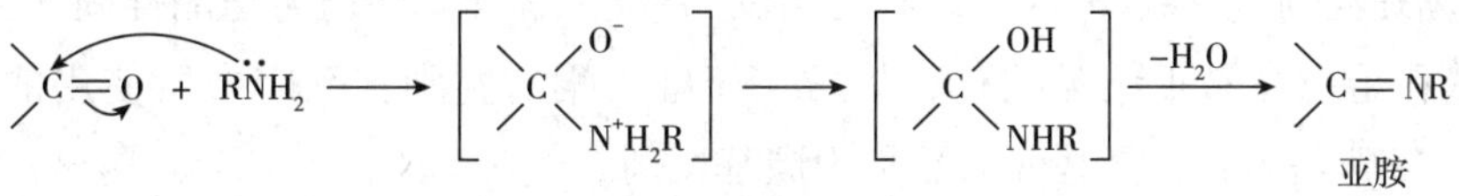

　　亚胺可被还原为仲胺，是制备仲胺的主要方法之一。

$$ArCH=NR \xrightarrow[\text{或 }LiAlH_4]{H_2, Ni} ArCH_2NHR$$

　　含有 α-氢原子的醛、酮与仲胺进行亲核加成，可经另一脱水方式成为烯胺（enamine）：

$$-\overset{H}{\underset{|}{C}}-\overset{}{C}=O + H\ddot{N}R_2 \longrightarrow -\overset{H}{\underset{|}{C}}-\overset{OH}{\underset{|}{C}}-NR_2 \longrightarrow -C=\underset{\text{烯胺}}{C}-NR_2$$

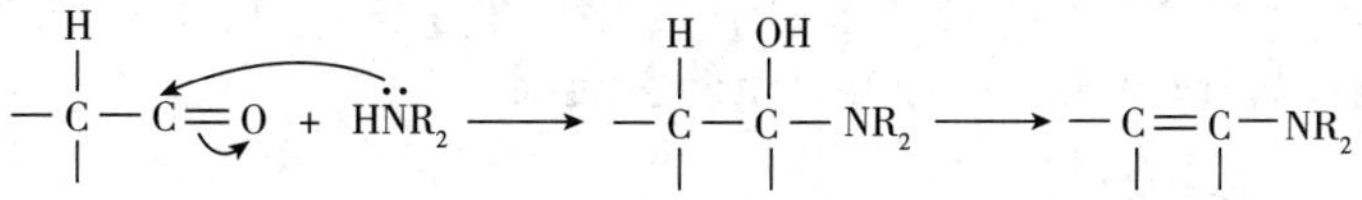

　　烯胺在有机合成上是一类重要的中间体，也可被还原为叔胺，是制备叔胺的主要方法之一。烯胺在合成上的应用，参见第十四章第二节。

（2）与氨的衍生物的加成　氨的某些衍生物（用 H_2N—G 表示）可以和醛、酮羰基发生亲核加成、脱水消除后形成含有碳氮双键的化合物：

$$\begin{array}{c}>C=O + H_2\overset{\cdot\cdot}{N}-G \longrightarrow \left[>\overset{O^-}{\underset{N^+H_2G}{C}}\right] \longrightarrow \left[>\overset{OH}{\underset{NHG}{C}}\right] \xrightarrow{-H_2O} >C=N-G\end{array}$$

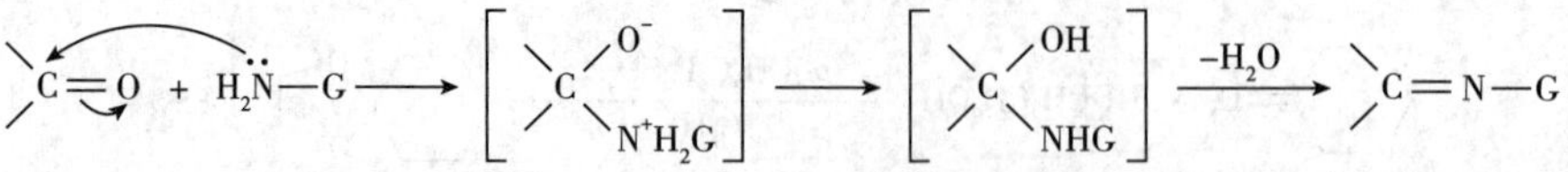

例如，一些常见的氨的衍生物及其与醛、酮亲核加成消除反应如下所示：

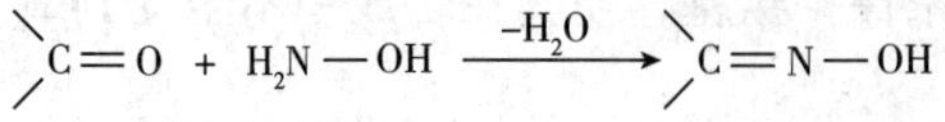

$$>C=O + H_2N-OH \xrightarrow{-H_2O} >C=N-OH$$
羟胺　　　　　　　肟（oxime）

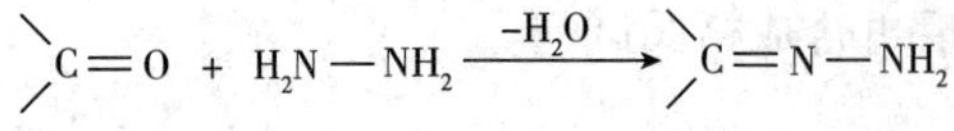

$$>C=O + H_2N-NH_2 \xrightarrow{-H_2O} >C=N-NH_2$$
肼　　　　　　　腙（hydrazone）

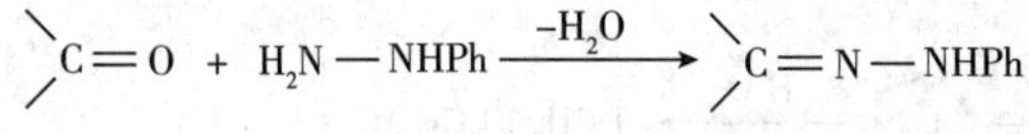

$$>C=O + H_2N-NHPh \xrightarrow{-H_2O} >C=N-NHPh$$
苯肼　　　　　　　苯腙（phenylhydrazone）

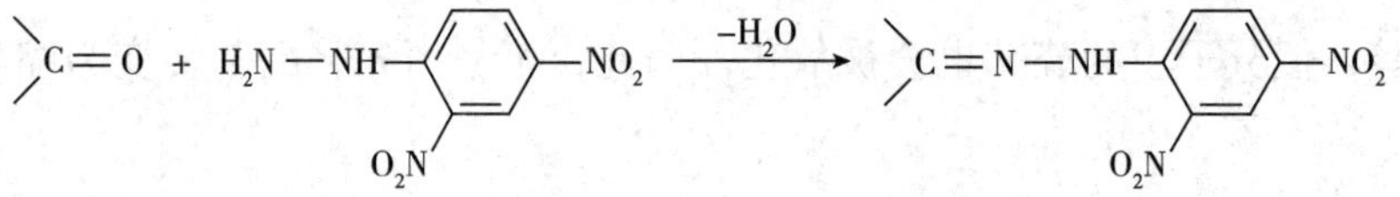

$$>C=O + H_2N-NH-\underset{O_2N}{\bigodot}-NO_2 \xrightarrow{-H_2O} >C=N-NH-\underset{O_2N}{\bigodot}-NO_2$$
2,4-二硝基苯肼　　　　　2,4-二硝基苯腙（2,4-dinitrophenylhydrazone）

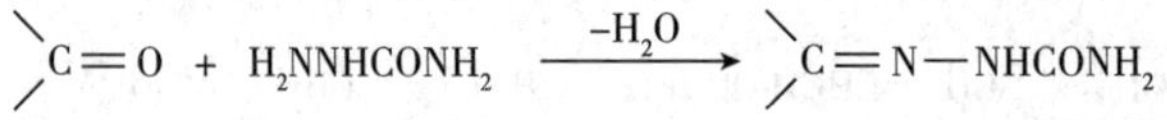

$$>C=O + H_2NNHCONH_2 \xrightarrow{-H_2O} >C=N-NHCONH_2$$
氨基脲　　　　　　缩氨脲（semicarbazone）

由于羟胺、肼、苯肼、2,4-二硝基苯肼、氨基脲等在游离状态不稳定，所以常以盐酸盐形式存在。因此在使用时要加入碱，如加乙酸钠使其游离出来。这些反应需调节到合适的 pH 值才能顺利进行，一般在弱酸性条件下进行，因为羰基的质子化有利于加成，但酸性太强将使氨基成盐，失去亲核性能。

反应所形成的肟、腙、苯腙、2,4-二硝基苯腙、缩氨脲等均为结晶性固体，具有固定的结晶形状和熔点，易重结晶纯化，故常用于醛、酮的鉴别，反应中所使用的羟胺、肼、苯肼、2,4-二硝基苯肼、氨基脲等被称为羰基试剂。

肟、腙、苯腙、2,4-二硝基苯腙、缩氨脲等在稀酸作用下，可以水解为原来的醛、酮，因此可利用这些反应来分离和提纯醛、酮。

4. 与含硫亲核试剂加成

（1）与亚硫酸氢钠的加成　大多数醛、脂肪族甲基酮以及含有 8 个碳原子（含 8 个碳原子）以下的环酮都可以与饱和亚硫酸氢钠水溶液发生亲核加成反应，生成 α-羟基磺酸钠（sodium α-hydroxysulfonate），α-羟基磺酸钠能溶于水，但不溶于饱和亚硫酸氢钠水溶液，一般以白色晶体析出，故常用于一些醛、酮的鉴别。

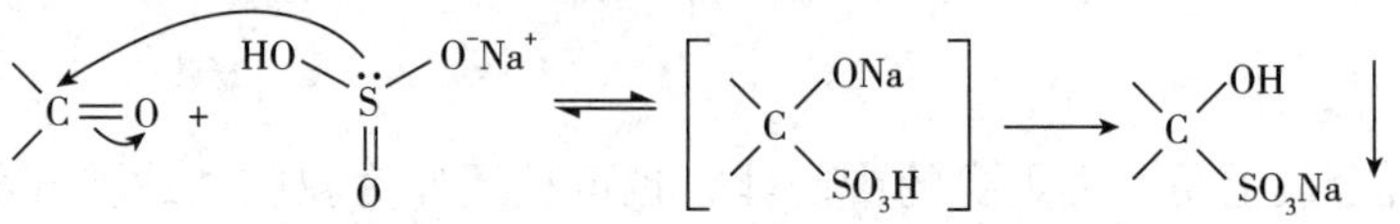

$$>C=O + \overset{HO}{\underset{O}{\overset{|}{\underset{\|}{S}}}}{-}O^-Na^+ \rightleftharpoons \left[>\overset{ONa}{\underset{SO_3H}{C}}\right] \longrightarrow >\overset{OH}{\underset{SO_3Na}{C}} \downarrow$$
白色晶体

α-羟基磺酸钠用稀酸或稀碱处理，可以分解为原来的醛、酮，故可以用于醛、酮的分离和提纯。

$$\begin{array}{c}\\\text{C} \Big\langle {}^{\text{OH}}_{\text{SO}_3\text{Na}}\end{array}\quad \begin{array}{c}\xrightarrow{\text{HCl}}\ \ \text{C}=\text{O}\ +\ \text{NaCl}\ +\ \text{SO}_2\ +\ \text{H}_2\text{O}\\[2mm]\xrightarrow{\text{Na}_2\text{CO}_3}\ \ \text{C}=\text{O}\ +\ \text{Na}_2\text{SO}_3\ +\ \text{CO}_2\ +\ \text{H}_2\text{O}\end{array}$$

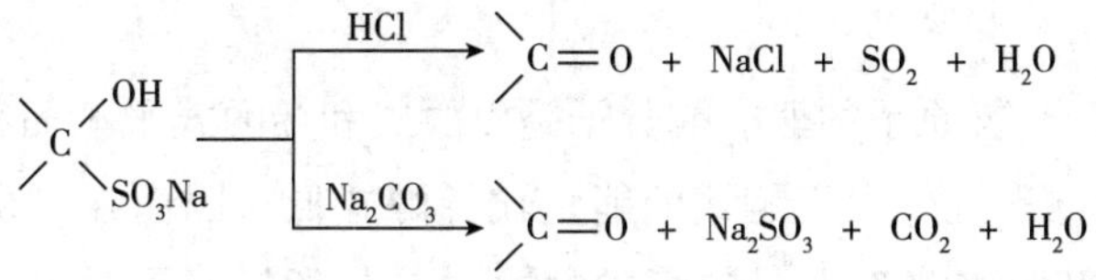

此外，可以利用在 α-羟基磺酸钠中加氰化物来得到 α-羟基腈，这种方法可避免在氰化钠溶液中加酸有逸出氰化氢的危险。例如：

$$\underset{\text{CH}_3\text{CCH}_3}{\overset{\text{O}}{\parallel}}\ +\ \text{NaHSO}_3\ \rightleftharpoons\ \text{CH}_3\!\!-\!\!\underset{\text{CH}_3}{\overset{\text{OH}}{\underset{|}{\overset{|}{\text{C}}}}}\!\!-\!\!\text{SO}_3\text{Na}\ \xrightarrow{\text{NaCN}}\ \text{CH}_3\!\!-\!\!\underset{\text{CH}_3}{\overset{\text{OH}}{\underset{|}{\overset{|}{\text{C}}}}}\!\!-\!\!\text{CN}$$

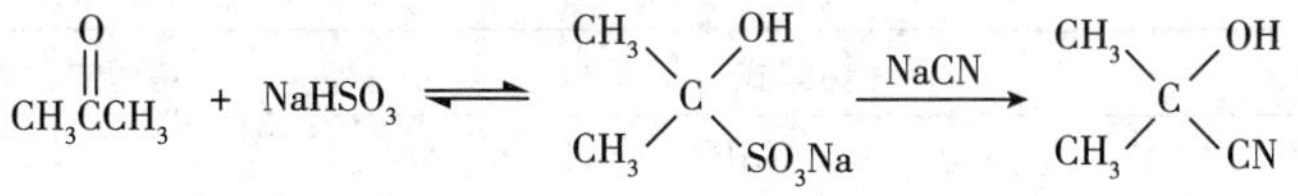

（2）与硫醇的加成　硫醇比相应的醇具有更强的亲核能力，因此在室温下即可以与醛、酮反应生成缩硫醛或缩硫酮，不过反应所得到的缩硫醛或缩硫酮一般很难再复原为原来的醛、酮（因此一般不用以保护羰基），但是缩硫醛或缩硫酮能被催化氢解，使羰基间接还原为亚甲基，在有机合成常被应用。

$$\underset{\text{R}'}{\overset{\text{R}}{\diagdown}}\!\!\text{C}=\text{O}\ +\ \text{HSCH}_2\text{CH}_2\text{SH}\ \xrightarrow{\text{H}^+}\ \underset{\text{R}'}{\overset{\text{R}}{\diagup}}\!\!\text{C}\!\!\underset{\text{S}}{\overset{\text{S}}{<}}\!\!\Big\rangle\ \xrightarrow{\text{H}_2,\ \text{Ni}}\ \underset{\text{R}'}{\overset{\text{R}}{\diagdown}}\!\!\text{CH}_2$$

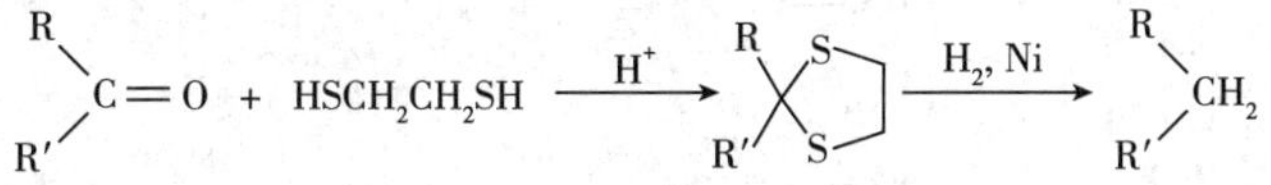

（3）与希夫（Schiff）试剂的加成　品红是一种红色染料，其溶液通入二氧化硫则得到无色的品红醛试剂（希夫试剂），希夫试剂与醛类作用，呈现紫红色，且很灵敏；酮类与希夫试剂不反应，因而不显颜色变化。因此希夫试剂是检验醛和鉴别醛、酮的简单方法之一。

甲醛与希夫试剂所呈现的颜色加入硫酸后不消失，而其他醛所显示的颜色则褪色，因此希夫试剂还可以用于鉴别甲醛与其他醛。

（二）α-氢原子的反应

醛、酮分子中的 α-氢原子具有酸性，从其 pK_a 值可以看出，醛、酮 α-氢原子的酸性比末端炔氢的酸性还强。

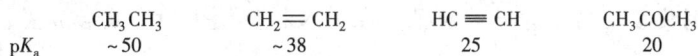

$$\begin{array}{ccccc} & \text{CH}_3\text{CH}_3 & \text{CH}_2=\text{CH}_2 & \text{HC}\equiv\text{CH} & \text{CH}_3\text{COCH}_3 \\ pK_a & \sim 50 & \sim 38 & 25 & 20\end{array}$$

醛、酮分子中的 α-氢原子具有酸性的主要原因有：①羰基的极化；②羰基能使其共轭碱的负电荷离域化而稳定。

$$\left[\ -\!\overset{|}{\underset{|}{\text{C}}}\!-\!\overset{\text{O}}{\overset{\parallel}{\text{C}}}\!-\ \longleftrightarrow\ -\!\overset{|}{\underset{|}{\text{C}}}\!=\!\overset{\text{O}^-}{\text{C}}\!-\ \right]$$

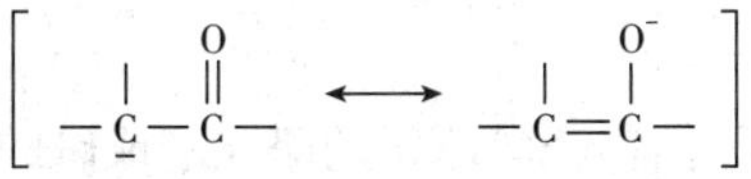

1. 互变异构　醛、酮分子中的 α-氢原子以质子解离产生其共轭碱——碳负离子（carbanion），由于羰基的共轭作用，形成烯醇负离子（enolateion），质子与碳负离子重新结合，就得到原来的醛、酮，若与烯醇负离子结合，则得到烯醇。醛、酮与烯醇互为异构体，它们通过共轭碱互变。

这种异构现象称为互变异构（tautomerism）。

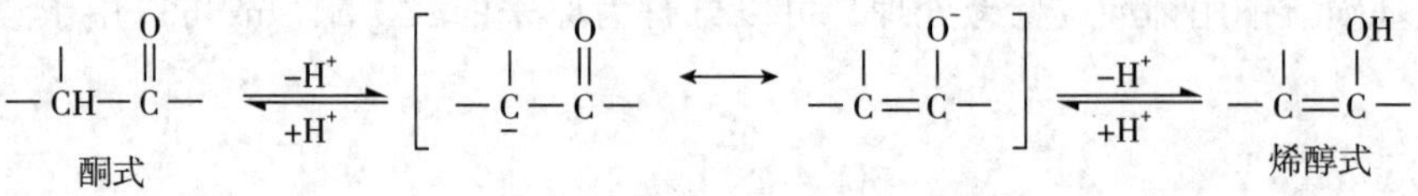

在溶液中，含有 α-氢原子的醛、酮分子是以酮式和烯醇式平衡而存在的。在一般条件下，对于大多数醛、酮来说，由于酮式的能量比烯醇式低，因而在平衡体系中烯醇式极少（在丙酮和环己酮的25℃水溶液中，烯醇式含量约占 $1/10^6$）。而对于 β-二羰基类化合物，烯醇式中碳碳双键与其他不饱和基团共轭而稳定，烯醇式含量增加（表11-5）。

表11-5　一些化合物的烯醇式含量

酮式	烯醇式	烯醇式含量（%）
CH_3COCH_3	$CH_2{=}C(OH)CH_3$	0.00015
$CH_3COCH_2COOC_2H_5$	$CH_3C(OH){=}CHCOOC_2H_5$	7.5
$CH_3COCH_2COCH_3$	$CH_3C(OH){=}CHCOCH_3$	76.0
$PhCOCH_2COCH_3$	$PhC(OH){=}CHCOCH_3$	90.0

关于影响酮式、烯醇式在互变平衡体系中含量的其他因素参见第十三章。

在含有 α-氢原子的醛、酮分子中，当羰基 α-碳原子为手性碳原子时，在酸性或碱性条件下，通过烯醇式或烯醇负离子发生外消旋化（racemization）。例如：具有旋光性的1-苯基-2-甲基丁-1-酮在稀碱溶液中，发生外消旋化。

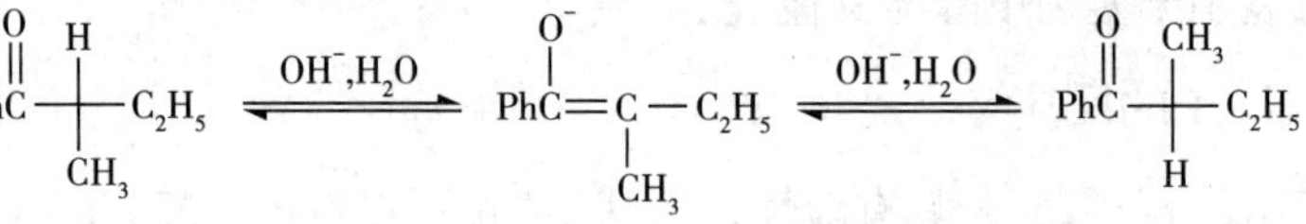

练习题

11-4　下列化合物均具有光学活性，在加入稀氢氧化钠溶液后放置，是否会发生外消旋化？

（1）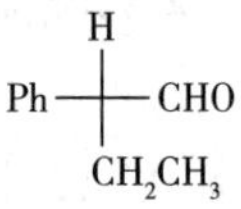　　（2）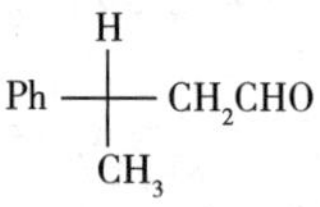

2. 羟醛缩合反应　两分子含有 α-氢原子的醛在酸或碱的催化下（通常使用稀碱），相互结合形成 β-羟基醛的反应称为羟醛缩合（aldol condensation）反应，也称为醇醛缩合反应。例如：乙醛在稀碱作用下缩合生成3-羟基丁醛。

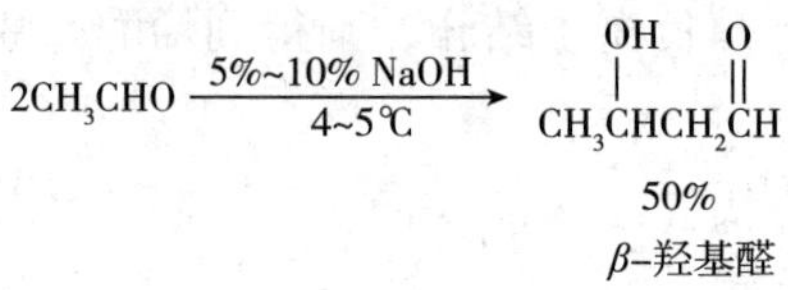

扫码“看一看”

（1）羟醛缩合的机理　在稀碱催化下羟醛缩合反应机理如下（以乙醛在稀碱催化下的

缩和反应为例）：一分子醛在碱作用下转变成碳负离子和烯醇负离子，碳负离子与另一分子醛的羰基进行亲核加成生成氧负离子，后者接受一个质子生成 β -羟基醛（β - hydroxy alde-hyde）。

$$\overset{\curvearrowright}{CH_2CHO} + \overset{..}{O}H^- \underset{快}{\rightleftharpoons} \left[\overset{..}{C}H_2CHO \longleftrightarrow CH_2=CH\overset{..}{O}^- \right] + H_2O$$

$$\overset{..}{C}H_2CHO + CH_3\overset{O}{\overset{\|}{C}}H \underset{慢}{\rightleftharpoons} CH_3\overset{O^-}{\overset{\|}{C}}HCH_2\overset{O}{\overset{\|}{C}}H$$

$$CH_3\overset{O^-}{\overset{\|}{C}}HCH_2\overset{O}{\overset{\|}{C}}H + H_2O \underset{快}{\rightleftharpoons} CH_3\overset{OH}{\overset{\|}{C}}HCH_2\overset{O}{\overset{\|}{C}}H$$

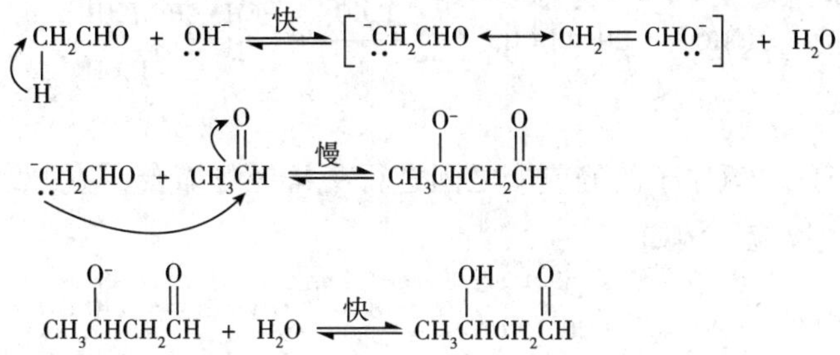

β -羟基醛在加热时即失去一分子水，生成 α,β -不饱和醛。

$$CH_3\overset{OH}{\overset{|}{C}}HCH_2\overset{O}{\overset{\|}{C}}H \xrightarrow{\triangle} CH_3CH=CHCHO$$

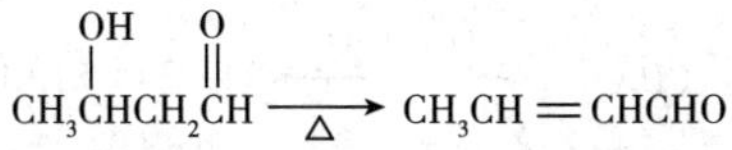

$$\alpha,\beta\text{-不饱和醛}$$

常用的碱性催化剂除了氢氧化钠、氢氧化钾外，还有叔丁醇铝、乙醇钠等。

由此可见，通过羟醛缩合反应可以制备 α , β -不饱和醛，还可以进一步转变为其他化合物。所以羟醛缩合反应是有机合成中用于增长碳链的重要方法之一。

含有 α -氢原子的酮在稀碱作用下也可以发生类似反应，即羟酮缩合反应，但是反应的平衡偏向反应物一侧，例如，丙酮在氢氧化钡催化下，在 20℃下，平衡混合物中只有约 5% 的缩合产物，如果反应在索氏（Soxhlet）提取器中进行，使缩合产物不断离开反应平衡体系，产率可提高到70%。

$$2CH_3COCH_3 \xrightarrow{Ba(OH)_2} (CH_3)_2\overset{OH}{\overset{|}{C}}CH_2\overset{O}{\overset{\|}{C}}CH_3$$

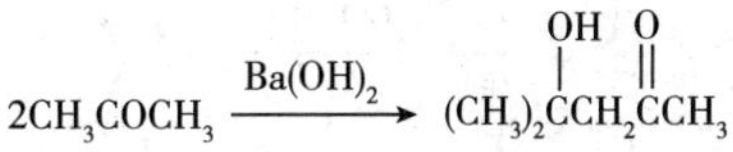

在酸性催化剂存在下，丙酮可先缩合生成4-羟基-4-甲基戊-2-酮（双丙酮醇），然后迅速脱水生成 α , β -不饱和酮。

$$2CH_3COCH_3 \xrightarrow{H^+} (CH_3)_2C=CHCOCH_3$$

酸催化机理如下（以丙酮在酸催化下的缩和反应为例）：

$$CH_3-\overset{CH_3}{\underset{|}{C}}=\overset{..}{O} \underset{H^+}{\rightleftharpoons} CH_3-\overset{CH_3}{\underset{|}{C}}=\overset{+}{O}H$$

$$H\overset{\curvearrowleft}{-}CH_2-\overset{CH_3}{\underset{|}{C}}=\overset{+}{O}H \xrightarrow{-H^+} \left[CH_2=\overset{CH_3}{\underset{|}{C}}-OH \longleftrightarrow \overset{-}{C}H_2-\overset{CH_3}{\underset{|}{C}}=\overset{+}{O}H \right]$$

$$CH_3-\overset{CH_3}{\underset{|}{C}}=\overset{+}{O}H + \overset{-}{C}H_2-\overset{CH_3}{\underset{|}{C}}=\overset{+}{O}H \rightleftharpoons CH_3-\overset{OH}{\underset{CH_3}{\overset{|}{\underset{|}{C}}}}-CH_2-\overset{CH_3}{\underset{|}{C}}=\overset{+}{O}H$$

$$\xrightarrow{-H^+} CH_3-\overset{OH}{\underset{CH_3}{\overset{|}{\underset{|}{C}}}}-CH_2-\overset{CH_3}{\underset{|}{C}}=O \xrightarrow{-H_2O} CH_3-\overset{CH_3}{\underset{CH_3}{\overset{|}{\underset{|}{C}}}}=CH-\overset{CH_3}{\underset{|}{C}}=O$$

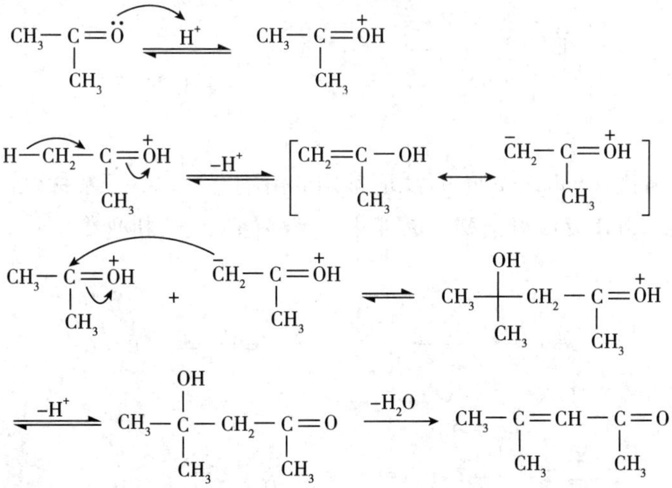

（2）交叉羟醛缩合 两种不同的含有 α -氢原子的醛或酮之间进行缩合反应，可生成

四种不同的缩合产物，由于分离困难，所以实用意义不大。但若使用一个含有 α -氢原子的醛或酮和一个不含有 α -氢原子的醛或酮，进行交叉羟醛缩合（crossed aldol condensation）反应，则具有合成价值。例如：

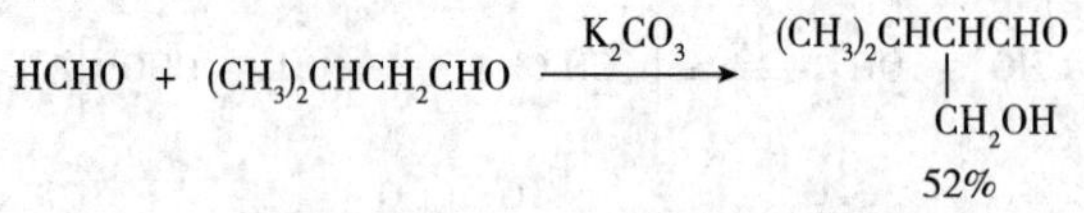

由芳香醛和含有 α -氢原子的醛或酮之间进行交叉羟醛缩合反应，称为克莱森-施密特（Claisen - Schmidt）反应。例如：

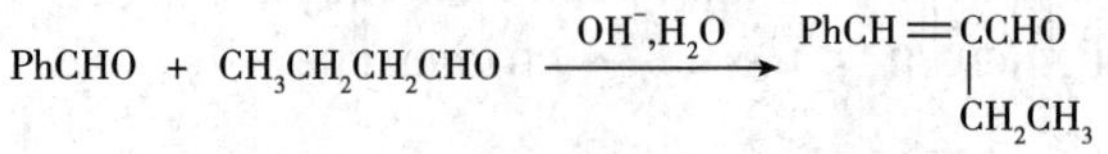

$$PhCHO + CH_3COCH_3 \xrightarrow{OH^-,H_2O} PhCH{=}CHCOCH_3$$

$$PhCHO + CH_3COPh \xrightarrow{OH^-,H_2O} PhCH{=}CHCOPh$$

（3）分子内羟醛缩合　羟醛缩合反应不仅可以在分子间进行，含有 α -氢原子的二元醛或酮也可以进行分子内缩合，生成环状化合物，是制备 5 ~ 7 元环状化合物的常用方法之一。

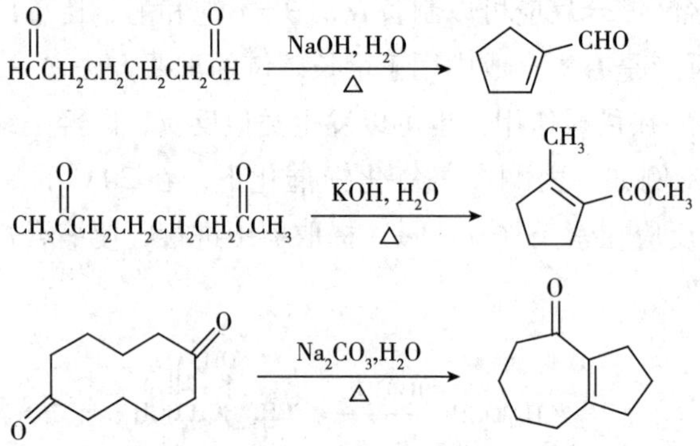

3. 卤代反应和卤仿反应　醛或酮的 α -氢原子容易被卤素取代，例如：

$$CH_3COCH_3 + Br_2 \xrightarrow{CH_3CO_2H} CH_3COCH_2Br + HBr$$

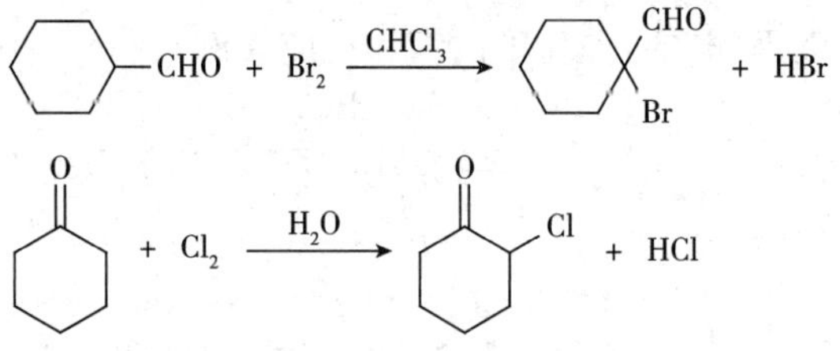

醛或酮的 α -卤代（halogenation）反应常用的溶剂有：水、三氯甲烷、乙酸、乙醚、甲醇等。醛或酮的 α -卤代反应可被酸或碱催化。其酸催化反应机理如下：

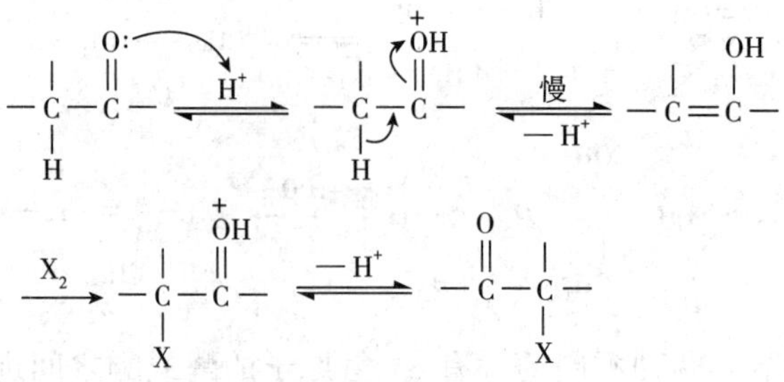

在酸性条件下，烯醇的生成是反应速度决定步骤，当引入一个卤原子后，由于卤原子的吸电子作用，使得羰基氧原子上电子云密度降低，再进行烯醇化比未卤代之前困难一些，因此控制反应条件，卤代反应可停留在单取代阶段。

醛或酮的α-卤代反应在碱性条件下的反应机理是通过醛或酮的烯醇负离子进行的，由于卤原子的吸电子作用，使得α-卤代醛或酮的α-氢酸性增强，更容易发生卤代反应，因此，在碱性条件下卤代反应难以留在单取代阶段，往往发生多取代反应。

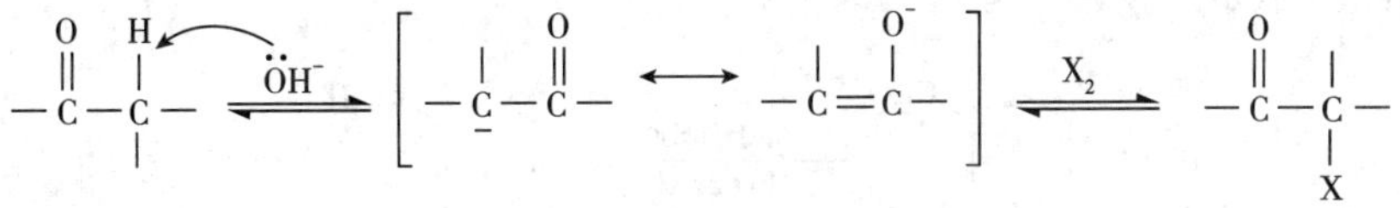

因此，乙醛和甲基酮在碱性条件下与卤素反应（常用次卤酸钠或卤素的碱溶液），三个α-氢原子可完全被卤素取代，在生成三卤取代物中，卤素的强吸电子作用使得羰基碳原子上电子云密度降低，在碱性条件下极容易与亲核试剂进行加成，进而发生碳碳键断裂，生成三卤甲烷（又称卤仿）和羧酸盐，因此称为卤仿（haloform）反应。

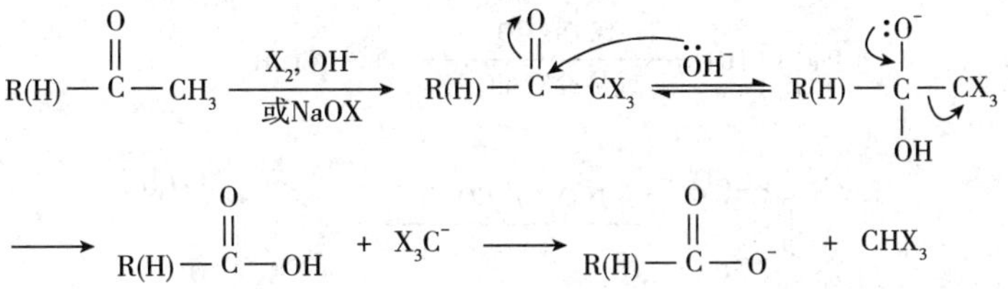

三碘甲烷是具有特殊臭味的黄色固体，水溶性极小，在反应中易析出，且反应速度很快，因此常用三碘甲烷反应来鉴别乙醛和甲基酮。

由于次卤酸钠或卤素的碱溶液具有氧化性，因此乙醇和α-碳原子上连有甲基的仲醇，可被次卤酸盐氧化成相应的羰基化合物。故卤仿反应也可用于该种类型醇的定性鉴别。

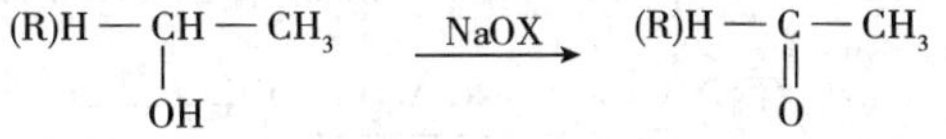

乙醇，α-碳上连有甲基的仲醇　　　　乙醛,甲基酮

此外，卤仿反应也可用于将甲基酮转变为少一个碳原子的羧酸。例如：

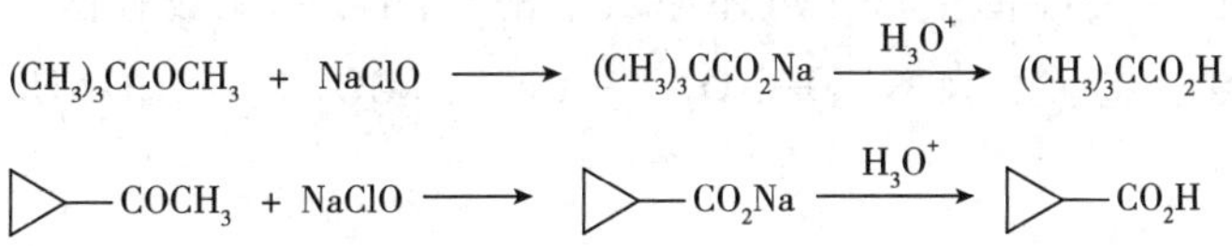

练习题

11-5　用化学方法鉴别下列化合物。

戊-2-酮　戊-3-酮　戊-2-醇　戊-3-醇

（三）氧化反应和还原反应

1. 氧化反应

（1）醛的氧化　醛基易被氧化成羧基，比较弱的氧化剂如托伦（Tollens）试剂、斐林（Fehling）试剂等就能将醛氧化成羧酸，而酮在此条件下不能被氧化。

托伦试剂是二氨合银离子溶液$[Ag(NH_3)_2]^+$，能氧化醛为羧酸的铵盐，托伦试剂本身被还原为金属银，当反应器壁光滑洁净时形成银镜，故又称为银镜反应。

$$RCHO + Ag^+(NH_3)_2OH^- \longrightarrow RCO_2^- NH_4^+ + Ag\downarrow + H_2O$$

斐林试剂是由硫酸铜和酒石酸钾钠的碱溶液混合而成，Cu^{2+} 作为氧化剂，与醛作用后被还原为砖红色的氧化亚铜沉淀析出。

$$RCHO + Cu^{2+} + OH^- \longrightarrow RCO_2^- + Cu_2O\downarrow$$

醛也很容易被 Ag_2O、H_2O_2、$KMnO_4$、$K_2Cr_2O_7/H_2SO_4$、CrO_3、CH_3CO_3H 等氧化剂氧化成相应的羧酸。例如：

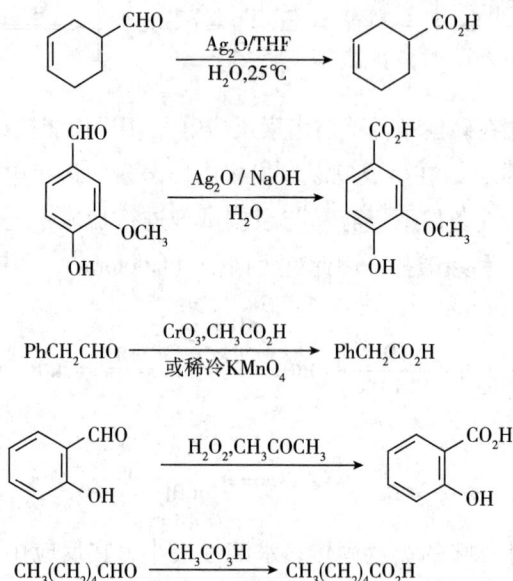

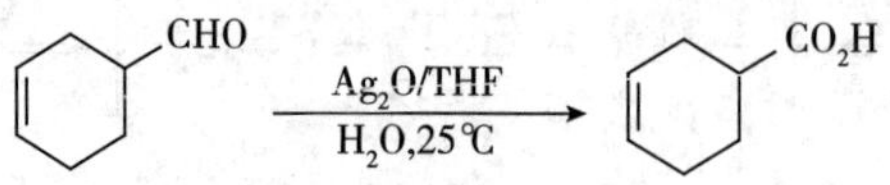

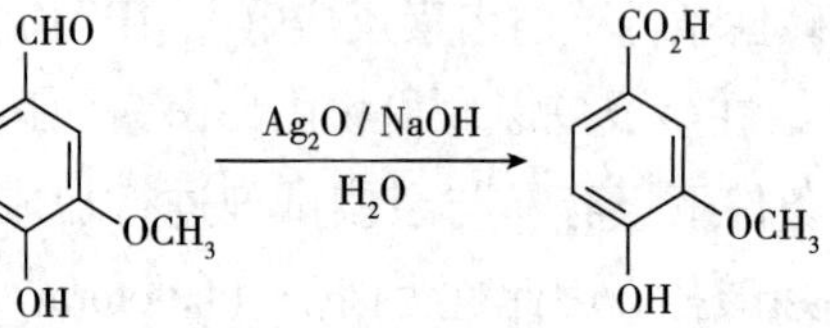

$$PhCH_2CHO \xrightarrow[\text{或稀冷}KMnO_4]{CrO_3,CH_3CO_2H} PhCH_2CO_2H$$

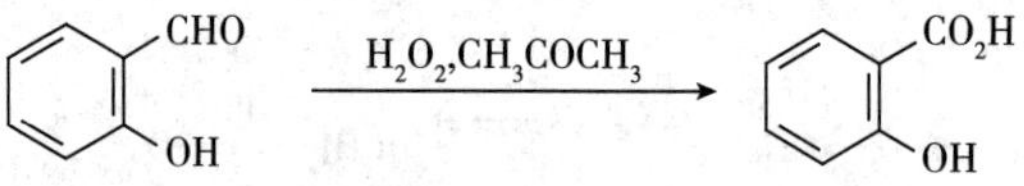

$$CH_3(CH_2)_4CHO \xrightarrow{CH_3CO_3H} CH_3(CH_2)_4CO_2H$$

（2）酮的氧化　在通常情况下，酮很难被氧化，若采用硝酸、高锰酸钾等强氧化剂在剧烈条件下氧化时则发生碳链断裂反应生成多种羧酸混合物，因此没有制备价值。环已酮在强氧化剂作用下，被氧化成为已二酸，是工业生产已二酸的有效方法。

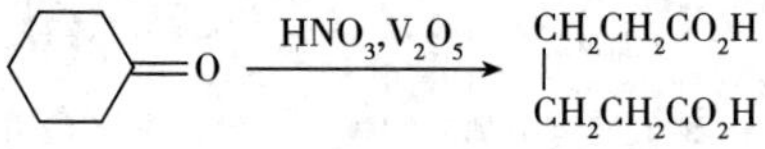

2. 还原反应

（1）催化氢化　醛经催化氢化可还原成伯醇，酮可还原成仲醇。但是催化氢化也可将分子中的双键、叁键、卤素、$—NO_2$、$—CN$、$—CO_2R$、$—CONH_2$、$—COCl$ 等官能团还原。

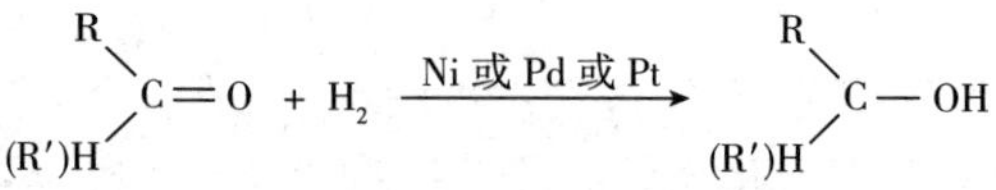

（2）金属氢化物还原　醛、酮用金属氢化物，例如氢化铝锂（$LiAlH_4$）、硼氢化钠（$NaBH_4$）还原时，羰基被还原为醇羟基。

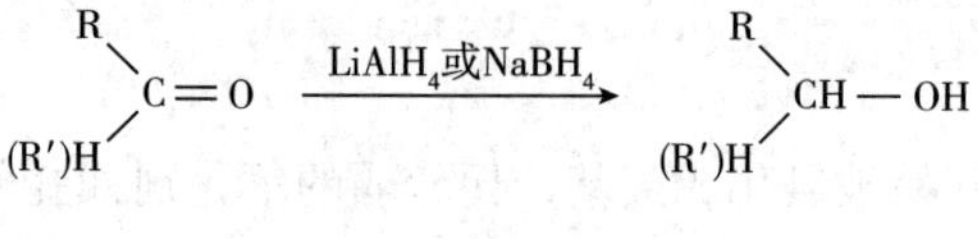

$LiAlH_4$极易水解，反应需在无水条件下进行，$NaBH_4$与水、质子性溶剂作用缓慢，使用比较方便，但是其还原能力比 $LiAlH_4$弱。$LiAlH_4$的还原能力比较强，与催化氢化

相近。与催化氢化相比，$LiAlH_4$不能还原碳碳双键、碳碳叁键（碳碳双键与羰基共轭时仍可被$LiAlH_4$还原），但可以还原羧基，而催化氢化不能还原羧基。$NaBH_4$只能还原醛、酮与酰氯。

（3）麦尔外英-彭杜尔夫还原　在异丙醇和异丙醇铝存在下，醛、酮可以被还原为醇，分子中其他不饱和基团不受影响，此反应称为麦尔外英-彭杜尔夫（Meerwein - Ponndorf）还原，是欧芬脑尔氧化的逆反应。例如：

$$PhCH{=}CHCHO + (CH_3)_2CHOH \xrightarrow{Al[OCH(CH_3)_2]_3} PhCH{=}CHCH_2OH + (CH_3)_2C{=}O$$

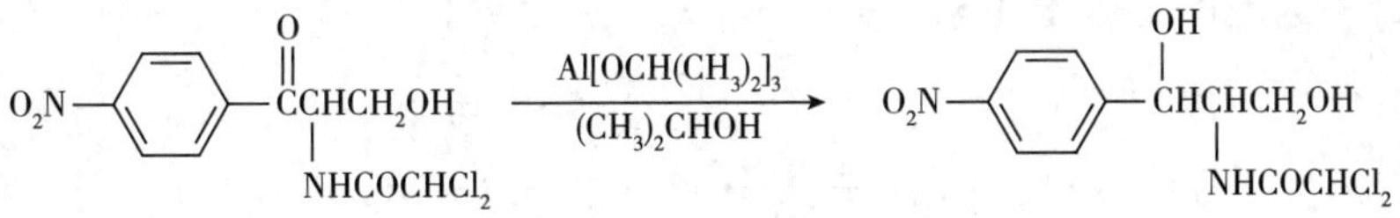

（4）克莱孟森还原　醛、酮与锌汞齐和浓盐酸一起回流反应，羰基即被还原为亚甲基，称为克莱孟森（Clemmensen）还原。

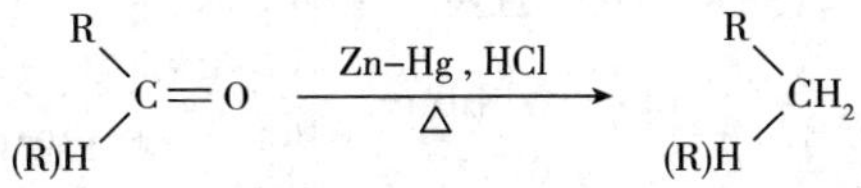

克莱孟森还原只适用于对酸稳定的化合物的还原。芳香酮利用此法产率较好。例如：

$$PhCOCH_2CH_2CH_3 \xrightarrow[\triangle]{Zn-Hg,HCl} PhCH_2CH_2CH_2CH_3$$

80%

（5）乌尔夫-凯惜尔-黄鸣龙还原　将醛或酮与肼反应则转变为腙，然后将腙与乙醇钠及乙醇在封管或高压釜中加热到约180℃，即放出氮气而生成烃。

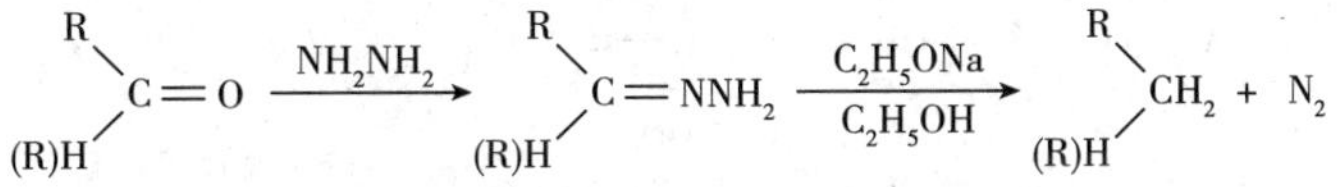

这种方法称为乌尔夫-凯惜尔（Wolff - Kishner）还原。

我国化学家黄鸣龙（Huang Minglong，1898～1979）改进此还原方法，将醛或酮、氢氧化钠、肼的水溶液和一个高沸点的水溶性溶剂如二聚乙二醇[$O(CH_2CH_2OH)_2$]或三聚乙二醇[$(CH_2OCH_2CH_2OH)_2$]一起加热，使醛或酮转变为腙，然后将水和过量的腙蒸出，待温度达到腙开始分解的温度（一般195～200℃）时，再回流3～4小时反应即可完成。这样的改进使得反应能在常压下进行，反应时间大大缩短（由50～100小时缩短到3～5小时），还可以使用便宜的肼的水溶液，同时反应产率显著提高。该改进的方法称为乌尔夫-凯惜尔-黄鸣龙（Wolff - Kishner - Huang Minglong）还原。例如：

$$PhCOCH_2CH_3 \xrightarrow[\triangle]{NH_2NH_2,NaOH,O(CH_2CH_2OH)_2} PhCH_2CH_2CH_3$$

82%

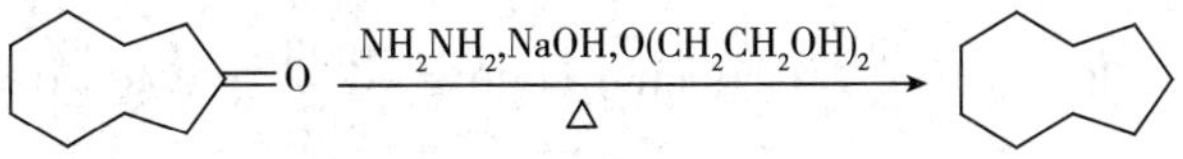

47%

目前此反应又得到了进一步改进，用二甲基亚砜作溶剂，反应温度降低至100℃，更有利于工业化生产。

乌尔夫-凯惜尔-黄鸣龙还原适用于对碱稳定的化合物的还原，若要还原对碱敏感的化合物，可用克莱孟森还原，这两种方法互为补充。

（6）酮的双分子还原　许多金属在一定条件下如 Na/C_2H_5OH，Fe/CH_3CO_2H 等都能将醛、酮还原成醇，例如：

$$CH_3(CH_2)_3COCH_3 \xrightarrow{Na, C_2H_5OH} CH_3(CH_2)_3CHCH_3$$
$$\underset{OH}{|}$$

$$CH_3(CH_2)_4CHO \xrightarrow{Fe, CH_3CO_2H} CH_3(CH_2)_4CH_2OH$$

当酮用钠镁、镁汞齐或铝汞齐在非质子溶剂中处理后再水解，主要得到双分子还原产物（邻二醇），称为酮的双分子还原。

$$2CH_3COCH_3 \xrightarrow[\text{②}H_2O]{\text{①}Mg} CH_3-\underset{\underset{OH}{|}}{\overset{\overset{CH_3}{|}}{C}}-\underset{\underset{OH}{|}}{\overset{\overset{CH_3}{|}}{C}}-CH_3$$

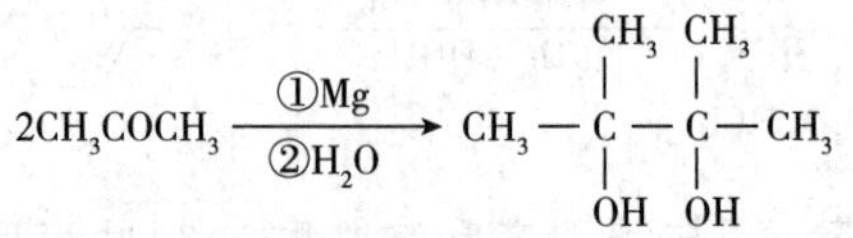

3. 康尼查罗反应　不含 α-氢原子的醛在浓碱溶液中，一分子被氧化成羧酸，另一分子被还原为伯醇，这种歧化反应称为康尼查罗（Cannizzaro）反应。例如：

$$2HCHO \xrightarrow[(2)H_3O^+]{(1)30\% \ NaOH} HCO_2H + CH_3OH$$

$$2PhCHO \xrightarrow[(2)H_3O^+]{(1)40\% \ NaOH} PhCO_2H + PhCH_2OH$$

首先 OH^- 进攻一分子醛的羰基生成氧负离子，由于负电荷的存在使 H^- 容易脱去并进攻另一分子醛的羰基而完成第二次亲核加成。

$$ArCHO + OH^- \rightleftharpoons Ar-\underset{\underset{OH}{|}}{\overset{\overset{O^-}{|}}{C}}-H$$

$$Ar-\underset{\underset{OH}{|}}{\overset{\overset{O^-}{|}}{C}}-H + ArCHO \longrightarrow Ar-\underset{\downarrow OH^-}{\overset{\overset{O}{||}}{C}}-OH + ArCH_2O^- \ \downarrow OH^+$$
$$\overset{O}{\underset{Ar-C-ONa}{||}} \qquad ArCH_2OH$$

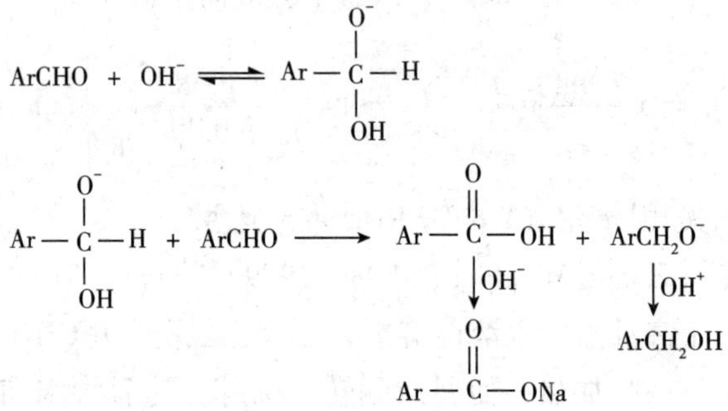

两个不同的不含 α-氢原子的醛在浓碱存在下，将发生交叉康尼查罗反应，生成各种可能产物的混合物。但是用甲醛与其他不含 α-氢原子的醛进行交叉康尼查罗反应，由于甲醛的羰基优先被 OH^- 进攻，自身被氧化为甲酸，而另一个醛则被还原为伯醇。

$$PhCHO + HCHO \xrightarrow[(2)H_3O^+]{(1)40\% \ NaOH} HCO_2H + PhCH_2OH$$

例如季戊四醇，就是利用甲醛和乙醛为原料，通过羟醛缩合和交叉康尼查罗反应制备。

$$CH_3CHO \xrightarrow[\text{稀} OH^-]{3HCHO} (HOCH_2)_3CCHO \xrightarrow[\text{浓} OH^-]{HCHO} C(CH_2OH)_4$$

此外，一些分子还可以发生分子内交叉康尼查罗反应，例如：

$$\underset{CHO}{\overset{CHO}{|}} \xrightarrow[(2)H_3O^+]{(1)40\% \ NaOH} HOCH_2CO_2H$$

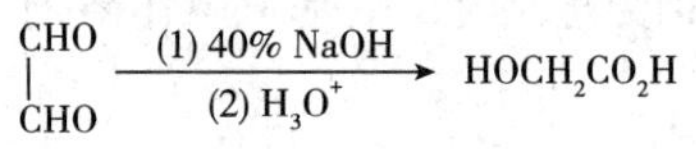

练习题

11－6　用化学方法鉴别下列化合物。

己醛　苯甲醛　己-2-酮　环己酮

（四）其他反应

1. 魏悌希反应　由三苯基膦与卤代烷进行亲核取代反应得到季鏻盐，季鏻盐再与强碱例如苯基锂、乙醇钠等作用得到含磷内鎓盐，这种含磷内鎓盐称为魏悌希（Wittig）试剂。

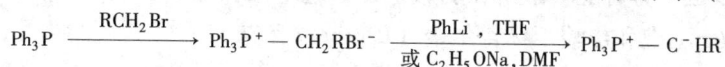

$$Ph_3P \xrightarrow{RCH_2Br} Ph_3P^+—CH_2RBr^- \xrightarrow[\text{或 } C_2H_5ONa,DMF]{PhLi\ ,\ THF} Ph_3P^+—C^-HR$$

魏悌希试剂中磷为 sp^3 杂化，有四个 σ 键已满足八电子，但磷为第三周期元素，外层除 $3s$、$3p$ 轨道外，还有 $3d$ 空轨道可以和碳负离子的 p 轨道发生重叠，形成 $p-d\ \pi$ 键，使碳负离子稳定，因此可以作为试剂，并能保存相当长的时间。魏悌希试剂的结构可以用内鎓盐（又称叶利德，ylide）形式或叶林（ylene）形式表示：

$$[\underset{\text{叶利德(ylide)}}{Ph_3P^+—C^-HR} \longleftrightarrow \underset{\text{叶林(ylene)}}{Ph_3P=CHR}]$$

因此，魏悌希试剂仍具有一定碳负离子的性质，可以和醛、酮发生亲核加成，然后再脱去三苯基膦氧化物即得到烯烃，是从醛酮制备烯烃的一种方法。

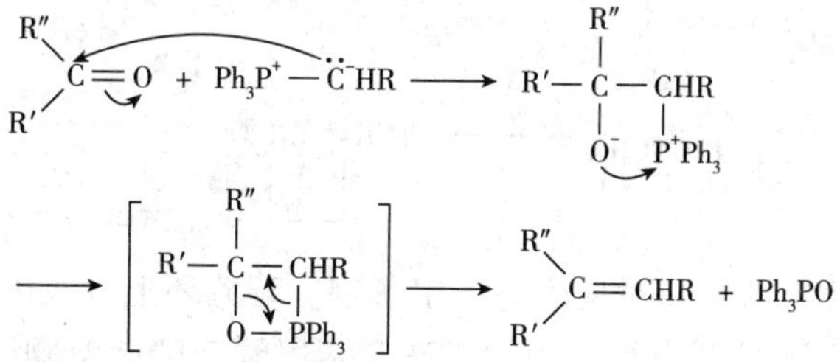

这个方法的优点是操作简单、条件温和、双键位置肯定，因此在有机合成上，特别是在天然产物的合成上被广泛利用。如由环己酮合成甲亚基环己烷，采取由醇脱水的方法就很难得到。但是这个方法可以得到高产率的甲亚基环己烷。

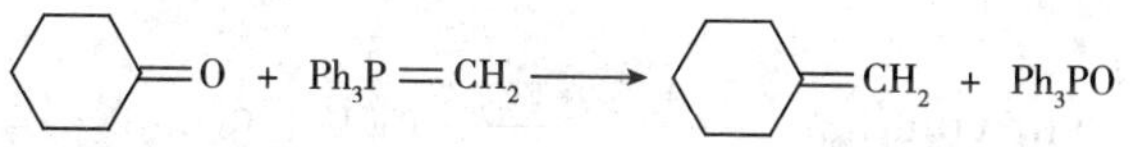

2. 达参反应　达参（Darzen）反应是醛或酮在醇钠、氨基钠等强碱的作用下和 α-卤代酸酯反应，生成 α，β-环氧酸酯。例如：

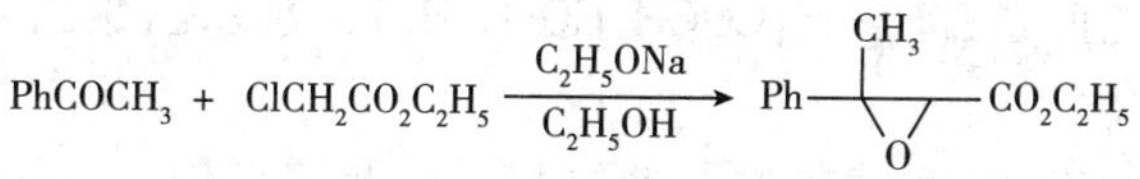

其反应机理是 α-卤代酸酯在碱的作用下，先形成碳负离子（1），（1）与醛或酮羰基进行亲核加成后，得到一个烷氧负离子（2），（2）氧上的负电荷进攻 α 碳原子，形成 α，β-环氧酸酯（3）。

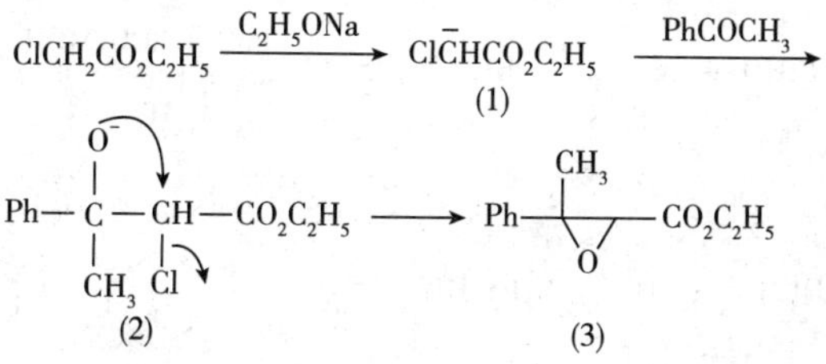

α, β-环氧酸酯经水解、酸化、加热脱羧得到比原料多一个碳的醛或酮。例如：

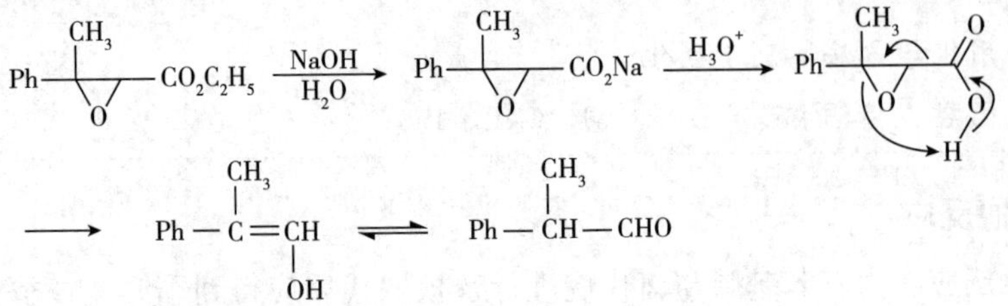

3. 普尔金反应

芳香醛和酸酐在弱碱存在下进行亲核加成，然后失去一分子羧酸，生成 β-芳基-α, β-不饱和羧酸，称普尔金（Perkin）反应。

$$ArCHO + (RCH_2CO_2)_2O \xrightarrow[(2)H_3O^+]{(1)RCH_2CO_2K或K_2CO_3} ArCH=CCO_2H + RCH_2CO_2H$$
$$\underset{R}{|}$$

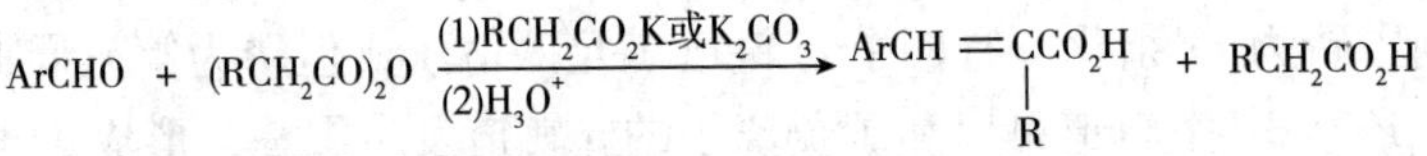

利用普尔金反应，以苯甲醛和醋酸酐为原料，在醋酸钾作用下，顺利得到肉桂酸：

$$PhCHO + (CH_3CO)_2O \xrightarrow[(2)\ H_3O^+]{(1)\ CH_3CO_2K} PhCH=CHCO_2H + CH_3CO_2H$$

其反应机理如下：

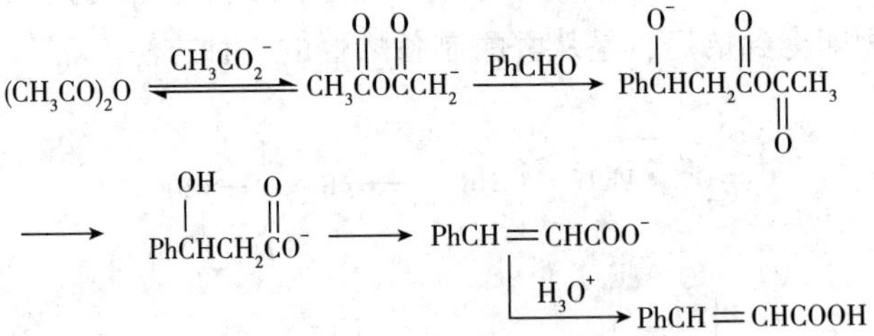

取代芳香醛中芳环上取代基对反应有一定影响。若芳环上有吸电子取代基，可使普尔金反应容易进行，反之则难以进行。例如对硝基苯甲醛与醋酸酐缩合生成对硝基肉桂酸，产率为82%，而对二甲氨基苯甲醛则不能发生普尔金反应。

4. 克脑文格尔反应

芳香醛在弱碱如吡啶、哌啶等存在下与含有活泼亚甲基的化合物（如丙二酸，丙二酸二乙酯等）的缩合反应，称克脑文格尔（Knovenagel）反应。例如：

$$PhCHO + CH_2(CO_2C_2H_5)_2 \xrightarrow[\triangle]{吡啶/哌啶} PhCH=C(CO_2C_2H_5)_2 + H_2O$$

其反应机理与普尔金反应类似。

常见的含有活泼亚甲基的化合物除了丙二酸，丙二酸二乙酯外，还有戊-2,4-二酮（$CH_3COCH_2COCH_3$），乙酰乙酸乙酯（$CH_3COCH_2CO_2C_2H_5$），氰基乙酸乙酯（$NCCH_2CO_2C_2H_5$），硝基甲烷（CH_3NO_2）等。

5. 曼尼希反应

含有 α-活泼氢原子的酮与甲醛及胺（伯胺、仲胺或氨）在乙醇溶液中回流，使酮的一个 α-活泼氢原子被氨甲基取代，称为曼尼希（Mannich）反应，也称为氨甲基化反应，所得产物称为曼尼希碱。反应一般在酸性条件下进行，反应产物通常是曼尼希碱盐酸盐，例如：

$$PhCOCH_2CH_3 + HCHO + (CH_3)_2NH \cdot HCl \xrightarrow{\triangle} \underset{CH_3}{\underset{|}{PhCOCHCH_2N(CH_3)_2 \cdot HCl}}$$

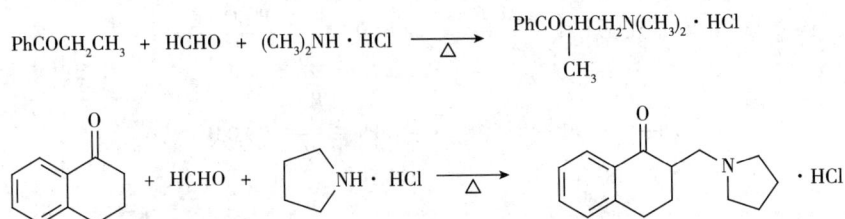

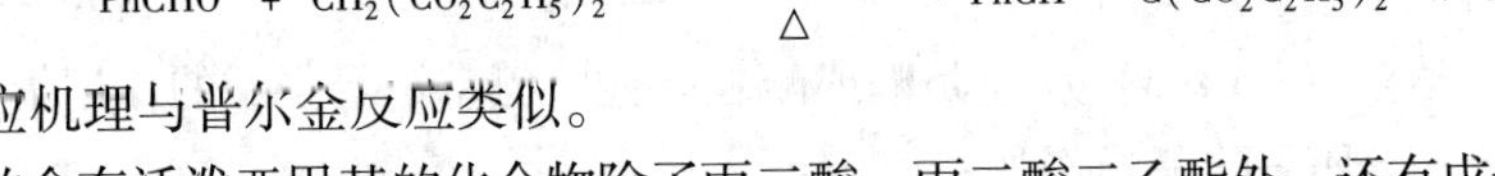

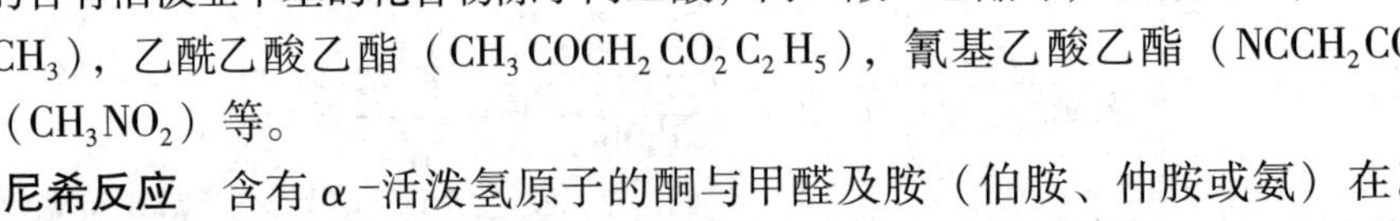

6. 安息香缩合　芳香醛与氰化钾在乙醇水溶液中反应可得 α-羟基酮，由于最简单的芳香醛苯甲醛反应所得到的 α-羟基酮，称安息香（benzoin），这类反应因此称为安息香缩合（benzoin condensation），在反应中 CN^- 起催化剂的作用。

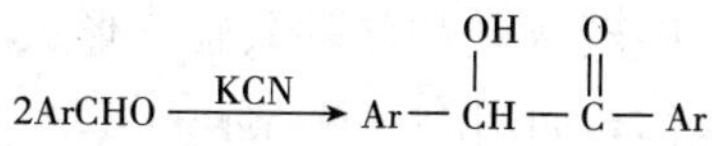

其反应机理是 CN^- 首先进攻羰基，形成 α-羟基腈，由于氰基强吸电子作用使 α-氢具有酸性，在碱作用下形成碳负离子，与另一分子醛发生加成，形成二羟基腈，最后消去氰基得到 α-羟基酮。

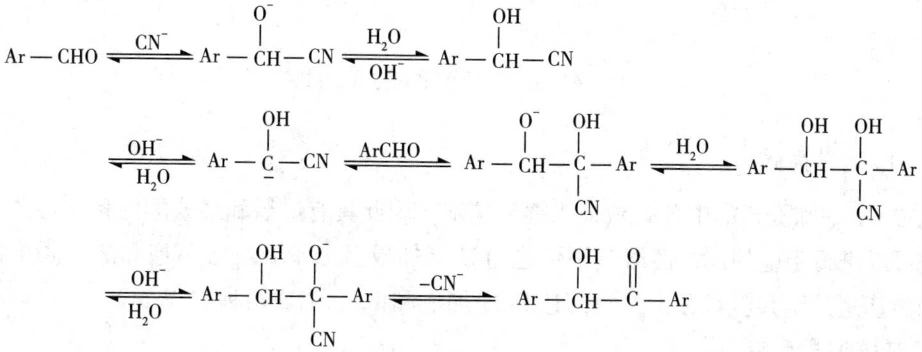

7. 醛的聚合　甲醛、乙醛等低级醛的羰基可自身加成，聚合成环状或链状化合物。

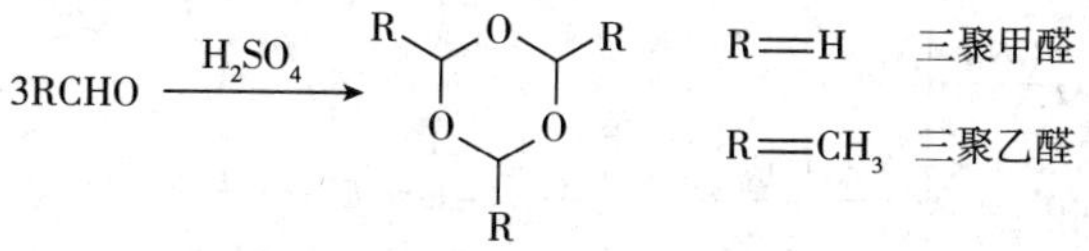

低级醛所形成的三聚合体在酸中不稳定，遇热即分解为单体。因此，甲醛、乙醛一般采用固体三聚体形式保持和运输，使用时稍加硫酸并加热，即可完成解聚而成为单体。

甲醛水溶液在贮存过程中，容易形成多聚甲醛白色固体 $HO[CH_2O]_nCH_2OH$，多聚甲醛对热不稳定，在100℃时很快分解为甲醛。

第二节　不饱和醛酮

在前面学习醛、酮的化学性质时，羟醛缩合反应产物脱水所生成的化合物就属于不饱和醛、酮类化合物。根据碳碳双键和羰基相对位置，可把不饱和醛、酮类化合物分为三类：

（1）碳碳双键和羰基共轭　$-\overset{|}{C}=\overset{|}{C}-\overset{|}{C}=O$，通称为 α,β-不饱和醛、酮，是最常见的不饱和醛、酮类化合物。这类不饱和醛、酮化合物不仅具有烯烃和醛或酮的性质，而且具有一些特殊性质，本节主要介绍该类化合物。

（2）碳碳双键和羰基间隔至少一个饱和碳原子　$-\overset{|}{C}=\overset{|}{C}-(\underset{|}{\overset{|}{C}})_n-\overset{|}{C}=O$，$n\geq1$，这类不饱和醛、酮化合物具有烯烃和醛或酮的性质。

（3）碳碳双键和羰基共用一个碳原子　$-\overset{|}{C}=C=O$，通称为烯酮，由于分子含有累积不饱和键，能量高，不稳定，因此烯酮类化合物性质非常活泼。

一、α, β-不饱和醛、酮

（一）结构

在α, β-不饱和醛、酮中，碳碳双键和羰基共轭，形成了一个共轭体系，与前面学习过的丁-1,3-二烯相似，其共轭体系如图11-4所示。

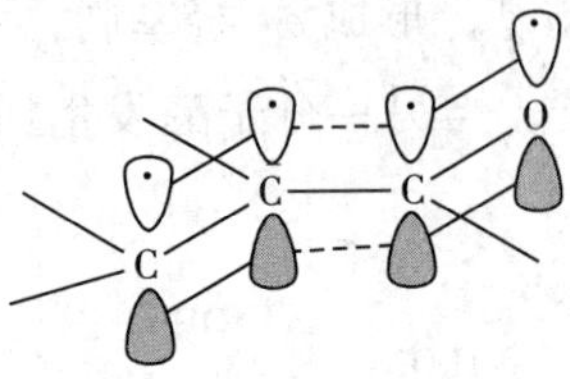

图11-4　α, β-不饱和醛、酮的结构

（二）化学性质

α, β-不饱和醛、酮中含有碳碳双键和羰基，因此具有烯烃和醛或酮的特征性质，如碳碳双键可以进行亲电加成，而羰基则可进行亲核加成。由于α, β-不饱和醛、酮中的碳碳双键和羰基是处于共轭状态，因此具有1,2-加成和1,4-加成两种方式。

1. 亲核加成反应

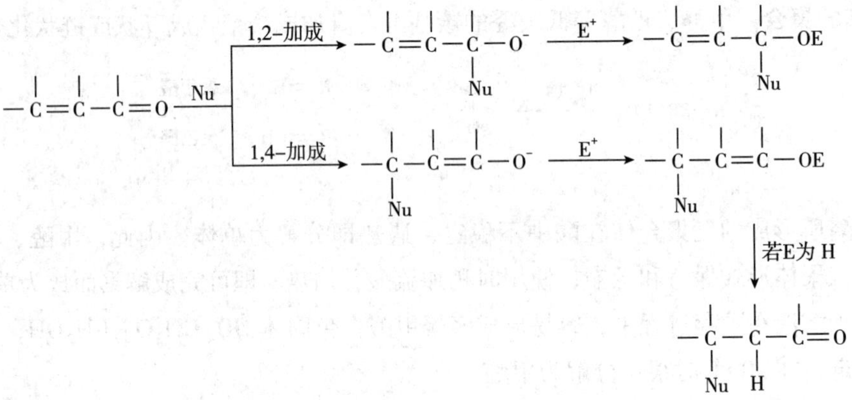

α, β-不饱和醛、酮与有机锂、有机钠作用时，产物以1,2-加成为主。

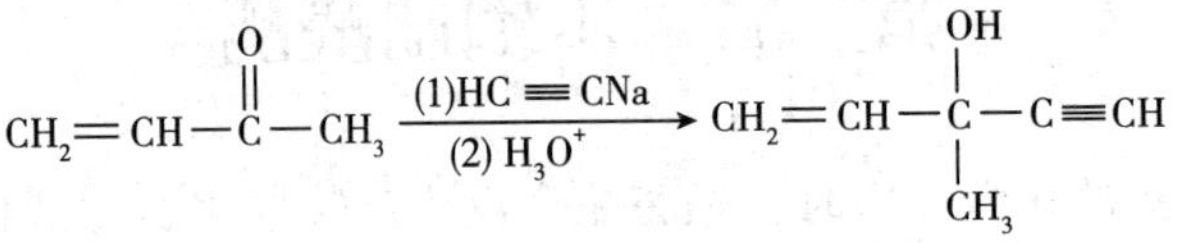

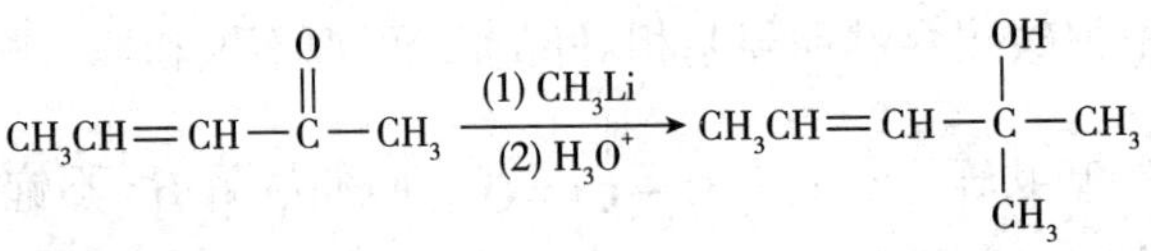

α, β-不饱和醛、酮与格氏试剂加成时，有的以1,2-加成产物为主，有的以1,4-加成产物为主，以何种加成为主取决于羰基旁的烃基体积大小以及格氏试剂的空间位阻，例如：

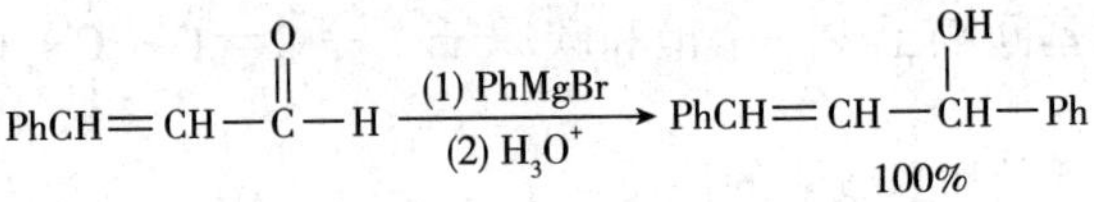

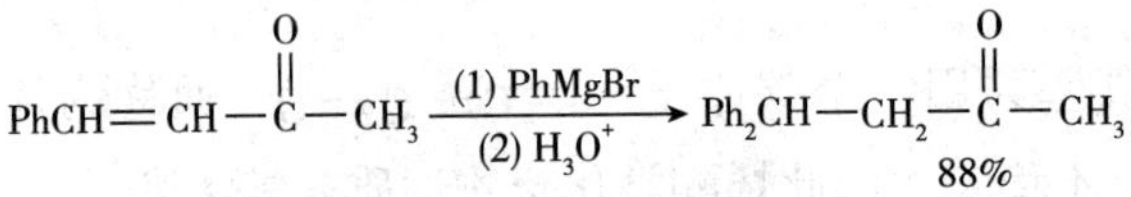

α,β-不饱和醛、酮与氢氰酸、亚硫酸氢钠、醇、氨或氨的衍生物（胺、羟胺、苯肼）等亲核试剂进行加成时，一般以 1,4-加成产物为主。例如：

$$PhCH{=}CHCOPh \xrightarrow[CH_3CO_2H]{KCN} PhCH\underset{\displaystyle CN}{\underset{|}{}}CH_2COPh$$

$$PhCH{=}CHCHO \xrightarrow{NaHSO_3} PhCH\underset{\displaystyle SO_3Na}{\underset{|}{}}CH_2CHO$$

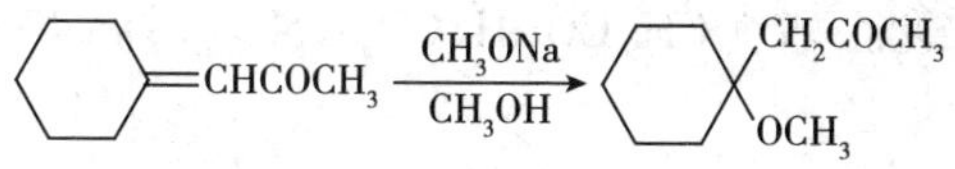

2. 亲电加成反应　羰基的吸电子作用不仅降低了碳碳双键进行亲电加成的活性，而且还控制了亲电加成的取向。例如：

$$CH_2{=}CHCHO + HCl(g) \longrightarrow ClCH_2CH_2CHO$$

除加卤素、次卤酸外，这些质子酸的加成看上去像是对碳碳双键的加成，实际是进行了 1,4-加成。质子必须加在共轭体系羰基的氧原子上才能形成稳定的正碳离子。

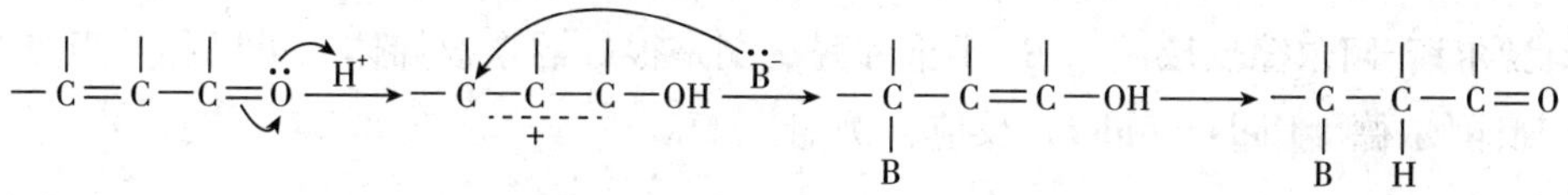

卤素、次卤酸与 α,β-不饱和醛、酮的加成不是共轭加成，而是在碳碳双键上发生亲电加成，例如：

$$CH_3CH{=}CH-\overset{\displaystyle O}{\overset{\|}{C}}-CH_3 + Br_2 \longrightarrow CH_3\underset{\displaystyle Br}{\underset{|}{CH}}-\underset{\displaystyle Br}{\underset{|}{CH}}-\overset{\displaystyle O}{\overset{\|}{C}}-CH_3$$

3. 还原反应　α,β-不饱和醛、酮用硼氢化钠（$NaBH_4$）还原时，可以选择性地还原羰基生成 α,β-不饱和醇，例如：

$$CH_3CH{=}CHCH_2CHO \xrightarrow{NaBH_4} CH_3CH{=}CHCH_2CH_2OH$$

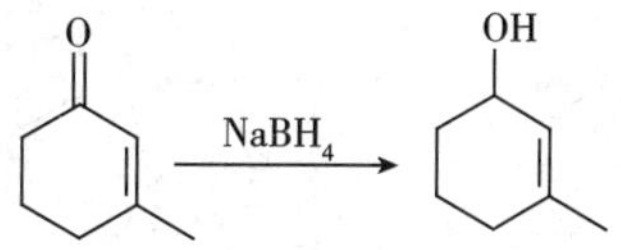

若采用催化氢化，控制氢气用量和反应条件，可以选择性还原碳碳双键；若使用过量氢气和加压等条件，则羰基也同时被还原。例如：

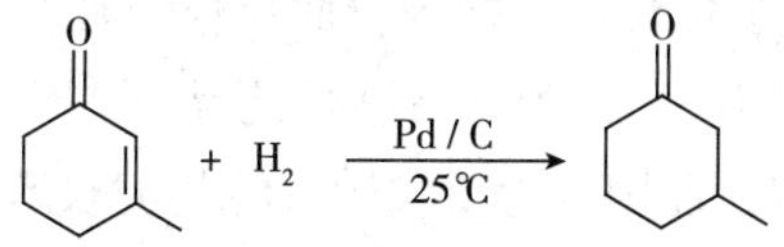

100%

$$CH_3CH{=}CHCHO + H_2 \xrightarrow[\text{加热，加压}]{Ni} CH_3CH_2CH_2CH_2OH$$

4. 麦克尔加成　具有 α-活泼氢原子的化合物，在碱作用下形成碳负离子，这个碳离负子可以和 α,β-不饱和羰基化合物进行 1,4-亲核加成，这种反应称为麦克尔（Michael）加成。例如：

$$CH_2=CHCOCH_3 + CH_2(CO_2C_2H_5)_2 \xrightarrow[C_2H_5OH]{C_2H_5ONa} \begin{array}{l} CH_2CH_2COCH_3 \\ | \\ CH(CO_2C_2H_5)_2 \end{array}$$

产生碳负离子化合物上的α-氢原子必须具有相当的酸性，这样才能得到足够浓度的负碳负离子。这种化合物常常是在亚甲基旁连有两个吸电子基团，如硝基、羰基、酯基、氰基等，它们可以与碳负离子发生共轭，分散碳负离子的负电荷，使碳负离子稳定，易于产生。常见这类化合物有：丙二酸二乙酯，戊-2,4-二酮（$CH_3COCH_2COCH_3$），环己-1,3-二酮，乙酰乙酸乙酯（$CH_3COCH_2CO_2C_2H_5$），氰基乙酸乙酯（$NCCH_2CO_2C_2H_5$），硝基甲烷（CH_3NO_2）等。

通过麦克尔加成，再进行分子内羟醛缩合反应生成环己酮衍生物的合成称为鲁滨逊环合反应（Robinson annulation）。例如：

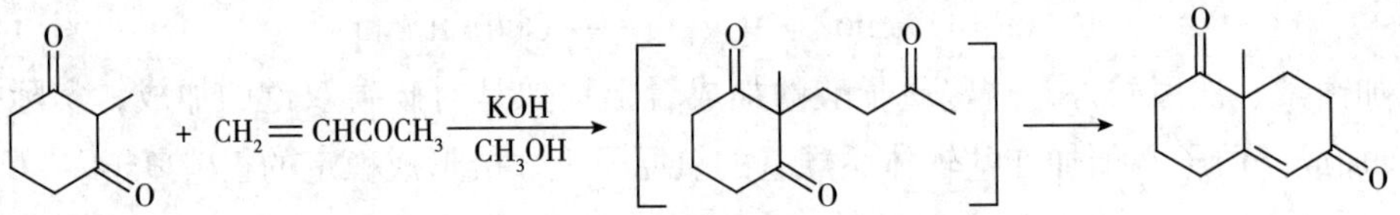

5. 狄尔斯-阿尔德反应 α,β-不饱和醛、酮是很好的亲双烯体，可以和共轭二烯烃发生狄尔斯-阿尔德（Diels-Alder）反应，例如：

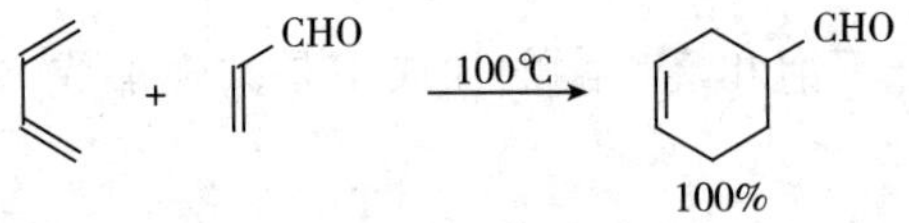

进行狄尔斯-阿尔德反应的双烯体的骨架上带有供电子基团有利于此反应，即可以加速反应，提高产率，并可在较低温度下进行反应，如2,3-二甲基丁-1,3-二烯与丙烯醛的加成就比丁-1,3-二烯快五倍。亲二烯体的碳碳双键或三键上带有吸电子基团有利于此反应。如丁-1,3-二烯与乙烯的反应就比与顺丁烯二酸酐、丙烯醛的反应困难得多。

狄尔斯-阿尔德反应具有高度的立体专一性，表现如下。

（1）反应是顺式加成，在产物中仍保留亲二烯体的构型。

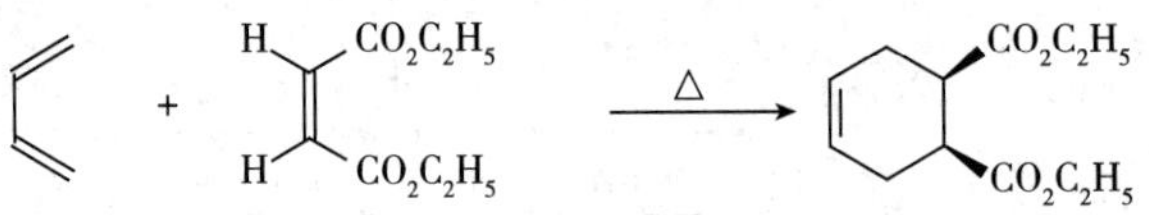

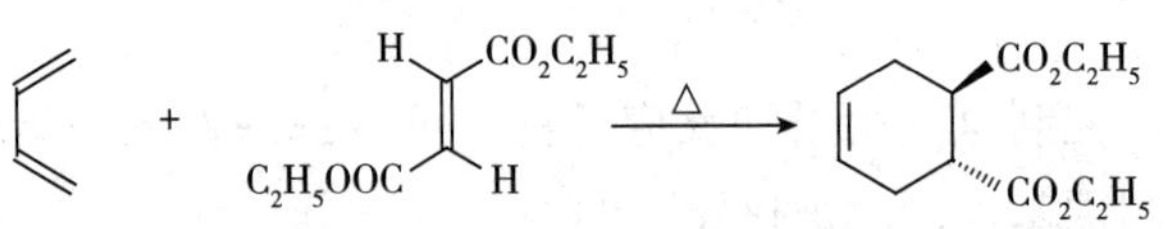

（2）共轭二烯烃必须处于顺式构象才能进行此反应。环状的共轭二烯烃由于已固定为顺式构象，所以环戊二烯比丁-1,3-二烯更易进行此反应，环戊二烯甚至在室温放置自身聚合也属于狄尔斯-阿尔德反应，而固定为反式构象的共轭双烯就不能进行此反应。

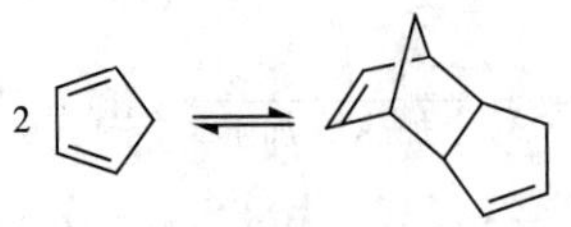

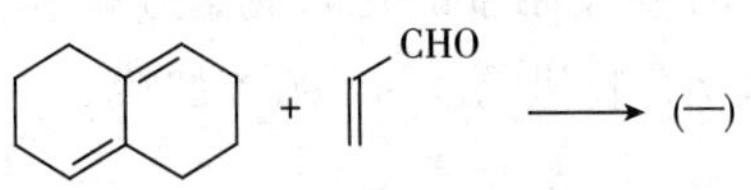

（3）反应所得产物主要为内型的。例如，加成产物分子中，X、Y 接近于新形成的双键的称作内型产物。

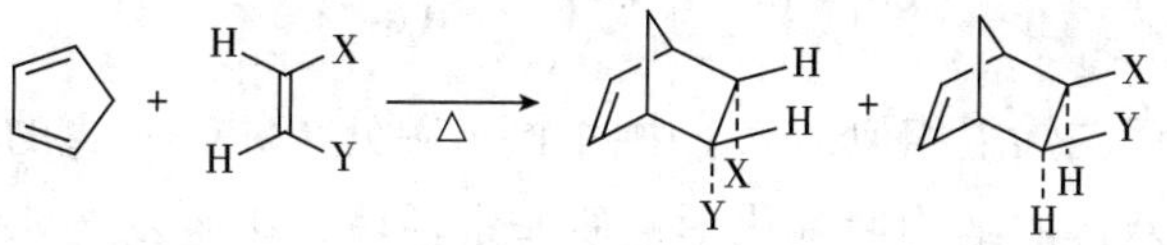

内型产物(endo)　　外型产物(exo)

例如，环戊二烯与顺丁烯二酸酐的环1,4-加成的主要产物就是内型的。

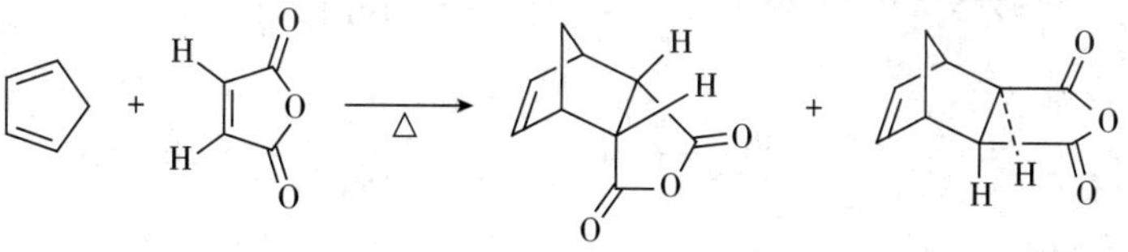

内型产物（主）　　外型产物

狄尔斯-阿尔德反应属于周环反应中的一类反应，利用分子轨道理论可以成功解释和预测周环反应，具体内容将在第十九章讨论。

6. 插烯规律　在羰基旁增加一个或一个以上的乙烯基以后，随着共轭体系的延长，不但加成反应可以在共轭体系的两端发生，而且与共轭体系相连的两个基团仍可保持着原来的相互影响。例如在下列通式中，当 $n=0$，1，2，3……时，原来 A 和 B 间的互相影响仍然存在，这种现象在有机化学非常普遍。像这样两个基团由于插入一个或一个以上乙烯基后相互影响不变的性质称为插烯作用，又称插烯规律（vinylogy）。

$$A\text{—}(CH{=}CH)_n\text{—}B$$

例如，丁-2-烯醛中甲基的化学性质也很活泼，与乙醛中的甲基很相似，都可以在碱性条件下形成碳负离子，这就可以看作是为乙醛分子中甲基和醛基之间插入乙烯基变成丁-2-烯醛后，醛基吸电子的作用，可以通过共轭体系传递到另一端的甲基上，对甲基的氢原子的致活作用并不削弱。

$$CH_3CHO + B^- \longrightarrow {}^-CH_2CHO \longrightarrow HB$$

$$CH_3CH{=}CHCHO + B^- \longrightarrow {}^-CH_2CH{=}CHCHO + HB$$

因此，丁-2-烯醛在碱作用下，可以作为亲核试剂对另一分子中的羰基进攻发生羟醛缩合反应：

$$2CH_3CH{=}CHCHO \xrightarrow{OH^-} CH_3CH{=}CH\underset{}{\overset{OH}{\overset{|}{C}}}HCH_2CH{=}CHCHO$$

$$\xrightarrow[\triangle]{-H_2O} CH_3CH{=}CHCH{=}CHCH{=}CHCHO$$

二、烯酮

烯酮是一类具有聚集双键体系的不饱和酮，其中最简单的是乙烯酮（$CH_2{=}C{=}O$）。乙烯酮是一种有毒气体（沸点-48℃），工业上采用丙酮热裂法或醋酸高温脱水制备。

$$CH_3COCH_3 \xrightarrow{700℃} CH_2{=}C{=}O + CH_4$$

$$CH_3CO_2H \xrightarrow{700\sim800℃} CH_2{=}C{=}O + H_2O$$

乙烯酮很容易聚合成双乙烯酮，双乙烯酮是具有刺激性的液体（沸点 127℃），具有内酯结构，在强热（550～600℃）时可解聚为乙烯酮。

$$2CH_2=C=O \rightleftharpoons \begin{matrix} CH_2-C-O \\ | \quad \quad | \\ H_2C-C=O \end{matrix}$$

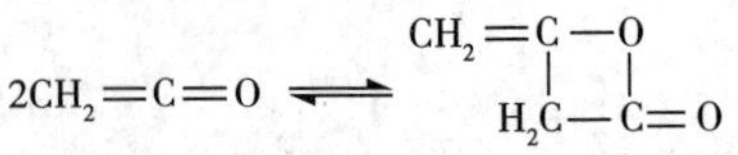

乙烯酮的结构与丙二烯很相似，分子中两个 π 键处于相互垂直的两个平面，不能形成共轭体系。这种聚集双键的结构使其化学性质非常活泼，很容易与水、醇、氨等亲核试剂发生加成反应生成烯醇式中间体，再经 1,3 -重排生成羧酸及其衍生物：

$$CH_2=C=O + H_2O \longrightarrow \left[\begin{matrix} OH \\ | \\ CH_2=C-OH \end{matrix} \right] \longrightarrow CH_3CO_2H$$

$$CH_2=C=O + ROH \longrightarrow \left[\begin{matrix} OR \\ | \\ CH_2=C-OH \end{matrix} \right] \longrightarrow CH_3CO_2R$$

$$CH_2=C=O + NH_3 \longrightarrow \left[\begin{matrix} NH_2 \\ | \\ CH_2=C-OH \end{matrix} \right] \longrightarrow CH_3CONH_2$$

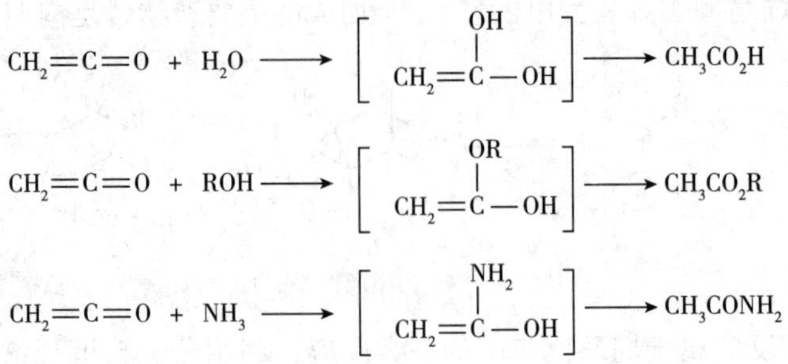

乙烯酮也可与乙酸、盐酸等作用，分别生成醋酸酐、乙酰氯等化合物。

$$CH_2=C=O + HCl \longrightarrow CH_3COCl$$

$$CH_2=C=O + CH_3CO_2H \longrightarrow (CH_3CO)_2O$$

在以上反应中，都由乙酰基（CH_3CO-）取代了原来分子中的活泼氢原子，反应迅速，产品的纯度与收率都较好。所以乙烯酮可作为一种良好的乙酰化试剂。

第三节 醌类化合物

一、分类和命名

醌是一类具有共轭体系的环状不饱和二酮类化合物，醌类化合物可由相应的芳香族化合物制备，醌类化合物不具有芳香族化合物的芳香性特征，但是通常仍根据其骨架分为苯醌、萘醌、蒽醌、菲醌等。

醌类化合物在自然界分布广泛，有一些药物属于醌类化合物，例如辅酶 Q_{10} 属于苯醌类化合物，茜素、大黄素属于蒽醌类化合物。

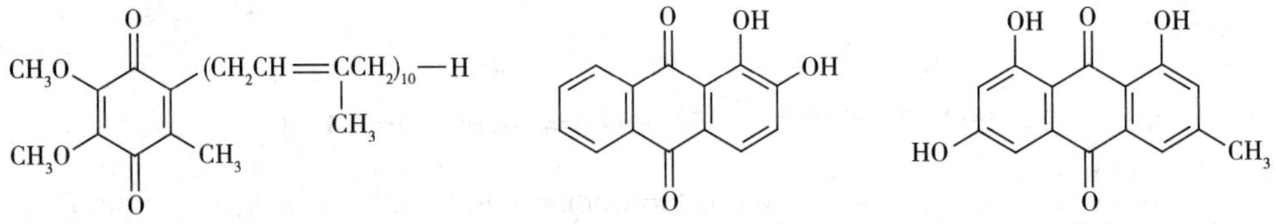

辅酶Q_{10}
coenzyme Q_{10}

茜素
alizarin

大黄素
emodin

醌类化合物的命名是根据相应的芳烃衍生物来命名。例如：

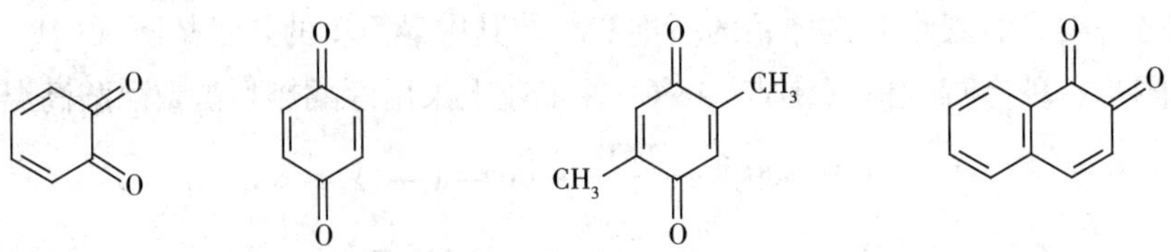

邻苯醌
o-benzoquinone

对苯醌
p-benzoquinone

2,5-二甲基-1,4-苯醌
2,5-dimethyl-1,4-benzoquinone

1,2-萘醌
1,2-naphthaquinone

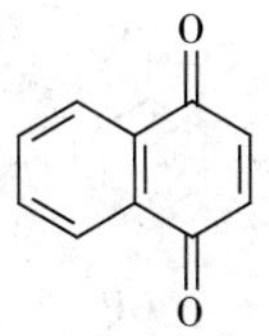
1,4-萘醌
1,4-naphthaquinone

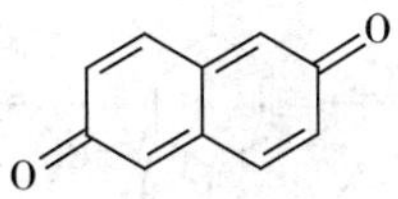
2,6-萘醌
2,6-naphthaquinone

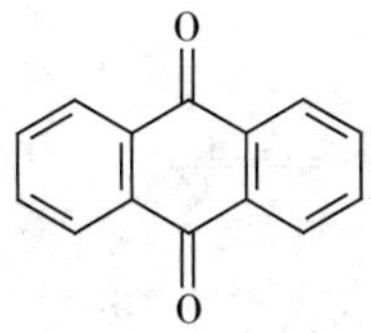
9,10-蒽醌
9,10-anthraquinone

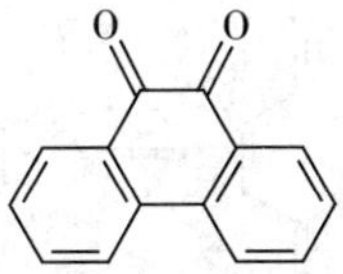
9,10-菲醌
9,10-phenanthraquninone

二、化学性质

由于醌类化合物是α, β -不饱和二酮，含有羰基、碳碳双键以及共轭体系，所以醌类化合物能发生羰基的亲核加成反应，碳碳双键的亲电加成反应，以及1,4 -共轭加成反应或1,6 -共轭加成反应。

1. 羰基的亲核加成反应　例如，对苯醌能与两分子羟胺缩合，生成双肟，这也进一步证明了醌类化合物具有二元羰基化合物的结构特征。对苯醌也能与氨基脲缩合，生成双缩氨脲。

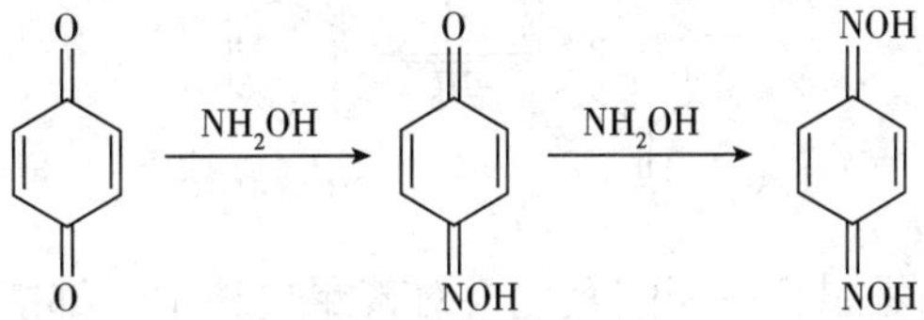

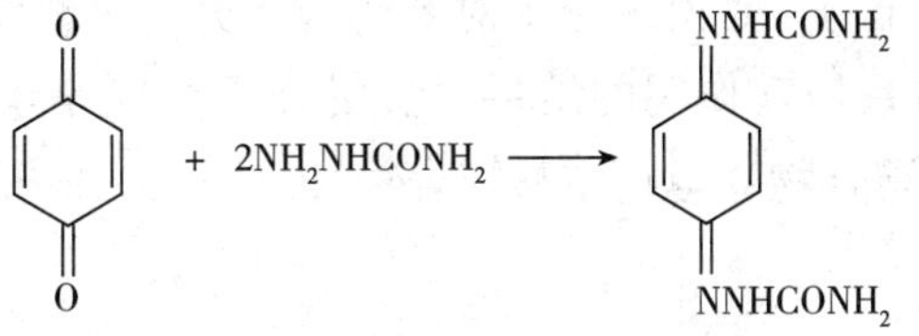

2. 碳碳双键的加成反应　以对苯醌为例，在醋酸溶液中对苯醌与溴发生正常的烯键加成反应，生成二溴或四溴化物。

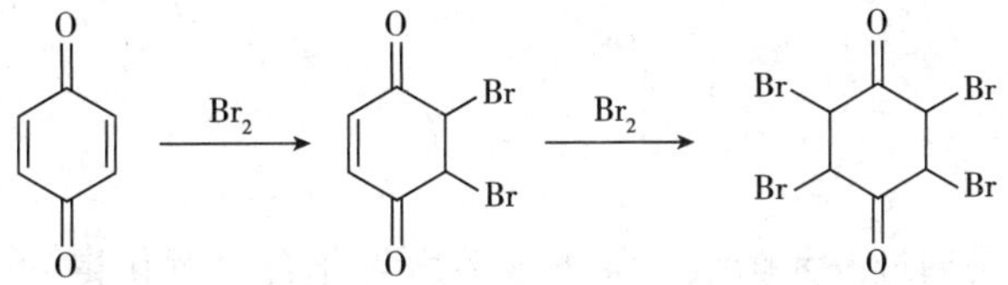

对苯醌中的碳碳双键受两个羰基的影响，成为一个典型的亲双烯体，可以与共轭二烯烃发生狄尔斯-阿尔德反应。例如：

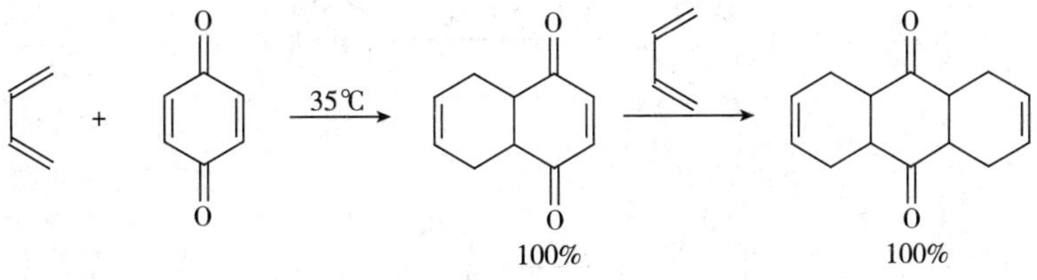

3. 共轭加成反应

(1) 1,4 -加成反应　与α, β -不饱和醛、酮类似，对苯醌与氯化氢加成是按1,4 -加成的机理进行：

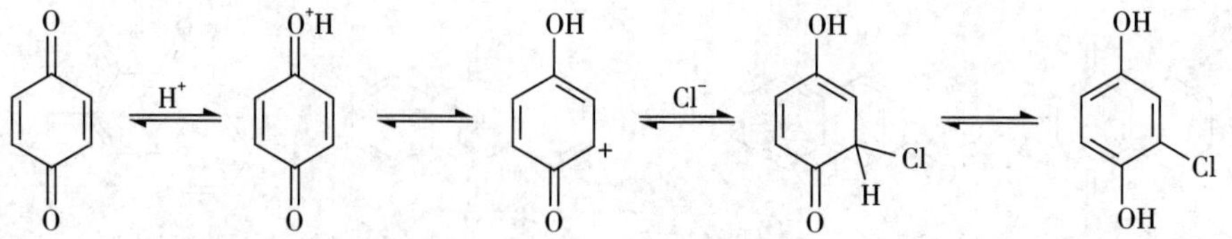

与氯化氢的1,4-加成反应类似，将氰化钾水溶液滴加到含有硫酸的对苯醌乙醇溶液中进行反应，结果也是1,4-加成：

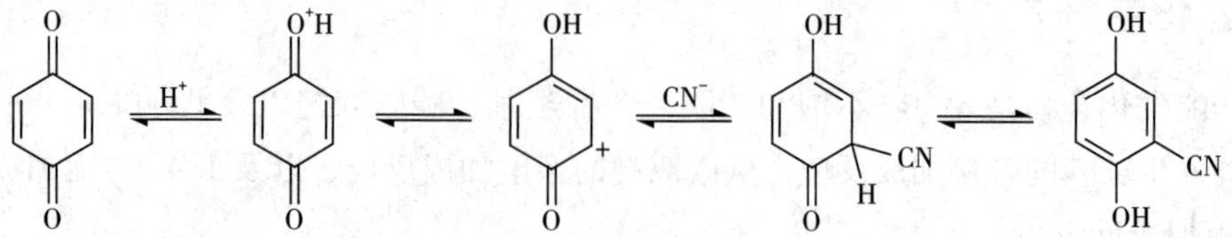

（2）1,6-加成反应　对苯醌在亚硫酸水溶液中很容易被还原为对苯二酚（又称氢醌），此为1,6-加氢反应：

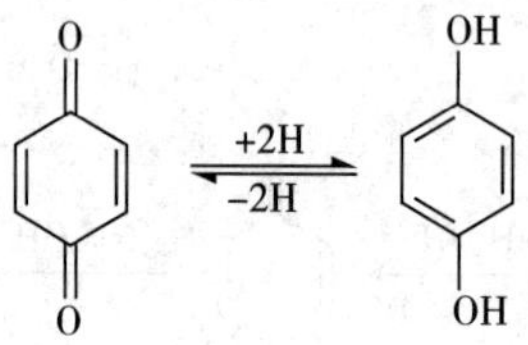

在上述对苯醌还原成氢醌，或氢醌氧化成对苯醌过程中，都能生成难溶于水的醌氢醌。该中间产物为一深绿色闪光物，是由一分子对苯醌与一分子氢醌结合而成。它的形成是因为这两种分子中π电子体系相互作用的结果：氢醌分子富有π电子，而醌分子缺少π电子，二者形成了电子授受配合物（电荷转移配合物）。此外，分子间的氢键对稳定这种配合物也有一定的作用。

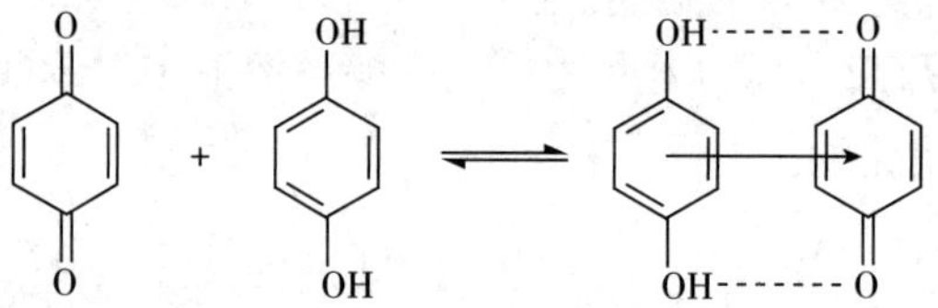

三、制备

苯醌和萘醌一般是通过一元酚或二元酚或芳胺类化合物氧化得到，也可用氨基酚氧化得到相应的醌类化合物。例如：

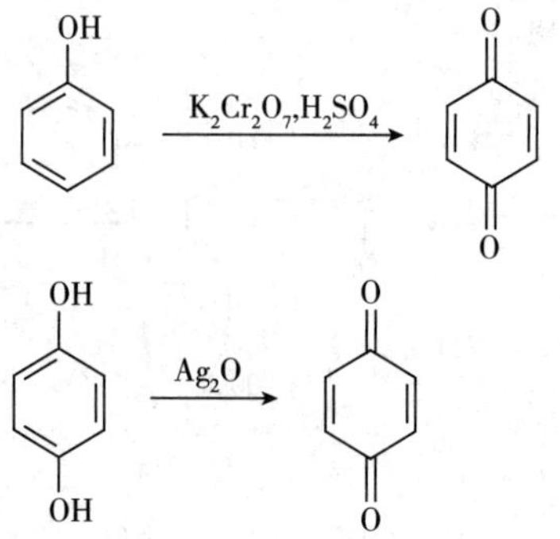

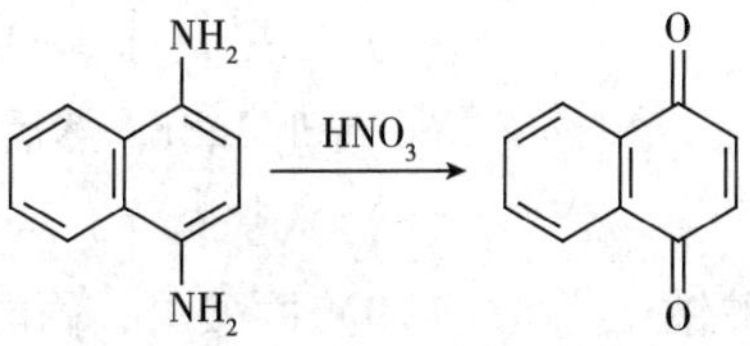

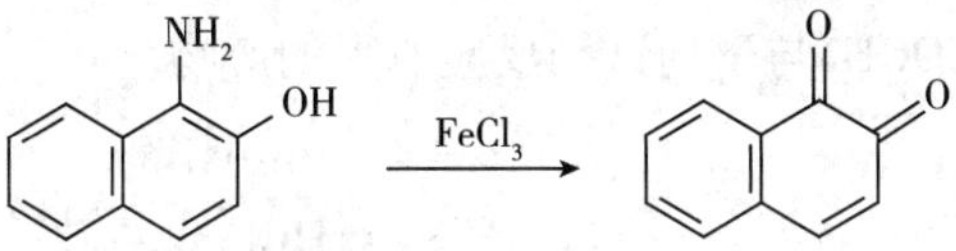

蒽醌和菲醌一般可通过相应的芳烃直接氧化得到，因为蒽和菲的 9,10 -位特别活泼，容易氧化：

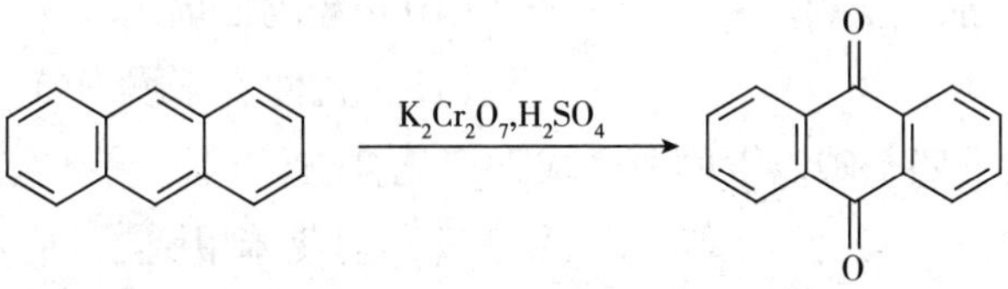

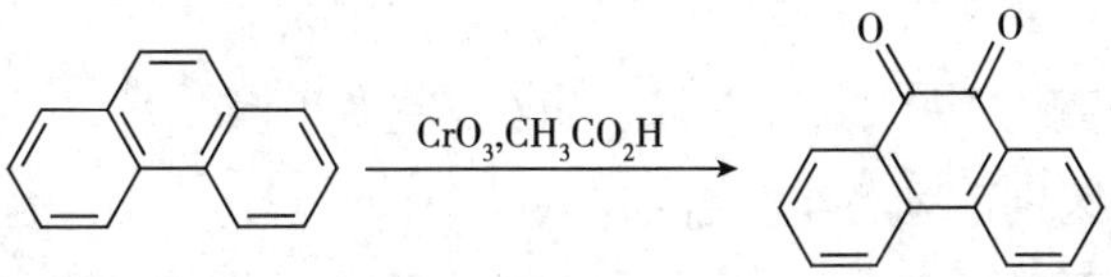

习　题

1. 写出分子式为 $C_5H_{10}O$ 的醛和酮的结构，并用系统命名法命名。

2. 写出下列化合物的结构。

（1）β -苯基丙烯醛　　（2）邻羟基苯甲醛

（3）ω -氯己醛　　（4）6 -甲基萘-2 -甲醛

（5）丁-2,3 -二酮　　（6）十一碳-9 -烯醛

（7）1 -苯基丁-1 -酮　　（8）1,2 -二羟基-9,10 -蒽醌

（9）4,4′-二羟基二苯酮　　（10）4 -氧亚基己醛

3. 写出丁醛和环己酮分别与下列试剂反应（如果反应的话）所得的产物。

（1）Tollens 试剂　　（2）酸性高锰酸钾溶液

（3）稀冷高锰酸钾溶液　　（4）亚硫酸氢钠饱和溶液

（5）$NaBH_4$　　（6）①苯基溴化镁/②盐酸水溶液

（7）$LiAlH_4$　　（8）苯肼

（9）羟胺　　（10）稀 NaOH

（11）溴水　　（12）$KCN + H_2SO_4$

（13）H_2，Ni　　（14）乙醇，干燥 HCl

（15）α -氯代丙酸甲酯，金属锌，然后加 H_2O

（16）丙二酸，吡啶　　（17）NH_2NH_2，$NaOH/(OCH_2CH_2OH)_2$

（18）甲醛，二乙胺盐酸盐　　（19）$Ph_3P=CHCH_3$

（20）甲醛，稀 NaOH

4. 写出苯甲醛与下列试剂反应所得的产物。

（1）浓 NaOH　　（2）KCN

练习题解

(3) 甲醛，浓 NaOH　　(4) 乙醛，稀 NaOH

(5) 丙酮，稀 NaOH　　(6) PhMgBr，然后加 H_2O

(7) Zn - Hg/HCl　　(8) 氨基脲

(9) α -溴代苯乙酸乙酯，乙醇钠　　(10) 丙酸酐，丙酸钾

5. 写出 $PhCH=CHCOCH_3$ 与下列试剂反应所得的产物。

(1) H_2，Ni　　(2) $NaBH_4$

(3) Br_2，NaOH　　(4) HCl

(5) $KCN + H_2SO_4$　　(6) PhMgBr，然后加 H_2O

(7) 苯甲醛，稀 NaOH　　(8) 羟胺

(9) 丙二酸二乙酯，乙醇钠　　(10) 环戊二烯

(11) 二甲胺　　(12) 乙醇，干燥 HCl

6. 用苯或甲苯以及四个碳以下的醇合成下列化合物。

(1) 苯乙醛　　(2) 对氯苯甲醛

(3) 2 -甲基丁醛　　(4) 正丁苯

(5) 1 -苯基丙-2 -酮　　(6) 三苯甲醇

7. 用简便化学方法区别下列各组化合物。

(1) 甲醛，乙醛，丙醛　　(2) 戊醛，戊-2 -酮，戊-3 -酮

(3) 戊醛，乙醛二乙基缩醛，正丙醚　　(4) 戊-1 -醇，戊-2 -醇，戊-3 -醇

(5) 丁醛，丁酮，丁-2 -烯醛　　(6) 环己醇，环己酮，环己-2 -烯-1 -酮

8. 由乙醛或丙酮及必要的其他试剂制备下列化合物。

(1) 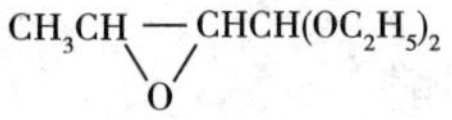

(2) 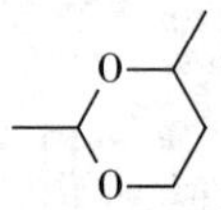

(3) 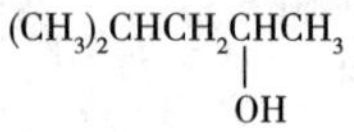

(4) $(CH_3)_3CCH_2CO_2H$

(5) $(CH_3)_2CHCH(CH_3)_2$

(6) 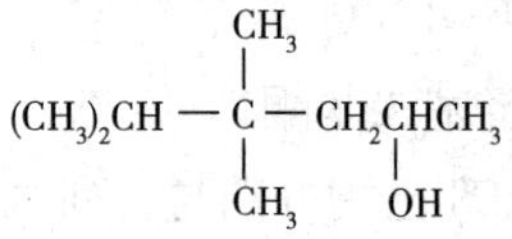

9. 由指定原料及必要试剂合成下列化合物。

(1) 由甲苯合成 2 -甲基萘。

(2) 由苯及二个碳原子的化合物合成 1,3 -二苯基丙烷。

(3) 由正丁醇合成 2 -乙基己-1 -醇。

(4) 由甲醇和乙醇合成季戊四醇。

10. 解释下列实验现象。

(1) 3 -羟基丁醛在稀氢氧化钠溶液中变成了乙醛。

(2) 旋光性的 3 -甲基戊-2 -酮在稀氢氧化钠溶液放置发生外消旋化，而旋光性的 4 -甲基戊醛却在稀氢氧化钠溶液放置不发生外消旋化。

(3) 3 -乙基环己-2 -烯-1 -酮在氢氧化钾水溶液中加热得到 2,3 -二甲基环己-2 -烯-1 -酮。

(4) 丁酮在碱性溶液中溴化得到 1 -溴丁-2 -酮，而在酸性溶液中溴化则得到 3 -溴丁-2 -酮。

11. 推断下列化合物的可能结构。

（1）一个低沸点的含氧有机化合物，能发生碘仿反应，也能与 Schiff 试剂反应，与甲基溴化镁作用没有甲烷气体产生。

（2）分子式为 $C_5H_{10}O$ 的化合物，可以与苯肼反应生成苯腙，但不能发生碘仿反应，也不能发生银镜反应。

（3）分子式为 $C_8H_{14}O$ 的化合物 A，可使溴水很快褪色，能发生银镜反应，与苯肼反应生成苯腙，与酸性高锰酸钾作用得到丙酮和化合物 B，B 与碘及氢氧化钠溶液作用生成三碘甲烷和丁二酸。

（4）分子式为 $C_4H_8Cl_2$ 的化合物 A，水解后得到化合物 B，分子式为 C_4H_8O，B 能与羟胺作用生成肟，但不能发生银镜反应。

12. 化合物 A（$C_{11}H_{14}O_2$），与氢氧化钠水溶液不反应，与稀硫酸溶液共热生成化合物 B（$C_9H_{10}O$）和乙二醇，B 不能发生银镜反应，可与羟胺反应生成肟，在氢氧化钠和二聚乙二醇存在下与肼共热生成化合物 C（C_9H_{12}），A、B 和 C 与酸性高锰酸钾水溶液作用均生成对苯二甲酸，试写出 A、B 和 C 的结构式。

13. 化合物 A（$C_6H_{12}O$），能与羟胺作用生成肟，但不发生银镜反应，在铂的催化下进行加氢，得到一种醇 B（$C_6H_{14}O$），此醇经过脱水、臭氧化还原水解等反应后，得到两种液体 C 和 D，C 能发生银镜反应，但不发生碘仿反应；D 能发生碘仿反应，但不能使 Fehling 试剂还原。试写出 A—D 的结构式。

（胡　春）

扫码“学一学”

第十二章　羧酸和取代羧酸

有机化合物中的一个碳原子上的最高氧化形式是羧基（—COOH），分子中具有羧基的化合物称为羧酸（carboxylic acids）。取代羧酸（substituted carboxylic acids）指羧酸分子中还含有其他官能团的化合物。

第一节　羧　酸

自然界中广泛存在羧酸类化合物，他们与人类生活关系密切。如食醋是含量约2%的乙酸水溶液，脂肪中含有大量的高级饱和一元羧酸，肥皂是高级脂肪酸的钠盐，油是高级脂肪酸的甘油酯。油脂水解即得到羧酸和甘油，水解得到的脂肪酸都是由十个以上的双数碳原子组成，其中，软脂酸几乎分布在所有的油脂品中，硬脂酸在动物脂肪中含量较多，月桂酸存在于椰子油中，有些油脂中还含有不饱和酸，如葵花子油中的主要成分亚油酸是顺，顺-十八碳-9,12-二烯酸，而亚麻酸即是顺，顺，顺-十八碳-9,12,15-三烯酸，主要存在于亚麻子油中。含有多个双键的不饱和脂肪酸对人体和动物的新陈代谢是不可缺少的，且人体自身往往不能合成足够量的不饱和酸，所以食物中的油脂成分是非常重要的。

$CH_3(CH_2)_{10}COOH$

月桂酸
lauric acid

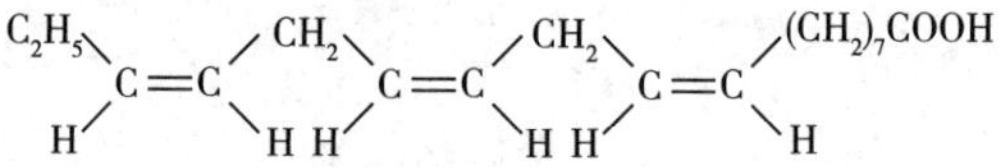

亚麻酸
linolenic acid

一、分类和命名

根据与羧基相连烃基不同，羧酸可分为脂肪酸、芳香酸，饱和酸、不饱和酸等；根据羧基数目的多少又可分为一元酸、二元酸及多元酸，还可以根据烃基部分所含取代基的不同分为卤代酸、羟基酸、氨基酸等。

许多羧酸根据其来源命名，如甲酸俗称蚁酸，因为蚂蚁会分泌出甲酸；乙酸又称醋酸，它最初是由食用醋中获得；苹果酸、柠檬酸、酒石酸各来自于苹果、柠檬和酿制葡萄酒时所形成的酒石。软脂酸、硬脂酸和油酸则都是由油脂水解得到，并根据它们的性状而分别加以命名的。

简单的羧酸常以普通命名法命名，选含有羧基的最长碳链为主链，从与羧基相邻碳开始依次用α、β、γ……编号，末端碳原子可用ω表示：

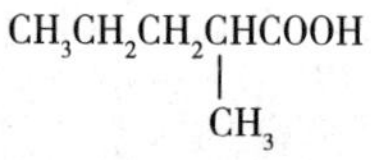

α-甲基戊酸
α-methylvaleric acid

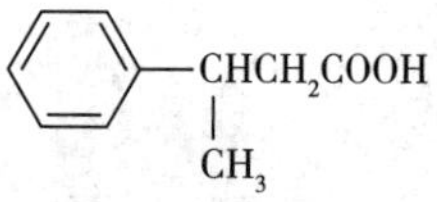

β-苯基丁酸
β-phenylbutyric acid

比较复杂的羧酸，常用系统命名法命名，选含羧基的最长碳链作为主链，从羧基开始编号，根据主链的碳原子数目称某酸。例如：

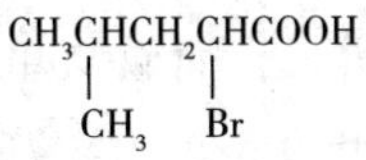

2-溴-4-甲基戊酸
2-bromo-4-methylbutanoic acid

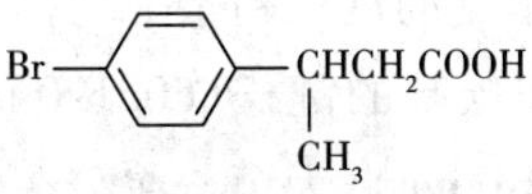

3-(4-溴苯基)丁酸
3-(4-bromophenyl)butanoic acid

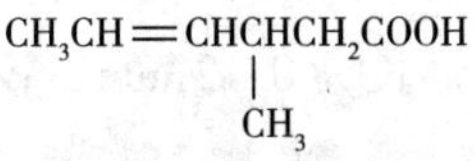

3-甲基己-4-烯酸
3-methylhex-4-enoic acid

二元酸则选择包括两个羧基在内的最长碳链为主链，称某二酸。例如：

$HOOCCH_2CH_2CH_2CH_2COOH$

己二酸
hexanedioic acid

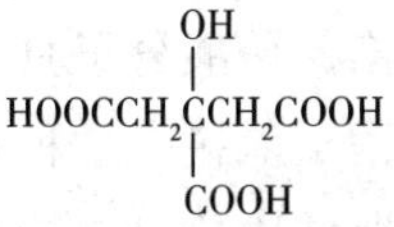

2-羟基丙烷-1,2,3-三甲酸（柠檬酸）
2-hydroxypropane-1,2,3-tricarboxylic acid

芳环和脂环直接与羧基相连时，采用加合命名法命名，即以“环烃名＋甲酸”作为母体；其他含有芳环或脂环结构的羧酸，以脂肪酸为母体，环作为取代基来命名。例如：

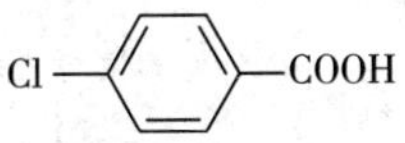

4-氯苯甲酸
4-chlorobenzoic acid

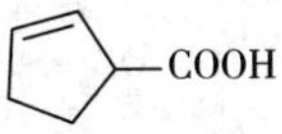

环戊-2-烯-1-甲酸
cyclopent-2-ene-1-carboxylic acid

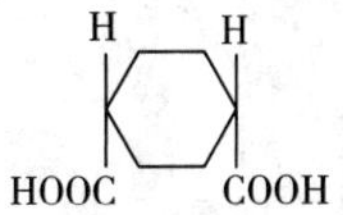

(顺)-环己烷-1,4-二甲酸
cis-cyclohexane-1,4-dicarboxylic acid

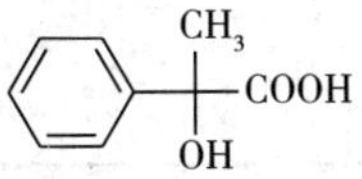

(*S*)-2-羟基-2-苯基丙酸
(*S*)-2-hydroxy-2-phenylpropanoic acid

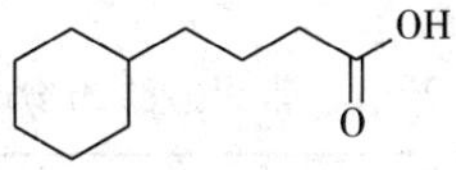

4-环己基丁酸
4-cyclohexylbutanoic acid

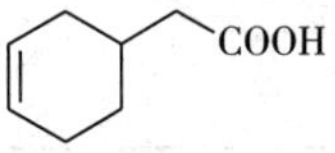

(环己-3-烯-1-基)乙酸
(cyclohex-3-en-1-yl)acetic acid

练习题

12-1　命名下列化合物。

（1）$BrCH_2CH_2CH_2COOH$

（2）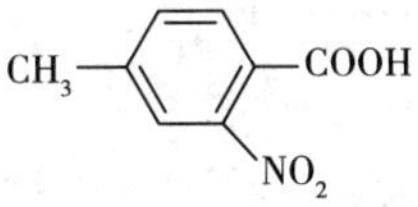

（3）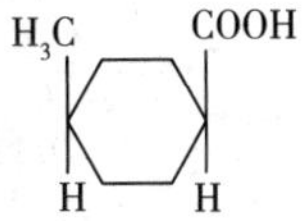

（4）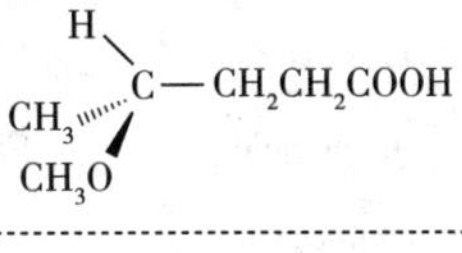

二、结构

羧酸中羧基碳是 sp^2 杂化的，3 个 sp^2 杂化轨道分别与 2 个氧原子和 1 个碳原子（在甲酸中是氢原子）形成 3 个 σ 键，这 3 个键在同一平面内。未参与杂化的 p 轨道与氧上的 p 轨道形成 1 个 π 键，羟基氧原子上具有一对未共用电子的 p 轨道可与羰基的 π 键形成 $p-\pi$ 共轭体系，如图 12－1。

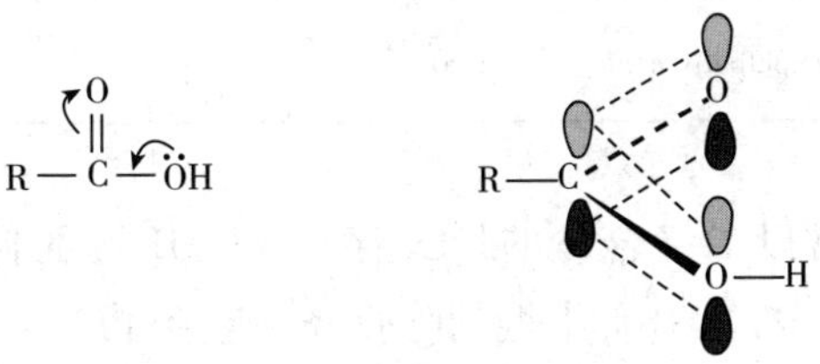

图 12－1　羧基的结构

$p-\pi$ 共轭使碳氧双键及碳氧单键的键长趋于平均化。X 射线衍射实验证明，在甲酸中，C ═ O 键长为 0.123nm，较醛酮中羰基的键长（0.120nm）有所增长，而碳氧单键键长为 0.136nm，较醇中 C—O 键长（0.143nm）为短。羧酸在化学性质上也表现出羰基与羟基相互影响的特征，如羧酸具有较强的酸性，而羧酸中的羰基与羰基试剂不发生作用等。

三、物理性质

从羧基的结构可以看出，羧酸分子具有极性，而且和醇一样能够形成分子间氢键，在两个羧酸之间还可以形成两个氢键。这种由两对氢键形成的双分子缔合物具有较高的稳定性，故在固态、液态下，羧酸主要以二缔合体的形式存在。因此羧酸的沸点比相对分子质量相近的烷烃、卤代烃的沸点高，甚至比相近分子质量的醇要高，如乙酸（相对分子质量为 60）的沸点为 118℃，正丙醇（相对分子质量为 60）的沸点是 97℃。这是由于羧酸往往以二缔合体的形式存在，由液体转变为气体需要破坏两个氢键的能量。

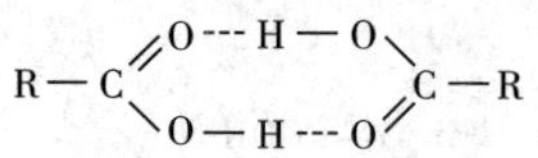

四个碳以下的酸可与水混溶，随着相对分子质量增大，羧酸在水中的溶解度降低。高级脂肪酸为蜡状固体，无味，不溶于水。芳香酸为结晶固体，不溶于水。常见羧酸的物理常数见表 12 - 1。

表 12 - 1　常见羧酸的物理常数

结构式	英文名	熔点(℃)	沸点(℃)	溶解度(g/100g 水)
HCOOH	formic acid	8	100.5	混溶
CH_3COOH	acetic aeid	16.6	118	混溶
CH_3CH_2COOH	propionic acid	-22	141	混溶
$CH_3(CH_2)_2COOH$	butyric acid	-6	164	混溶
$CH_3(CH_2)_3COOH$	valeric acid	-34	187	3.7
$CH_3(CH_2)_4COOH$	caproic acid	-3	205	1
C_6H_5COOH	benzoic acid	122	250	0.34
$o-CH_3C_6H_4COOH$	*o* - toluic acid	106	259	0.12
$m-CH_3C_6H_4COOH$	*m* - toluic acid	112	263	0.1
$p-CH_3C_6H_4COOH$	*p* - toluic acid	180	275	0.03
HOOCCOOH	oxalic acid	189	/	8.6
$HOOCCH_2COOH$	malonic acid	136	/	混溶
$HOOC(CH_2)_2COOH$	succinic acid	185	/	5.8
$o-C_6H_4(COOH)_2$	phthalic acid	231	/	0.7
$m-C_6H_4(COOH)_2$	isophthlic acid	348	/	0.01
$p-C_6H_4(COOH)_2$	terephthaliv acid	300(升华)	/	0.002

红外光谱：由于羧酸常以二缔合体的形式存在，O—H 键的伸缩振动吸收峰在 3000 ~ 2500cm^{-1} 区域有一个宽峰。C ═ O 伸缩振动吸收峰一般在 1725 ~ 1710cm^{-1}，若与双键共轭，C ═ O 吸收向低波数位移，在 1700 ~ 1680cm^{-1} 范围内。羧酸的 C—O 伸缩振动在 1250cm^{-1}，

O—H 的弯曲振动在 920cm^{-1}出现特征吸收。

核磁共振氢谱：羧基中的质子受两个氧的吸电子作用影响，化学位移出现在较低场，δ 为 10～12。羧基 α 质子的化学位移也向低场偏移，δ 为 2～2.6。图 12－2 为丙酸的核磁共振氢谱。

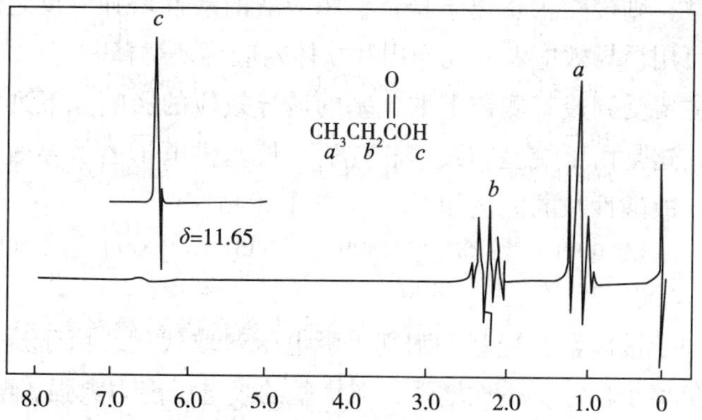

图 12－2　丙酸的核磁共振氢谱

四、化学性质

（一）酸性和成盐

羧酸在水溶液中电离出较稳定的酸根负离子而呈现明显的酸性。

$$R-\overset{O}{\overset{\|}{C}}-OH + H_2O \rightleftharpoons R-\overset{O}{\overset{\|}{C}}-O^- + H_3O^+$$

当羧基中的氢解离后，羟基氧上负电荷可通过 $p-\pi$ 共轭作用分散到羰基氧上，形成四电子三中心的离域 π 分子轨道（图 12－3）。由于羧基负离子中的负电荷可分散到两个氧原子上，使体系能量降低而稳定。X 射线衍射实验证明了羧基负离子的这种结构，例如甲酸负离子的两个碳氧键的键长相等，均为 0.127nm，没有双键及单键的区别。

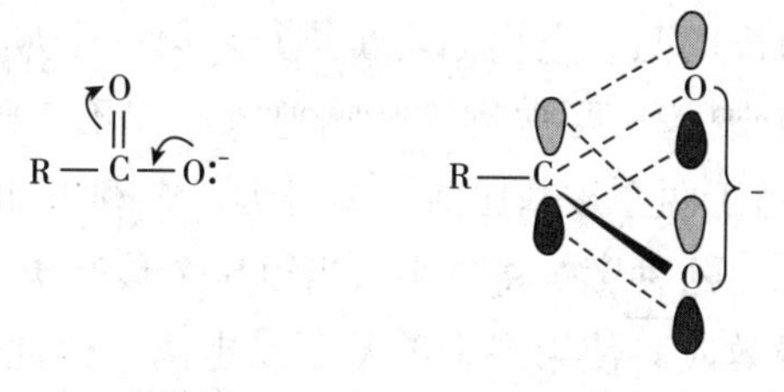

图 12－3　羧基负离子的结构

羧酸的酸性虽然比酚、醇、炔的酸性强，然而其解离度不大，与无机酸相比，除个别例外，大多数的羧酸仍是弱酸。

	HCOOH	CH_3COOH	C_6H_5OH	ROH	HC≡CH	H_2CO_3
pK_a	3.76	4.75	10	16～19	25	6.4

从上述数据可以看出，羧酸的酸性弱于一般的无机酸但强于碳酸。因此，羧酸除了可与氢氧化钠等强碱反应外，还可以分解碳酸氢盐放出二氧化碳。

$$RCOOH + NaOH \longrightarrow RCOONa + H_2O$$

$$RCOOH + NaHCO_3 \longrightarrow RCOONa + CO_2 + H_2O$$

羧酸盐一般溶于水而不溶于非极性溶剂，当羧酸盐遇强酸时，羧酸可被游离而析出。利用这一性质可分离、纯化羧酸。由于酚的酸性较弱，不能与 $NaHCO_3$ 反应成盐，因此可利用这一性质区别、分离羧酸和酚。

羧酸酸性的强弱与其电离后所形成的酸根负离子的稳定性有关。若羧酸烃基上的取代基有利于负电荷分散，则羧酸根负离子稳定，相应酸的酸性增强，反之酸性减弱。取代基对酸性强弱的影响可用诱导效应、共轭作用和立体效应等来解释。

脂肪酸的酸性主要受到羧基侧链上取代基的诱导效应的影响。下列酸中甲酸的酸性较其他饱和一元酸强，这是由于烷基与羧基相连后，烷基供电子的诱导效应不利于羧酸根负离子负电荷的分散，故酸性减弱。例如：

	$HCOOH$	CH_3COOH	CH_3CH_2COOH	$(CH_3)_2CHCOOH$	$(CH_3)_3CCOOH$
pK_a:	3.76	4.75	4.87	4.86	5.05

当烃基上的氢原子被卤素、羟基、硝基等吸电子基取代后，由于这些基团的吸电子诱导效应，使羧酸根负离子稳定，酸性增强，取代基的吸电子能力愈强，酸性愈强。例如：

	FCH_2COOH	$ClCH_2COOH$	$BrCH_2COOH$	ICH_2COOH	CH_3COOH
pK_a:	2.57	2.86	2.94	3.18	4.75

根据取代乙酸 pK_a 值的大小，可以对各原子或取代基诱导效应的方向和强弱排出相应的次序：

吸电子诱导效应：$NO_2 > CN > F > Cl > Br > I > C \equiv CH > OCH_3 > OH > C_6H_5 > CH=CH_2 > H$

供电子诱导效应：$(CH_3)_3C >$ $(CH_3)_2CH > CH_3CH_2 > CH_3 > H$

诱导效应在饱和碳链上沿 σ 键传递时，随着距离的增加而迅速减弱。例如：

	$CH_3CH_2CH(Cl)CO_2H$	$CH_3CH(Cl)CH_2CO_2H$	$ClCH_2CH_2CH_2CO_2H$	$CH_3CH_2CH_2CO_2H$
pK_a:	2.80	4.06	4.52	4.81

此外，诱导效应还具有加和性，相同性质的取代基越多，对酸性的影响越大，如 α-卤代乙酸的酸性，随卤素原子数目的增多，酸性增强。

	Cl_3CCOOH	$Cl_2CHCOOH$	$ClCH_2COOH$	CH_3COOH
pK_a:	0.63	1.29	2.86	4.75

二元羧酸中有两个可解离的氢，电离分两步进行。第一个羧基的电离会受到另一个羧基吸电子效应的影响，两个羧基相距愈近，影响愈大。如乙二酸和丙二酸的 pK_{a1} 分别为1.27和2.85，显然，后者由于两个羧基比前者离得远，影响不如前者大。四碳以上的二元羧酸由于两个羧基相距较远，这种影响将更小。当第一个羧基电离后，成为羧酸根负离子，对另一个羧基有供电子诱导效应，使第二个羧基不易电离，因此低级二元酸的 pK_{a2} 值总是大于 pK_{a1} 值。

氢键的存在也会影响羧酸的酸性。比较顺、反丁烯二酸的酸性强弱可以发现，顺式异构体的 pK_{a1}（1.83）值小于反式异构体（3.03），而顺式异构体的 pK_{a2}（6.07）值大于反式异构体（4.44），这是因为顺式异构体电离出一个质子后生成的羧酸根负离子能与另一个羧基形成氢键，使负电荷得到分散而稳定，也因为氢键的存在使第二个质子难以电离，从而表现出顺式丁烯二酸的 pK_{a2} 值大于反式丁烯二酸。

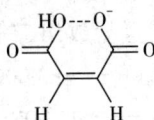

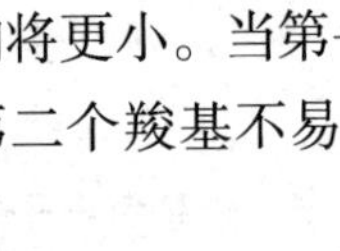

分子中取代基的组成原子的半径大小及所处位置的不同，能直接或间接与有关官能团发生分子内或分子间的相互作用，对化合物的酸性产生影响。在下面两个化合物 a、b 中，氯原子通过共价键的距离对羧基的影响是相同的，C－Cl 键上 Cl 是带 δ^- 的，羧基电离后产生 CO_2^-，但化合物 a 的氯和羧基在空间的距离要比 b 近，因此，与 b 相比，a 中 $Cl^{\delta-}$ 和 CO_2^- 相互排斥作用通过空间影响稍大，因此相对的会不利于羧基的电离，故 a 的酸性稍弱。

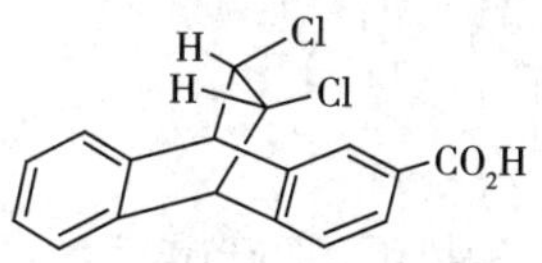

a

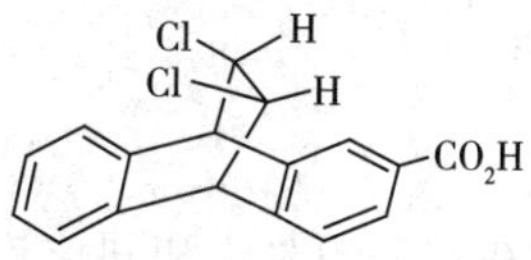

b

pK_a　　6.07　　5.67

这种通过空间传递的静电作用称为场效应。场效应的影响可能比诱导效应更为广泛，它是原子（或原子团）在空间对另一端反应中心产生的影响。其大小与距离平方成反比，和诱导效应的方向可能相同也可能相反。

苯甲酸的 pK_a 值为 4.20，比一般脂肪酸（除甲酸外）的酸性强，这是因为苯甲酸解离出的负离子与苯环发生共轭作用，使负电荷离域程度增加，稳定性随之增加的缘故（图 12－4）。

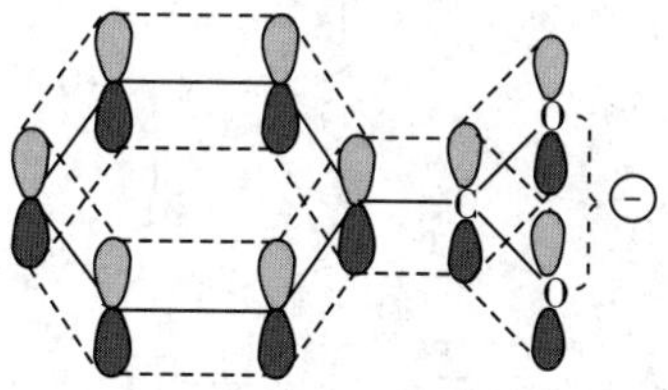

图 12－4　苯甲酸负离子的结构

表 12－2 列出了一些取代苯甲酸的 pK_a 值。

表 12－2　一些取代苯甲酸的 pK_a 值

取代基	pK_a		
	邻	间	对
H	4.20	4.20	4.20
CH_3	3.91	4.27	4.38
F	3.27	3.86	4.13
Cl	2.92	3.83	3.97
Br	2.85	3.81	3.97
CN	3.14	3.64	3.55
OH	2.98	4.08	4.57
OCH_3	4.09	4.09	4.47
NO_2	2.21	3.49	3.42

从表 12－2 可以看出苯甲酸羧基的邻位不论是连有吸电子基团还是供电子基团，都使酸性增强，这种特殊影响称为邻位效应。邻位效应可能来自于立体效应的影响，羧基邻位的取代基由于存在空间位阻，使羧基和苯环的共平面性较对位取代基而言得到削弱，从而

使苯环的供电子共轭作用减弱。此外邻位效应可能还与电性效应和氢键等因素有关。例如，邻羟基苯甲酸的酸性比其间位和对位异构体有较显著的增强，主要是分子内氢键可较大地稳定邻羟基苯甲酸负离子，使邻位异构体非常容易解离，而其他异构体在几何学上不允许形成分子内氢键。

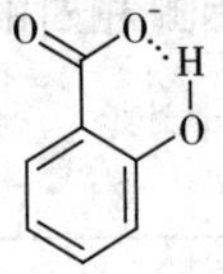

一般来说，在羧基的对位和间位连有吸电子基团，取代芳香酸的酸性增强，连有供电子基，取代芳香酸的酸性减弱。这是由于不同性质的基团对羧酸根负离子稳定性产生不同影响的结果。例如对硝基苯甲酸和间硝基苯甲酸的酸性都比苯甲酸强。这是因为硝基的吸电子作用，使羧酸根负离子的负电荷分散而稳定，故酸性增强。但为什么对硝基苯甲酸的酸性比间硝基苯甲酸强呢？这是因为当硝基处于羧基的对位时，硝基的吸电子诱导效应（—I）和吸电子的共轭作用（—C）方向一致，都使酸根负离子稳定；而当硝基处于羧基的间位时，只有吸电子的诱导效应在起作用。

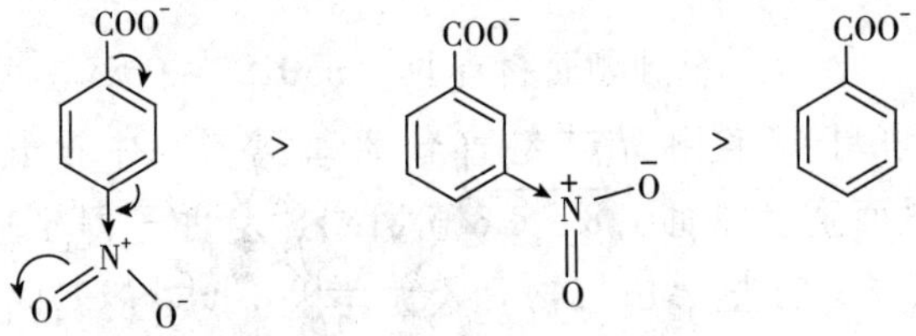

pK_a　3.42　　3.49　　4.20

若取代基为甲氧基，在对位时吸电子的诱导效应和供电子的共轭作用方向不一致。但共轭起主要作用，结果不利于负电荷的分散，相应羧酸根负离子不如苯甲酸负离子稳定，对甲氧基苯甲酸的酸性（pK_a 4.47）比苯甲酸弱。而甲氧基在间位时，主要是吸电子的诱导效应使羧酸根负离子稳定，间甲氧基苯甲酸的酸性（pK_a 4.09）比苯甲酸强。

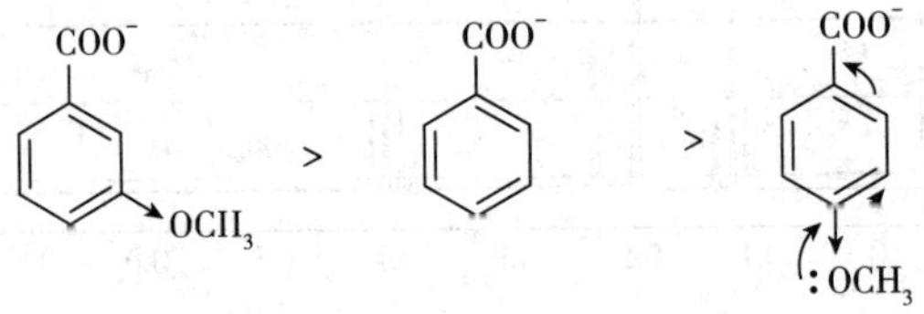

pK_a　4.09　　4.20　　4.47

练习题

12-2　将下列各组化合物的酸性按由强到弱的顺序排列。

（1）A. $CH_3CH_2CHClCOOH$　　B. $CH_3CHClCH_2COOH$

C. $ClCH_2(CH_2)_2COOH$　　D. $CH_3CH_2CH_2COOH$

（2）A. CH_3COOH　　B. $HC\equiv CH$

C. CH_3CH_2OH　　D. $C_6H_5SO_3H$

E. C_6H_5OH

（二）形成羧酸衍生物

羧酸中的羟基可以被卤素（—X）、酰氧基（RCOO—）、烷氧基（RO—）以及氨基

（$—NH_2$）或取代氨基（—NHR、$—NR_2$）取代而形成酰卤、酸酐、酯和酰胺，这些产物统称为羧酸衍生物。

1. 形成酯　在强酸（如浓 H_2SO_4、干燥 HCl 气体等）催化下，羧酸和醇反应生成酯和水，该反应称为酯化反应（esterification）。例如：

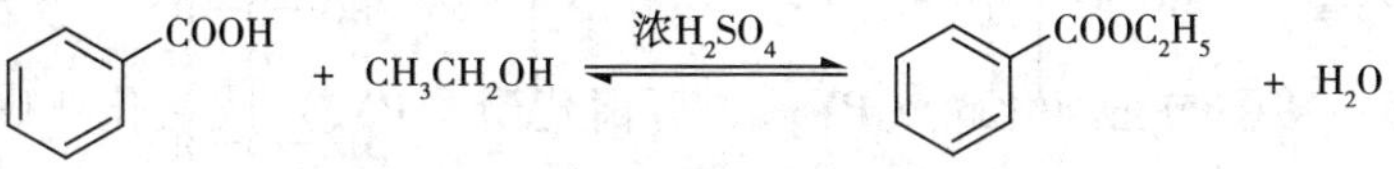

扫码"看一看"

酯化反应是可逆反应，通常采用加大反应物中较廉价原料的投料量，或加入与水恒沸的物质（例如甲苯）不断从反应体系中带出水，使平衡右移，从而提高酯的收率。

人们发现，若用含有 ^{18}O 的醇与羧酸进行酯化反应，形成含有 ^{18}O 的酯。例如：

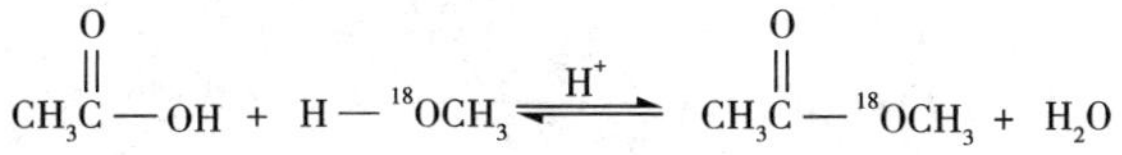

而一些有光学活性的醇与羧酸进行酯化反应，形成的酯仍有光学活性。例如：

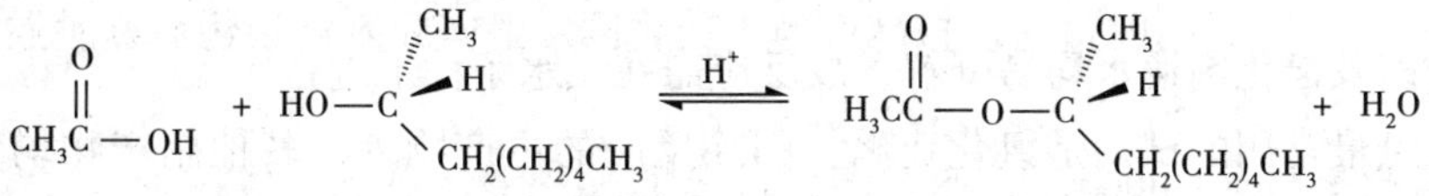

以上事实说明，酯化反应中消除的水，一般是由羧酸提供的羟基和醇提供的氢结合而成（叔醇的酯化反应有例外）。因此人们推测，在酸催化下酯化反应的机理如下：

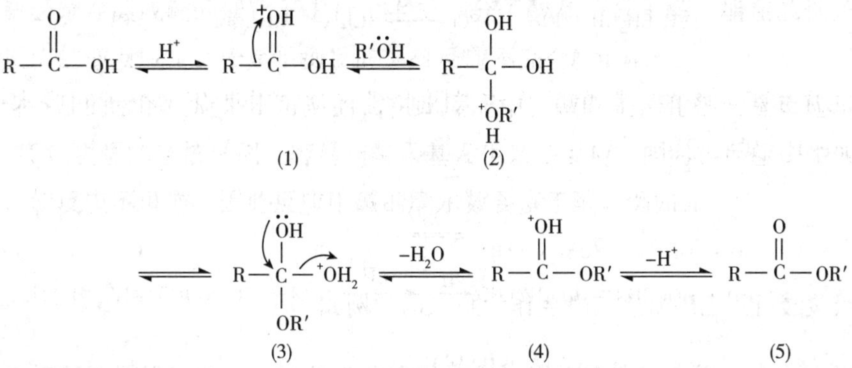

可见酯化反应经历加成-消除过程。首先催化剂提供质子与羰基氧原子结合形成（1），使羰基碳带有更多的正电性，有利于醇进攻羰基碳发生亲核加成，形成一个四面体中间体（2），然后质子转移得（3），（3）消除水得（4），（4）去质子得酯（5）。酸的存在对酯化反应中亲核加成和消除这两步都是有利的。

伯醇、仲醇与羧酸的酯化反应，一般按此机理进行。按上述机理反应时，因反应中间体（2）是一个四面体结构，所以空间位阻对反应速度的影响较大。醇或酸分子中烃基的立体障碍越大，反应速度越慢。不同的酸和醇进行酯化反应的活性顺序如下。

酸：$CH_3COOH > RCH_2COOH > R_2CHCOOH > R_3CCOOH$

醇：$CH_3OH > RCH_2OH > R_2CHOH$

下列事实证明了上述推论：在盐酸催化下，甲醇与下列羧酸酯化反应的相对速度为：

CH_3COOH	CH_3CH_2COOH	$(CH_3)_2CHCOOH$	$(CH_3)_3CCOOH$
1	0.84	0.33	0.027

羧酸与叔醇酯化时，由于空间效应限制而不能以正常的加成-消除方式成酯，反应可能

经过碳正离子的过程。例如：

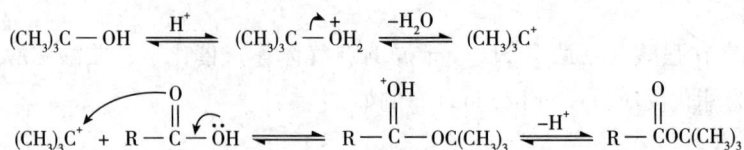

$$(CH_3)_3C-OH \xrightleftharpoons{H^+} (CH_3)_3C-\overset{+}{O}H_2 \xrightleftharpoons{-H_2O} (CH_3)_3C^+$$

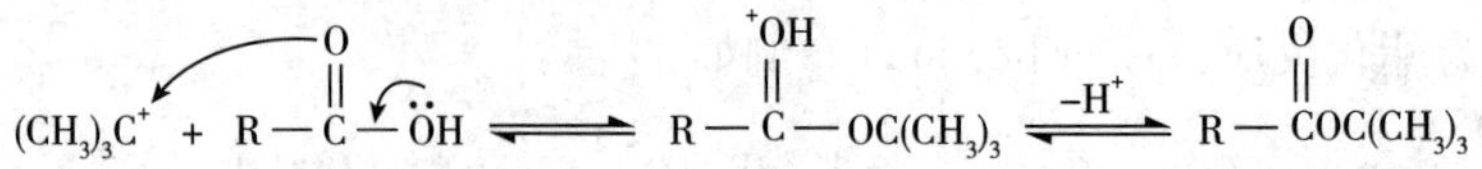

2. 形成酰卤 羧酸与三卤化磷（PX_3）、五卤化磷（PX_5）或氯化亚砜（$SOCl_2$）等反应形成酰卤（acyl halides），是制备酰卤的一般方法。

$$RCOOH + SOCl_2 \longrightarrow RCOCl + SO_2 + HCl$$
$$3RCOOH + PX_3 \longrightarrow 3RCOX + H_3PO_3$$
$$RCOOH + PX_5 \longrightarrow RCOX + POX_3 + HX$$

例如：

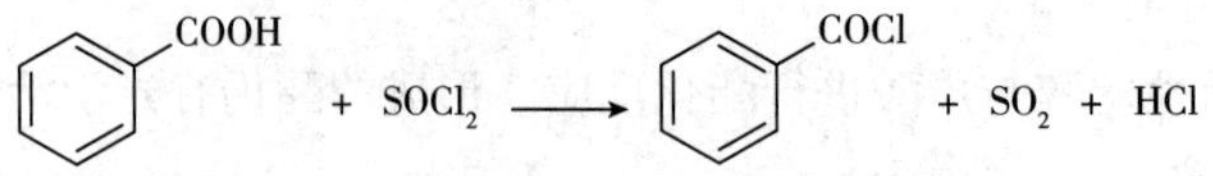

产物酰卤及卤化剂遇水均易分解，故反应需在无水条件下进行。

制备酰氯最常用的试剂是氯化亚砜，因除反应的主产物外，其他副产物均为气体，有利于产物的分离。分子量小的羧酸也可用三氯化磷作氯化剂，由于生成的酰氯沸点较低可随时蒸出。而分子量大的羧酸可选用五氯化磷，用此方法时，可将其产物中的三氯氧磷蒸出（b. p. 107℃），也可达到纯化产物的目的。

$$\underset{\text{b. p. }163℃}{3CH_3CH_2CH_2COOH} + PCl_3 \longrightarrow \underset{\text{b. p. }98\sim102℃}{3CH_3CH_2CH_2COCl} + \underset{\text{b. p. }200℃}{H_3PO_3}$$

3. 形成酸酐 羧酸（除甲酸）在强脱水剂 P_2O_5 等作用下，分子间脱水可形成酸酐（anhydrides）。其反应通式如下：

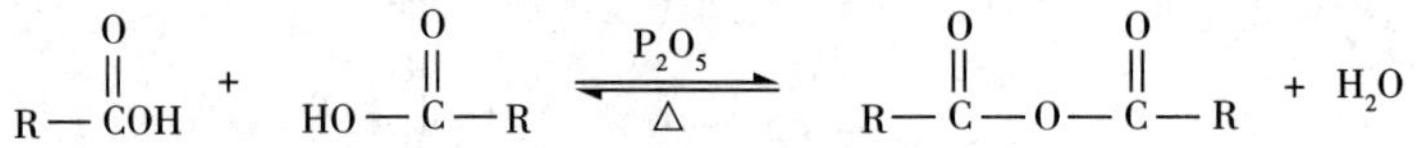

高级羧酸可用乙酸酐或乙酰氯作为脱水剂。例如：

$$2PhCOOH \xrightleftharpoons{(CH_3CO)_2O} (PhCO)_2O + CH_3COOH$$

二元酸可以采用直接加热方式脱水，形成五、六元环状酸酐。例如：

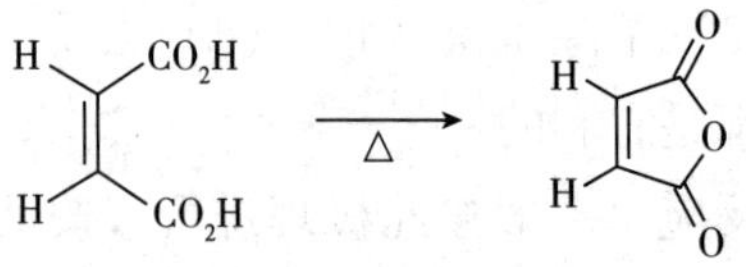

顺丁烯二酸酐

4. 形成酰胺 向羧酸中通入氨气，先生成铵盐，铵盐受热脱水生成酰胺（amides）。

$$RCOOH + NH_3 \longrightarrow RCOO^-NH_4^+ \xrightarrow{\triangle} RCONH_2 + H_2O$$

例如：

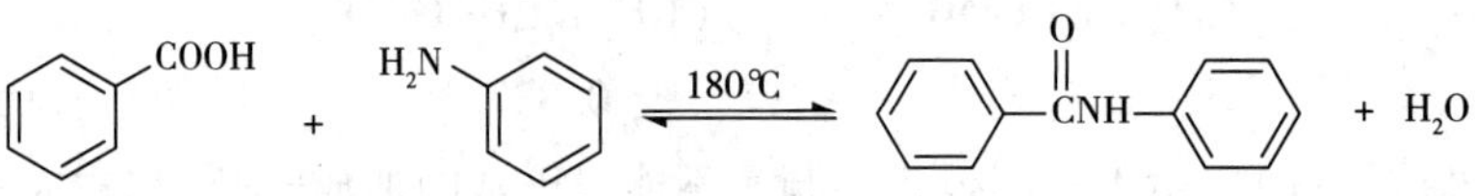

（三）还原反应

羧基较难被还原，用强的还原剂氢化锂铝可将其还原为伯醇。其通式如下：

$$RCOOH \xrightarrow[(2)H_2O]{(1)LiAlH_4} RCH_2OH$$

例如：

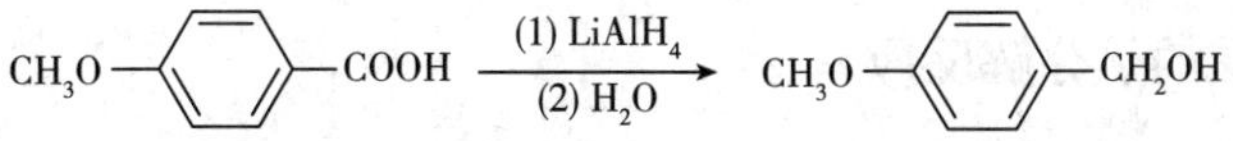

氢化锂铝是一种选择性还原剂，不饱和羧酸分子中的双键、叁键可不被还原。例如：

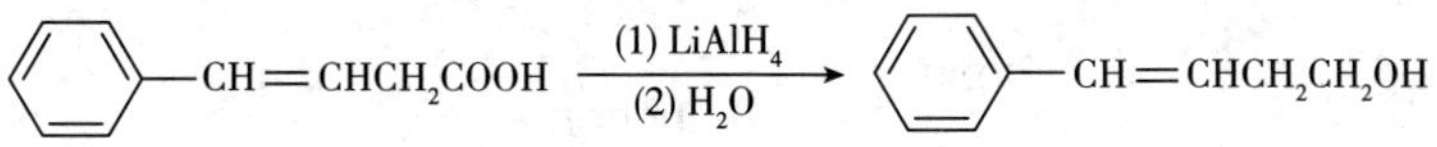

（四）α-氢的卤代反应

受羧基的吸电子作用的影响，羧酸 α-碳原子上的氢显示一定的活性（比醛、酮的 α-氢原子活性差），能被卤原子取代，但需在少量红磷或三卤化磷存在下方可与卤素（Cl_2或Br_2）发生反应，生成 α-卤代酸。此反应称为赫尔-乌尔哈-泽林斯基（Hell - Volhard - Zelinsky）反应。例如：

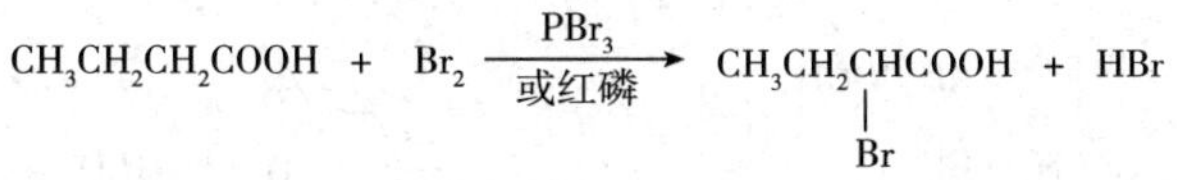

反应是分步进行的。首先是三溴化磷（用红磷时，红磷先与溴生成三溴化磷）与羧酸作用生成酰基溴，烯醇式的酰基溴与Br_2反应得 α-溴代酰基溴，再与过量酸发生溴的交换，最终得产物 α-溴代羧酸。

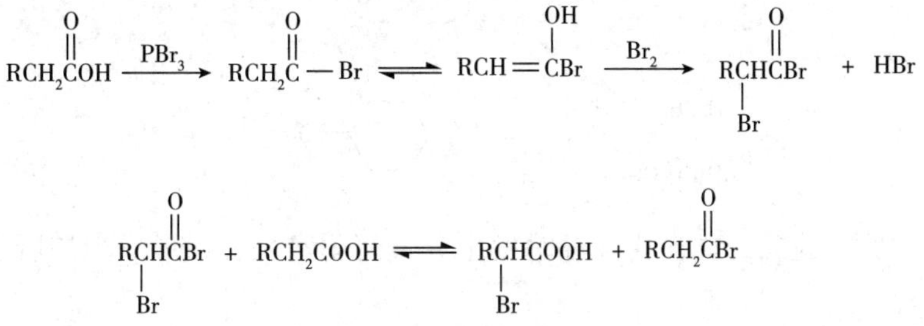

（五）脱羧反应

羧酸分子中脱去羧基放出二氧化碳的反应称作脱羧反应（decarboxylation）。一般脂肪酸难以脱羧。但当羧酸 α-碳原子上连有吸电子基团（如硝基、卤素、酰基）等时就容易脱羧。如 β-酮酸加热即可放出二氧化碳，反应通过一个六元环状过渡态一步完成。

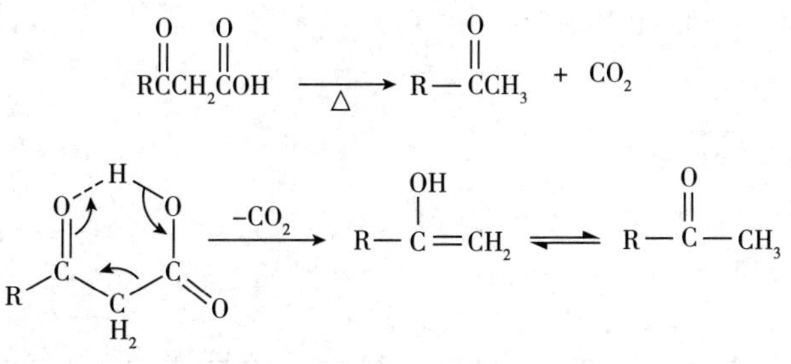

芳香酸的脱羧较脂肪酸容易，尤其是邻、对位上连有吸电子基时更易脱羧。例如：

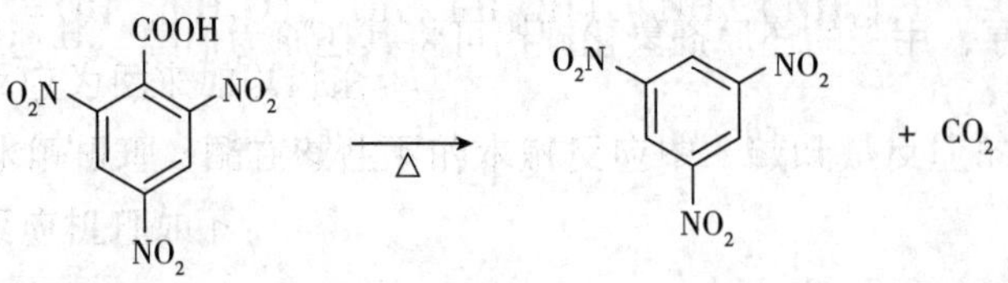

（六）二元羧酸的热分解反应

二元羧酸对热敏感，加热时易发生脱羧、脱水或既脱羧又脱水的反应。

2 ~ 3 个碳原子的二元酸，受热易脱羧生成一元酸。例如：

$$\begin{matrix}COOH\\|\\COOH\end{matrix} \xrightarrow{\triangle} HCOOH + CO_2$$

$$HOOCCH_2COOH \xrightarrow{\triangle} CH_3COOH + CO_2$$

4 ~ 5 个碳原子的二元酸，受热易发生脱水反应，生成环状酸酐。例如：

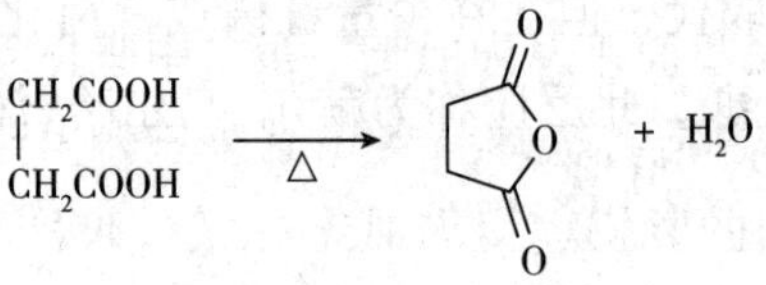

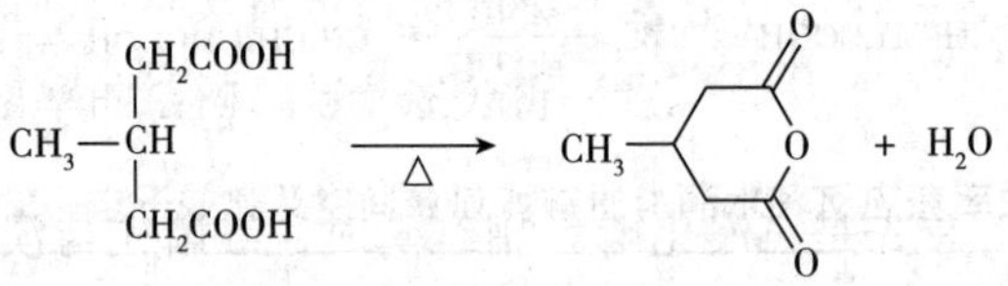

6 ~ 7 个碳原子的二元羧酸与氢氧化钡共热易发生脱水、脱羧反应，生成环酮。例如：

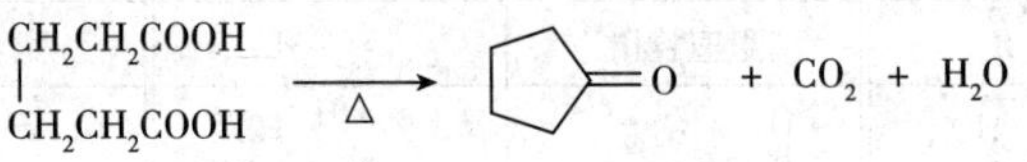

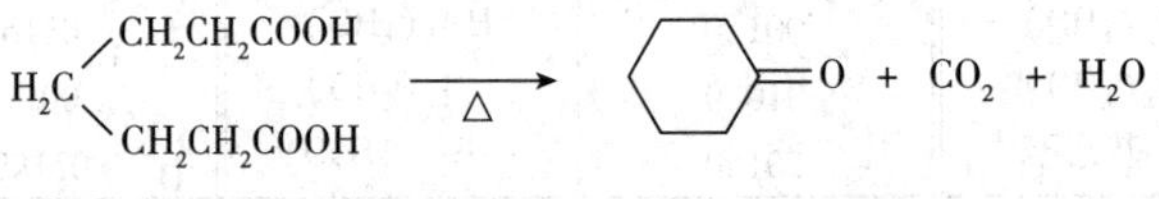

8 个以上碳原子的二元酸，在高温时发生分子间脱水反应，形成聚酸酐，一般不形成环酮。

练习题

12－3　完成下列反应。

（1）$CH_3COOH \xrightarrow[P]{Cl_2} \qquad \xrightarrow[H_2SO_4]{C_2H_5OH}$

（2）$C_6H_5CH_2COOH + CH_3CH_2{}^{18}OH \xrightarrow{H^+}$

（3）$\begin{matrix}CH_3CHCOOH\\|\\CH_2COOH\end{matrix} \xrightarrow{\triangle}$

（4）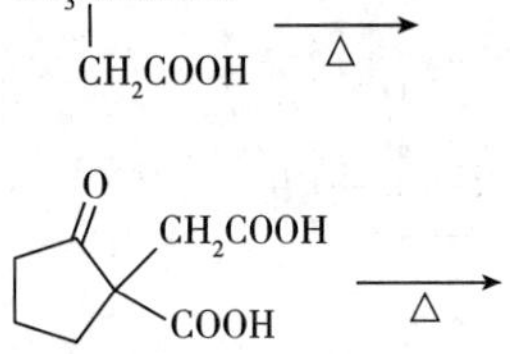

五、制备

（一）氧化法

伯醇和醛氧化后可以得到羧酸，羧酸不会继续氧化，且容易分离提纯，因此是实验室制备酸的常用方法。

$$RCH_2OH \xrightarrow[\triangle]{KMnO_4,H^+} RCOOH$$

氧化不饱和醛制备不饱和酸时，要选用温和的弱氧化剂，如湿润的氧化银或$Ag(NH_3)_2^+$等，以避免双键被氧化。

例如：

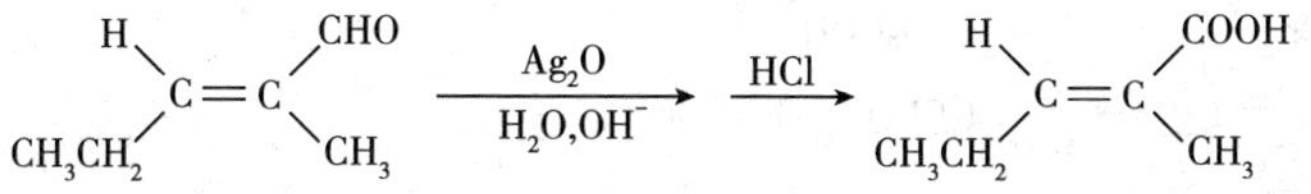

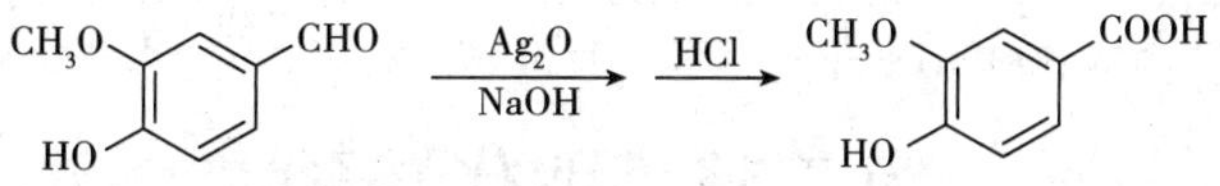

一些对称的烯烃，末端烯烃及环烯烃经氧化可得较纯的羧酸。例如：

$$RCH{=}CHR \xrightarrow[\triangle]{KMnO_4,H^+} RCOOH$$

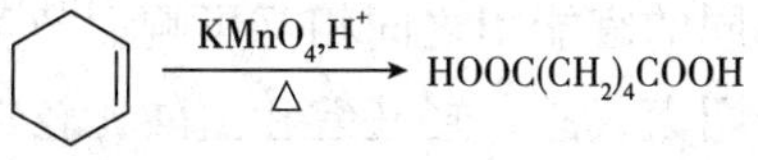

芳酸可由烷基苯氧化而得。例如：

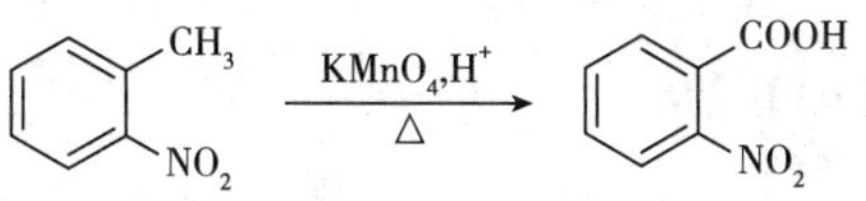

（二）腈水解法

卤代烃与氰化钠（钾）反应可得腈 RCN，腈在酸性或碱性条件下水解成羧酸，利用该反应可制备比原卤代烃增加一个碳原子的羧酸。

$$RCN + H_2O \xrightarrow{H^+或OH^-} RCOOH$$

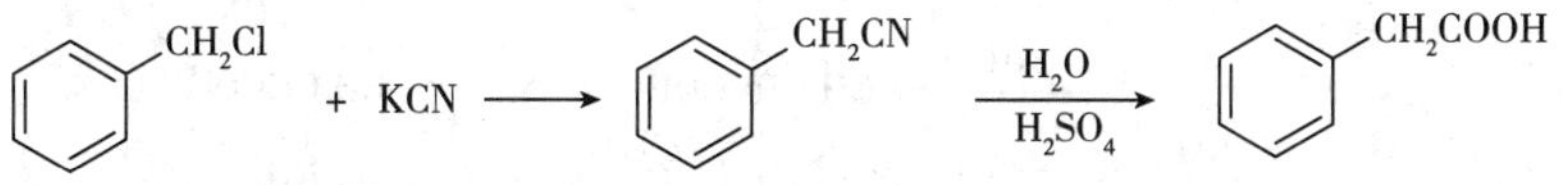

使用该方法时，伯卤代烃有较好的收率；仲卤代烃和叔卤代烃由于存在消除副反应而收率不高，一般不适合通过该法制备羧酸。

（三）格氏试剂法

卤代烃在无水醚中与金属镁作用生成格氏试剂，通入二氧化碳反应后再水解即得羧酸。此法可采用伯卤代烃、仲卤代烃、叔卤代烃和芳香卤代烃为原料制备增加一个碳原子的羧酸。

$$R-X \xrightarrow[无水乙醚]{Mg} RMgX \xrightarrow{CO_2} RCOOMgX \xrightarrow[H^+]{H_2O} RCOOH$$

例如：

$$(CH_3)_3C-Cl \xrightarrow[\text{无水乙醚}]{Mg} (CH_3)_3C-MgCl \xrightarrow{CO_2} \xrightarrow[H^+]{H_2O} (CH_3)_3C-COOH$$

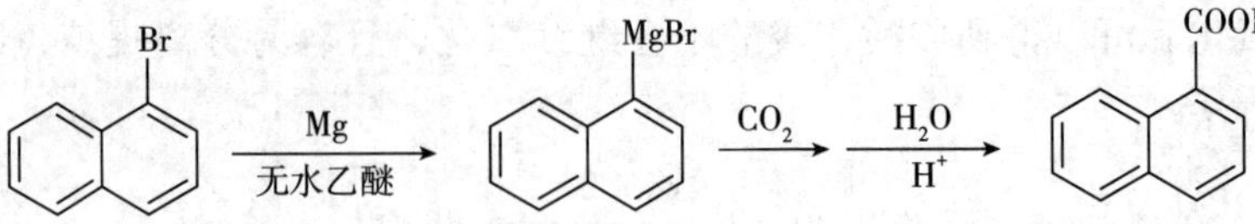

练习题

12-4 实现下列转变。

（1）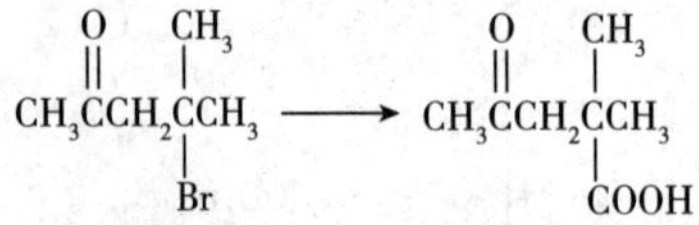

（2）$CH_3CH_2CH=CH_2 \longrightarrow CH_3CH_2CH_2CH_2COOH$

（3）$HOCH_2CH_2Cl \longrightarrow HOCH_2CH_2COOH$

第二节 取代羧酸

取代羧酸中常见的有卤代酸（halo acids）、羟基酸（hydroxy acids）、酚酸（phenolic acids）和氨基酸（amino acids）等。取代羧酸是多官能团化合物，在性质上既保留各官能团其本身的特征反应，又有不同的官能团之间相互影响而产生的一些特殊性质，如各取代基对羧酸酸性的影响。在此介绍卤代酸、羟基酸和酚酸比较典型的一些性质。有关氨基酸的性质将在第十七章中讨论。

一、卤代酸

（一）化学性质

α-卤代酸与各种亲核试剂可发生亲核取代反应，如可通过 α-溴代丙酸制备 α-羟基丙酸、α-氰基丙酸及 α-氨基丙酸。

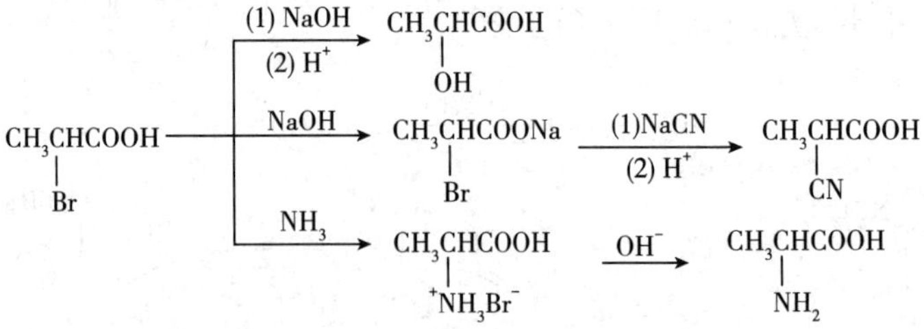

β-卤代酸在碱性溶液中易脱卤化氢生成 α,β-不饱和酸。例如：

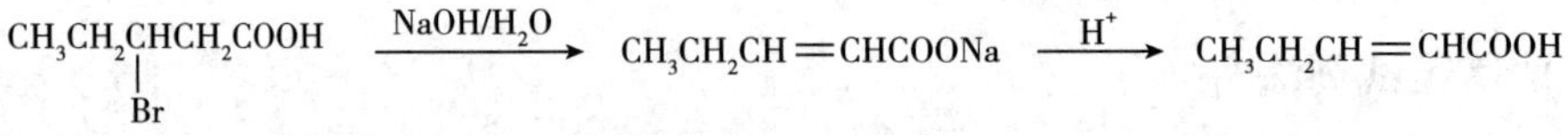

γ-和 δ-卤代酸在碱作用下，先形成羧酸盐，再发生分子内的 S_N2 反应生成五元或六元内酯。如：

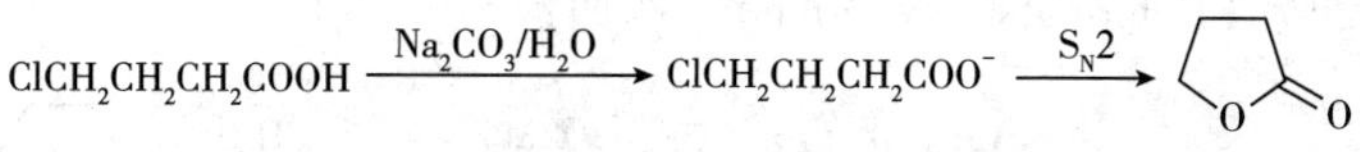

γ-丁内酯

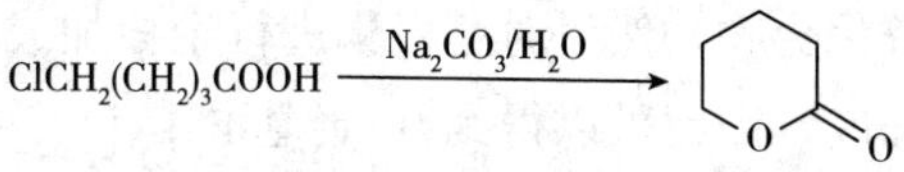

δ-戊内酯

δ-戊内酯不如γ-丁内酯稳定，δ-戊内酯在室温下放置即可开环生成δ-羟基酸。

（二）制备

α-卤代酸可通过羧酸的卤代得到，β-和γ-卤代酸可由相应的不饱和酸与卤化氢加成得到。例如：

$$CH_3CH_2COOH \xrightarrow{Br_2/P} CH_3CH(Br)COOH$$

$$RCH{=}CHCOOH + HBr \longrightarrow RCH(Br)CH_2COOH$$

二、羟基酸

（一）化学性质

α-羟基酸受热分子间失水形成交酯。例如：

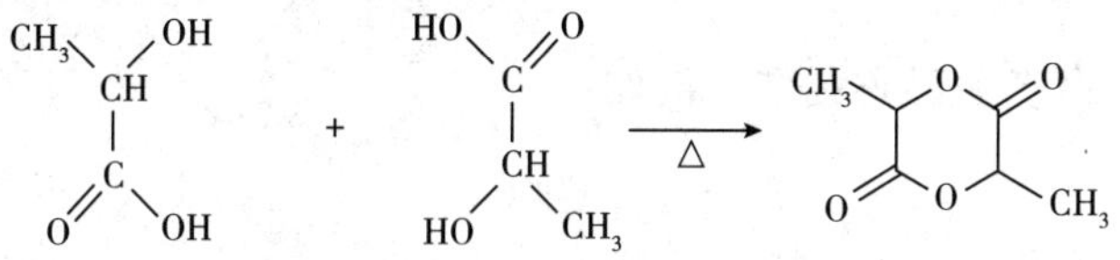

丙交酯

β-羟基酸受热分子内脱水形成α，β-不饱和酸。例如：

$$CH_3CH(OH)CH_2COOH \xrightarrow[\triangle]{-H_2O} CH_3CH{=}CHCOOH$$

γ-和δ-羟基酸受热易形成内酯。例如：

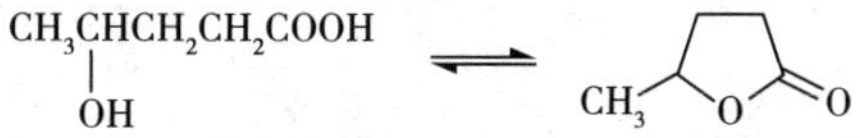

（二）制备

α-羟基酸可由α-卤代酸水解、醛酮和氢氰酸加成再水解等方法制备。例如：

$$CH_3CHO \xrightarrow{HCN} \xrightarrow{H_2O/H^+} CH_3CH(OH)COOH$$

β-羟基酸通过β-氯乙醇与氰化钠反应，再水解制备得到。例如：

$$HOCH_2CH_2Cl + NaCN \longrightarrow HOCH_2CH_2CN \xrightarrow[H_2O]{H^+} HOCH_2CH_2COOH$$

α-卤代酸酯和锌与醛、酮在苯、无水乙醚等非极性溶剂中反应得到β-羟基酸酯，此反应称瑞福马斯基反应（Reformatsky reaction）。例如：

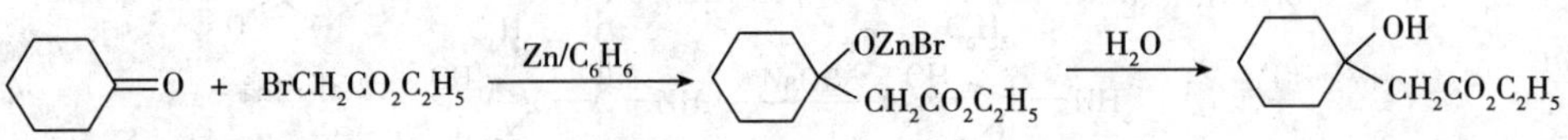

反应中首先生成有机锌化合物，然后对醛、酮进行亲核加成。有机锌化合物活性较差，在反应条件下不与酯羰基加成，因此可以得到β-羟基酸酯。

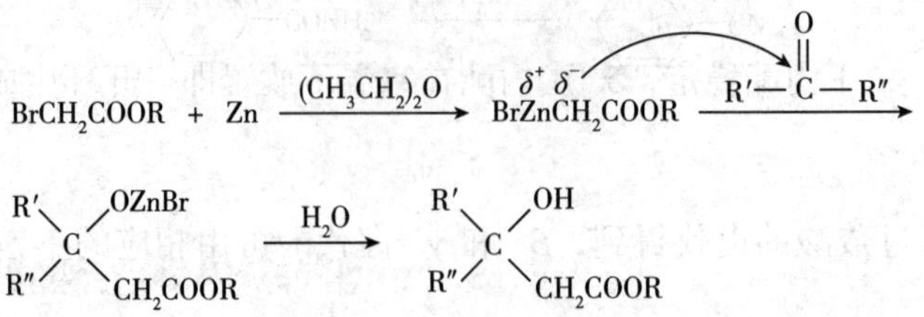

反应可使用脂肪或芳香醛、酮，α-溴代酸酯的α碳上有芳基或烷基均可进行反应，该反应是制备β-羟基酸酯及其衍生物的常用方法，β-羟基酸酯经水解可得β-羟基酸。

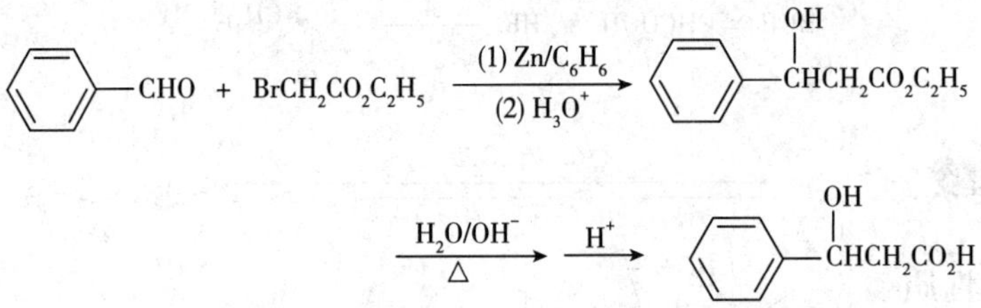

三、酚酸

含有酚羟基的取代芳香酸称酚酸。例如：

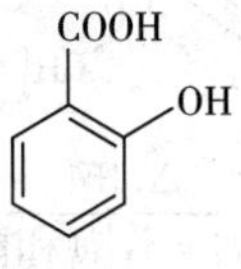

o-羟基苯甲酸（水杨酸）
o-hydroxybenzoic acid

（一）化学性质

酚酸具有芳香酸和酚的典型反应，羧基和酚羟基能分别成酯成盐等。有些酚酸受热时易脱羧生成酚。例如：

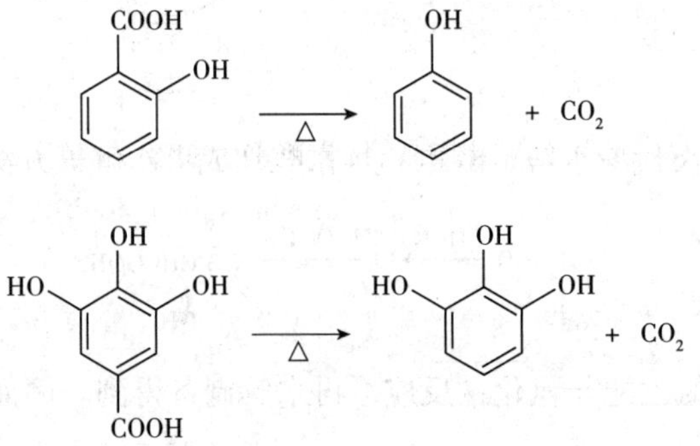

（二）制备

水杨酸可由柯尔伯-许密特（Kolbe－Schmitt）反应制备，即将干燥的酚钠与二氧化碳在加热、加压下生成水杨酸钠，经酸化即得水杨酸。

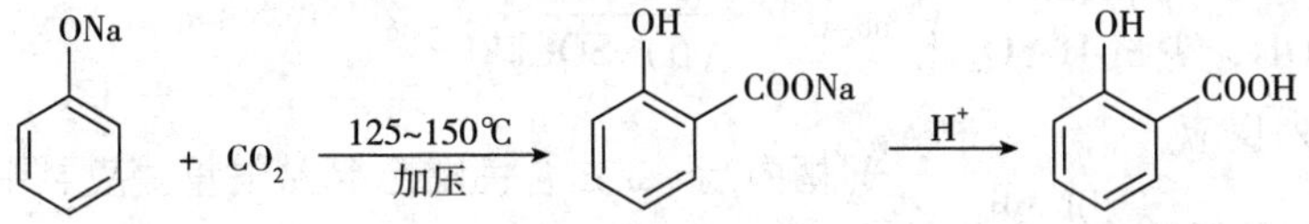

水杨酸是无色针状结晶，与三氯化铁水溶液反应显蓝紫色。水杨酸有多种用途，是制备燃料、香料、药品的重要原料，如解热镇痛药阿司匹林（aspirin）即是水杨酸的乙酰化产物。

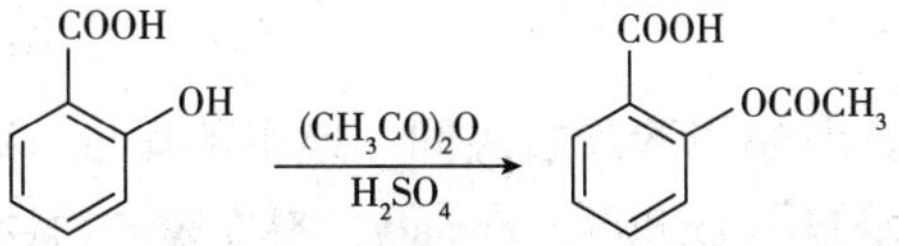

苯酚钾在200℃以上及加压下与二氧化碳反应得对羟基苯甲酸。

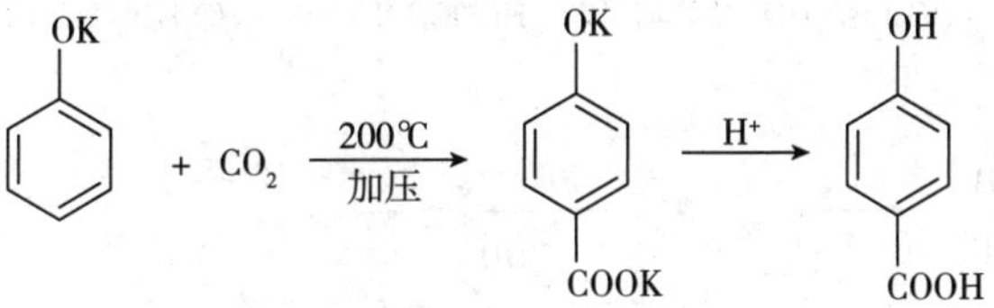

习 题

练习题解

1. 命名下列化合物。

（1）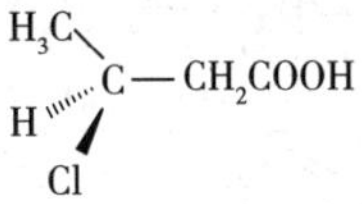

（2）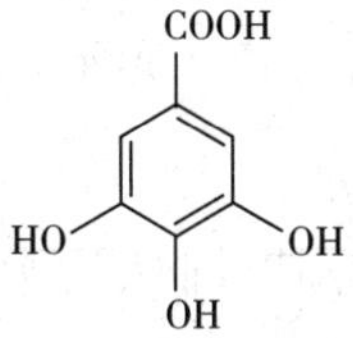

（3）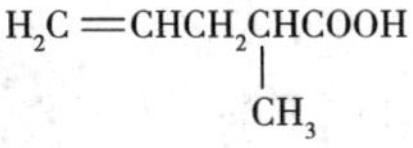

（4）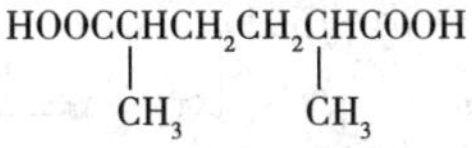

（5）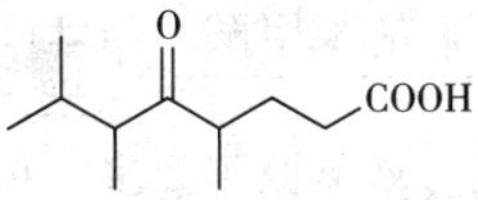

（6）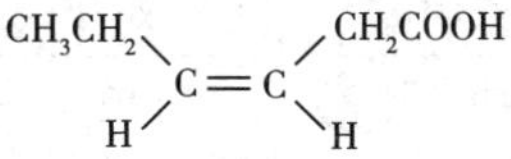

（7）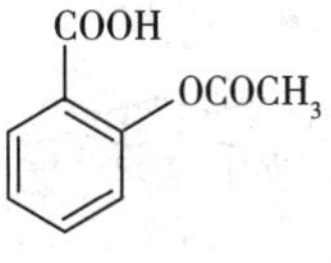

（8）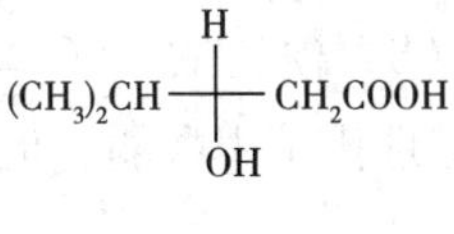

（9）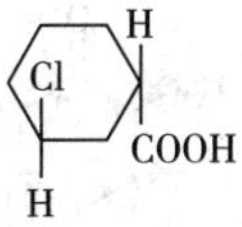

（10）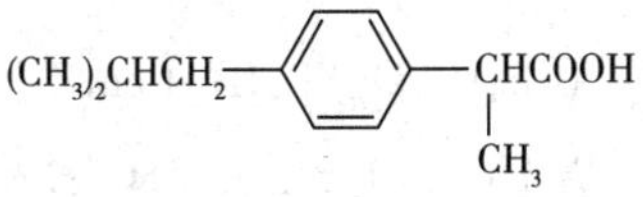

2. 写出分子式为 $C_5H_{10}O_2$ 的羧酸的同分异构体，并用系统命名法命名。

3. 写出下列化合物的构造式。

（1）异戊酸　　（2）水杨酸

（3）邻苯二甲酸　　（4）2,3-环氧丙酸

（5）2-(3-苯甲酰基苯基)丙酸

4. 写出异丁酸与下列试剂发生反应的反应式。

（1）$NaHCO_3$　　（2）P（催化量）$+Br_2$，Δ

（3）$LiAlH_4$，乙醚，然后 H_2O　　（4）$CH_3CH_2CH_2NH_2$，Δ

（5）C_2H_5OH，少量 H_2SO_4　　（6）$SOCl_2$

5. 完成下列反应。

（1）$HC \equiv CCH_2COOH \xrightarrow[2)H^+]{1)LiAlH_4}$

（2）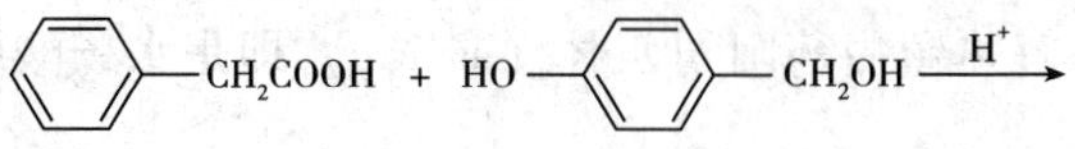

（3）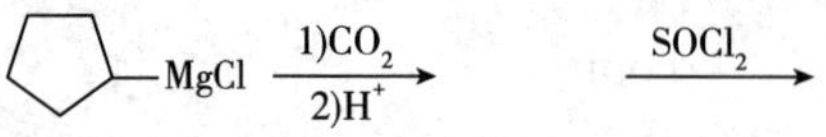

（4）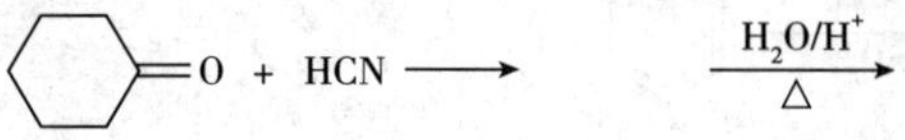

（5）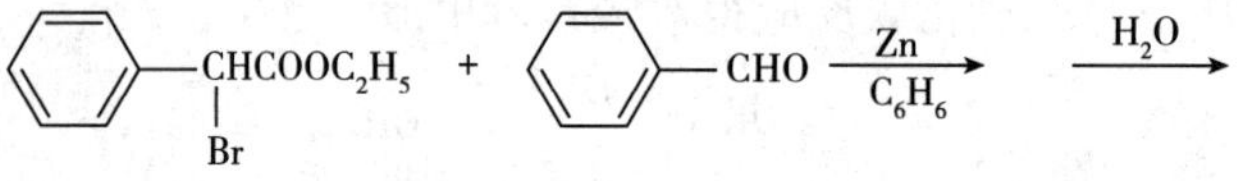

（6）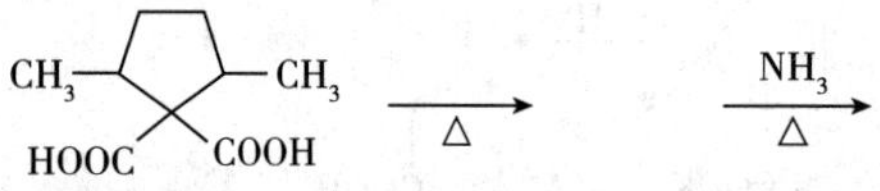

（7）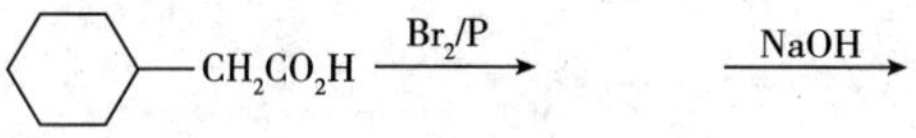

（8）$CH_3CH(OH)CH_2COOH \xrightarrow{\Delta}$

（9）$CH_2(OH)CH_2CH_2COOH \xrightarrow[\Delta]{H^+}$

（10）$CH_3COCH(CH_3)COOH \xrightarrow{\Delta}$

6. 比较下列各组化合物的酸性。

（1）（a）2-溴丁酸　（b）3-溴丁酸　（c）4-溴丁酸　（d）丁酸

（2）（a）对硝基苯甲酸　（b）对甲基苯甲酸　（c）间硝基苯甲酸　（d）苯甲酸　（e）对甲氧基苯甲酸　（f）2,4-二硝基苯甲酸

（3）（a）乙二酸　（b）丙二酸　（c）丁二酸　（d）戊二酸

（4）（a）碘乙酸　（b）溴乙酸　（c）氯乙酸　（d）氟乙酸

7. 对羟基苯甲酸的酸性比苯甲酸弱，但邻羟基苯甲酸的酸性却比苯甲酸强15倍，试解释此现象。

8. 化合物A（$C_{10}H_{12}O_2$），IR（cm^{-1}）光谱在3010、2900、1735、1600、1500处有较强的吸收峰，^1H-NMR：δ 1.3（t，3H）、2.4（q，2H）、5.1（s，2H）、7.3（s，5H），试推出化合物A的结构式。

9. 二元酸A和B，分子式均为 $C_4H_4O_4$，A加热生成化合物C，分子式为 $C_4H_2O_3$。A和B与丁二烯反应分别生成D和E，D无光学活性，而E为一对对映体的混合物，试推出化合物A～E的结构式。

10. 有一化合物A，分子式为$C_3H_6Br_2$，与NaCN反应得化合物B，B在酸性水溶液中充分回流反应得化合物C，C与乙酸酐一起加热得化合物D和乙酸。D的红外光谱在$1755cm^{-1}$和$1820cm^{-1}$处有吸收峰，其^1H-NMR谱（δ）：2.8（4H，三重峰），2.0（2H，五重峰）。请推测A～D的结构式。

11. 试选择适当的方法完成下列转变。

（1）$(CH_3)_3CBr \longrightarrow (CH_3)_3CCOOH$

（2）$CH_3CH_2COOH \longrightarrow CH_3CH_2CH_2CH_2COOH$

（3）$(CH_3)_2CHOH \longrightarrow (CH_3)_2C(OH)COOH$

（4）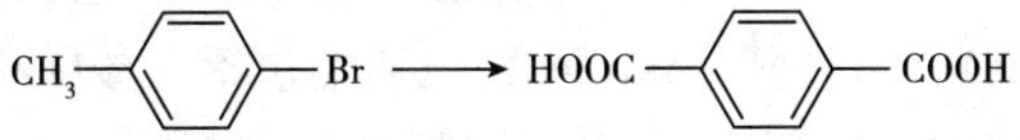

（5）$CH_3COCH_2CH_2C(CH_3)_2Br \longrightarrow CH_3COCH_2CH_2C(CH_3)_2COOH$

12. 由指定原料合成下列化合物。

（1）从苯和溴乙烷制备3-(4-溴苯基)丙酸。

（2）由乙醛合成β-溴代丁酸。

（3）由苯合成对乙基苯甲酸苯乙酯。

（4）由苯甲醛合成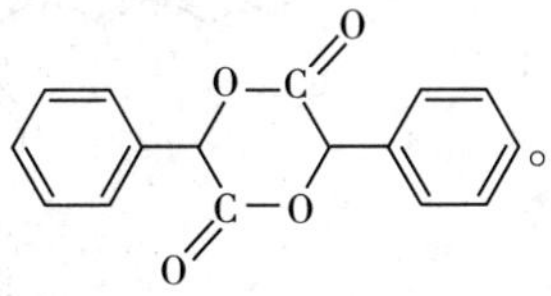。

（唐伟方）

第十三章　羧酸衍生物和碳酸衍生物

第一节　羧酸衍生物

羧酸分子中的羟基分别被卤素、酰氧基、烷氧基和氨基（或取代氨基）取代后分别得到酰卤（acyl halides）、酸酐（anhydrides）、酯（esters）和酰胺（amides），这些化合物称为羧酸衍生物（carboxylic acid derivatives），另外腈（nitriles）也通常包括在羧酸衍生物中。除腈外，羧酸衍生物中都含有酰基（RCO—，acyl）。它们可用通式表示如下：

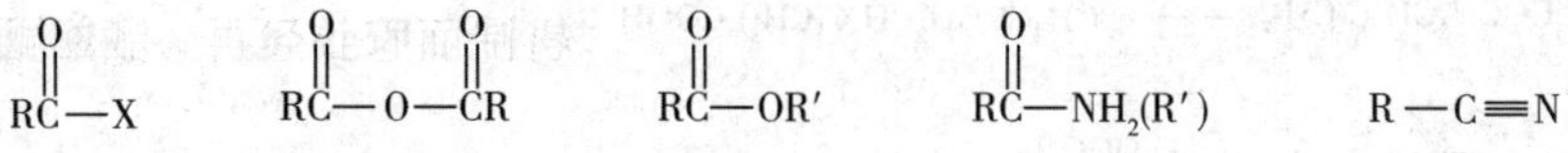

酰卤　　酸酐　　酯　　酰胺　　腈

许多药物分子中都具有酯、酰胺等结构。例如，局部麻醉药盐酸普鲁卡因分子中含有酯的结构，抗生素青霉素分子中含有酰胺结构。

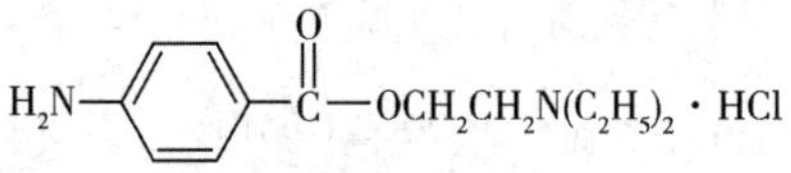

盐酸普鲁卡因
procaine hydrochloride

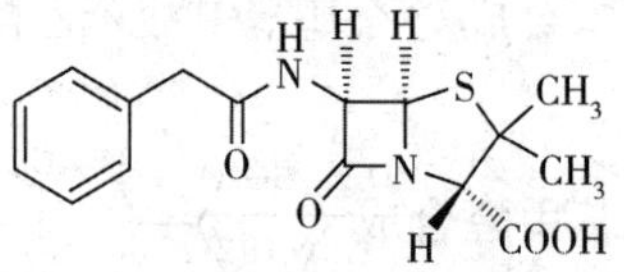

青霉素
benzylpenicillin

一、结构

酰卤、酸酐、酯和酰胺中都含有酰基，可用通式表示为：

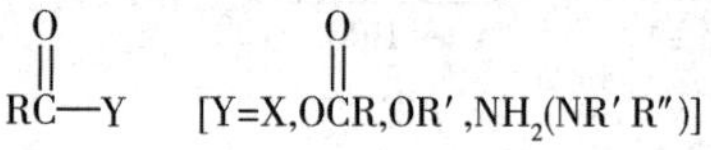

波谱法测定它们都含有碳氧双键，键长均在 0.120nm 左右，说明它们都具有明显的羰基。羰基碳为 sp^2 杂化，其未参加杂化的 p 轨道与氧的 p 轨道交盖形成 π 键。

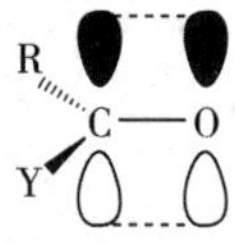

同时，与羰基相连的 Y 中原子（O，X，N）上的 p 轨道中有未共用电子对，该 p 轨道与羰基的 π 轨道存在 $p-\pi$ 共轭作用；羰基碳原子及其直接相连的三个原子位于同一平面。羧酸衍生物的结构可用共振式表示如下：

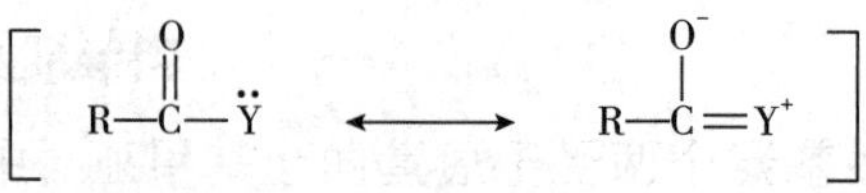

电荷分离的共振极限式在共振杂化体中的贡献大小与 Y 的性质有关。氯原子的电负性大，主要表现为强的吸电子诱导效应，而与羰基的共轭作用很弱，正电荷在氯原子上的共振极限式不稳定，乙酰氯分子中 C—Cl 的键长与氯甲烷分子中 C—Cl 的键长相近。酰胺与

胺中 C—N 键键长有较大的不同，这主要是氮原子的电负性小于氯和氧原子，在酰胺分子中电荷分离的共振极限式在共振杂化体中的贡献较大，羰基和氨基共轭，使 C—N 键明显具有部分双键的性质。而氧原子的电负性介于氯和氮之间，酯的电荷分离的共振极限式在共振杂化体中的贡献相应地大于酰氯，在酯中羰基和烷氧基氧的未共用电子对可形成共轭。

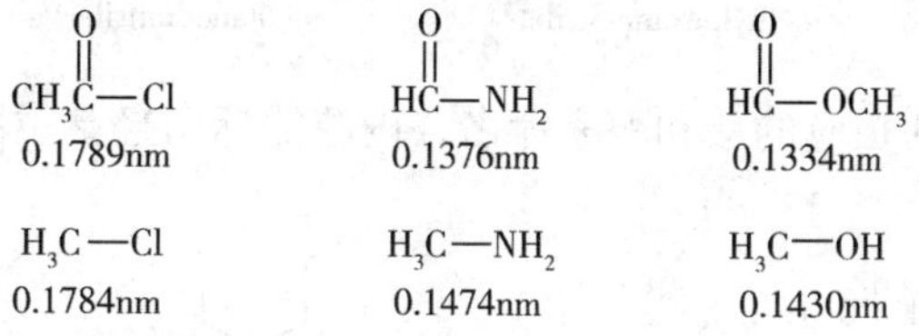

二、命名

酰卤根据分子中所含的酰基和卤素来命名。例如：

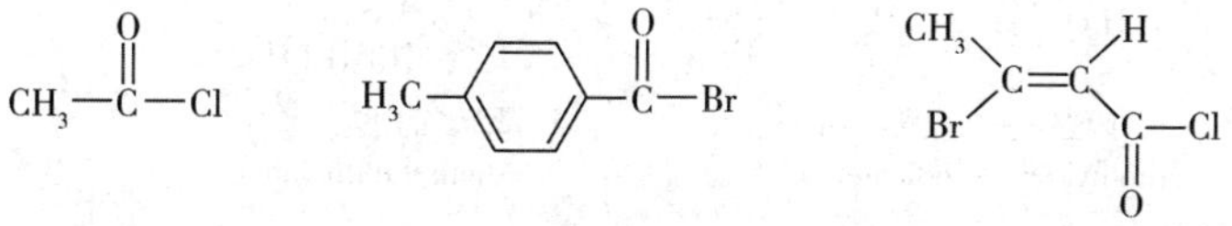

乙酰氯 acetyl chloride　　对甲基苯甲酰溴 *p*-methylbenzoic bromide　　(Z)-3-溴丁-2-烯酰氯 (Z)-3-bromobut-2-enoyl chloride

酸酐根据其水解所得的相应酸命名为酸酐；混合酸酐将形成酐的两个羧酸的名称按英文名称开头字母的先后顺序写出。例如：

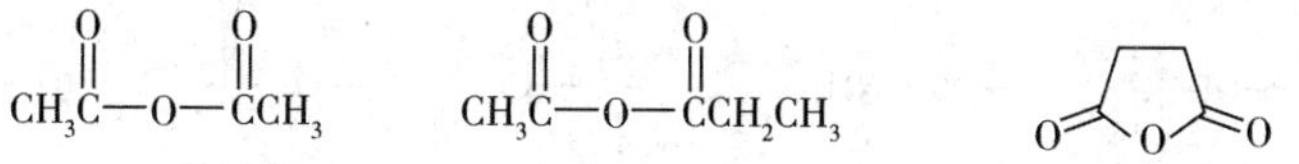

乙(酸)酐 acetic anhydride　　乙丙酐 acetic propanoic anhydride　　丁二酸酐 butanedioic anhydride

酰胺亦是根据分子中所含的酰基来命名的，当酰胺氮上有取代基时，在基团名称前加 *N* 标明，内酰胺需标明氨基位次。例如：

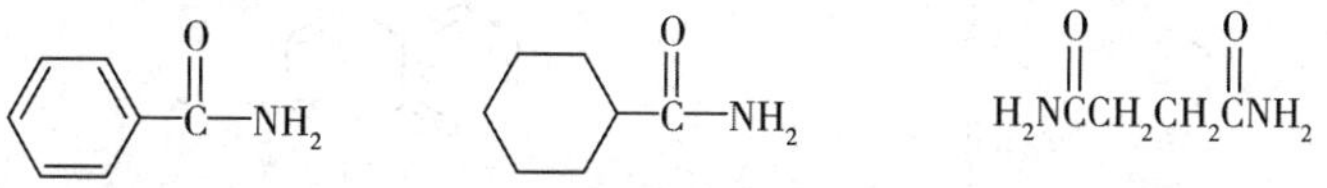

苯甲酰胺 benzamide　　环己烷甲酰胺 cyclohexanecarboxamide　　丁二酰二胺 butanediamide

N, *N*-二甲基甲酰胺（DMF）*N*, *N*-dimethyl formamide　　3-甲基庚-5-内酰胺 3-methylheptano-5-lactam

包含“—C(=O)—NH—C(=O)—”结构的化合物，称为酰亚胺。无环酰亚胺可以按照氨的二酰基取代衍生物来命名；环状酰亚胺将其相应的二元羧酸名称改为“酰亚胺”。例如：

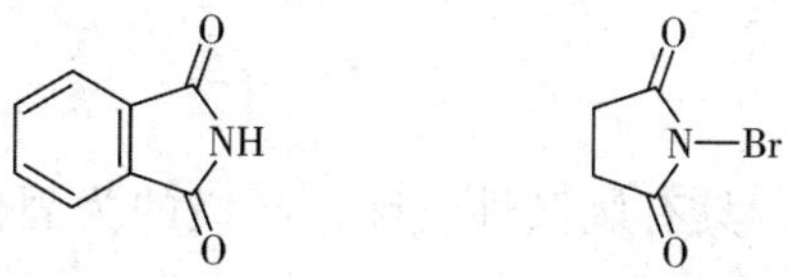

邻苯二甲酰亚胺 phthalimide　　*N*-溴丁二酰亚胺（NBS）*N*-bromosuccinimide

腈可视为酰胺的衍生物，其名称根据据其水解所得的相应酸来命名。例如：

$CH_3CH_2CH(CH_3)CH_2CH_2CN$
4-甲基己腈
4-methylhexanenitrile

$NCCH_2CH_2CH_2CN$
戊二腈
pentanedinitrile

酯根据其水解所得的相应的酸和醇来命名，内酯需标明羟基位次。例如：

$CH_3COCH_2C_6H_5$ (C=O)
乙酸苯甲酯(醋酸苄酯)
benzyl acetate

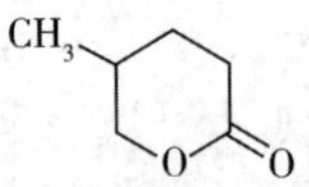
4-甲基戊-5-内酯(或γ-甲基戊-δ-内酯)
4-methylpentano-5-lactone

$C_2H_5OCCH_2COC_2H_5$ (C=O, C=O)
丙二酸二乙酯
diethyl propanedioate

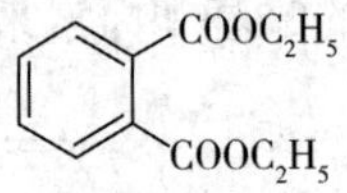
邻苯二甲酸二乙酯
diethyl phthalate

在命名多官能团化合物时，需选择一个官能团作为母体，将其他官能团作为取代基。选择母体的优先次序为：羧酸 > 磺酸 > 酸酐 > 酯 > 酰卤 > 酰胺 > 腈 > 醛 > 酮 > 醇 > 酚 > 胺。

羧酸衍生物的官能团作为取代基的名称如下：

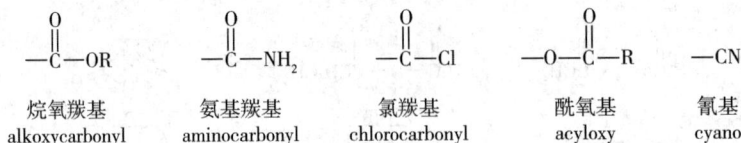

$—C(=O)—OR$	$—C(=O)—NH_2$	$—C(=O)—Cl$	$—O—C(=O)—R$	$—CN$
烷氧羰基 alkoxycarbonyl	氨基羰基 aminocarbonyl	氯羰基 chlorocarbonyl	酰氧基 acyloxy	氰基 cyano

例如：

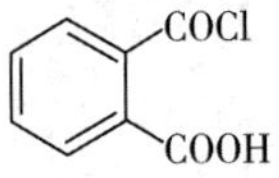
2-氯羰基苯甲酸
2-chlorocarbonylbenzoic acid

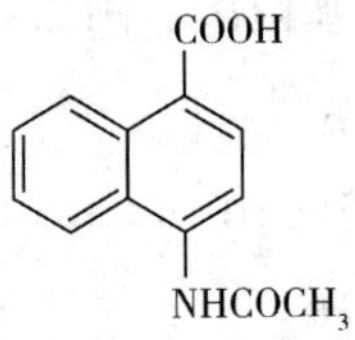
4-乙酰氨基-1-萘甲酸
4-acetamino-1-naphthalene carboxylic acid

练习题

13-1　命名下列化合物。

(1) $OHCCH_2CH_2COOH$　(2) $(PhCO)_2O$　(3) $HOOCCH_2CH_2COOC_2H_5$

(4) 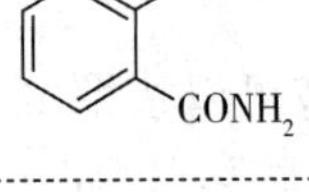　(5) 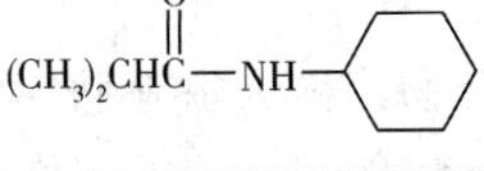

三、物理性质

低级的酰氯和酸酐为液体，具有刺激性气味，高级的为固体。低级的酯通常为液体，易挥发并具有特殊的香味。这是因为酰氯、酸酐和酯不能形成分子间氢键，因此酰氯和酯的沸点较低，酸酐的沸点较分子量相近的羧酸低，但比相应的羧酸高。酰胺分子间可通过氢键缔合，因而沸点较高，除甲酰胺外均为固体。但当N上的H都被烃基取代后，分子间不能形成氢键，熔点和沸点都降低。如乙酰胺的沸点为221℃，而*N*，*N*-二甲基甲酰胺的沸点为153℃。

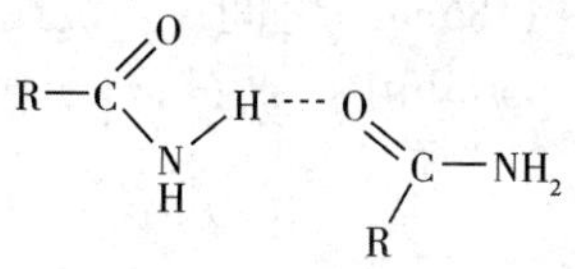

羧酸衍生物均能溶于乙醚、三氯甲烷等有机溶剂；酰卤和酸酐难溶于水，低级的酰氯和酸酐可被水分解。低级的酰胺能溶于水，腈由于具有较高极性在水中的溶解度也较大，因此*N*，*N*-二甲基甲酰胺、*N*，*N*-二甲基乙酰胺和乙腈通常用作良好的非质子性溶剂。一些羧酸衍生物的物理常数见表13-1。

表13-1　一些羧酸衍生物的物理常数

化合物名称	沸点（℃）	熔点（℃）	化合物名称	沸点（℃）	熔点（℃）
乙酰氯	51	-112	乙酰胺	221	82
丙酰氯	80	-94	丙酰胺	213	79
苯甲酰氯	197	-1	邻苯二甲酰亚胺	—	238
乙酰溴	76	-96	乙酸酐	140	-73
甲酸乙酯	54	-80	邻苯二甲酸酐	284	131
乙酸甲酯	57.5	-98	乙腈	82	-45
乙酸乙酯	77	-84	丙腈	97	-92
正丁酸乙酯	121	-93	丁腈	117.5	-112
乙酸苄酯	214	-51	苯甲腈	190	-13
苯甲酸乙酯	213	-35			

红外光谱：羧酸衍生物羰基的伸缩振动吸收在1630～1850cm^{-1}之间，不同衍生物的振动吸收频率不同，而对于同一类衍生物则取决于其结构。

大多数饱和脂肪酸酯的羰基伸缩振动在1735cm^{-1}左右，α，β-不饱和脂肪酸酯和芳香酸酯在1720cm^{-1}区域；酯的碳氧单键在1050～1300cm^{-1}有两个伸缩振动吸收峰。图13-1为乙酸乙酯的红外光谱。

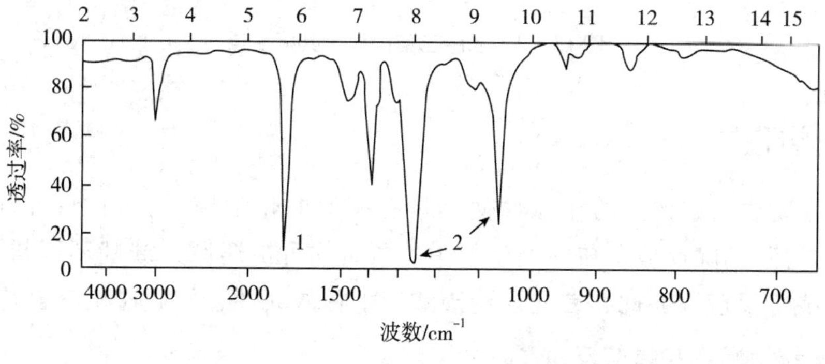

图13-1　乙酸乙酯的红外光谱

1. C=O的伸缩振动　2. C—O的伸缩振动

酰卤的羰基伸缩振动在 1785 ~ 1815cm^{-1}之间。

酸酐有两个羰基，一般在 1800 ~ 1860cm^{-1}和 1750 ~ 1800cm^{-1}区域有两个羰基的伸缩振动吸收峰，而其 C—O 伸缩振动一般在 1045 ~ 1310cm^{-1}处。

酰胺的羰基伸缩振动在 1625 ~ 1785cm^{-1}之间；一级或二级酰胺在 3100 ~ 3600cm^{-1}处有 N—H 伸缩振动特征吸收。图 13 - 2 为苯甲酰胺的红外光谱图。

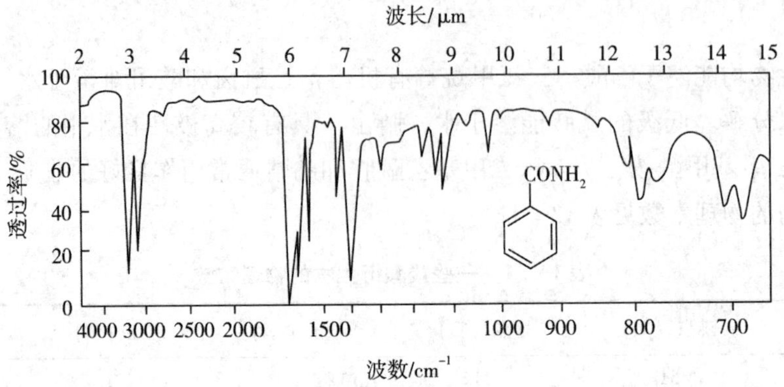

图 13 - 2　苯甲酰胺的红外光谱

腈的 C ≡ N 伸缩振动在 2260 ~ 2210cm^{-1}处有特征吸收峰。

核磁共振氢谱：酯分子中，烷氧基部分直接与氧相连碳上的质子的化学位移值 δ 3.7 ~ 4.1，酰胺中氨基上质子的化学位移值 δ 5 ~ 8，通常为宽而矮的峰；羧酸衍生物 α - H受羰基或氰基影响向低场移动，化学位移值 δ 2 ~ 3。图 13 - 3 为乙酸乙酯的核磁共振谱图。

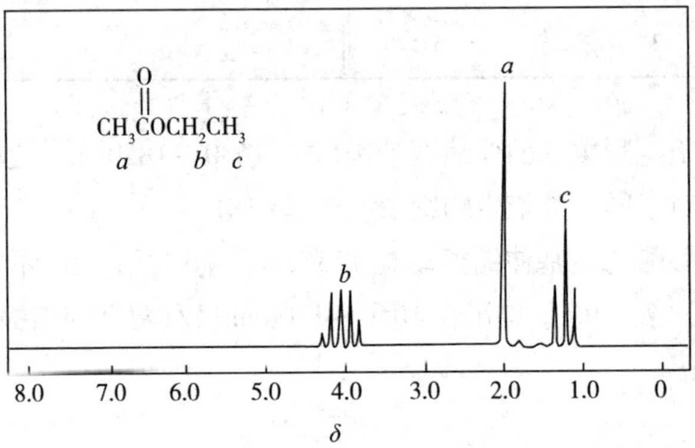

图 13 - 3　乙酸乙酯的核磁共振氢谱

四、化学性质

羧酸衍生物由于结构上的相似性使其具有相似的化学性质，例如，都可以在羰基上发生亲核加成-消除反应，羧酸衍生物中的羰基均可被还原，羰基还可与金属有机化合物发生加成等反应。在此，首先讨论羧酸衍生物的共性，然后讨论各自特有的性质。

（一）水解、醇解和氨解反应

1. 水解（hydrolysis）　酰氯、酸酐、酯和酰胺水解都生成相应的羧酸。

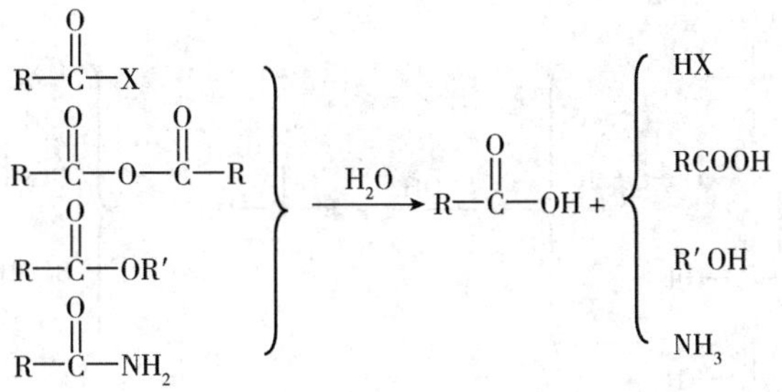

低级的酰氯极易水解，乙酰氯可以和空气中的水蒸气发生水解反应，产生白色烟雾（水解生成的 HCl）。随着分子量的增大，酰氯在水中的溶解度降低，酰氯的水解反应速度减慢，若加入使酰氯和水均溶于其中的溶剂，可提高反应速度。例如：

$$n\text{-}C_{19}H_{39}COCl + H_2O \xrightarrow[\text{室温}]{\text{二氧六环}} n\text{-}C_{19}H_{39}COOH + HCl$$

酸酐水解反应比酰氯温和，但比酯易水解。酸酐不溶于水，在室温水解很慢，但选择适宜的溶剂或加热使酸酐与水成均相，则可使水解较易进行。例如：

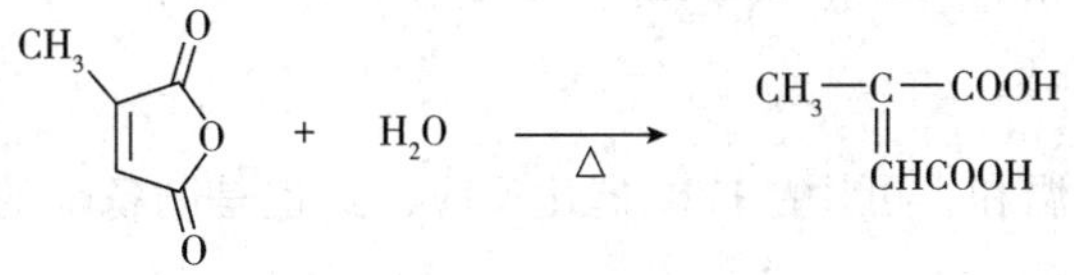

酯的水解必须在酸或碱的催化下进行，生成一分子酸和一分子醇。酯在酸性条件下的水解是酯化反应的逆反应，由于是平衡反应，故反应不完全。

碱性条件下酯的水解反应是不可逆的，在此反应中，碱既是催化剂又是反应试剂。因为 OH^- 是比 H_2O 更强的亲核试剂，容易与酯羰基发生亲核反应，同时，反应中生成的酸与碱反应成盐，使反应不可逆。因此反应中碱的摩尔数要多于酯。例如：

$$CH_3(CH_2)_8CH{=}CHCOOCH_3 + KOH \xrightarrow[\triangle]{H_2O} \xrightarrow{H^+} CH_3(CH_2)_8CH{=}CHCOOH + CH_3OH$$

酰胺的水解需较强的条件，必须在酸或碱存在和加热的条件下才能水解生成相应的羧酸和胺（氨气）。例如：

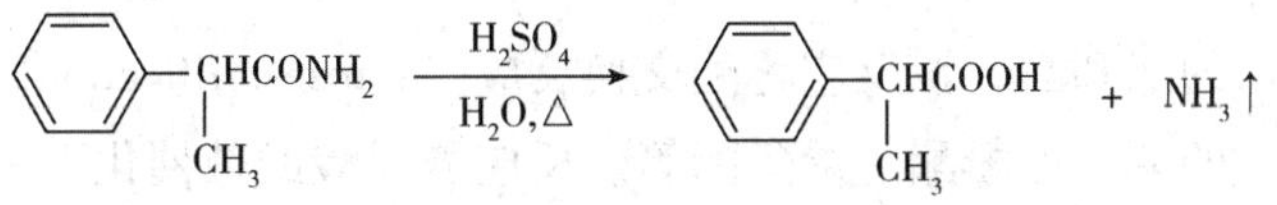

通过以上反应可以看出，羧酸衍生物发生水解反应时其反应活性有如下次序：

酰氯 > 酸酐 > 酯 > 酰胺

羧酸衍生物的醇解、氨（胺）解反应也存在上述活性次序。

腈在酸性或碱性条件下水解成酰胺并进一步水解生成羧酸和氨气。

$$RC{\equiv}N \xrightarrow[H^+ \text{ or } OH^-]{H_2O} RCONH_2 \xrightarrow[H^+ \text{ or } OH^-]{H_2O} RCOOH$$

2. 醇解　羧酸衍生物与醇反应生成相应的酯，其反应通式如下：

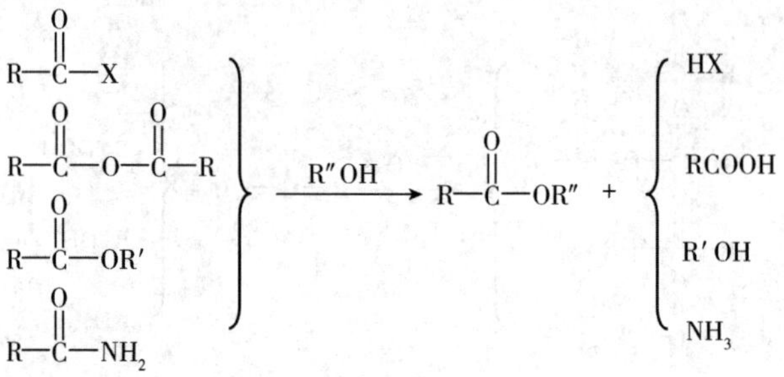

酰卤和酸酐的醇解在醇分子中引入了酰基，此类反应常称为酰化反应。酰氯和酸酐是常用的酰化试剂，与醇反应很快生成酯，常用来合成一些难以通过酸直接酯化得到的酯，如酚酯、位阻较大的叔醇酯。

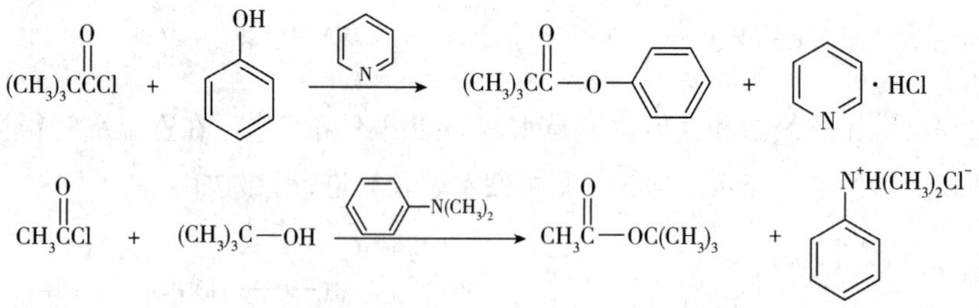

酸酐的醇解较酰氯温和，可用酸或碱催化反应，这也是制备酯的常用方法。

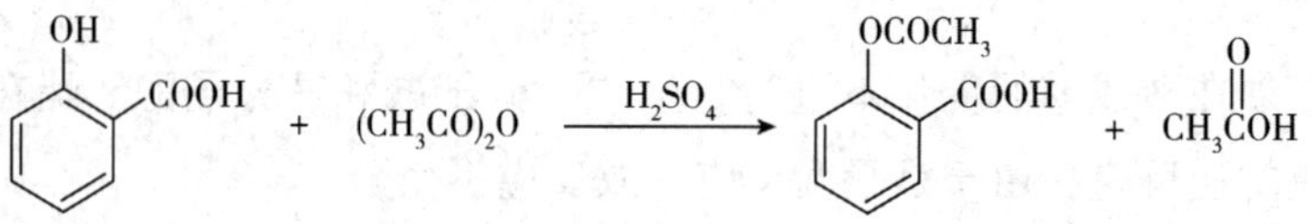

环状酸酐与醇回流可得单酯，如用酸催化，可进一步酯化得二元酯。

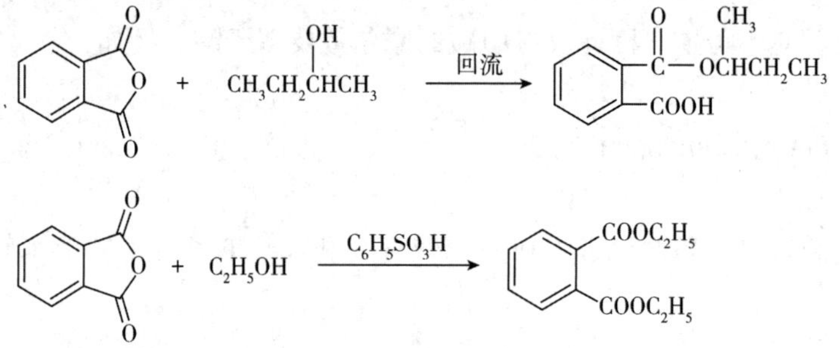

酯的醇解生成新的酯和醇，该反应称酯交换反应（transesterification），常用于制备不能用直接酯化方法合成的酯，如酚酯、烯醇酯等。反应需在酸或碱催化下进行。

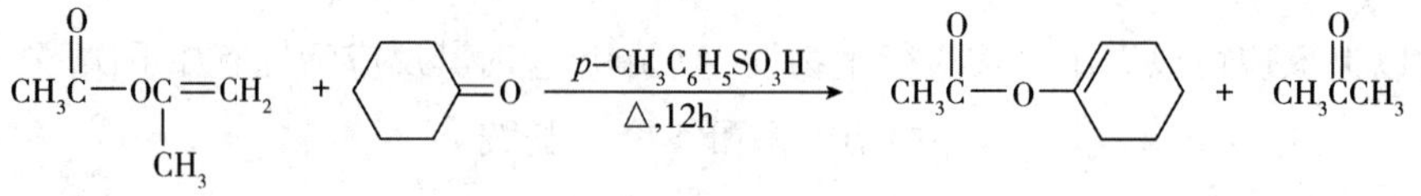

酯交换反应是可逆反应，通常可将交换下来的醇蒸除使反应向右边移动，常用于从一个低沸点醇的酯转化为一个高沸点醇的酯。如：

$$CH_2=CHCOOCH_3 + n\text{-}C_4H_9OH \xrightarrow{p\text{-}CH_3C_6H_5SO_3H} CH_2=CHCOOC_4H_9\text{-}n + CH_3OH$$

酰胺的醇解较困难，需在酸性条件下加热到较高温度才能转变成酯，实际应用较少。

腈在 HCl 存在下与乙醇作用，生成亚氨基酯的盐，经水解生成酯。

$$CH_3C\equiv N + C_2H_5OH \xrightarrow{HCl} CH_3\underset{\displaystyle |\atop \displaystyle OC_2H_5}{C}=\overset{+}{N}H_2Cl^- \xrightarrow{H_3O^+} CH_3COOC_2H_5$$

3. 氨解　酰卤、酸酐和酯都能与胺（氨）发生反应生成酰胺。

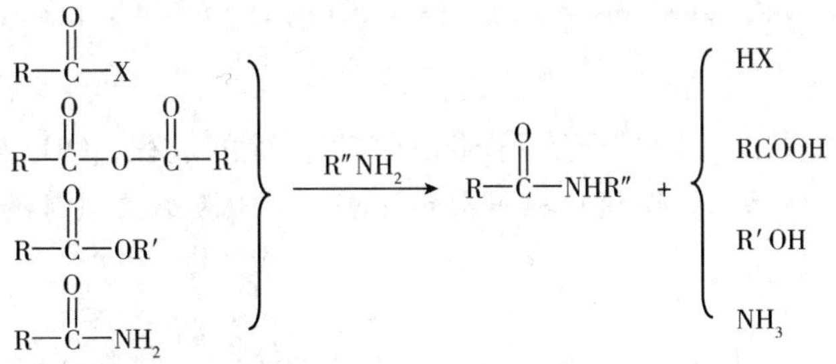

酰氯与氨或胺迅速反应，生成酰胺和 HCl，生成的 HCl 与原料胺生成盐，消耗过多的原料胺，因此常采用碱（如 NaOH、吡啶或 *N*，*N*-二甲基苯胺等）中和反应中生成的 HCl。

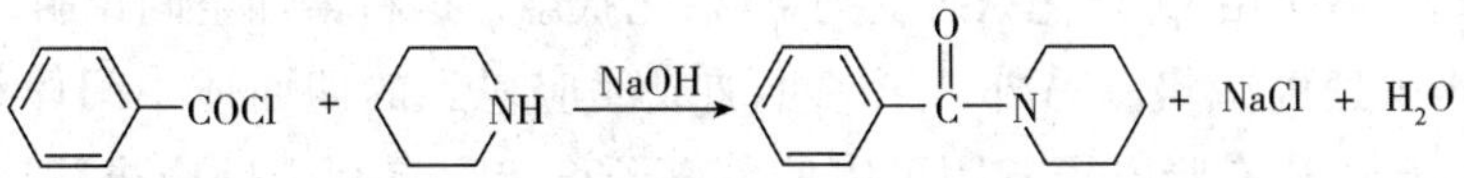

酸酐也比较易与氨（胺）反应生成酰胺和一分子的羧酸，反应中常加入三乙胺以中和生成的酸。这个反应常使用乙酸酐用于芳香一级胺或二级胺的乙酰化。

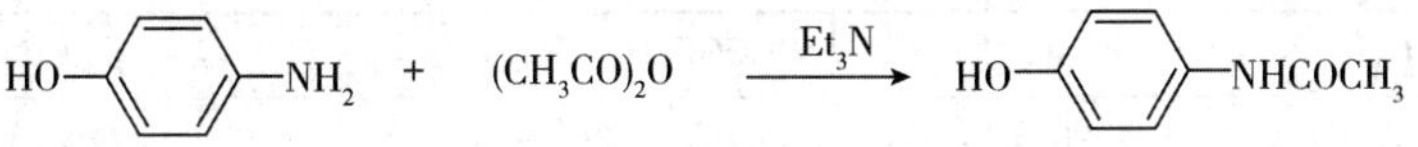

环状酸酐与胺反应，则开环生成二元酸单酰胺，后者加热则生成酰亚胺。例如：

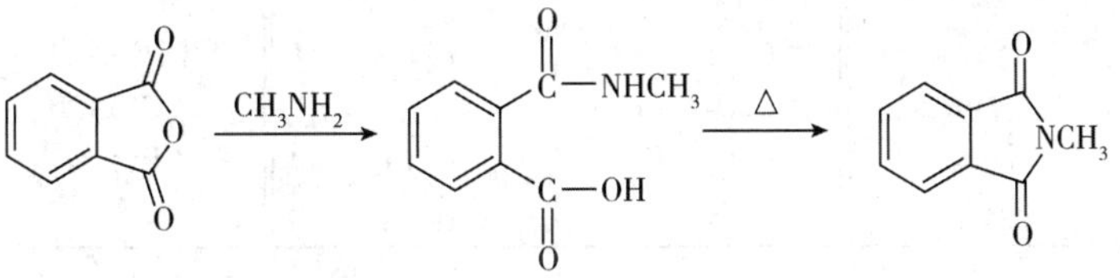

酯也能和氨（胺）反应生成酰胺。例如：

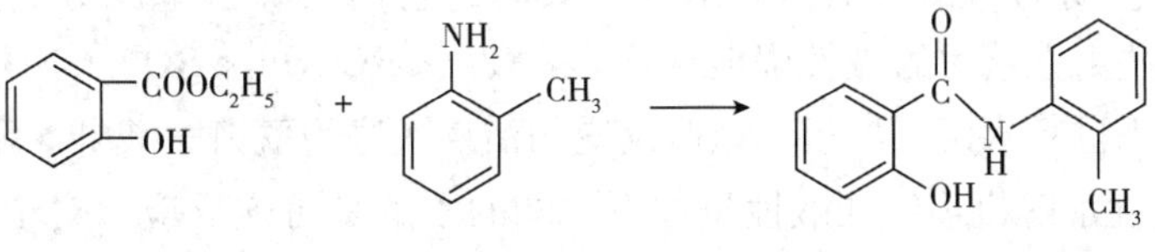

4. 水解、醇解、氨解的反应机理　酰卤、酸酐、酯和酰胺的水解、醇解和氨解的反应机理是类似的。羧酸衍生物中的羰基像醛、酮的羰基一样容易受到亲核试剂的进攻，形成四面体中间体，此中间体不稳定，离去基团离去（消除）得到取代产物。整个过程是加成-消除历程。

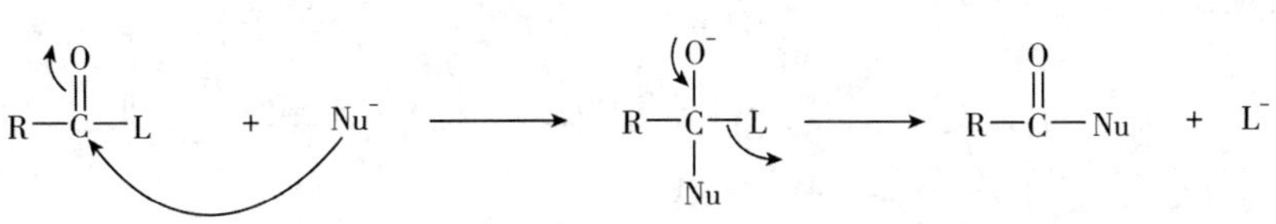

离去基团：L = —Cl, —OCOR, —OR′, —NH$_2$

亲核试剂：Nu$^-$ = OH$^-$（H$_2$O），$^-$OR′（R′OH），$^-$NH$_2$（NH$_3$）

现以酯的水解反应为例来加以讨论。

（1）酯的碱性水解机理　酯在碱性下的水解反应中，碱既是反应的催化剂，同时也是参与反应的试剂。反应机理如下：

$$RCOR' + OH^- \rightleftharpoons R-\overset{O^-}{\underset{OH}{C}}-OR' \rightleftharpoons RCOH + {}^-OR' \longrightarrow RCOO^- + R'OH$$

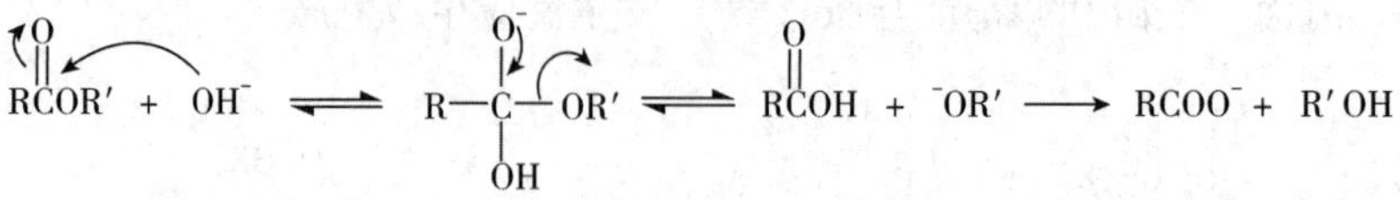

从上述机理可以看出，酯水解经历了亲核加成-消除的过程，OH$^-$先与酯羰基碳加成，形成四面体中间体，然后消除烷氧负离子得到羧酸。酯以断裂酰氧键的方式进行水解可以从下面的反应中得到证实。

$$CH_3C-{}^{18}OC_2H_5 + OH^- \xrightarrow{H_2O} CH_3COO^- + C_2H_5{}^{18}OH$$

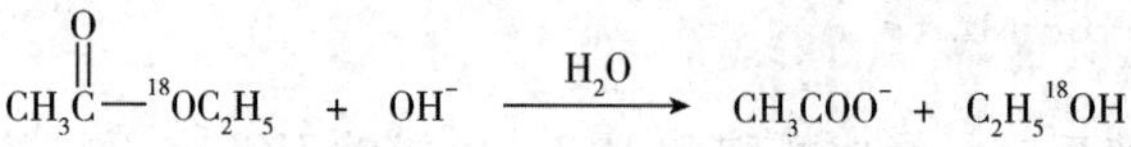

在酯碱性水解的加成-消除机理中，第一步加成从平面型的羰基转变成带负电荷的四面体中间体，羰基碳原子由sp^2杂化状态变为sp^3杂化状态，这将增加空间位阻，R和OR′体积的增大都会使水解速度减慢。另外，第一步加成反应得到的四面体中间体是一个负离子，因此羰基附近的碳上连有吸电子基团可以使负离子稳定，有利于反应进行。表13-2列出了一些不同取代酯水解速率的结构，与上述分析一致。

表13-2　电子效应及空间效应对碱催化酯水解反应速率的影响

RCOOC$_2$H$_5$		RCOOC$_2$H$_5$		CH$_3$COOR	
H$_2$O, 25℃		87.8%醇, 30℃		70%丙酮, 25℃	
R	相对速度	R	相对速度	R	相对速度
CH$_3$	1	CH$_3$	1	CH$_3$	1
CH$_2$Cl	290	C$_2$H$_5$	0.470	C$_2$H$_5$	0.431
CHCl$_2$	6130	(CH$_3$)$_2$CH	0.100	(CH$_3$)$_2$CH	0.065
CH$_3$CO	7200	(CH$_3$)$_3$C	0.010	(CH$_3$)$_3$C	0.002
CCl$_3$	23150	C$_6$H$_5$	0.102	环己基	0.042

在上述机理的第二步，离去基团越易离去，则反应速度越快。离去基团的碱性越弱越容易离去。当反应物为酰氯、酸酐、酯和酰胺时，它们的离去基团分别为Cl$^-$、$^-$OCOR、$^-$OR、$^-$NH$_2$。这些离去基团的碱性强弱次序是：Cl$^-$ < RCOO$^-$ < RO$^-$ < NH$_2^-$。因此羧酸衍生物在碱性条件下进行水解、醇解、氨解反应的活性次序为酰卤 > 酸酐 > 酯 > 酰胺。

（2）酯的酸性水解机理　在酸性条件下，酯的水解是可逆反应，对于由一级和二级醇形成的酯来说，水解也是按断裂酰氧键的方式进行，其反应机理如下：

$$R-\overset{O}{\overset{\|}{C}}-OR' \xrightarrow{H^+} R-\overset{+OH}{\overset{\|}{C}}-OR' \underset{}{\overset{H_2O}{\rightleftharpoons}} R-\underset{+OH_2}{\overset{OH}{C}}-OR'$$

$$\rightleftharpoons R-\underset{OH}{\overset{OH}{C}}-OR' \xrightarrow{-R'OH} R-\overset{+OH}{\overset{\|}{C}}-OH \xrightarrow{-H^+} R-\overset{O}{\overset{\|}{C}}-OH$$

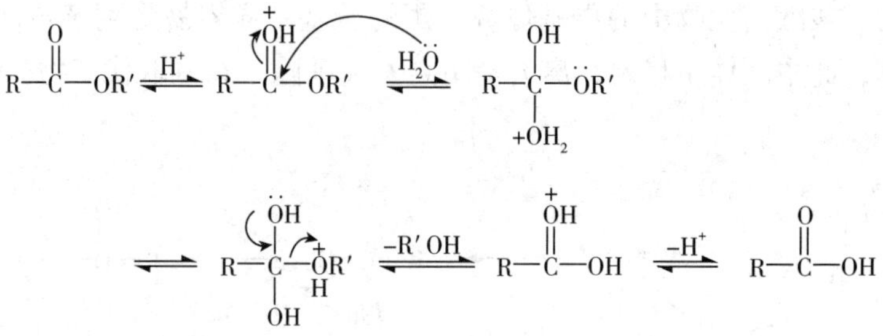

由三级醇形成的酯在酸性条件下水解，则发生烷氧键断裂，反应经碳正离子过程，如：

$$CH_3\overset{O}{\overset{\|}{C}}-{}^{18}OC(CH_3)_3 \ + \ H_2O \ \xrightarrow{H^+} \ CH_3\overset{O}{\overset{\|}{C}}-{}^{18}OH \ + \ HOC(CH_3)_3$$

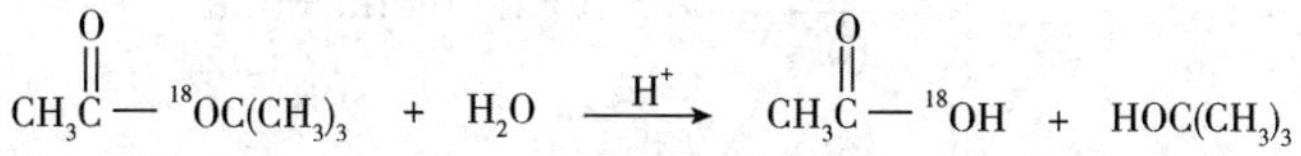

其反应机理如下：

$$RC\overset{O}{\overset{\|}{C}}-OC(CH_3)_3 \ \xrightarrow{H^+} \ RC\overset{+OH}{-}O-C(CH_3)_3 \ \rightleftharpoons \ RC\overset{OH}{=}O \ + \ {}^+C(CH_3)_3$$

$${}^+C(CH_3)_3 \ + \ H_2O \ \rightleftharpoons \ H_2\overset{+}{O}C(CH_3)_3 \ \xrightarrow{-H^+} \ H^+ \ + \ HOC(CH_3)_3$$

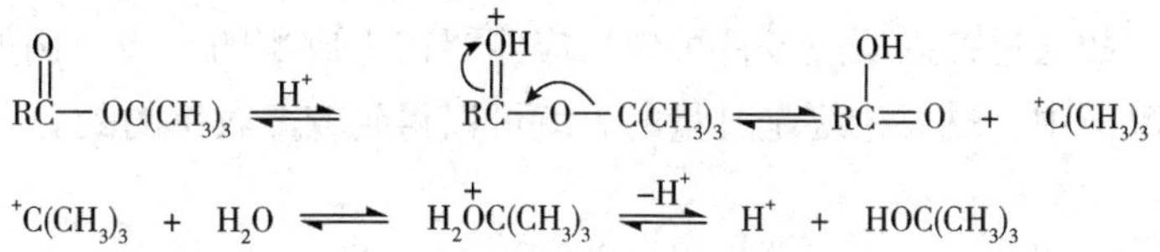

在酸或碱作用下腈的水解通过与水加成发生反应生成酰胺，继续水解得羧酸。

$$RC\equiv N \ \xrightarrow{H^+} \ RC\overset{+}{\equiv}NH \ \xrightarrow{H_2O} \ R-\overset{NH}{\underset{}{\overset{\|}{C}}}-\overset{+}{O}H_2 \ \xrightarrow{-H^+}$$

$$R-\overset{NH}{\underset{}{\overset{\|}{C}}}-OH \ \rightleftharpoons \ R-\overset{O}{\underset{}{\overset{\|}{C}}}-NH_2 \ \xrightarrow[H_2O]{H^+} \ RCOOH$$

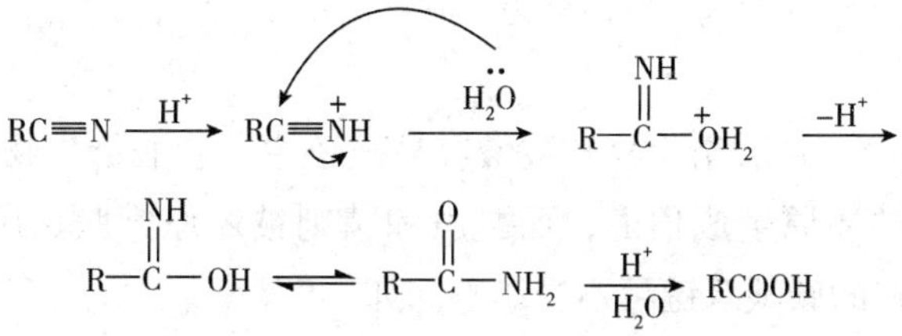

? 练习题

13-2 完成下列反应，写出主要产物。

(1) $CH_3COOCH=CH_2 \ + \ CH_3OH \ \xrightarrow{CH_3ONa}$

(2) $(CH_3CH_2CO)_2O \ + \ $ ⬡$-NH_2 \ \longrightarrow$ 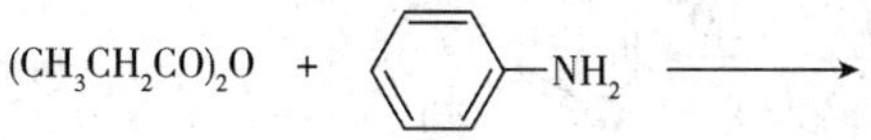

(3) ⬠=O $\ + \ C_2H_5OH \ \xrightarrow{H^+} \ \xrightarrow{HN(CH_3)_2}$ 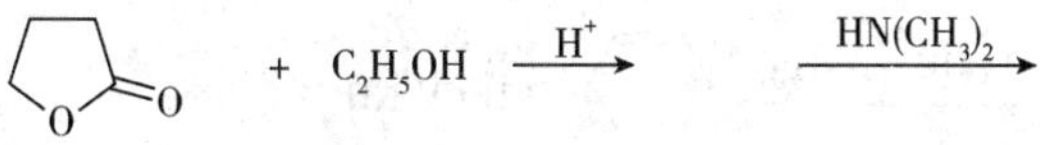

(4) $CH_3CH_2CH_2\overset{O}{\overset{\|}{C}}-{}^{18}OC(CH_3)_3 \ + \ H_2O \ \xrightarrow[\triangle]{H^+}$ 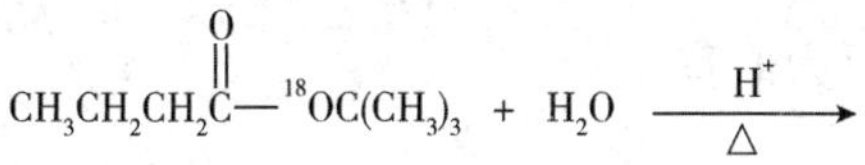

（二）与金属有机化合物的反应

酰卤、酸酐、酯都能与格氏试剂反应生成具有两个相同烃基的叔醇。

$$R-\overset{O}{\overset{\|}{C}}-L \ \xrightarrow{R'MgX} \ R-\overset{OMgX}{\underset{R'}{\overset{|}{C}}}-L \ \xrightarrow{-MgXL} \ R-\overset{O}{\overset{\|}{C}}-R'$$

$$\xrightarrow{R'MgX} \ R-\overset{OMgX}{\underset{R'}{\overset{|}{C}}}-R' \ \xrightarrow{H_3O^+} \ R-\overset{OH}{\underset{R'}{\overset{|}{C}}}-R'$$

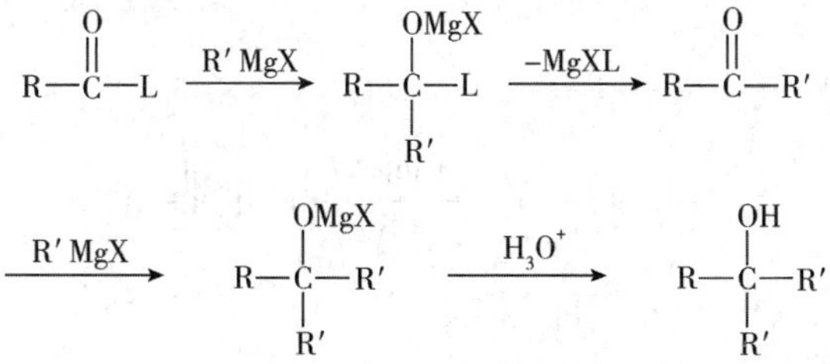

常采用酯与格氏试剂反应，以制备 α-碳原子上至少连有两个相同烃基的叔醇。内酯发生类似反应则得到二元醇。例如：

$$CH_3\overset{CH_3}{\underset{}{\overset{|}{C}}}H-\overset{O}{\overset{\|}{C}}OC_2H_5 \ \xrightarrow[(2)H_3O^+]{(1)CH_3MgX} \ CH_3\overset{CH_3}{\underset{}{\overset{|}{C}}}H-\overset{OH}{\underset{CH_3}{\overset{|}{C}}}-CH_3$$

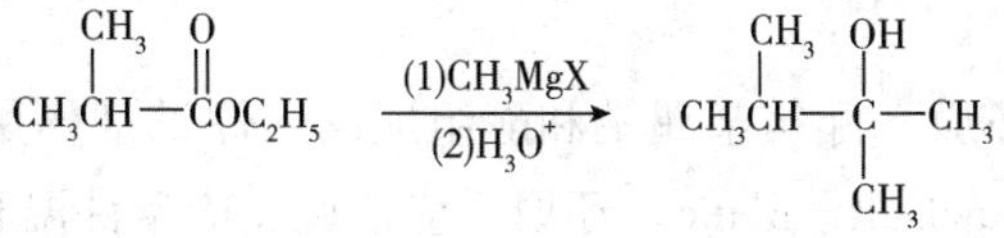

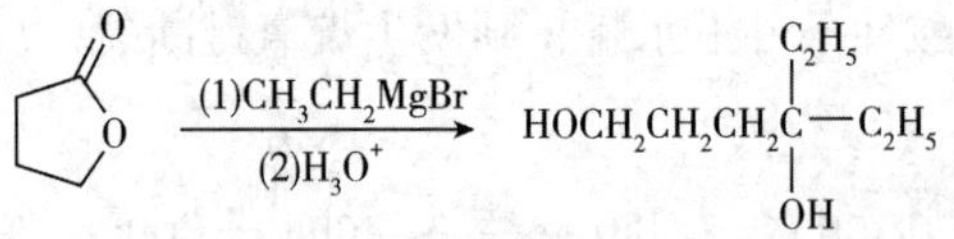

羧酸衍生物与格氏试剂反应首先得到酮，酮继续与格氏试剂作用生成叔醇。由于格氏试剂和酮的作用比与酸酐、酯的作用快，因此格氏试剂与酸酐、酯反应均形成叔醇；而酰卤的活性比酮大，故通过控制反应条件可使反应停留在生成酮的一步。例如在较低温度下，将格氏试剂加到酰卤中，酰卤始终是过量的，就可以得到较高收率的酮。

$$(CH_3)_3CMgCl \xrightarrow[(2)H_2O]{(1)(CH_3)_3CCOCl} (CH_3)_3C-\overset{\overset{\large O}{\|}}{C}-C(CH_3)_3$$

（三）还原反应

1. 金属氢化物还原 羧酸衍生物较羧酸容易被还原。羧酸衍生物都可被氢化铝锂所还原，酰氯、酸酐和酯被还原生成伯醇，而酰胺和腈则被还原为胺。用 $LiAlH_4$ 作还原剂时，羧酸衍生物分子中存在的碳碳双键可不受影响。如：

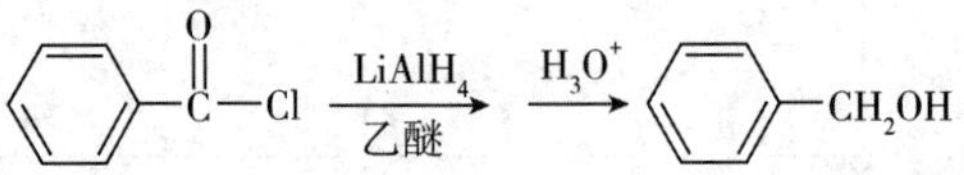

$$H_2C{=}CHCH_2CO_2C_2H_5 \xrightarrow[\text{乙醚}]{LiAlH_4} \xrightarrow{H_3O^+} H_2C{=}CHCH_2CH_2OH + C_2H_5OH$$

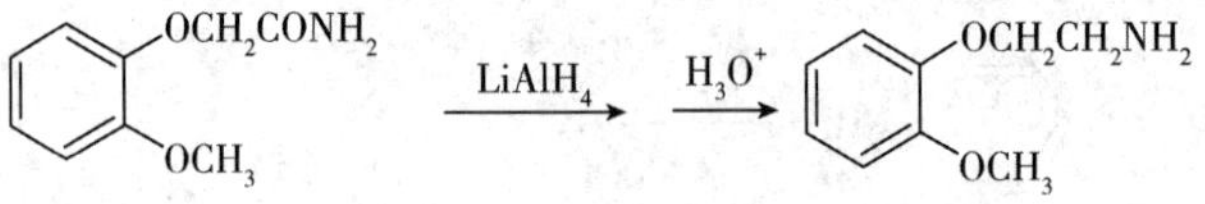

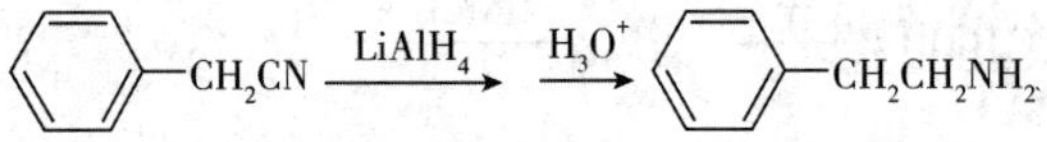

此外，腈采用催化氢化方法也能将其还原为伯胺。

$$CH_3CH_2CH_2CN + 2H_2 \xrightarrow{Ni} CH_3CH_2CH_2CH_2NH_2$$

2. 罗森孟德还原 酰氯用降低了活性的钯催化剂（$Pd/BaSO_4$，喹啉-硫）催化氢化可生成醛，此反应称为罗森孟德（Rosenmund）还原。分子中存在的硝基、卤素和酯基等基团不受影响。

$$R-\overset{\overset{\large O}{\|}}{C}-Cl + H_2 \xrightarrow[\text{喹啉-硫}]{Pd/BaSO_4} R-\overset{\overset{\large O}{\|}}{C}-H$$

例如：

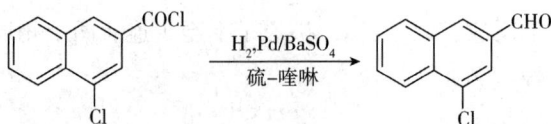

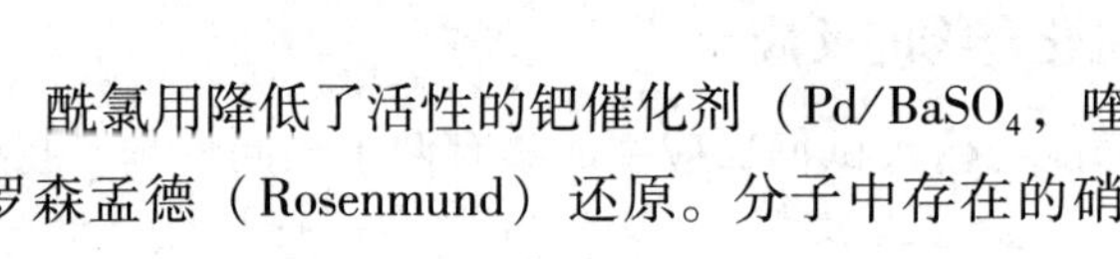

3. 鲍维特-勃朗克还原 酯与金属钠和醇组成的还原试剂作用，可被还原为醇，此反应称鲍维特-勃朗克（Bouveault-Blanc）还原反应。此反应条件温和，分子中的不饱和键不

受影响。例如：

$$CH_3(CH_2)_7CH{=}CH(CH_2)_7COOC_4H_9 \xrightarrow{Na,n\text{-}C_4H_9OH} CH_3(CH_2)_7CH{=}CH(CH_2)_7CH_2OH$$

练习题

13－3　完成下列反应，写出主要产物。

（1）$H{-}\overset{O}{\overset{\|}{C}}{-}OC_2H_5 \xrightarrow[(2)H_3O^+]{(1)(CH_3)_2CHMgBr}$

（2）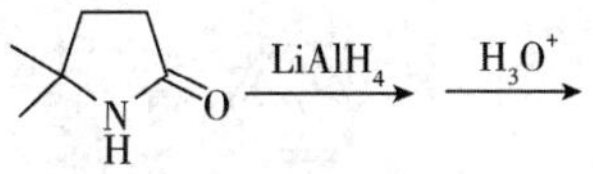

（3）$CH_3CH_2CH_2COOC_2H_5 \xrightarrow{LiAlH_4} \xrightarrow{H_3O^+}$

（4）$CH_3CH{=}CHCH_2CH_2COOC_2H_5 \xrightarrow{Na,C_2H_5OH} \xrightarrow{H^+}$

（四）酰胺的特殊性质

1. 酸碱性　酰胺分子中氨基受酰基的影响，氮上的未共用电子对向羰基离域而使其电子云密度降低，氨基的碱性减弱，因此酰胺水溶液呈中性。

酰亚胺分子中由于氮上连有两个酰基，氮上的电子云密度大大降低，不但不显示碱性，其氮上的氢还显示弱酸性，能与 NaOH 或 KOH 反应生成酰亚胺的盐。如：

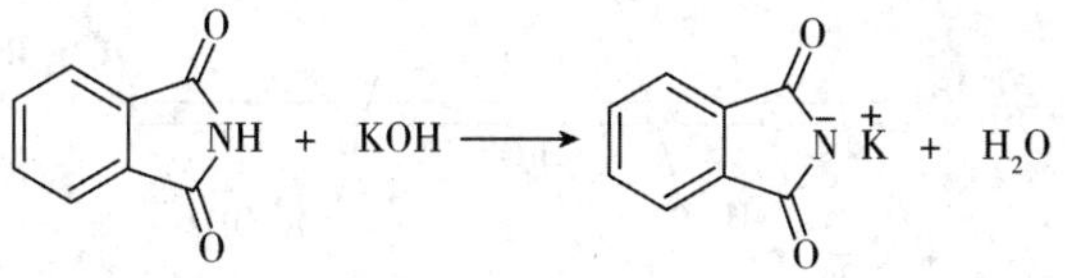

氮原子上没有取代基的酰亚胺与溴在 NaOH 水溶液中反应生成 *N*－溴代的产物。例如在低温下，将溴加到丁二酰亚胺的碱性溶液中可制取 *N*－溴代丁二酰亚胺（*N*－bromosuccinimide，NBS）。

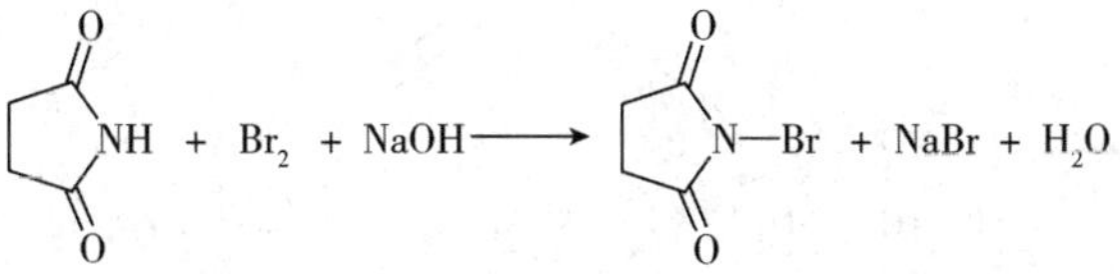

2. 霍夫曼降解反应　氮原子上没有取代的酰胺在 NaOH 或 KOH 水溶液中与卤素反应，失去羰基而生成比酰胺减少一个碳原子的伯胺，这个反应称作酰胺的霍夫曼（Hofmann）降解反应。

$$RCONH_2 + 2NaOH + Br_2 \longrightarrow RNH_2 + CO_2 + 2NaBr + H_2O$$

该反应收率较高，产品较纯，可用来制备比酰胺减少一个碳原子的伯胺。例如：

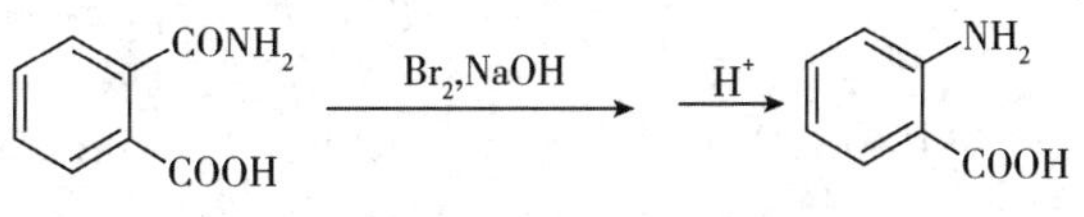

反应机理如下：

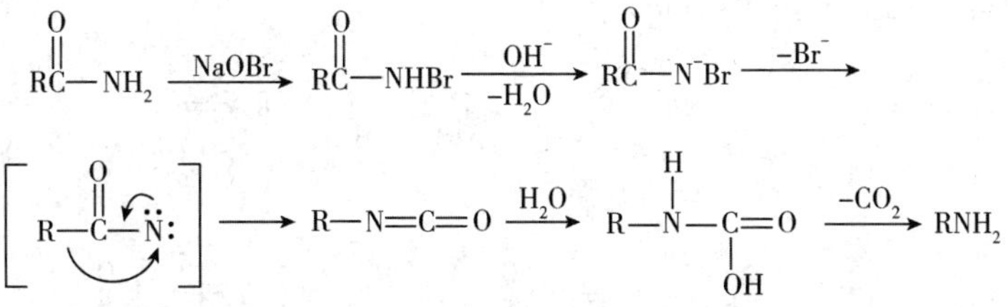

反应中，迁移基团从羰基碳原子转移到氮原子上，因为 C—C 键的断裂和 C—N 键的生

成是同时进行的，所以重排后，迁移基团的构型保持不变。例如：

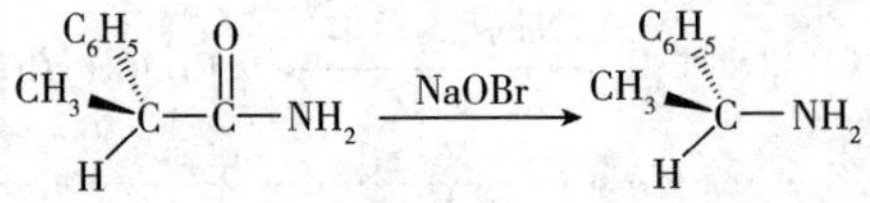

3. 脱水反应　酰胺在脱水剂如 P_2O_5 或 $SOCl_2$ 存在下加热，可脱水生成腈。例如：

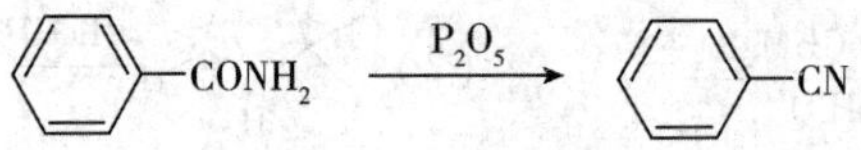

五、制备

（一）羧酸及羧酸衍生物相互转化

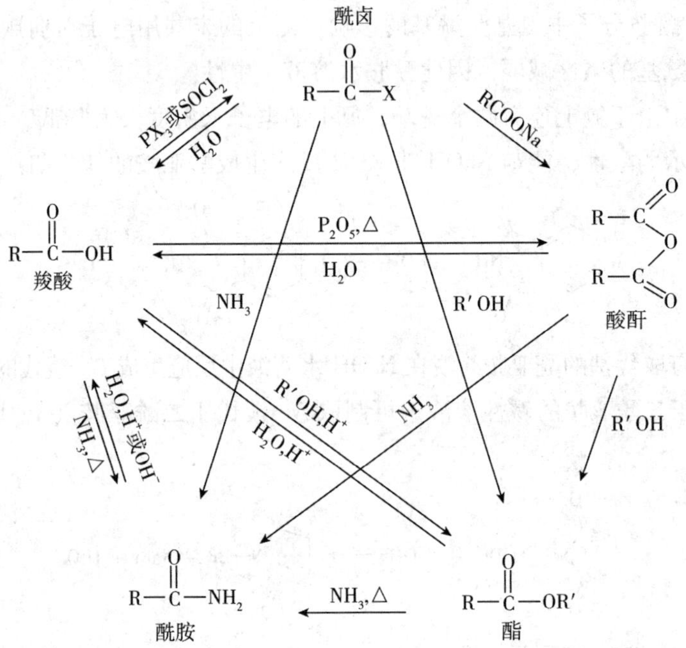

（二）拜克曼重排

醛或酮与羟胺反应形成肟。肟存在顺反异构体，但通常得到一种异构体。*Z* 构型一般不稳定，容易变为 *E* 构型。例如苯乙酮肟存在两个异构体：

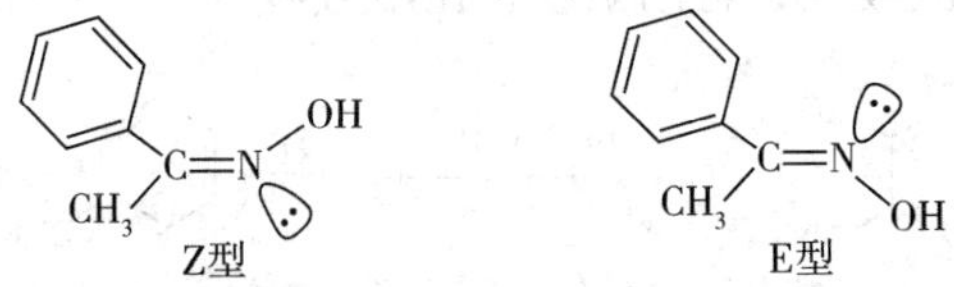

肟在酸如硫酸、多聚磷酸以及能产生强酸的五氯化磷、苯磺酰氯等作用下可发生重排得酰胺，此反应称拜克曼（Beckmann）重排。

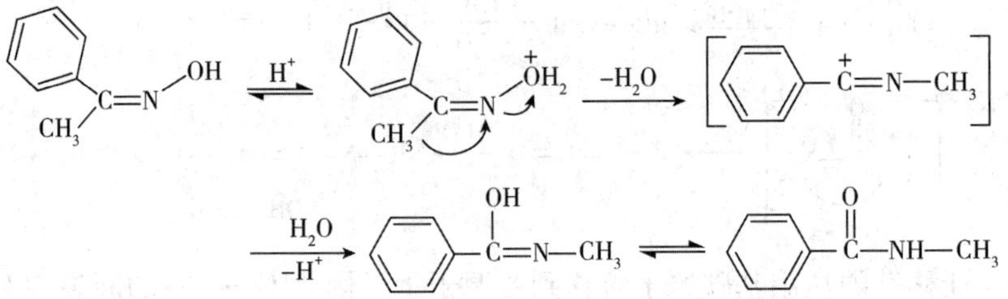

拜克曼重排具有以下特点：酸催化有利于—OH 离去；与离去基团—OH 处于反式的基团发生迁移；基团的离去与基团的迁移同步进行。因此迁移基团在迁移前后构型保持不变。例如：

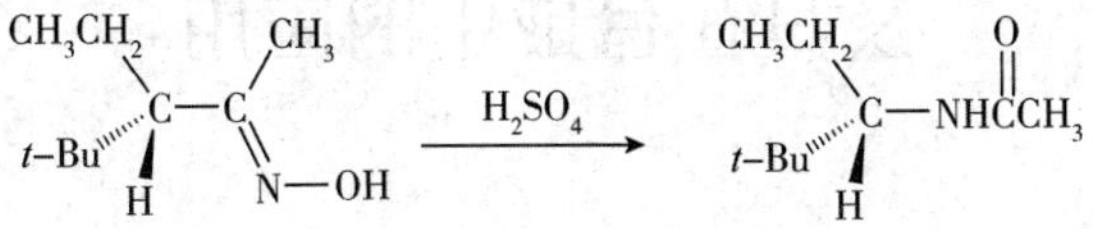

工业上利用拜克曼重排从环己酮肟合成 ω-己内酰胺。

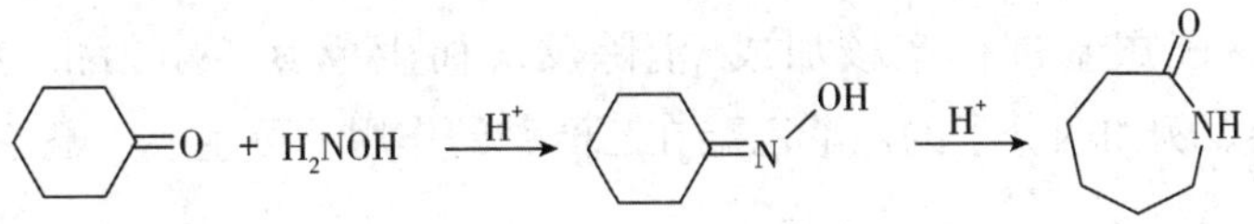

（三）拜尔-魏立格氧化

酮在过氧酸如过氧乙酸、过氧苯甲酸、间氯过氧苯甲酸或过氧化氢等氧化剂的作用下可以被氧化为酯，该反应称拜尔-魏立格（Baeyer - Villiger）氧化。例如：

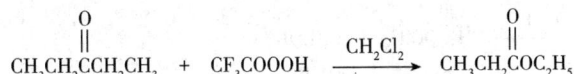

$$CH_3CH_2\overset{O}{\overset{\|}{C}}CH_2CH_3 + CF_3COOOH \xrightarrow{CH_2Cl_2} CH_3CH_2\overset{O}{\overset{\|}{C}}OC_2H_5$$

其反应机理如下：

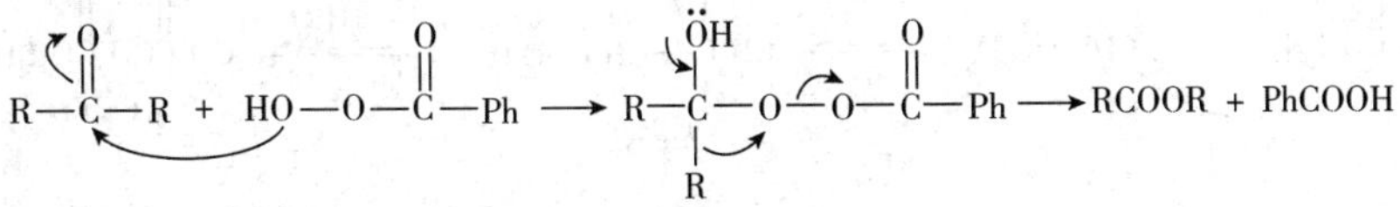

不对称酮进行拜尔-魏立格氧化时，有可能生成两种酯。以哪种酯为主产物，取决于羰基两侧不同烃基迁移能力的大小。基团的迁移顺序为：芳基 > 叔烃基 > 仲烃基 > 伯烃基 > 甲基。在芳基中，芳环上有供电子基团优先迁移。例如：

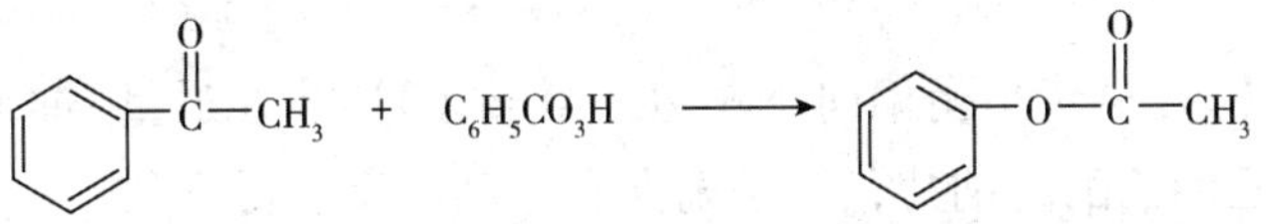

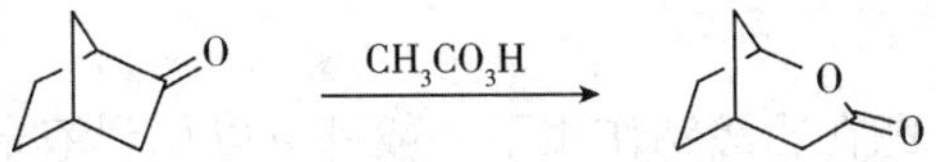

练习题

13 - 4　完成下列反应，写出主要产物。

（1）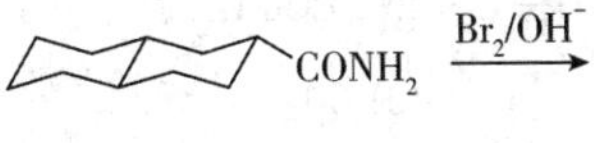

（2）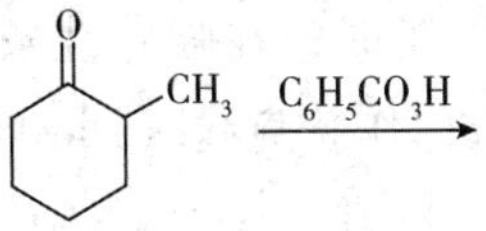

（3）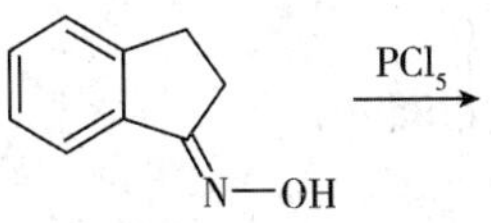

第二节　羧酸衍生物涉及碳负离子的反应及其在合成中的应用

一、酯缩合反应

扫码“看一看”

酯中羰基的α-氢原子与醛酮相似，具有弱酸性。在强碱性条件下生成α-碳负离子，该碳负离子对另一酯羰基进行亲核加成-消除反应而生成β-酮酸酯。此反应称克莱森（Claisen）酯缩合。例如两分子的乙酸乙酯在乙醇钠的作用下可生成乙酰乙酸乙酯。

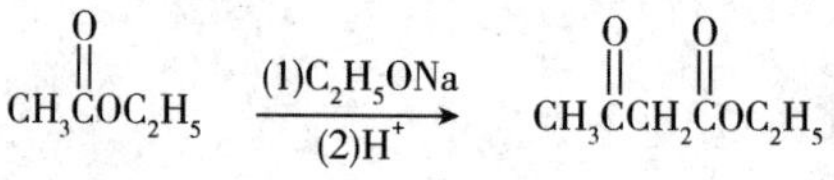

反应机理如下：

（1）
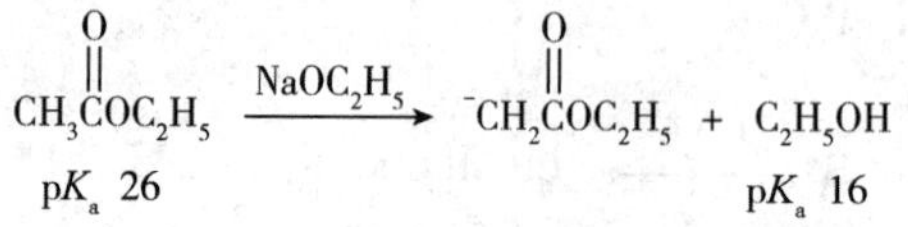

（2）
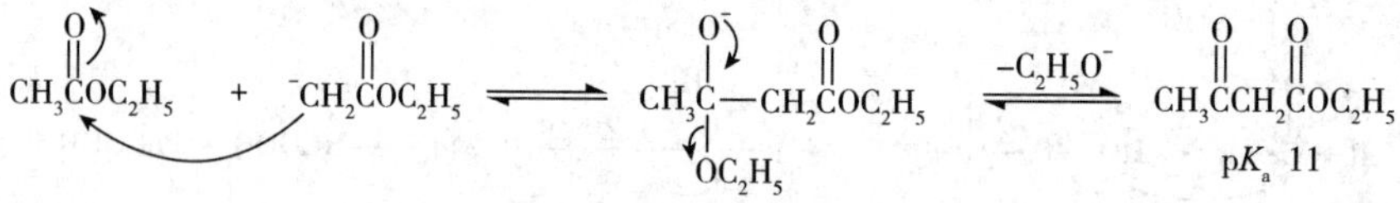

（3）
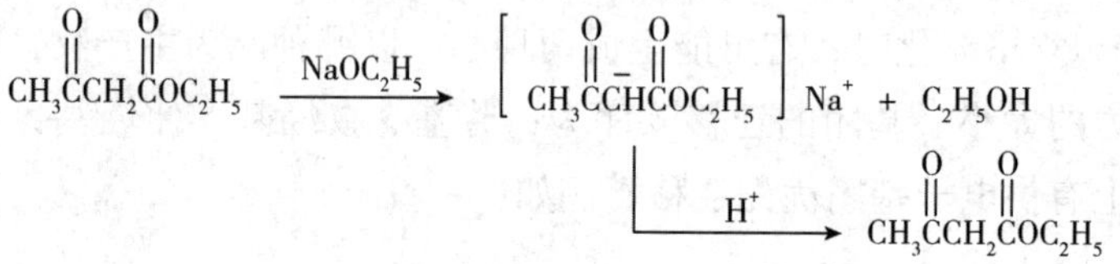

反应中（1）、（2）两步平衡偏向于左边，但第（3）步在过量 $NaOC_2H_5$ 的作用下有利于产物转变为乙酰乙酸乙酯的钠盐，使平衡向右移动。反应得到的乙酰乙酸乙酯钠盐，酸化后即得缩合产物。

具有两个α-氢原子的酯在乙醇钠作用下一般都可以得到缩合产物。但当α-碳原子上只有一个氢原子时，则需更强的碱才能使反应顺利完成。例如：

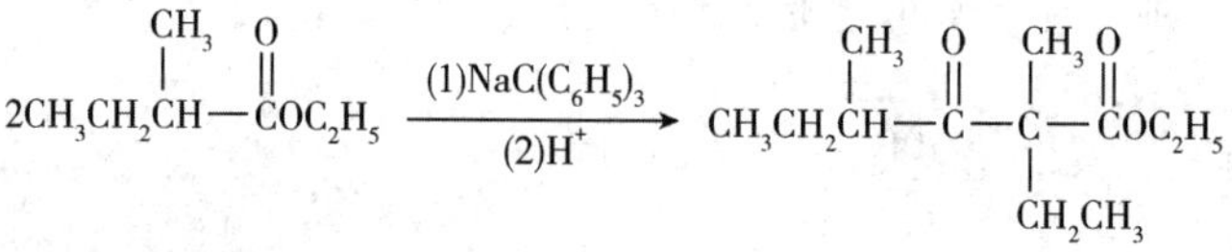

当酯的分子中存在两个酯基，且间隔四个及四个以上碳原子时，在强碱性条件下可发生分子内的酯缩合反应，形成五元或六元环状化合物。此反应称作狄克曼（Dieckmann）酯缩合。

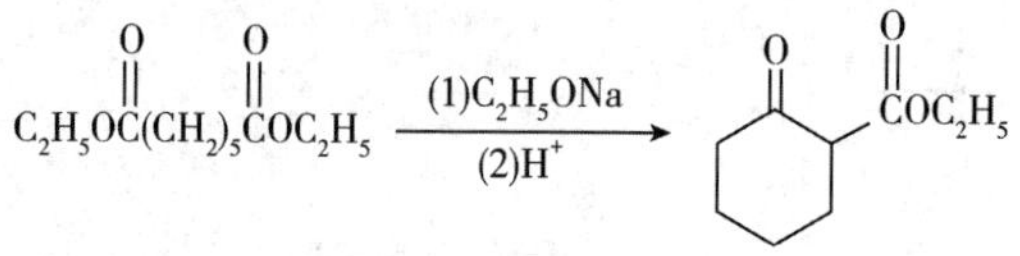

此反应机理可表示如下：

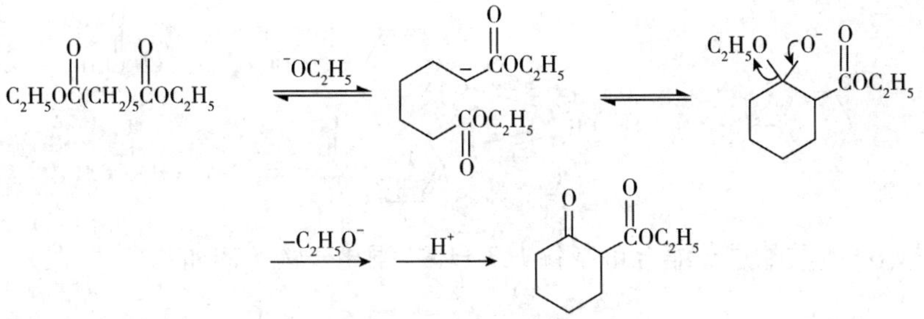

狄克曼酯缩合可用来合成多种环状化合物。例如二元酸酯经缩合后得环状 β -酮酸酯，后者经水解、酸化、加热脱羧可得环酮。

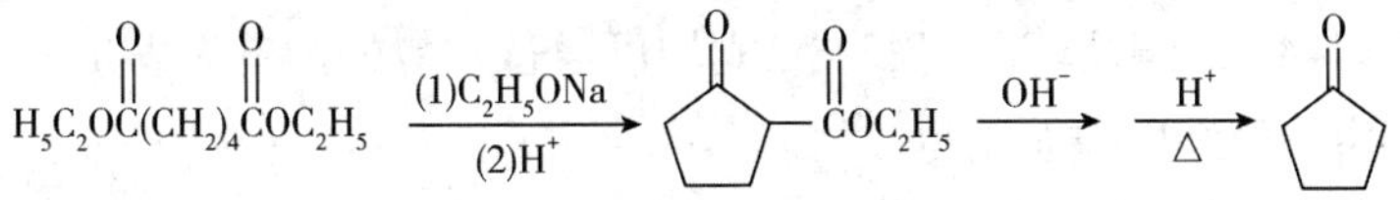

两个相同的酯进行缩合，产物比较单一。但当两个具有 α -氢原子的不同的酯进行缩合时，则产物不止一种。如果将一个具有 α -氢原子的酯和另一个不具有 α -氢原子的酯进行缩合反应时，则可以得到比较单一的产物。如：

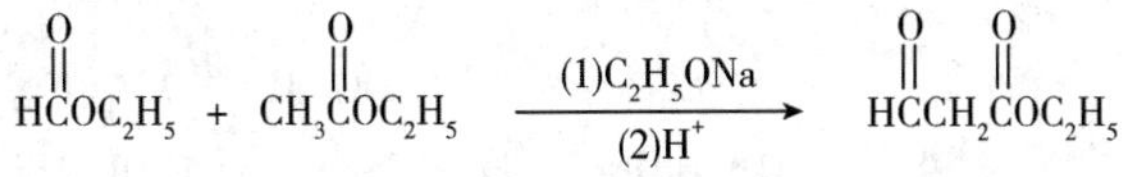

这种反应称为交叉酯缩合反应（crossed ester condensation），常见的无 α -氢原子的酯有：甲酸酯、苯甲酸酯、碳酸酯和草酸酯等，这些酯提供羰基，通过反应可以在具有 α -氢原子的酯的 α -位导入酰基。如：

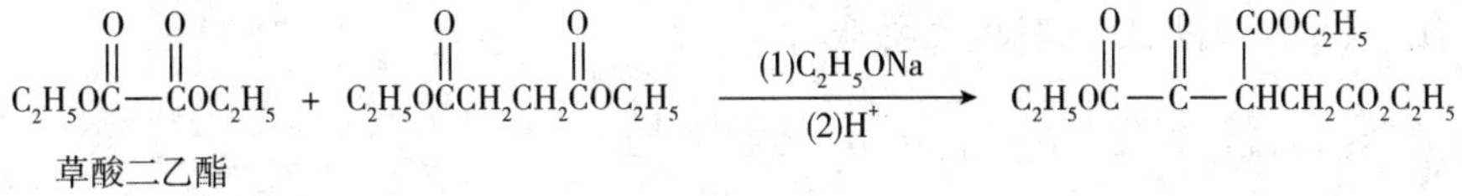

草酸二乙酯

具有 α -氢原子的酮也可以与酯发生类似交叉酯缩合反应。酮的 α -氢原子酸性（pK_a 20）比酯（pK_a 24.5）强，因此反应中酮首先生成碳负离子，与酯羰基发生亲核加成反应。例如：

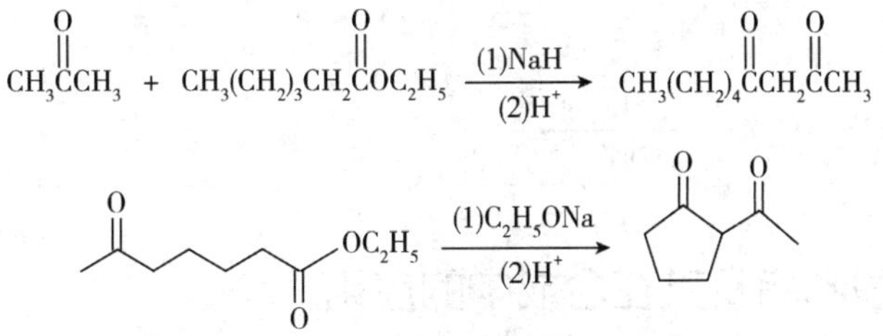

二、酯缩合反应在有机合成中的应用

酯缩合反应是形成 C—C 键的重要反应，可以通过酯缩合反应合成一些 1,3 -二官能团化合物。如：β -酮酸酯、1,3 -二酮、1,3 -二酯等。

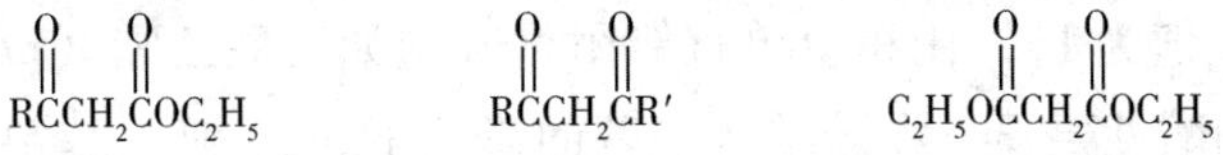

β-酮酸酯　　1,3-二酮　　1,3-二酯

如下列化合物具有1,3-二酮结构，可通过下列的两条途径来合成：

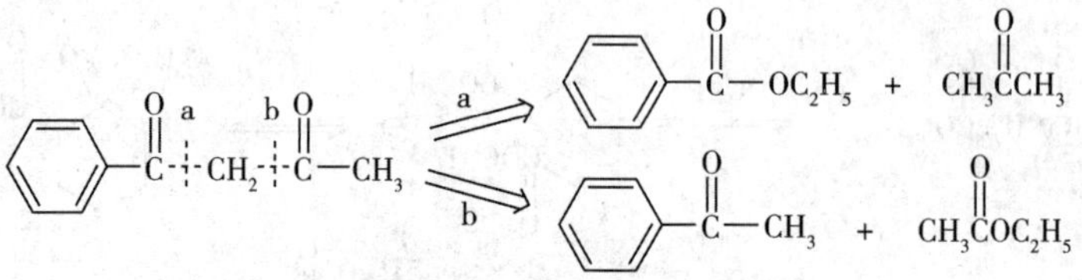

利用γ或δ-酮酸酯进行缩合可制备1,3-环二酮化合物。例如：

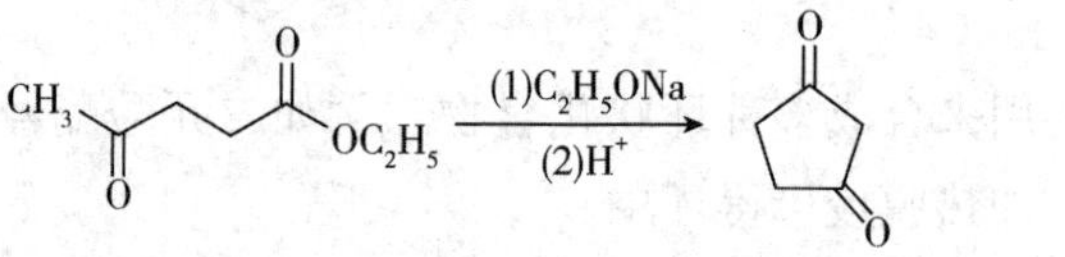

再如：环己-1,4-二酮及环己-1,2-二酮均可通过相应的酯首先发生分子间酯缩合，生成相应的环酮酸酯，再经处理而制得。

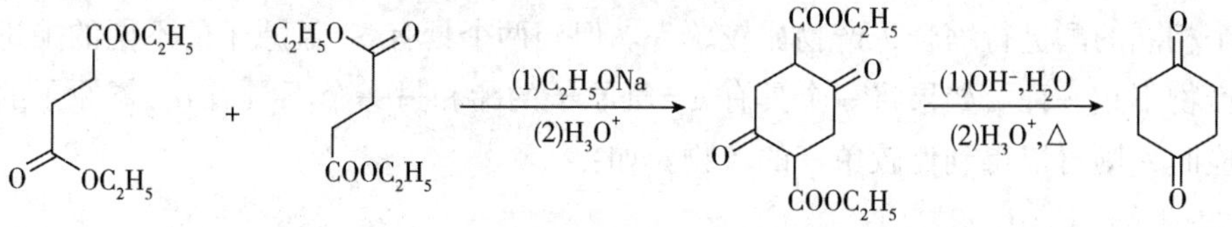

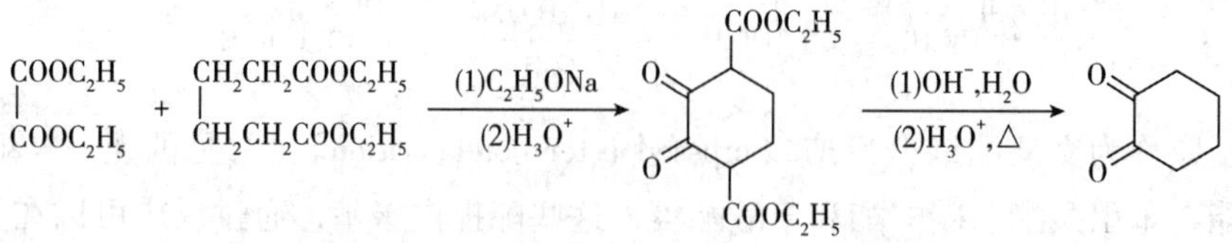

练习题

13-5　完成下列反应，写出主要产物。

（1）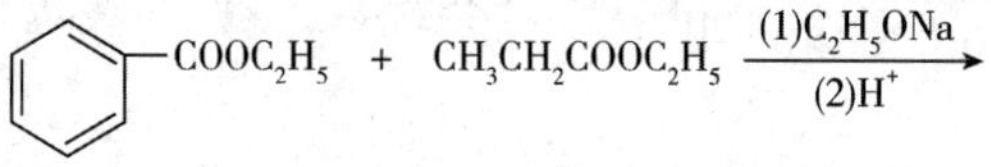

（2）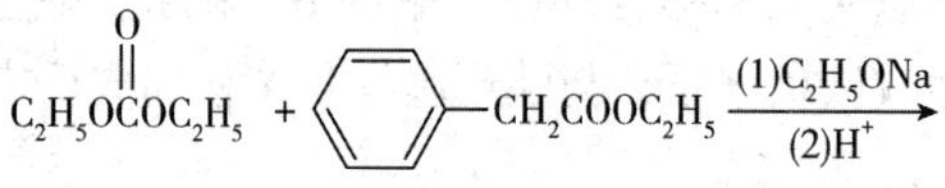

（3）$CH_3\overset{\overset{O}{\|}}{C}CH_2CH_2CH_2\overset{\overset{O}{\|}}{C}OC_2H_5 \xrightarrow[(2)H^+]{(1)C_2H_5ONa}$

三、乙酰乙酸乙酯及其在合成中的应用

乙酰乙酸乙酯可由克莱森酯缩合或双乙烯酮与乙醇作用制得，具有一些特殊的性质，是有机合成的重要中间体。

（一）酮式和烯醇式互变异构

在乙酰乙酸乙酯分子中，亚甲基上的氢原子受两个羰基的影响，显示一定的酸性，乙酰乙酸乙酯的pK_a值为11，比相应单官能团化合物如乙酸乙酯（pK_a 26）、丙酮（pK_a 20）的α-氢原子的酸性要强。在羰基和酯基的影响下，α-亚甲基中的氢原子在一定程度上质子化了，并在α-碳原子和羰基氧之间进行可逆的重排，因此乙酰乙酸乙酯存在酮式和烯醇式互变平衡。

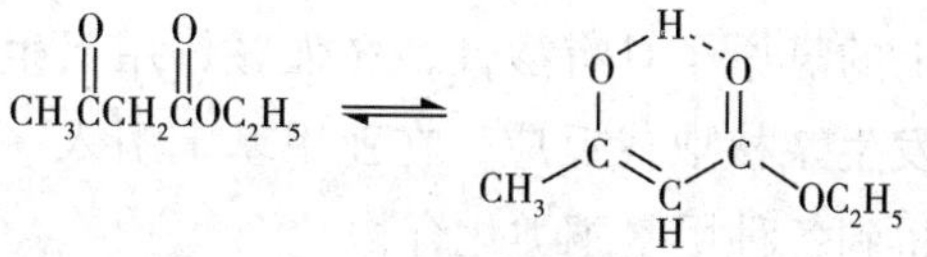

酮式 92.5%　　　　烯醇式 7.5%

对于一般单羰基化合物而言，在酮式–烯醇式平衡中，酮式占绝对优势。

通常情况下，乙酰乙酸乙酯显示出双重反应性能，既能与氢氰酸、亚硫酸氢钠、羟胺、苯肼等试剂作用，显示酮的性质；同时又能与 $FeCl_3$ 显色，与溴进行加成反应，显示出烯醇的性质。对于像乙酰乙酸乙酯这样的含有 1,3 –二羰基的化合物，由于 α –氢原子的酸性较强，烯醇式较酮式共轭体系长，且可以形成分子内氢键，使烯醇式的含量增高。在乙酰乙酸乙酯的酮式和烯醇式平衡混合物中，酮式占 92. 5% ，烯醇式占 7. 5% 。

其他的含有羰基的化合物也存在这种互变异构现象（表 13 – 3）。

表 13 – 3　一些化合物中烯醇式含量

酮式	烯醇式	烯醇式含量（%）
$CH_3\overset{O}{\overset{\Vert}{C}}CH_3$	$H_2C{=}\overset{OH}{\overset{\vert}{C}}CH_3$	0. 00015
$C_2H_5O\overset{O}{\overset{\Vert}{C}}CH_2\overset{O}{\overset{\Vert}{C}}OC_2H_5$	$C_2H_5O\overset{OH}{\overset{\vert}{C}}{=}CH\overset{O}{\overset{\Vert}{C}}OC_2H_5$	0. 1
$CH_3\overset{O}{\overset{\Vert}{C}}CH_2\overset{O}{\overset{\Vert}{C}}OC_2H_5$	$CH_3\overset{OH}{\overset{\vert}{C}}{=}CH\overset{O}{\overset{\Vert}{C}}OC_2H_5$	7. 5
$CH_3\overset{O}{\overset{\Vert}{C}}CH_2\overset{O}{\overset{\Vert}{C}}CH_3$	$CH_3\overset{OH}{\overset{\vert}{C}}{=}CH\overset{O}{\overset{\Vert}{C}}CH_3$	76. 0
$C_6H_5\overset{O}{\overset{\Vert}{C}}CH_2\overset{O}{\overset{\Vert}{C}}CH_3$	$C_6H_5\overset{OH}{\overset{\vert}{C}}{=}CH\overset{O}{\overset{\Vert}{C}}CH_3$	90. 0

（二）酮式分解和酸式分解

乙酰乙酸乙酯在不同条件下与碱作用，可分解得到不同的产物：丙酮或乙酸。

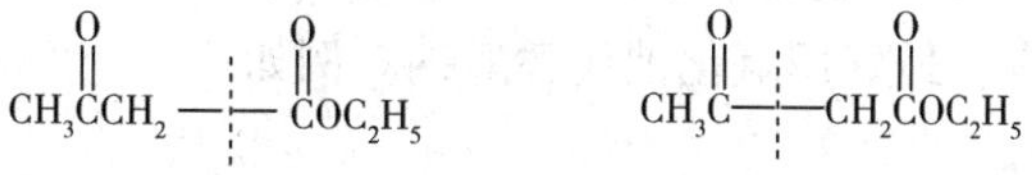

酮式分解　　　　酸式分解

在稀碱水溶液中，乙酰乙酸乙酯水解为乙酰乙酸盐，酸化后在加热的情况下，由于生成的 β –酮酸不稳定而分解为丙酮，称为酮式分解。

$$CH_3\overset{O}{\overset{\Vert}{C}}CH_2\overset{O}{\overset{\Vert}{C}}OC_2H_5 \xrightarrow{\text{稀}NaOH} CH_3\overset{O}{\overset{\Vert}{C}}CH_2\overset{O}{\overset{\Vert}{C}}ONa \xrightarrow[\triangle]{H^+} CH_3\overset{O}{\overset{\Vert}{C}}CH_3 + CO_2$$

乙酰乙酸乙酯与浓的强碱溶液共热，除酯基水解外，发生逆克莱森酯缩合反应，酸化后则得两分子乙酸，称为酸式分解。

$$CH_3\overset{O}{\overset{\Vert}{C}}CH_2\overset{O}{\overset{\Vert}{C}}OC_2H_5 \xrightarrow[\triangle]{\text{浓}NaOH} 2CH_3\overset{O}{\overset{\Vert}{C}}ONa \xrightarrow{H^+} 2CH_3\overset{O}{\overset{\Vert}{C}}OH$$

（三）在合成中的应用

乙酰乙酸乙酯亚甲基上的氢原子具有酸性，在强碱作用下生成碳负离子，此碳负离子作为亲核试剂可与卤代烃发生亲核取代反应，在亚甲基上引入一个或两个烃基，然后在稀碱中发生酮式分解，可以得到各种甲基酮类化合物。

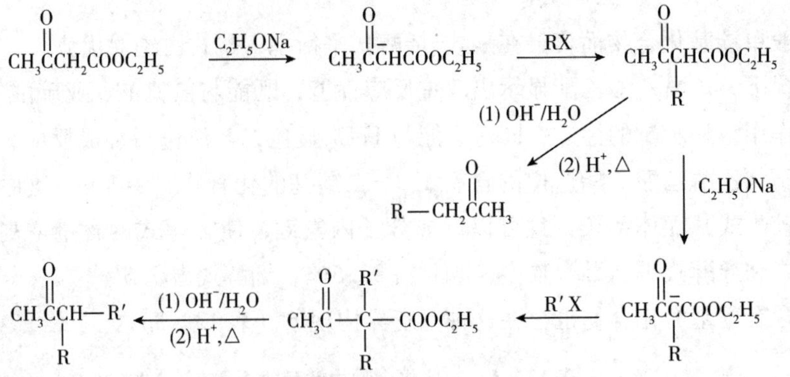

卤代烃一般选用伯卤代烃，因为仲或叔卤代烃在强碱条件下易发生消除反应。卤代芳烃或卤代烯烃则难于反应。例如：

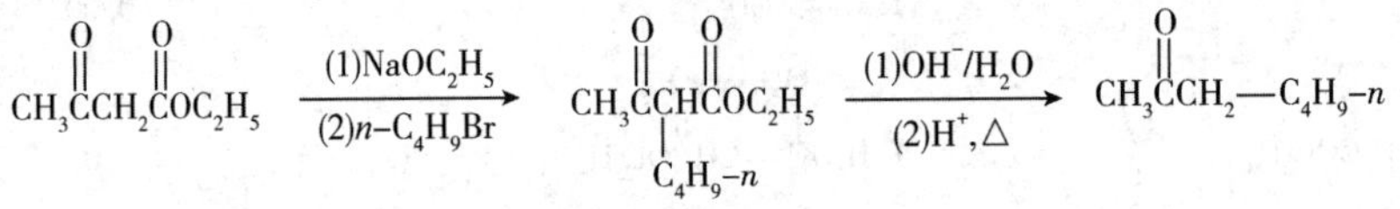

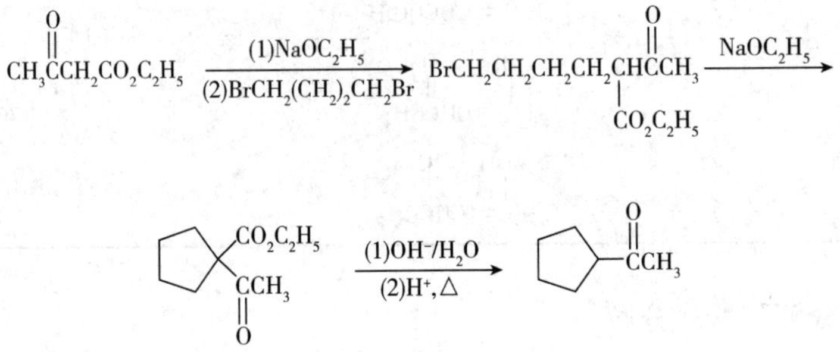

乙酰乙酸乙酯的碳负离子和酰氯反应，可得酰基化的产物，用于合成1,3-二酮类化合物。由于酰氯能与醇反应，最好用氢化钠代替醇钠。例如：

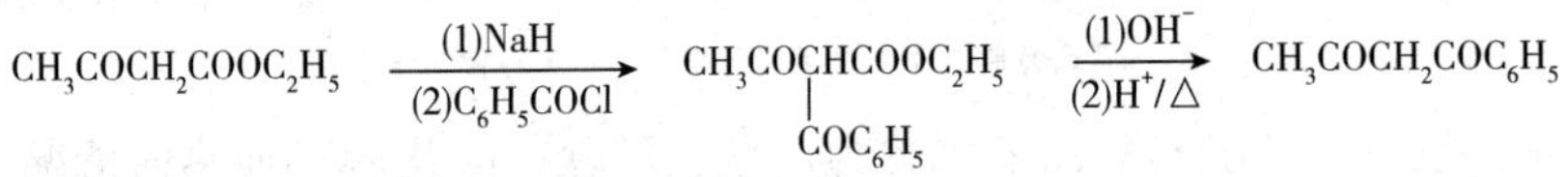

乙酰乙酸乙酯在碱作用下形成的碳负离子可与α，β-不饱和羰基化合物进行麦克尔加成，得到的产物经水解、脱羧反应，可制备1,5-二羰基化合物。例如：

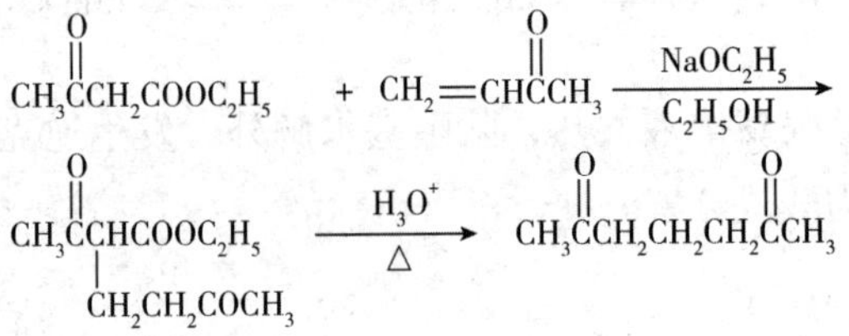

四、丙二酸二乙酯及其在合成中的应用

丙二酸二乙酯在有机合成上应用广泛。它由氯乙酸钠转化成氰基乙酸后，在酸性条件下水解为丙二酸，然后再与乙醇酯化而成。

$$ClCH_2COOH \xrightarrow{Na_2CO_3} ClCH_2COONa \xrightarrow{NaCN} NCCH_2COONa$$

$$\xrightarrow[H^+]{C_2H_5OH} C_2H_5O\overset{O}{\overset{\|}{C}}CH_2\overset{O}{\overset{\|}{C}}OC_2H_5$$

丙二酸二乙酯分子中，亚甲基上的氢受到两个酯基的影响，也呈现明显酸性（pK_a 13），在碱作用下生成碳负离子，可与活泼卤代烃发生亲核取代反应，在 α -碳原子上引入烃基，经水解并酸化加热脱羧后可得到取代的乙酸；一取代后的丙二酸二乙酯可进一步与强碱反应生成碳负离子后进一步烃基化，再经处理可得到二取代的乙酸。可用通式表示如下：

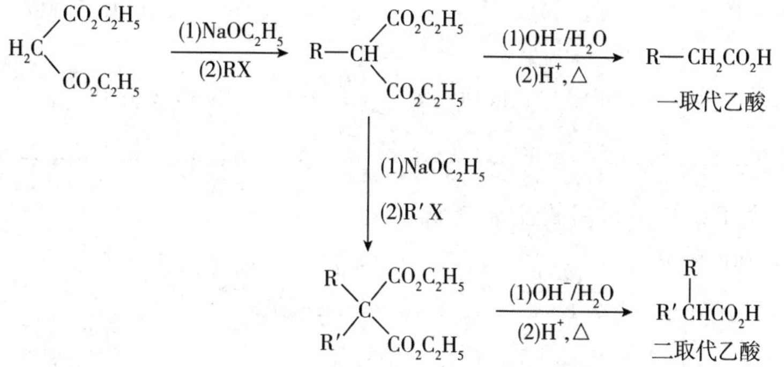

通过该反应可以得到各种羧酸。烃基化反应中，用伯卤代烃最好，用仲卤代烃收率低，而叔卤代烃主要发生消除反应，芳卤代烃则不反应。

用一卤代烃为烃化剂可以制备取代乙酸，例如：

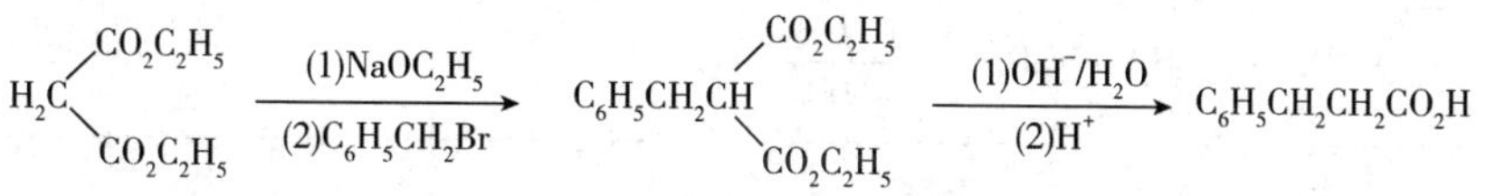

丙二酸二乙酯和二卤代烃反应，因反应投料量和操作次序的不同，可以制备二元酸或环烷烃羧酸。例如 1mol 丙二酸二乙酯和 1mol 双卤代烃在 2mol 醇钠作用下可以制备三、四、五和六元环的环烷酸。

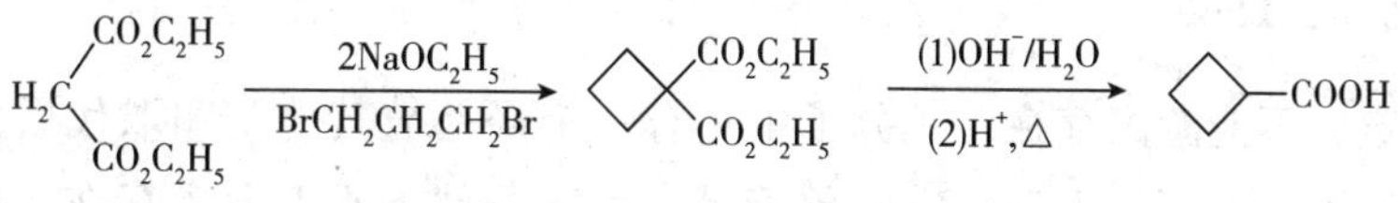

若将 1mol 1,2 -二溴乙烷加到 2mol 丙二酸二乙酯钠的醇液中，则得到己二酸。

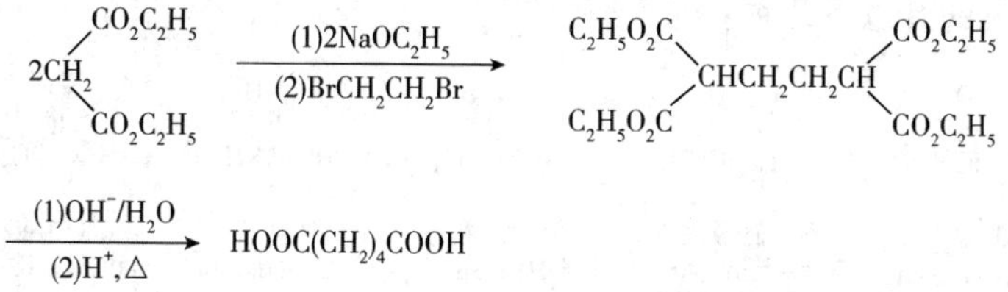

丙二酸二乙酯在碱作用下形成的负离子也可与 α，β-不饱和羰基化合物进行麦克尔加成。例如：

$$CH_2(CO_2C_2H_5)_2 + CH_2=CHCCH_3 \xrightarrow{NaOC_2H_5} CH_3CCH_2CH_2CH(COOC_2H_5)_2$$

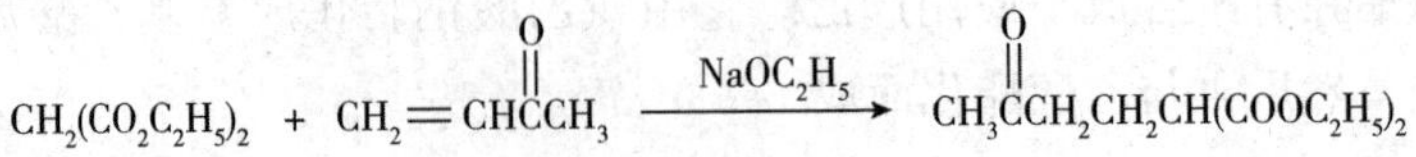

其他含活泼亚甲基化合物如氰基乙酸乙酯、β-二酮化合物、硝基化合物等也可形成碳负离子，与 α，β-不饱和酮、α，β-不饱和酸酯和 α，β-不饱和腈等化合物进行麦克尔加成。麦克尔加成反应是形成新的碳碳键的重要方法之一，用于合成1,5-双官能团化合物。例如：

$$CH_2=CHCOOCH_3 + (CH_3)_2CHNO_2 \xrightarrow{R_4N^+OH^-} (CH_3)_2CCH_2CH_2COOCH_3 \ (NO_2)$$

$$CH_3CCH_2COOC_2H_5 + H_2C=CHCOOC_2H_5 \xrightarrow[C_2H_5OH]{NaOC_2H_5} CH_3CCHCOOC_2H_5 \ (CH_2CH_2COOC_2H_5)$$

$$H_2C=CHCN + CH_3CHO \xrightarrow{OH^-} NCCH_2CH_2CH_2CHO$$

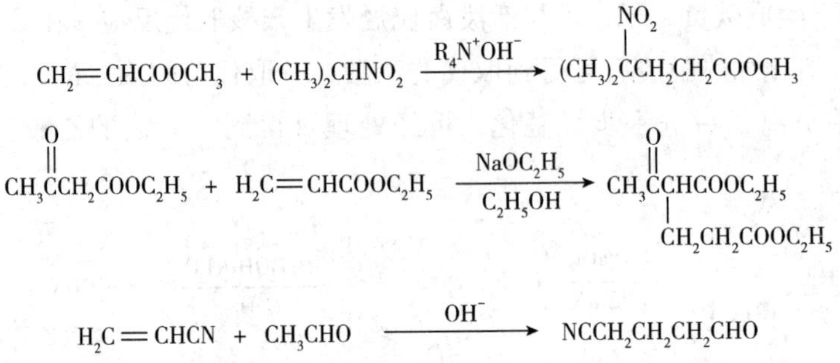

❓练习题

13-6 完成下列反应，写出主要产物。

(1) $\begin{array}{l} CH_2CH_2COOC_2H_5 \\ | \\ CH_2CH_2COOC_2H_5 \end{array}$ $\xrightarrow[(2)H^+]{(1)C_2H_5ONa}$ $\xrightarrow[(2)C_2H_5Br]{(1)C_2H_5ONa}$ 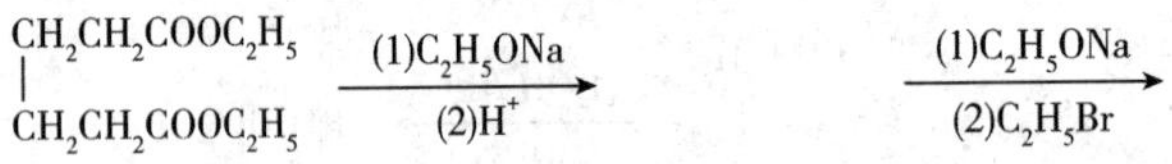

(2) $CH_2(COOC_2H_5)_2 + CH_2=C(C_6H_5)-CO_2C_2H_5 \xrightarrow{C_2H_5ONa}$ 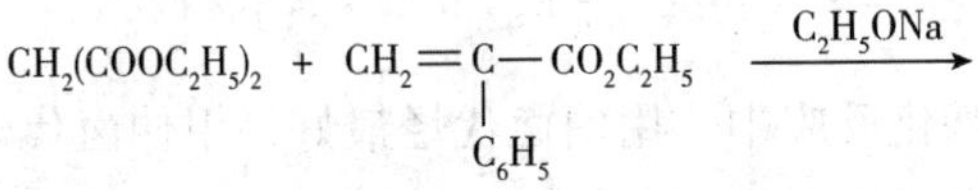

(3) ⬡=O + $ClCH_2COOC_2H_5$ $\xrightarrow{(CH_3)_3COK}$ 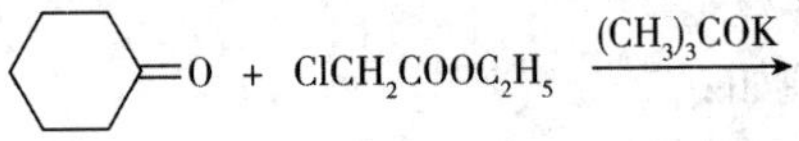

(4) ⬡=O + $BrCH_2COOC_2H_5$ $\xrightarrow[(2)H^+]{(1)Zn/苯}$ 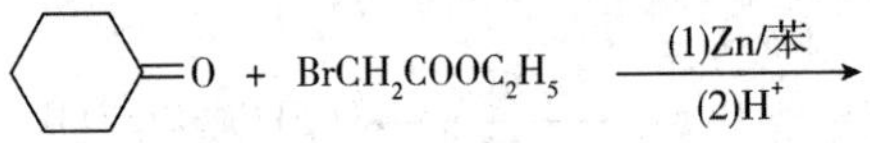

第三节 碳酸衍生物、油脂和原酸酯

一、碳酸衍生物

碳酸不稳定，不能游离存在，其分子中只有一个羟基被其他基团取代后生成的化合物也不稳定，如氯甲酸、氨基甲酸、碳酸单酯等在一般条件下不能游离存在。但是当碳酸中的两个羟基都被其他基团取代后的衍生物是稳定的，这些化合物是有机合成及药物合成中常用的原料，常见的有以下几种：

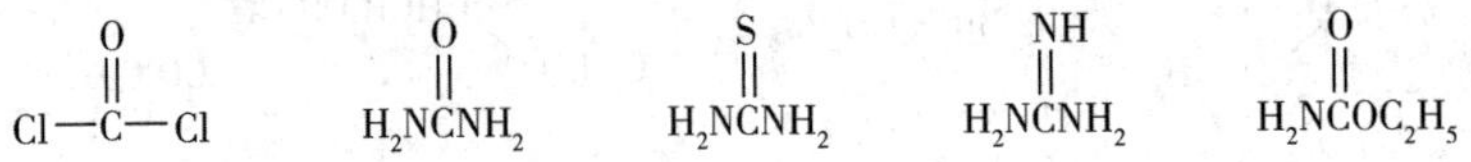

$$Cl-C-Cl \quad H_2NCNH_2 \quad H_2NCNH_2 \quad H_2NCNH_2 \quad H_2NCOC_2H_5$$
$$(O) \qquad\quad (O) \qquad\quad\ (S) \qquad\quad (NH) \qquad\quad\ (O)$$

| 碳酰氯 | 碳酰胺 | 硫代碳酰胺 | 亚氨基脲 | 氨基甲酸乙酯 |
| 光气(phosgene) | 脲(urea) | 硫脲(thiourea) | 胍(guanidine) | (ethyl carbamate) |

（一）碳酰氯

碳酰氯是碳酸的二酰氯，最初由一氧化碳和氯气在日光照射下作用制得，故又名光气。光气为无色气体，沸点7.6℃，通常将其加压液化后装在钢瓶中使用。光气有剧毒，曾被用作毒气，对人和动物的黏膜和呼吸道有强烈的刺激作用，可引起窒息。目前已有其代用品氯甲酸三氯甲酯（又名双光气，TCF）或碳酸双（三氯甲）酯（又名三光气，BTC）。双光气为液体，三光气为固体，它们都比较稳定，可室温保存，使用和操作均比光气安全、简便。

光气具有酰氯的典型性质，易发生水解、醇解和氨（胺）解反应，是一个重要的有机合成原料。可用通式表示如下：

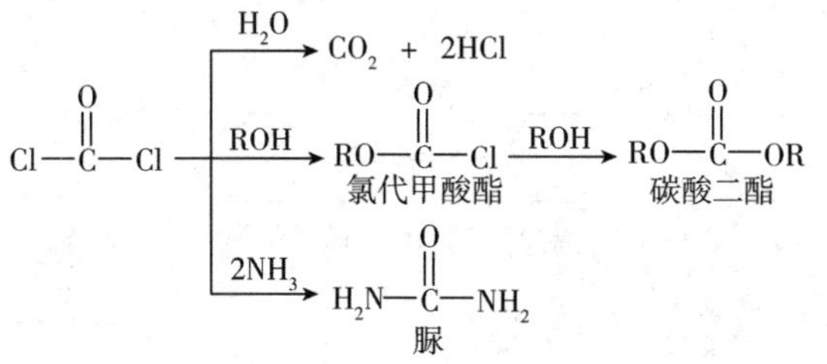

（二）脲

脲是碳酸的二元酰胺，目前被用作重要的氮肥和有机合成原料。脲为无色长菱型结晶，熔点133℃，易溶于水，难溶于乙醚。

脲具有弱碱性，能与强酸成盐，但其水溶液不能使石蕊试纸变色。

脲在酸或碱的作用下均可水解，生成氨和二氧化碳。

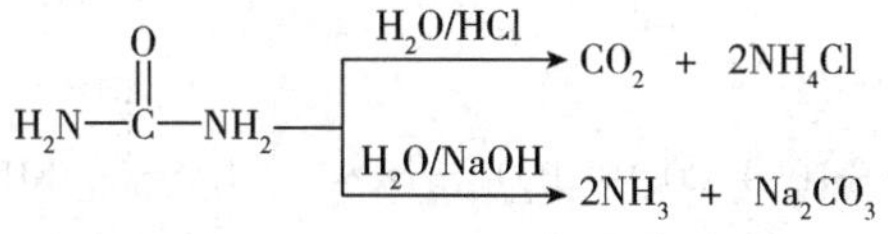

在乙醇钠作用下，脲与丙二酸酯反应生成丙二酰脲。

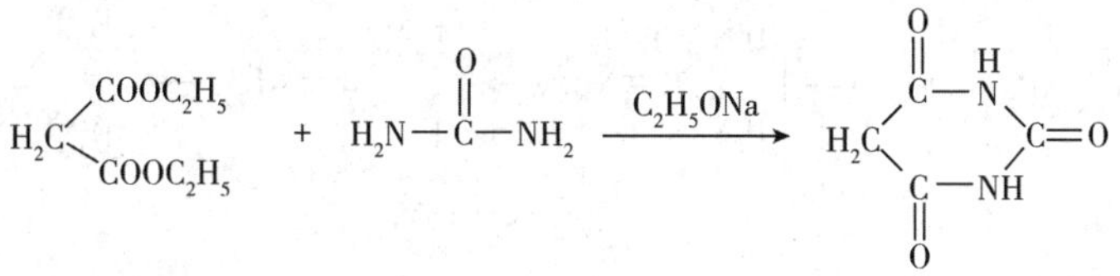

丙二酰脲为无色晶体，在水溶液中存在酮式和烯醇式的互变异构平衡：

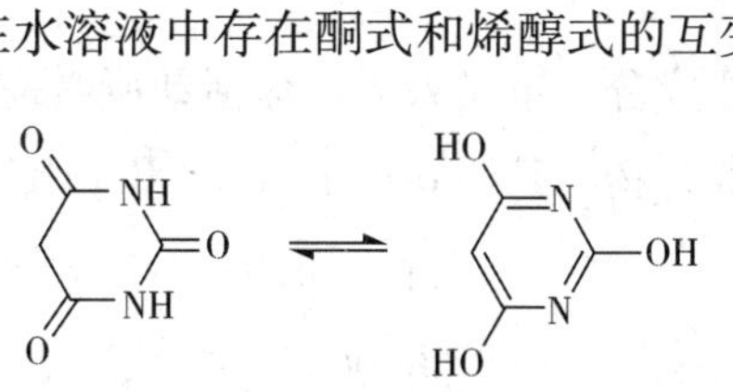

酮式　　　　烯醇式

其烯醇式表现出比醋酸还强的酸性 pK_a 3.98（25℃），因此又称为巴比妥酸，丙二酰脲亚甲基上两个烃基取代的衍生物，有些是很重要的镇静催眠药，总称为巴比妥类药物，如苯巴比妥：

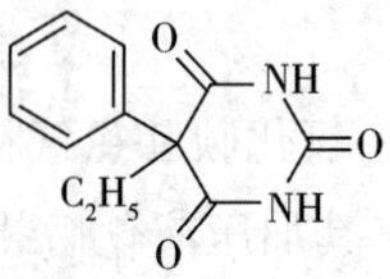

N，N'-二取代脲失水得碳二亚胺。

$$\mathrm{RHN-\overset{O}{\overset{\|}{C}}-NHR \xrightarrow[(C_2H_5)_3N]{C_6H_5SO_2Cl} \underset{碳二亚胺}{RN{=}C{=}NR} + H_2O}$$

碳二亚胺是一类有效的脱水剂，可催化醇和酸脱水形成酯，催化胺和酸脱水形成酰胺，常用于二肽和多肽的合成。最常用的碳二亚胺是 N，N'-二环已基碳二亚胺（dicyclohexyl carbodimide，DCC）。

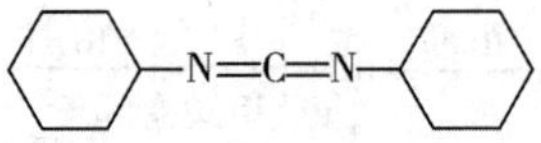

N, N' -二环已基碳二亚胺

（三）胍

胍可以看作是脲分子中的氧原子被亚氨基取代后的产物，也称为亚氨基脲。

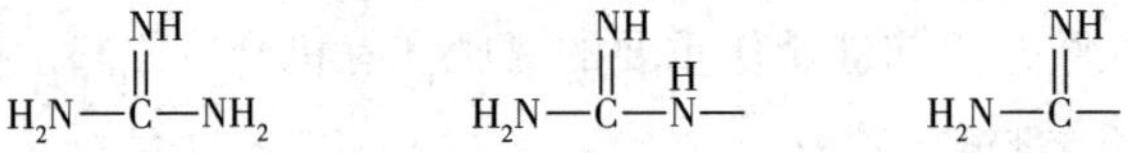

胍　　　　胍基　　　　脒基

胍是有机强碱（pK_a13.8），其碱性与 KOH 相当，在空气中能吸收 CO_2 和水生成稳定的碳酸盐。

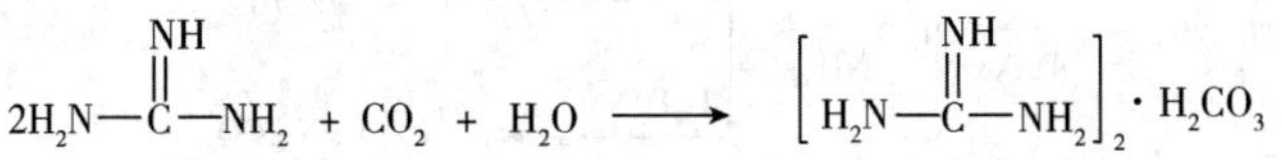

胍结合一个质子后能形成稳定的胍正离子，故显示较强的碱性。

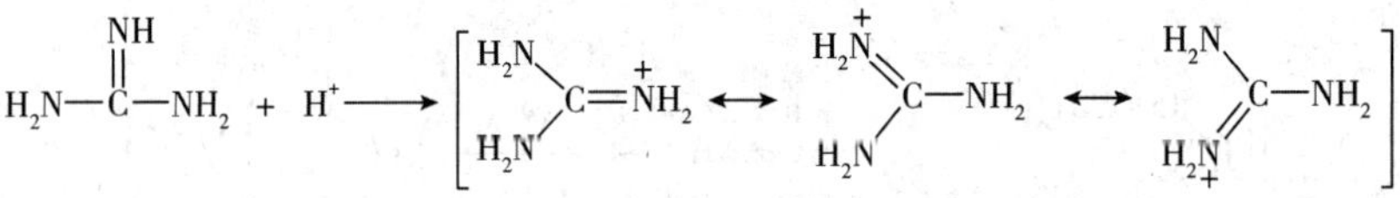

二、油脂

油脂是动植物体内的重要成分，也是人类生命活动所必需的成分。从结构和组成上看，油脂是高级脂肪酸甘油酯的混合物，其通式如下（R，R′，R″可以相同或不同）：

$$\begin{array}{l}\mathrm{CH_2OOCR}\\ |\\ \mathrm{CHOOCR'}\\ |\\ \mathrm{CH_2OOCR''}\end{array}$$

油脂水解后得到甘油和高级脂肪酸，高级脂肪酸一般是含有偶数碳原子的直链饱和羧酸及不饱和羧酸（表 13-4）。

若油脂中的羧酸都是饱和酸，分子的形状较为规整，容易紧密排列，室温下为固体。

如果羧酸中有不饱和酸，由于烯键一般为顺式结构，分子形状不规整，分子难以紧密地排列在一起，因此熔点较低。如果油脂中不饱和酸的酯较多，室温下为液体，故称为油，如菜籽油、花生油等。如果油脂中饱和酸酯较多，室温下呈固体或半固体，称为脂肪，如猪油、牛油等。

表 13－4　油脂中常见的脂肪酸

俗名	系统命名	结构式	熔点（℃）
月桂酸（lauric acid）	十二酸	$CH_3(CH_2)_{10}COOH$	44
软脂酯（palmitic acid）	十六酸	$CH_3(CH_2)_{14}COOH$	63
硬脂酸（steric acid）	十八酸	$CH_3(CH_2)_{16}COOH$	70
花生酸（arachidic acid）	二十酸	$CH_3(CH_2)_{18}COOH$	75
油酸（oleic acid）	十八碳-9-烯酸	$CH_3(CH_2)_7CH{=}CH(CH_2)_7COOH$	16.3
亚油酸（linoleic acid）	十八碳-9,12-二烯酸	$CH_3(CH_2)_4CH{=}CHCH_2CH{=}CH(CH_2)_7COOH$	-5
亚麻酸（limolenic aicd）	十八碳-9,12,16-三烯酸	$C_2H_5CH{=}CHCH_2CH{=}CHCH_2CH{=}CH(CH_2)_7COOH$	-11.3
桐油酸（eleostearic acid）	十八碳-9,11,13-三烯酸	$CH_3(CH_2)_3(CH{=}CH)_3(CH_2)_7COOH$	49
花生四烯酸（arachidonic acid）	二十碳-5,8,11,14-四烯酸	$CH_3(CH_2)_4(CH{=}CHCH_2)_4CH_2CH_2COOH$	-49.5

酯的碱性水解反应常称作皂化反应（saponification）。高级脂肪酸酯常在碱性条件下水解得其钠盐，用于制造肥皂和其他洗涤剂。

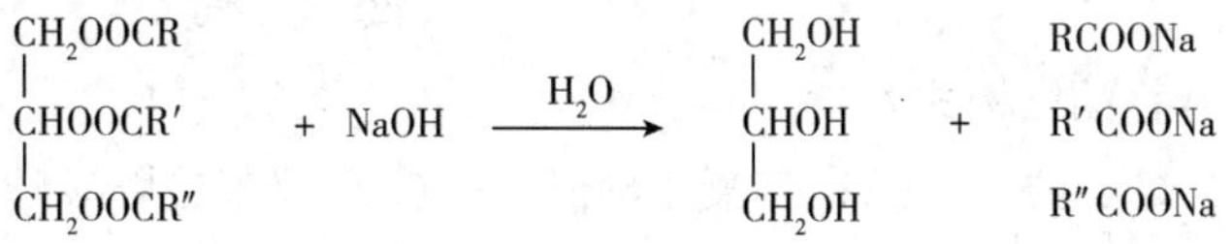

三、原酸酯

原酸酯（orthocarboxylic esters）是原酸 $RC(OH)_3$ 的三烷基或三芳基衍生物，通式为：

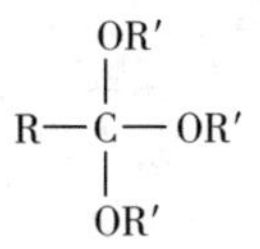

原酸本身不稳定，但其酯是稳定的，原酸酯可以由腈与醇在 HCl 存在下反应制备。例如：

$$CH_3CN + 3C_2H_5OH \xrightarrow{HCl} CH_3C(OC_2H_5)_3 + NH_4Cl$$

原甲酸酯可用醇钠和三氯甲烷制备：

$$HCCl_3 + 3C_2H_5ONa \xrightarrow{\triangle} HC(OC_2H_5)_3 + 3NaCl$$

原酸酯具有很高的反应活性，常用于制备缩醛或缩酮。例如：

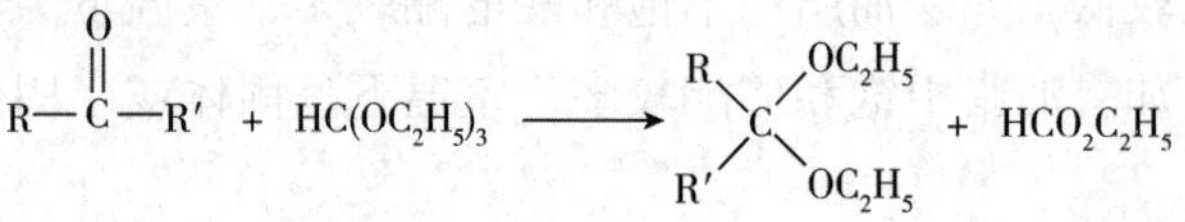

习 题

练习题解

1. 命名下列化合物。

（1）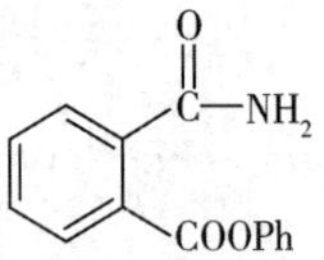

（2）$ClCOOCH_2C_6H_5$

（3）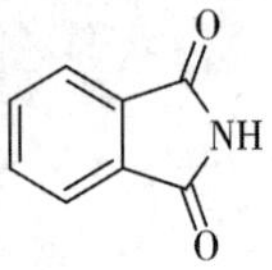

（4）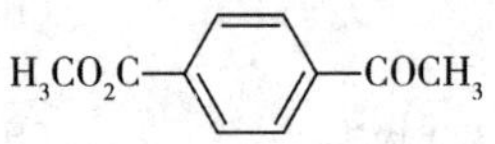

（5）$(CH_3)_2CHCH_2CONH_2$

（6）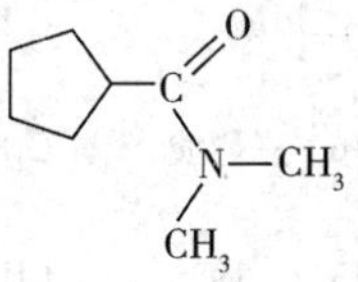

（7）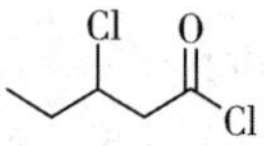

（8）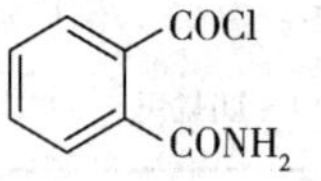

（9）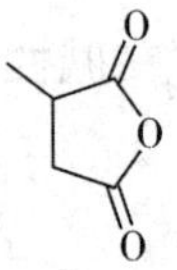

（10）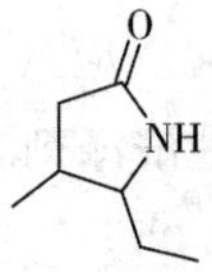

2. 写出下列化合物的结构式。

（1）己-2,4-二烯二酸　（2）三氟乙酸酐　（3）邻苯二甲酸酐
（4）γ-丁内酯　（5）乙酰脲　（6）α-甲基丁二酸二甲酯

3. 如何将丁酸分别转变为下列化合物。

（1）丁酸丁酯　（2）正丁醇　（3）正丁胺
（4）*N*，*N*-二甲基丁酰胺　（5）丁酐　（6）丙胺
（7）丁醛　（8）丁腈

4. 写出下列反应的主要产物。

（1）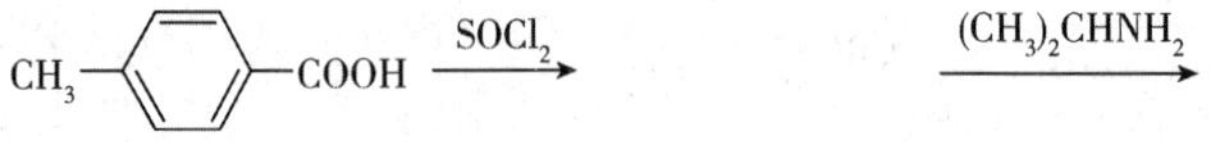

（2）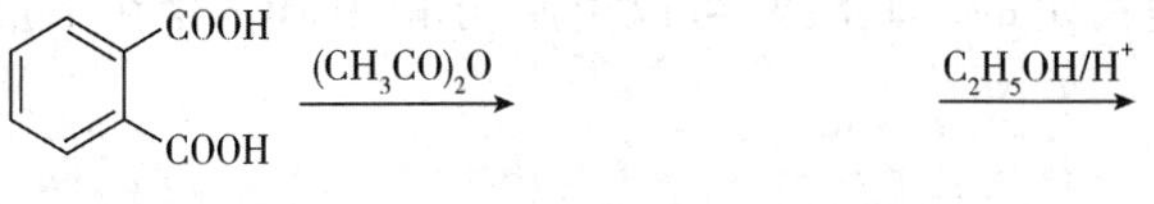

（3）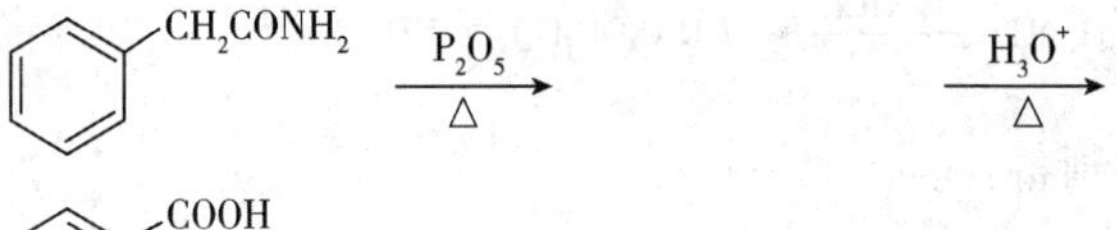

（4）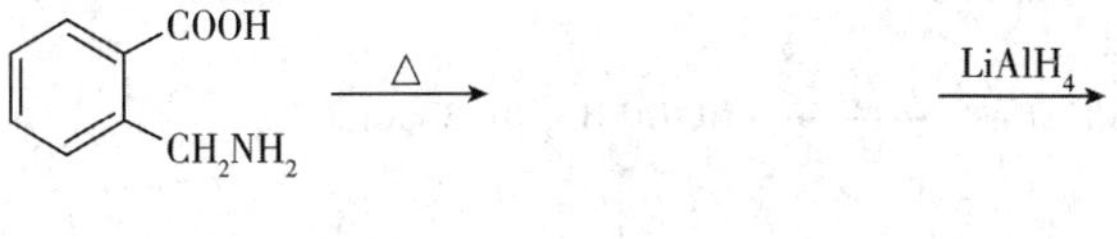

(5) 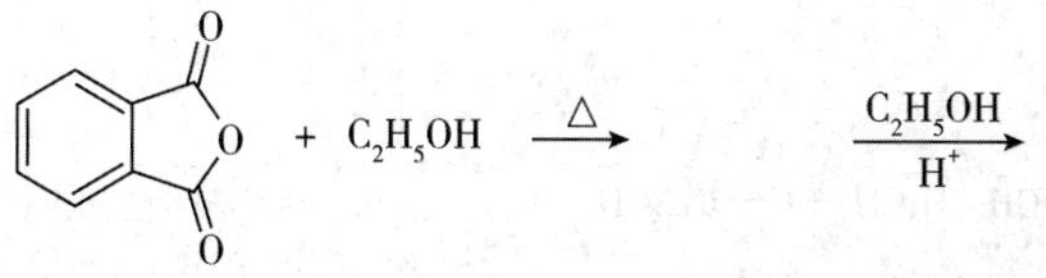

(6) 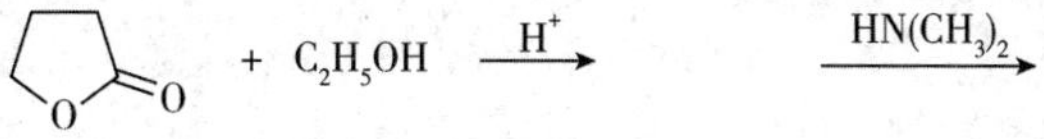

(7) $CH_3CH{=}CHCH_2CH_2\overset{O}{\overset{\|}{C}}OC_2H_5 \xrightarrow{Na,HOC_2H_5} \quad \xrightarrow{H^+}$

(8) $CH_3CH{=}CHCHO + CH_2(COOC_2H_5)_2 \xrightarrow{C_2H_5ONa}$

(9) $C_6H_5COC_2H_5 + HCOOC_2H_5 \xrightarrow[(2)H^+]{(1)NaOC_2H_5}$

(10) $C_6H_5CH_2CHO + ClCH(CH_3)CO_2C_2H_5 \xrightarrow[(2)H_3O^+]{(1)Zn}$

(11) 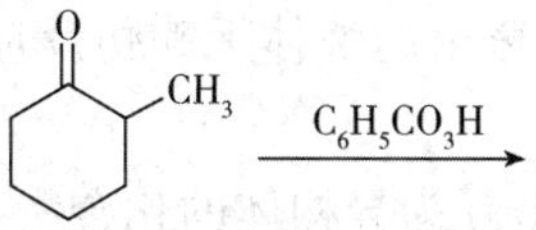　(12) 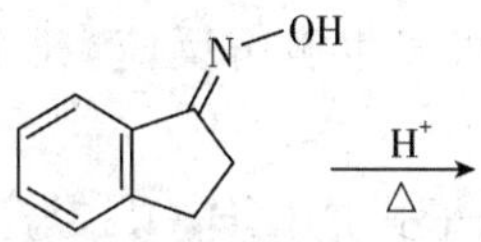

(13) 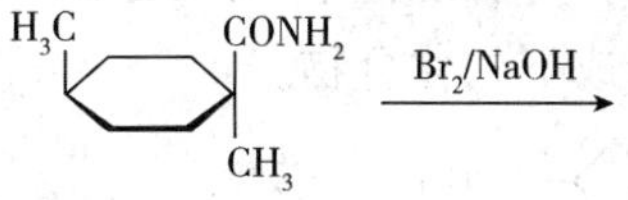　(14) 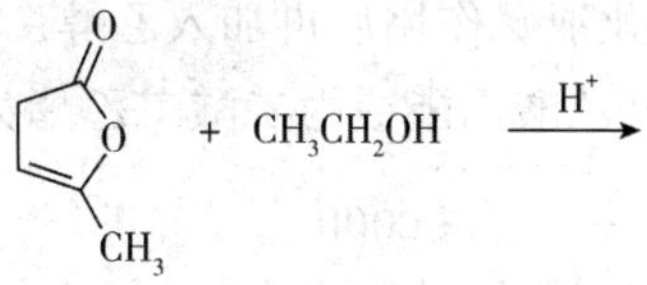

(15) 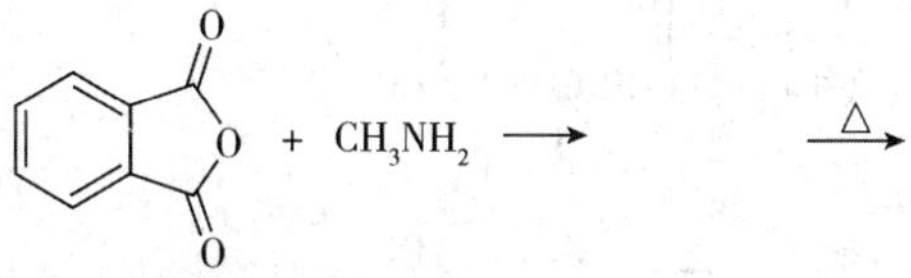

5. 比较下列各组化合物的性质。

(1) 比较下列化合物碱性水解反应的相对速率。

A. CH_3COOCH_3　B. $CH_3COOC_2H_5$　C. $CH_3COOCH(CH_3)_2$

(2) 比较下列化合物碱性水解反应的相对速率。

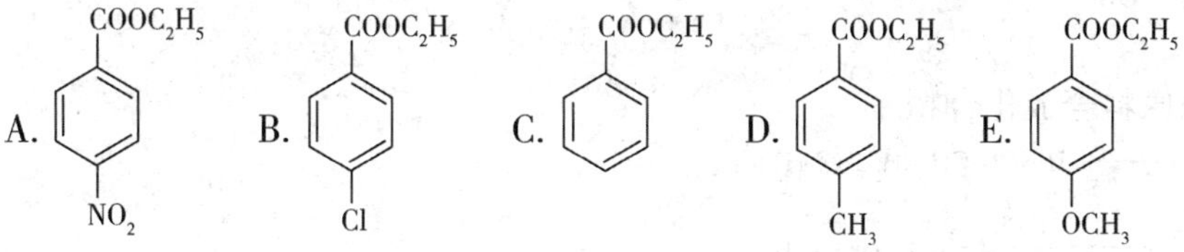

(3) 比较下列化合物碱性水解反应的活性大小。

A. $CH_3\overset{Cl}{\overset{|}{C}}HCOOCH_3$　B. $CH_3\overset{CH_3}{\overset{|}{C}}HCOOCH_3$

C. $CH_3\overset{OCH_3}{\overset{|}{C}}HCOOCH_3$　D. $CH_3\overset{CN}{\overset{|}{C}}HCOOCH_3$

(4) 将下列化合物按烯醇式含量多少排列成序。

A. $CH_3COCH_2COCH_3$　B. $C_6H_5COCH_2COCH_3$

C. $CH_3COCH_2COC(CH_3)_3$　D. $C_6H_5COCH_2COCF_3$

6. 完成下列转化。

（1）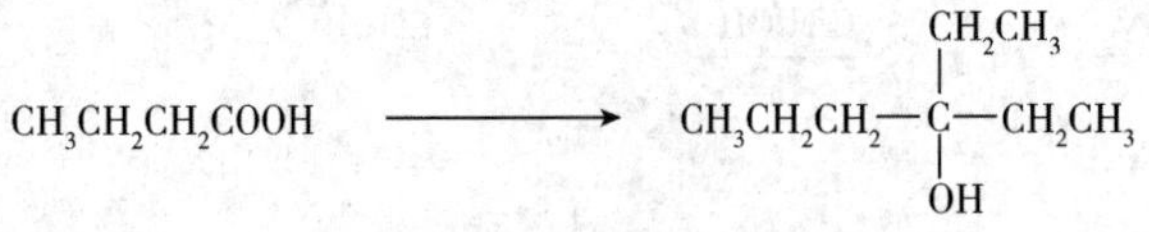

（2）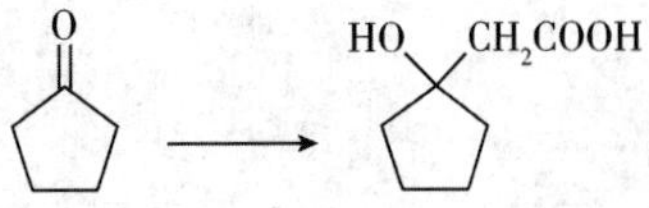

（3）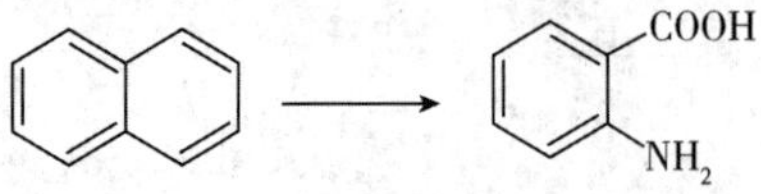

7. 化合物A（$C_9H_{10}O_2$）IR（cm^{-1}）在3010，2900，1670，1598，1258，1021，833 处有较强的吸收峰，^1H-NMR：δ 2.5（s，3H），4.0（s，3H），7.5（q，4H）。推出化合物A的结构。

8. 化合物A、B、C 分子式均为$C_3H_6O_2$，A与$NaHCO_3$作用放出CO_2，B、C用$NaHCO_3$处理无CO_2放出，但在NaOH水溶液中加热可发生水解反应。从B的水解产物中蒸出一种液体，该液体化合物可发生碘仿反应。C的碱性水解产物蒸出的液体无碘仿反应。试写出A、B、C的结构式。

9. 化合物A的分子式是$C_5H_6O_3$，与乙醇作用得到两个互为异构体的化合物B和C，B和C分别与氯化亚砜作用后再加入乙醇，则两者生成同一化合物D。试推出A～D的结构。

10. 由乙酰乙酸乙酯或丙二酸二乙酯为起始原料合成下列化合物。

（1）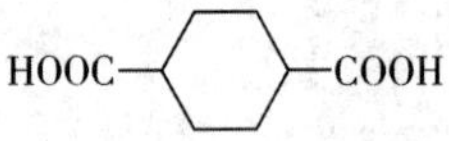

（2）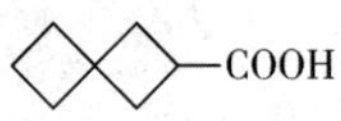

（3）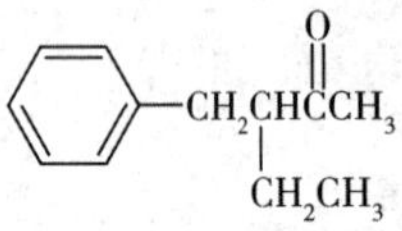

（4）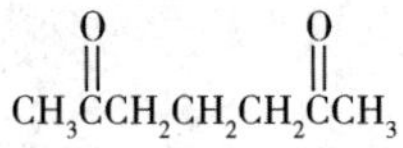

（5）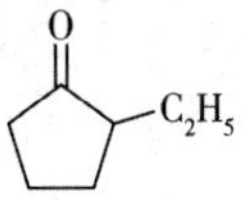

（6）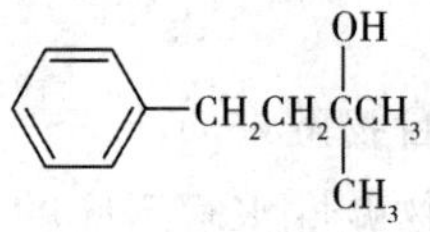

（7）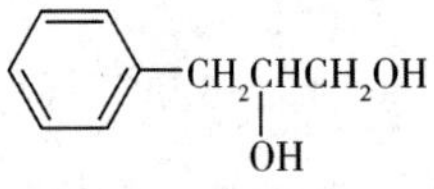

（8）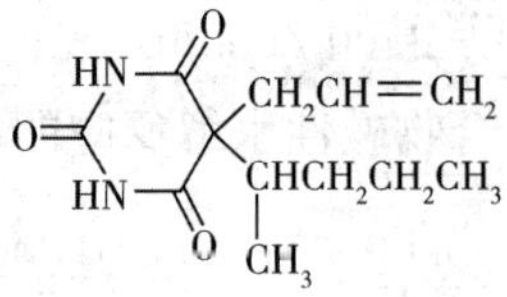

11. 由指定的原料合成化合物。

（1）$CH_2=CH_2 \longrightarrow H_2NCH_2CH_2CH_2CH_2NH_2$

（2）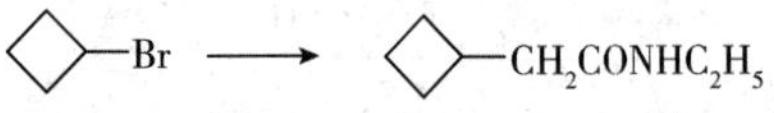

（3）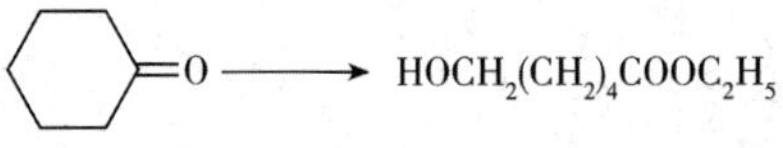

（4）由环己酮、丙二酸二乙酯和乙酰乙酸乙酯合成：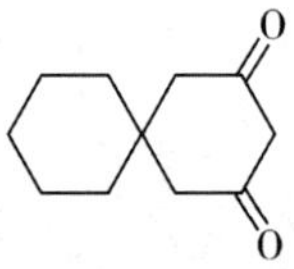

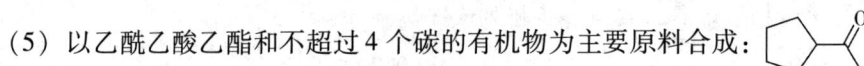

（5）以乙酰乙酸乙酯和不超过4个碳的有机物为主要原料合成：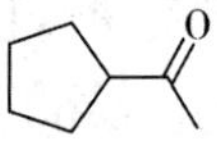

（唐伟方）

第十四章　有机含氮化合物

扫码“学一学”

有机含氮化合物（nitrogenous compounds）在自然界分布广泛，许多有机含氮化合物具有生理活性，与人类生命活动关系密切，是重要的药物。有机含氮化合物种类较多，如：腈、肼、肟、腙、酰胺、氨基酸等，本章主要讨论硝基化合物、胺、重氮及偶氮类化合物。

第一节　硝基化合物

一、结构和命名

硝基化合物（nitro compounds）是指烃分子中氢原子被硝基（$—NO_2$）取代后的产物。根据硝基所连烃基的不同分为脂肪族和芳香族硝基化合物。

实验测得硝基甲烷有较高的偶极矩（约为3.4D），硝基中的两个N—O键长相等，说明分子中氮原子上的轨道参与两个氧原子轨道重叠，形成了共轭体系。硝基化合物的结构表示如下：

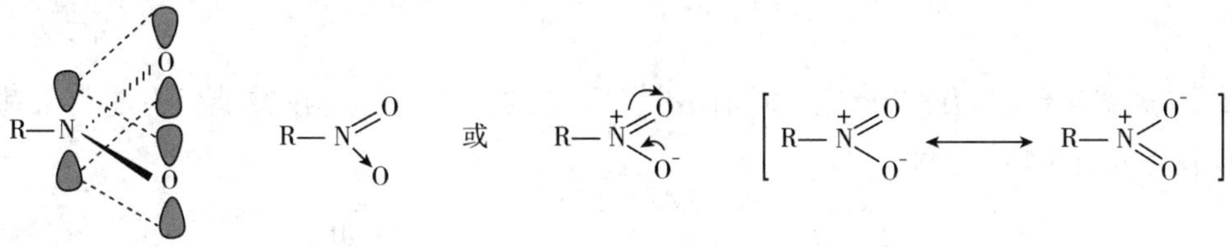

硝基化合物的命名以烃为母体，硝基为取代基。例如：

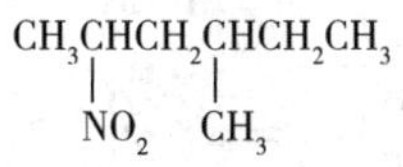

4-甲基-2-硝基己烷
4-methyl-2-nitrohexane

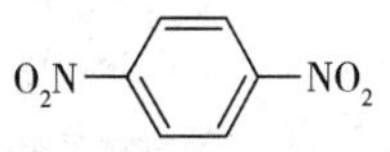

对二硝基苯
p-dinitrobenzene

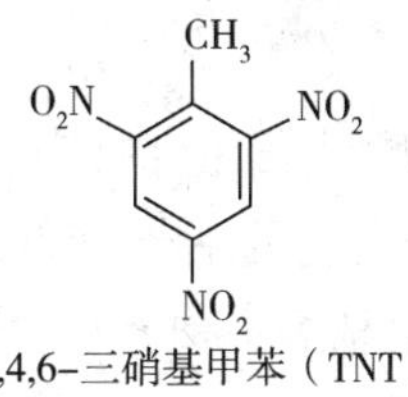

2,4,6-三硝基甲苯（TNT）
2,4,6-trinitrotoluene

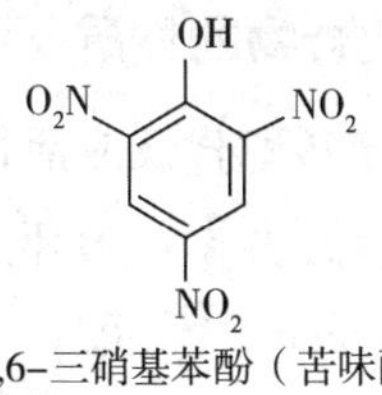

2,4,6-三硝基苯酚（苦味酸）
2,4,6-trinitrophenol

二、物理性质

硝基化合物的极性较大，沸点较高。脂肪族硝基化合物大多是无色并具有芳香味的液体，芳香族硝基化合物除了一硝基化合物为高沸点的液体外，一般为无色或淡黄色的固体，具有苦杏仁气味并有毒，多硝基化合物有爆炸性。液体硝基化合物是有机化合物的良好溶剂，化学性质比较稳定，但其蒸气能经呼吸道或透过皮肤被机体吸收而引起中毒，故在使用时应注意防护。

三、化学性质

（一）α-氢的反应

1. 酸性 具有α-氢原子的脂肪族硝基化合物能与强碱形成盐。这是因为硝基的吸电子作用，使α-氢原子有明显的酸性，同时产生的共轭碱中负离子也因共轭而稳定性增加。

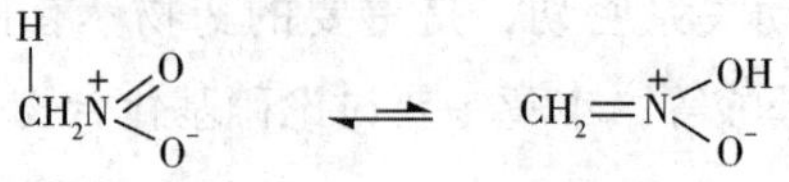

硝基式　　　　　　　　假酸式

硝基化合物的硝基式-假酸式的互变异构与羰基化合物的酮式-烯醇式相似，在互变平衡体系中假酸式的含量很低。当有碱存在时，假酸式与之成盐，互变平衡被破坏，最后转变成盐。

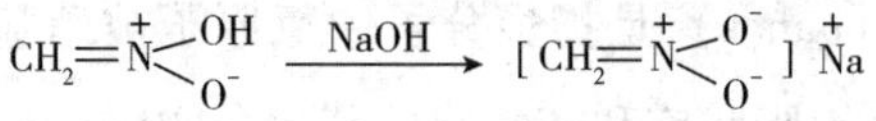

pK_a 10.2　　　　　　　　假酸盐

假酸式盐可用共振式表示如下：

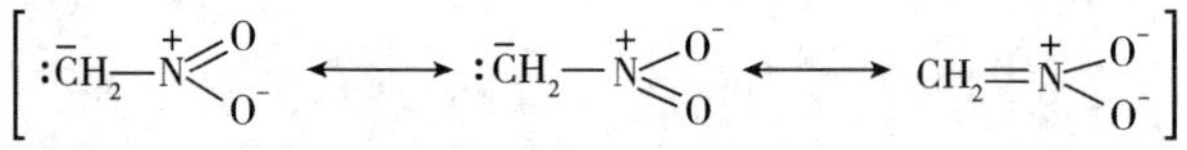

2. 与羰基化合物的缩合反应 具有α-氢原子的硝基化合物在碱催化下能与某些羰基化合物发生缩合反应。例如：

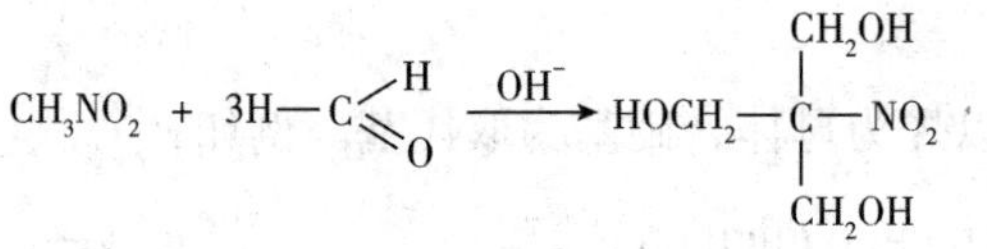

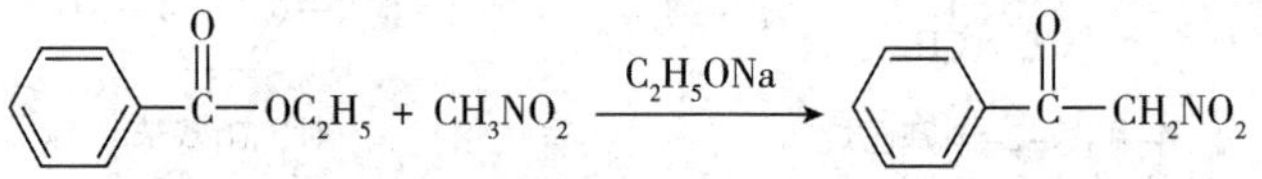

（二）芳香族硝基化合物的性质

1. 硝基增强苯环上亲核取代反应活性 在芳香族硝基化合物中，由于硝基的吸电子作用使环上的电子云密度降低，导致苯环上亲电取代反应的活性降低。但硝基却使其邻位、对位上的卤原子容易发生亲核取代反应。邻对位硝基越多，卤素的活性越强，越易被取代。例如：

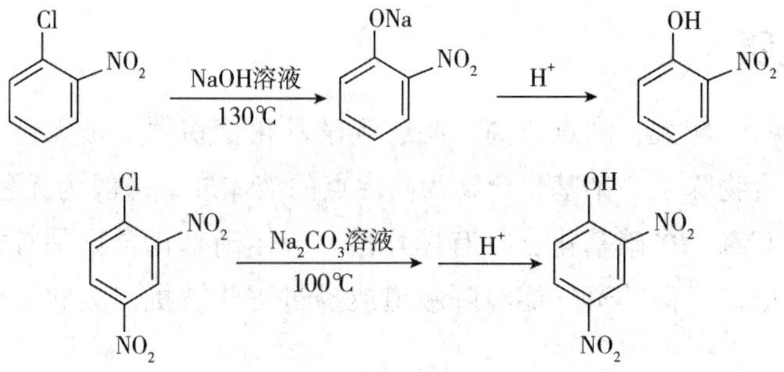

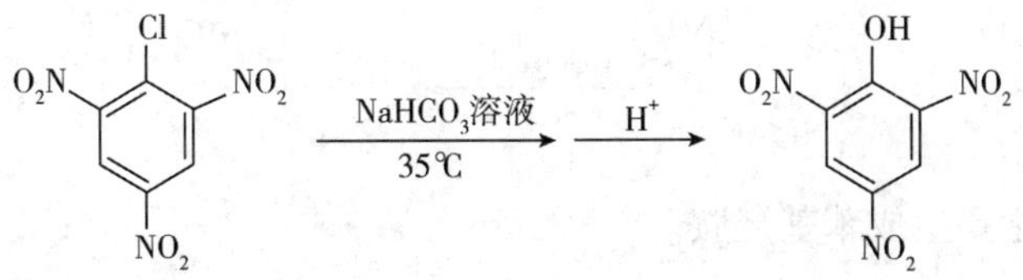

该水解反应是分两步进行的，先加成后消除。反应过程表示如下：

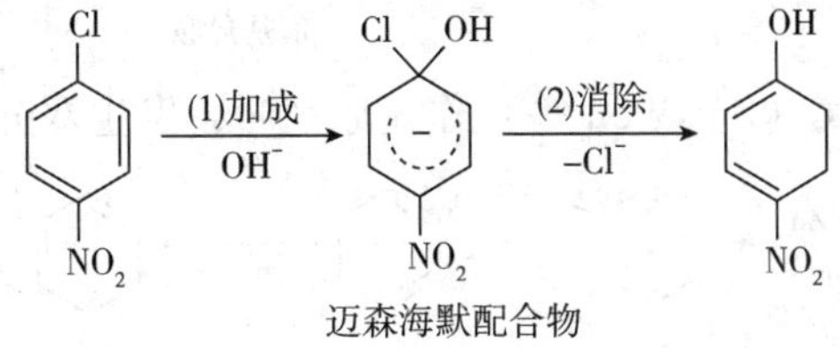

先经反应（1），形成碳负离子中间体，也称迈森海默（Meisenheimer）配合物。再经反应（2），形成取代产物。当邻、对位上有硝基时，中间体的负电荷更分散而稳定性增加，亲核取代反应的活性增加。邻、对位上硝基越多，碳负离子越稳定，亲核取代反应的活性越高。碳负离子中间体的共振式如下所示：

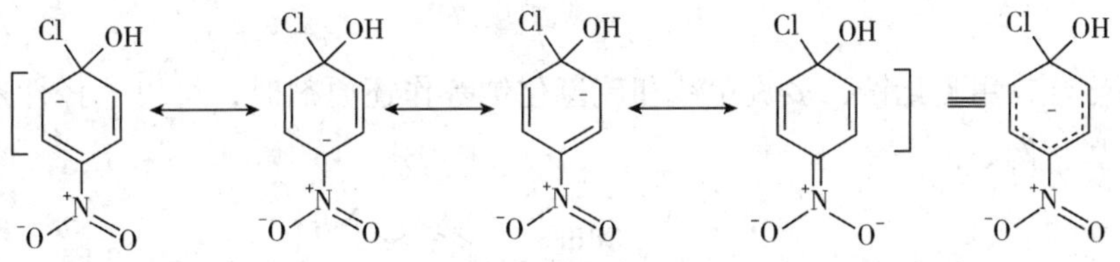

2. 硝基增强苄位氢原子的活性　当苯环上甲基的邻位或对位上连有硝基时，硝基吸电子的影响使苄位氢原子的活性增加。例如2,4,6-三硝基甲苯能与苯甲醛发生缩合反应：

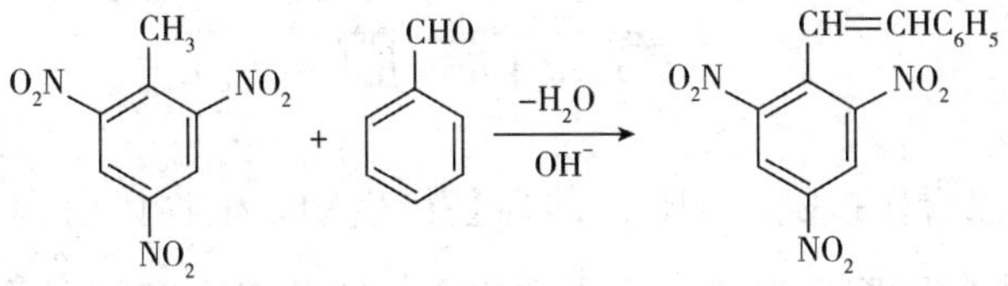

3. 硝基增强酚的酸性　若在酚的芳环上引入硝基，酚羟基的酸性增强，尤其是在酚羟基的邻、对位上引入硝基，酸性增强更为明显。请参见第九章第二节。

练习题

14-1　写出2,4-二硝基氯苯与下列化合物反应的反应式。

（1）NH_3　　（2）CH_3ONa/CH_3OH

14-2　用化学方法鉴别苯酚和苦味酸。

（三）硝基的还原

硝基易被还原，但在不同的条件下还原的产物不同。

在酸性或中性条件下，发生单分子还原。用催化氢化（H_2/Ni）法或在酸性介质中还原，硝基被还原成氨基。例如：

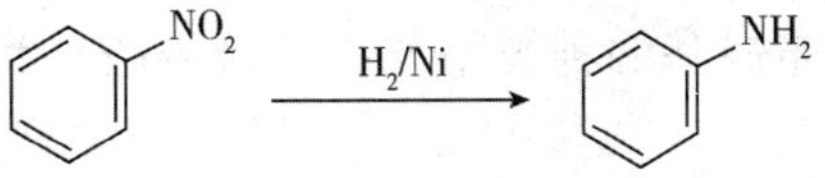

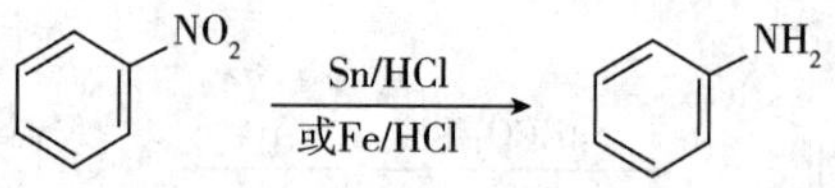

在中性介质中主要生成苯基羟胺。

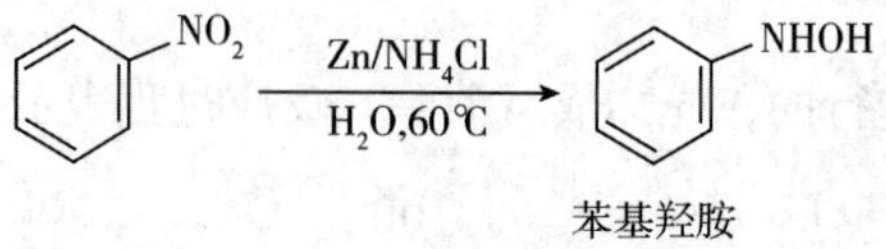

苯基羟胺

在碱性溶液中，用金属（Zn 或 Sn 等）作还原剂时，发生双分子的还原。

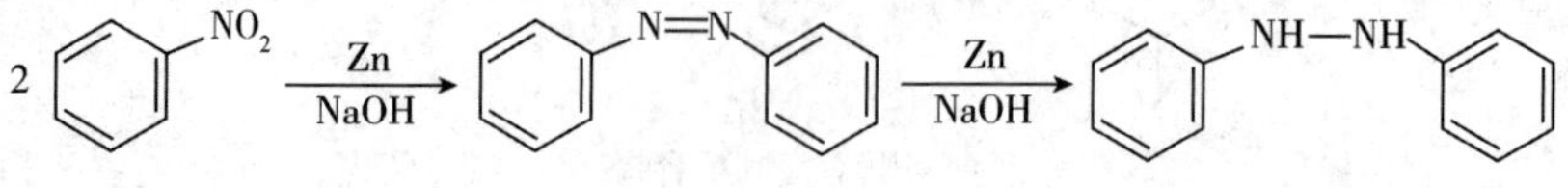

偶氮苯　　　　氢化偶氮苯（二苯肼）

氢化偶氮苯在酸性溶液中发生重排形成联苯胺，称此反应为联苯胺重排（benzidine rearrangement）。

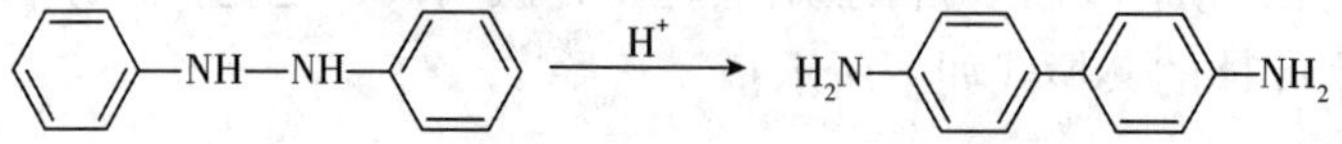

联苯胺

多硝基化合物用硫化铵、多硫化铵和硫氢化钠等作还原剂时，可以选择性地将一个硝基还原为氨基。例如：

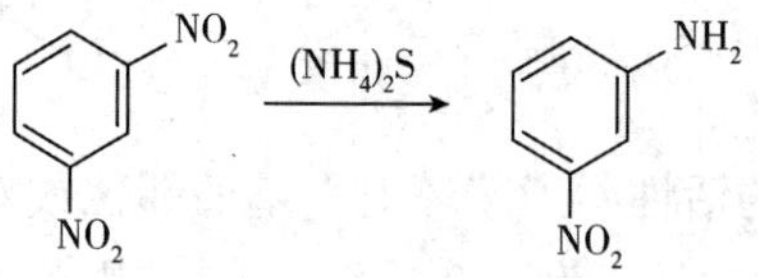

第二节　胺

胺（amines）可以看作是氨（NH_3）的烃基衍生物。生物体内含有多种胺类化合物，如5-羟基色胺（又称吲哚胺）主要产生于消化道黏膜和血液中；许多药物是胺类化合物，如临床上主要用于充血性心力衰竭治疗的盐酸异波巴胺。

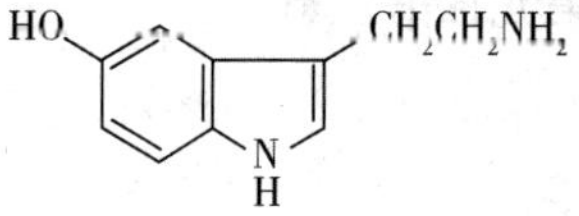

5-羟色胺
serotonine, 5-HT

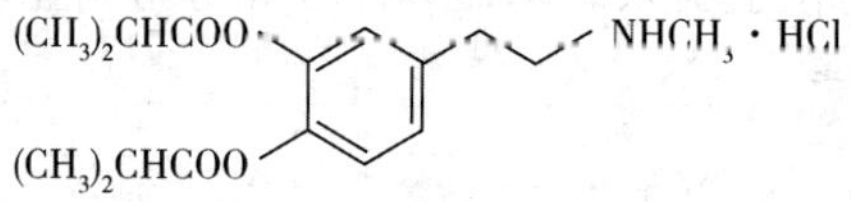

盐酸异波巴胺
ibopamin hydrochloride

一、分类

根据胺分子中氮原子上所连烃基的个数，将胺分为伯胺、仲胺、叔胺、季铵类。季铵类化合物包括季铵碱和季铵盐。

RNH_2	R_2NH	R_3N	$R_4N^+X^-$	$R_4N^+OH^-$
伯胺	仲胺	叔胺	季铵盐	季铵碱

根据分子中氮原子上所连烃基的种类不同，可以将胺分为脂肪胺、芳香胺和脂环胺。例如：

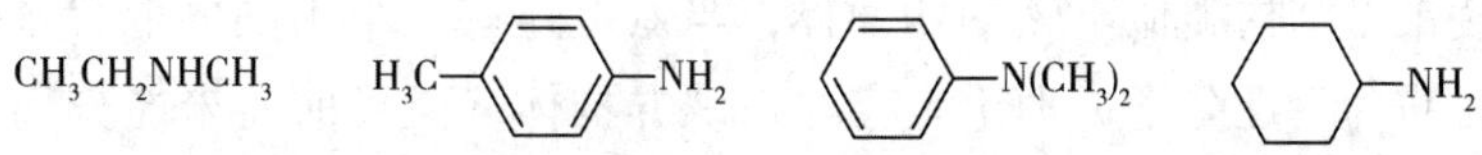

脂肪仲胺　　芳香伯胺　　芳香叔胺　　脂环伯胺

注意伯、仲、叔胺与伯、仲、叔醇在结构上的不同。例如：

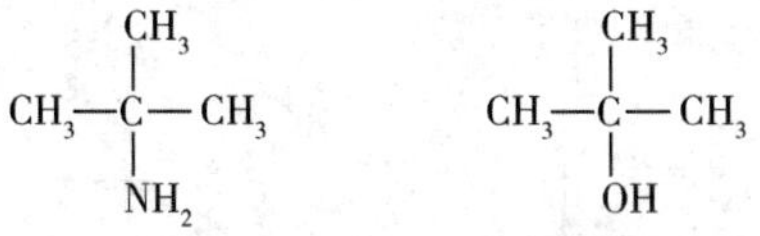

伯胺（叔丁胺）　　叔醇（叔丁醇）

根据胺分子中所含氨基（—NH_2）的数目可分为一元胺和多元胺。

$CH_3CH_2NH_2$　　$H_2NCH_2CH_2CH_2CH_2NH_2$

乙胺(一元胺)　　戊-1,5-二胺(尸胺,二元胺)

练习题

14-3　举例说明伯、仲、叔胺和伯、仲、叔醇在结构上的区别。

14-4　按伯、仲、叔、季的分类方法将下列胺和醇分类。

(1) 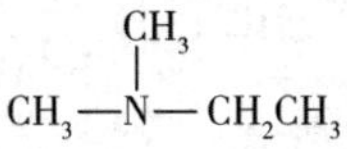　(2) 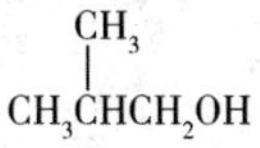　(3) 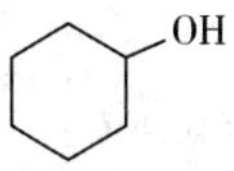

(4) 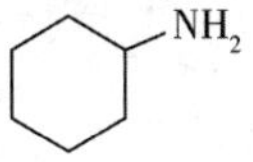　(5) 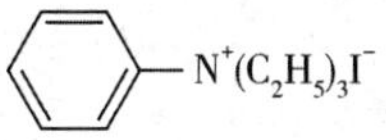　(6) 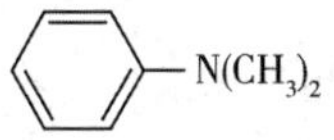

二、结构

脂肪胺分子的结构类似于氨，氮原子为不等性的 sp^3 杂化，3 个 sp^3 轨道分别与氢或碳原子成键，呈棱锥型的空间构型。另一个 sp^3 轨道上有一对孤对电子，居于棱锥体的顶端，胺的碱性和亲核性与孤对电子有关。氨、甲胺、三甲胺的结构如图 14-1 所示。

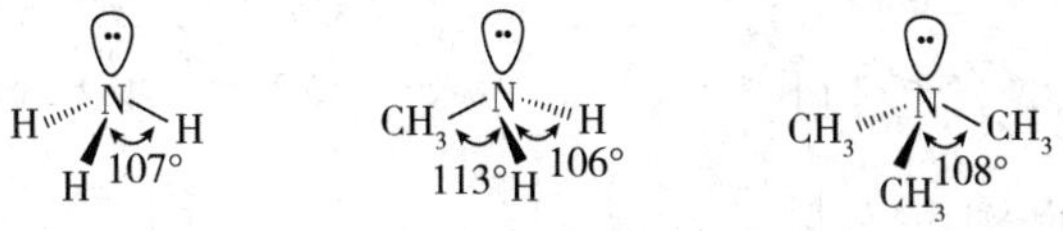

图 14-1　氨、甲胺、三甲胺的结构

芳香胺的结构与脂肪胺有差别，经物理方法测定，苯胺分子中，H—N—H 平面与苯环平面的二面角约为 39°30′，H—N—H 键角约为 114°。说明氮原子更接近于平面构型，氮原子的杂化状态更接近于 sp^2。因此，氮原子上的孤电子对所占的轨道具有更多的 p 轨道成分，可参与苯环 π 键轨道的重叠，其结构见图 14-2。

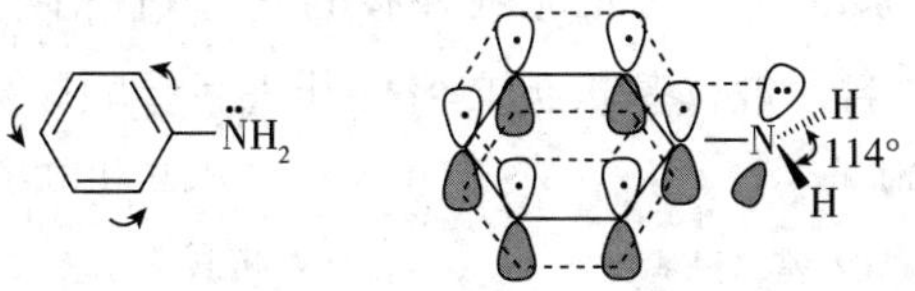

图 14-2　苯胺分子的轨道示意图

胺分子的棱锥型结构类似于碳的四面体，当氮上连有三个不同的取代基时，分子中无对称因素，此时胺为手性分子，理论上存在对映异构体，但目前尚未能分离出这种对映异构体。因为两异构体之间可以通过一个平面过渡态实现相互转换，两者相互转换的能垒相当低（约为 25kJ/mol），使其翻转速度很快（室温下约 2×10^{11} 次/秒），因此现有技术还不能将其拆分（图 14－3）。

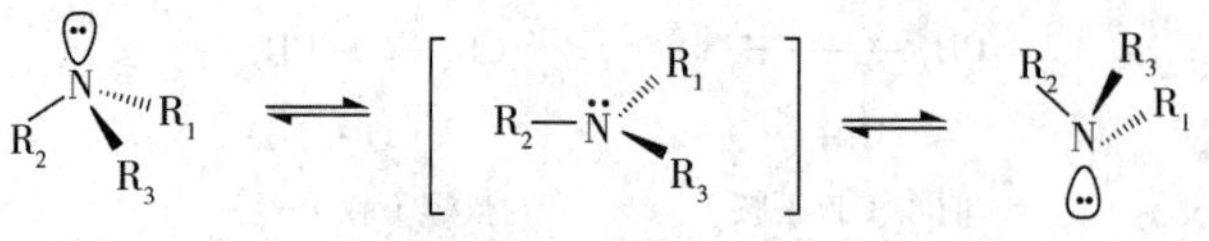

图 14－3　胺的一对对映异构体的快速翻转

在季铵类化合物中，当氮上连有 4 个不同的烃基时，或氮原子固定在刚性较大的环中（如桥环胺分子），自动外消旋化难以发生，就能用适当的方法拆分出这一对对映异构体。例如，碘化甲基乙基烯丙基苄基铵的一对对映体已经分离出。

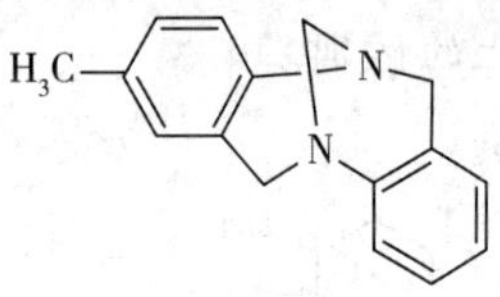

Tröger碱（对映体之一）

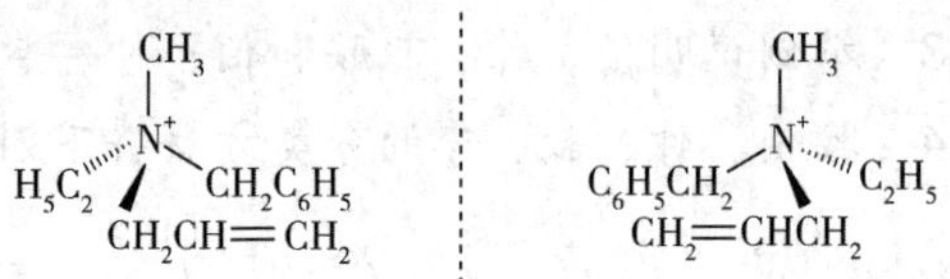

季铵盐的一对对映体

三、命名

对于伯胺的系统命名是将后缀“胺”字加到母体烷的名称的后面，烷烃的“烷”字在不致混淆时可省略；也可按照“取代基名称＋胺”的形式来命名。例如：

$CH_3CH_2NH_2$

乙(烷)胺或乙(基)胺
ethanamine or ethylamine

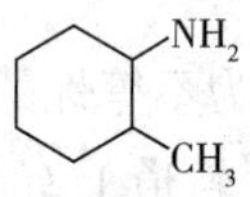

2-甲基环己(烷)胺或2-甲基环己(基)胺
2-methylcyclohexan-1-amine or 2-methylcyclohexylamine

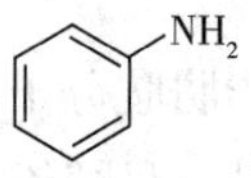

苯胺
aniline or phenylamine

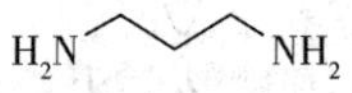

丙(烷)-1,3-二胺
propane-1,3-diamine

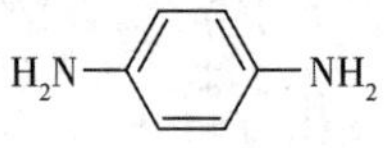

苯-1,4-二胺
benzene-1,4-diamine

对于氮上连有的取代基完全相同的仲胺和叔胺的命名，采用“取代基名称＋胺”的形式来命名。将烃基名称合并，其数目和名称依次写在“胺”字之前。

$(ClCH_2CH_2)_2NH$	$(CH_3CH_2CH_2)_3N$	Ph_3N
二(2-氯乙基)胺	三丙基胺	三苯基胺
di(2-chloroethyl)amine	tripropylamine	triphenylamine

对于不对称的仲胺和叔胺，可作为伯胺或仲胺的 *N*-取代衍生物来命名；也可采用“取代基名称＋胺”的形式来命名，取代基按英文名称开头字母顺序排列。例如：

$CH_3CH_2N(CH_3)_2$	$CH_3NHCH(CH_3)_2$
N,*N*-二甲基乙(烷)胺或乙基二甲基胺	*N*-甲基丙(烷)-2-胺或异丙基甲基胺
N,*N*-dimethylethanamine or ethyldimethylamine	*N*-methylpropan-2-amine or isopropylmethylamine

$ClCH_2CH_2NHCH_2CH_2CH_3$

N-(2-氯乙基)丙(烷)-1-胺或(2-氯乙基)丙基胺
N-(2-chloroethyl)propan-1-amine
or (2-chloroethyl)propylamine

$CH_3CH_2CH_2CH_2\overset{\displaystyle CH_3}{\overset{|}{N}}CH_2CH_3$

N-乙基-*N*-甲基丁(烷)-1-胺或丁基乙基甲基胺
N-ethyl-*N*-methylbutan-1-amine
or butyl(ethyl)methylamine

芳香仲胺和叔胺的命名是以芳香胺为母体，脂肪烃基为取代基。命名时在氮原子上所连取代基名称前冠以“*N*－”或“*N*，*N*－”，以表示该取代基直接与氮原子相连。例如：

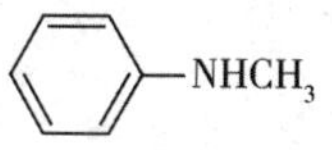

N-甲基苯胺
N-methylaniline

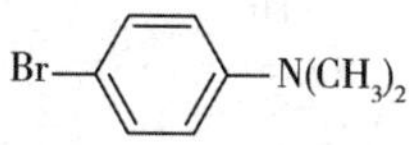

4-溴-*N*,*N*-二甲基苯胺
4-bromo-*N*,*N*-dimethylaniline

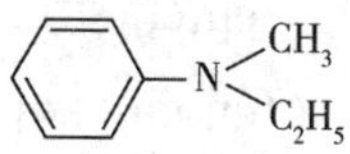

N-乙基-*N*-甲基苯胺
N-ethyl-*N*-methylaniline

当胺不能作为主官能团或不能全部作为主官能团时，则把胺作为取代基。注意，当胺作为取代基时，中文通常采用“烃基氨基”来命名。例如：

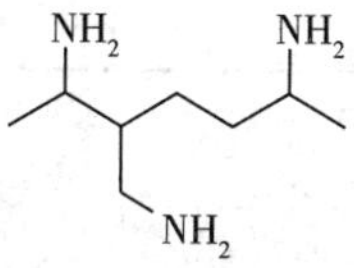

3-氨基甲基庚(烷)-2,6-二胺
3-(aminomethyl)heptane-2,6-diamine

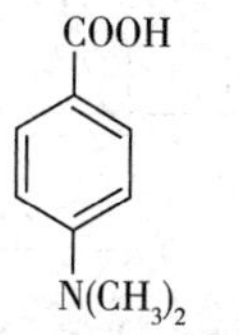

4-二甲氨基苯甲酸
4-(dimethylamino)benzoic acid

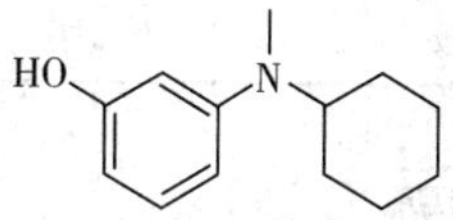

3-[(环己基)(甲基)氨基]苯酚
3-[cyclohexyl(methyl)amino]phenol

练习题

14－5　命名下列化合物。

（1）$CH_3CH_2\underset{\displaystyle CH_3}{\underset{|}{N}}CH_2CH_3$

（2）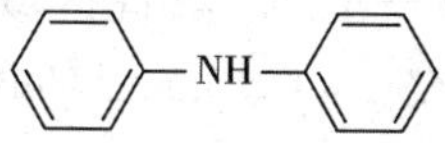

（3）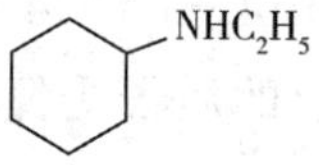

（4）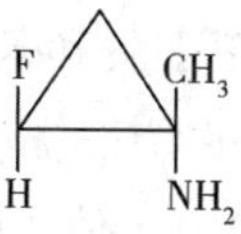

14－6　写出下列化合物的结构式。

（1）三乙基胺　　（2）异丙基丙基胺

（3）己烷-1,6－二胺　　（4）*N*－甲基对甲氧基苯胺

（5）3－甲基-4－硝基苯胺

四、物理性质

在常温下，低级脂肪胺为气态或易挥发的液体，能与水形成氢键而溶于水。六个碳以上的胺溶解度降低。低级胺的气味与无机氨相似，三甲胺有鱼腥味，1,4－丁二胺（腐肉胺）、1,5－戊二胺（尸胺）有恶臭且有毒。伯胺和仲胺能形成分子间氢键，且胺分子中N—H的极性比醇中O—H弱，故沸点高于相对分子质量相近的烷烃而低于醇。叔胺中氮上无氢，不能形成分子间氢键，故沸点比相应的伯胺和仲胺要低。

芳香胺多为高沸点的液体或低熔点的固体，有特殊气味，毒性较大，可透过皮肤渗入体内引起中毒，β－萘胺、联苯胺有致癌作用。一些胺的理化常数见表14－1。

表 14－1　一些胺的理化常数

胺	结构式	熔点（℃）	沸点（℃）	共轭酸 pKa
氨	NH_3	－77.7	－33	9.24
甲胺	CH_3NH_2	－92.8	－6.5	10.65
二甲基胺	$(CH_3)_2NH$	－96.0	7.5	10.73
三甲基胺	$(CH_3)_3N$	－117	3.5	9.78
乙胺	$CH_3CH_2NH_2$	－80	16.6	10.7
二乙基胺	$(CH_3CH_2)_2NH$	－50	56	11.0
三乙基胺	$(CH_3CH_2)_3N$	－115	89.4	10.75
苄基胺	$C_6H_5CH_2NH_2$	10	184.5	9.37
苯胺	$C_6H_5NH_2$	－6	184	4.60
二苯基胺	$(C_6H_5)_2NH$	－53	302	1.0
三苯基胺	$(C_6H_5)_3N$	127	365	中性

练习题

14－7　将下列化合物按沸点高低排列成序，并加以解释。

（1）丙胺　　（2）三甲胺　　（3）丙醇

红外光谱：在 3500～3300cm^{-1}区域伯、仲胺中 N—H 键都有伸缩振动吸收峰，伯胺为双峰、仲胺为单峰，叔胺上无 N—H 键，在此区域无吸收。伯胺在 1650～1590cm^{-1}有强的面内弯曲振动吸收峰，仲胺在 1650～1550cm^{-1}的峰很弱，仅供参考。在 1350～1000cm^{-1}区域内，胺都有 C—N 的伸缩振动吸收峰，但因许多其他伸缩振动和弯曲振动也能引起在该区域内吸收，故不够特征，说明须慎重。正丁胺和苯胺的红外光谱见图 14－4 和 14－5。

核磁共振氢谱：胺的核磁共振氢谱的特征类似醇和醚。α－碳上的质子受氮原子的影响，化学位移向低场移动，通常 δ 大于 2.7。伯、仲胺中氮原子上的质子常因形成氢键的程度不同，使其化学位移变化较大，δ 值在 0.6～5.0，不易鉴定。脂肪胺在 0.3～2.2，芳香胺在 2.6～5.0，常呈一个尖锐的单峰。另外 δ 值还要受样品的纯度、溶剂的性质以及测量的温度等条件的影响。二乙基胺的核磁共振氢谱见图 14－6。

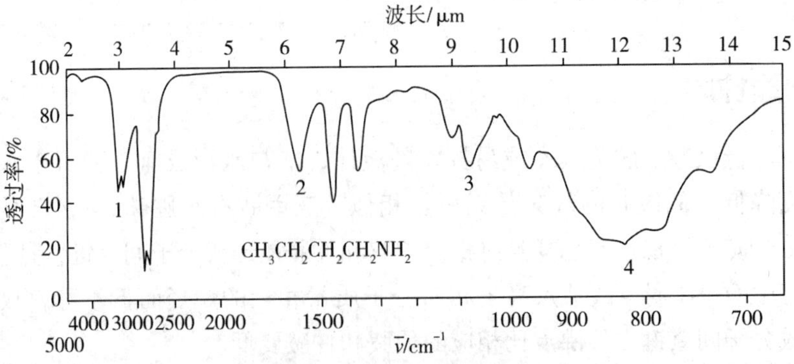

图 14－4　正丁胺的 IR 谱图

1. N—H 伸缩振动；2. N—H 弯曲（面内变形振动，剪式）振动

3. C—N 伸缩振动；4. N—H 弯曲（面外变形振动，摇摆）振动

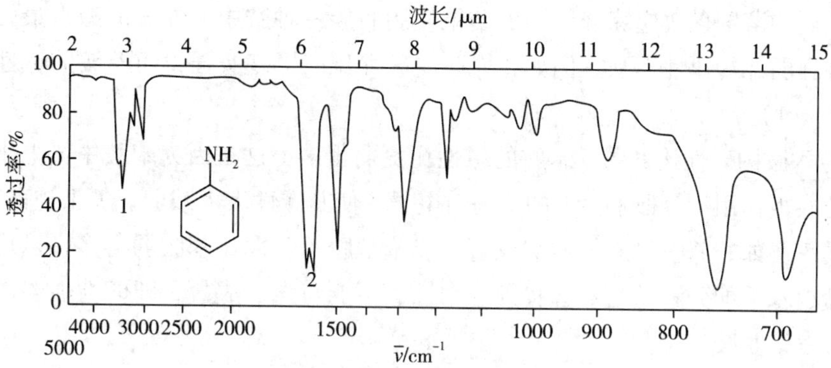

图 14－5　苯胺的 IR 谱图

1. N—H 伸缩振动　　2. N—H 弯曲（面内变形振动，剪式）振动

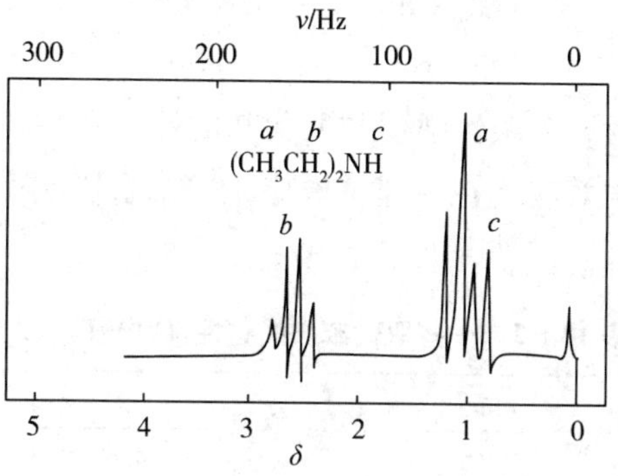

图 14－6　二乙基胺的^{1}H－NMR 谱图

五、化学性质

（一）碱性及成盐

胺分子中氮原子上的孤对电子能接受质子而呈碱性。胺在水溶液中存在如下电离平衡：

$$RNH_2 + H_2O \rightleftharpoons RNH_3^+ + OH^-$$

$$K_b = \frac{[RNH_3^+][OH^-]}{[RNH_2]}$$

胺的碱性越强，越容易接受质子，其共轭酸 RNH_3^+ 的酸性越弱。故胺碱性的强弱可以用 pK_b表示，也可以用其共轭酸（RNH_3^+）的 pK_a来表示。pK_b越小，或 pK_a越大，胺的碱性越强，反之亦然。从表 14－1 中可以看出：

（1）脂肪胺的碱性强于氨，三种胺的碱性强弱次序是：仲胺 > 伯胺、叔胺。

脂肪胺的碱性比氨强，可以认为是烷基的 +I 效应，使氮原子上的电子云密度增大，氮接受质子的能力增强，或者说使质子化后的铵离子更稳定，故脂肪胺的碱性强于氨。但如果仅此原因，则脂肪胺的碱性顺序应为：叔胺 > 仲胺 > 伯胺

实验证明，在气态或非质子溶剂中脂肪胺的碱性强弱顺序的确如此。然而，在水溶液中却观察到仲胺的碱性最强（表 14－1）。这是因为在水溶液中，溶剂化（水合）效应在起作用。胺接受质子形成的铵离子，在水溶液中与水发生溶剂化作用。铵离子上的氢原子数目越多，溶剂化能力越强，铵离子的电荷越分散，其稳定性越高，胺的碱性也就越强。

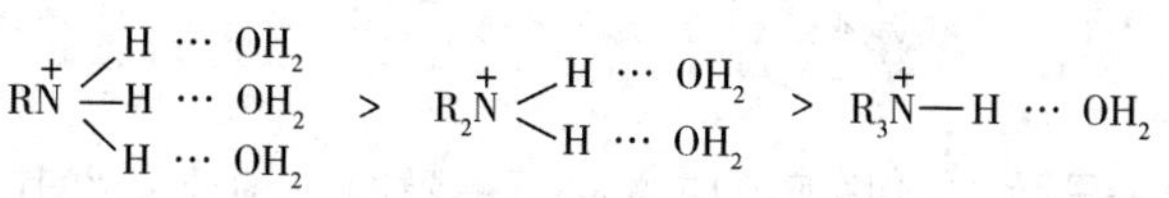

电子效应和溶剂化效应综合作用的结果使脂肪族三种胺中，仲胺的碱性最强。伯胺和叔胺的碱性强弱，规律性不强。例如，甲胺的碱性比三甲基胺强，而乙胺的碱性比三乙基胺弱（表 14－1）。

（2）芳香胺的碱性比氨弱。苯胺的碱性比氨弱得多，这是因为苯胺中氮上未共用电子对与苯环有共轭作用，分散了氮上的这一对电子，使其碱性大大减弱。氮上连的芳环越多，则碱性越弱。例如，苯胺只能与强酸成盐，二苯基胺的碱性比苯胺弱得多，虽可与强酸成盐，但其盐遇水立即分解。三苯基胺则近中性，不能与强酸成盐。即碱性强弱次序苯胺 > 二苯基胺 > 三苯基胺。

芳香胺分子中氮上若连的取代基为烷基时，受烷基 +I 效应的影响，芳香胺的碱性增强，但还是弱于脂肪胺。例如：

	$C_6N_5NH_2$	$C_6N_5NHCH_3$	$C_6N_5N(CH_3)_2$
共轭酸 pK_a	4.60	4.85	5.06

当芳环上连有取代基时，其碱性强弱与取代基的性质和在环上的相对位置有关，视其诱导效应、共轭效应和空间效应（包括邻位效应）等综合影响而定。表 14－2 是一些取代苯胺的碱性（共轭酸 pK_a）。

表 14－2　一些取代苯胺的碱性（共轭酸 pK_a）

取代基	邻	间	对
H	4.60	4.60	4.60
NH_2	4.48	5.00	6.15
CH_3O	4.48	4.30	5.30
CH_3	4.39	4.96	5.12
OH	4.72	4.17	5.50
Cl	2.70	3.48	4.00
Br	2.48	3.60	3.85
NO_2	－0.3	2.50	1.20

从表 14－2 可以大体归纳出芳环上取代基对芳香胺碱性有如下影响：

①绝大多数取代基（表中除羟基），无论是供电子还是吸电子，在邻位时使胺碱性减弱。

②供电子基（如甲基）使胺的碱性增强，吸电子基使胺的碱性减弱。并且取代基的这种使碱性增强或减弱的影响在对位比在间位更为明显。

现以硝基取代的苯胺为例，说明在对位和在间位对碱性影响的差异。在对位异构体中，硝基通过－I 和－C 作用减少氨基氮上的电子云密度，使其碱性减弱；而在间位异构体中，硝基仅通过－I 效应使其碱性减弱，影响程度不如对位异构体。

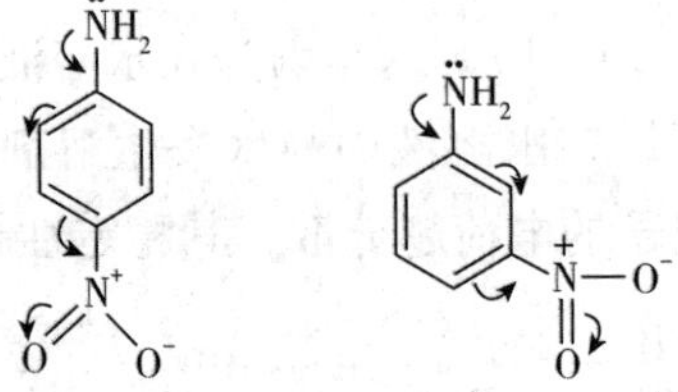

（3）当取代基的诱导效应与共轭效应方向不一致时，则要考虑其相对强弱以及所在的

位置。例如取代基为卤素时，若连在间位，只存在吸电子的诱导效应影响，使碱性减弱；连在对位时，其供电子的共轭效应部分抵消了吸电子的诱导效应，碱性仍比苯胺弱，但比其间位异构体强。

胺具有碱性，可以与酸发生成盐反应。例如：

$$(CH_3)_2NH + HCl \longrightarrow (CH_3)_2NH_2^+Cl^- \text{或} (CH_3)_2NH \cdot HCl$$

二甲基胺　　　　氯化二甲基铵　　　盐酸二甲基胺

$$C_6H_5NH_2 + HCl \longrightarrow C_6H_5NH_3^+Cl^- \text{或} C_6H_5NH_2 \cdot HCl$$

苯胺　　　　氯化苯铵　　　　盐酸苯胺

铵盐一般都溶于水，与强碱作用又重新游离出原来的胺。因此，利用此性质可以分离或精制胺。

$$C_6H_5NH_3^+Cl^- + NaOH \longrightarrow C_6H_5NH_2 + NaCl + H_2O$$

制药工业上常利用铵盐溶解性较好，性质稳定，将难溶于水的胺类药物制成相应的盐。例如，局部麻醉药盐酸普鲁卡因（procaine hydrochloride）其水溶液可用于肌内注射。

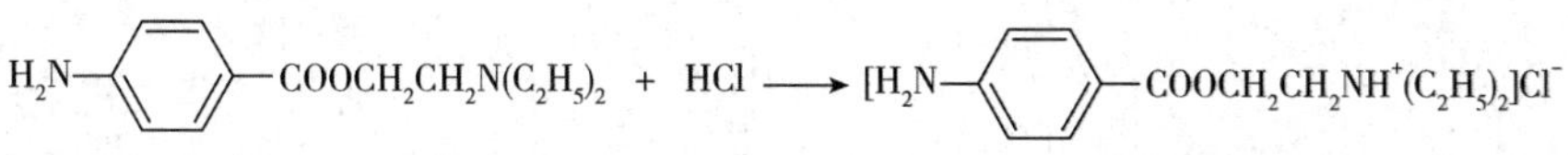

普鲁卡因　　　　　　　　　　　　盐酸普鲁卡因

练习题

14-8　比较下列化合物的碱性强弱。

（1）$CH_3(CH_2)_3NH_2$　　$(CH_3CH_2)_2NH$　　$C_6H_5NH_2$

（2）$CH_2CH_2NH_2$　　$ClCH_2CH_2NH_2$　　$Cl_3CCH_2NH_2$

14-9　用电子效应解释下列三种胺的碱性强弱顺序。

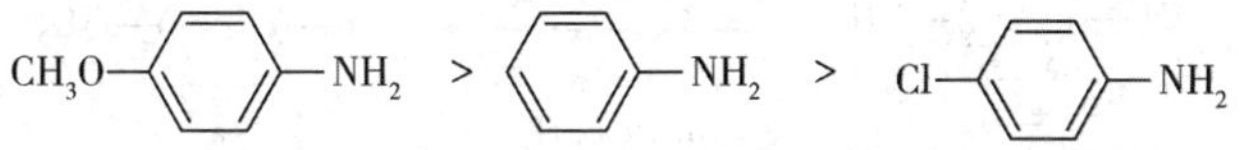

（二）烃基化反应

胺和氨都能与卤代烃、硫酸酯等烃基化试剂发生亲核取代反应，反应通常按 S_N2 机理进行。伯胺与伯卤代烃反应生成仲胺的盐，仲铵盐与未反应的伯胺之间迅速发生质子转移，释放出的仲胺可以继续烃基化，生成叔胺的盐。

$$RNH_2 + R'X \longrightarrow RN^+H_2R'X^- \xrightarrow{RNH_2} RNHR' + RNH_3^+H^-$$

$$RNHR' + R'X \longrightarrow RN^+HR'_2X^-$$

叔铵盐重复进行类似反应，直到生成季铵盐。

$$RN^+HR_2'X^- \xrightarrow{RNH_2} RNR_2' + RNH_3^+X^-$$

$$RNR_2' + R'X \longrightarrow RN^+R_3'X^-$$

季铵盐加热又可以分解成叔胺和卤代烃。

$$R_4N^+X^- \xrightarrow{\triangle} R_3N + RX$$

通常，胺与卤代烃的烃基化反应，很难只停留在生成仲胺或叔胺的某一步，往往得到几种胺及其盐的混合物。若用过量的伯卤代烃，主要产物可为季铵盐。例如：

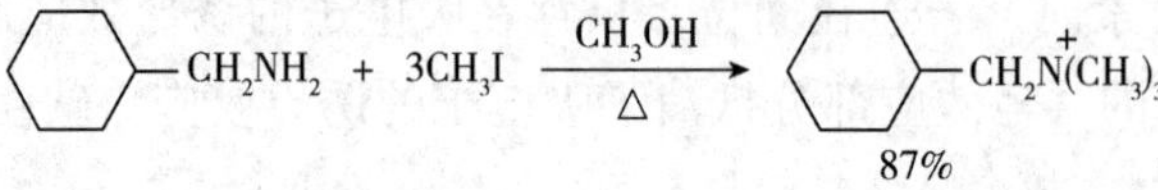

$$\text{\Large$\bigcirc$}\!\!-\!CH_2NH_2 + 3CH_3I \xrightarrow[\triangle]{CH_3OH} \text{\Large$\bigcirc$}\!\!-\!CH_2\overset{+}{N}(CH_3)_3I^-$$

$$87\%$$

$$(CH_3CH_2)_3N + C_6H_5CH_2Cl \xrightarrow{\triangle} (CH_3CH_2)_3\overset{+}{N}CH_2C_6H_5Cl^-$$

氯化苄基三乙基铵（TEBA）

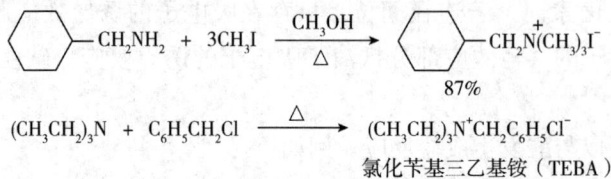

芳香伯胺的亲核性较弱，与卤代烃的反应在较高的温度下才能进行，生成的仲胺又要在更剧烈的条件下才能继续烃基化，因此，反应可以停留在生成仲胺的阶段。例如：

$$C_6H_5NH_2 + C_6H_5CH_2Cl \xrightarrow[90\sim95℃4h]{NaHCO_3 \cdot H_2O} C_6H_5NHCH_2C_6H_5$$

N-苯甲基苯胺（85%～87%）

（三）氧化反应

胺容易被氧化，用不同的氧化剂可以得到不同的氧化产物。例如，叔胺能被 H_2O_2 或有机过氧酸氧化，生成叔胺-N-氧化物。

$$C_6H_5\!-\!\overset{..}{N}\!-\!C_2H_5 \xrightarrow{H_2O_2} \quad$$

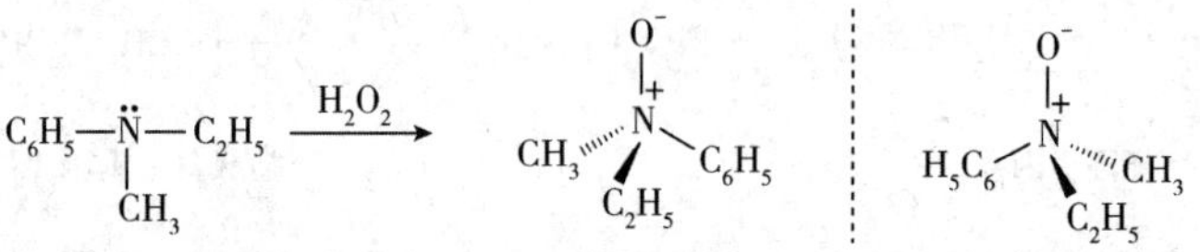

N-乙基-N-甲基苯胺 　　　N-乙基-N-甲基苯胺氧化物的一对对映体

芳胺因氨基的供电子效应使苯环上的电子云密度增大，易被氧化。空气也能将其氧化，但产物复杂。

$$CH_3\!\!-\!\!\text{\Large$\bigcirc$}\!\!-\!\!NH_2 \xrightarrow{H_2O_2/CH_3COOH} CH_3\!\!-\!\!\text{\Large$\bigcirc$}\!\!-\!\!NO_2$$

$$\text{\Large$\bigcirc$}\!\!-\!\!NH_2 \xrightarrow{MnO_2/H_2SO_4} O\!\!=\!\!\text{\Large$\bigcirc$}\!\!=\!\!O$$

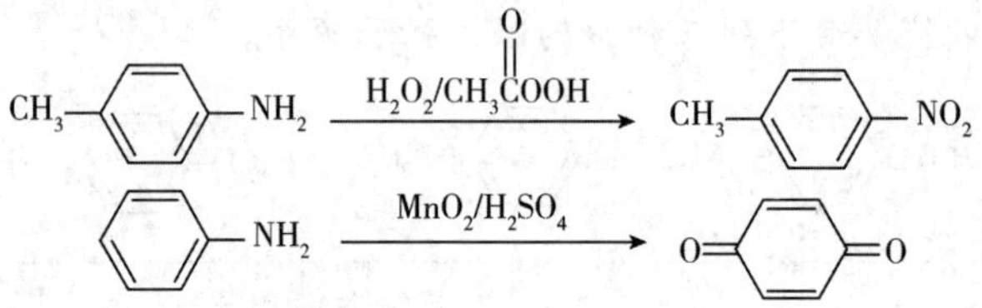

若苯环上连有吸电子基，使苯环钝化，而环的稳定性增加，难于氧化。芳胺的盐难被氧化，故可以将芳胺制成盐的形式保存。

（四）酰化和磺酰化反应

胺的酰化反应实际上是羧酸衍生物的氨解反应，形成酰胺类化合物。

1. 酰化反应　伯胺、仲胺分子中氮上有氢原子，能与酰氯、酸酐等酰化试剂发生反应，生成 N-烃基酰胺或 N,N-二烃基酰胺，例如：

$$\text{\Large$\bigcirc$}\!\!-\!\!NH_2 + (CH_3CO)_2O \longrightarrow \text{\Large$\bigcirc$}\!\!-\!\!NHCOCH_3 + CH_3COOH$$

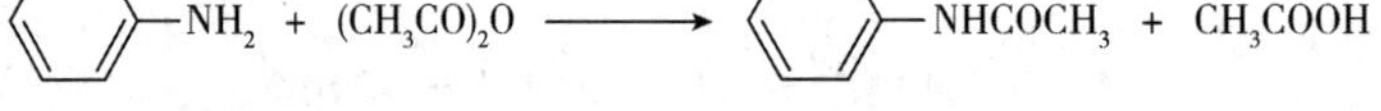

乙酰苯胺

$$\underset{O}{\overset{O}{\underset{\|}{CH_3C}}}\!\!-\!\!Cl + HN(C_2H_5)_2 \longrightarrow \underset{O}{\overset{O}{\underset{\|}{CH_3C}}}\!\!-\!\!N(C_2H_5)_2 + HCl$$

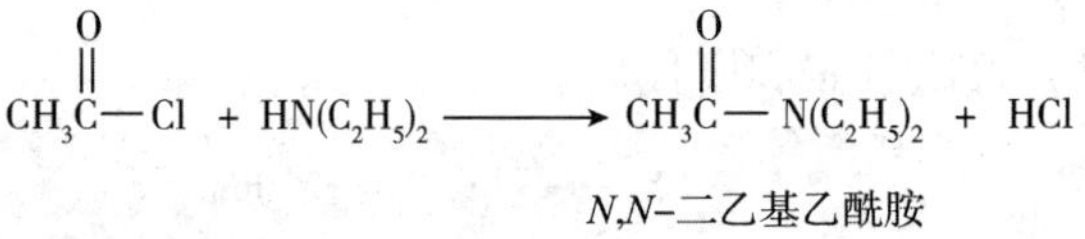

N,N-二乙基乙酰胺

叔胺氮原子上无氢原子，故不能发生酰化反应。

广泛用于临床的解热镇痛药对乙酰氨基酚（paracetamol），就是以对氨基苯酚为原料，经乙酰化反应制备的。

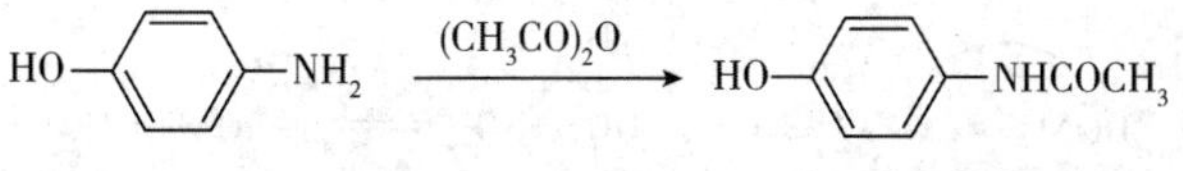

$$HO-\text{〇}-NH_2 \xrightarrow{(CH_3CO)_2O} HO-\text{〇}-NHCOCH_3$$

对乙酰氨基酚

　　酰胺可通过酸或碱水解再游离出氨基。在有机合成中可以利用酰化反应来进行芳香胺分子中氨基的保护，使其不易被氧化，并可降低氨基的定位能力。

　　2. 磺酰化反应　磺酰化反应（sulfonation）是指胺分之中引入磺酰基（sulfonrl group）的反应，又称兴斯堡（Hinsberg）反应。

　　伯胺、仲胺能与苯磺酰氯、对甲基苯磺酰氯等磺酰化试剂反应，生成相应的苯磺酰胺。例如：

$$\text{〇}-NH_2 + CH_3-\text{〇}-SO_2Cl \longrightarrow CH_3-\text{〇}-SO_2NH-\text{〇}$$

$$CH_3CH_2NHCH_3 + CH_3-\text{〇}-SO_2Cl \longrightarrow CH_3-\text{〇}-SO_2N\underset{CH_3}{\overset{CH_2CH_3}{|}}$$

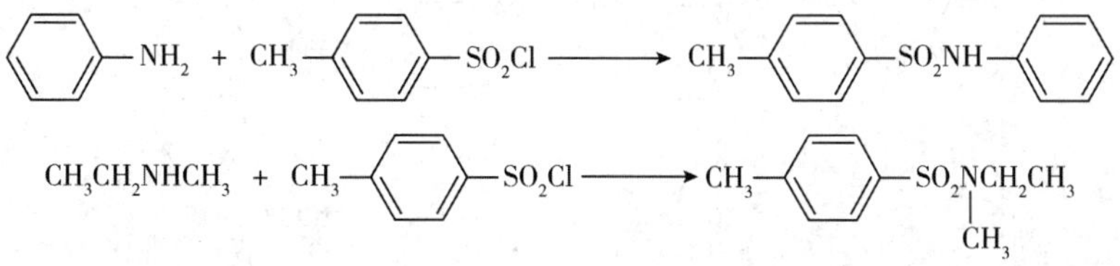

　　伯胺磺酰化反应的产物中氮原子上还有一个氢原子，由于磺酰基-I效应的影响使氮上氢原子呈酸性，因此可以与碱成盐而溶解。例如：

$$CH_3-\text{〇}-SO_2NH-\text{〇} \underset{HCl}{\overset{NaOH}{\rightleftharpoons}} CH_3-\text{〇}-SO_2\overset{-}{N}-\text{〇}$$
$$Na^+$$

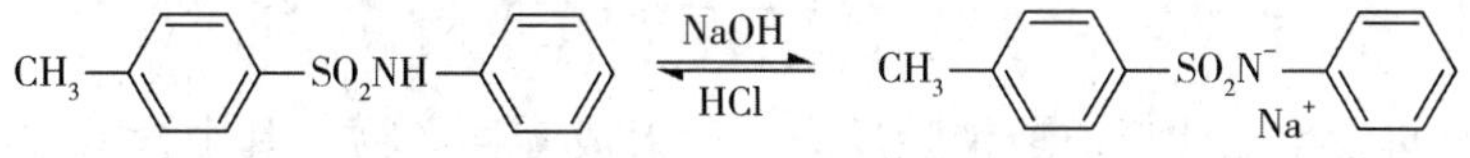

不溶（白色固体）　　　　　　　　溶解

　　仲胺磺酰化反应的产物中氮上无氢原子，不能溶于碱。叔胺中氮原子上无氢原子，不能发生磺酰化反应。

　　酰胺类化合物大多为固体，易于精制，有一定的熔点，在酸或碱催化下水解成原来的胺，所以，此性质可以用于分离、提纯和鉴别三种胺类化合物。

？练习题

　　14-10　如何除去乙胺中少量的二乙基胺？

（五）与亚硝酸反应

　　伯、仲、叔胺与亚硝酸反应形成不同的产物。

　　1. 伯胺　芳香伯胺与亚硝酸在低温（0~5℃）和强酸性溶液中反应生成芳香重氮盐，此反应称为重氮化反应（diazotization）。

$$\text{〇}-NH_2 \xrightarrow[0\sim5℃]{NaNO_2/HCl} \text{〇}-N_2^+Cl^-$$

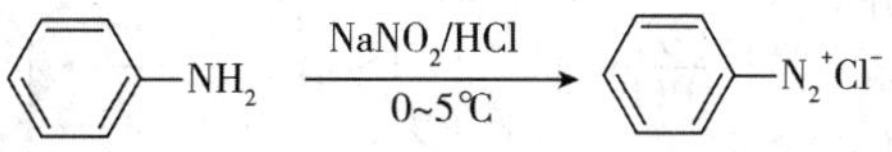

芳香重氮盐

　　干燥的重氮盐稳定性很差，易爆炸。重氮盐在强酸中为一透明液体，在低温时较为稳定。故制备后直接在水溶液中应用。

　　由于亚硝酸不稳定易分解，一般在反应中用亚硝酸盐与盐酸或硫酸反应制得。

$$NaNO_2 + HCl \longrightarrow HNO_2 + NaCl$$

　　亚硝化反应过程如下所示：

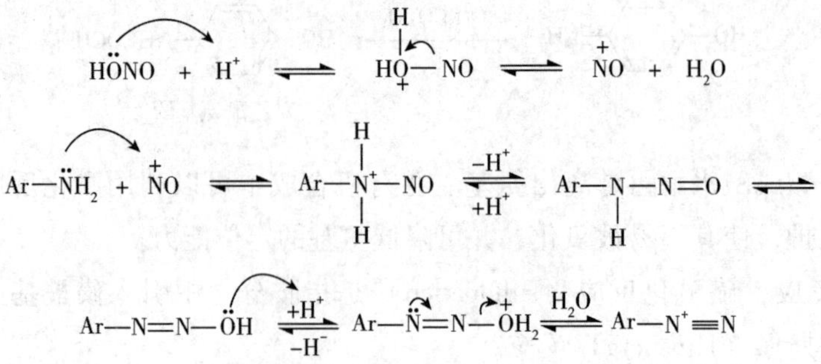

$$HO\ddot{N}O + H^+ \rightleftharpoons HO^+\!\!-\!\!NO \rightleftharpoons \overset{+}{NO} + H_2O$$

$$Ar\!-\!\ddot{N}H_2 + \overset{+}{NO} \rightleftharpoons Ar\!-\!\overset{+}{N}\!-\!NO \underset{+H^+}{\overset{-H^+}{\rightleftharpoons}} Ar\!-\!N\!-\!N\!=\!O \rightleftharpoons$$

$$Ar\!-\!N\!=\!N\!-\!\ddot{O}H \underset{-H^-}{\overset{+H^+}{\rightleftharpoons}} Ar\!-\!\ddot{N}\!=\!N\!-\!\overset{+}{O}H_2 \overset{H_2O}{\rightleftharpoons} Ar\!-\!\overset{+}{N}\!\equiv\!N$$

芳香重氮盐与 β -萘酚反应，会得到橙红色的化合物，故可用于鉴别芳香伯胺。

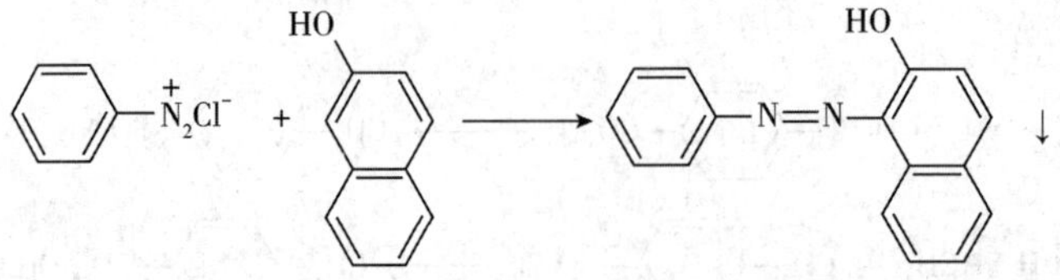

橙红色

脂肪伯胺形成的重氮盐不稳定，一般在低温下生成后立即分解放出氮气，形成碳正离子。

$$R\!-\!\overset{+}{N}\!\equiv\!N: \longrightarrow R^+ + N_2\uparrow$$

碳正离子可再发生取代反应或消除反应，而形成多种产物（其中含重排产物）。例如：

$$CH_3CH_2CH_2CH_2NH_2 \xrightarrow[H_2O,25℃]{NaNO_2/HCl} CH_3(CH_2)_3OH + CH_3CH_2CH(OH)CH_3 + CH_3(CH_2)_3Cl +$$

$$\qquad\qquad\qquad\qquad 25\% \qquad\qquad 13\% \qquad\qquad\quad 5\%$$

$$CH_3CH_2CHClCH_3 + CH_3CH_2CH\!=\!CH_2 + CH_3CH\!=\!CHCH_3$$

$$\qquad 3\% \qquad\qquad\quad 26\% \qquad\qquad\quad 10\%$$

因此，该类反应在合成上用途不大。

但脂肪伯胺的一个较有价值的反应是扩环反应，可用于制备五至九元环状化合物。例如：

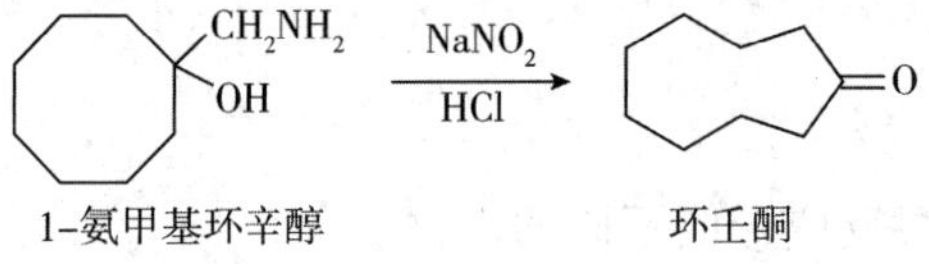

1-氨甲基环辛醇　　　　　　　　环壬酮

反应过程如下：

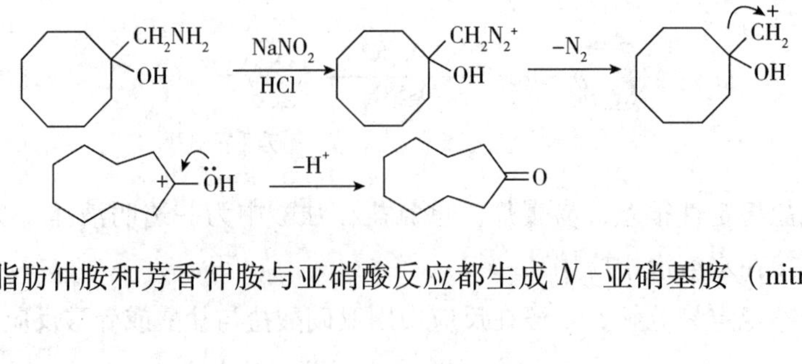

2. 仲胺　脂肪仲胺和芳香仲胺与亚硝酸反应都生成 N -亚硝基胺（nitrosoamine）类化合物。

$$(CH_3CH_2)_2NH \xrightarrow[0\sim5℃]{NaNO_2/HCl} (CH_3CH_2)_2N—NO$$

二乙基胺　　　　　　　　*N*-亚硝基二乙基胺

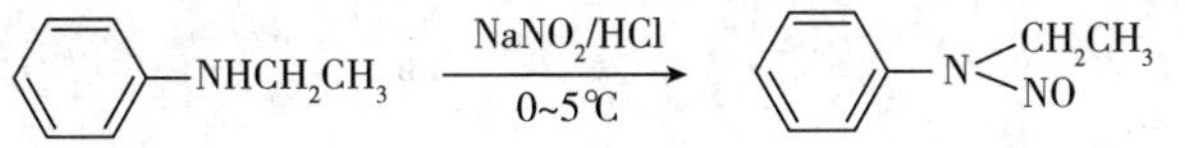

N-乙基苯胺　　　　　　　　*N*-乙基-*N*-亚硝基苯胺

$$R_2\ddot{N}H + :\overset{+}{N}=\ddot{O}: \rightleftharpoons R_2\overset{+}{N}H—\ddot{N}=\ddot{O}: \rightleftharpoons R_2N—\ddot{N}=\ddot{O}: + H^+$$

N-亚硝基胺

N-亚硝基胺一般为难溶于水的黄色油状液体或固体。经动物实验证明，*N*-亚硝基胺类化合物是一类强致癌物质。

自然界中存在的*N*-亚硝基胺类化合物不多，但它可以通过食品加工过程中发色剂里的硝酸盐或亚硝酸盐与食品中的胺发生反应而生成。例如，肉类制品加工过程中也常加入亚硝酸盐使肉类色质鲜艳，食用这些食品后，其中的亚硝酸盐在胃酸的作用下，可以与体内代谢产生的仲胺形成*N*-亚硝基胺类化合物。也有实验证明维生素C能抑制体内的*N*-亚硝基胺的合成。因此，多食富含维生素C的新鲜蔬菜、水果，可以减少体内*N*-亚硝基胺的合成。

3. 叔胺　脂肪叔胺与亚硝酸反应形成不稳定的亚硝酸盐。例如：

$$(CH_3CH_2)_3N \xrightarrow[0\sim5℃]{NaNO_2/HCl} (CH_3CH_2)_3N \cdot HNO_2$$

芳香叔胺与亚硝酸反应，由于氨基对芳环的致活作用，使亲电的亚硝基正离子可以进攻芳环，导致发生环上亲电性取代反应，生成对亚硝基胺类化合物。若对位被占据，亚硝基则进入邻位。例如：

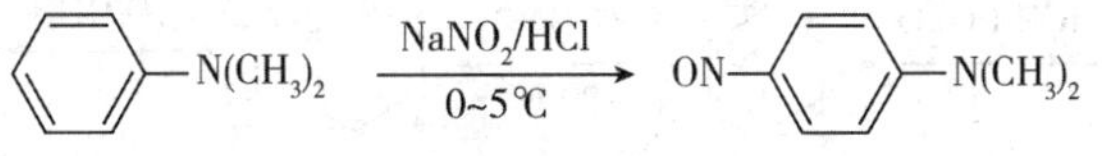

N,N-二甲基苯胺　　　　　　　　*N,N*-二甲基-4-亚硝基苯胺

N，*N*-二甲基-4-亚硝基苯胺在酸性条件下呈橘黄色，用碱中和至碱性后变为翠绿色。

根据上述可知，伯、仲、叔胺在低温下与HNO_2反应生成的产物和现象不同，可以用来鉴别几种不同类型的胺类化合物。

练习题

14-11　请给下列反应提出一个合理的反应机制。

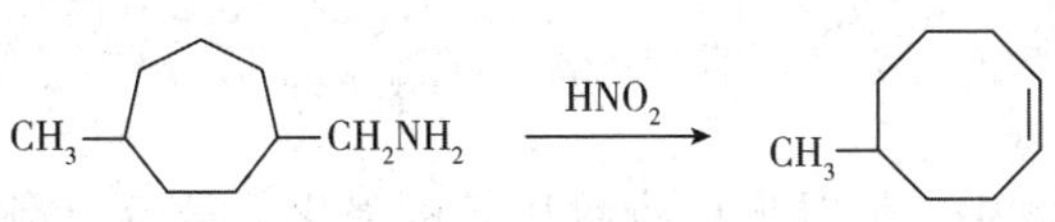

14-12　写出4-氯-*N*，*N*-二甲基苯胺与HNO_2反应的方程式。

（六）芳香胺芳环上的取代反应

芳香胺中氮原子上的孤对电子参与苯环的共轭而活化苯环，使苯环上易发生亲电取代反应，尤其是在邻、对位上的氢更容易被取代。

1. 卤代反应　苯胺与溴水反应立即产生2,4,6-三溴苯胺白色沉淀。此反应非常灵敏、迅速，可用于苯胺的检验和定量分析。

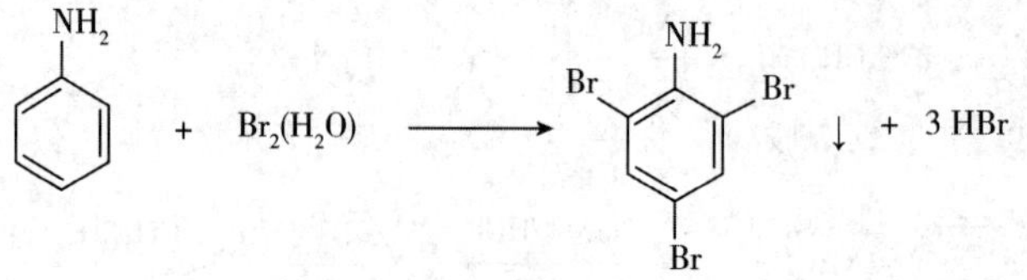

由于氨基是强的邻、对位定位基，反应很难停留在一元取代阶段，即使苯环上有致钝基团，也有较高的反应活性。

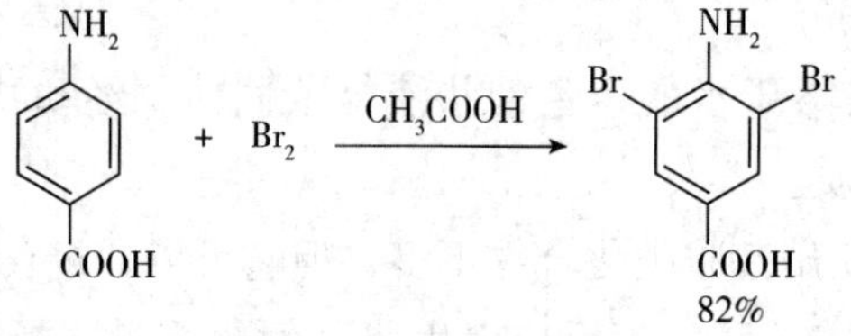

如果要想制得一元取代物，可先将苯胺乙酰化，降低氨基对苯环的活化。当溴代完毕后再进行水解得到产率极高的一元取代物。

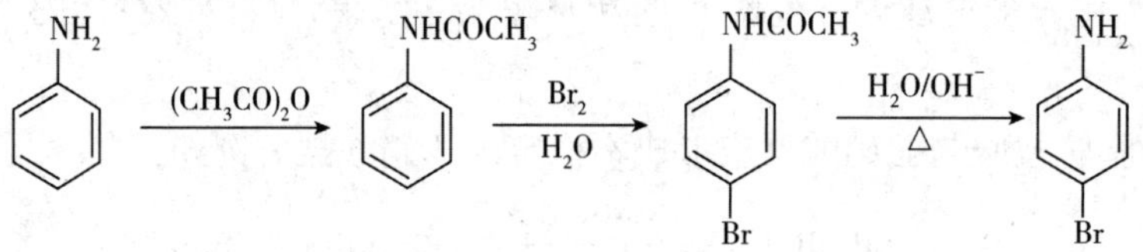

2. 硝化反应 由于苯胺极易被氧化，故不能直接用苯胺进行硝化反应。若欲制备硝基取代的苯胺，则应先将氨基酰化后再进行硝化，后经水解得目标产物。例如：

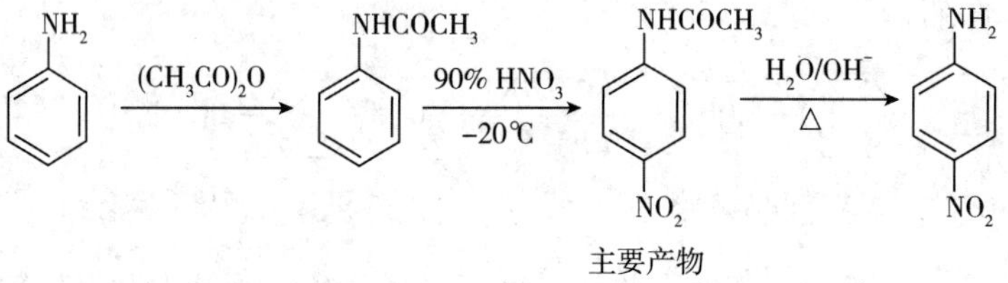

乙酰苯胺若采用温和的硝化剂——硝乙酐（CH_3COONO_2）进行硝化，则可主要得到邻硝基苯胺。

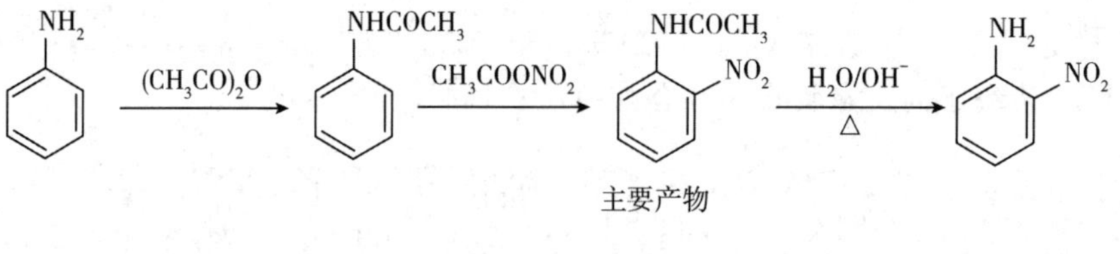

如将苯胺溶于浓硫酸中，使其形成硫酸盐后再硝化，最后用碱处理，便可得到间硝基取代物。

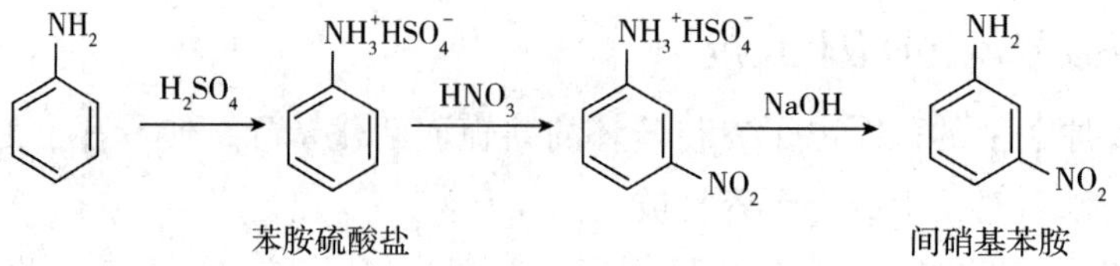

因为—NH_3^+为间位定位基，可钝化苯环使苯环的稳定性增加，不容易被氧化。

3. 磺化反应 苯胺溶于浓硫酸生成苯胺硫酸氢盐，加热脱水生成不稳定的 N-苯基氨基磺酸，然后重排就可得到对氨基苯磺酸，对氨基苯磺酸常以内盐的形式存在。

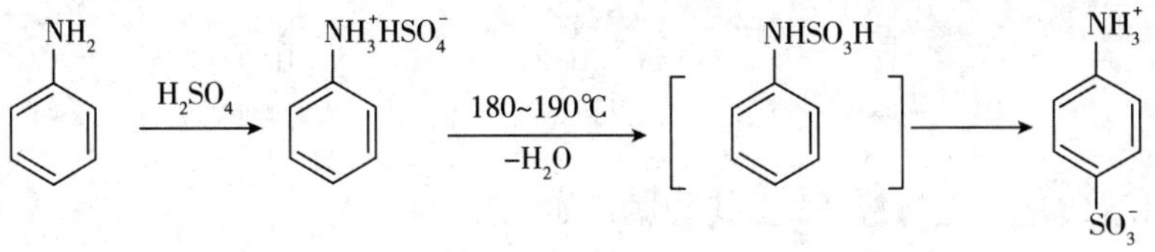

若氨基的对位被占据，磺酸基则进入邻位，生成邻氨基苯磺酸。

对氨基苯磺酰胺简称磺胺，是最简单的磺胺类药物，也是其他磺胺类药物的基本骨架。以乙酰苯胺为起始原料的合成路线如下：

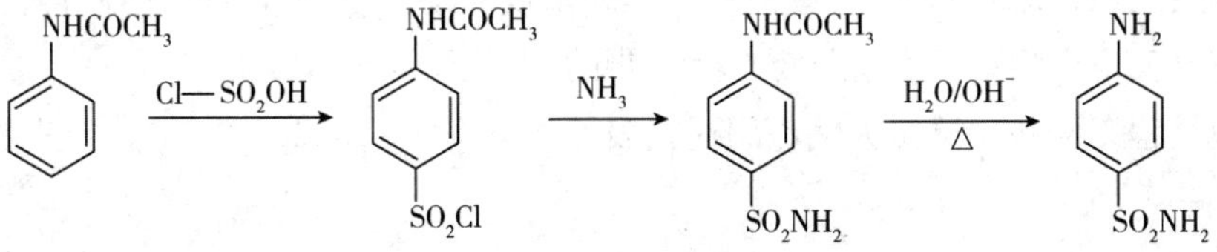

若用氨衍生物（H_2N-G）来代替氨与对乙酰氨基苯磺酰氯进行的氨解，可以得到各种磺胺类药物。

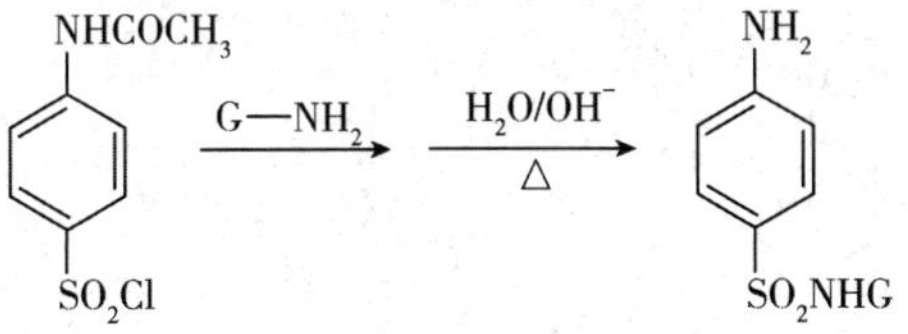

例如：

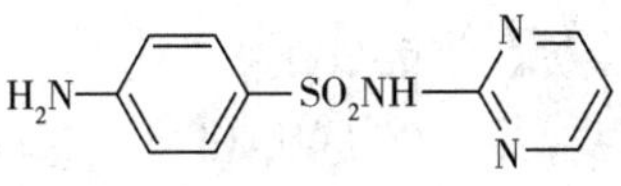

磺胺嘧啶

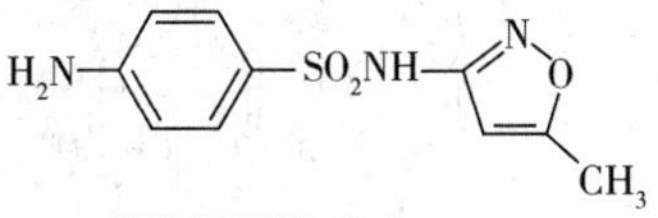

磺胺甲基异噁唑

磺胺类药为广谱抗菌药，主要是抑制细菌生长和繁殖。

练习题

14-13 写出对甲基苯胺发生磺化反应的方程式。

14-14 完成下列合成。

（1）甲苯→2-溴-4-甲基苯胺 （2）苯→2,6-二氯-4-硝基苯胺

（七）烯胺及其在合成中的应用

在醛、酮一章中已介绍过，仲胺与含 α-H 的醛、酮进行亲核加成，再脱水则形成烯胺（enamine）。

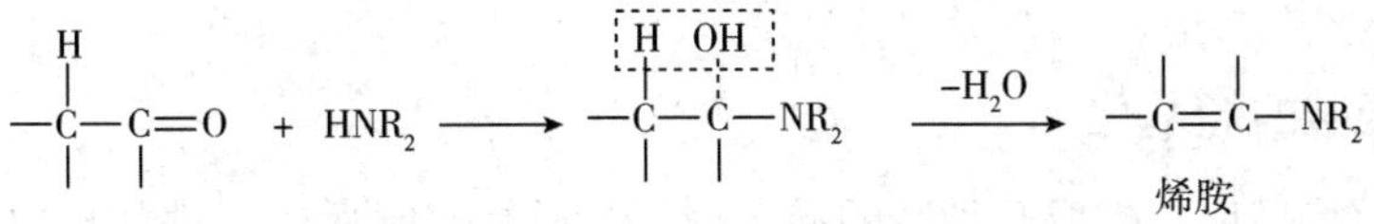

烯胺

在制备烯胺时，加一个强脱水剂，可以使反应进行得很完全。仲胺常用一些环状胺，

如六氢吡啶、四氢吡咯、吗啉等。

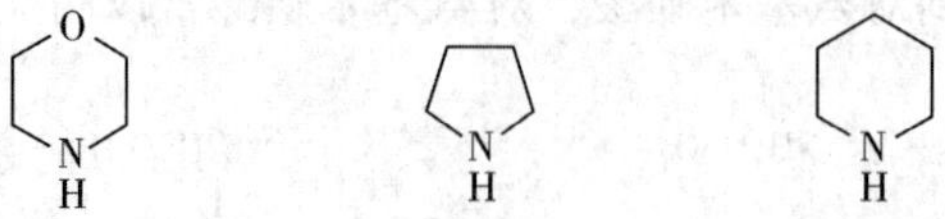

吗啉　　四氢吡咯　　六氢吡啶

烯胺可以看成是“氮烯醇式”。其共振式如下：

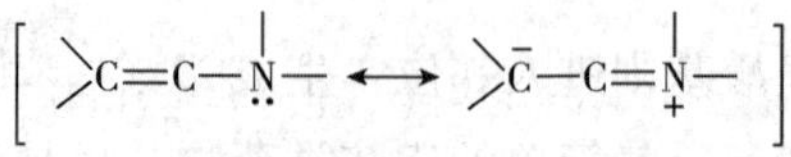

因此，烯胺分子中有二个可以反应的位置，一是在碳原子上，另一个是在氮原子上。

形成烯胺之后，原羰基的 α -碳原子可作为亲核部位，与酰卤或卤代烃等发生酰基化或烃基化反应。反应产物再经水解，可在醛、酮的 α -位引入酰基或烃基。

其反应过程以酰基化反应为例，用通式表示如下：

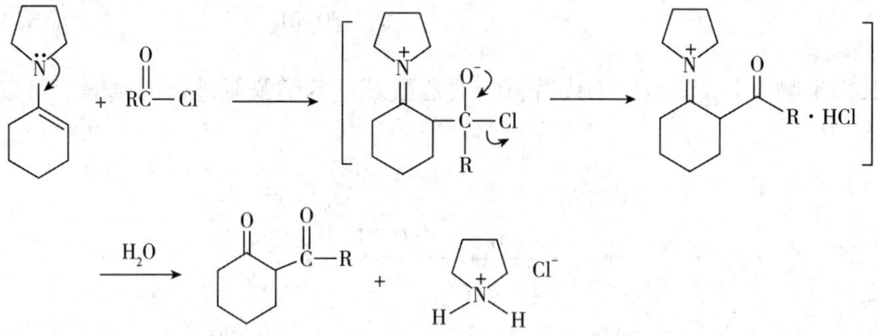

例如：

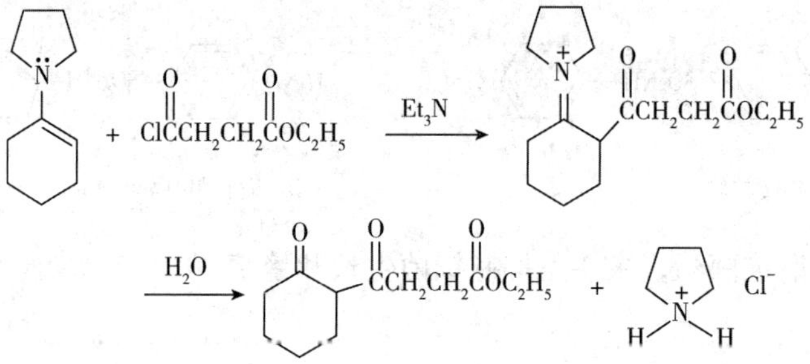

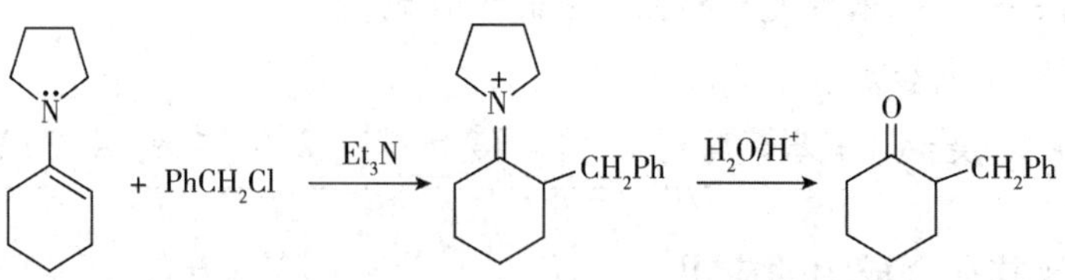

烯胺的烃基化反应则需要用很活泼的烃化试剂，否则主要生成 N -烃基化产物。

六、制备

（一）氨或胺的烃基化

胺和氨与卤代烃反应生成几种胺的混合物。若通过控制反应条件如投料比、反应温度、时间等，可以使某一胺为主要产物，但仍然存在产品后处理烦琐的问题。此法不是胺的常用制备方法。

卤代芳烃很难与胺反应。如苯胺与氯苯的反应在200℃和高压下有氯化亚铜存在时，也只能生成少量的二苯基胺。但是当芳香环上有强吸电子基时，取代反应的活性增强。此法可用于制备某些芳香胺。

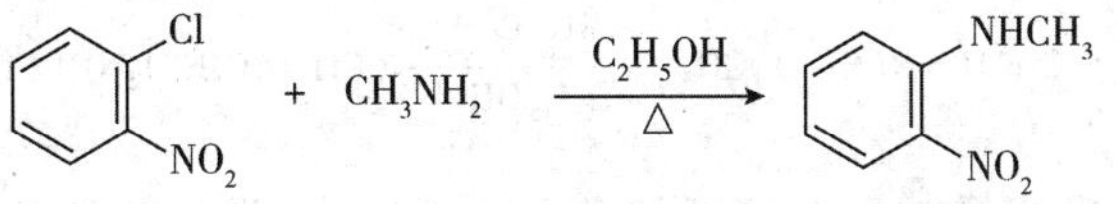

N-甲基邻硝基苯胺

（二）硝基化合物的还原

硝基化合物在酸或碱性溶液中用适当的还原剂（常用锡、铁、锌等金属和盐酸）还原，可制得伯胺。

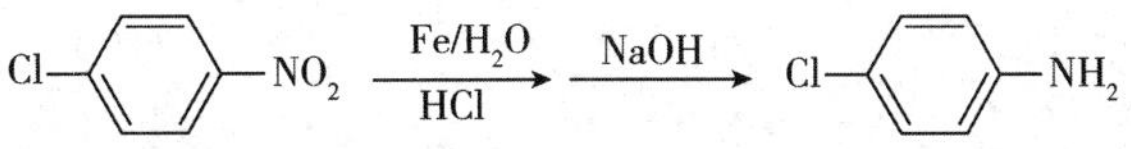

95%

但此法会有大量的铁泥产生，造成环境污染。大量苯胺的生产主要采取硝基化合物的催化氢化法。

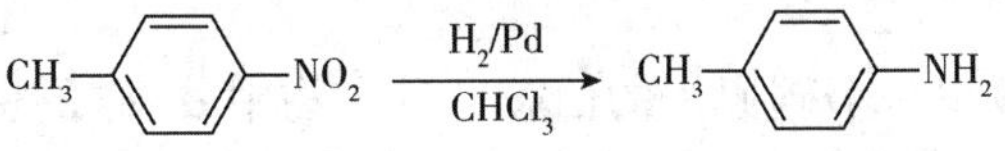

89%

若硝基化合物中含有醛基或酮羰基，则要用较温和的还原剂还原，如：

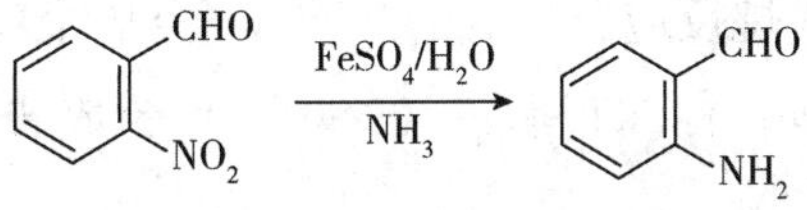

69%–75%

（三）腈、酰胺及其他含氮化合物的还原

腈用氢化锂铝还原或催化氢化可以制得伯胺，也可以在乙醇中与金属钠作用还原。

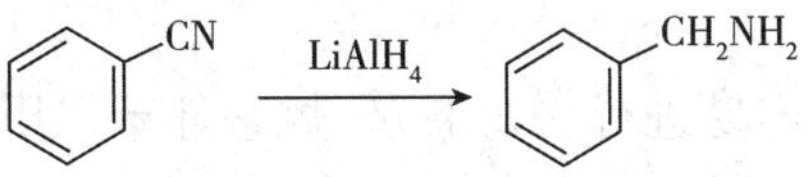

72%

酰胺在无水乙醚等溶剂中与 $LiAlH_4$ 回流，分子中的羰基还原成亚甲基，此法可以将酰胺还原制备相应的伯、仲、叔胺。

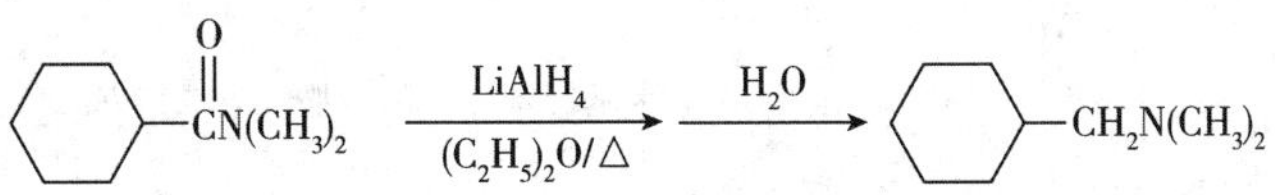

88%

醛、酮与氨反应形成亚胺，亚胺经催化氢化得到伯胺的反应称还原胺化（reductive amination）。例如：

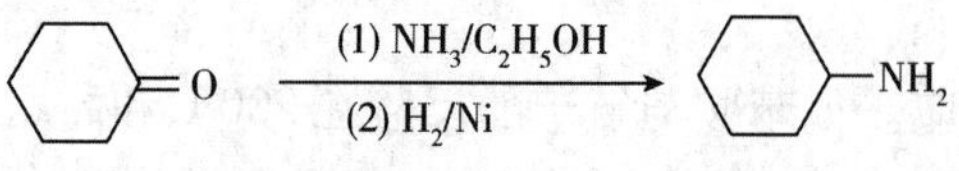

80%

醛、酮与伯胺反应，再还原得到仲胺。例如：

$$(CH_3)_2CHCH{=}N(CH_2)_3CH_3 \xrightarrow[C_2H_5OH]{H_2/Pt} (CH_3)_2CHCH_2NH(CH_2)_3CH_3 \quad 92\%$$

醛、酮与仲胺反应生成烯胺，经还原则得到叔胺，因此，这类反应的产物与氨或胺的类型有关。

醛、酮与甲酸铵在高温下反应生成伯胺，称为刘卡特（Leuckart）反应。例如：

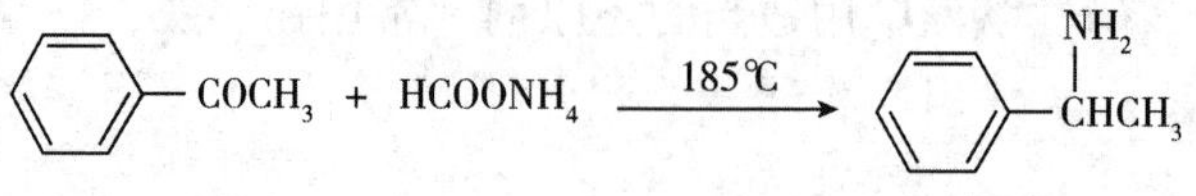

66%

（四）霍夫曼降解

酰胺经霍夫曼降解（Hofmann degradation）反应生成伯胺，可用通式表示如下：

$$RCONH_2 + OH^- + Br_2 \longrightarrow RNH_2 + CO_3^{2-} + Br^-$$

此法可制备比原酰胺少一个碳原子的伯胺，且产物中 α-碳的构型保持不变（参见第十三章）。

（五）加布瑞尔合成法

用邻苯二甲酰亚胺与卤代烷反应，生成的产物 *N*-烃基邻苯二甲酰亚胺在酸性或碱性条件下水解，得到较纯净的伯胺，称加布瑞尔（Gabriel）合成法，这是一种制备伯胺的较好的方法。

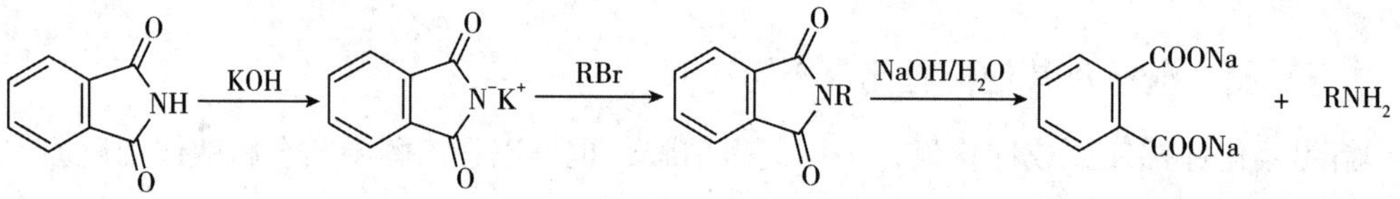

邻苯二甲酸钠　　伯胺

烃基化反应在 DMF 中更容易进行。如果 *N*-烃基邻苯二甲酰亚胺水解较困难，可以用水合肼进行肼解，例如：

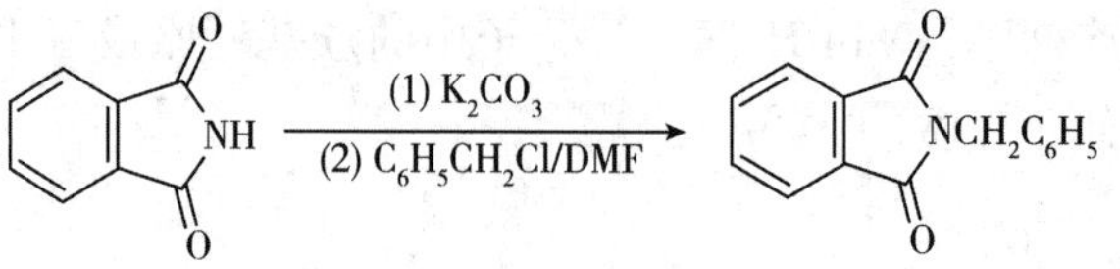

N-苄基邻苯二甲酰亚胺（74%~77%）

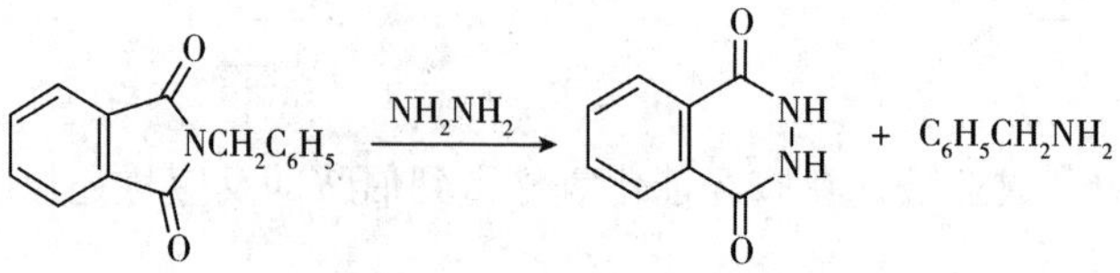

邻苯二甲酰肼（90%~95%）

练习题

14－15　从指定原料合成下列化合物。

（1）$CH_2 = CH_2 \longrightarrow CH_3CH_2CH_2CH_2$

（2）

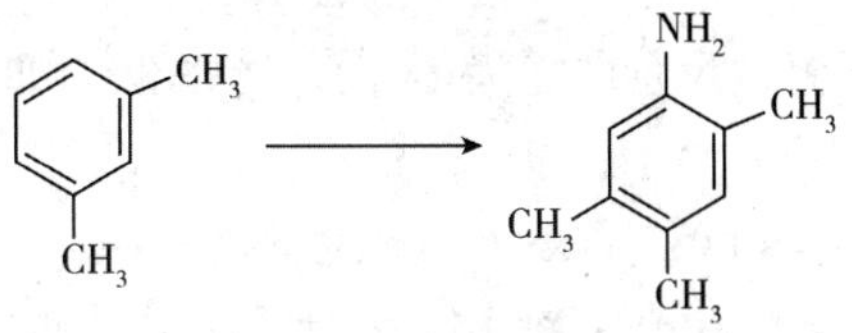

第三节　季铵盐和季铵碱

季铵盐（quaternary ammonium salt）和季铵碱（quaternary ammonium base）可以分别看作是铵盐（$NH_4^+X^-$）和氢氧化铵中（$NH_4^+OH^-$）的四个氢原子都被烃基取代后的产物。

一、命名

其命名与铵盐和氢氧化铵类似，称之为某酸（化）某铵、氢氧化某铵。例如：

$(CH_3)_4N^+I^-$

碘化四甲基铵
tetramethylammonium iodide

$[CH_3CH_2—N(CH_3)_2—(CH_2)_{11}CH_3]^+Br^-$

溴化乙基十二烷基二甲基铵
ethyldodecanyldimethylammonium bromide

$(CH_3CH_2)_4N^+OH^-$

氢氧化四乙铵
tetraethylammonium hydroxide

$[CH_3CH_2—N(CH_3)_2—CH_3]^+OH^-$

氢氧化乙基三甲基铵
ethyltrimethylammonium hydroxide

二、性质

（一）季铵盐

季铵盐为离子型化合物，易溶于水，具有较高的熔点。在有机溶剂中的溶解度取决于溶剂、烃基和负离子的性质。

1. 与碱作用形成季铵碱　季铵盐与碱作用形成季铵碱，但此反应为可逆的。若用湿的氧化银或氢氧化银与季铵盐作用，反应进行较完全。

$$R_4N^+X^- + NaOH \rightleftharpoons R_4N^+OH^- + NaX$$

$$R_4N^+X^- + Ag_2O \xrightarrow{H_2O} R_4N^+OH^- + AgX\downarrow$$

2. 季铵盐的表面活性作用及其相转移催化剂作用　含有长链烷基的季铵盐分子中的烃基有亲脂性，铵离子有亲水性，使其具有表面活性作用而用作表面活性剂。新洁尔灭（化学名为溴化苄基十二烷基二甲基铵）临床上常将其稀溶液用于皮肤、创面及手术器械等的消毒。

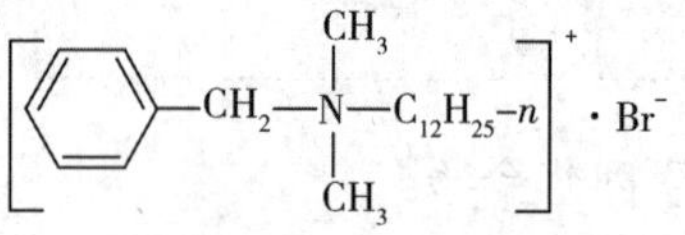

新洁尔灭(bromo geramine)

在有机化学反应中常会遇到一些非均相反应，反应的速率很慢，产率低。如卤代烷烃与氰化钾（钠）作用生成腈。

$$KCN + RX \longrightarrow RCN + KX$$

由于卤代烷不溶于水，而氰化钾难溶于大多数有机溶剂，两者混合后形成非均相体系，反应物间不能很好地接触。若在该体系中加入少量的季铵盐如氯化苄基三乙基铵（TEBA）、溴化四丁基铵（TBAB）等表面活性剂，能使水相中的反应物顺利地转移到有机相中，从而加快了反应速率，提高了产率。因此称这类试剂为相转移催化剂（phase transfer catalysis），简称 PTC。季铵盐和季鏻盐（$R_4P^+X^-$）是常用的负离子相转移催化剂。

用 Q^+X^- 代表相转移催化剂，Q^+ 代表季铵离子，其催化过程简述如下：

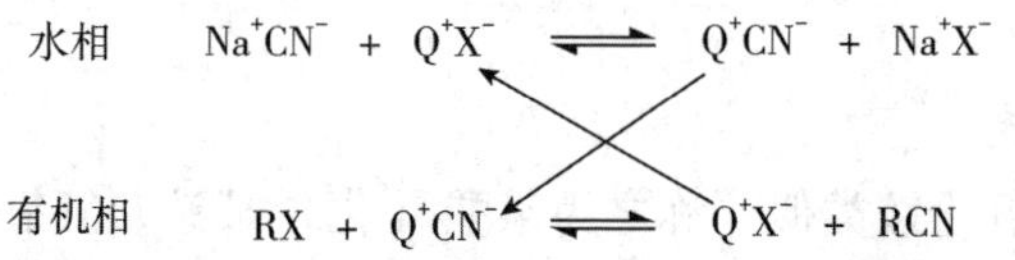

利用催化剂中 Q^+ 的表面活性作用，将 NaCN 产生的 CN^- 转移到有机相中，在有机相与 RX 反应，使 Q^+X^- 再生，同时又能将产生的 Q^+X^- 转移到水相。因此只需要少量的 Q^+X^- 就能起到在两相中转移负离子的作用，使反应不断进行。另外，CN^- 在有机相中没有受到水溶剂化的影响，使其具有更强的亲核性，反应的活性更高。例如：

$$n\text{-}C_4H_9OH + C_6H_5CH_2Cl \xrightarrow[45℃,6h]{OH^-} C_6H_5CH_2OC_4H_9\text{-}n \quad (4\%)$$

$$n\text{-}C_4H_9OH + C_6H_5CH_2Cl \xrightarrow[35℃,15h]{OH^-/n\text{-}Bu_4N^+ \cdot HSO_4^-} C_6H_5CH_2OC_4H_9\text{-}n \quad (92\%)$$

这类在相转移条件下进行的反应成称为相转移催化反应。

TEBA 是有机反应比较常用的相转移催化剂。例如酮、腈等含有 α－氢的化合物，在烃基化反应中需要在强碱性条件下进行。当使用 TEBA 后，在氢氧化钠的水溶液就可以反应，且产率也较高。

$$C_6H_5CH_2CN + CH_3CH_2Cl \xrightarrow[TEBA]{NaOH} C_6H_5CH(CH_2CH_3)CN \quad 90\%$$

$$C_6H_5CH_2COCH_3 + CH_3(CH_2)_3Br \xrightarrow[TEBA]{NaOH} C_6H_5CH(CH_2CH_2CH_2CH_3)COCH_3 \quad 80\%$$

（二）季铵碱

胆碱是存在于体内的一种季铵碱。由于最初发现它是胆汁中的碱性物质，因而得名。胆碱为白色结晶，吸湿性强，易溶于水和乙醇，不溶于乙醚、三氯甲烷。在生物体内参与脂肪代谢，有抗脂肪肝的作用。氯化胆碱用于治疗脂肪肝和肝硬化。胆碱在体内与乙酸在胆碱酯酶的催化作用下生成乙酰胆碱。乙酰胆碱是体内重要的神经介质，当其在体内的合成与分解遭到破坏时，可以引起神经系统紊乱。

$[HOCH_2CH_2N^+(CH_3)_3] \cdot OH^-$　　　　$[CH_3COOCH_2CH_2N^+(CH_3)_3] \cdot OH^-$

胆碱(choline)　　　　乙酰胆碱(aceteylcholine)

季铵碱是一种强碱，碱性与氢氧化钠或氢氧化钾相当。通常用季铵盐与氢氧化银作用制得。例如：

$$(C_2H_5)_4N^+I^- + AgOH \longrightarrow (C_2H_5)_4N^+OH^- + AgI\downarrow$$

将沉淀过滤，低温缓慢蒸发滤液即可得到季铵碱的无色结晶。季铵碱溶于水，易吸潮和吸收空气中的二氧化碳。

1. 霍夫曼彻底甲基化　胺与足量的碘甲烷反应转化为季铵盐，此过程称为霍夫曼（Hofmann）彻底甲基化。例如：

$$CH_3CH_2NH_2 + 3CH_3I \longrightarrow CH_3CH_2\overset{+}{N}(CH_3)_3I^-$$

2. 霍夫曼消除反应及霍夫曼消除规则　季铵碱受热时易发生分解。例如，氢氧化四甲铵在加热条件下分解产生三甲胺和甲醇。

$$(CH_3)_4N^+OH^- \xrightarrow[\triangle]{} (CH_3)_3N + CH_3OH$$

这可以看作是一个 OH^- 作为亲核试剂的 S_N2 反应。

$$(CH_3)_4N^+OH^- \xrightarrow[\triangle]{} N(CH_3)_3 + CH_3OH$$

当季铵碱中烃基上有 β－H 时，加热则发生消除反应，形成烯烃和叔胺，称此反应为霍夫曼（Hofmann）消除。

$$\underset{\beta}{RCH_2}\underset{\alpha}{CH_2}\overset{+}{N}(CH_3)_3OH^- \xrightarrow[\triangle]{} RCH{=}CH_2 + N(CH_3)_3 + H_2O$$

霍夫曼消除反应通常是按 E2 机理进行的。例如：

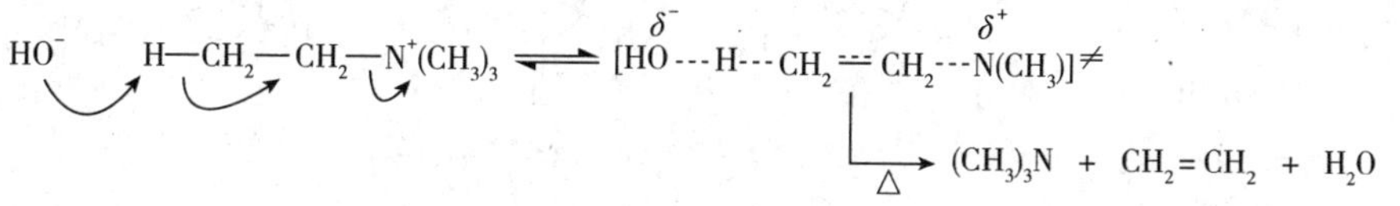

若季铵碱中只有一种 β－氢，消除时只生成一种烯烃，脱掉的胺中应含有尽可能多的甲基。当季铵碱中有两种或以上不同的 β 氢时，消除反应生成叔胺和多种烯烃。例如：

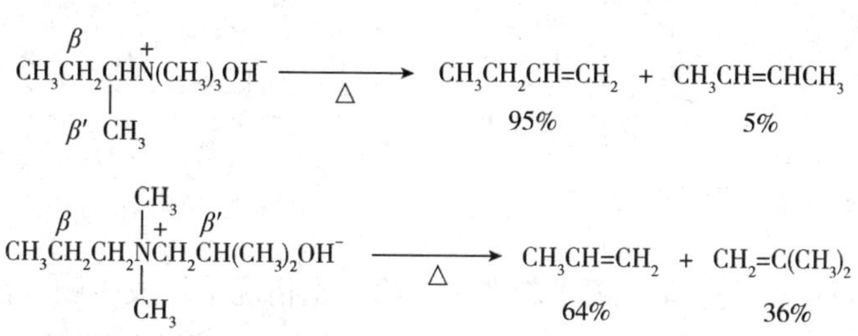

实验证明，在一定条件下，以双键碳原子上连有烷基最少的烯烃为主要产物，此经验规律称为霍夫曼（Hofmann）消除规则。

霍夫曼消除一般是按 E2 消除反应的机理进行。影响 β－氢原子消除反应的因素中，起决定作用的主要是 β－氢原子的酸性。由于带正电性氮的－I 效应，使烃基上 β－氢原子的酸性增强，容易受到碱的进攻，使 βC—H 键断裂的活性高于 C—N 键。如果 β 碳原子上连有供电子的烷基时，β－氢原子的酸性降低，受到碱进攻的活性降低，就不容易被消除。故符合 Hofmann 消除规则。

扫码“看一看”

如果β碳原子上连有苯基、羰基、乙烯基等吸电子基时，β-氢原子的酸性增强，容易发生消除，则反应的主产物不一定符合霍夫曼规则，例如：

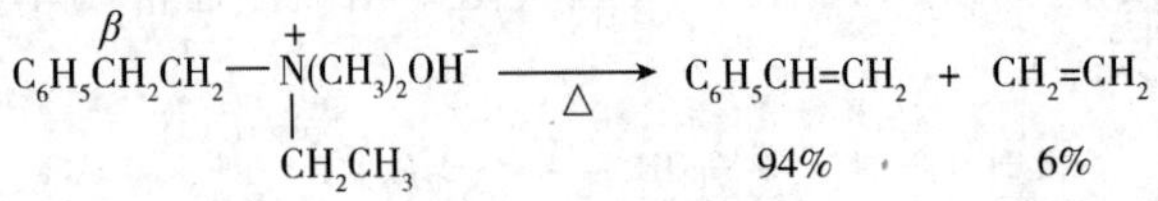

3. 霍夫曼消除反应的立体化学 从E2消除的立体化学考虑，亦有利于产生双键上连有较少烷基的烯烃。E2消除反应要求被消除的二个基团处于反式共平面的位置。现以氢氧化仲丁基三甲基铵的消除反应为例加以讨论。

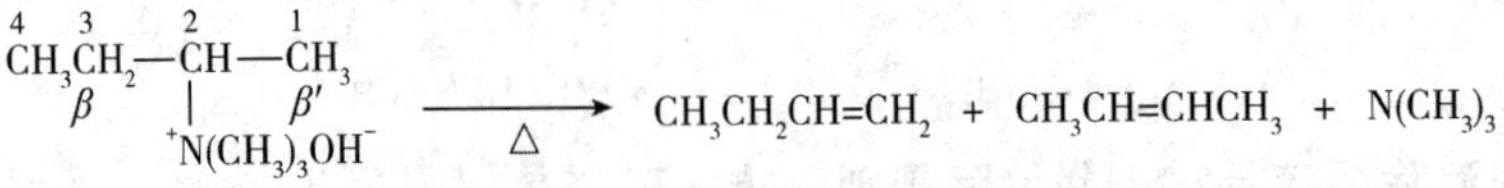

在上述化合物分子中有两个β碳原子（C_1和C_3），如围绕C_2-C_3 σ键旋转有以下（1）、（2）、（3）所示的三种交叉式构象。构象（1）是最稳定的，但无与$(CH_3)_3N^+$—处于反式共平面的氢，不易发生消除。构象（2）和（3）中虽有与$(CH_3)_3N^+$—处于反式共平面的氢，但在这两种构象中，$(CH_3)_3N^+$—与CH_3—处于邻位交叉式构象，空间斥力较大，因能量高不稳定而较少存在，故也很难按此种构象发生消除反应。

如围绕C_1—C_2 σ键旋转其优势构象为（4）。构象（4）中C_1上有3个氢都可能与$(CH_3)_3N^+$—处于反式共平面，故容易发生消除，形成符合霍夫曼规则的产物丁-1-烯。

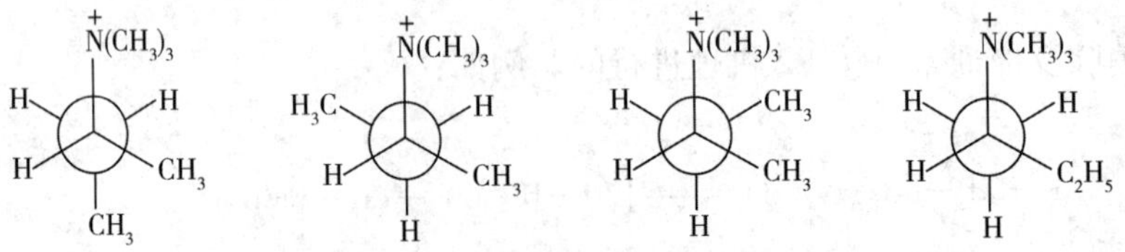

(1) (2) (3) (4)

有极少数化合物由于立体结构（如桥环的刚性等）的原因，霍夫曼消除不可能按反式消除时，也可以按顺式消除，但反应速率较慢。例如：

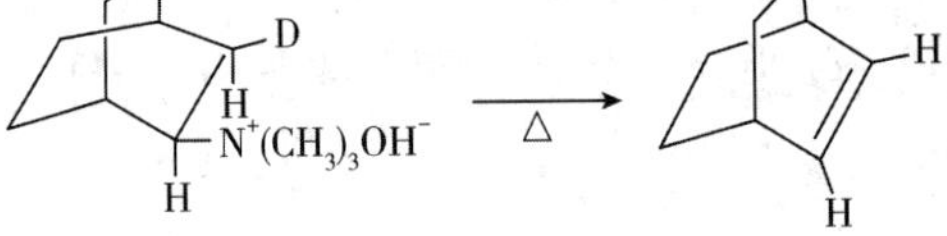

顺式消除产物

由于E2消除反应中立体化学要求较严格，除个别情况下可发生顺式消除外，当分子中离去基团无可以消除的反式共平面的氢原子时，则更趋向于发生取代反应。例如：

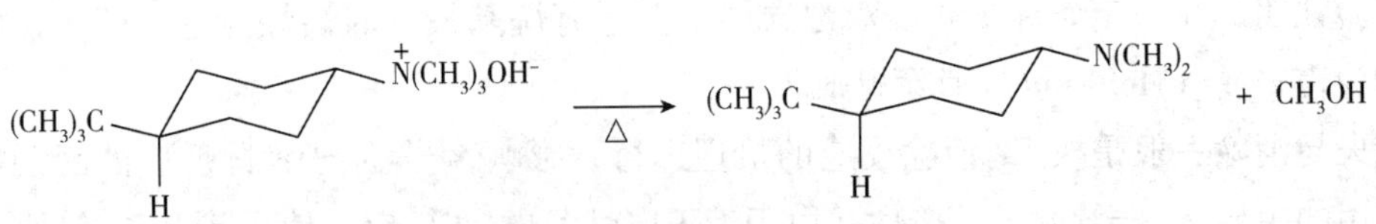

4. 霍夫曼消除规则在推测有机化合物结构中的应用 将胺彻底甲基化后再进行霍夫曼消除，根据反应过程中消耗碘甲烷的量和发生消除反应生成烯烃的结构，就可推测出原来胺的结构。

例如：1mol 某胺（$C_7H_{15}N$）彻底甲基化需要消耗 2mol 的碘甲烷，再进行霍夫曼消除生成环己烯和三甲胺，试推出原来胺的可能结构。

根据 1mol 胺彻底甲基化需要消耗 2mol 的碘甲烷，可判断该胺为仲胺。根据霍夫曼消除产物是环己烯，不含氮原子，说明氮没有参与成环。便可推知该胺的结构为 *N*-甲基环己胺。

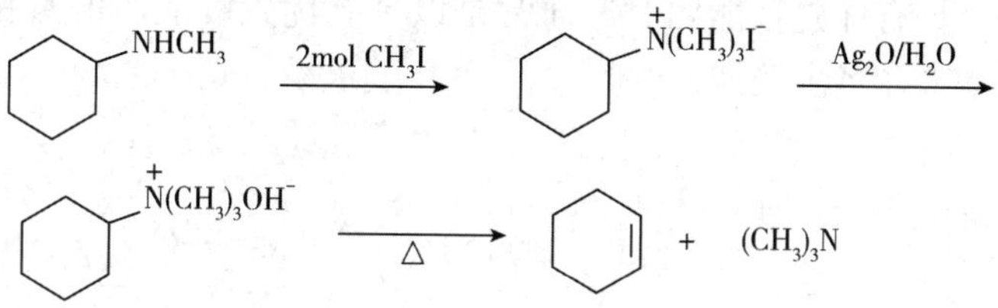

练习题

14-16　写出下列反应的主要产物。

（1）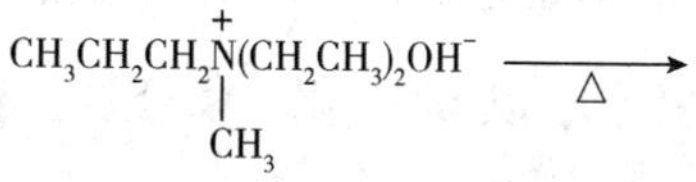

（2）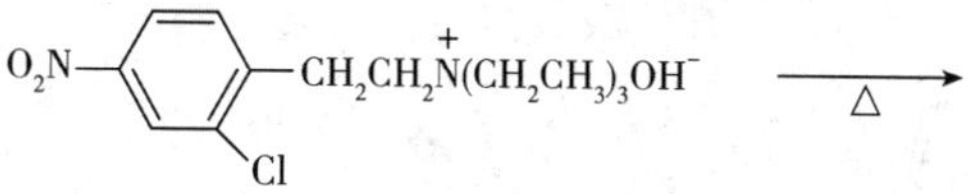

（3）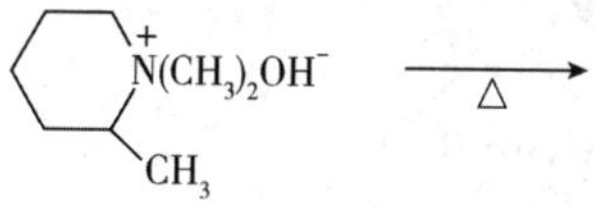

第四节　重氮化合物和偶氮化合物

重氮化合物（diazo compouds）是指烃基与重氮基（$—N^+≡N$）相连构成的化合物，通式为 $RN^+≡N$；偶氮化合物（azo compouds）是指偶氮基（—N＝N—）的两端都与烃基相连构成的化合物，通式为 R—N＝N—R′。

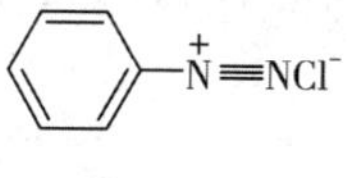

重氮化合物

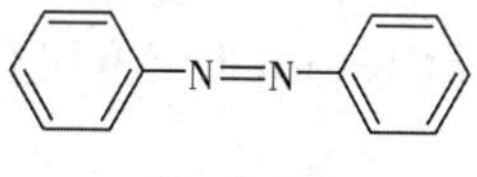

偶氮化合物

一、命名

对于重氮正离子（重氮盐），通常采用“负离子＋母体烃＋重氮盐”的形式来命名。例如：

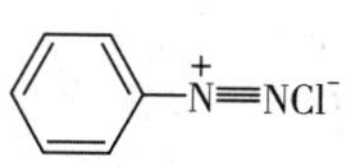

氯化苯重氮盐
benzenediazonium chloride

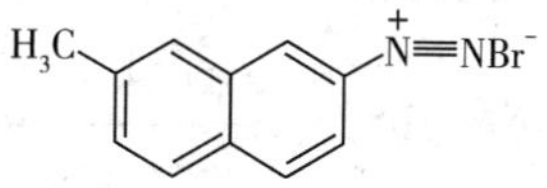

溴化-7-甲基萘-2-重氮盐
7-methylnaphthalene-2-diazonium bromide

偶氮化合物进行系统命名时，通常以“乙氮烯”（HN＝NH）为母体，将氮上的取代基按照英文名称开头字母先后顺序列出即可。例如：

PhN=NPh

二苯基乙氮烯（偶氮苯）
diphenyldiazene(azobenzene)

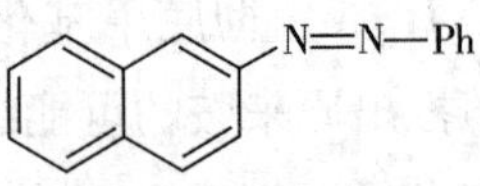

（萘-2-基）苯基乙氮烯（萘-2-偶氮苯）
(naphthalene-2-yl)phenyldiazene(naphthalene-2-azobenzene)

如果一个芳环上具有优先官能团时，通常是以具有优先官能团的氢化物为母体，而其余部分作为乙氮烯基来命名。例如：

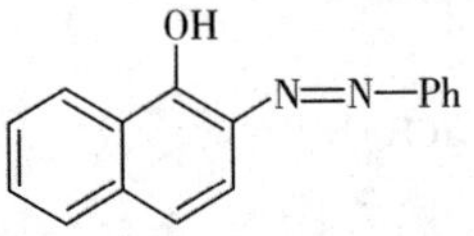

2-（苯乙氮烯基）萘-1-酚
（2-苯偶氮基-1-萘酚）
2-(phenyldiazenyl)naphthalen-1-ol
or 2-(phenylazo)-1-naphthalenol

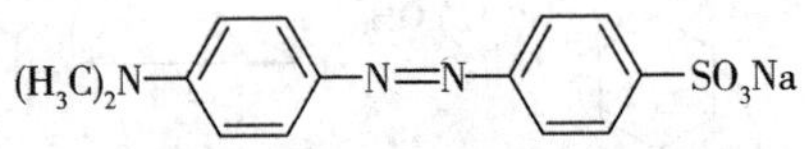

4-｛[4-（二甲氨基）苯基]乙氮烯基｝苯磺酸钠（甲基橙）
（4′-（二甲氨基）偶氮苯-4-磺酸钠）
sodium 4-{[4-(dimethylamino)phenyl]diazinyl}benzenesulfonate
or sodium 4′-(dimethylamino)azobenzene-4-sulfonate

偶氮化合物分子中的偶氮基—N = N—上两个氮原子以 sp^2 杂化，每个氮上都有一对未共用电子占据一个 sp^2 杂化轨道，所以偶氮苯有顺反异构体。

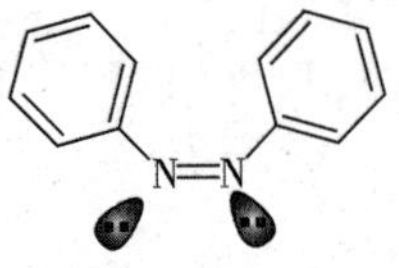

熔点：71~74℃
顺式

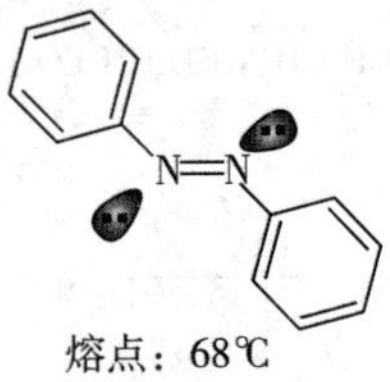

熔点：68℃
反式

反式偶氮苯为平面型分子，所有 π 键共平面，其中键长 C—N 为 0.141nm（正常C—N 键长为 0.147nm ；C = N 键长为 0.123nm），$\mu = 0$。顺式偶氮苯分子中 C—N 键长为 0.145nm，接近 C—N 单键，$\mu = 10.0\times10^{-30}$ C · m。顺式偶氮苯中的两个苯环由于空间位阻而无法共平面，偶氮基中的 π 键与苯环中大 π 键不能形成共轭体系。

二、芳香重氮盐的反应及其在合成中的应用

芳香重氮盐的化学性质非常活泼，可以发生多种类型化学反应。其反应主要有两类：一类是放出氮气的取代反应；另一类是不放氮的还原反应和偶合反应。因此在有机合成中常作为一种重要的中间体来制备多种有机化合物。

（一）取代反应

在不同的条件下，重氮盐中的重氮基可以被羟基、氢、卤素和氰基等取代，形成相应的取代产物并放出氮气。此类反应在有机合成上可以将苯环上的—NH_2转变成其他基团，或合成难以通过与苯环直接发生取代反应来制备的取代芳烃类化合物。

1. 被羟基取代 将重氮盐的溶液加热煮沸，水解生成酚并放出氮气，此反应用于从芳胺合成酚。为了减少其他亲核试剂的干扰，重氮化反应在硫酸中进行。若在盐酸中进行，会生成副产物氯苯，而 HSO_4^- 的亲核能力要弱于水和氯离子，不能竞争芳基正离子。例如：

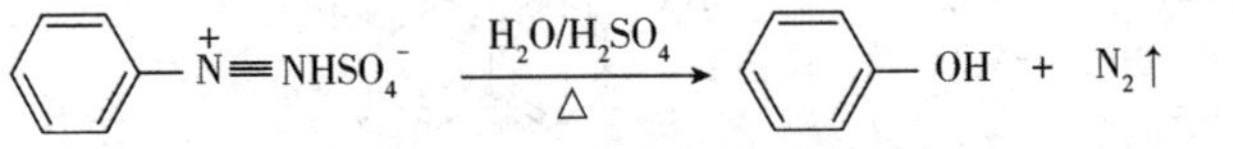

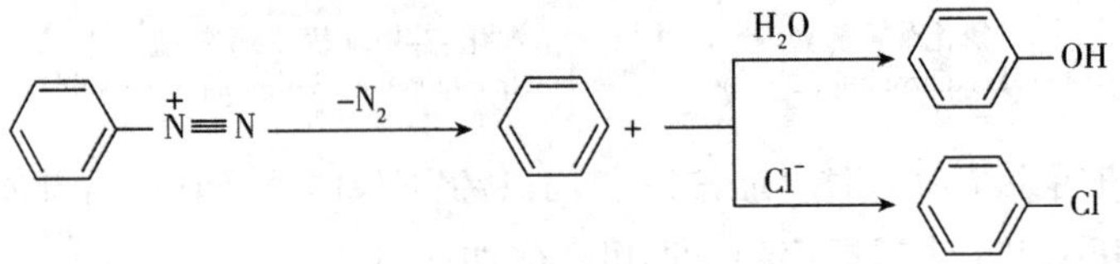

2. **被卤素或氰基取代**　在亚铜离子的催化下，重氮基被—Cl、—Br 和—CN 等基团取代，形成卤代芳烃或芳基腈，此反应称为桑德迈尔（Sandmeyer）反应。

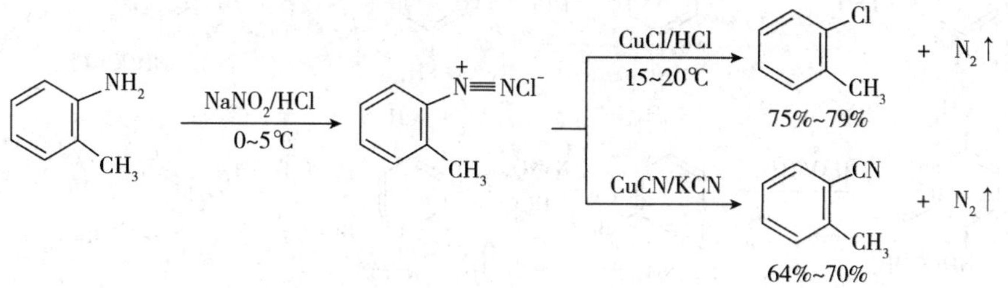

芳基腈水解得到芳基甲酸，可用于一些芳香酸的制备。

盖特曼改用铜粉代替 CuX（不稳定，易分解）作催化剂，使重氮盐发生卤代反应，称此反应为盖特曼（Gattermann）反应。操作简便，但收率较低。

碘代和氟代芳烃一般难以直接通过芳烃的卤代制得。但若直接用碘化钾与重氮盐共热，不需要催化剂就可以得到较高产率的碘代芳烃。

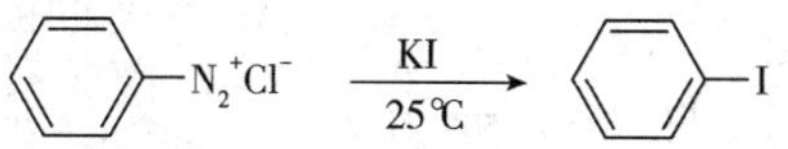

碘代苯（74%~76%）

若将重氮盐制成比较稳定的芳基重氮氟硼酸盐，经沉淀后再过滤、干燥，缓缓加热，或在惰性溶剂中加热，可以制得氟代芳烃，此反应称席曼（Schiemann）反应。例如：

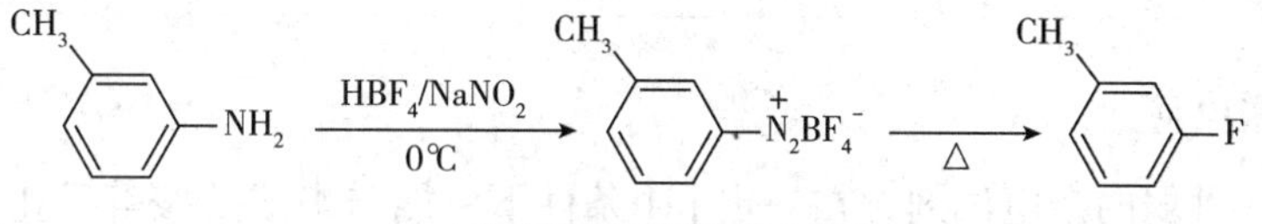

四氟硼酸间甲基苯重氮盐　　89%

3. **被硝基取代**　重氮离子的氟硼酸盐在铜粉存在下与亚硝酸钠溶液反应，则重氮基被硝基取代。此反应可用于制得一些不能直接采用硝化反应制备的多官能团的化合物。例如：

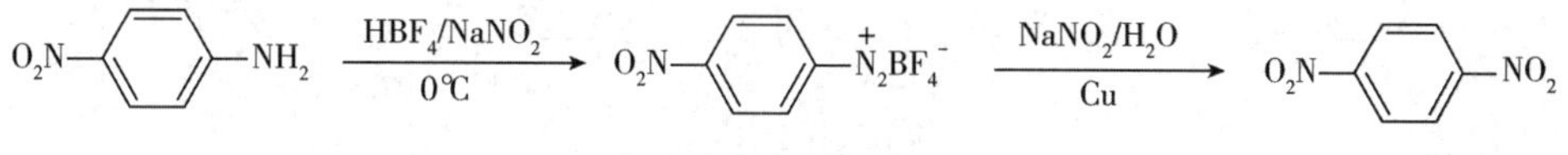

氟硼酸对硝基苯重氮盐　　67%~82%

4. **被氢取代**　将重氮盐与次磷酸（H_3PO_2）的水溶液或在乙醇中反应，重氮基被氢取代形成芳烃。此法可用于除去苯环上的—NH_2或—NO_2。

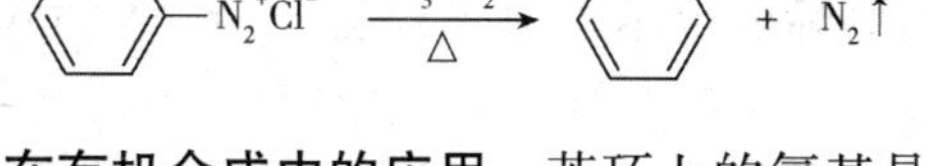

5. **重氮盐的取代反应在有机合成中的应用**　苯环上的氨基是活化苯环的邻、对位定位基，有利于芳环上的各种亲电取代反应。氨基又可通过形成重氮盐而转变成其他基团。这样的一系列反应在芳香化合物的合成中是很有意义的，以下是两个例子。

［例 1］由甲苯制备间溴甲苯。

由于甲基是邻、对位定位基，若采用甲苯直接溴代的方法得不到目标产物，而通过以下一系列反应可得到目标产物。

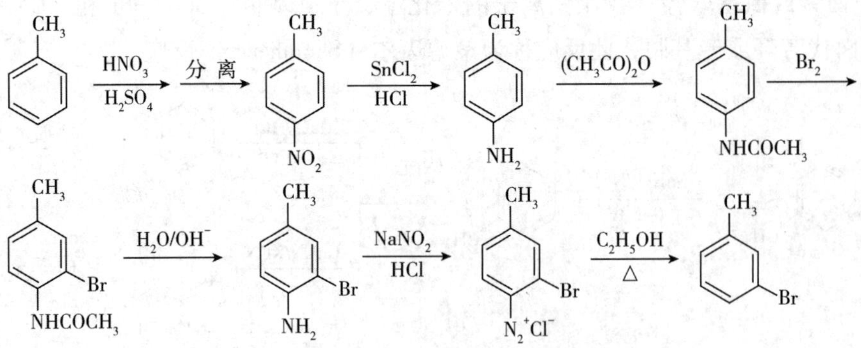

[例2] 由苯合成邻溴苯酚。

在此例中，无论是先引入溴还是先引入羟基，根据定位规律，主产物都不是目的物，但通过以下一系列反应可得到目的物。

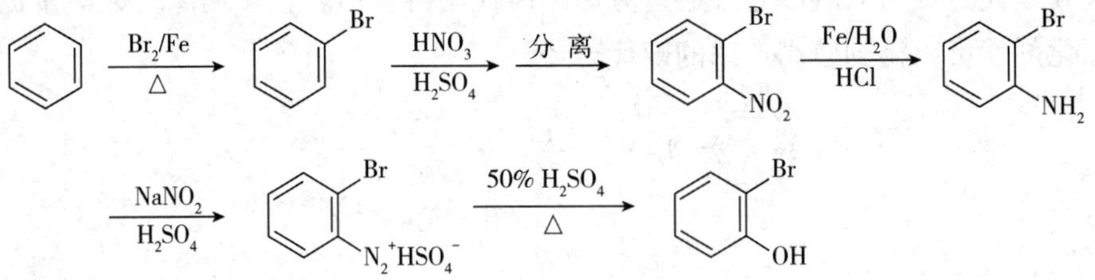

练习题

14-17 完成下列合成。

(1) 甲苯→2,6-二溴甲苯　　(2) 苯→间溴碘苯

(二) 偶联反应

重氮盐是一种弱的亲电试剂，在一定 pH 条件下，能与酚或芳胺等发生亲电取代反应，形成有颜色的化合物，称之为偶氮化合物 (azo compounds)，该类反应称为偶联反应 (coupling reaction)。如氯化重氮苯与苯酚偶联生成橘黄色的4-苯乙氮烯基苯酚。

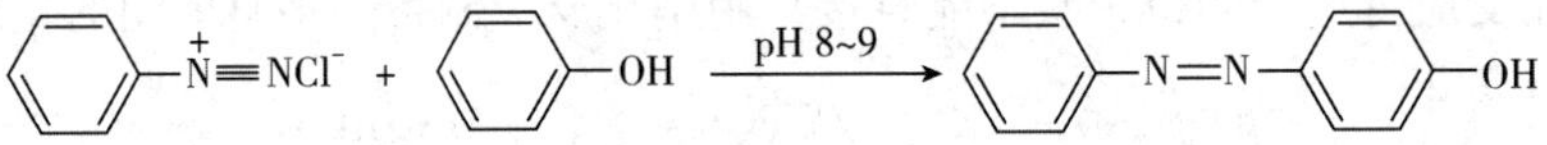

4-苯乙氮烯基苯酚

上述反应是重氮基取代了苯酚或苯胺中对位上的氢原子。如果对位被占据，偶联则发生在邻位。

重氮盐与酚的偶联反应宜在弱碱性介质中 (pH 8~10) 进行，因为此时酚以酚氧负离子的形式存在，氧负离子可活化苯环，有利于芳环上的亲电取代反应。而在强碱性介质中 (pH>10) 重氮盐形成苯乙氮烯醇或苯乙氮烯醇盐 ($Ar—N=N—O^-$)，使偶联反应不能发生。

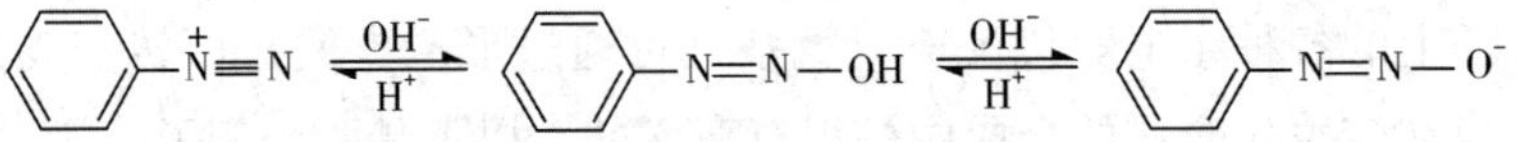

苯乙氮烯醇

芳基重氮盐与芳胺的偶联反应则宜在中性或弱酸性 (pH 5~7) 介质中进行，因为胺类在中性或弱酸性中主要以游离胺的形式存在，在强酸性介质中胺形成盐而钝化芳环，使偶

联反应难以发生。

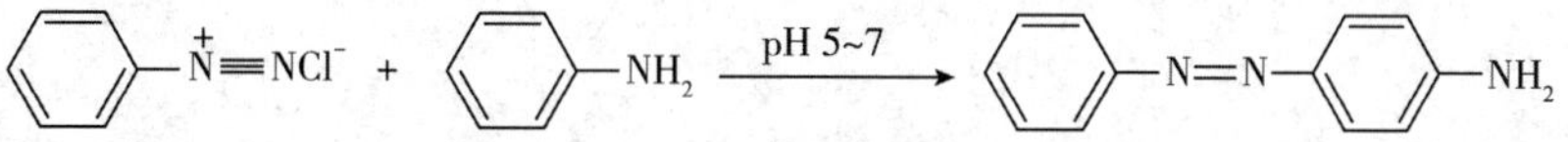

重氮盐与芳香伯胺或仲胺反应时，首先在胺的氮原子上发生取代反应，然后在酸性条件下重排成环上取代物。例如：

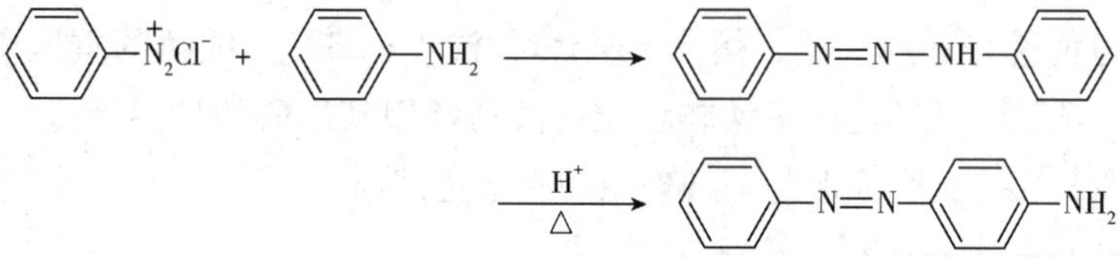

练习题

14－18　写出硫酸氢苯重氮盐与 *N*，*N*，4－三甲基苯胺反应的方程式。

14－19　完成下列反应。

（1）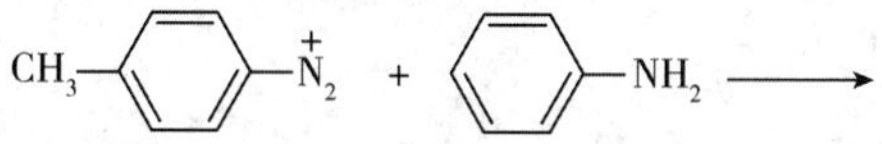

（2）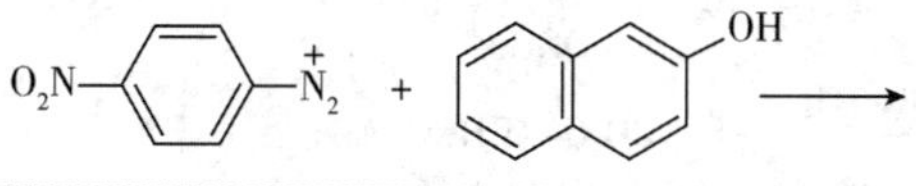

乙氮烯基（俗称偶氮基）是一种重要的生色基团，所以芳香偶氮化合物一般都具有鲜艳的颜色，又比较稳定，可以用作染料，常称之为偶氮染料。有些偶氮化合物如甲基橙颜色鲜艳，在不同酸度的溶液中能显示不同的颜色，故广泛用作分析化学中的酸碱指示剂，变色范围是 pH 3.0～4.4。

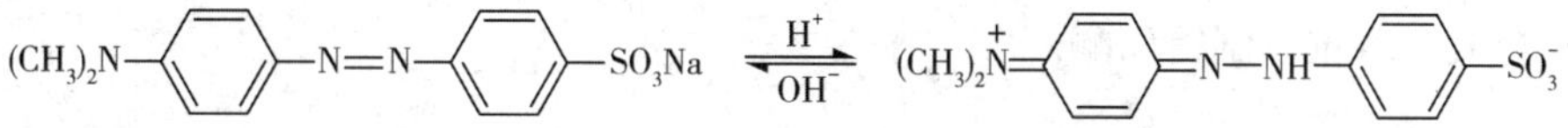

（黄色）　　（红色）

甲基橙

（三）还原反应

芳香重氮盐中的重氮基可以被氯化亚锡、锌（或锡）和盐酸、亚硫酸钠等还原剂还原，保留氮原子在产物中形成芳肼。

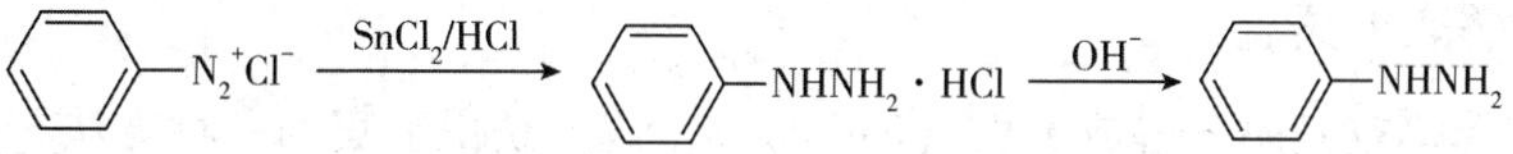

新蒸馏的苯肼是无色液体，沸点 243℃，熔点 19.8℃，有极强的还原性，在空气中易被氧化为深黑色，毒性较强，使用时要特别注意。苯肼是常用的羰基试剂，也是医药和染料工业的重要原料。

三、重氮甲烷

重氮甲烷是最简单的脂肪族重氮化合物。很难用甲胺与亚硝酸直接制得，一般用间接方法制备。例如：

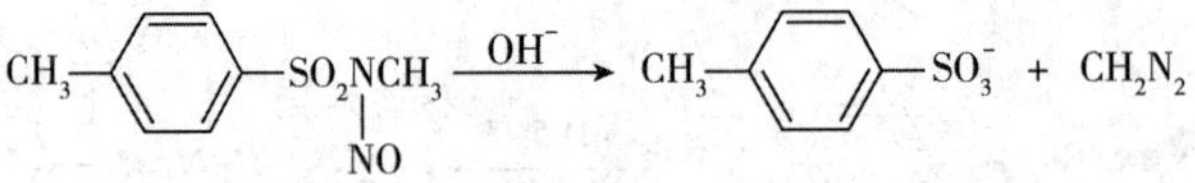

$$CH_3-\!\!\!\left\langle\!\!\bigcirc\!\!\right\rangle\!\!-SO_2NCH_3 \xrightarrow{\ OH^-\ } CH_3-\!\!\!\left\langle\!\!\bigcirc\!\!\right\rangle\!\!-SO_3^- + CH_2N_2$$
$$\underset{NO}{|}$$

重氮甲烷分子中 C—N—N 为直线型结构，其结构用共振式表示为：

$$[\ :\bar{C}H_2-\overset{+}{N}\!\!\equiv\!\!N: \longleftrightarrow CH_2\!\!=\!\!\overset{+}{N}\!\!=\!\!\bar{N}:\ ]$$

重氮甲烷为黄色有毒的气体，熔点 - 145℃，沸点 - 23℃。纯净的重氮甲烷容易爆炸，遇水分解成甲醇和氮气。其乙醚溶液较稳定，故通常用其乙醚的稀溶液进行反应。重氮甲烷化学性质活泼，在有机合成上是一种理想的甲基化试剂。

（一）与含有活泼氢的化合物反应

重氮甲烷能与羧酸反应生成羧酸甲酯，此类反应的副产物为氮气，产品易分离，产率高（~100%），是将一些贵重的羧酸制成甲酯类的简便方法。

$$CH_2N_2 \begin{cases} \xrightarrow{RCOOH} RCOOCH_3 + N_2\uparrow \\[2mm] \xrightarrow{ArOH} ArOCH_3 + N_2\uparrow \\[2mm] \xrightarrow[-N_2]{CH_3COCH_2COOC_2H_5} \underset{OCH_3}{CH_3C}\!\!=\!\!CHCOOC_2H_5 \end{cases}$$

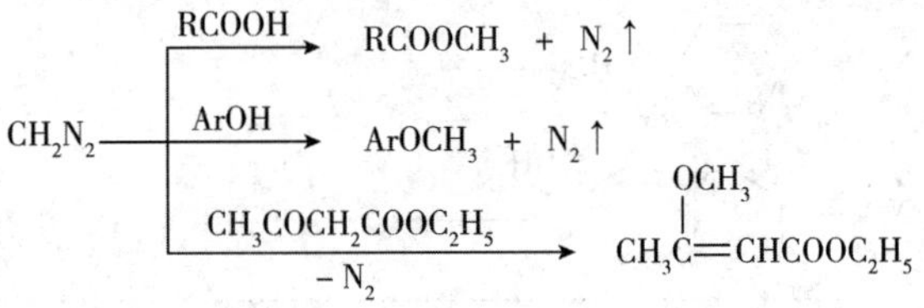

重氮甲烷与其他的活泼氢，如氢卤酸、磺酸、酚、β - 二酮、β - 酮酸等中的活泼氢反应，生成卤代甲烷、磺酸甲酯、甲基芳醚等。

（二）与醛、酮的反应

重氮甲烷与醛中的羰基发生亲核加成生成甲基酮；与酮反应生成多一个碳原子的酮，可以用于合成一些难以制得的酮。

$$CH_2N_2 + RCHO \longrightarrow \underset{O}{\overset{O}{RCCH_3}} + RCH\!\!-\!\!CH_2 + N_2\uparrow$$

$$CH_2N_2 + \hspace{1cm} \longrightarrow \hspace{1cm} + \hspace{1cm} + N_2\uparrow$$

$$CH_2\!\!=\!\!C\!\!=\!\!O + CH_2\!\!-\!\!\overset{+}{N}\!\!\equiv\!\!N \longrightarrow \hspace{0.5cm}\triangleright\!\!=\!\!O + N_2\uparrow$$

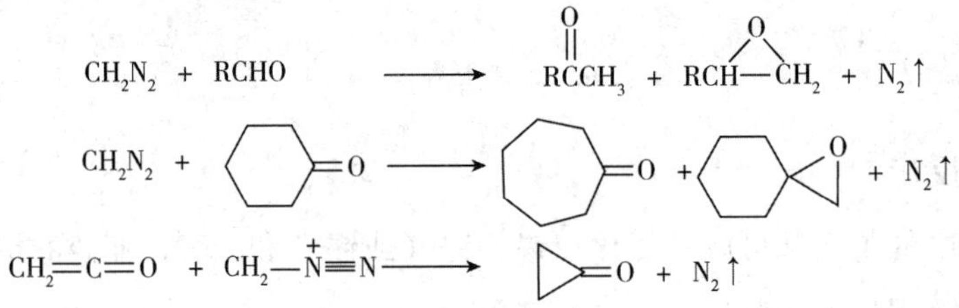

（三）分解成卡宾

重氮甲烷受热或光照分解成卡宾（carbene），这是获得卡宾的一种方法。

$$:\bar{C}H_2-\overset{+}{N}\!\!\equiv\!\!N: \xrightarrow[\triangle]{光\ 照} :CH_2 + N_2\uparrow$$
$$卡宾$$

卡宾也称为亚甲基或碳烯，是一个中性的活泼中间体。由于碳原子有六个价电子，属于缺电子物质，故有强的亲电性，易与富电子的烯烃发生亲电加成形成环丙烷及其衍生物。

$$CH_3CH\!\!=\!\!CHCH_3 + CH_2N_2 \xrightarrow{光\ 照} \underset{CH_2}{CH_3CH\!\!-\!\!CHCH_3} + N_2\uparrow$$

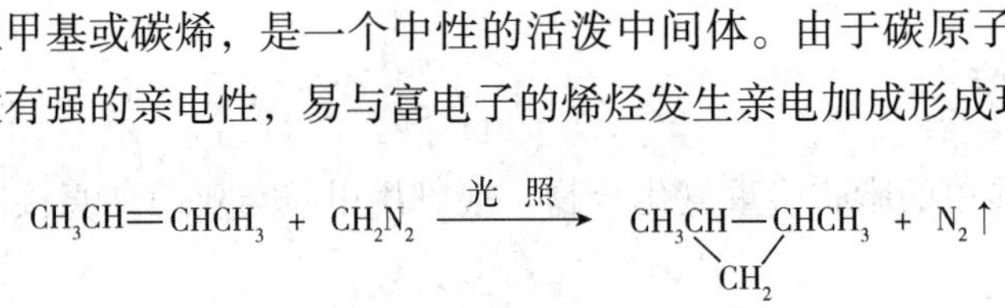

卡宾有两种不同的形态：一种称单线态，两个未成键电子占据同一个原子轨道，自旋

方向相反，能量较高；另外一种电子构型称三线态，两个未成键电子占据不同的原子轨道，自旋方向相同，能量较低。二者的能量差较小（约为46kJ/mol）。其电子构型如下：

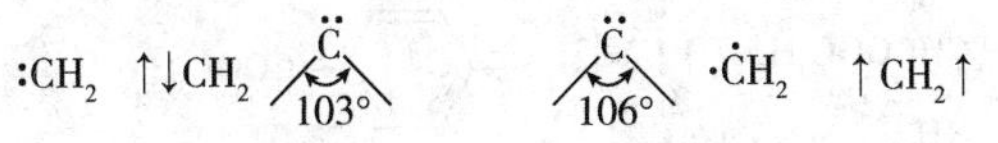

单线态（singlet carbene）　　三线态（triplet carbene）

卡宾加成的立体选择性与反应条件有关。如在液态，卡宾与丁-2-烯的顺反异构体加成产物分别为：

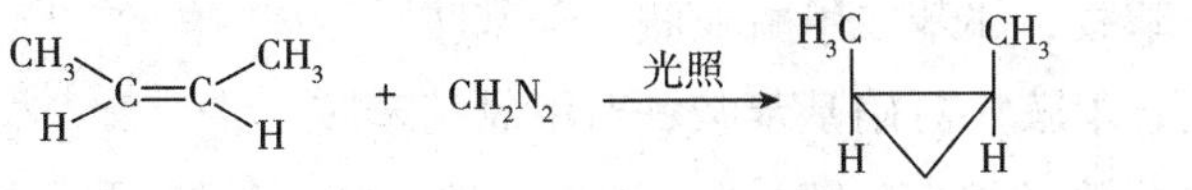

顺-丁-2-烯　　顺-1,2-二甲基环丙烷

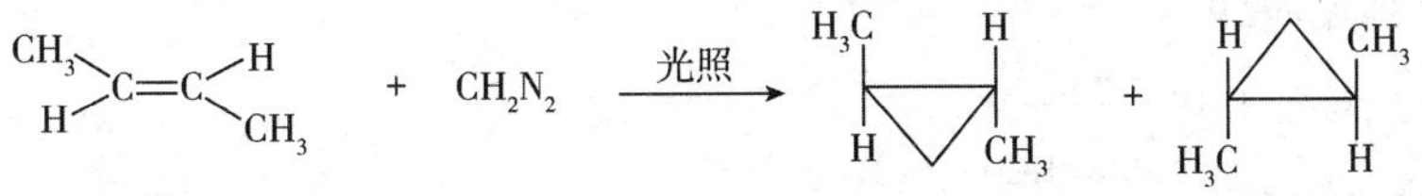

反-丁-2-烯　　(±)-反-1,2-二甲基环丙烷

在气态，加成反应的产物则为1,2-二甲基环丙烷的顺、反异构体的等量混合物。

卡宾的加成中的立体选择性不同与其结构有关，在化学反应中常常先生成单线态卡宾，再慢慢衰变成三线态卡宾。因此，在液相中光照分解成的单线态卡宾在失去能量前就与大量存在的烯烃分子发生加成反应，两个碳-碳单键同时形成（过渡态），最后形成顺式加成产物。

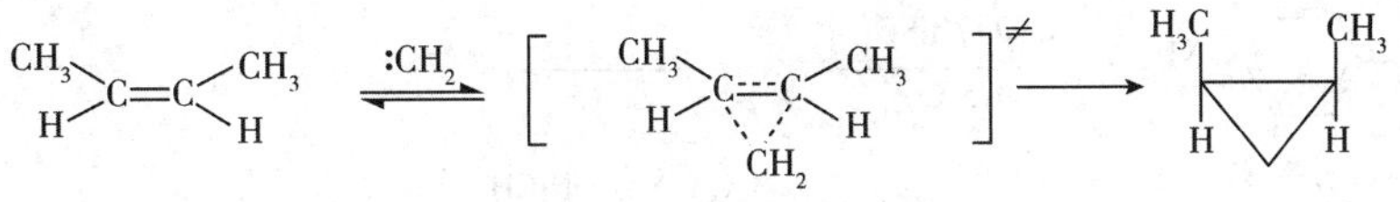

过渡态

在气相中，因分子的间距较大，光解成的单线态卡宾在未反应前就先衰变成了三线态卡宾（双自由基），三线态卡宾再与烯烃加成。加成反应分两步进行，产生的中间体（新的双自由基）中一个电子必须改变自旋方向才能配对成键，这一时间足够碳-碳单键自由旋转，引起产物的外消旋化，即得到顺、反异构体的混合物。

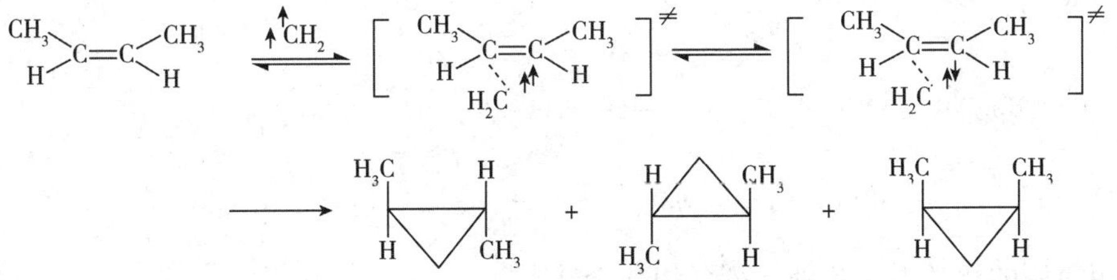

反式（外消旋体）　　顺式（内消旋体）

习　题

练习题解

1. 命名下列化合物。

(1) $CH_3(CH_2)_2NH_2$　　(2) $(CH_3CH_2)_2NCH_3$　　(3) $HOCH_2CH_2NH_2$

(4) 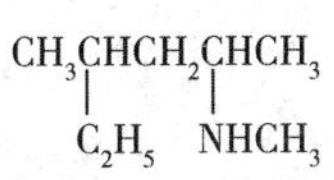　　(5) 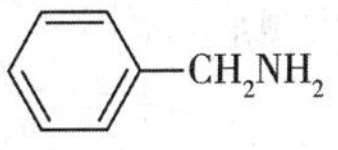　　(6) 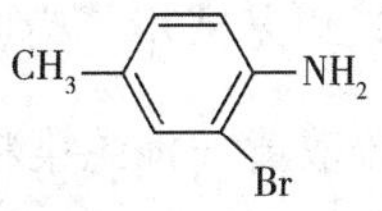

（7）$CH_3CH_2\overset{+}{N}(CH_3)_3 \cdot Cl^-$ （8）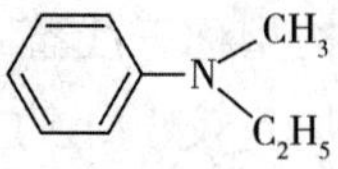 （9）$(CH_3)_3\overset{+}{N}CH_2C_6H_5 \cdot OH^-$

（10）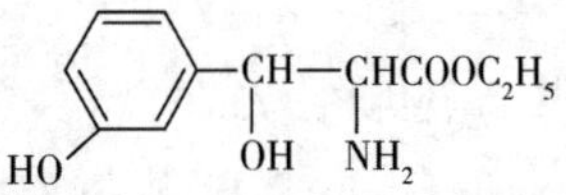 （溶痰药） （11）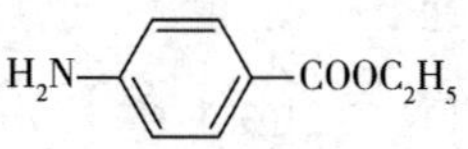 （局麻药） （12）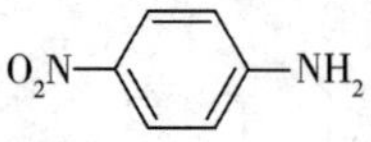

2. 排出下列各组化合物的碱性由强到弱的顺序。

（1）乙胺、二乙基胺、乙酰胺、氢氧化四乙铵。

（2）二苯基胺、苯胺、邻苯二甲酰亚胺、苄基胺。

（3）对甲基苯胺、苯胺、对硝基苯胺、对甲氧基苯胺。

3. 设计一个分离癸胺（沸点：221℃）和十二烷（沸点：216℃）混合物的方案。

4. 完成下列反应。

（1）$(CH_3CH_2)_3N + HBr \longrightarrow$

（2）$C_6H_5NHCH_2CH_3 \xrightarrow[0\sim5℃]{NaNO_2/HCl}$

（3）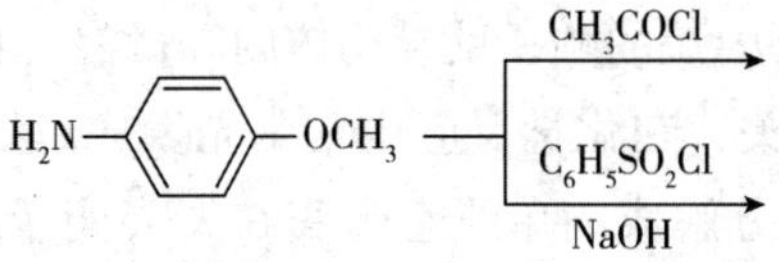

（4）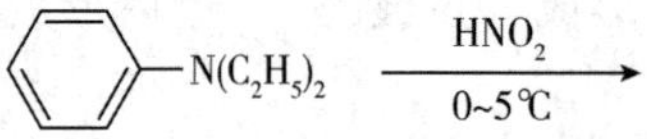

（5）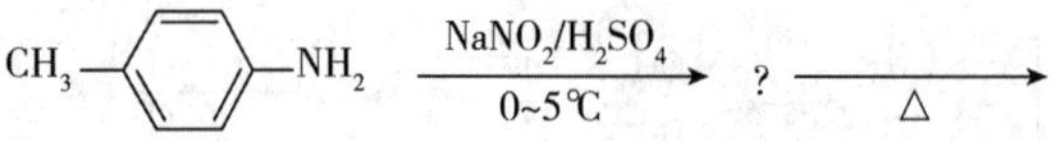

（6）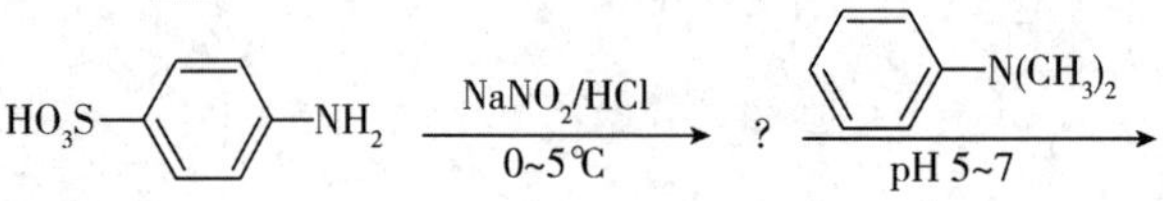

（7）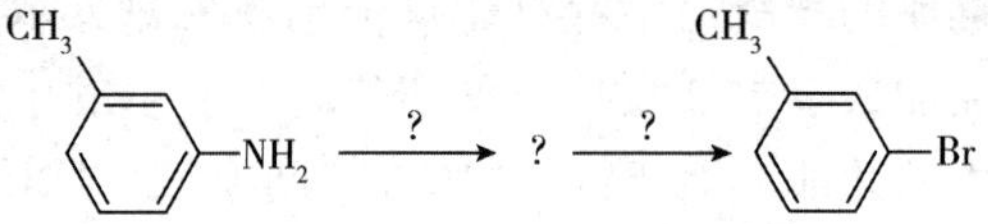

（8）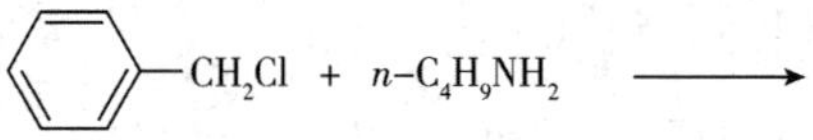

（9）$CH_3(CH_2)_8\overset{O}{\overset{\|}{C}}NH_2 + HO^- + Br_2 \longrightarrow$

（10）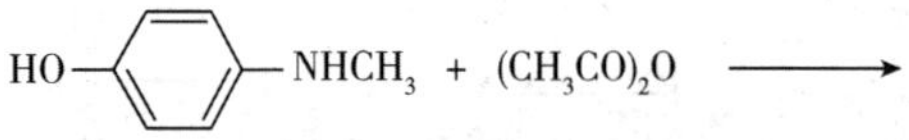

5. 用简便的化学方法鉴别下列各组化合物。

（1）甲胺、二甲基胺、三甲基胺。

（2）*N*-甲基苯胺、邻甲苯胺、*N*，*N*-二甲基苯胺、环己胺。

6. 由指定的原料合成下列化合物（无机试剂任选）。

（1）以对甲苯胺为原料合成对甲基苯甲酸。

（2）以苯为原料合成1,3,5-三溴苯。

（3）以苯或甲苯为原料合成两种染料：

①分散黄（涤纶染料）：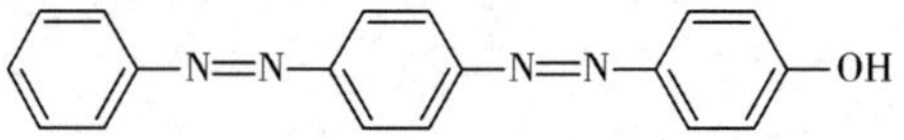

②甲基红（一种指示剂）：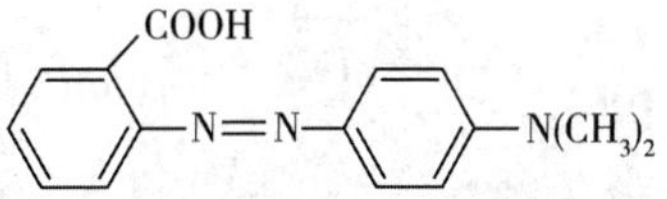

7. 由对氯甲苯合成2-氨基-4-氯苯甲酸有如下三种可能的途径。

（1）先硝化，再还原，然后氧化；

（2）先硝化，再氧化，然后还原；

（3）先氧化，再硝化，然后还原。

试问哪一种途径最合理，为什么？

8. 根据给出的合成路线，请选择出反应过程中合适的试剂 A 和 B，并写出有关的反应式。

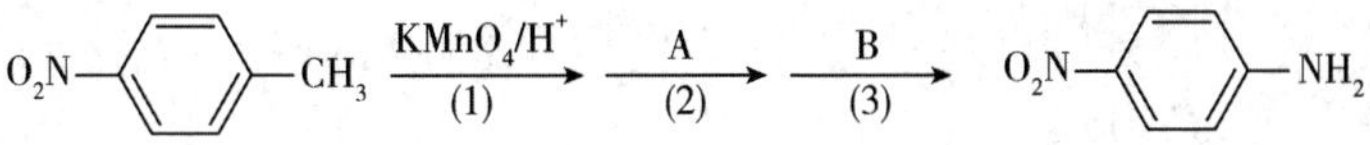

9. 根据给出的合成路线，请写出最终产物 C 的结构式，并指出其构型为是 *R* 或 *S*。

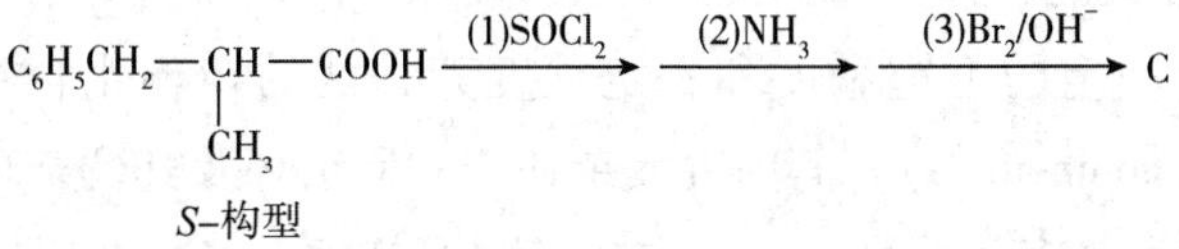

10. 写出 *N*-乙基苯胺与下列试剂反应所得产物的结构。

（1）溴水　（2）亚硝酸钠的盐酸溶液，0～5℃　（3）乙酸酐

（4）盐酸　（5）邻苯二甲酸酐　　　　　　　　（6）溴化苄

11. 青霉素 V 钾是一种常用的β-内酰胺类抗生素，其结构如下所示。

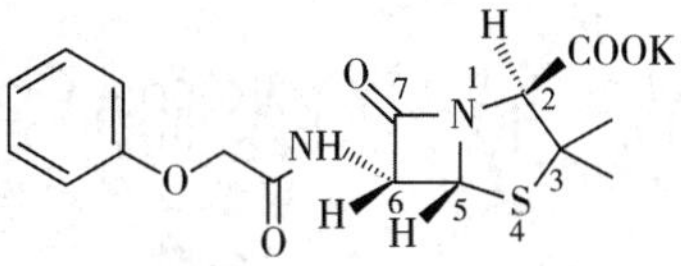

请将分子中的手性碳原子的构型用 *R*/*S* 标记出来。

12. 某化合物 D 分子式为 $C_5H_{13}N$，具有旋光性。与亚硝酸钠的硫酸溶液反应得到化合物 E（$C_5H_{12}O$）。E 可分离出一对对映体，E 与浓硫酸共热得到化合物 F（C_5H_{10}）。F 有顺反异构，被酸性高锰酸钾溶液氧化得到两种酸。（1）试写出 D 的结构式；（2）用 Fischer 投影式表示 E 的一对对映异构体；（3）写出 F 的一对顺反异构体。

13. 化合物 A（$C_8H_{11}N$）能与盐酸成盐得 B（$C_8H_{12}NCl$），A 不能与苯磺酰氯反应，A 能与亚硝酸作用，析出一橘黄色的结晶 C，C 用碱中和后变为翠绿色。试写出 A 的结构式及有关的反应式。

14. 下列胺的分子式都为 $C_5H_{13}N$，试从彻底甲基化和 Hofmann 消除的产物推导出原来的胺的可能结构。

（1）A 消耗 1mol CH_3I，最终生成丙烯；

（2）B 消耗 2mol CH_3I，最终生成的主要产物是乙烯和叔胺；

（3）C 消耗 3mol CH_3I，原胺有旋光性。

（沙　玫）

扫码“学一学”

第十五章　杂环化合物

杂环化合物（heterocyclic compounds）是由碳原子和非碳原子共同组成环状骨架结构的一类化合物。常见的非碳原子有氮、氧、硫等，这些非碳原子统称为杂原子。按此定义，前面已经学过的内酯、内酰胺、环状酸酐、环醚等化合物都是杂环化合物，例如：

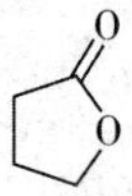
γ-丁内酯

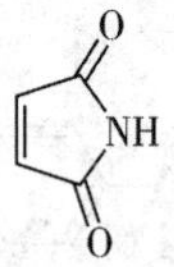
顺丁烯二酰亚胺

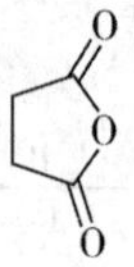
丁二酸酐

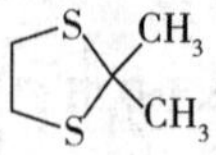
2,2-二甲基-1,3-二硫五环

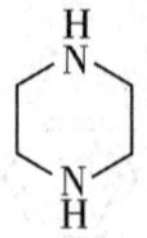
哌嗪

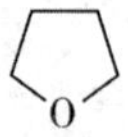
四氢呋喃

但是这些化合物的性质与同类的开链化合物类似，因此都并入相应的章节中讨论。本章主要讨论的是具有一定的不饱和度和一定程度芳香性的杂环化合物，即芳杂环化合物（aromatic heterocyclic compounds），其中五元杂环、六元杂环及其稠杂环化合物最为重要。

杂环化合物的种类繁多，数量庞大，在自然界分布极为广泛，许多天然杂环化合物在动、植物体内起着重要的生理作用。例如：植物中的叶绿素、动物血液中的血红素、中草药中的有效成分生物碱及部分苷类、部分抗生素和维生素、组成蛋白质的某些氨基酸和核苷酸的碱基等都含有杂环的结构。在现有药物中，含杂环结构的占很大比例。因此，杂环化合物在有机化合物（尤其是有机药物）中占有重要地位。

第一节　分类和命名

一、分类

芳杂环化合物可以按照环的大小分为五元杂环和六元杂环两大类；也可按杂原子的数目分为含一个、两个和多个杂原子的杂环；还可以按环的多少分为单杂环和稠杂环等。例如：

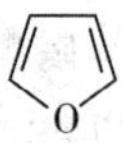
呋喃
（含一个杂原的五元单杂环）

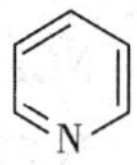
吡啶
（含一个杂原子的六元单杂环）

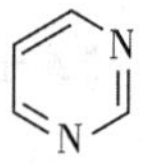
嘧啶
（含两个杂原子的六元单杂环）

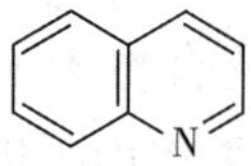
喹啉
（稠杂环）

二、命名

杂环化合物的命名比较复杂。现广泛采用的是按IUPAC命名原则规定，保留特定的45个杂环化合物的俗名和半俗名，并以此作为命名的基础。我国采用“音译法”，按照英文名称的读音，选用同音汉字加“口”字旁组成音译名，其中“口”字旁作为杂环的标志。下面主要介绍最常见的有特定名称的杂环化合物的命名原则，对无特定名称的杂环化合物的命名原则仅作简单介绍。

（一）有特定名称的杂环

1. 母环的编号规则　当杂环上连有取代基时，为了标明取代基的位置，必须将杂环母体（母环）编号。杂环母体的编号原则如下。

（1）含一个杂原子的杂环从杂原子开始编号。例如：

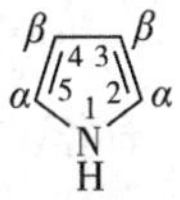
吡咯
pyrrole

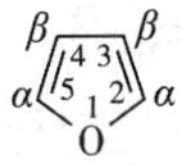
呋喃
furan

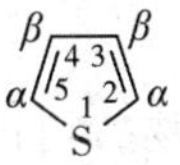
噻吩
thiophene

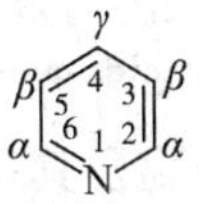
吡啶
pyridine

吡咯、呋喃、噻吩的 2 位和 5 位称 α 位，3 位和 4 位称 β 位；吡啶的 2 位和 6 位称 α 位，3 位和 5 位称 β 位，4 位称 γ 位。

（2）含两个或多个杂原子的杂环，编号时应使杂原子位次尽可能小，并按 O、S、NH、—N ═的优先顺序决定优先的杂原子。例如：

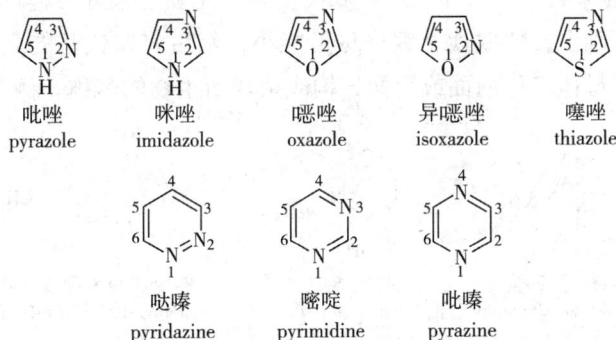

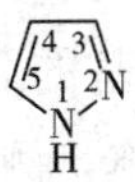
吡唑
pyrazole

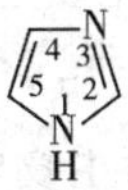
咪唑
imidazole

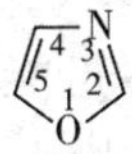
噁唑
oxazole

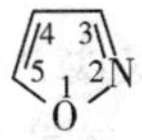
异噁唑
isoxazole

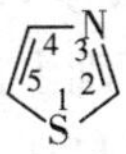
噻唑
thiazole

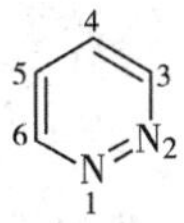
哒嗪
pyridazine

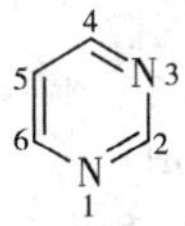
嘧啶
pyrimidine

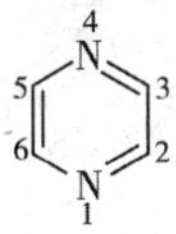
吡嗪
pyrazine

（3）有特定名称的稠杂环的编号有几种情况。通常按其相应的稠环芳烃的母环进行编号，如喹啉、异喹啉、吖啶等的编号；有的是从一端开始编号，共用碳原子一般不编号，编号时注意使杂原子的位次尽可能小，并遵守杂原子的优先顺序，如吩噻嗪等的编号；还有些具有特定的编号，如嘌呤的编号。

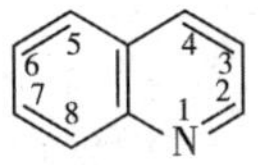
喹啉
quinoline

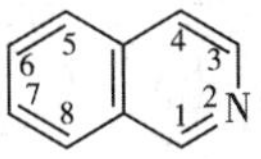
异喹啉
isoquinoline

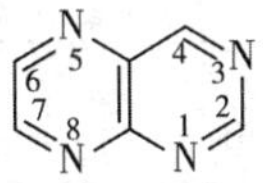
喋啶
pteridine

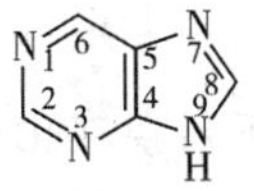
嘌呤
purine

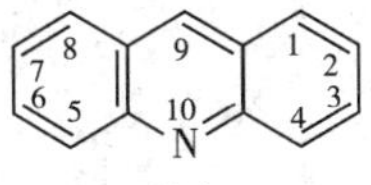
吖啶
acridine

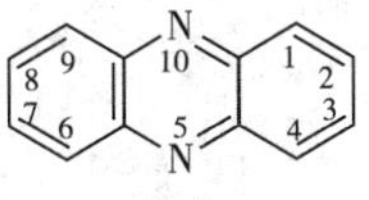
吩嗪
phenazine

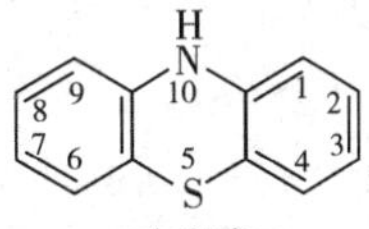
吩噻嗪
phenothiazine

2. 标氢　类似上述具有特定名称的 45 个杂环化合物的名称中包括了这样的含义：即杂环中拥有最多数目的非聚集双键。当杂环满足了这个条件后，环中仍然有饱和的碳原子或氮原子，则这个饱和的原子上所连接的氢原子称为"标氢"或"指示氢"，用其编号加 H（大写斜体）表示。例如：

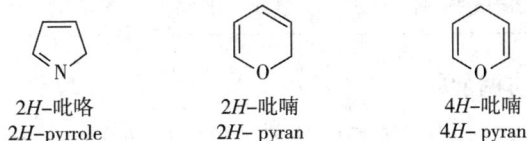

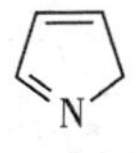
2*H*-吡咯
2*H*-pyrrole

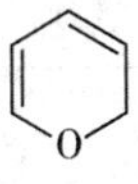
2*H*-吡喃
2*H*- pyran

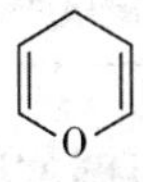
4*H*-吡喃
4*H*- pyran

若杂环上尚未含有最多数目的非聚集双键，则多出的氢原子称为外加氢。命名时要指出外加氢的位置及数目，全饱和时可不标明位置。例如：

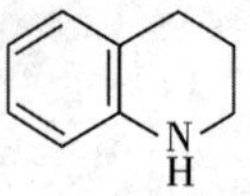
1,2,3,4–四氢喹啉
1,2,3,4–tetrahydroquinoline

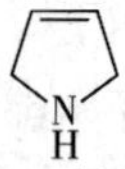
2,5–二氢吡咯
2,5–dihydropyrrole

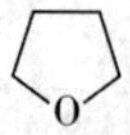
四氢呋喃
tetrahydrofuran

含标氢的杂环化合物及其衍生物，可能存在互变异构体，命名时需按上述标氢的方式标明。例如：

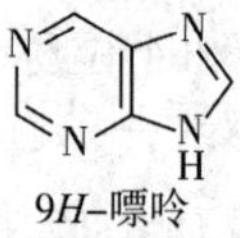
9*H*–嘌呤
9*H*–purine

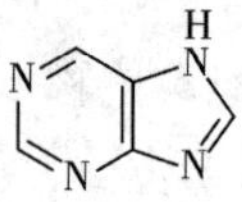
7*H*–嘌呤
7*H*–purine

3. 杂环衍生物的命名 当杂环上连有取代基时，先确定杂环母体的名称。编号时在遵守母环编号原则的基础上，使取代基编号尽可能小，然后将取代基的名称连同位置编号以词头或词尾形式写在母体名称前面或后面，构成杂环衍生物的名称。例如：

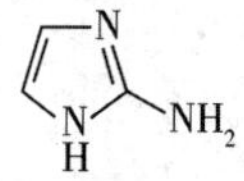
1*H*–咪唑–2–胺
1*H*–imidazol–2–amine

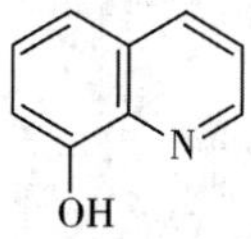
喹啉–8–酚
quinolin–8–ol

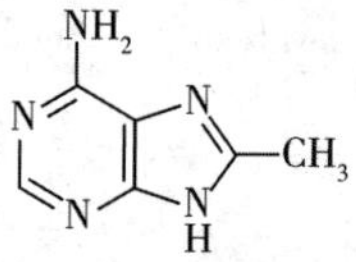
8–甲基–9*H*–嘌呤–6–胺
8–methyl–9*H*–purin–6–amine

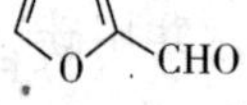
呋喃–2–甲醛
furan–2–carbaldehyde

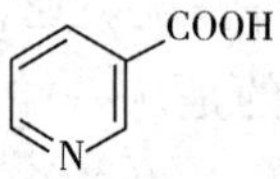
吡啶–3–甲酸
pyridine–3–carboxylic acid

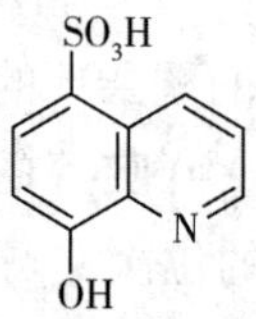
8–羟基喹啉–5–磺酸
8–hydroxylquinoline–5–sulfonic acid

练习题

15–1 命名下列杂环化合物。

（1）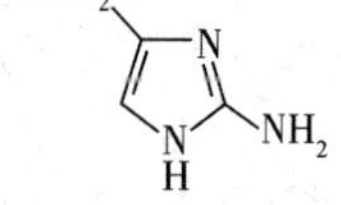

（2）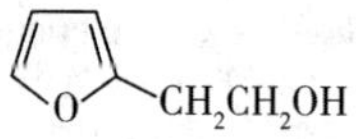

（3）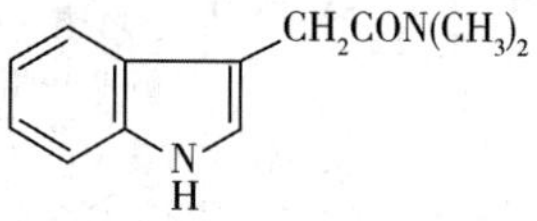

（4）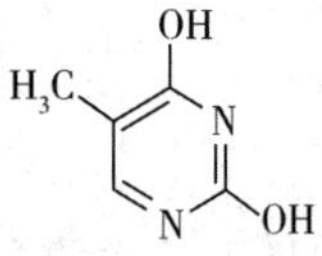

（5）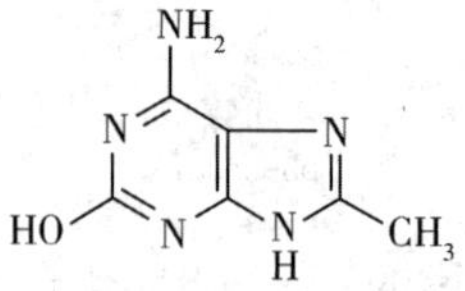

15–2 写出下列化合物的结构式。

（1）呋喃–2–甲酸乙酯 （2）吡啶–*N*–氧化物

（3）喹啉–8–胺 （4）吡啶–3–甲酸（烟酸）

（5）4,6–二甲基–2–吡喃酮 （6）吡咯–2–磺酸

（二）无特定名称的稠杂环

绝大多数稠杂环无特定名称，可看成是两个单杂环稠合在一起（也可以是一个碳环与

一个杂环稠合)，并以此为基础进行命名。

1. 基本环与附加环的确定　稠杂环命名时，先将稠合环分为两个环系，一个环系定为基本环或母环，另一个为附加环或取代部分。命名时附加环名称在前，基本环名称在后，中间用“并”字相连。例如：

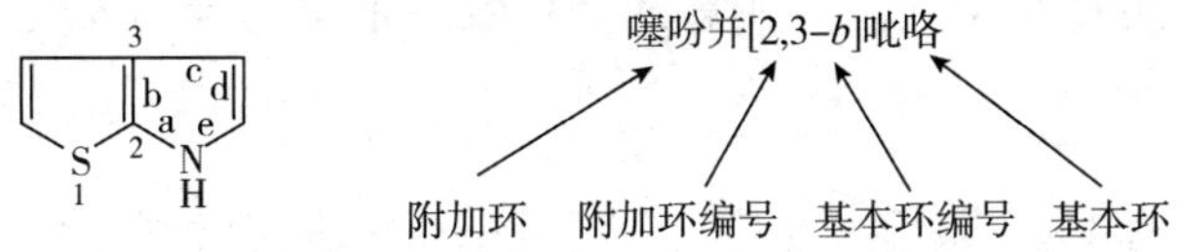

基本环的选择原则：

(1) 碳环与杂环组成的稠杂环，选杂环为基本环。例如：

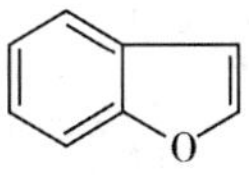
苯并呋喃

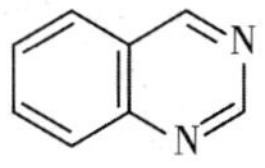
苯并嘧啶

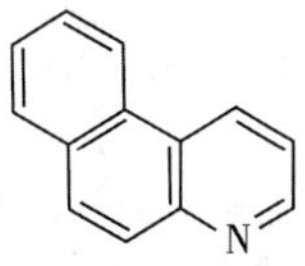
苯并喹啉

(2) 大小相同的两个杂环组成的稠杂环，基本环按所含杂原子 N、O、S 顺序确定。例如：

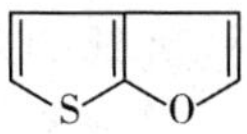
噻吩并呋喃

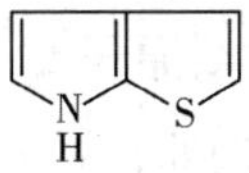
噻吩并吡咯

(3) 由大小不同的两个杂环组成的稠杂环，以大环为基本环。例如：

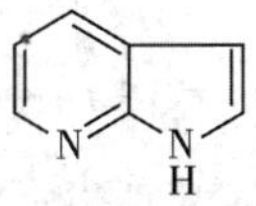
吡咯并吡啶

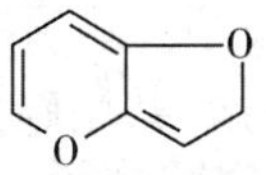
呋喃并吡喃

(4) 两环大小相同，杂原子个数不同时，选杂原子多的为基本环；杂原子数目也相同时，选杂原子种类多的为基本环。例如：

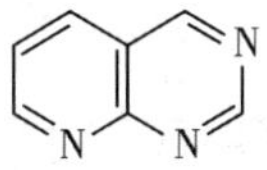
吡啶并嘧啶

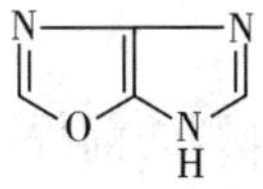
咪唑并噁唑

(5) 如果环大小、杂原子个数都相同时，以稠合前杂原子编号较低者为基本环。例如：

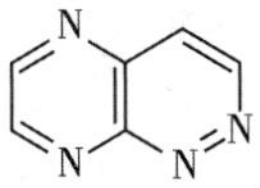
吡嗪并哒嗪

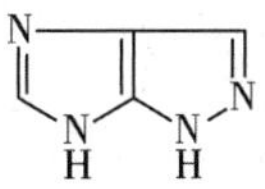
咪唑并吡唑

(6) 当稠合边有杂原子时，共用杂原子同属于两个环。在确定基本环和附加环时，均包含该杂原子，再按上述规则选择基本环。例如：

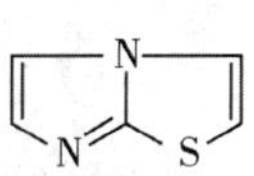
咪唑并噻唑

2. **稠合边的表示方法** 稠合边（即共用边）的位置是用附加环和基本环的位号来共同表示的，放在方括号内。基本环按照原杂环的编号顺序，将环上各边用英文字母 a、b、c…表示（1，2 之间为 *a*；2，3 之间为 *b*…）。附加环按原杂环的编号顺序，以阿拉伯数字标注各原子。当有选择时，应使稠合边的编号尽可能小。表示稠合边位置时，阿拉伯数字在前，英文字母在后，中间用短线相连。需注意的是：数字书写的走向要与基本环的走向一致。例如：

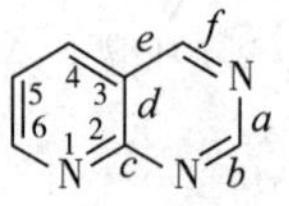

吡啶并[2,3-*d*]嘧啶
pyridine[2,3-*d*]pyrimidine

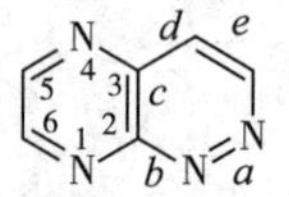

吡嗪并[2,3-*c*]哒嗪
pyrazino[2,3-*c*] pyridazine

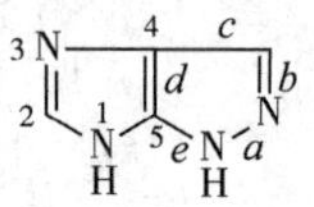

咪唑并[4,5-*d*]吡唑
imidazolo[4,5-*d*]pyrazole

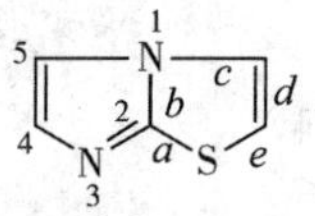

咪唑并[2,1-*b*]噻唑
imidazolo[2,1-*b*]thiazole
不称：咪唑并[1,2-b]噻唑

3. **周边编号** 为了标示稠杂环上的取代基、官能团或氢原子的位置，需要对整个稠杂环的环系进行编号，称为周边编号或大环编号。其编号原则是：

（1）尽可能使所含的杂原子编号最低，在保证编号最低的前提下，再考虑按 O、S、NH、—N ═的顺序编号。例如：

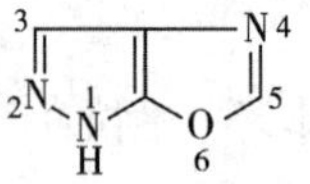

正确

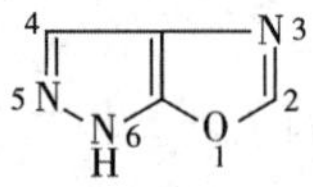

错误

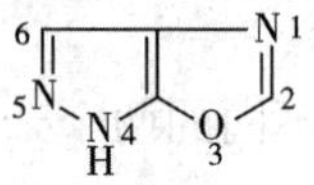

错误

（2）共用杂原子都要编号，共用碳原子一般不编号，如需要编号时，用前面相邻的位号加 a、b…表示。例如：

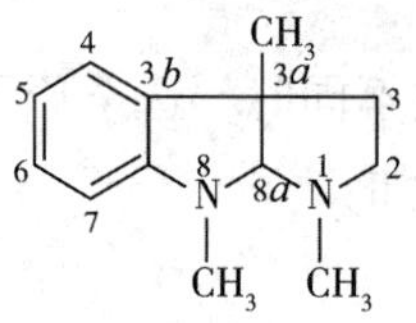

（3）在满足前两条规则的前提下，编号时应使共用杂原子位号尽可能低，使所有额外氢原子的位号尽可能低。例如：

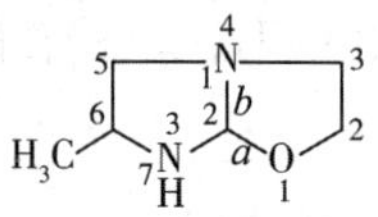

4. **命名举例**

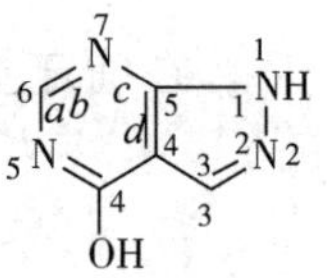

1*H*-吡唑并[5,4-*d*]嘧啶-4-酚(别嘌醇)
1*H*-pyrazolo[5,4-*d*]pyrimidin-4-ol

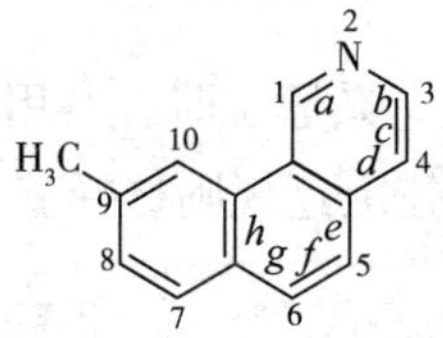

9-甲基苯并[*h*]异喹啉
9-methylbenzo[*h*]isoquinoline

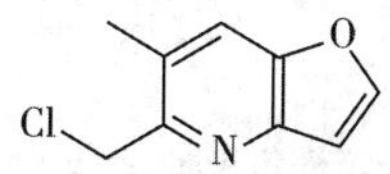

5-氯甲基-6-甲基呋喃并[3,2-*b*]吡啶
5-(chloromethy1)-6-methylfuro[3,2-*b*]pyridine

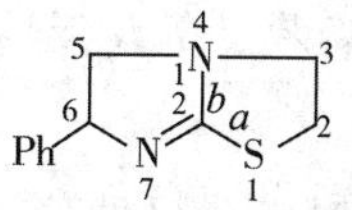

6-苯基-2,3,5,6-四氢咪唑并[2,1-*b*]噻唑
(驱虫净)
6-phenyl-2,3,5,6-tetrahydroimidazolo
[2,1-*b*]thiazole

第二节　六元杂环化合物

六元杂环化合物是杂环类化合物最重要的部分，尤其是含氮的六元杂环化合物，如吡啶、嘧啶等，它们的衍生物广泛存在于自然界，很多合成药物也含有吡啶环和嘧啶环。六元杂环化合物包括含一个杂原子的六元杂环，含两个杂原子的六元杂环，以及六元稠杂环等。

一、含一个杂原子的六元杂环

（一）吡啶

吡啶是从煤焦油中分离出来的具有特殊臭味的无色液体，沸点为115.3℃，比重为0.982，是性能良好的溶剂和缚酸剂。其衍生物广泛存在于自然界中，是许多天然药物、染料和生物碱的基本组成部分。

扫码“看一看”

1. 结构及芳香性　吡啶的结构与苯非常相似，近代物理方法测得吡啶分子中的碳碳键长为0.139nm，与苯（0.140nm）近似，碳氮键长为0.137nm，介于C—N单键（0.147nm）和C＝N双键（0.128nm）之间，而且其碳碳键与碳氮键的键长数值也相近，键角约为120°，这说明吡啶环上键的平均化程度较高，但没有像苯那样达到完全平均化。

吡啶环上的碳原子和氮原子均以 sp^2 杂化轨道相互重叠形成 σ 键，构成一个平面六元环。每个原子上有一个 p 轨道垂直于环平面，每个 p 轨道中有一个电子，这些 p 轨道侧面重叠形成一个封闭的大 π 键，π 电子数目为6，符合 $4n+2$ 规则，与苯环类似。因此，吡啶具有一定的芳香性。氮原子上还有一个 sp^2 杂化轨道没有参与成键，被一对未共用电子对所占据，使吡啶具有碱性。吡啶环中的氮原子的电负性较大，对环上电子云密度分布有很大影响，使 π 电子云向氮原子偏移，在氮原子周围电子云密度较高，而环的其他部分电子云密度降低，尤其是邻、对位上降低显著。所以吡啶的芳香性比苯差（图15－1）。

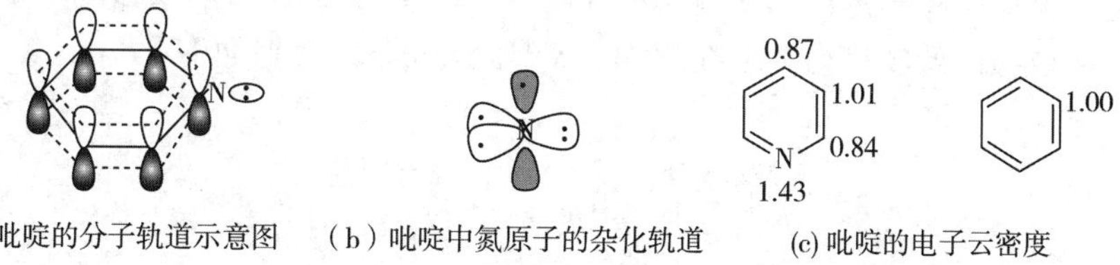

(a)吡啶的分子轨道示意图　（b）吡啶中氮原子的杂化轨道　(c) 吡啶的电子云密度

图15－1　吡啶的结构

在吡啶分子中，氮原子的作用类似于硝基苯中的硝基，使其邻、对位上的电子云密度比苯环低，间位则与苯环相近，环上碳原子的电子云密度比苯低，因此像吡啶这类芳杂环又被称为“缺 π 电子”芳杂环。这类杂环在化学性质上的表现是：亲电取代反应比苯难，

亲核取代反应比苯容易，氧化反应变难，还原反应变易。

2. 物理性质

（1）偶极矩　吡啶为极性分子，其偶极矩比哌啶（六氢吡啶）大。这是因为在哌啶环中，氮原子只有吸电子的诱导效应（-I），而在吡啶环中，氮原子既有吸电子的诱导效应（-I），又有吸电子的共轭效应（-C），且二者方向一致。

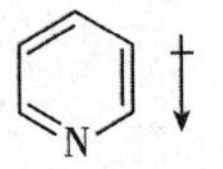

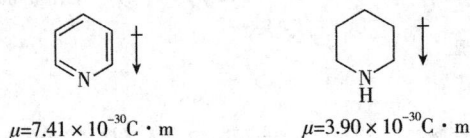

$\mu=7.41\times10^{-30}C\cdot m$

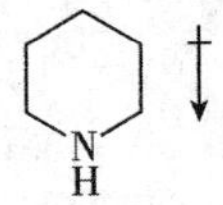

$\mu=3.90\times10^{-30}C\cdot m$

（2）溶解度　吡啶与水能以任何比例互溶，同时又能溶解大多数极性及非极性的有机化合物，甚至可以溶解某些无机盐类。所以吡啶是一个有广泛应用价值的溶剂。吡啶分子具有高水溶性的原因除了分子具有较大的极性外，还因为吡啶氮原子上的未共用电子对可以与水形成氢键。吡啶结构中的烃基使它与有机分子有相当的亲和力，所以可以溶解极性或非极性的有机化合物。而氮原子上的未共用电子对能与一些金属离子如 Ag^+、Ni^{2+}、Cu^{2+} 等形成配合物，而致使它可以溶解无机盐类化合物。

（3）光谱性质　吡啶的红外光谱（IR）：芳杂环化合物的红外光谱与苯系化合物类似，在 3070 ~ 3020cm^{-1} 处有 C—H 伸缩振动，在 1600 ~ 1500cm^{-1} 有芳环的伸缩振动（骨架谱带），在 900 ~ 700cm^{-1} 处还有芳氢的面外弯曲振动。吡啶的红外吸收光谱见图 15-2。

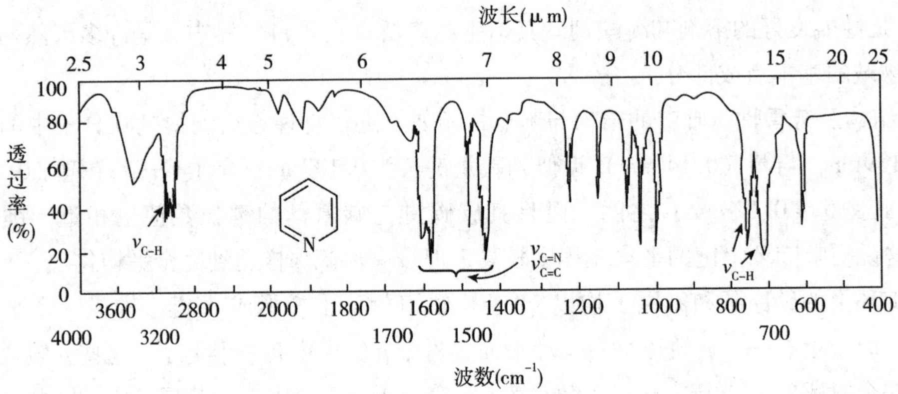

图 15-2　吡啶的红外吸收光谱图

吡啶的核磁共振氢谱（^{1}H-NMR）：由于吡啶环上氮的吸电子作用，使环上氢核化学位移与苯环氢（δ 7.27）相比处于低场，化学位移大于 7.27，其中与杂原子相邻碳上的氢的吸收峰更偏于低场。当杂环上连有供电子基团时，化学位移向高场移动，取代基为吸电性时，则化学位移向低场移动。吡啶的 ^{1}H-NMR δ（ppm）数据如下：

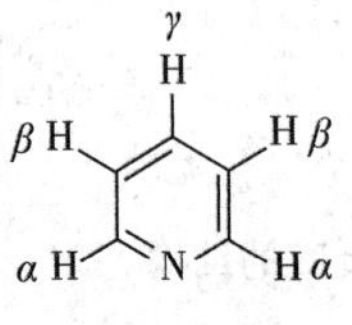

α-H　δ 8.60

β-H　δ 7.38

γ-H　δ 7.75

3. 化学性质

（1）碱性和成盐　吡啶氮原子上的未共用电子对可接受质子而显碱性。吡啶的共轭酸 $pK_a=5.19$，比氨（共轭酸 $pK_a=9.24$）和脂肪胺（共轭酸 pK_a 10 ~ 11）都弱。原因是吡啶中氮原子上的未共用电子对处于 sp^2 杂化轨道中，其 s 轨道成分较 sp^3 杂化轨道多，离原子核近，电子受核的束缚较强，给出电子的倾向较小，因而与质子结合较难，碱性较弱。但吡啶与芳胺（如苯胺，共轭酸 $pK_a=4.6$）相比，碱性稍强一些。

当吡啶环上连有供电子基时碱性增强，连有吸电子基时碱性降低，与取代苯胺影响规律相似。

练习题

15－3　某些取代吡啶的共轭酸 pK_a 如下。

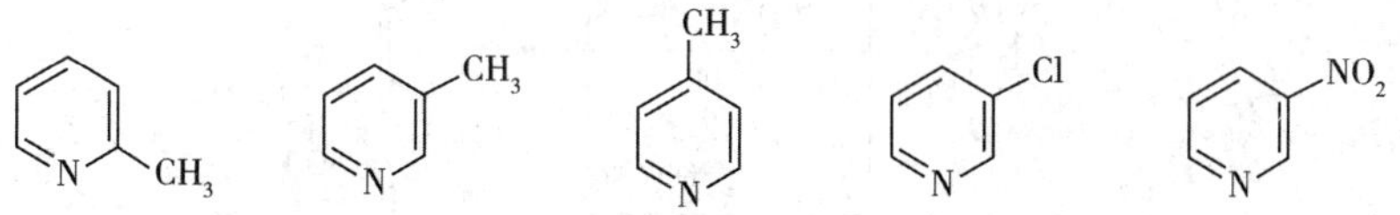

5.97　　5.68　　6.02　　2.84　　0.8

试用取代基对苯胺碱性的影响的规律解释上述结果。

吡啶与强酸可以形成稳定的盐，某些结晶型盐可以用于分离、鉴定及精制工作中。由于吡啶的碱性，在许多化学反应中它可用作催化剂和缚酸剂。又因其在水中和有机溶剂中的良好溶解性，所以它的催化作用常常是一些无机碱无法达到的。

吡啶不但可与强酸成盐，还可以与路易斯酸成盐。例如：

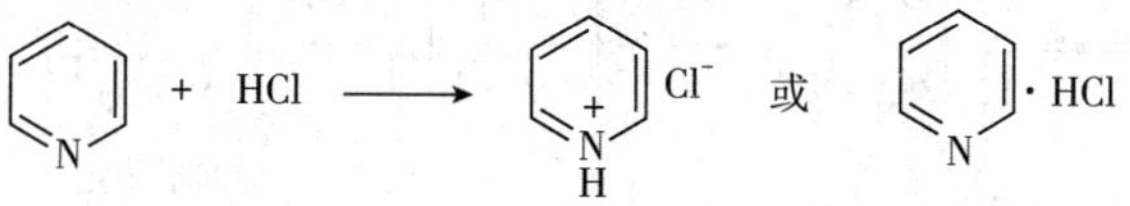

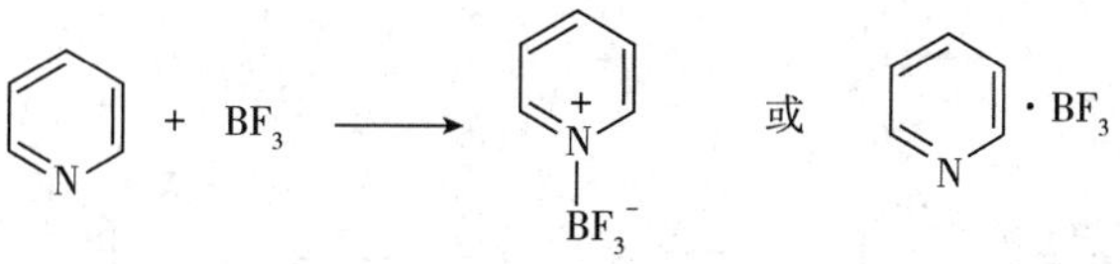

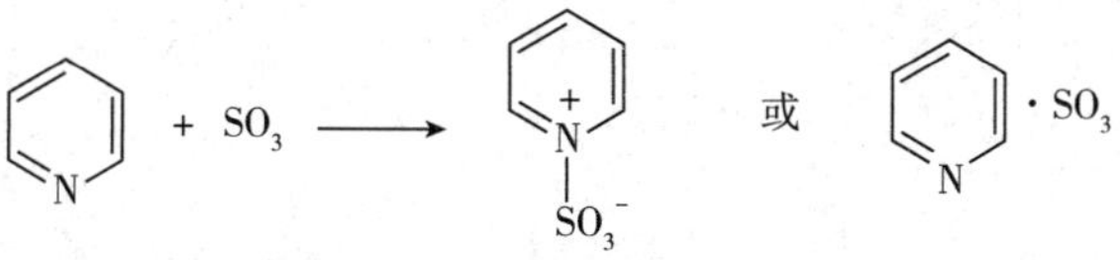

其中吡啶三氧化硫是一个重要的非质子型的磺化试剂。

此外，吡啶还具有叔胺的某些性质，可与卤代烃反应生成季铵盐，也可与酰卤反应成盐。例如：

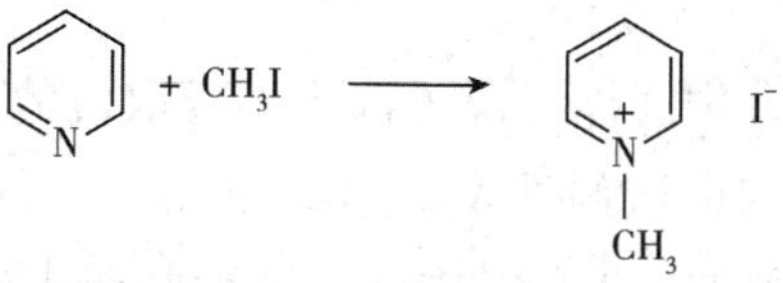

碘化-N-甲基吡啶

吡啶与酰卤生成 N-酰基吡啶盐的反应是可逆的，由于吡啶是很好的离去基团，所以 N-酰基吡啶盐是比酰氯和酸酐更好的酰化试剂。

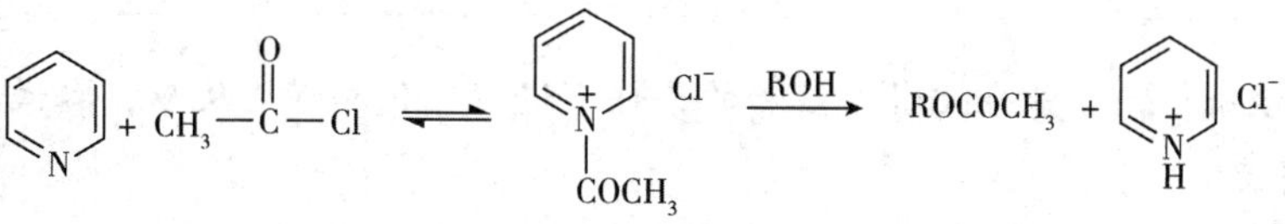

氯化-N-乙酰基吡啶

(2) 亲电取代反应　吡啶是"缺π电子"杂环，环上电子云密度比苯低，因此其亲电取代反应的活性也比苯低，与硝基苯相当。由于环上氮原子的钝化作用，使亲电取代反应的条件比较苛刻，且产率较低，取代基主要进入3（β）位。例如：

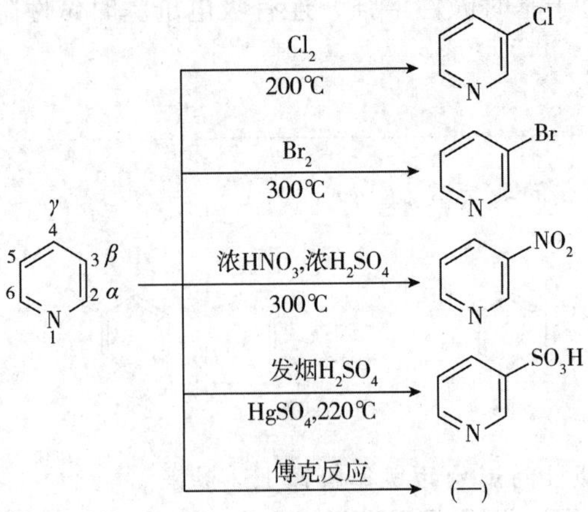

与苯相比，吡啶环亲电取代反应变难，而且取代基主要进入3（β）位，其原因可以通过中间体的相对稳定性来说明。

2（α）位取代：

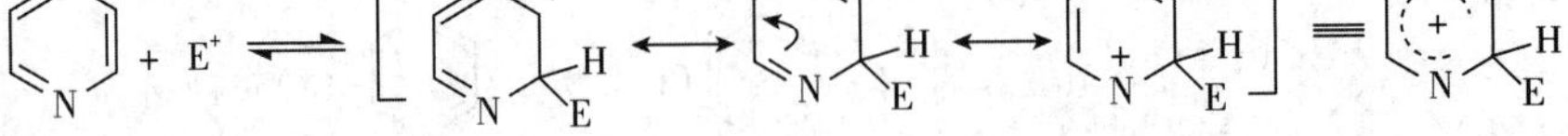

特别不稳定

3（β）位取代：

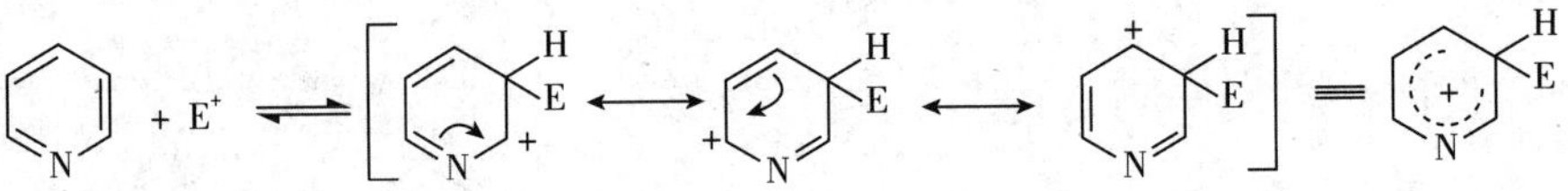

4（γ）位取代：

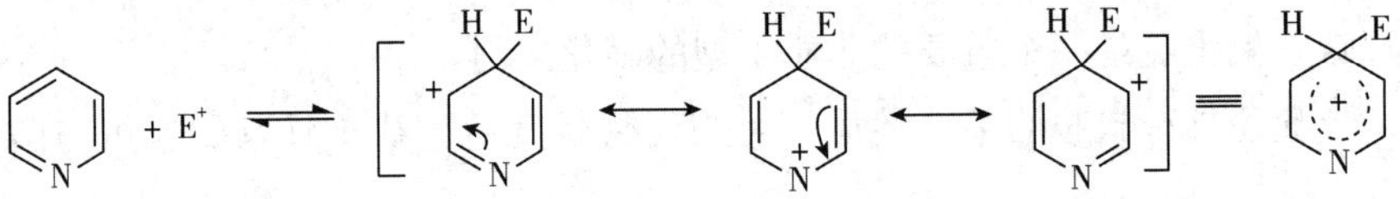

特别不稳定

由于吸电性氮原子的存在，中间体正离子都不如苯取代的相应中间体稳定，所以，吡啶的亲电取代反应比苯难。当亲电试剂进攻2（α）位和4（γ）位时，形成的中间体中都有一个正电荷在电负性较大的氮原子上的共振式，这种共振式极不稳定，而3（β）位取代的中间体没有这种极不稳定的共振式存在，其中间体要比2位和4位取代的中间体稳定。所以，3位的取代产物较容易生成。

练习题

15－4　吡啶-2-胺能在比吡啶温和的条件下进行硝化和磺化反应，取代主要发生在5位。说明其原因。

15－5　吡啶的卤代反应为什么不使用FeX_3等Lewis酸做催化剂？

（3）亲核取代反应　由于吡啶环上氮原子的吸电子作用，环上碳原子的电子云密度降低，尤其在2位和4位上的电子云密度更低，因而环上的亲核取代反应容易发生，取代反应主要发生在2位和4位上。例如：

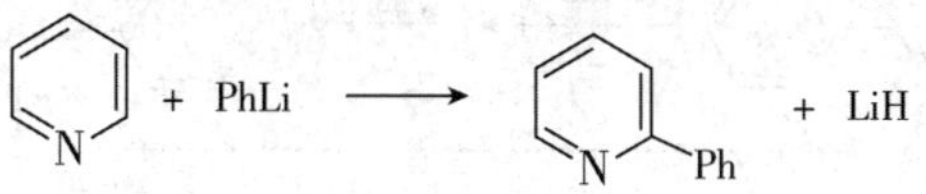

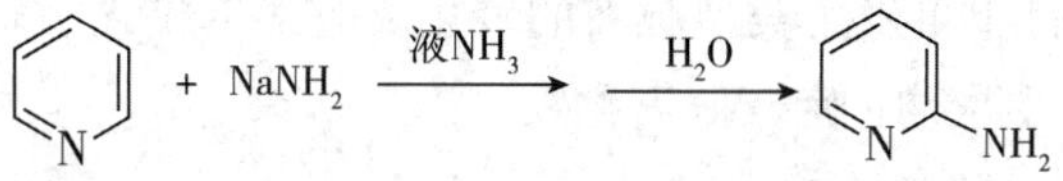

吡啶与氨基钠反应生成吡啶-2-胺的反应称为齐齐巴宾（Chichibabin）反应，如果2位已经被占据，则反应发生在4位，得到吡啶-4-胺，但产率较低。

如果在吡啶环的 α 位或 γ 位存在着较好的离去基团（如卤素、硝基）时，则很容易发生亲核取代反应。如吡啶可以与氨（或胺）、烷氧化物、水等较弱的亲核试剂发生亲核取代反应。

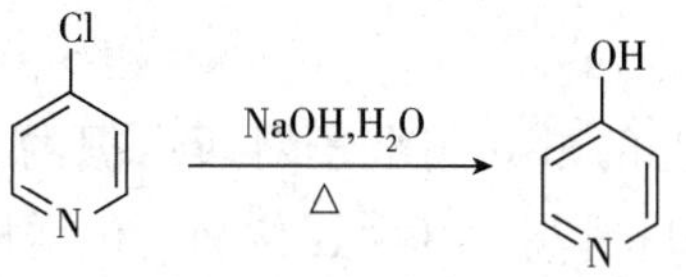

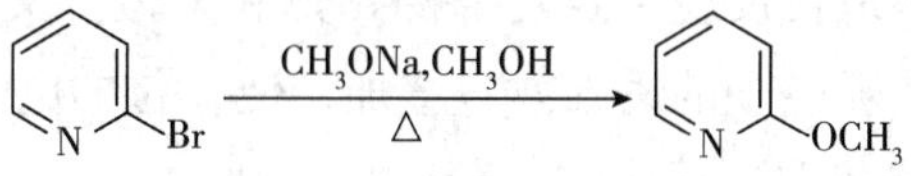

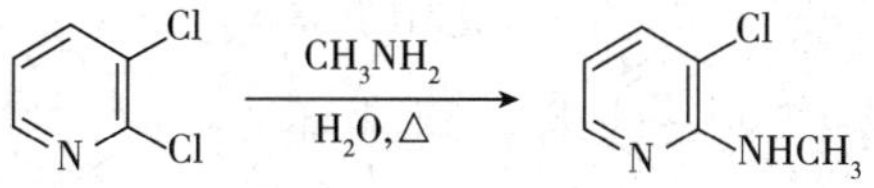

练习题

15-6　试写出齐齐巴宾反应的反应机理。

15-7　完成下列反应式。

（1）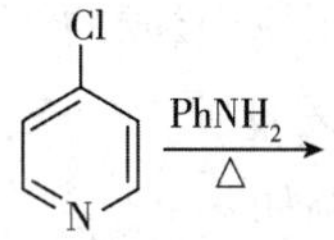　（2）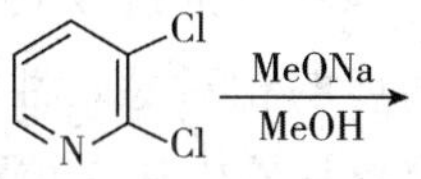　（3）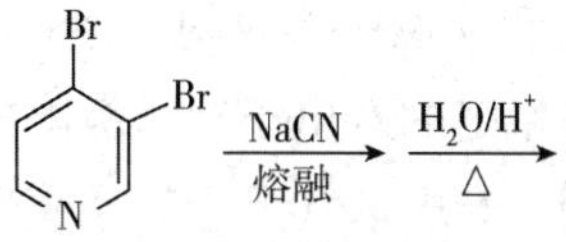

（4）氧化还原反应　由于吡啶环上的电子云密度较低，一般不易被氧化，尤其在酸性条件下，吡啶成盐后氮原子上带有正电荷，吸电子的诱导效应加强，使环上电子云密度更低，增加了对氧化剂的稳定性。当吡啶环带有侧链时，则发生侧链的氧化反应。例如：

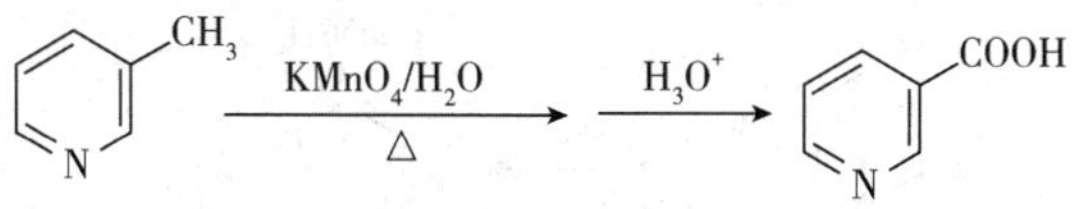

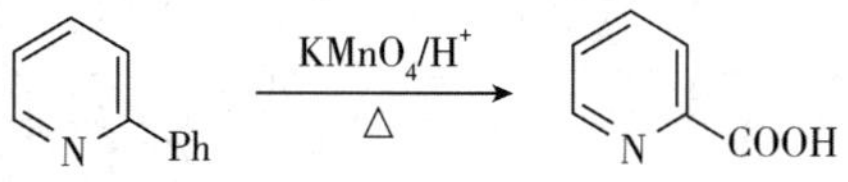

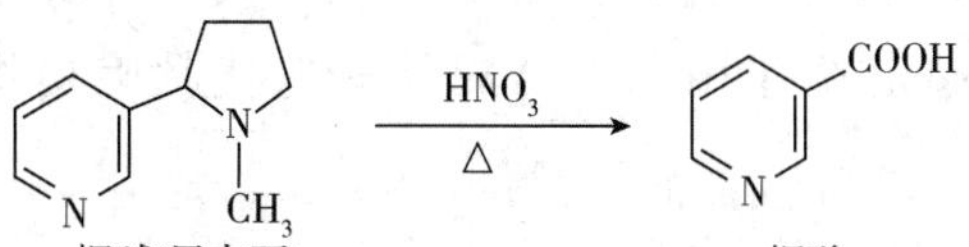

烟碱(尼古丁)　　　　　　烟酸

练习题

15－8　下面反应的主要产物是吡啶－4－甲酸，不是苯甲酸。试解释。

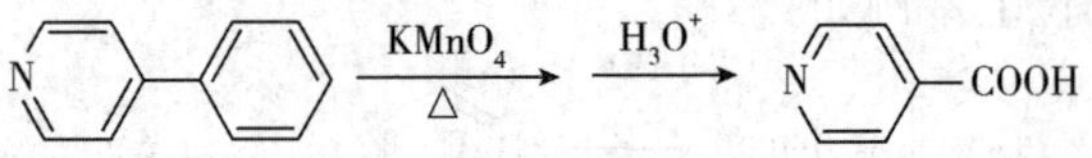

吡啶在特殊氧化条件下可发生类似叔胺的氧化反应，生成 N－氧化物。例如吡啶与过氧酸或过氧化氢作用时，可得到吡啶－N－氧化物。

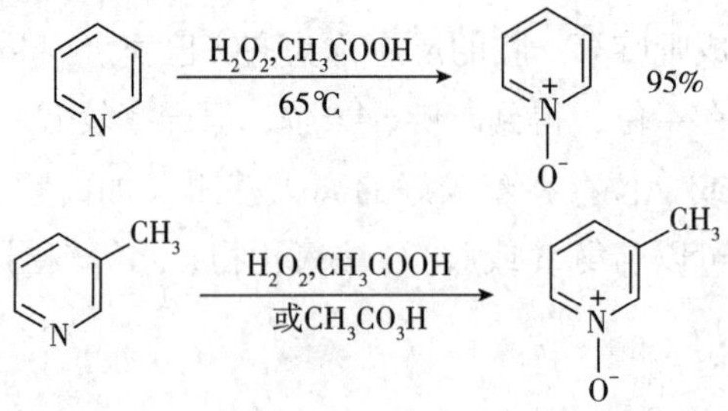

在吡啶－N－氧化物中，氧原子上的未共用电子对所占据的 p 轨道可与芳香大 π 键发生 $p-\pi$ 共轭作用，使环上电子云密度升高，其中 α 位和 γ 位增加显著，使吡啶环亲电取代反应容易发生，因此，亲电取代反应主要发生在 α 位和 γ 位。又由于生成吡啶－N－氧化物后，氮原子上带有正电荷，吸电子的诱导效应增加，使 α 位的电子云密度有所降低，因此，吡啶－N－氧化物又可发生亲核取代反应在 α 位。

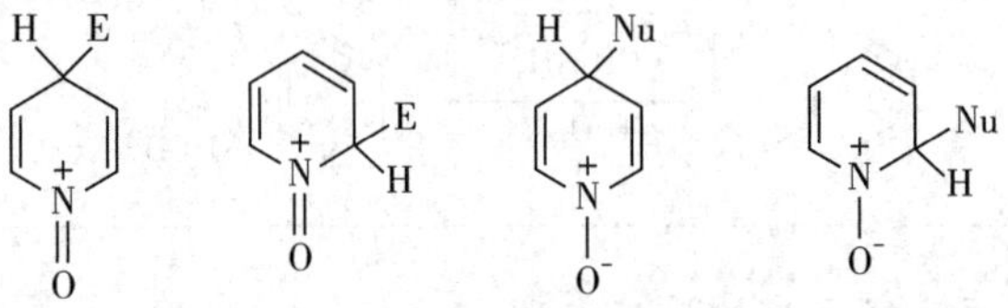

吡啶－N－氧化物既容易进行亲电取代反应也能进行亲核取代反应。无论亲电试剂进攻其 α 位和 γ 位所形成的活性中间体，还是亲核试剂进攻其 α 位和 γ 位所形成的活性中间体都具有稳定的八电子构型极限式，使中间体的相对稳定性增加，所以吡啶－N－氧化物与吡啶不同，亲电取代反应和亲核取代反应都容易发生在 α 位和 γ 位。例如：

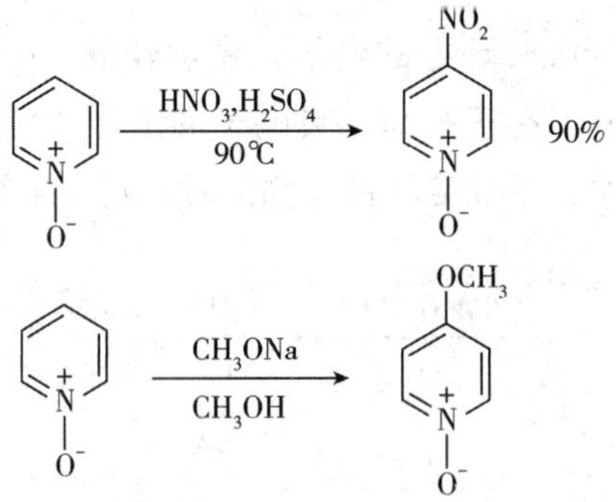

吡啶－N－氧化物经还原或用三氯化磷处理可以脱去氧。所以吡啶－N－氧化物在有机合成中常用来活化吡啶和起定位作用，为合成某些取代吡啶提供了一条有用的途径。例如：

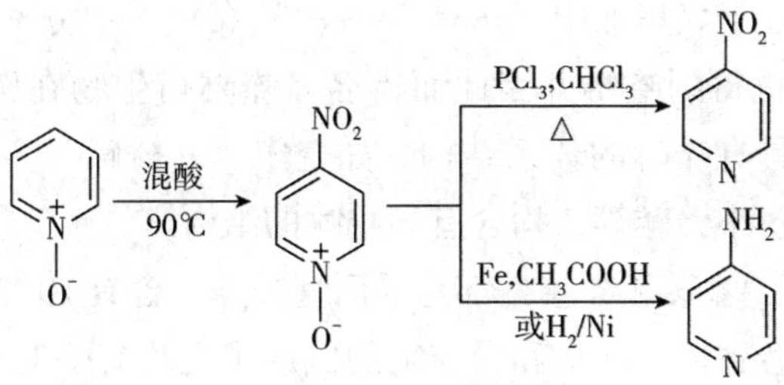

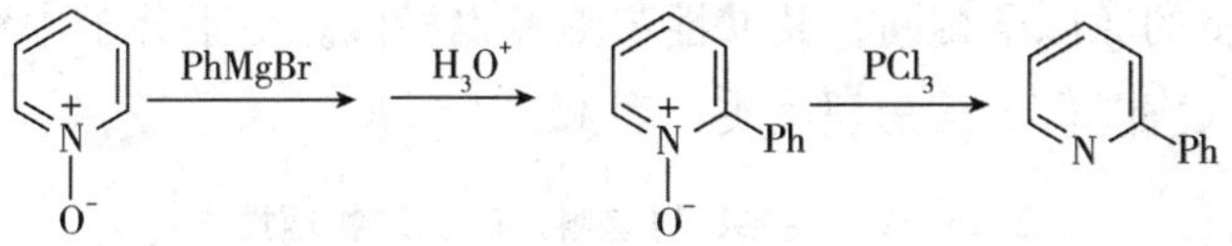

与氧化反应相反，吡啶环比苯环容易发生加氢还原反应，用催化加氢和化学还原剂都可以还原。例如：

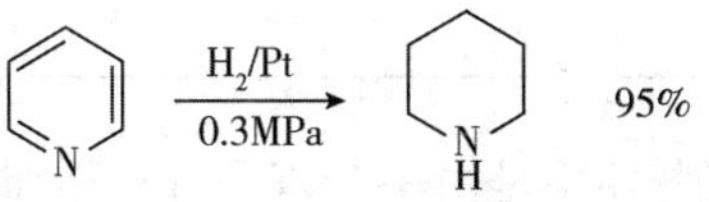

哌啶

六氢吡啶（哌啶）具有仲胺的性质，碱性比吡啶强（共轭酸 pK_a 11.2），沸点 106℃。很多天然产物具有此环系，是常用的有机碱。

（5）环上取代基对其水溶性和碱性的影响

①取代基对水溶解度的影响：当吡啶环上连有—OH、—NH_2时，其衍生物的水溶解度明显降低。而且连有—OH、—NH_2数目越多，水溶解度越小。例如：

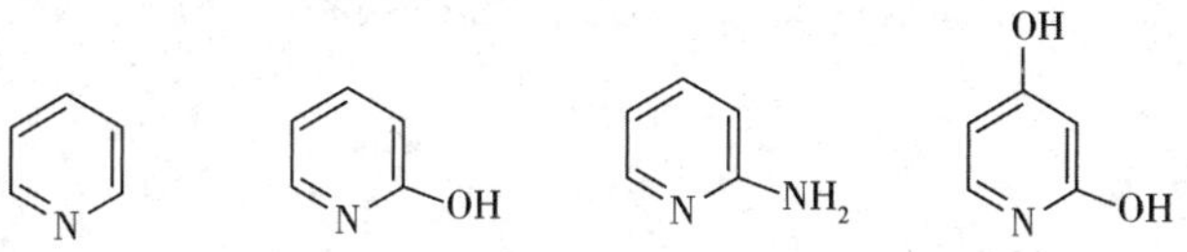

水溶解度	∞	1∶1	1∶1	溶解

其原因是吡啶环上的氮原子与羟基或氨基上的氢形成了氢键，阻碍了其与水分子的缔合。

②取代基对碱性的影响：当吡啶环上连有供电基时，吡啶环的碱性增强，连有吸电子基时，则碱性减弱。与取代苯胺影响规律相似。例如：

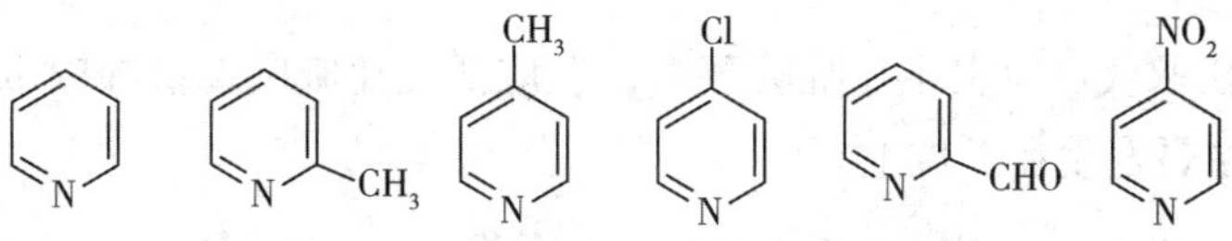

共轭酸pK_a	5.19	5.60	6.02	3.53	3.80	0.8

（二）喹啉和异喹啉

喹啉和异喹啉都是由一个苯环和一个吡啶环稠合而成的化合物。

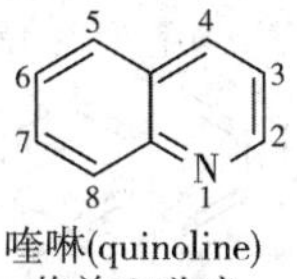

喹啉(quinoline)
苯并[*b*]吡啶

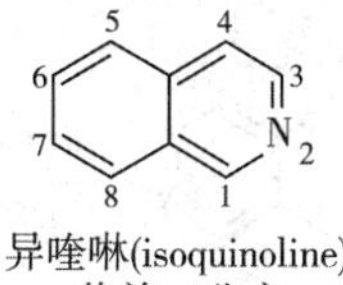

异喹啉(isoquinoline)
苯并[*c*]吡啶

喹啉和异喹啉都存在于煤焦油中，1834 年首次从煤焦油中分离出喹啉，随后用碱干馏抗疟药奎宁（quinine）也得到喹啉并因此而得名。喹啉衍生物在医药领域起着重要作用，许多天然或合成药物都具有喹啉的环系结构，如奎宁、喜树碱等。而天然存在的一些生物碱，如吗啡碱、罂粟碱、小檗碱等，均含有异喹啉的结构。

1. 结构与物理性质 喹啉和异喹啉都是平面型分子，含有 10 个 π 电子的芳香大 π 键，结构与萘相似，均具有芳香性。喹啉和异喹啉的氮原子上均有一对未共用电子，均位于 sp^2 杂化轨道中，与吡啶的氮原子相同，其碱性与吡啶也相似。由于分子中增加了憎水的苯环，故水溶解度比吡啶大大降低。其物理性质见表 15－1。

表 15－1 喹啉、异喹啉及吡啶的物理性质

名称	沸点（℃）	熔点（℃）	水溶解度	苯溶解度	共轭酸 pK_a
喹 啉	238	－15.6	溶（热）	混溶	4.90
异喹啉	243	26.5	不溶	混溶	5.42
吡 啶	115.5	－42	混溶	混溶	5.19

2. 化学性质 喹啉和异喹啉环系是由一个苯环和一个吡啶环稠合而成的。由于苯环上电子云密度高于吡啶环及苯环和吡啶环的相互影响，使喹啉和异喹啉发生亲电取代反应、亲核取代反应、氧化反应和还原反应具有以下规律。

（1）亲电取代反应发生在苯环上，其反应活性比萘低，比吡啶高，亲电试剂主要进攻 5 位和 8 位。

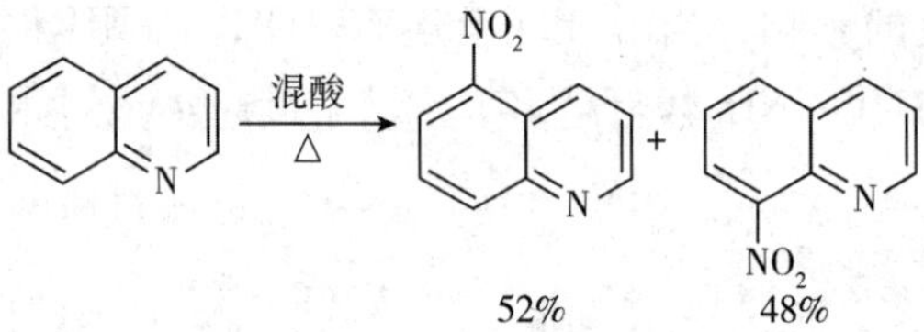

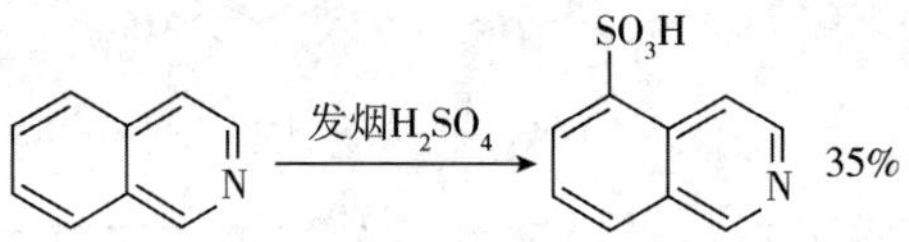

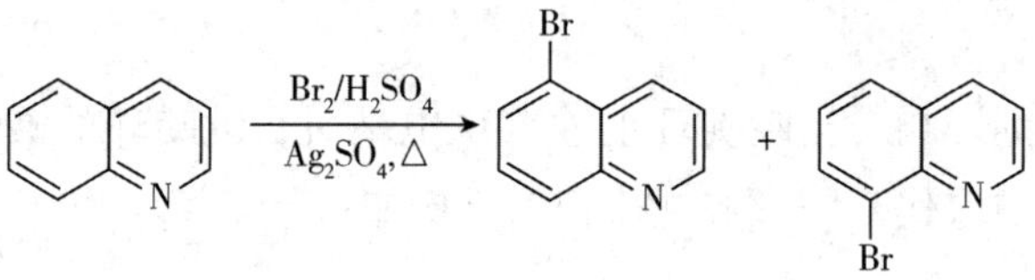

（2）亲核取代反应发生在吡啶环上，反应活性比吡啶弱。喹啉取代主要发生在 2 位上，异喹啉取代主要发生在 1 位上。

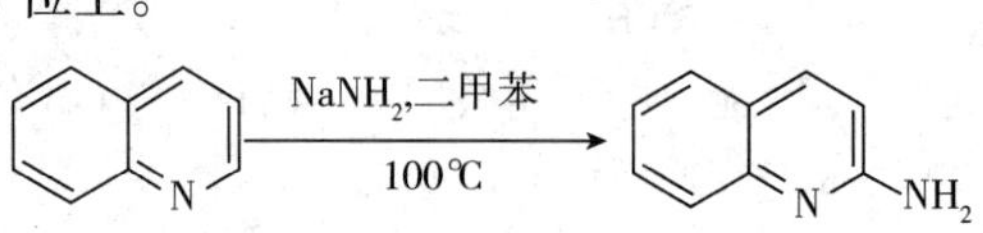

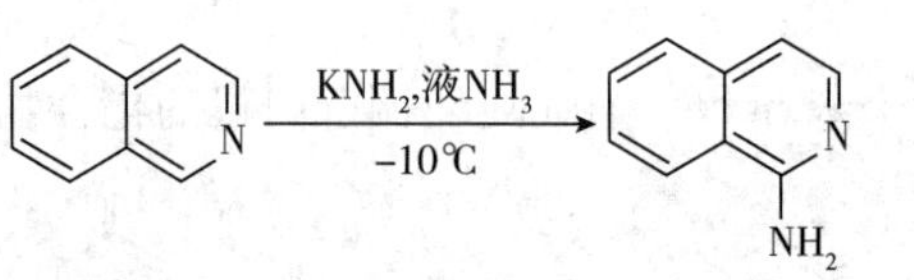

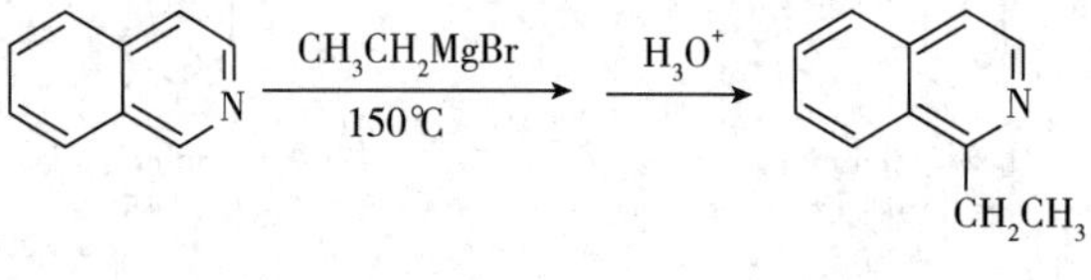

（3）氧化反应发生在苯环上。用过氧化物氧化时，与吡啶类似生成 N-氧化物。

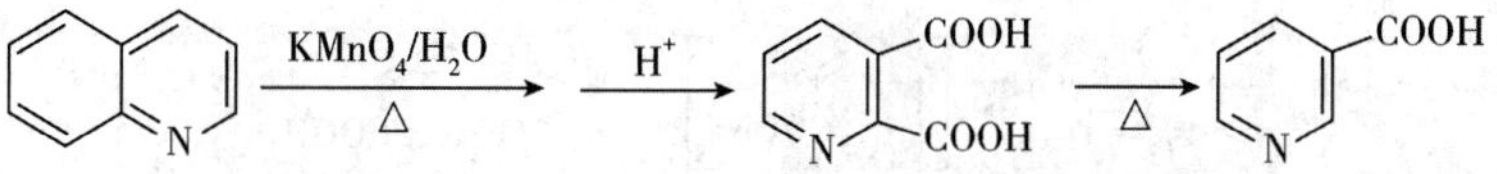

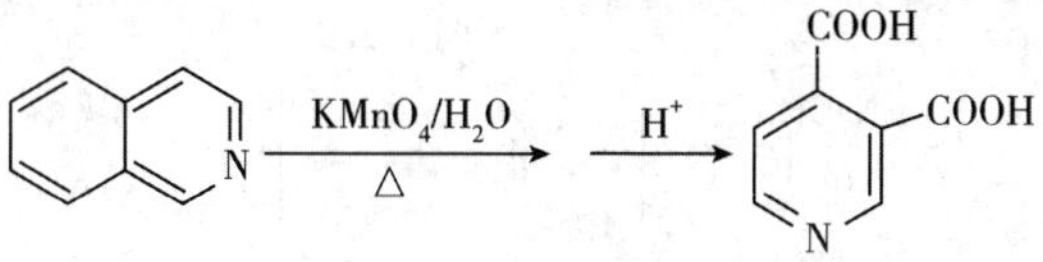

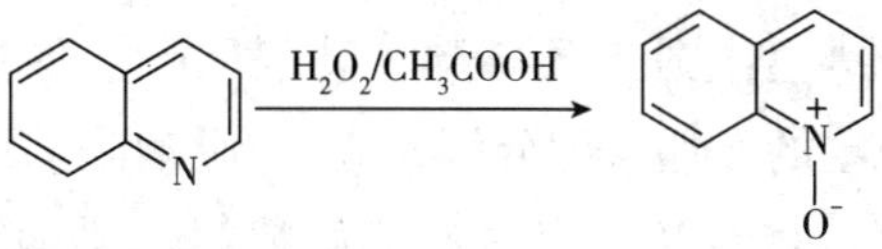

（4）还原反应主要发生在吡啶环上。例如：

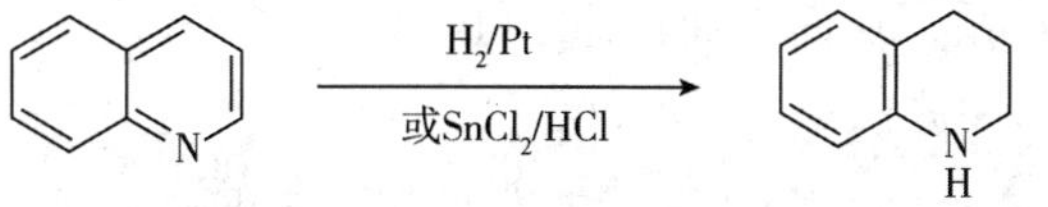

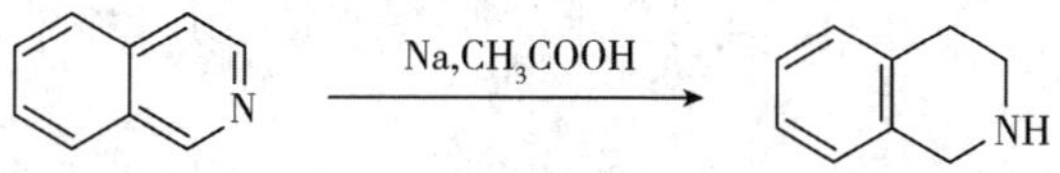

练习题

15-9　写出下列各反应的主要产物。

（1）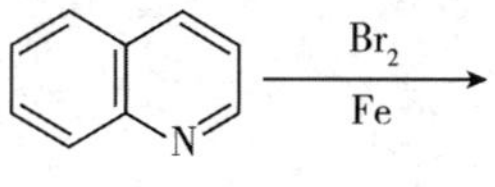

（2）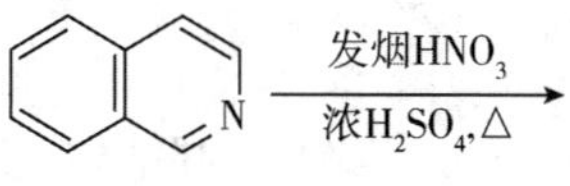

（3）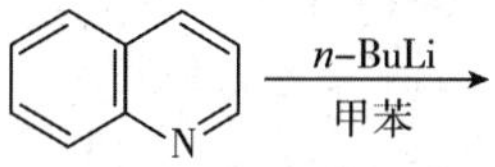

（4）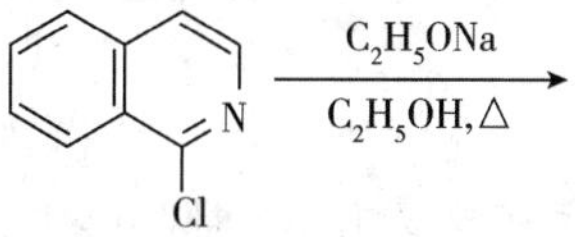

15-10　吡啶甲酸有三种异构体：A（m. p. 137℃）、B（m. p. 234℃）和 C（m. p. 317℃）。它们的结构是通过下列反应证实的。

喹啉 + $KMnO_4 \xrightarrow{\triangle} \xrightarrow{H^+}$ 二元酸（$C_7H_5O_4N$）$\xrightarrow{-CO_2}$ B

异喹啉 + $KMnO_4 \xrightarrow{\triangle} \xrightarrow{H^+}$ 二元酸（$C_7H_5O_4N$）$\xrightarrow{-CO_2}$ B + C

判断 A、B、C 分别有什么样的结构。

（三）含氧原子的六元杂环

最简单的含氧六元杂环是吡喃。吡喃有两种异构体，$2H$-吡喃（α-吡喃）和 $4H$-吡喃（γ-吡喃）。吡喃在自然界不存在，$4H$-吡喃由人工合成得到。自然界存在的是吡喃的羰基衍生物，称为吡喃酮。吡喃酮与苯的稠合物是许多天然药物的结构成分。

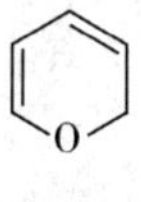

$2H$-吡喃

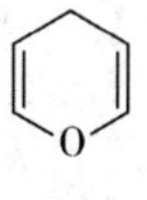

$4H$-吡喃

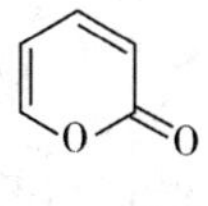

α-吡喃酮

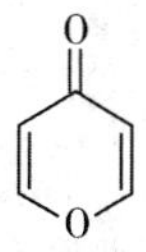

γ-吡喃酮

从结构上看，α-吡喃酮为不饱和内酯，不稳定，室温放置会慢慢聚合。γ-吡喃酮是稳定的晶形化合物，但在碱性条件下也容易水解，可以看成是插烯内酯。

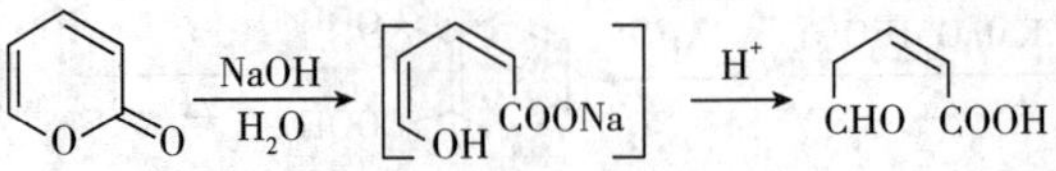

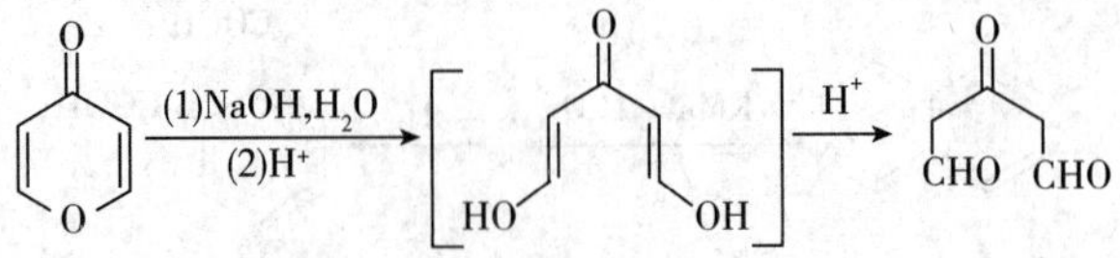

γ-吡喃酮不显示羰基的典型性质，不与羰基试剂反应，而能与质子及路易斯酸结合形成盐。通常醚的锌盐是不稳定的，遇水即分解，而 γ-吡喃酮的锌盐比较稳定。这种现象曾一度使有机化学家感到费解，直到 1924 年才得到解释：γ-吡喃酮的羰基形成锌盐后，醚氧原子与羰基形成共轭体系，电子云密度重新分配，改变了正常羰基的性质。而吡喃酮成盐后六元环变为一个芳香体系，从而增加其稳定性。

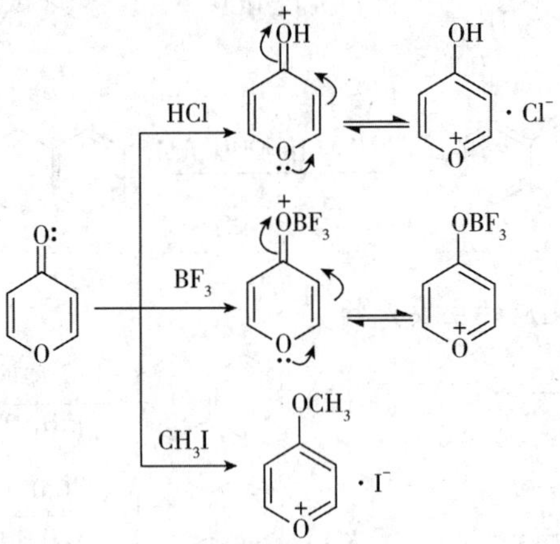

很多天然产物中存在着苯并 α-吡喃酮或苯并 γ-吡喃酮的结构，这类化合物也有上述性质，与强酸成盐及遇碱水解开环，这在中草药成分的分离方面有实际价值。例如，当归素和黄芩素。

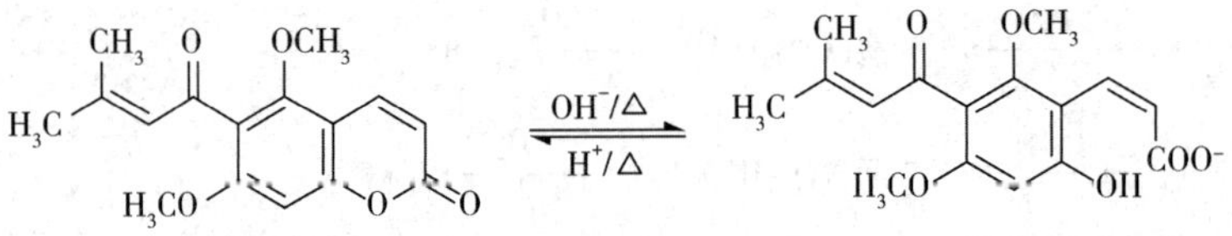

当归素

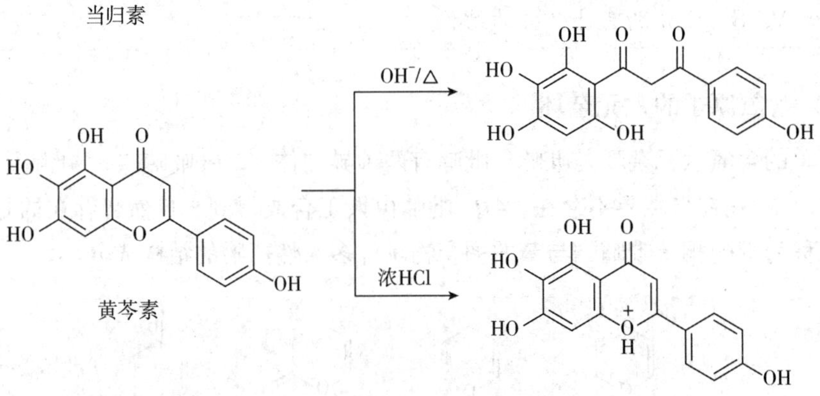

黄芩素

在当归素中存在着苯并 α-吡喃酮（又称香豆素）结构，在黄芩素中存在着苯并 γ-吡喃酮（又称色酮）结构。

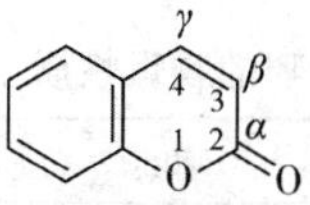

苯并α-吡喃酮
coumarin(香豆素)

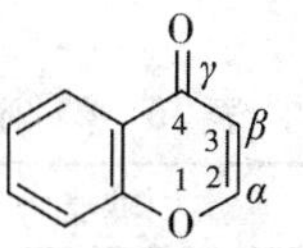

苯并γ-吡喃酮
chromone(色酮)

在苯并γ-吡喃酮（色酮）的2位和3位被苯环取代后的产物称为黄酮和异黄酮，黄酮和异黄酮及其衍生物组成了黄酮体。黄酮体是一种分布很广的黄色色素，许多是天然药物的有效成分，黄酮体常和它们的苷类共存于植物中。例如：中药黄芩中的黄芩素和黄芩苷；葛根中的大豆黄素和大豆黄苷等。

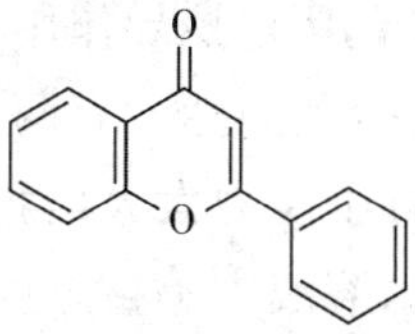

黄酮
flavonoid

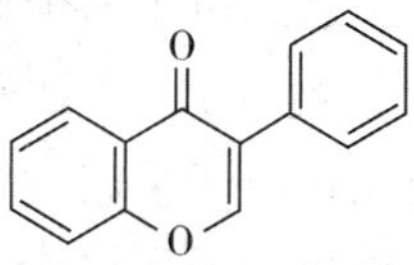

异黄酮
isoflavonoid

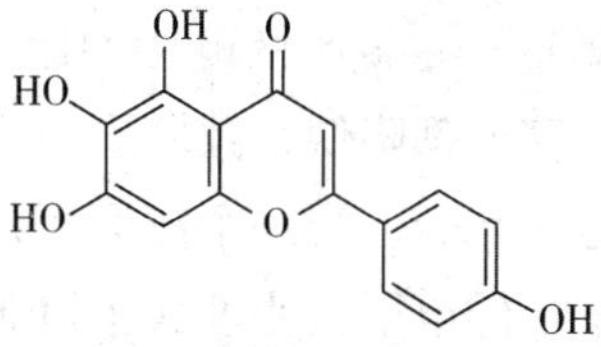

黄芩素
scutellarein

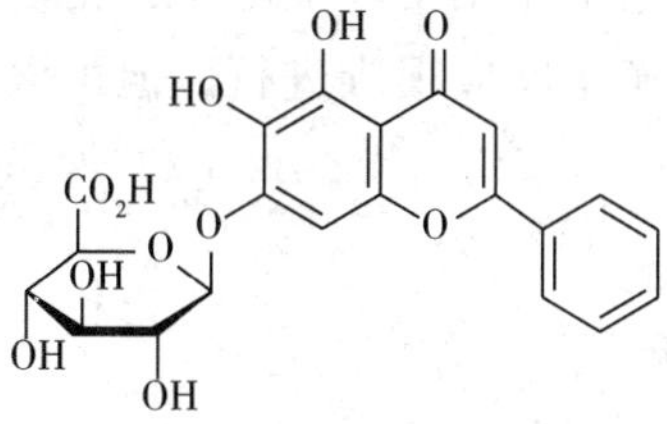

黄芩苷
baicalin

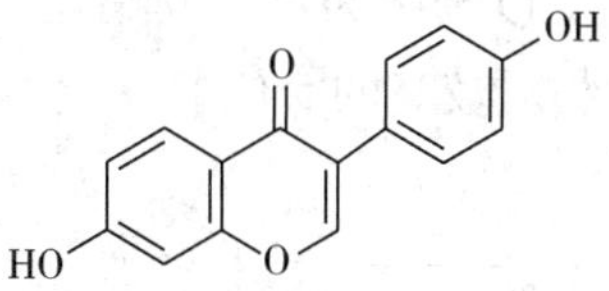

大豆黄素
daidzein

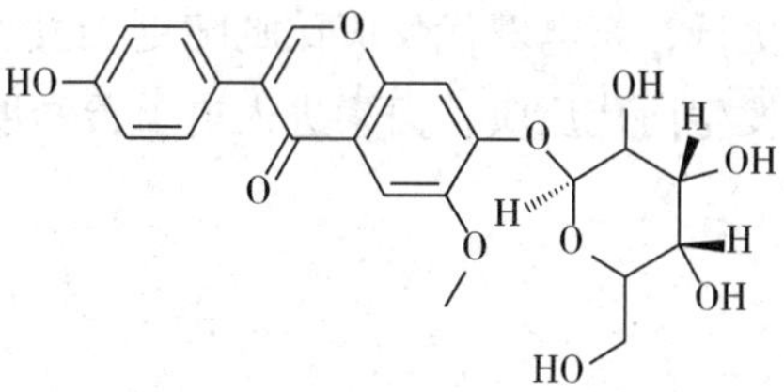

大豆黄素苷
daidzin

二、含两个杂原子的六元杂环

（一）哒嗪、嘧啶和吡嗪

含两个氮原子的六元杂环化合物总称为二氮嗪。“嗪”表示含有多于一个氮原子的六元杂环。二氮嗪共有三种异构体，其结构和名称如下：

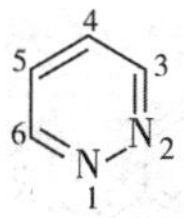

哒嗪

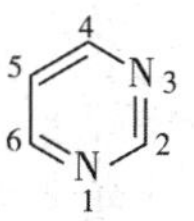

嘧啶

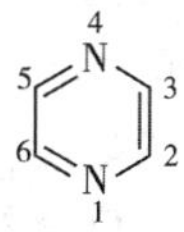

吡嗪

哒嗪、嘧啶和吡嗪是许多重要杂环化合物的母核，其中以嘧啶环系最为重要，广泛存在于动植物中，并在动植物的新陈代谢中起重要作用。如核酸中的碱基有三种含嘧啶的衍生物，某些维生素及合成药物（如磺胺类药物及巴比妥类药物等）都含有嘧啶环系。

1. 结构与芳香性　二氮嗪类化合物都是平面型分子，与吡啶相似。所有碳原子和氮原子都是 sp^2 杂化的，每个原子未参与杂化的 p 轨道（每个 p 轨道有一个电子）侧面重叠形成大 π 键，两个氮原子各有一对未共用电子对在 sp^2 杂化轨道中。二嗪类化合物具有芳香性，属于芳香杂环化合物。

2. 物理性质　二氮嗪类化合物由于氮原子上含有未共用电子对，可以与水形成氢键，所以哒嗪和嘧啶与水互溶，而吡嗪由于分子对称，极性小，水溶解度降低。三种二氮嗪的物理性质见表 15－2。

表 15－2　哒嗪、嘧啶及吡嗪的物理性质

	哒嗪	嘧啶	吡嗪
偶极矩	13.1 D	6.99 D	0
水溶度	∞	∞	溶解
熔点（℃）	－6.4	22.5	54
沸点（℃）	207	124	121
共轭酸 pK_a	2.33	1.30	0.65

3. 化学性质

（1）碱性　二氮嗪的碱性均比吡啶弱。这是由于两个氮原子的吸电诱导作用相互影响，使其电子云密度都降低，减弱了与质子的结合能力。二氮嗪类化合物虽然含有两个氮原子，但它们都是一元碱，当一个氮原子成盐变成正离子后，它的吸电子能力大大增强，致使另一个氮原子上的电子云密度大大降低，很难再与质子结合，在水溶液中不再显碱性，故呈现为一元碱。

（2）亲电取代反应　二氮嗪类化合物由于两个氮原子的吸电子作用使环上电子云密度更低，亲电取代反应比吡啶更难发生。以嘧啶为例，其硝化、磺化反应很难进行，但可以发生卤代反应，卤素进入电子云密度相对较高的 5 位上。

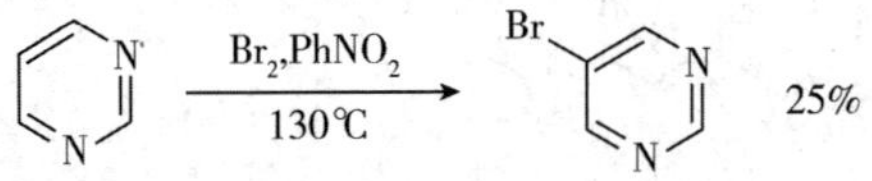

但是，当环上连有羟基、氨基等供电子基时，由于环上电子云密度增加，反应活性增加，能发生硝化、磺化等亲电取代反应。例如：

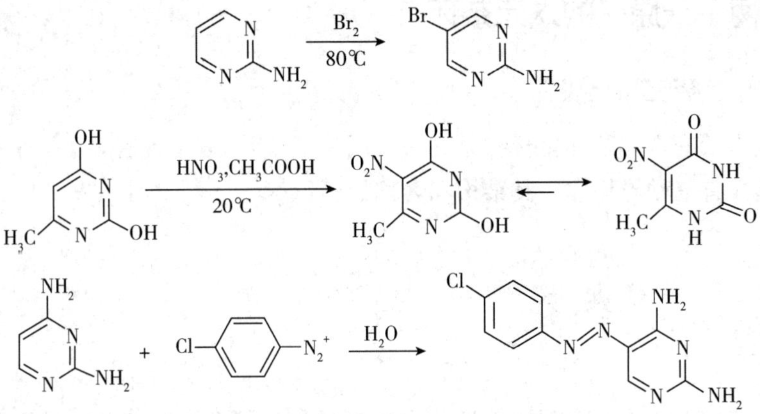

（3）亲核取代反应　二氮嗪易发生亲核取代反应，如嘧啶的 2、4、6 位分别处于两个氮原子的邻位或对位，受双重吸电子作用的影响，电子云密度低，是亲核试剂进入的主要位置。例如：

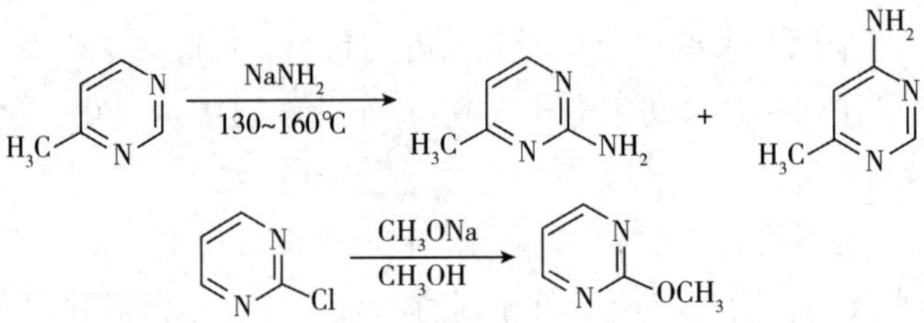

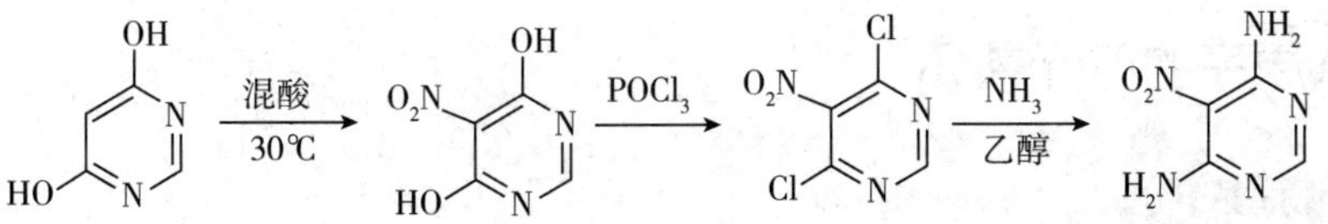

5-硝基嘧啶-4,6-二胺（维生素B_4中间体）

(4) 氧化反应　二氮嗪母核由于电子云密度低，不易氧化。当二氮嗪有侧链或苯并二氮嗪氧化时，侧链及苯环可氧化成羧酸及二羧酸。

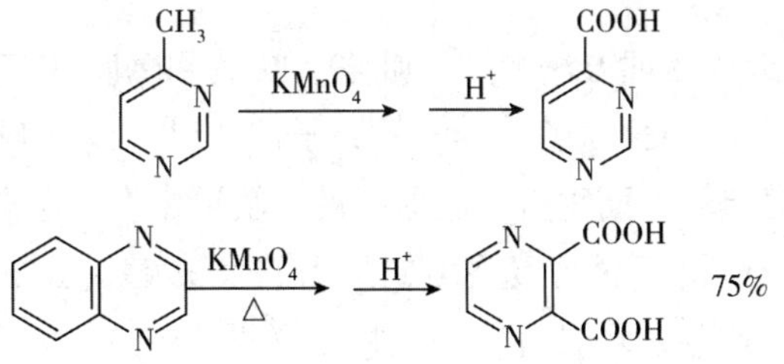

与吡啶类似，二氮嗪可与过氧酸或过氧化氢反应生成单一 *N*-氧化物。单氮氧化物容易发生亲电、亲核取代反应。

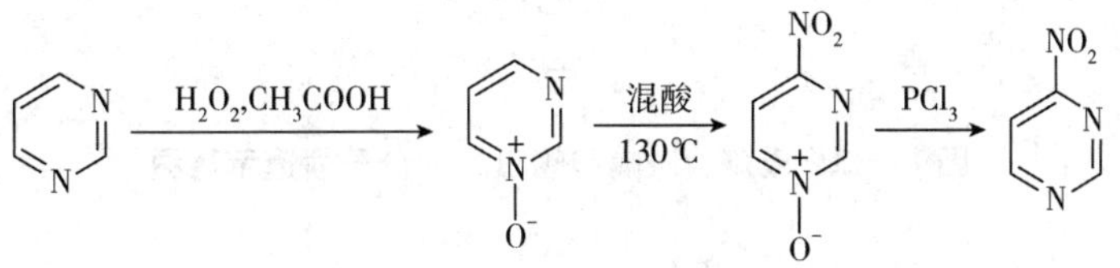

(二) 蝶啶

蝶啶由嘧啶环和吡嗪环稠合而成。因最早发现于蝴蝶翅膀色素中而得名。

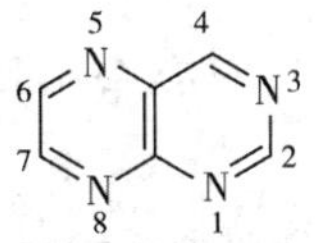

蝶啶为黄色片状结晶，熔点 140℃，水溶解度为 1∶7.2，具有弱碱性（共轭酸 pK_a 4.05）。其碱性比嘧啶和吡嗪都强。蝶啶环系也广泛存在于动植物体内，是一些天然药物的有效成分。如叶酸及维生素 B_2的分子中都有蝶啶环的结构。

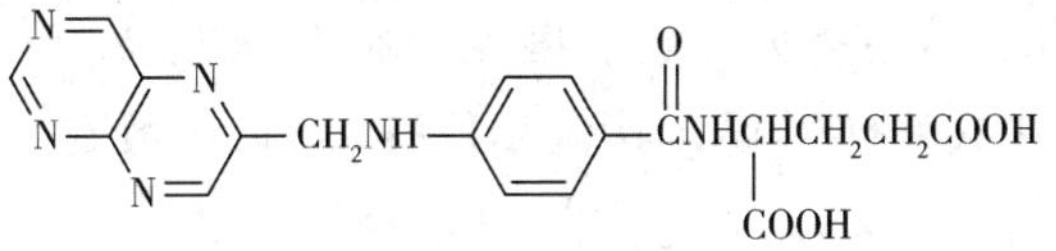

叶酸
folic acid

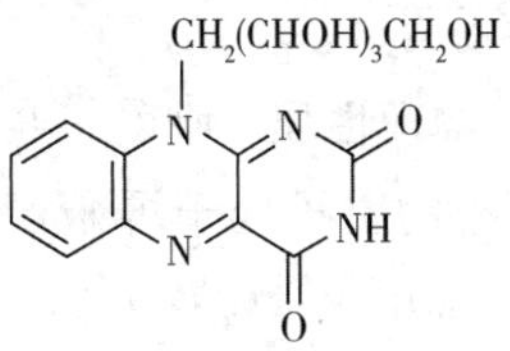

维生素B_2(核黄素)
riboflavin

第三节　五元杂环化合物

与六元杂环相类似，五元杂环包括含一个杂原子的五元杂环和含两个或多个杂原子的五元杂环，其中杂原子主要是氮、氧和硫；另外还包括杂环与苯环或其他杂环稠合的多种环系。

一、含一个杂原子的五元杂环

（一）吡咯、呋喃和噻吩

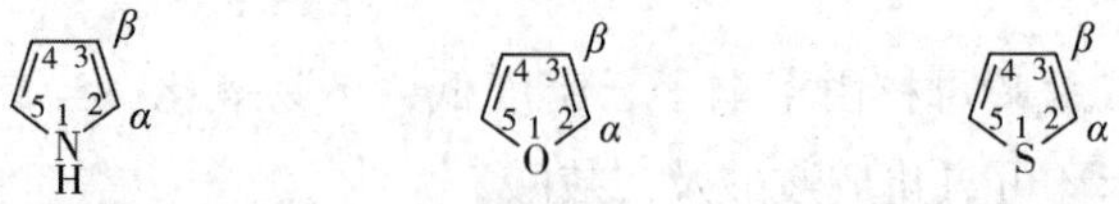

吡咯　　呋喃　　噻吩

1. 结构与芳香性　近代物理方法测知，吡咯、呋喃和噻吩这三个化合物都是平面型分子。碳原子与杂原子均以 sp^2 杂化轨道与相邻的原子彼此以 σ 键构成五元环，每个原子都有一个未参与杂化的 p 轨道与环平面垂直，碳原子的 p 轨道中有一个电子，而杂原子的 p 轨道中有两个电子，这些 p 轨道相互侧面重叠形成封闭的大 π 键，大 π 键的 π 电子数是 6 个，符合 $4n+2$ 规则，因此，这些杂环具有芳香性特征（图 15－3）。

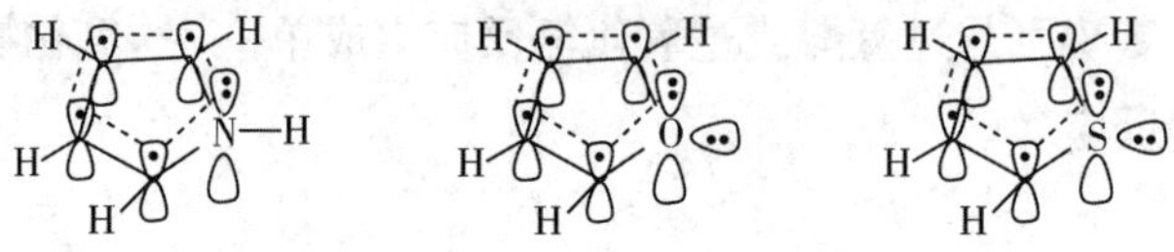

吡咯　　呋喃　　噻吩

图 15－3　吡咯、呋喃和噻吩的 π 分子轨道示意图

三个五元杂环的键长数据如下（单位 nm）：

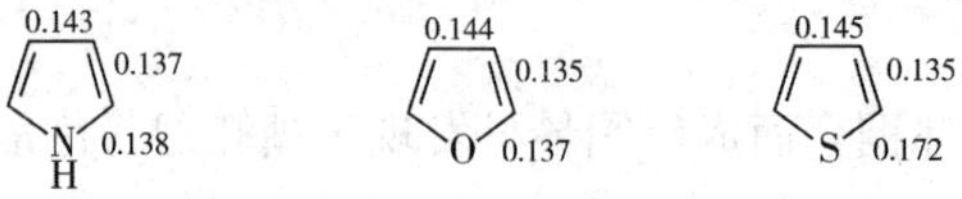

从键长数据来看，五元芳杂环键长没有完全平均化，芳香性不如苯和吡啶强，其稳定性比苯和吡啶差。

在这三个五元杂环中，组成的大 π 键不同于苯和吡啶，由于 5 个 p 轨道中分布着 6 个 π 电子，因此，杂环上碳原子的电子云密度比苯环上碳原子的电子云密度高，所以又称这类杂环为“多 π 电子”（富电子）芳杂环。多 π 芳杂环的芳香性、稳定性均不如苯环，它们与“缺 π 电子”的六元杂环在性质上有显著差别。可以预测，它们进行亲电取代反应将比苯容易得多。

2. 物理性质　吡咯、呋喃和噻吩由于形成芳香大 π 键，因此与苯环类似，在 ^{1}H－NMR 中，环外的质子处于屏蔽区，故环上氢共振移向低场，其化学位移（δ）一般在 7 左右。其 ^{1}H－NMR 化学位移（δ）数据如下：

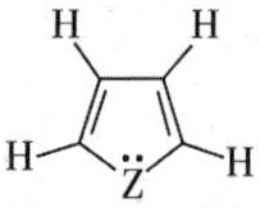

	吡咯	呋喃	噻吩
α-H δ	6.62	7.40	7.19
β-H δ	6.15	6.30	7.04
N-H δ	7.25		

三个五元杂环及其饱和环的偶极矩数值和方向如下：

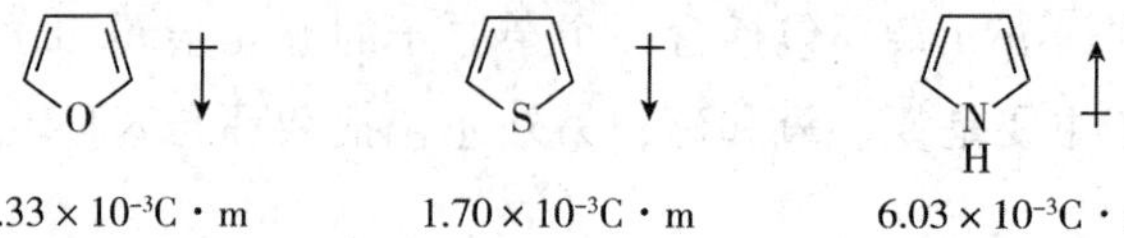

2.33×10^{-3}C · m　　1.70×10^{-3}C · m　　6.03×10^{-3}C · m

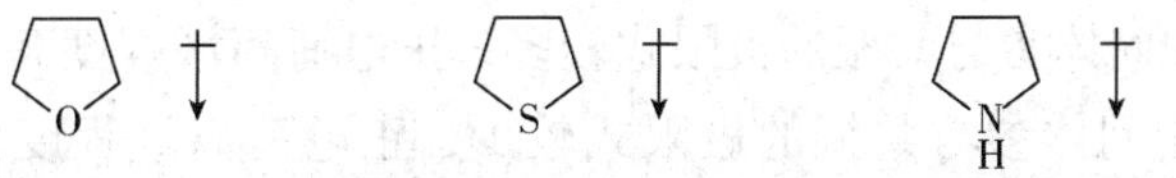

6.76×10^{-30}C · m　　6.33×10^{-30}C · m　　5.25×10^{-30}C · m

在饱和环中，由于杂原子的吸电子诱导效应，使偶极矩朝向杂原子一端；在芳杂环中，杂原子除了具有吸电子的诱导效应外，还具有与诱导效应方向相反的供电子的共轭作用，致使呋喃和噻吩的偶极矩数值变小，而在吡咯中，氮原子的供电子共轭作用大于吸电子的诱导效应，使偶极矩方向逆转。

三个五元杂环都难溶于水。其原因是杂原子的一对 p 电子都参与形成大 π 键，杂原子上的电子云密度降低，与水缔合能力减弱，在水中溶解度都小于吡啶。但是它们的水溶性仍有差别，吡咯氮上的氢可与水形成氢键，呋喃环上的氧与水也能形成氢键，但相对较弱，而噻吩环上的硫不能与水形成氢键，因此三个杂环的水溶解度顺序为：吡咯 > 呋喃 > 噻吩。

3. 化学性质

（1）酸碱性　吡咯分子虽有仲胺结构，但并没有碱性，其原因是氮原子上的未共用电子对都已参与形成大 π 键，不再具有给出电子对的能力，与质子难以结合。相反，氮上的氢原子却显示出弱酸性，其 pK_a 为 17.5，因此吡咯能与金属钾及干燥的氢氧化钾共热成盐。

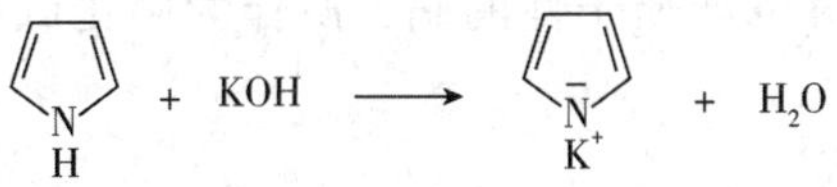

呋喃中的氧原子也由于同样原因而失去了醚的弱碱性，不易生成鉾盐。噻吩中的硫原子不能与质子结合，因此也不显碱性。

（2）亲电取代反应　三个五元杂环都属于“多 π 电子”杂环，环碳原子上的电子云密度都比苯高，亲电取代反应容易发生，活性顺序为：吡咯 > 呋喃 > 噻吩 >> 苯。因此它们对酸性介质及氧化剂敏感，特别是吡咯和呋喃，亲电取代反应需在较弱的亲电试剂和温和的条件下进行；若在强酸性条件下，会因杂原子发生质子化而破坏芳香性，进而发生水解、聚合等副反应；也会在空气中被缓慢氧化成丁二酸。五元杂环的稳定性顺序如下：

苯 > 噻吩 > 吡咯 > 呋喃

这是由于三个杂原子的电负性大小顺序是 O > N > S，在形成芳香大 π 键时，杂原子提供一对电子，而杂原子电负性越大，给出电子的能力则越小，所以电负性最大的氧原子组成的呋喃环系，离域能小，具有明显的共轭二烯性质，是三个杂环中芳香性最差的一个。而硫的电负性最小，给出电子的能力强，电子离域能大，芳香稳定性好，所以最稳定。

另外，亲电取代反应主要发生在 α 位上，而 β 位产物较少。这可用其反应中间体的相对稳定性来解释。

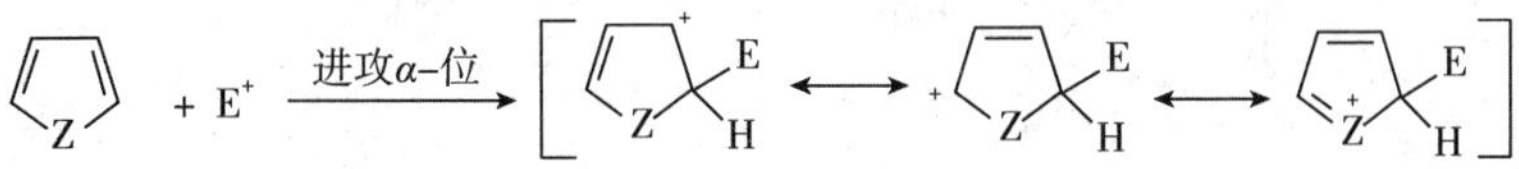

α-位取代的中间体

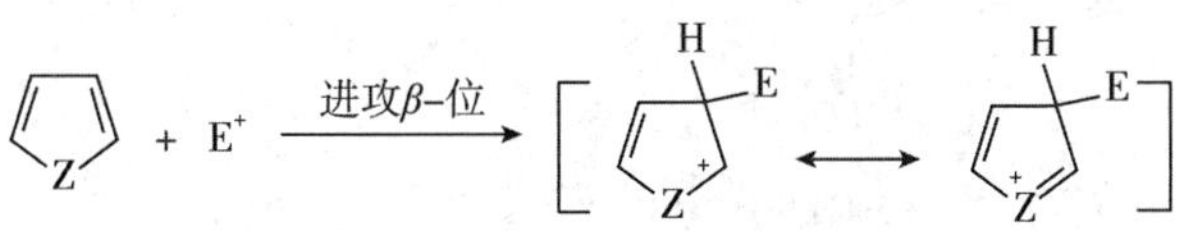

β-位取代的中间体

α 位取代时，中间体参与共振的极限式较多，正电荷离域程度高，能量低，比较稳定；而 β 位取代的反应中间体参与共振的极限式较少，正电荷离域程度低，能量高，不稳定，所以，亲电取代反应产物以 α 位取代产物为主。

卤代反应：因环上电子云密度高，卤代反应剧烈，需在低温、低浓度卤代试剂的条件下进行。吡咯易生成多卤代物，与 $SOCl_2$ 反应可得一氯代吡咯。

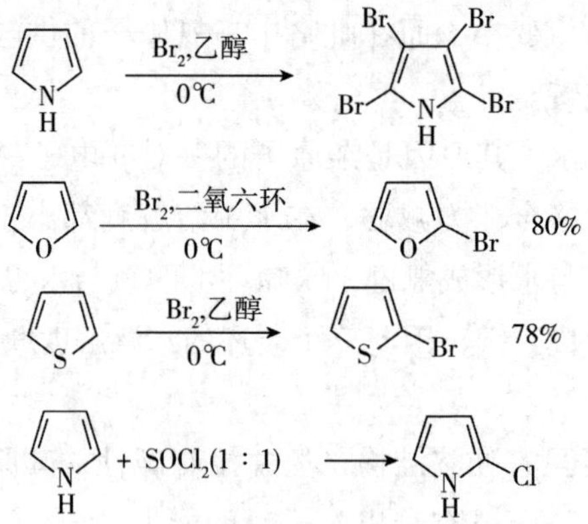

硝化反应：由于呋喃、吡咯对酸、氧化剂等的敏感性，不能用硝酸或混酸作为硝化剂进行硝化反应，只能用较温和的非质子性的硝乙酐作为硝化试剂，并且在低温条件下进行反应。

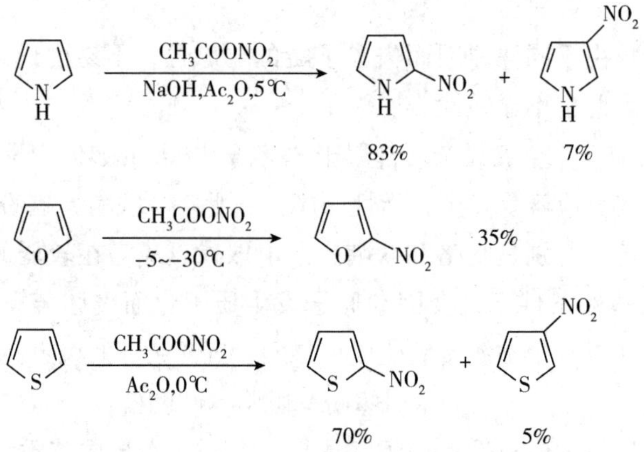

噻吩相对比较稳定，虽可以用常规的硝化试剂进行硝化反应，但因为反应非常强烈，有时甚至发生爆炸，故宜采用温和的硝乙酐作硝化剂。

磺化反应：吡咯和呋喃的磺化反应也需要使用比较温和的非质子性的磺化试剂，常用吡啶三氧化硫作为磺化试剂。例如：

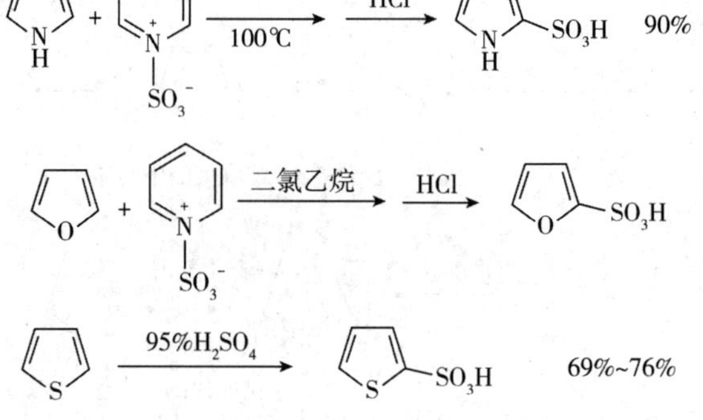

由于噻吩比较稳定，可直接用硫酸在室温下进行磺化反应，而苯需要加热才能进行磺化反应，噻吩磺化产物噻吩-2-磺酸可溶于浓硫酸，因此利用此反应可以把煤焦油中共存的苯和噻吩分离开来。

练习题

15-11　从煤焦油中分离得到的粗苯含有少量的噻吩，试制备出无噻吩的纯苯。

付-克酰基化：付-克烷基化会得到各种多烷基化混合产物，无实际意义。付-克酰基化可得到一元取代产物。

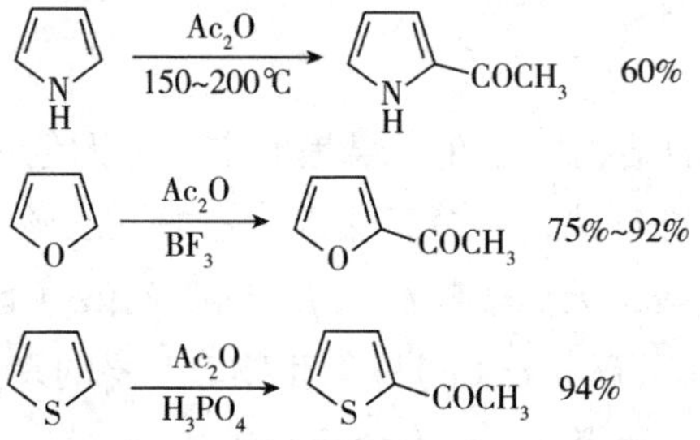

除上述反应外，吡咯还可以发生与苯酚类似的反应，如可以发生瑞穆尔-梯曼反应以及与重氮盐的偶合反应等。

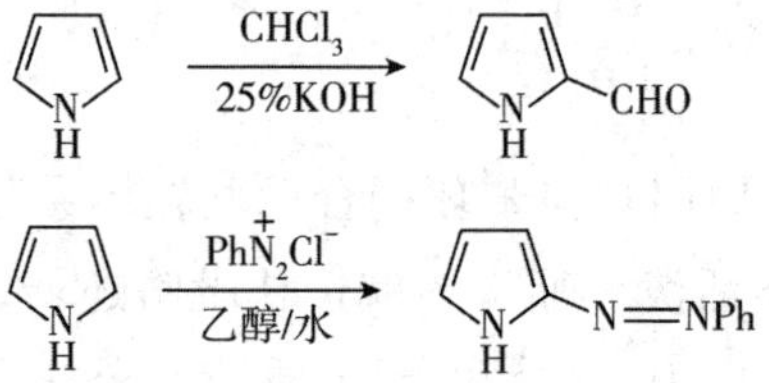

（3）加成反应　三个五元杂环都可通过催化加氢得到饱和杂环。

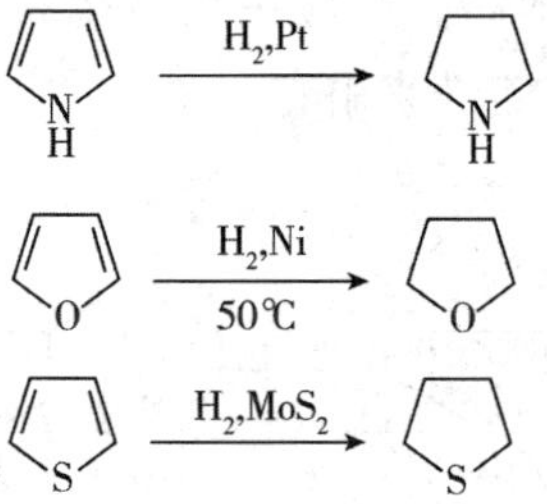

在五元芳杂环中，呋喃的离域能较小，环稳定性和芳香性是最差的，因而具有明显的共轭二烯烃的性质，可以发生双烯加成类型的反应（Diels-Alder 反应）。

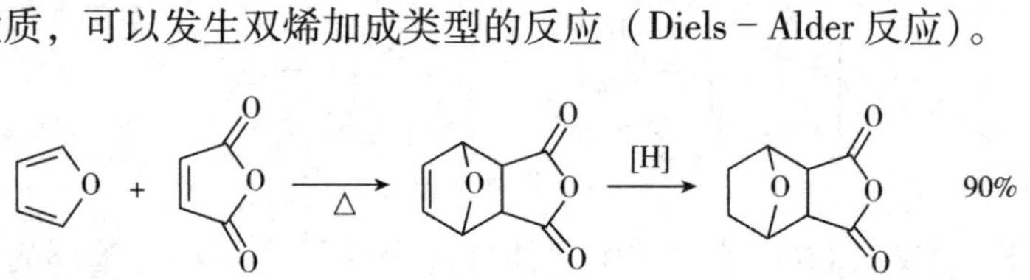

去甲斑蝥素

（4）环上取代基的反应　杂环上的取代基一般都保持原来的性质，如呋喃甲醛（糠醛）就具有芳香醛的性质。

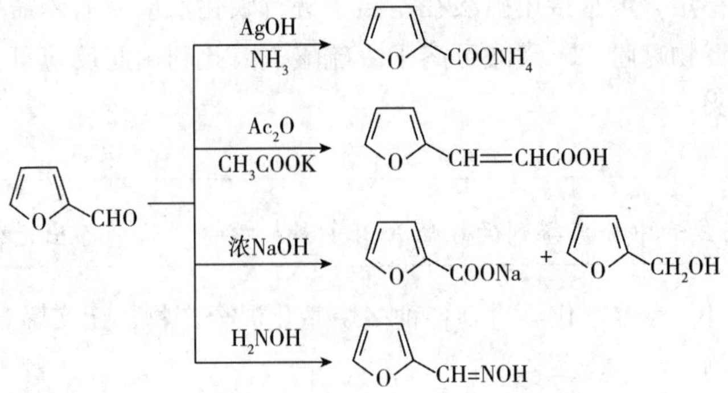

（二）吲哚

吲哚具有苯并[b]吡咯的结构，存在于煤焦油中，为无色片状结晶，熔点52℃，具有粪臭味，但极稀溶液则有花香气味，可溶于热水、乙醇、乙醚中。吲哚环系在自然界分布很广，如蛋白质水解得色氨酸，天然植物激素β-吲哚乙酸（也是一类消炎镇痛药物的结构）、蟾蜍素、利血平、毒扁豆碱等都是吲哚衍生物。吲哚的许多衍生物具有生理与药理活性，如5-羟色胺（5-HT）、褪黑素（malotonin）等。

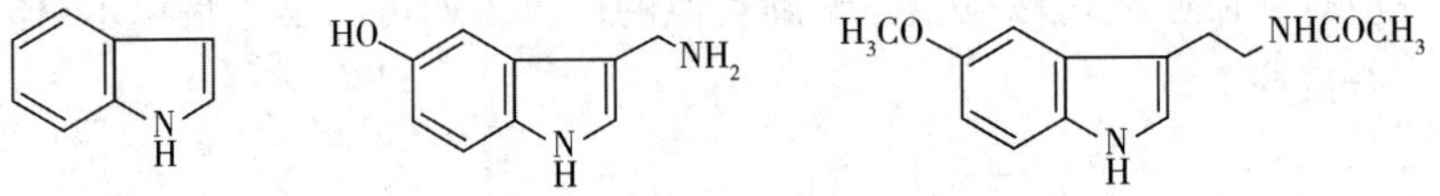

吲哚　　5-HT　　褪黑素

吲哚环比吡咯环稳定，其原因是与苯环稠合后共轭体系延长，芳香性随之增加。吲哚对酸、碱及氧化剂都表现较不活泼，吲哚的碱性比吡咯还弱，其共轭酸 pK_a 为3.5；N—H的酸性比吡咯稍强，其 pK_a 为17.0。这是由于氮原子上未共用电子对在更大范围内离域的结果。

吲哚的亲电取代反应活性比苯高，反应主要发生在3（β）位，而不是在2（α）位。其原因可用反应中间体正离子的稳定性来解释。

在2位取代：

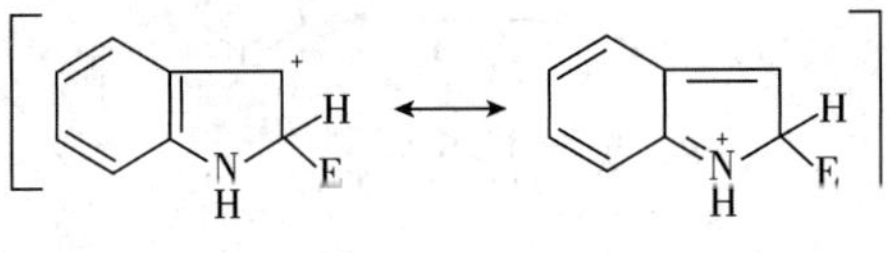

在3位取代：

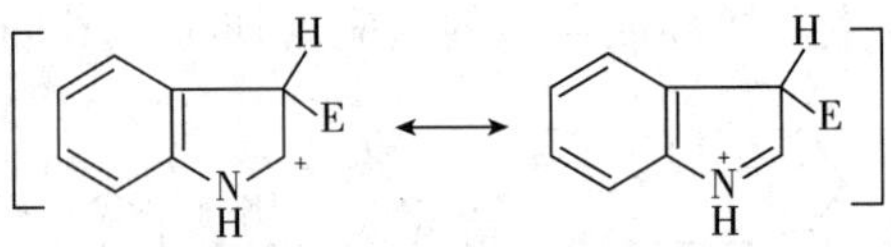

当亲电试剂 E^+ 进攻3（β）位时，中间体有两个极限式都具有苯环的结构；而进攻2（α）位时，中间体只有一个极限式具有苯环的结构。稳定的极限式越多，中间体就越稳定，就越容易生成。例如下列反应主要在β位发生偶合反应：

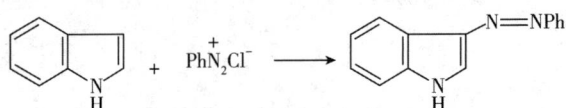

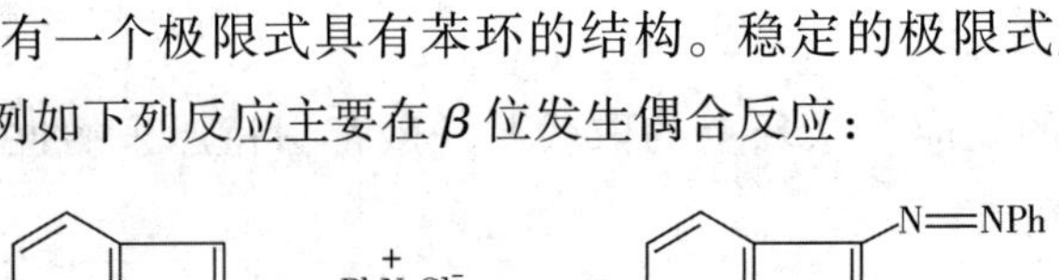

二、含两个杂原子的五元杂环化合物

含有两个或两个以上杂原子的五元杂环化合物至少都含有一个氮原子，其余的杂原子可以是氧或硫原子。这类化合物通称为唑（azole）类。

（一）吡唑、咪唑、噻唑、噁唑、异噁唑

含两个杂原子的五元杂环可以看成是吡咯、呋喃和噻吩的氮取代物，根据两个杂原子的位置可分为1,2－二唑和1,3－二唑两类。

1,3－二唑：

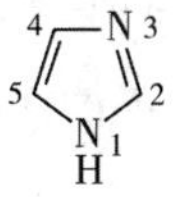
咪唑

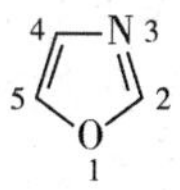
噁唑

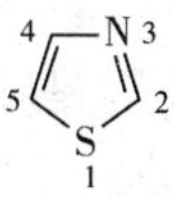
噻唑

1,2－二唑：

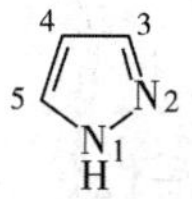
吡唑

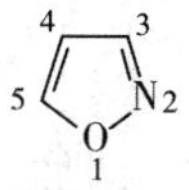
异噁唑

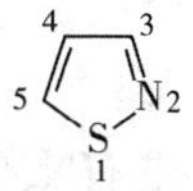
异噻唑

1. 结构和芳香性　唑类可以看成是吡咯、呋喃和噻吩环上的2位或3位的碳被氮原子所替代，这个氮原子的电子构型与吡啶环中的氮原子是相同的，为 sp^2 杂化。sp^2 杂化轨道中有一对未共用电子对；未参与杂化的 p 轨道（其中有一个电子）与碳原子及另外一个杂原子的 p 轨道侧面重叠形成六电子的共轭大 π 键，因此具有芳香性（图15－4）。

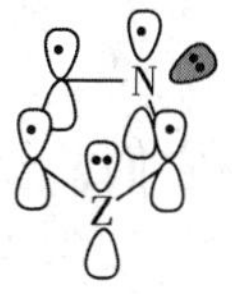
1,3–唑类

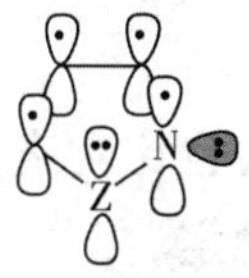
1,2–唑类

图15－4　唑类分子轨道示意图

增加的氮原子的吸电性使唑类环上的电子云密度降低，环稳定性增强。

2. 物理性质　含两个杂原子的五元杂环化合物的物理常数见表15－3。

表15－3　几种唑类杂环的物理常数

名　称	分子量	沸点（℃）	熔点（℃）	水溶度	共轭酸的 pK_a
吡唑	68	186～188	69～70	12∶1	2.5
咪唑	68	257	90～91	易溶	7.0
噻唑	85	117	—	微溶	2.4
噁唑	69	69～70	—	—	0.8
异噁唑	69	95～96	—	溶解	－2.03

表15－3中看出，五种唑类化合物虽然分子量相近，沸点却有较大差别，其中咪唑和吡唑具有较高的沸点。这是因为咪唑可形成分子间的氢键，吡唑可通过氢键形成二聚体而

使沸点升高。

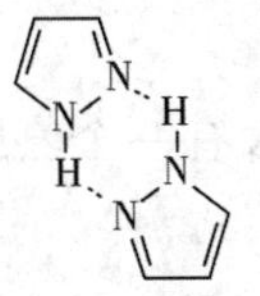

吡唑二聚体

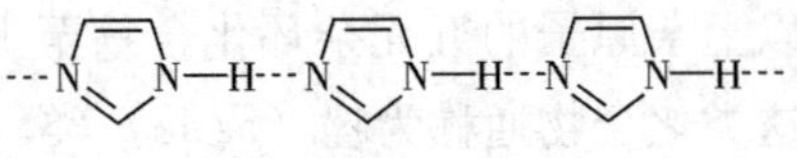

咪唑线型多聚体

五个唑类化合物的水溶度都比吡咯、呋喃、噻吩大，这是由于结构中增加了一个带有未共用电子对的氮原子可与水形成氢键的结果。

3. 化学性质

（1）酸碱性　从表15－3可以看出唑类的碱性一般都比吡咯强而比吡啶弱，只有咪唑的碱性比吡啶和苯胺都强。原因是咪唑与质子结合后的正离子稳定，它有两种能量相等的共振极限式，使其共轭酸能量低，稳定性高。

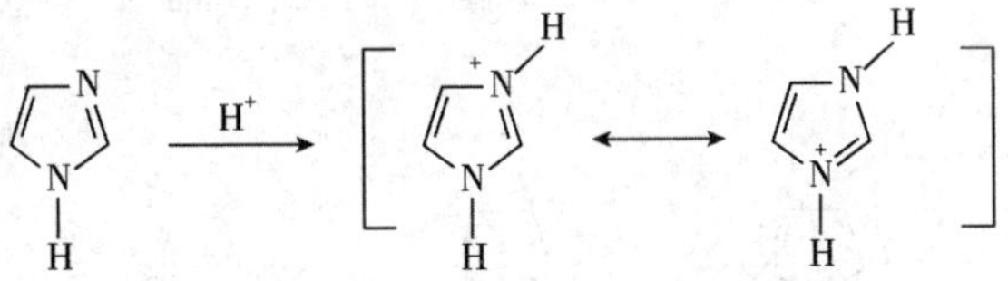

咪唑的碱性在生命过程中有重要意义，例如在酶的活性位点上，组胺酸中的咪唑环常作为质子的接受体。

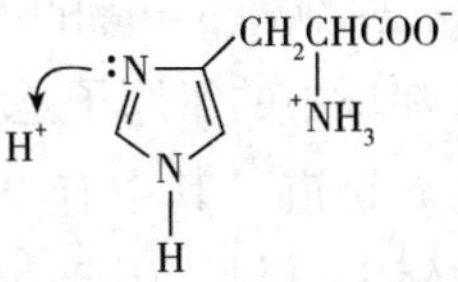

吡唑分子中有两个氮原子直接相连，吸电子的诱导效应更显著，碱性被削弱了，还有异噁唑也属于这种情况。

吡唑和咪唑氮上氢的酸性也比吡咯强。这是因为它们共轭碱的负电荷可以被电负性的氮原子分散，使其共轭碱更稳定。

（2）吡唑和咪唑环的互变异构　吡唑和咪唑环都有互变异构体，当环上无取代基时，这一现象不易辨别，当环上有取代基时则很明显。

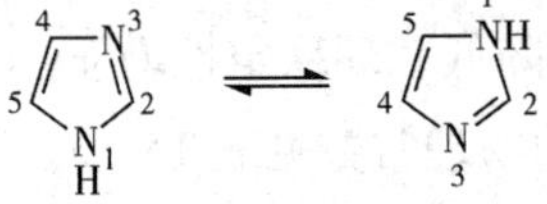

咪唑

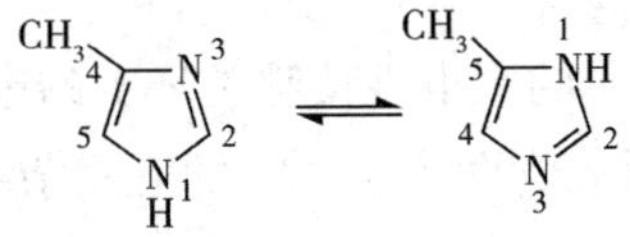

4-甲基咪唑　　5-甲基咪唑

由于两个互变异构体很难分离，因此咪唑的4位与5位是相同的，上例中的化合物可命名为4(5)-甲基咪唑。

与咪唑相似，吡唑环的3位与5位是相同的。例如：

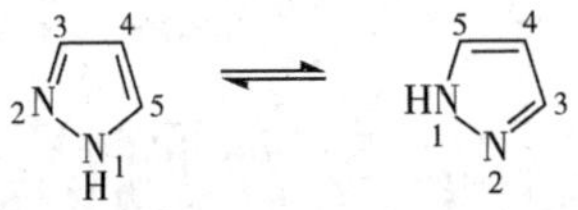

吡唑

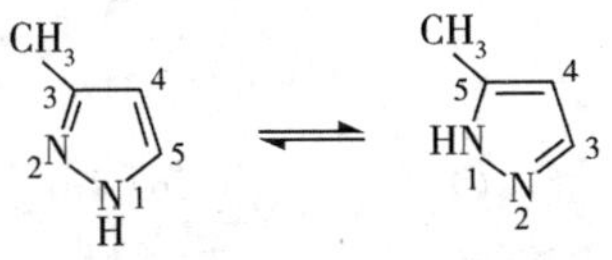

3-甲基吡唑　　5-甲基吡唑

可称为：3(5)-甲基吡唑

（3）亲电取代反应　唑类化合物因分子中增加了一个吸电性的氮原子（类似于苯环上的硝基），其亲电取代反应活性明显降低，对氧化剂、强酸都不敏感。例如：

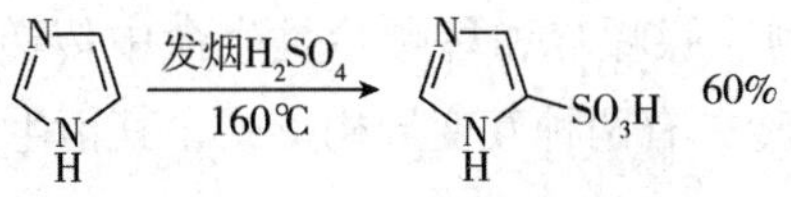

咪唑-4(5)-磺酸

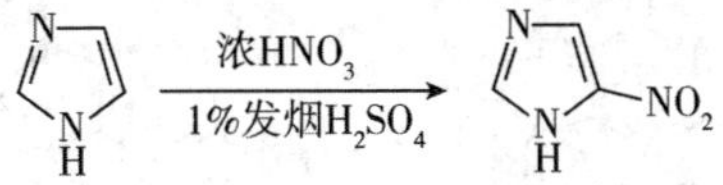

4(5)-硝基咪唑

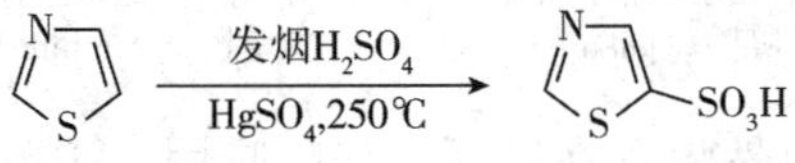

噻唑-5-磺酸

（二）嘌呤

嘌呤是由一个嘧啶环和一个咪唑环稠合成的稠杂环化合物，它存在于能起着合成蛋白质和遗传信息作用的核酸和核苷酸中。如核苷中的碱基就是嘌呤衍生物。

嘌呤还广泛存在于动植物体内，比如具有兴奋作用的植物性生物碱，如咖啡因、茶碱、可可碱都含有嘌呤环。嘌呤环类化合物还有抗肿瘤、抗病毒、抗过敏、降胆固醇、利尿、强心、扩张支气管等作用。因此嘌呤衍生物在生命过程中起着非常重要的作用。

1. 结构　嘌呤环也存在着互变异构现象（由于有咪唑环系），它有 9*H* 和 7*H* 两种异构体。

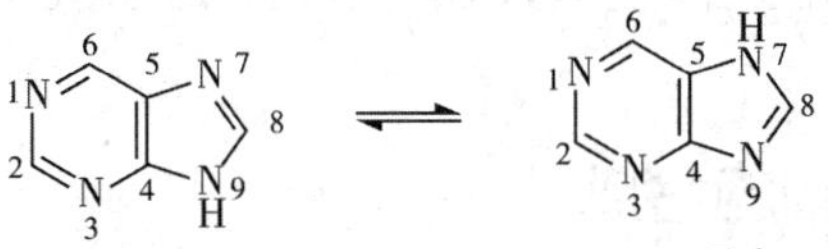

9*H*-嘌呤　　7*H*-嘌呤

2. 性质　嘌呤是无色针状晶体，熔点为 216～217℃，易溶于水，也可溶于醇，但不溶于非极性的有机溶剂。嘌呤具有弱酸性和弱碱性。其酸性（pK_a 8.9）比咪唑（pK_a 14.2）强，其碱性（共轭酸 pK_a 2.4）比嘧啶（共轭酸 pK_a 1.3）强，但比咪唑（共轭酸 pK_a 7.0）弱。

嘌呤环本身与各种试剂反应的报道很少，下面列出几个取代嘌呤的部分化学反应。

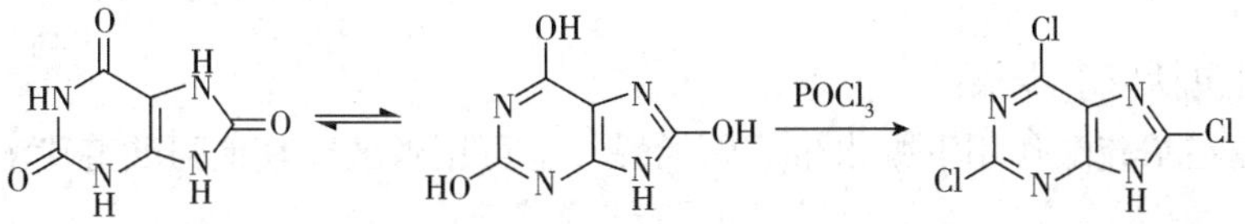

尿酸(9*H*-嘌呤-2,6,8-三酚)　　2,6,8-三氯-9*H*-嘌呤

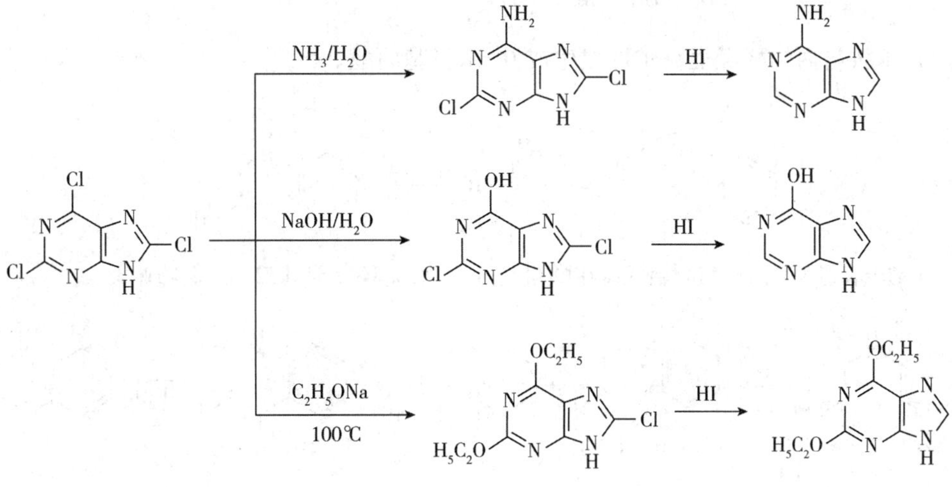

3. **重要的嘌呤衍生物举例** 腺嘌呤和鸟嘌呤是生命中传递遗传信息的核酸的碱基部分。7*H*-嘌呤-2,6-二酚称为黄嘌呤，有两种互变异构形式，其衍生物常以酮的形式存在。

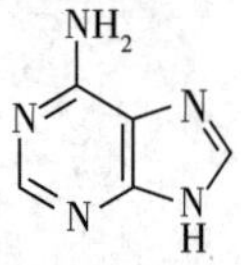

9*H*-嘌呤-6-胺
腺嘌呤，adenine

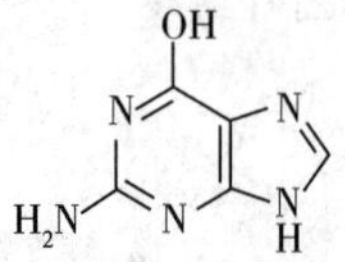

2-氨基-9*H*-嘌呤-6-酚
鸟嘌呤，guanine

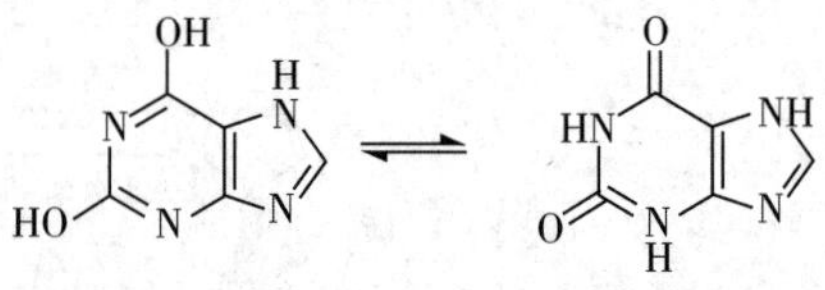

7*H*-嘌呤-2,6-二酚
黄嘌呤，xanthine

酮式

黄嘌呤的甲基衍生物在自然界存在广泛，如咖啡因、茶碱和可可碱存在于茶叶或可可豆中。具有利尿和兴奋神经的作用，其中咖啡因和茶碱供药用。

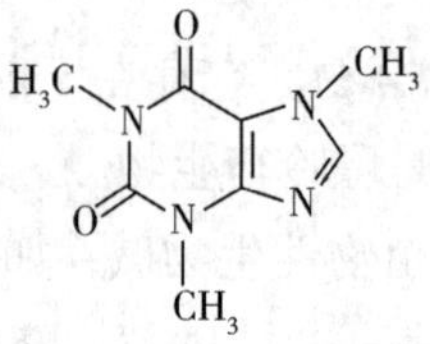

咖啡因
caffeine

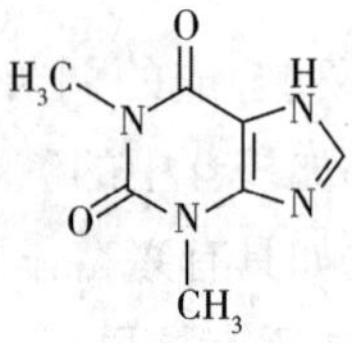

茶碱
theophylline

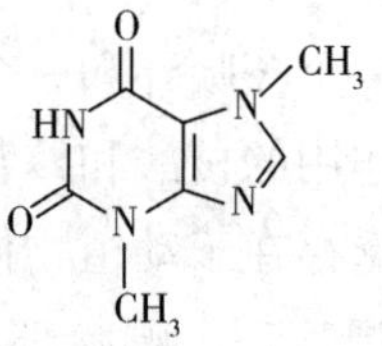

可可碱
theobromine

第四节 杂环化合物的合成

一、喹啉及其衍生物的合成

合成喹啉及其衍生物的常用方法是斯克劳普（Skraup）合成法。例如，将苯胺、甘油、硝基苯（相应于所用芳胺）和稀硫酸共热，即可得到喹啉。

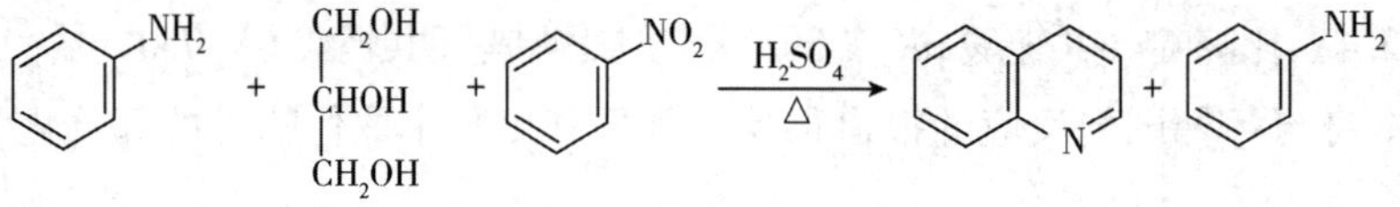

反应过程包括以下步骤：

（1）甘油在浓硫酸作用下脱水生成丙烯醛，也可用磷酸或其他强酸替代浓硫酸。

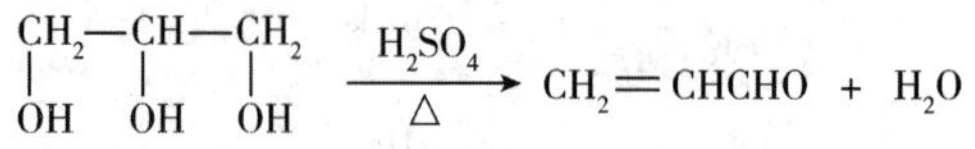

（2）苯胺与丙烯醛经麦克尔加成生成β-苯氨基丙醛。

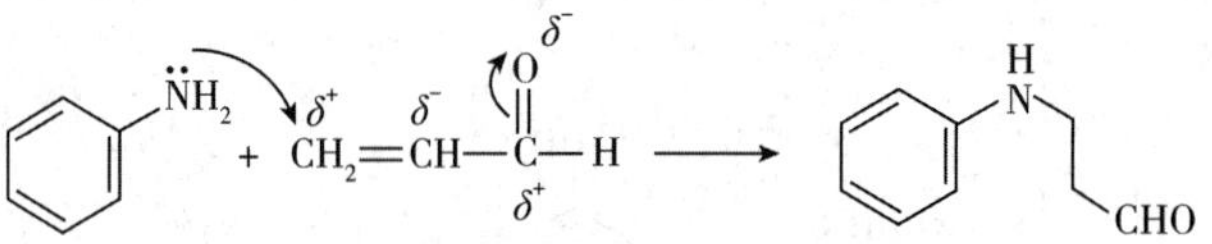

（3）β-苯氨基丙醛经过烯醇式在酸催化下脱水关环得到1,2-二氢喹啉。

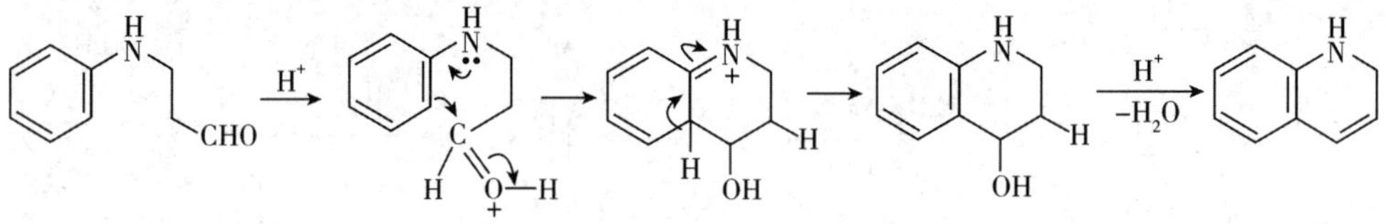

（4）1,2 -二氢喹啉与硝基苯作用脱氢成喹啉，硝基苯被还原成苯胺，继续进行反应。

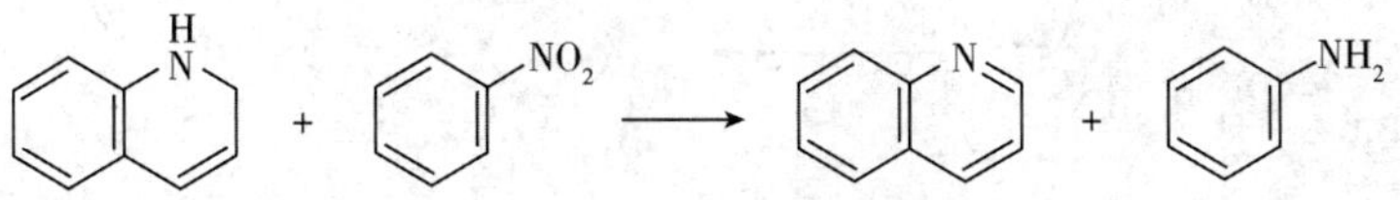

若需合成各种取代的喹啉，则可用取代苯胺代替苯胺，用与取代苯胺对应的取代硝基苯代替硝基苯。可用通式表示如下：

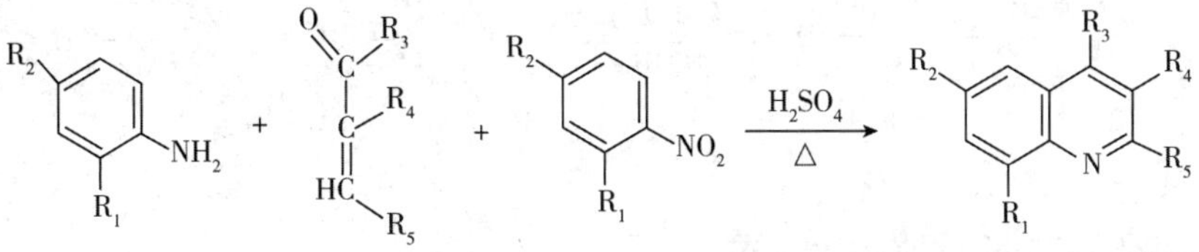

例如：

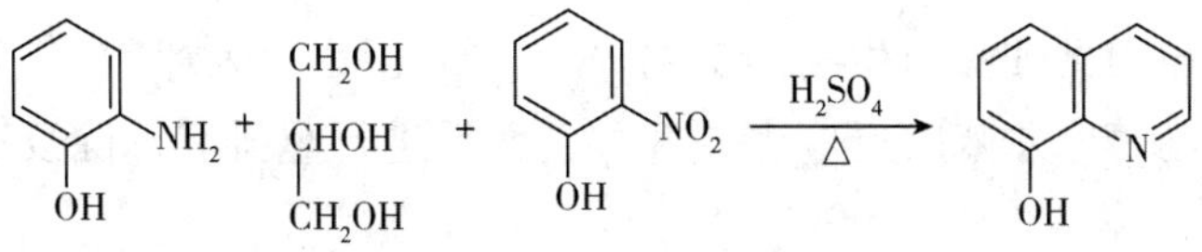

也可使用 α，β -不饱和醛酮代替甘油，称为多伯纳-米勒（Doebner - Miller）反应。

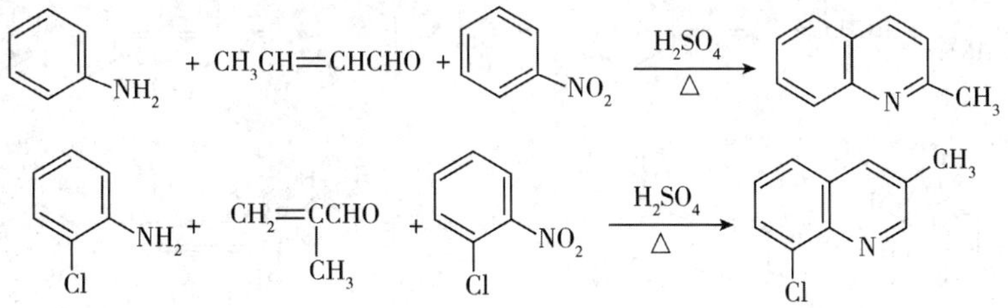

氧化剂也可用砷酸或五氧化二砷代替硝基苯。

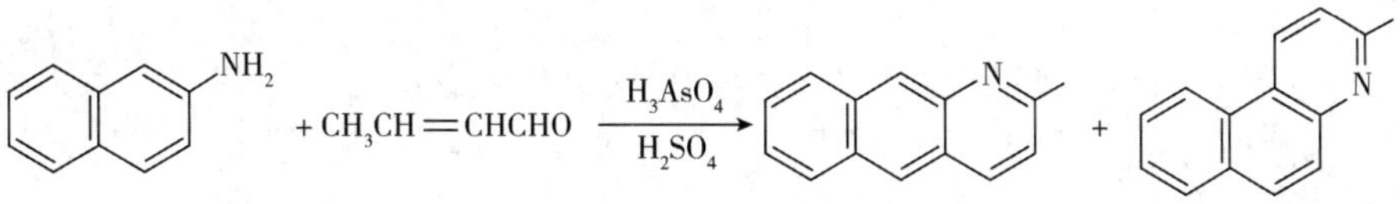

主产物(α -位活泼)

二、嘧啶环的合成

嘧啶环的合成途径主要是 1,3 -二羰基化合物与二胺缩合。常用的二胺有脲、硫脲、胍、脒等。常用的 1,3 -二羰基化合物可以是丙二酸酯、β -酮酸酯、β -二酮等。反应通式为：

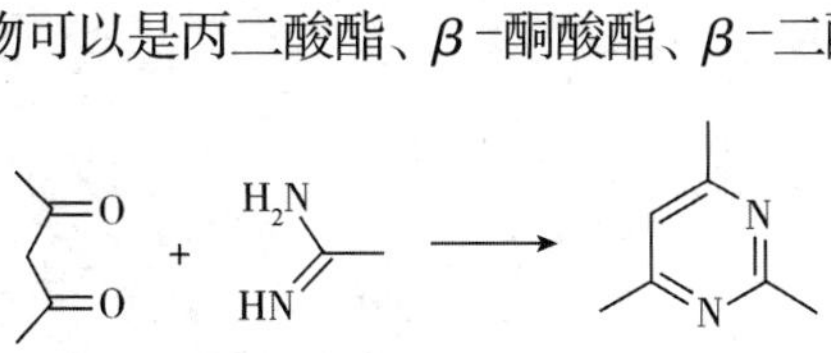

例如：

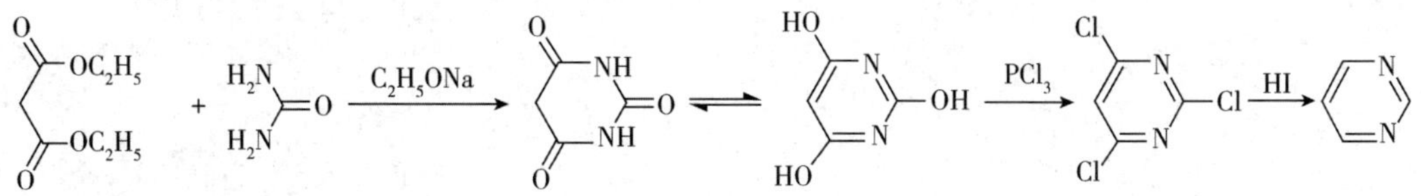

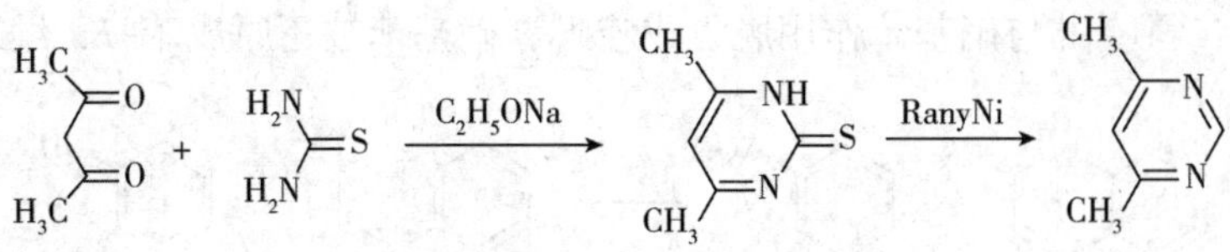

氰基乙酸酯也能与二胺类化合物反应，生成嘧啶衍生物。

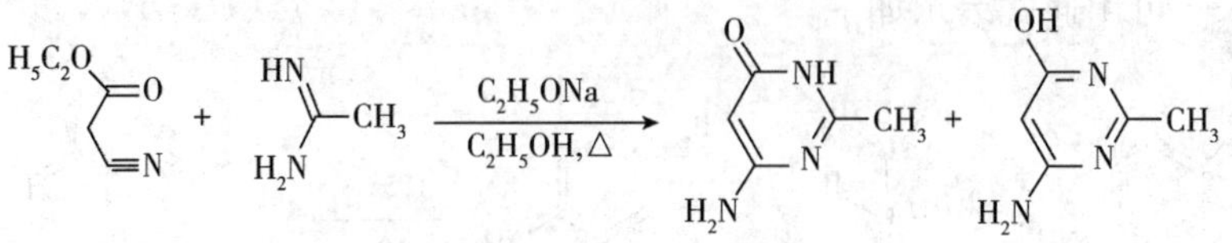

三、吲哚及其衍生物的合成

吲哚环系的合成方法应用较广泛的是费歇尔（Fisher）合成法。用苯腙在酸催化下加热重排，消除一分子氨得到吲哚衍生物。氯化锌、三氟化硼、多聚磷酸是常用的催化剂，且实际上常用醛或酮与等摩尔苯肼反应生成苯腙，然后进行重排和消除反应。反应可能的机理是：

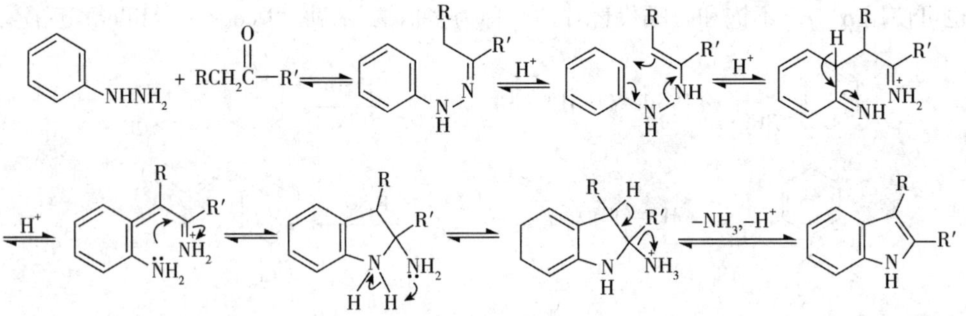

例如：

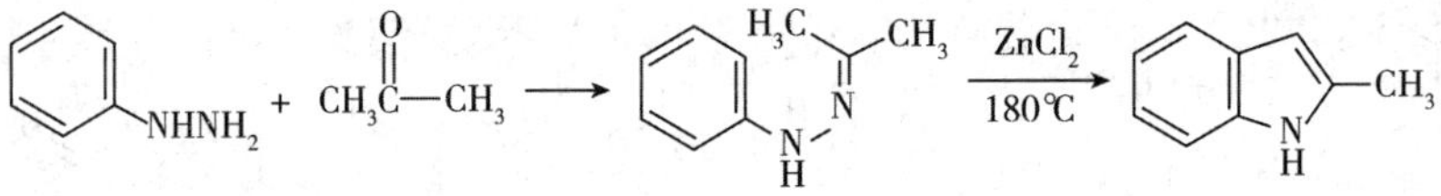

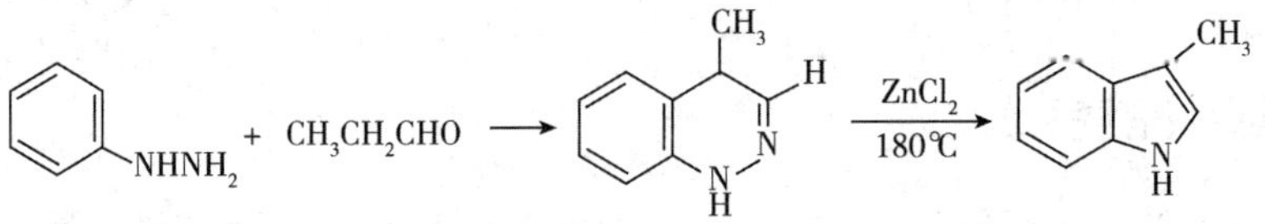

习 题

练习题解

1. 命名下列杂环化合物。

(1) 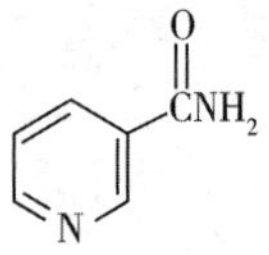 (2) 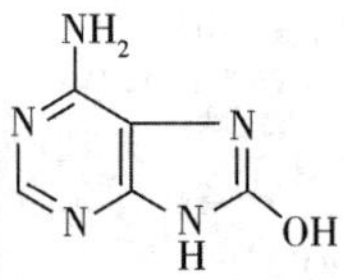 (3) 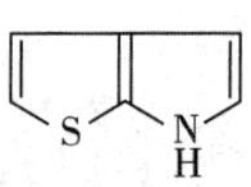

（4）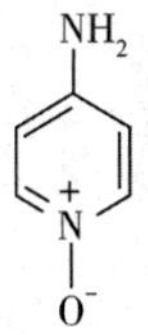

（5）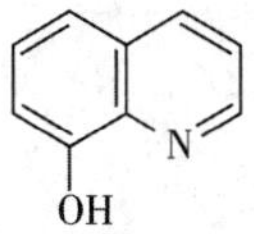

（6）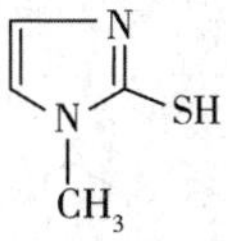

（7）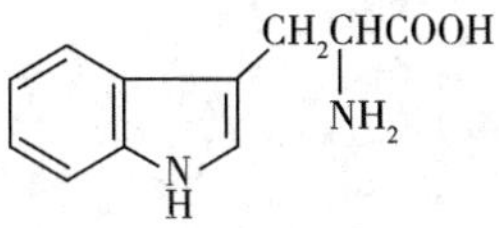

2. 写出下列各杂环的结构式。

（1）呋喃-2-甲酸　（2）吲哚-3-乙酸　（3）2,5-二氢呋喃

（4）6,8-二甲基-9*H*-嘌呤　（5）8-溴异喹啉　（6）5-氟嘧啶-4-酚

（7）噻唑-5-甲酰胺　（8）4,6-二甲基-2-吡喃酮

3. 比较下列各组化合物水溶度大小。

（1）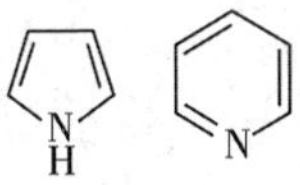

（2）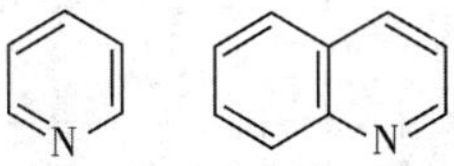

（3）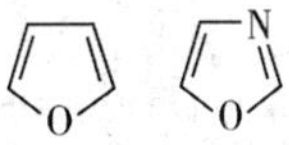

（4）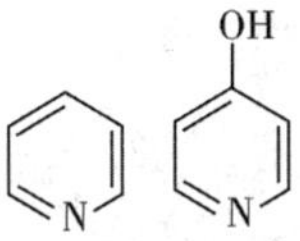

（5）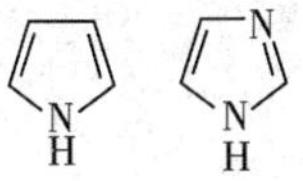

4. 比较下列各组化合物的碱性大小。

（1）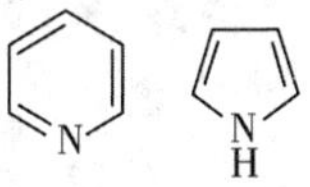

（2）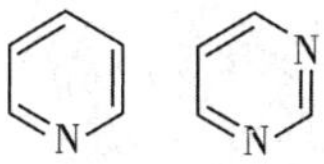

（3）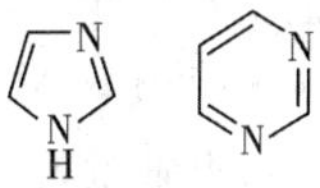

（4）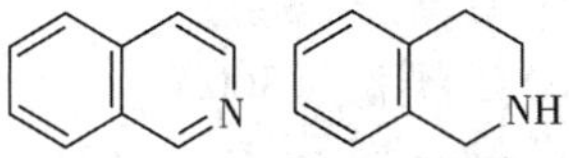

（5）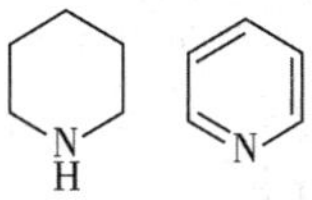

（6）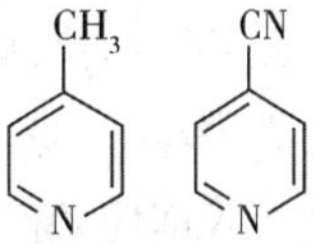

5. 写出下列反应的主要产物或试剂。

（1）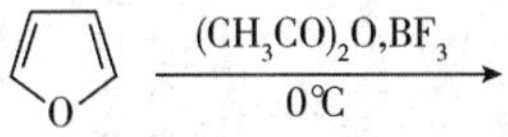

（2）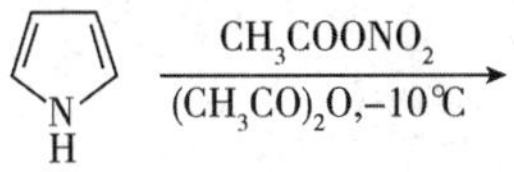

（3）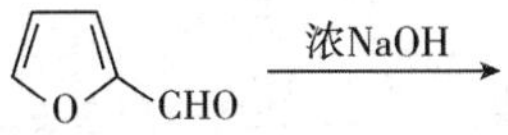

（4）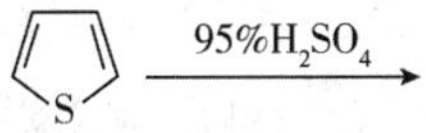

（5）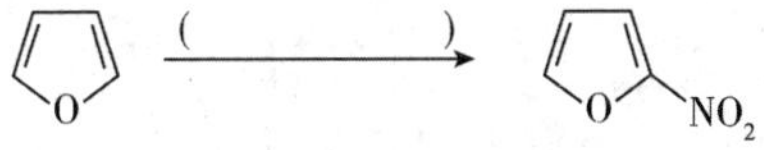

（6）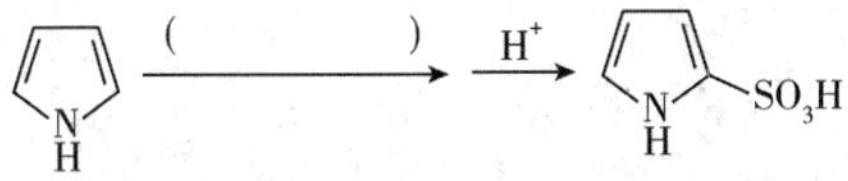

（7）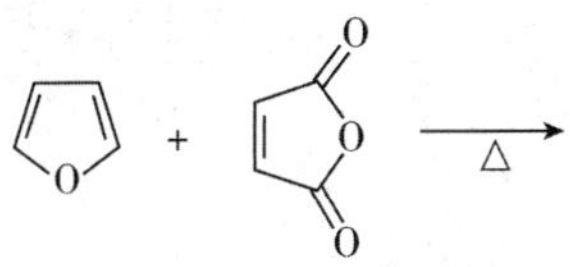

（8）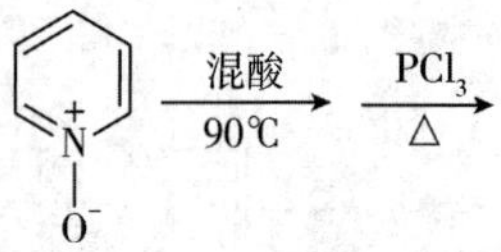

（9）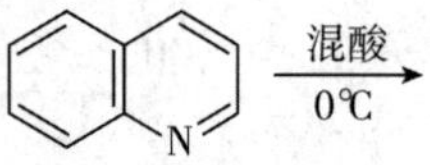

（10）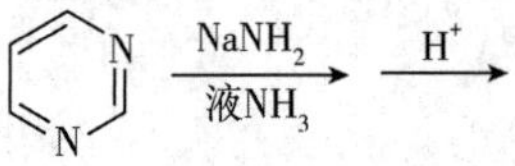

（11）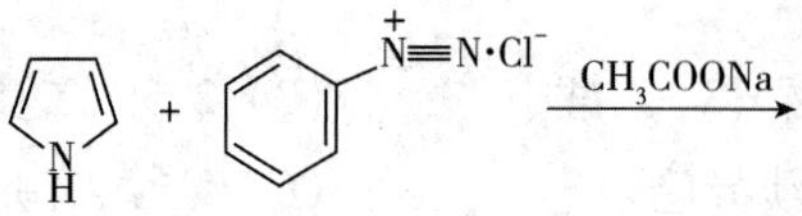

（12）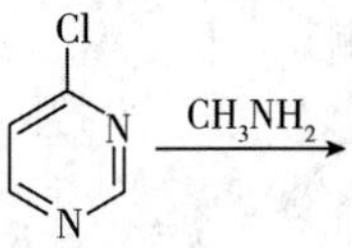

（13）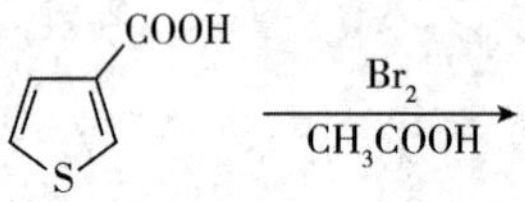

（14）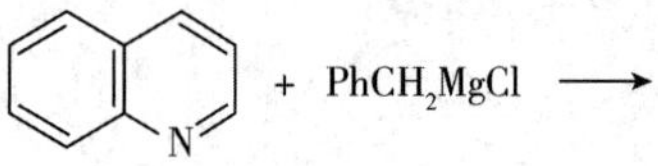

（15）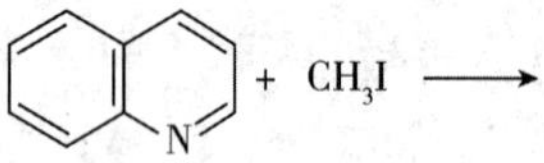

6. 写出吡啶与下列试剂反应的主要产物。

（1）Br_2，300℃　　（2）CH_3I

（3）SO_3　　（4）KNO_3，混酸，300℃

（5）$NaNH_2$/液 NH_3，然后加 H_2O　　（6）CH_3COOH，H_2O_2

7. 以苯或甲苯为原料合成下列化合物。

（1）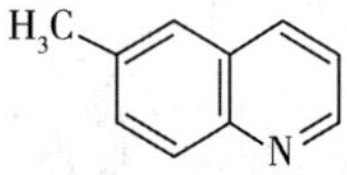

（2）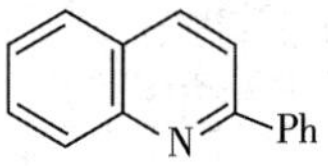

（3）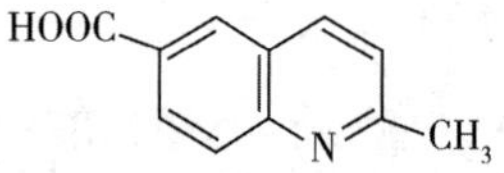

8. 某杂环化合物 C_6H_6OS，能生成肟，但不能发生银镜反应，它与碘的碱溶液作用后生成噻吩-2-甲酸。试写出原杂环化合物的结构。

（刘晓平）

扫码“学一学”

第十六章　糖类化合物

糖类化合物（saccharides）是广泛存在于自然界中的一类有机化合物。生物体内都含有糖类化合物，如人和哺乳动物的肌肉、肝脏和血液中，昆虫的甲壳及翅膀中都含有糖类化合物，特别是植物体内含糖最为丰富，约占其干重的80%以上，是构成植物体的基础物质。与人们日常生活密切相关的有淀粉、纤维素和葡萄糖，人类从植物中大量获取这些糖类并成为人们衣食的原料。例如，葡萄糖在生物体内氧化放出能量，以供肌体生命过程中的需要，棉花纤维制成的服装可以满足人们衣着的需求。糖类与药物的关系非常密切，药厂生产片剂时常用淀粉作为辅料。

由于早期研究中发现的一些糖类都由C、H、O三种元素组成，并具有$C_n(H_2O)_m$的结构通式（n与m可相等，也可不相等），其中氢和氧的比例与水分子中氢和氧的比例相同，因此被称为碳水化合物（carbohydrates）。但后来的结构研究表明，有些糖的分子中氢与氧的比例并不一定都是2∶1，如鼠李糖（$C_6H_{12}O_5$）、岩藻糖（$C_6H_{12}O_5$）等；而另一些分子式符合上述通式的物质，如甲醛（CH_2O）、乙酸（$C_2H_4O_2$）等，并不具备糖的性质。因此，碳水化合物的名称并不是非常确切的，但仍然作为一种习惯名称使用。

从化学结构上看，糖属于多羟基醛或多羟基酮以及它们的缩聚物。例如，葡萄糖、阿洛糖、古罗糖都是多羟基醛，果糖是多羟基酮，麦芽糖、淀粉和纤维素是葡萄糖的缩合物，它们都属于糖类化合物。

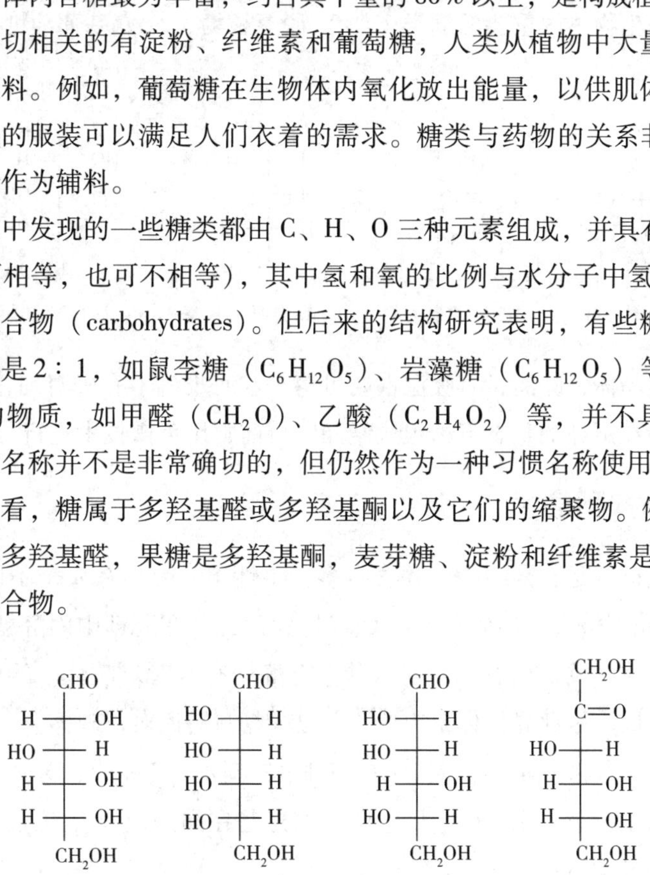

D-葡萄糖　　L-阿洛糖　　L-古罗糖　　D-果糖

根据糖类水解的情况，可将糖分为三类：单糖、寡糖和多糖。单糖（monosaccharides）是最简单的糖，它不能再被水解成更小的糖分子，如葡萄糖、果糖等；低聚糖（oligosaccharides）又称寡糖，是由2～9个单糖分子脱水缩聚而成，如麦芽糖、乳糖、纤维二糖和蔗糖；多糖（polysaccharides）是由多于9个单糖分子脱水而成的，如淀粉、纤维素和肝糖等。

糖类化合物分子含有多个手性碳原子，因此大多具有旋光性和旋光现象。糖类是多官能团化合物，它们既有所含官能团的性质，也有官能团之间相互影响的表现。所以认识糖类的特性，就需要运用以往学过的立体化学的概念和官能团反应来分析问题和解决问题。

第一节　单　糖

从结构上看，单糖可分为醛糖（aldoses）和酮糖（ketoses）；根据分子中所含碳原子数目的不同，单糖又可分为三碳糖、四碳糖、五碳糖和六碳糖等。自然界最简单的醛糖是甘油醛；最简单的酮糖是1,3－二羟基丙酮；碳原子数目最多的单糖是9个碳的壬酮糖。在体内以戊糖和己糖最为常见。有些糖的羟基可被氨基或氢原子取代，它们分别称为氨基糖和脱氧糖，它们也是生物体内重要的糖类，如2－脱氧核糖、2－氨基葡萄糖。

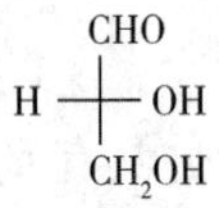

D-甘油醛

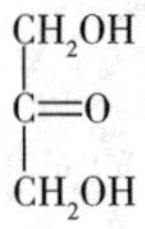

1,3-二羟基丙酮

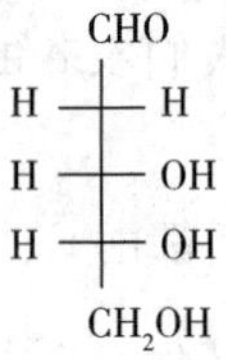

D-2-脱氧核糖

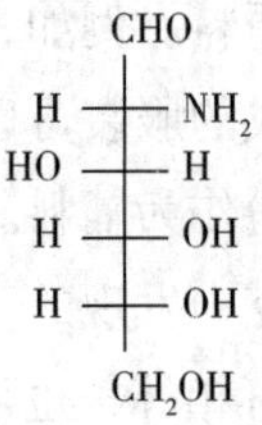

D-2-氨基葡萄糖

单糖都是无色晶体，味甜，有吸湿性。可溶于水而难溶于有机溶剂，水－醇混合溶剂常用于糖的重结晶；在不纯的状态下糖很难结晶，目前常用色谱技术进行分离纯化。

一、链状结构和命名

一般的单糖碳链都是直链结构，并含有多个手性碳。因具有 n 个不同手性碳的化合物应具有 2^n 个立体异构体（分子内无对称因素时），因此，在醛糖中丙醛糖应有一对对映体、丁醛糖有两对对映体、戊醛糖有四对对映体、己醛糖有八对对映体。酮糖中，由于比相应的醛糖少一个手性碳，因此异构体要少些，如己酮糖只有四对对映体。

单糖的名称根据其来源常用俗名。一对对映体有同一名称；非对映体有不同名称。例如，葡萄糖的费歇尔投影式中，C_2、C_4、C_5位的羟基在同侧，而 C_3 位羟基在异侧，其有两个互成对映关系的异构体：

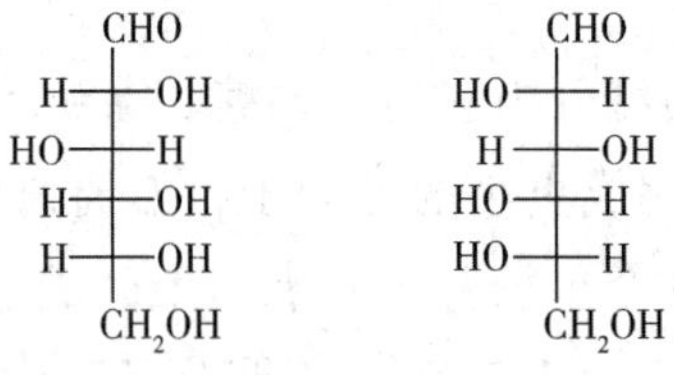

葡萄糖

当葡萄糖 C_2 位羟基与氢位置互换时，则称为甘露糖，葡萄糖与甘露糖是非对映异构体的关系，它们之间的差别仅在 C_2 位的构型不同。像这种有多个手性碳的非对映异构体，彼此间仅有一个手性碳原子的构型不同，而其余的都相同者，称为差向异构体（epimers）。葡萄糖的 C_3 位差向异构体是阿洛糖，C_4 位差向异构体是半乳糖（图16－1）。

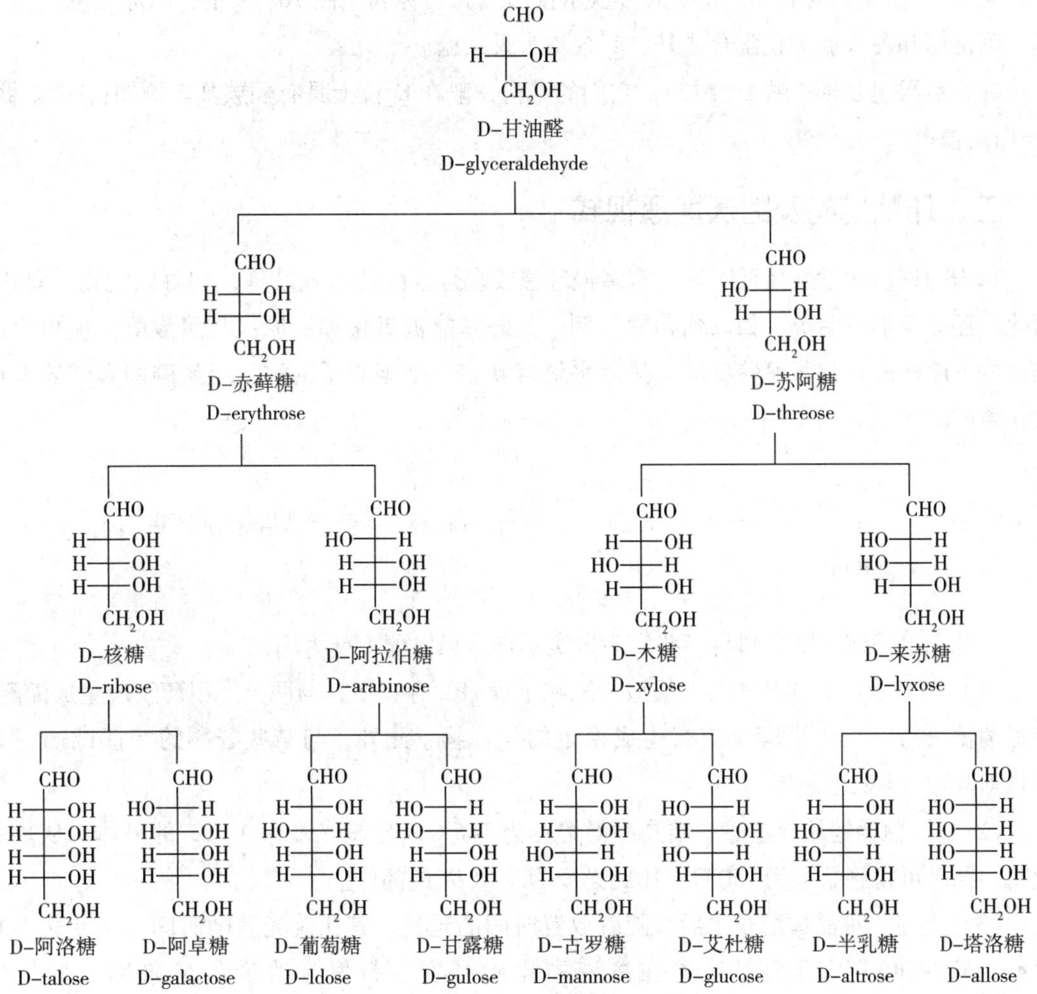

图 16－1　含有 3～6 个碳的 D－醛糖系列

如果用 *R/S* 标记法标出分子中每个手性碳的构型，对于含多个手性碳的分子来说很不方便。目前习惯用 D/L 标记法，即以甘油醛作为标准，将一对对映的糖进行区分，具体步骤如下：

（1）用费歇尔投影式表示糖的结构，碳链竖向排列，使羰基具有最小编号。

（2）将编号最大的手性碳原子（即离羰基最远端的手性碳，如己醛糖的 C_5）的构型与 D－（＋）－甘油醛的 C_2构型进行比较，构型相同的糖属于 D－构型；相反的属于 L－构型。因此，在己醛糖的 16 个异构体中，一半是 D－构型，一半是 L－构型（简称 D－系和 L－系）。通常为了书写方便，用费歇尔投影式表示结构时，可用横线表示羟基，用三角符号表示醛基，用圆圈表示末端羟甲基，氢原子可省略。

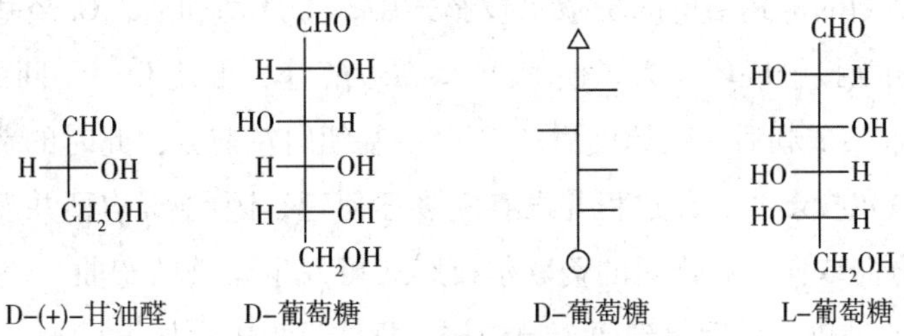

含3～6个碳的各种D-醛糖的费歇尔投影式和名称列于图16－1中，除苏阿糖、来苏糖、阿洛糖和古罗糖为化学合成外，其余均为天然糖。

在自然界也发现一些D-酮糖，它们的结构一般在C_2位上具有酮羰基。例如：D-果糖、D-山梨糖等。

二、环状结构及哈沃斯透视式

单糖的许多化学性质证明其具有多羟基醛或多羟基酮的链式结构，如可以酰化、醚化、氧化、还原及形成肟等。如以葡萄糖为例，其醛基能被氧化和还原；与醋酸酐反应可生成结晶的五醋酸酯；与氢氰酸反应，然后水解得到多一个碳原子的酸，经氢碘酸和磷还原可得正庚酸。

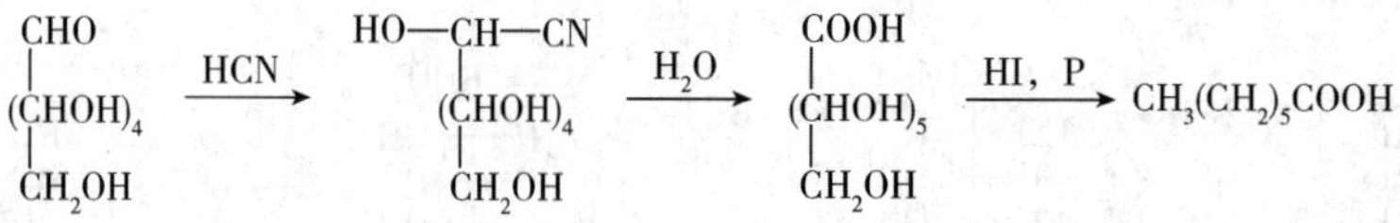

但是，单糖链式结构却与某些实验事实不符。仍以葡萄糖为例：

（1）不显示醛类的某些典型反应。醛在干燥HCl存在下，与两分子甲醇反应生成缩醛；而葡萄糖只与一分子甲醇反应就生成稳定的化合物；此外，与某些醛酮的特征试剂（如$NaHSO_3$等）不发生反应。

（2）D-葡萄糖从冷乙醇中结晶可得熔点为146℃、比旋光度为+112°的晶体；从热的吡啶中结晶可得到熔点为150℃、比旋光度为+18.7°的晶体。

（3）上述二种晶体溶于水后，随着放置时间的延长，其比旋光度随时间发生变化，并都在+52.7°时稳定不变。这种在溶液中比旋光度自行发生改变的现象称为变旋现象(mutarotation)。

（4）固体D-葡萄糖在红外光谱中不出现羰基的伸缩振动峰；在核磁共振谱中也不显示与醛基相连的氢原子（H—CO—）的特征峰。

葡萄糖的上述性质，无法从链式结构得到解释，因为旋光度的改变，是葡萄糖内在结构发生变化的反映。

为了解释葡萄糖上述“异常现象”，人们从醛与醇能相互作用生成半缩醛的反应中得到启示：葡萄糖分子内同时存在醛基和羟基，它们有可能发生分子内反应，生成环状的半缩醛结构。X-射线衍射的结果也证实了晶体单糖是环状化合物。糖的环状结构通常用哈沃斯(Haworth)透视式表示。下面以葡萄糖为例，说明单糖环状结构的形成。

葡萄糖是多羟基醛，当葡萄糖分子中的碳链弯曲时，C_5上的羟基恰好接近C_1上的醛基，这种有利的几何形状使C_5上的羟基很容易进攻C_1醛基，形成环状的半缩醛。

但是，在葡萄糖的链式结构的费歇尔投影式中，C_1羰基朝后，C_5羟基朝前，这种排布方式不利于它们相互接触成环。为了使C_5羟基靠近醛基，可使C_4-C_5间的单键旋转120°，致使C_5羟基由朝前转成朝后，使原朝后的C_5羟甲基朝向左前方，此时的费歇尔投影式可改变为修饰后的费歇尔投影式。此过程并没有断裂任何键，因此C_5构型并没有改变，但发生了有利于成环的方向取向。修饰后的费歇尔投影式可发生碳链的弯曲，使C_5羟基有利于向C_1羰基（两面）的进攻，最后得到两个异构体，具体过程表示如下：

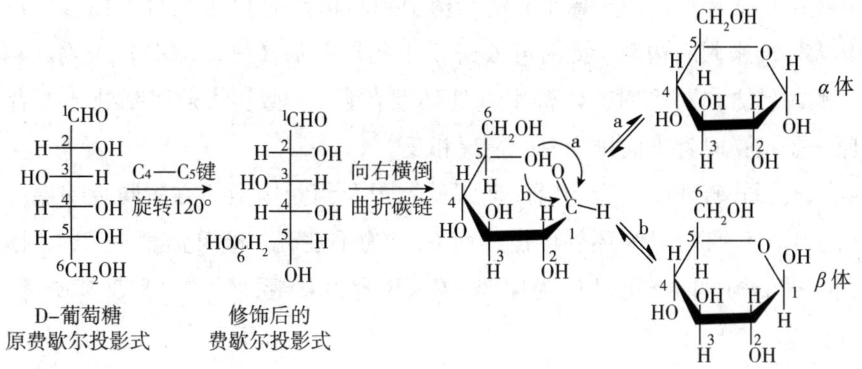

D-葡萄糖
原费歇尔投影式

修饰后的
费歇尔投影式

从上述转换过程可知：当环上碳原子按顺时针方向排列时，在费歇尔投影式中原来处于左侧的基团，将处在六元环环平面的上方；原来处右侧的基团，将处于六元环环平面的下方；环平面垂直于纸平面。习惯上将环中氧原子处于纸平面的后右上方，C_2、C_3处于纸平面的前方，面对观察者（用粗线表示）。环上的羟基常可用短直线表示，环上氢原子可省略。若葡萄糖C_4上的羟基与C_1上的醛基成环，则生成五元环，其成环的情况类似。碳环也可简化为均一单线条的六元或五元环。在上例中，C_1位羟基（称半缩醛羟基）与C_5羟甲基处于环平面同侧的称为β-体；异侧的称为α-体。它们是非对映体，也是差向异构体。它们之间的差别，仅仅是顶端碳原子的构型不同，这种异构体专称为端基差向异构体，简称端基异构体（anomer）或异头体。现已确认，$[\alpha]_D$为+112°的葡萄糖是α-异构体，$[\alpha]_D$为+18.7°的葡萄糖是β-异构体，它们在水溶液中可通过链状结构而互相转变，达到平衡时体系的比旋光度$[\alpha]_D$为+52.7°。

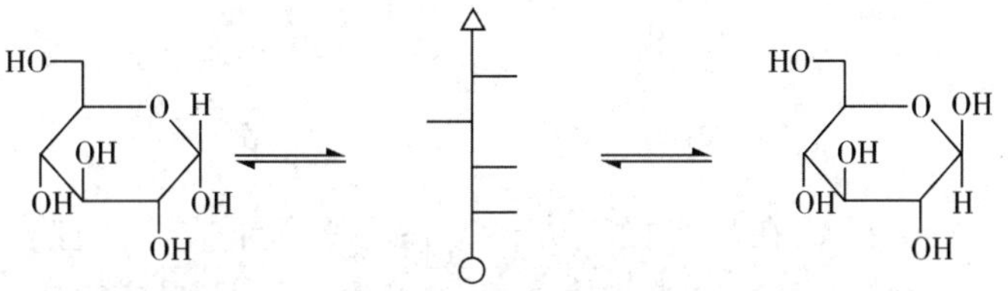

α-D-吡喃葡萄糖（约占36%）　　链式D-葡萄糖（极少）　　β-D-吡喃葡萄糖（约占64%）

D-葡萄糖发生变旋现象的内在原因就是这两种异构体与链式结构间处于动态平衡中。同时由于链式结构含量极低，因此羰基加成的某些反应不易发生，并在红外光谱和氢核磁共振光谱中表现出异常现象。

糖通常以五元或六元环形式存在，当以六元环形式存在时，与杂环化合物吡喃相似，称吡喃糖（glycopyranose）；若以五元环形式存在时，与杂环化合物呋喃相似，称呋喃糖（glycofuranose）。

无论是吡喃型还是呋喃型，每种糖都有两种异构体。这是由于羰基是平面的，C_5（或C_4）位羟基可以从平面两侧向羰基C_1（或C_2）进攻，使C_1（或C_2）成为新的手性中心，结果生成两个不同的环状半缩醛（或半缩酮），下面是D-果糖的呋喃型结构：

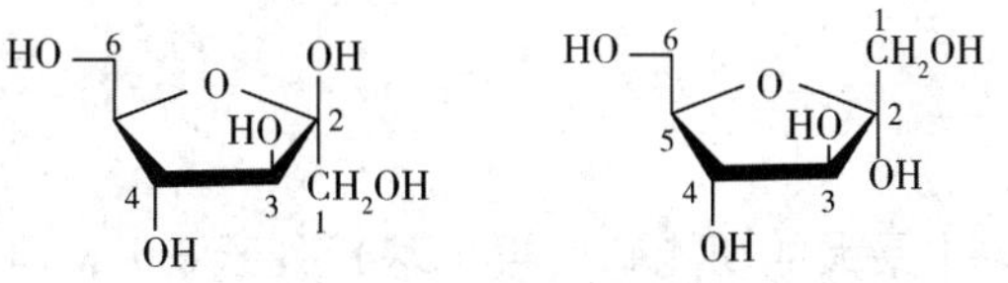

β-D-呋喃果糖　　α-D-呋喃果糖

糖的开链结构成环后，由于原来开链结构中判断构型的 C_5 上的羟基已参与成环，故无法直接以其为标准来判断构型，此时可根据 C_5 上的羟甲基（$—CH_2OH$）来判断构型。当环上碳原子按顺时针方向排列时，C_5 羟甲基处环上者为 D－型；C_5 羟甲基处环下者为 L－型。当环上碳原子是按逆时针方向排列时，情况相反。

由费歇尔投影式转成呋喃型的哈沃斯式的过程及判断构型的方法同吡喃糖。但对己醛糖来说，由于 C_5－C_6 部分成为环外侧链，而 C_5 又为手性碳，故又需根据 *R*，*S* 标定法标出 C_5 构型。判断糖的构型时，仍以 C_5 为标准，C_5－R 者为 D－系糖；C_5－*S* 者为 L－系糖，如D－呋喃半乳糖：

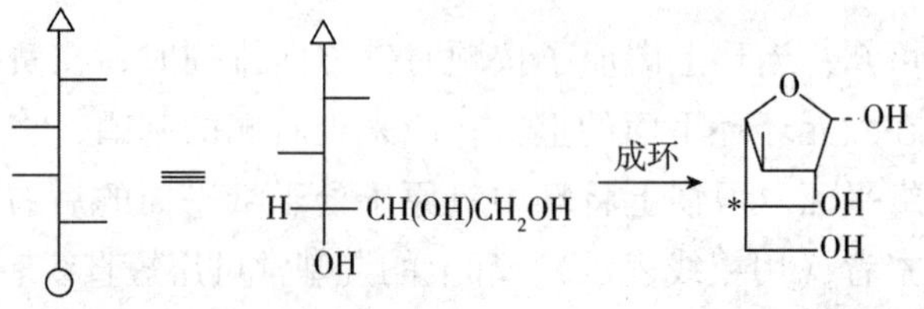

D－半乳糖　　修饰后的费歇尔式　　C_5为*R*构型 D－呋喃半乳糖

吡喃糖的构象与环己烷类似，以椅式构象存在，并有两种形式，如下列 *β*－D－吡喃葡萄糖的构象：

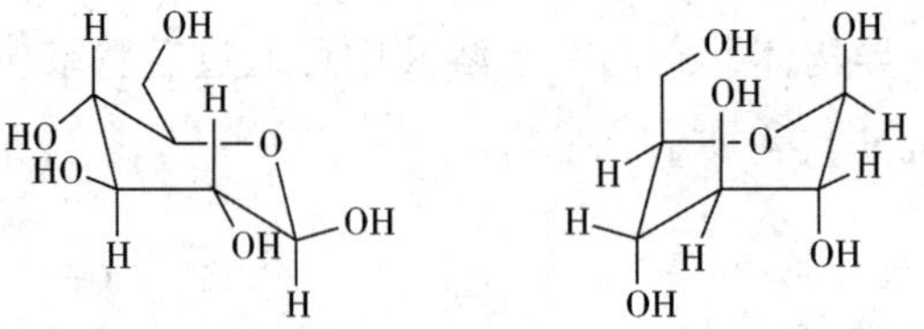

Ⅰ式($^4C_1$式)　　Ⅱ($^1C_4$式)

Ⅰ式又称为 $^4C_1$ 式，指 C_4 在环平面上方，C_1 在环平面下方。同理，Ⅱ式也可称为 $^1C_4$ 式，指 C_1 在环平面上方，C_4 在环平面下方。一个单糖究竟以哪种椅式构象存在，与各碳原子上所连的取代基的构象有关。如 *β*－D－吡喃葡萄糖若以Ⅰ式构象存在，各取代基均处 *e* 键；若以Ⅱ式构象存在，则均处 *a* 键，因此Ⅰ式是其优势构象。对于 *α*－D－吡喃葡萄糖来说，处于Ⅰ式情况时，除 C_1 羟基为 *a* 键外，其他取代基均处 *e* 键；而在Ⅱ式情况下，除 C_1 羟基为 *e* 键外，其他取代基均处 *a* 键，因此Ⅰ式亦为 *α*－D－吡喃葡萄糖的优势构象。但与 *β*－D－吡喃葡萄糖比，其Ⅰ式构象的能量又要高于后者，因此在水溶液的动态平衡中，*β*－D－吡喃葡萄糖的含量比 *α*－D－吡喃葡萄糖的多（约64∶36，链式的葡萄糖含量极微）。

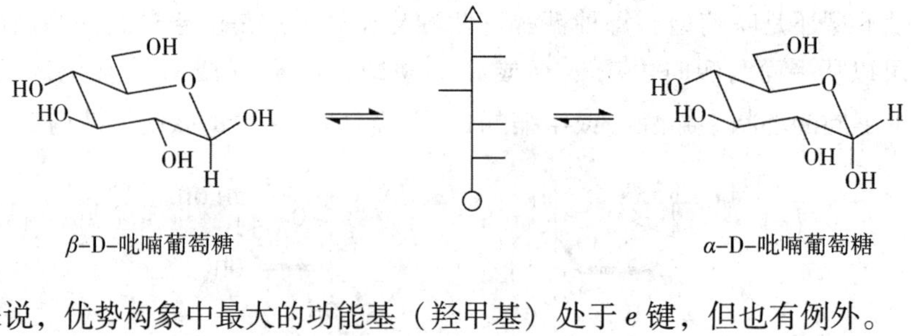

β–D–吡喃葡萄糖　　*α*–D–吡喃葡萄糖

一般来说，优势构象中最大的功能基（羟甲基）处于 *e* 键，但也有例外。

稳定构象的因素是多方面的。除了空间因素外，其他因素如电性因素也是要考虑的。

例如，当环上的 $C_2 \sim C_6$ 羟基发生取代时（如甲基化、酰化），一般不影响原构象的稳定性；但当 C_1 的羟基变为甲氧基、乙酰氧基时，此取代基处于 *a* 键的构象往往是优势构象，此时的 α-体反比 β-体稳定。这是由于 α-体的糖环内氧原子的未共用电子对产生的偶极（电场）与 C_1 位的 C—O 键的偶极（电场）之间相互排斥较小。这种影响称为端基效应（anomeric effect）。

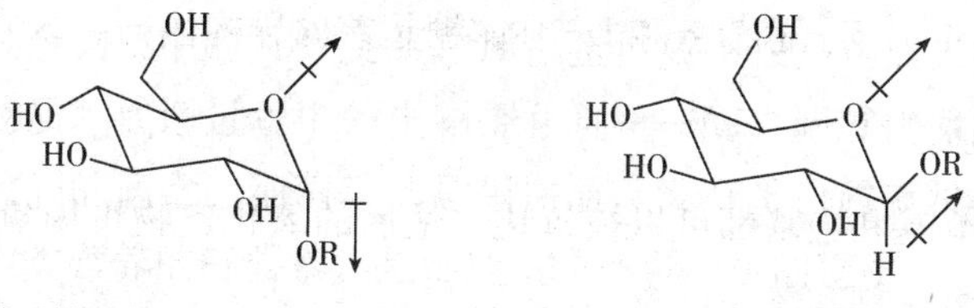

α-体（较稳定）R= —CH_3，—$COCH_3$　　　　β-体

当 C_1 羟基被卤素取代时，端基效应会更强。

端基效应也受溶剂的影响。介电常数高的溶剂不利于端基效应，因为这类溶剂可稳定偶极作用较大的分子状态。游离的糖一般易溶于水。因水的介电常数很高，可稳定偶极作用较大的 β-体，端基效应的影响相对弱。因此在水溶液中，游离糖以 β-体为主；当 C_1 位羟基被甲基化或酰基化时，化合物的极性降低，脂溶性增加，可溶于介电常数较小的有机溶剂，此时端基效应的影响相对变大，故 α-体成为平衡体系中的主要成分。不同的糖端基效应也不同。

三、化学性质

单糖分子中含有羟基和羰基，除了具有一般醇和醛酮的性质，还因它们处于同一分子内而相互影响，故又显示某些特殊性质。

（一）差向异构化

单糖对碱不稳定。用浓碱处理糖的水溶液，溶液会变为棕色，加热时则分解为各种酸。

单糖用稀碱水溶液处理时，可发生异构化反应。如在弱碱（如氢氧化钡）作用下，D-葡萄糖可以部分转变为D-甘露糖和D-果糖，可能是通过烯二醇中间体相互转化，最后形成各种异构体的平衡混合物。

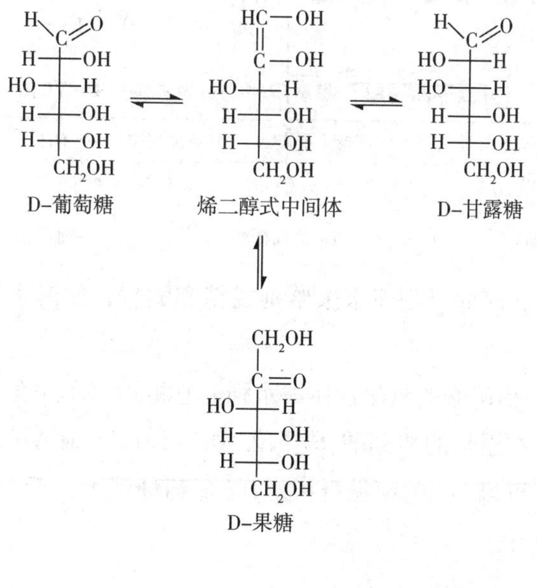

羰基相邻的 α -碳原子上的氢原子具有一定酸性，在碱性条件下可发生互变异构（1,3 -重排）成烯醇式（烯二醇或其负离子）。烯二醇的羟基也具有明显的酸性，故在碱性条件下可发生类似的 1,3 -重排。当 C_1-烯醇羟基发生可逆的 1,3 -重排时，由于是平面结构，可在双键的两个方向进行，因此得到 D -甘露糖和原来的 D -葡萄糖；当 C_2-烯醇羟基发生重排时，只得 D -果糖。反应中，由 D -葡萄糖转变成 D -甘露糖（反之亦是）的过程称为差向异构化（epimerism）。D -葡萄糖和 D -甘露糖是差向异构体。

（二）氧化反应

单糖分子中的醛基和羟基都可以被氧化，最后的氧化产物可因氧化剂不同而不同，下面介绍几种常见的氧化剂和氧化反应。

1. 被托伦试剂、斐林试剂和本尼迪特试剂氧化 许多单糖虽然具有环状半缩醛（或环状半缩酮）结构，但在溶液中与链式结构处于动态平衡中。因此，单糖可被托伦（Tollens）试剂氧化，产生银镜；也能被斐林（Fehling）试剂和本尼迪特（Benedict）试剂（由硫酸铜、柠檬酸和碳酸钠配制成的蓝色溶液）氧化，产生氧化亚铜砖红色沉淀。

单糖与托伦试剂、斐林试剂和本尼迪特试剂的反应是在碱性溶液中进行的，在该条件下酮糖可通过异构化转化成醛糖，所以酮糖也可被上述三种弱氧化剂氧化。由于糖在碱性条件下会发生异构化，故糖酸为混合物。

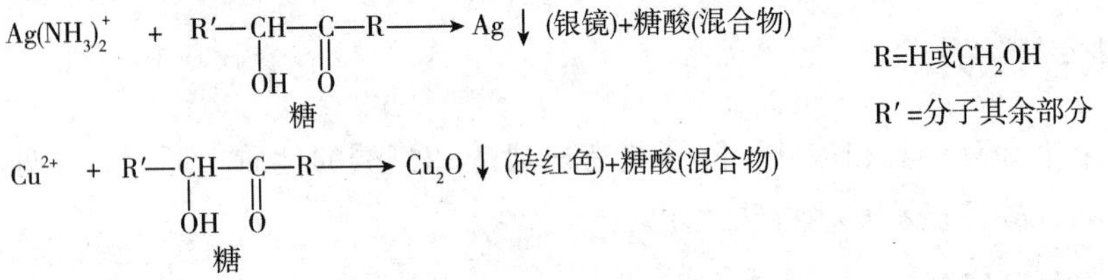

凡是能还原上述三种弱氧化剂的糖称为还原糖，因此单糖都是还原糖。而不能还原上述三种弱氧化剂的糖称为非还原糖。

2. 被溴水氧化 溴（或其他卤素）的水溶液为弱氧化剂，可很快地与醛糖反应，选择性地将其醛基氧化成羧基，成醛糖酸。然后很快生成内酯。

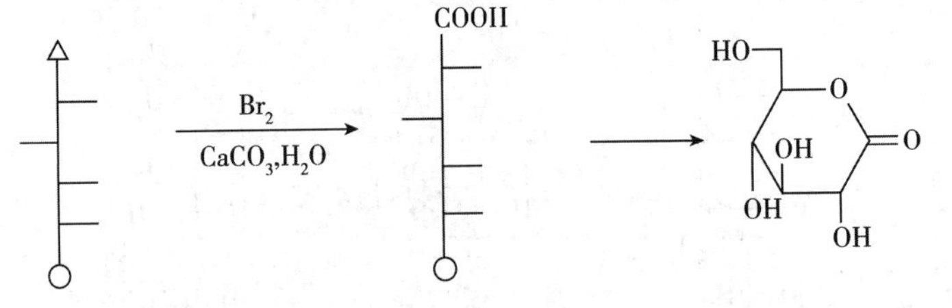

D-葡萄糖　　D-葡萄糖酸　　D-葡萄糖酸-δ-内酯

酮糖不发生此反应，因此可用溴水来鉴别醛糖和酮糖，使溴水褪色的是醛糖，不褪色的为酮糖。

3. 被稀硝酸氧化 稀硝酸的氧化性比溴水强，它可以将单糖分子中的醛基和伯醇羟基都氧化成羧基。例如，在温热的稀硝酸作用下，D -葡萄糖经硝酸氧化，生成 D -葡萄糖二酸，经适当方法还原，可得 D -葡萄糖醛酸。D -葡萄糖醛酸广泛分布于植物和动物体内，且往往是以苷的形式存在。

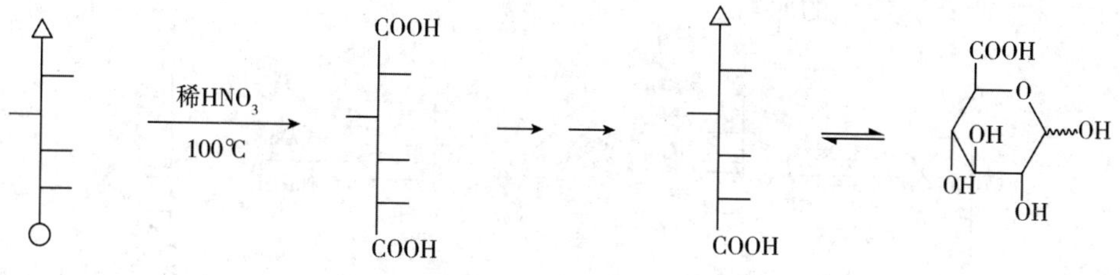

D-葡萄糖　　D-葡萄糖二酸　　D-葡萄糖醛酸

酮糖在上述条件下发生 C_2-C_3 链断裂，生成小分子的二元酸，如 D-果糖氧化成乙醇酸和三羟基丁酸。

4. 被高碘酸氧化　糖类为多羟基醛或酮，分子中存在邻二醇的结构，因此糖可以被高碘酸氧化，当分子中连续三个碳原子带有羟基时，中间的碳原子将被高碘酸氧化成甲酸。

$$\underset{\text{OH}}{R_2C}-\underset{\text{OH}}{CH}-\underset{\text{OH}}{CR_2'} + 2HIO_4 \longrightarrow R_2C{=}O + HCOOH + R_2'C{=}O + 2HIO_3$$

如果为 α-羟基取代的羰基化合物，也能被高碘酸氧化，在两个碳原子间发生氧化断裂，生成羧酸和羰基化合物。例如：D-葡萄糖可与 5 分子高碘酸反应，生成 5 分子甲酸和 1 分子甲醛。

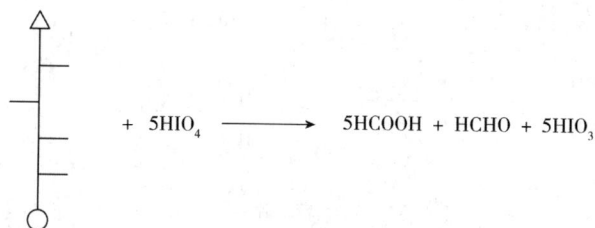

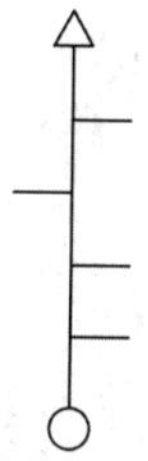 $+ 5HIO_4 \longrightarrow 5HCOOH + HCHO + 5HIO_3$

高碘酸氧化反应可用于糖的结构测定，可以确定糖环的大小。以 α-阿拉伯糖为例，为确定其以呋喃还是吡喃环存在，可先将其甲苷化，然后用高碘酸氧化。若消耗 1 分子高碘酸，则以呋喃环存在；若消耗 2 分子高碘酸，则为吡喃糖。

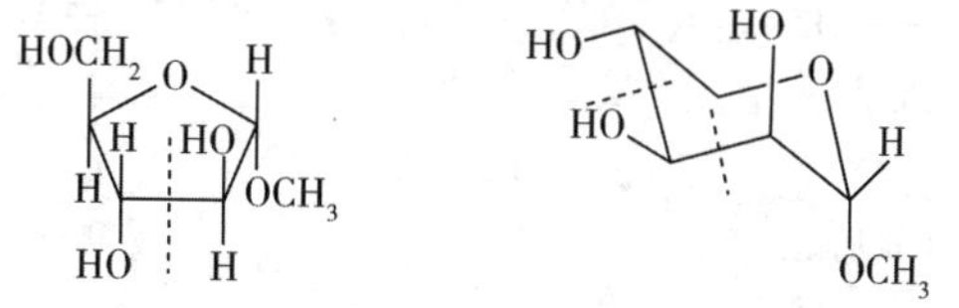

甲基-α-呋喃阿拉伯糖苷　　甲基-α-吡喃阿拉伯糖苷

练习题

16-1　回答下列问题。

（1）果糖属于酮糖，它为什么是还原糖？并用反应式表示之。

（2）葡萄糖变旋混合物达到平衡时，为什么 β-体占的比例大？

（三）还原反应

单糖的羰基可用硼氢化钠或催化氢化（活性镍）还原得到相应的多元醇。例如，D-核糖的还原产物称为 D-核糖醇，是维生素 B_2 的组分。D-葡萄糖的还原产物为山梨醇（或葡萄糖醇)，是生产维生素 C 的原料。

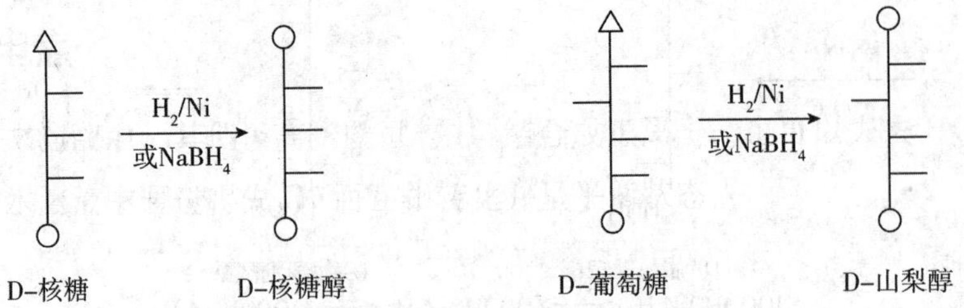

果糖经催化氢化后主要生成甘露醇，其注射后可以降低颅内压和眼内压，是临床常用的药物。

(四) 与含氮试剂的反应

糖分子的羰基可与苯肼等含氮试剂发生加成反应。如在温和条件下糖与等摩尔苯肼可生成糖苯腙；在过量苯肼存在下，糖苯腙经互变异构，并发生 1,4 -消除，形成亚氨基酮，然后再与两分子苯肼反应生成糖脎（osazone）。糖脎是黄色难溶于水的晶体，因为糖分子中引入两个苯肼基后，分子量大大增加，导致水溶性明显降低。各种糖脎都具有特征性的结晶形状和特定的熔点，故该反应常用作糖的定性鉴别和制备衍生物。若不同的糖形成同一种脎，则可推知它们的 $C_3 \sim C_6$ 部分具有相同的结构，因而可作为结构鉴定的依据。而不同的糖形成糖脎，其成脎速率和析出糖脎的时间各不相同。

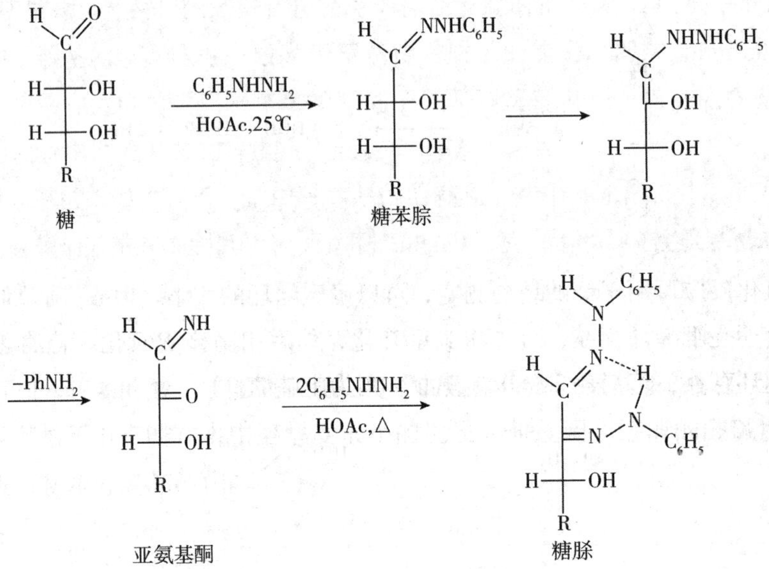

糖脎经分离纯化后，可在酸性条件下水解，再经还原可得 α -酮糖，这也是把醛糖转变为酮糖的一种方法。

(五) 苷的形成

糖分子中的半缩醛（酮）羟基与醇、胺、硫醇等含活泼氢的化合物脱水生成的缩醛（或缩酮），称为糖苷（glucoside），也称苷，此反应称为成苷反应。糖分子中的半缩醛（或半缩酮）羟基又称苷羟基；由苷羟基与含活泼氢的化合物脱水形成的键称苷键。由葡萄糖生成的苷称葡萄糖苷。

例如，D -葡萄糖在干燥 HCl 条件下与甲醇加热回流，可生成 D -葡萄糖甲苷。成苷的产物为 α 体和 β -体的混合物。

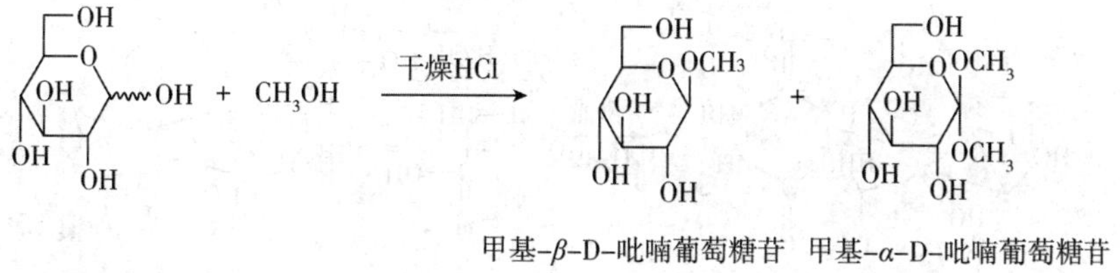

糖苷由糖和非糖部分组成。一般将糖部分称为糖苷基；非糖部分称为苷元或糖苷配基（简称配基）。依据糖与不同的分子连接，糖苷键可分为氧苷键、氮苷键、硫苷键和碳苷键，其中以氧苷键最为常见。

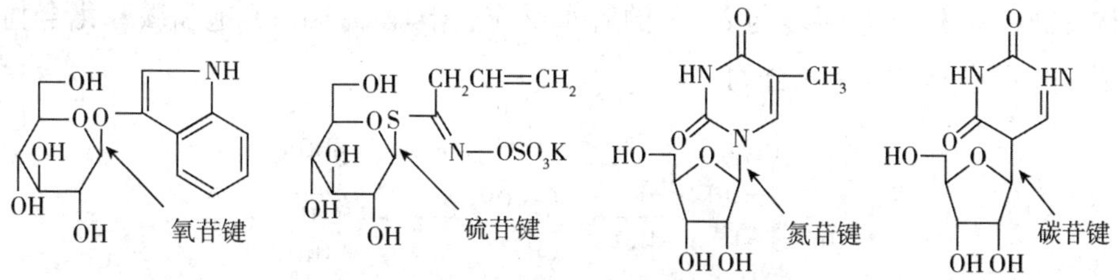

氧苷(尿兰母)　　硫苷(黑芥子苷)　　氮苷(脱氧胸苷)　　碳苷(伪尿嘧啶核苷)

糖形成糖苷后，分子中已无半缩醛（或半缩酮）羟基，就不能转变为链式结构，所以糖苷无变旋现象，也无还原性，也不能生成糖脎。它们在碱中较稳定，但在酸作用或酶催化下，苷键可断裂，生成原来的糖和非糖苷元。

苷在自然界中分布很广，是很多天然产物的有效成分。由于在糖苷中糖分子的存在，可增加配基的水溶度，所以糖苷往往也溶于水，不易结晶。

例如，熊果苷是对苯二酚-β-D-吡喃葡萄糖苷，它存在于许多植物的叶子中，其苷元（对苯二酚）被空气氧化后显黑色。有止痛作用的水杨苷是水杨醇-β-D-吡喃葡萄糖苷，有强心作用的毛地黄毒苷与羊角拗苷的苷元都是甾体化合物。对心血管疾病有防治作用的芸香苷（芦丁）的苷元是五羟基黄酮。有止咳作用的苦杏仁苷的苷元是对羟基苯乙腈。核苷是由β-核糖或β-去氧核糖 C_1 与嘌呤或嘧啶杂环上的 N 原子相连的一类氮苷，广泛存在于 DNA 和 RNA 分子中。

（六）环状缩醛和缩酮的形成

1,2-二醇和 1,3-二醇能与醛或酮缩合，形成环状的缩醛或缩酮，糖分子上的羟基作为多元醇也可以与醛或酮缩合，生成环状的缩醛或缩酮。因为糖类化合物本身为环状结构，因此只有环状结构的二个羟基位置处于顺式时，才能够缩合。这类反应常用于某些合成反应中保护糖上的羟基。

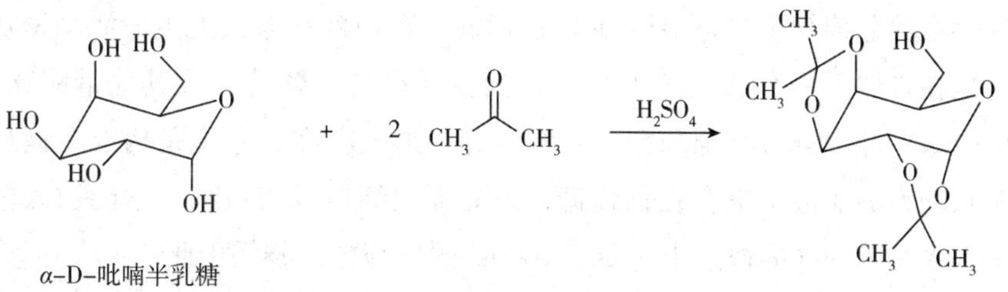

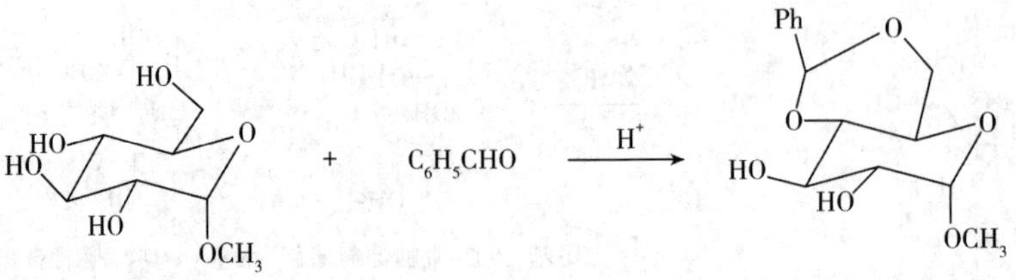

α-D-吡喃葡萄糖甲苷

（七）脱水反应

单糖对无机酸在低温时是稳定的，加热时可发生脱水反应。单糖具有β-羟基的羰基化合物结构特征，易发生β-羟基与α-氢的脱水反应，形成α，β-不饱和羰基化合物。在酸性条件下易脱水形成二羰基化合物。

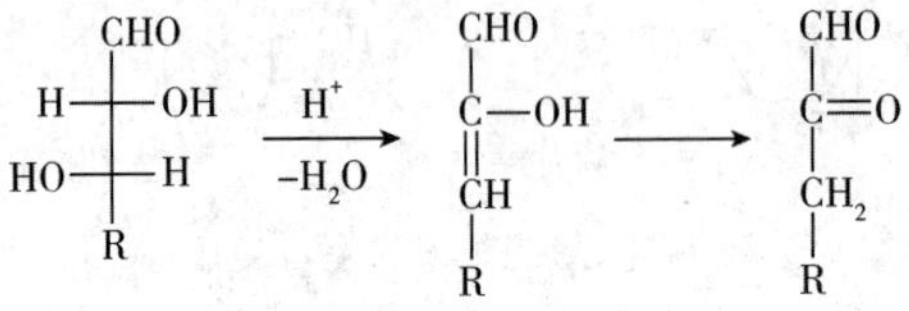

在强酸条件下（如12% HCl），戊醛糖和己醛糖可经多步羟基脱水，分别形成呋喃甲醛（又称糠醛）和5-羟甲基呋喃甲醛。

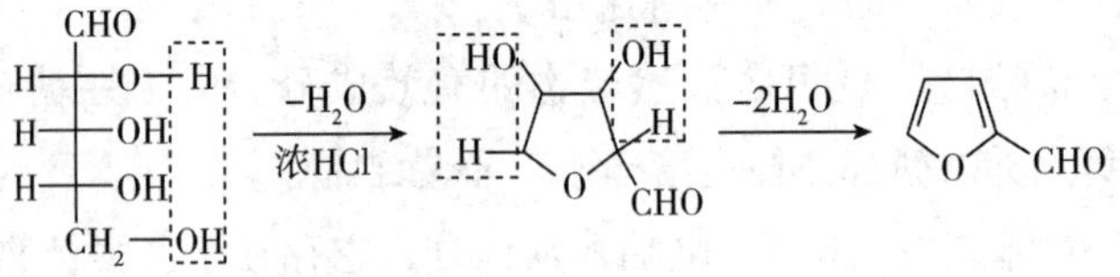

戊醛糖　　　　糠醛

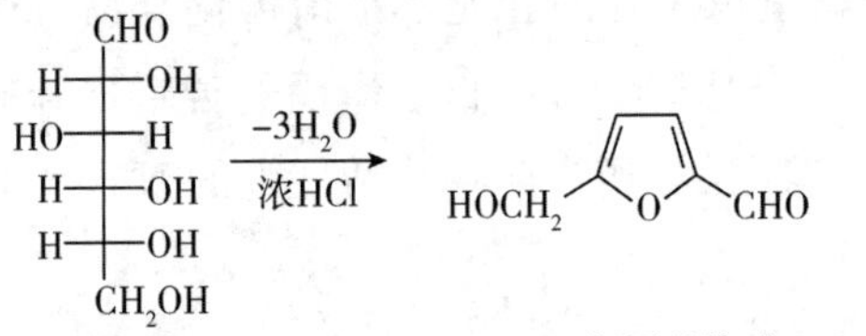

己醛糖　　　　5-羟甲基糠醛

四、重要的单糖及其衍生物

（一）D-葡萄糖

D-葡萄糖（D-glucose）为无色晶体，易溶于水，微溶于乙醇，不溶于乙醚。

自然界存在的葡萄糖主要是D-(+)-葡萄糖。葡萄糖是与人类生命活动密切相关的基础物质，也是在自然界中分布最广的单糖，其主要存在于葡萄汁及其他带甜味的水果中，在植物的根、茎、叶中都含有葡萄糖，并常以苷的形式存在，它也是构成多糖最基本的结构单位。人和动物的血液中也存在葡萄糖，因此葡萄糖也称为血糖，它能被人体直接吸收并利用，正常人每100ml的血液中含80～100mg的葡萄糖，若低于此值，会导致低血糖症，如血糖浓度过高或者在尿中出现葡萄糖时，表明有患糖尿病的可能。

葡萄糖是重要的营养物质，在体内通过代谢可以放出能量供机体需要。

食物中的淀粉，要在消化器官中转化成葡萄糖之后才能够被人体利用。工业上多用淀粉水解来制备葡萄糖，在医药上，葡萄糖是重要的营养剂，也是制剂中常用的稀释剂和辅料。

（二）D-果糖

D-果糖（D-fructose）为无色晶体，熔点104℃，易溶于水和吡啶，可溶于乙醇，不溶于乙醚。果糖的甜度比蔗糖和葡萄糖都甜。20℃时，D-果糖的比旋光度为-92.4°。

D-果糖是自然界中分布最广的己酮糖。它主要存在于蜂蜜和某些水果中，也可以与D-(+)-葡萄糖结合成蔗糖而存在。

D-果糖主要用于制糖果、婴儿饮料和药品，也用作食物、营养剂和防腐剂等。

（三）核糖和α-去氧核糖

核糖（ribose）和α-去氧核糖（deoxyribose）都是戊醛糖，其结构式分别如下：

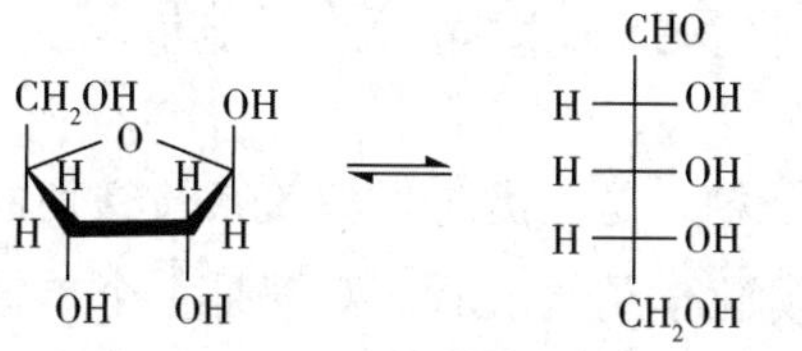

β-D-(-)-核糖　　D-(-)-核糖的链状结构

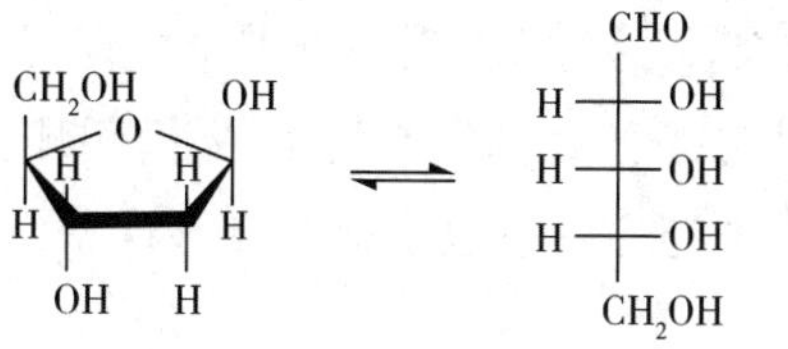

β-D-(-)-α-去氧核糖　　β-D-(-)-α-去氧核糖的链状式

它们在自然界中分别与磷酸和有机碱组成核糖核酸（RNA）和α-去氧核糖核酸（DNA）。

（四）氨基糖

氨基糖（aminosaccharide）是单糖分子中某个羟基换成氨基或者是取代氨基的化合物，例如，β-D-葡萄糖α-位羟基被氨基取代的β-D-氨基葡萄糖，其结构式如下：

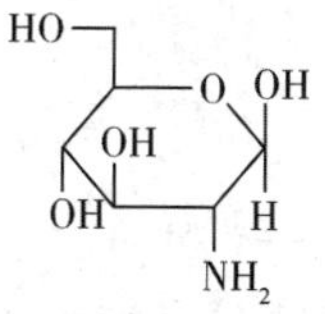

β-D-氨基葡萄糖

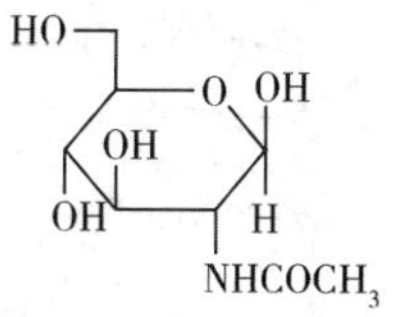

β-D-2-乙酰氨基葡萄糖

许多甲壳类动物及节肢动物的甲壳中具有的壳多糖是由β-D-2-乙酰氨基葡萄糖形成的高聚物所组成。某些细菌的细胞壁及氨基糖苷类抗菌素分子中也含有氨基糖的结构。

（五）维生素C

维生素C（Vitamin C）也称为抗坏血酸，是己糖的衍生物，广泛存在于水果和蔬菜中，它可用葡萄糖做原料经多步反应合成。

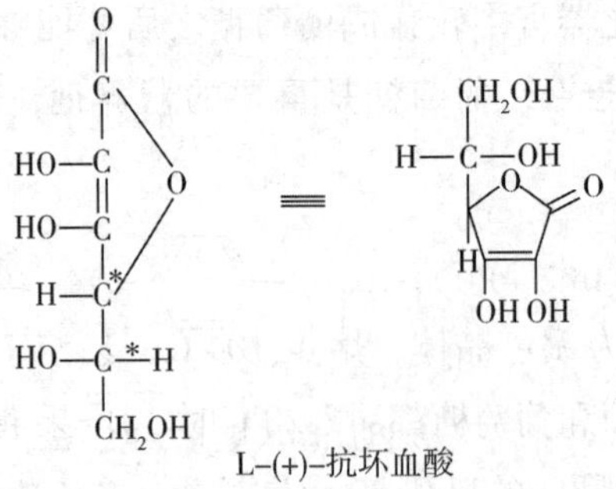

L-(+)-抗坏血酸

从维生素 C 的结构可以看出其 C_4和 C_5为手性碳原子，它具有四种光学异构体，天然存在的 L -(+)-抗坏血酸活性最强，其他三种为人工合成品，疗效很低或者无效。人体若缺少维生素 C，就会得坏血病，其症状主要表现为皮肤损伤、牙齿松动、牙龈腐烂等。维生素 C 除了可以防治坏血病以外，还可以增强人体的抵抗力。

扫码“看一看”

第二节 双 糖

双糖（disaccharide）又称二糖，是一类与人类关系最密切的低聚糖，它们水解后产生两分子相同或不相同的单糖。从化学结构上看，双糖是一个单糖分子的半缩醛羟基与另外一个单糖分子中的羟基脱水而成。这与苷的结构非常相似，所不同的是苷元为另外一个糖分子。如果该苷元还保留有半缩醛或半缩酮的结构，它就有一个潜在的羰基，就可以还原托伦试剂、斐林剂和本尼迪特试剂，这种双糖称为还原糖，它们具有变旋现象，如麦芽糖、乳糖和纤维二糖等。如两个单糖分子彼此都用半缩醛或半缩酮羟基脱水缩合，这样生成的双糖就失去了潜在的羰基，成为非还原糖，也不存在变旋现象，如蔗糖。

一、麦芽糖

麦芽糖（maltose）是淀粉经 α -淀粉酶水解后的产物，淀粉在稀酸中部分水解时，也可得(+)-麦芽糖。此外，在淀粉发酵生产乙醇的过程中也可得(+)-麦芽糖。在酸性溶液中，(+)-麦芽糖水解生成两分子 D -葡萄糖。

麦芽糖的结构已被证明含有半缩醛结构，是由一分子 α - D -吡喃葡萄糖的半缩醛羟基与另外一分子葡萄糖的 C_4羟基脱水形成的缩醛。由于还存在一个游离的半缩醛羟基，所以有变旋现象，为还原糖。

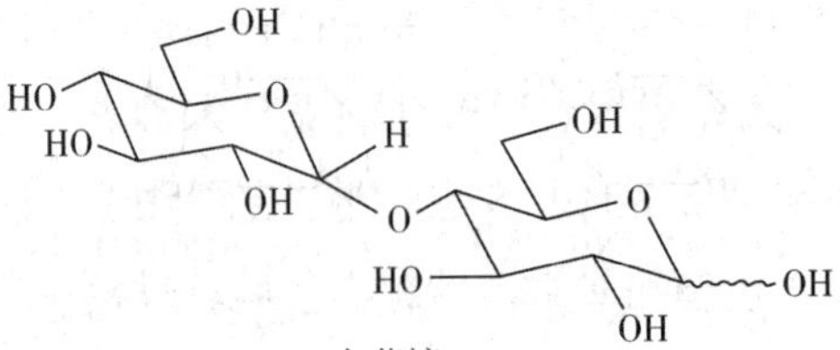

(+)-麦芽糖

麦芽糖酶可水解(+)-麦芽糖成两个分子 D -葡萄糖，此酶是专一性水解 α -糖苷键的，由此可知，(+)-麦芽糖是由两个 D -葡萄糖以 α -苷键相连。

(+)-麦芽糖是以 α - 1,4 -苷键（常用 α1→4 表示）连接的，是还原糖。其全名为 4 - *O* -(α - D -吡喃葡萄糖基)- D -吡喃葡萄糖。结晶状态的(+)-麦芽糖中，半缩醛羟基是 β -体的，其比旋光度$[\alpha]_D$为 +112°，但在水溶液中，它也和葡萄糖一样，存在变旋现象，部分变旋产生β-体的(+)-麦芽糖，其比旋光度$[\alpha]_D$为+168°，最终达到平衡时$[\alpha]_D$为+136°。

二、乳糖

乳糖（lactose）存在于哺乳动物的乳汁中，人乳中含7%～8%，牛奶中含4%～5%。乳糖用苦杏仁酶水解时，可得等量的D-葡萄糖和D-半乳糖。

研究表明，(+)-乳糖是由一分子β-D-吡喃半乳糖与一分子D-吡喃葡萄糖通过β-1，4-苷键相连而成。全名为4-O-(β-D-吡喃半乳糖基)-D-吡喃葡萄糖，其结构为：

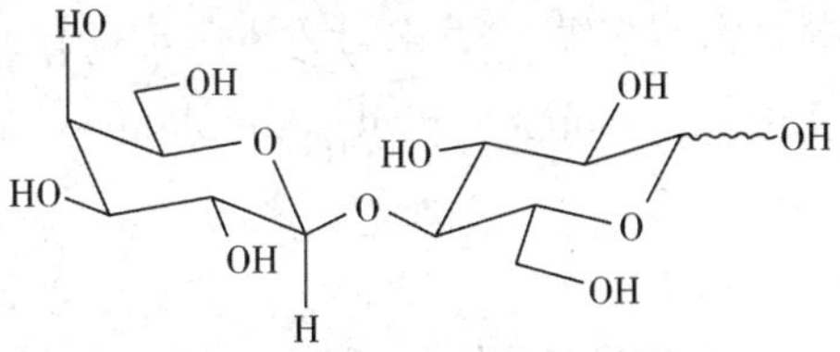

(+)-乳糖

由于其分子中的葡萄糖部分还保留有游离的半缩醛羟基，(+)-乳糖是还原糖，在溶液中也有变旋现象。其α-体和β-体达到平衡时，(+)-乳糖的比旋光度为+55°；其纯的α-体和β-体的比旋光度分别为+90°和+35°。

三、纤维二糖

纤维二糖（cellobiose）是纤维素（棉纤维）水解的产物。其化学性质与(+)-麦芽糖相似，为还原糖，也有变旋现象。水解后生成两分子D-(+)-吡喃葡萄糖。经与麦芽糖类似的一系列化学反应分析和结构确认得知：(+)-纤维二糖也是以1，4-苷键相连，且两个糖是以β-1，4-苷键相连。

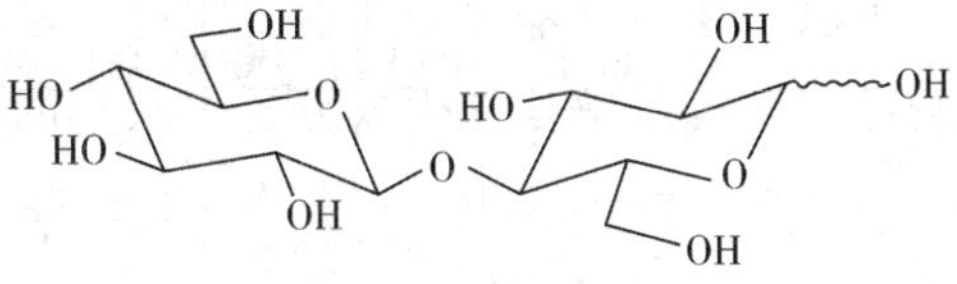

(+)-纤维二糖

(+)-纤维二糖与(+)-麦芽糖不同的是，(+)-纤维二糖不能被麦芽糖酶水解，而只能被苦杏仁酶水解，此酶是专一性断裂β-糖苷键的糖苷酶。因此，(+)-纤维二糖的全名为4-*O*-(β-D-吡喃葡萄糖基)-D-吡喃葡萄糖。

(+)-纤维二糖与(+)-麦芽糖虽只是苷键的构型不同，但生物活性上却有很大差别。(+)-麦芽糖有甜味，可在人体内分解消化；(+)-纤维二糖既无甜味，也不能被人体消化吸收。而食草动物就不同，体内有水解β-糖苷键的糖苷酶，所以能以草为食，把纤维素最终水解为葡萄糖而供给肌体能量。

四、蔗糖

蔗糖（sucrose）为自然界分布最广的双糖，在甘蔗和甜菜中含量最多，故有蔗糖或甜菜糖之称。蔗糖的比旋光度为+66.5°。分子中不存在游离的半缩醛（或半缩酮）羟基，是非还原糖，不能还原托伦试剂、斐林剂和本尼迪特试剂，也无变旋现象。当(+)-蔗糖被稀酸水解时，产生等量的D-葡萄糖和D-果糖，该混合物的比旋光度为-19.9°。水解后生成的D-葡萄糖和D-果糖混合物称为转化糖（invert sugar），转化糖在蜂蜜中大量存在。(+)-蔗糖也可被麦芽糖酶水解，说明具有α-糖苷键；同时，其又可被转化酶水解（此酶是专一性地水解β-D-果糖苷键的酶），以上说明(+)-蔗糖既是α-D-葡萄糖苷，又是β-D-果糖苷。随着鉴定技术的进步，经X射线衍射等手段确定，(+)-蔗糖为2-O-(α-D-吡喃葡萄糖基)-β-D-呋喃果糖苷。当然，它同时也可称为4-O-（β-D-呋喃果糖基）-α-D-吡喃葡萄糖苷。其结构式为：

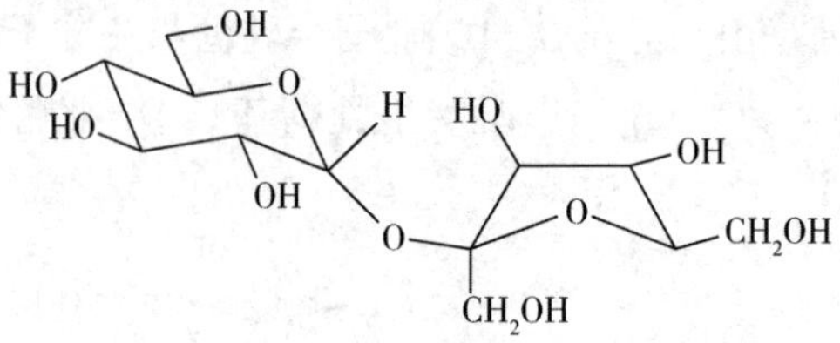

(+)-蔗糖

第三节 多 糖

多糖是一类天然高分子化合物，广泛存在于自然界中，其中与人类关系最重要的是淀粉、纤维素和肝糖，其水解产物都是葡萄糖，差别是所含葡萄糖分子的数目及分子间苷键的连接方式不相同。例如淀粉是α-1,4-苷键，而纤维素是β-1,4-苷键。

多糖主要有直链和支链两类（个别也有环状的）。连接单糖的苷键主要有α-1,4-、β-1,4-和α-1,6-三种，前两种在直链多糖中常见；支链多糖的链与链的连接点是α-1,6-苷键（在糖蛋白中还有1,2和1,3连接方式）。

多糖分子中虽有羟基，但因分子量很大，大都不溶于水，淀粉等可形成胶体溶液，一般也无甜味。多糖分子的分子量比较大，一般都在几万以上，其位于端基的半缩醛羟基对整个分子来说，影响甚微，所以潜在的醛基性能都难以体现，因此多糖（如淀粉、纤维素等）并没有还原性和变旋现象。多糖水解首先生成分子量较小的多糖，然后生成寡糖，最终产物是单糖。

一、淀粉

淀粉（starch）大量存在于植物的茎、块根和种子中，例如，马铃薯中约含20%、大米中含70%~80%、小麦中含60%~65%、玉米中约含65%、山芋中含13%~38%。淀粉是绿色植物光合作用的产物，使太阳能转变为化学能储存于分子内。人和动物以淀粉为食，在体内，通过淀粉酶及其他一些酶的作用，经复杂的生理和生物化学过程，最终氧化为水和二氧化碳，同时释放出生命活动所需的能量。

淀粉是白色、无臭和无味的粉状物质，其颗粒形状和大小因来源不同而异。天然淀粉可分为直链淀粉（amylose）和支链淀粉（amylopectin）两类。前者存在于淀粉的内层；后者存在于淀粉的外层，组成淀粉的皮质。

（一）直链淀粉

直链淀粉难溶于冷水，在热水中有一定的溶解度。直链淀粉一般由250~300个D-葡萄糖以α-1,4-苷键连接而成，呈线型直链，支链很少。用物理的方法测定直链淀粉的分子量，其质量范围为15万~60万。它水解时所得到的唯一双糖是(+)-麦芽糖，唯一的单糖是 D-(+)-葡萄糖。

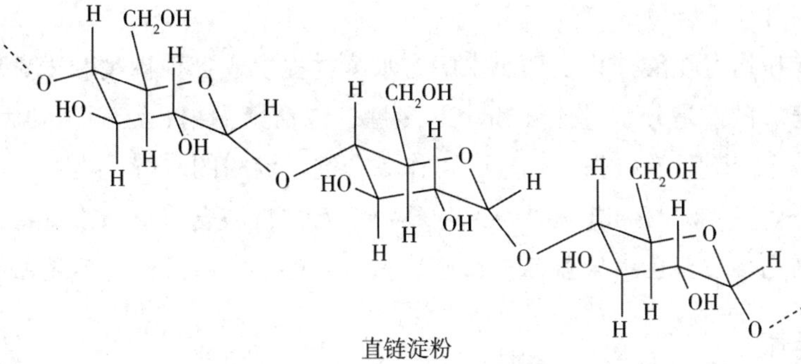

直链淀粉

直链淀粉不是伸开的一条直链，这是因为 α-1,4-苷键有一定键角，且单键可自由旋转，分子内的羟基间可形成氢键，因此直链淀粉具有规则的螺旋状空间结构，每一圈螺旋有六个 D-葡萄糖。螺旋状空穴正好与碘的直径相匹配，允许碘分子进入空穴中，形成蓝色配合物，见图 16-2。因此可用淀粉遇碘显色作直链淀粉的定性鉴定反应。此反应非常灵敏，加热蓝色消失，放冷后重现。

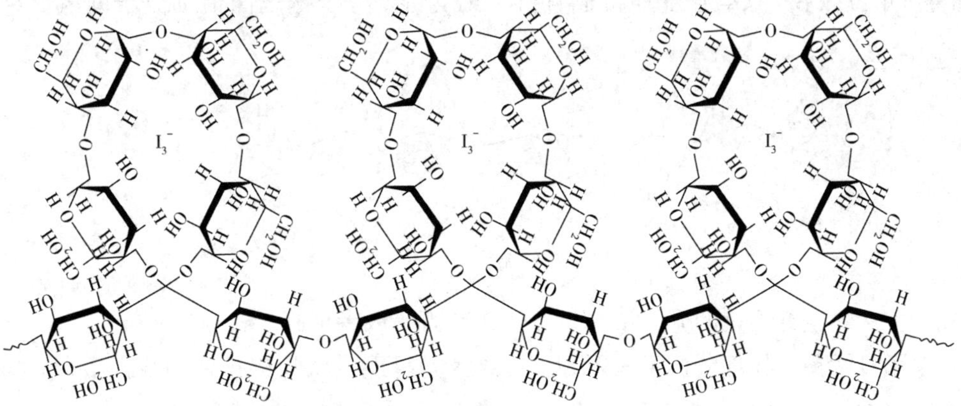

图 16-2　I_3^- 与直链淀粉配合物的空间结构

（二）支链淀粉

支链淀粉一般是由 6000~40000 个 α-D-吡喃葡萄糖结构单位以 α-1,4-苷键和 α-1,6-苷键结合而成的化合物。其主链由 α-1,4-苷键连接而成，分支处为 α-1,6-苷键连接。α-1,4-苷键结合的直链上，每隔 20~25 个葡萄糖单位便有一个以 α-1,6-苷键连接的分支。其基本结构如下：

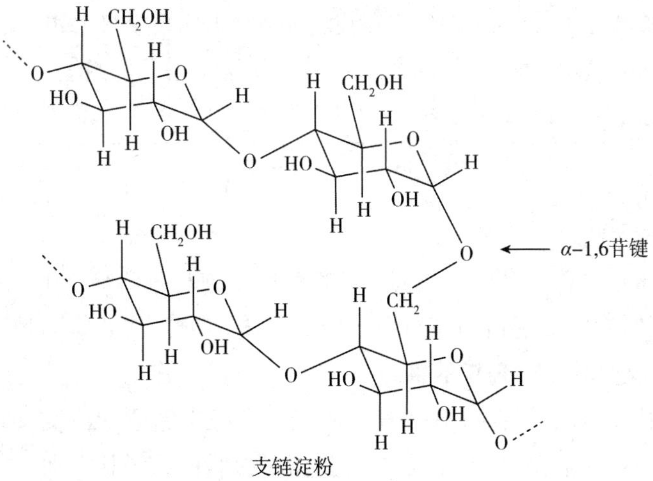

支链淀粉

支链淀粉的相对分子量比直链淀粉大，有的可达600万，结构比直链淀粉复杂。支链淀粉与碘生成紫红色配合物。

以上两类淀粉均可在酸催化下加热水解，水解过程生成各种糊精和麦芽糖等中间产物，最终得到葡萄糖。糊精是分子量比淀粉小的多糖，包括紫糊精、红糊精和无色糊精等。糊精能溶于水，其水溶液具有极强的黏性，可作黏合剂。淀粉的水解过程如下：

	淀粉→	紫糊精→	红糊精→	无色糊精→	麦芽糖→	葡萄糖
遇碘所显颜色	蓝色	紫蓝色	红色	不显色	不显色	不显色

二、纤维素

纤维素（cellulose）是植物细胞壁的主要组分，构成植物的支持组织，也是自然界分布最广的多糖。例如，树木和树皮重量的50%为纤维素，棉纤维重量的90%以上为纤维素，脱脂棉花及滤纸几乎全部是纤维素。

纤维素是纤维二糖的高聚体，彻底水解产物也是D-葡萄糖。一般由8000~10000个D-葡萄糖单位以β-1,4苷键连接成直链，无支链。分子链之间借助分子间氢键维系成束状。

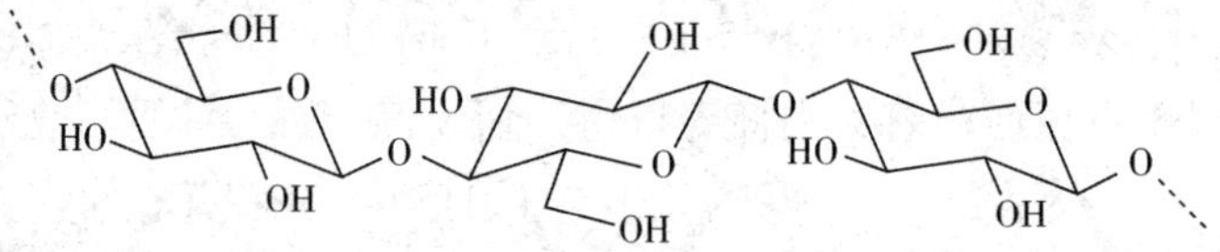

纤维素

物理方法测定纤维素的分子量在25万~100万，或者更高。

从电子显微镜等物理分析手段得知：纤维素是呈绳索状长链排列的线性多糖。每一束由100~200条彼此平行的纤维素分子链通过氢键吸附而聚集在一起。

在分离纤维素的过程中会发生降解。木材的强度主要取决于相邻的长链间羟基与羟基形成氢键的多少。除反刍动物外，一般动物（包括人）胃中无纤维素酶，不能消化纤维素。纤维素的用途很广，除可制纸外，分子中的游离羟基经硝化和乙酰化后，可制成人造丝、火棉胶、电影胶片（赛璐珞）、硝基漆等。

练习题

16-2 用化学方法区别下列各组化合物。

（1）a. D-葡萄糖；b. 2-去氧-D-葡萄糖；c. 甲基-D-葡萄糖苷

（2）a. D-乳糖；b. 果糖

（3）a. 麦芽糖；b. 蔗糖；c. 淀粉

三、肝糖

肝糖（glycogen）又称为糖原，在人和动物的肝细胞与肌肉组织中以颗粒状存在，它是经一系列酶催化反应，将多个葡萄糖组合而成的分支多糖，其功能与植物淀粉相似，是贮存葡萄糖的形式，又是获得葡萄糖的来源。

在人体中，糖原主要贮藏在肝脏和骨骼肌中。肝脏中糖原的浓度（10%~20%）比肌肉中的高（4%），但骨骼肌中贮藏的糖原较多，因为肌肉的量比肝脏多得多。当人的血糖浓度低于正常水平时（低血糖），糖原又可分解出葡萄糖（糖原分解过程）。

从结构上看，糖原与支链淀粉很相似，但分支更密，每隔 8～10 个葡萄糖残基就出现一个 $\alpha-1,6-$苷键。分支的作用很重要，分支可增加水溶度，尤其是分支造成了许多非还原性的末端残基，而它们是糖原合成和分解时酶的作用部位，因而也增加了糖原合成和降解的速率。

四、其他多糖

（一）右旋糖酐

右旋糖酐（dextran）是一种合成的葡萄糖，为一种重要的血管容量扩充剂，用于大量失血后补充血液容量，提高血浆胶体的渗透压。一般用5%的葡萄糖或者是生理盐水配成含有本品6%的注射液，供静脉注射。

工业上用蔗糖为原料，经生物合成的方法使葡萄糖分子聚合成黏稠状的右旋糖酐的粗制品，再用酸解聚成分子量在 $5\times10^4\sim9\times10^4$范围内的产品。分子量太大者在体内能够引起红细胞的聚集而不适合药用；分子量太小在体内保留的时间比较短，也不适用。通常分子量在75 000 左右的比较合适，大约含有400～500 个葡萄糖单位，它们主要是通过 $\alpha-1,6-$糖苷键连接。同时还杂有 $\alpha-1,3-$和 $\alpha-1,4-$糖苷键相连接的分支结构。

（二）葡聚糖凝胶

葡聚糖凝胶（sephadex）或称交联葡聚糖是右旋糖酐与环氧氯丙烷作用，葡萄糖单位借助甘油醚键相互交联成网状的高分子化合物：

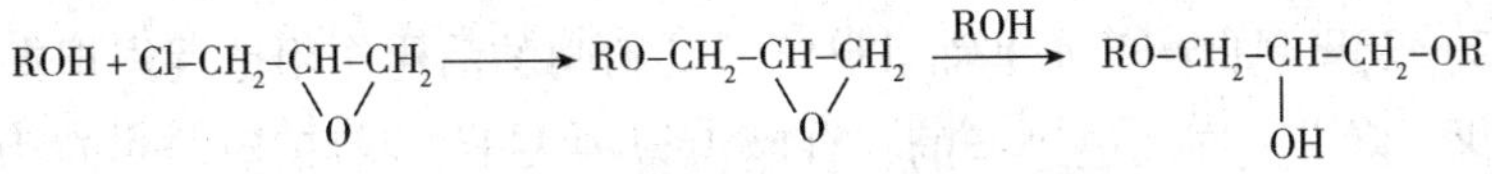

（其中ROH代表右旋糖酐中的葡萄糖单位）

交联的网状分子有很多的空隙，控制网口的大小，可使分子量小的进入网孔，大的排拒于外，故可以作为分子筛使用。它们广泛地被用来分离大小不同的分子，这种分离方法称为凝胶过滤法，常用来分离蛋白质、多肽、氨基酸等。目前我国已经有了各种型号的葡聚糖凝胶产品，可供分子量不同的物质分离时使用。

（三）甲壳质

甲壳质（chitin）化学名称为聚 $N-$乙酰葡萄糖胺，它的基本单位是乙酰葡萄糖胺，是由1000～3000 个乙酰葡萄糖胺单位通过 $\beta-1,4-$糖苷键组成的高聚物，所以也是一个多糖。

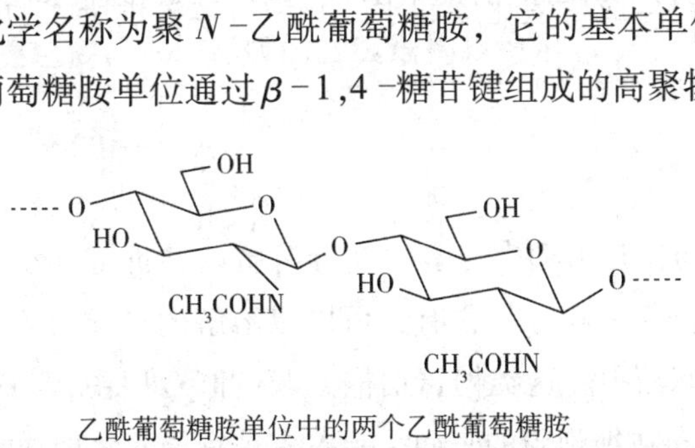

乙酰葡萄糖胺单位中的两个乙酰葡萄糖胺

甲壳质是链状化合物，不存在分支结构。实际上可以把它看作是纤维素的衍生物。

甲壳质为无定型固体，不溶于水和一般的有机溶剂，但是可以溶解在浓酸中。水解过程中糖苷键断裂的同时脱去乙酰基，得到壳糖胺。

在自然界，甲壳质一般与某些非糖物质如蛋白质、脂类化合物键合，存在于真菌、酵母、无脊椎动物和节肢动物（如昆虫蟹）的甲壳中。

甲壳质应用范围很广泛，在工业上可做布料、衣物、染料、纸张和水处理等。在农业上可做杀虫剂、植物抗病毒剂。渔业上做养鱼饲料。化妆品中做美容剂、毛发保护、保湿剂等。医疗用品上可做隐形眼镜、人工皮肤、缝合线、人工透析膜和人工血管等。

甲壳质作为功能性健康食品，1991 年被欧美学术界誉为继蛋白质、脂肪、糖类、维生素和无机盐之后的第六生命要素。它完全不同于一般营养保健品，对人体有五大功能：免疫强化机能，抑制老化，预防疾病，促进疾病痊愈和调节人体的生理功能。甲壳质对人体的生理效应主要依靠壳糖胺的作用来实现。

第四节　糖的代谢和化学

一、糖的消化和吸收

人类食物中的糖类主要是淀粉及少量的二糖，如蔗糖、乳糖、麦芽糖等。这些多糖和二糖都必须在消化道水解成单糖，才能透过肠黏膜细胞而被吸收。

对人类和某些高等动物而言，食物淀粉进入口腔后，口腔内含有唾液腺分泌的 α-淀粉酶（最适 pH 6 ~7），该酶可以催化淀粉分子的 α-1,4-糖苷键的水解，但由于食物在口腔内停留的时间较短，所以唾液中 α-淀粉酶的消化作用不大。

食物进入胃后，其中所包含的唾液 α-淀粉酶仍可继续使淀粉水解，但淀粉酶很容易受胃酸（pH 1 ~2）及胃蛋白酶的水解而被破坏，淀粉酶的消化作用也就停止进行。

糖类的消化实际上是在肠道进行的，食糜由胃进入十二指肠后，酸度被胰液和胆汁中和，此时活性很强的胰 α-淀粉酶催化淀粉水解成为麦芽糖、麦芽三糖、α-糊精（含 1,6 糖苷键支链的由 5 ~9 个葡萄糖分子聚合而成）和少量的葡萄糖。在小肠内经蔗糖酶和乳糖酶的作用，将食物中的蔗糖分别水解为葡萄糖、果糖以及半乳糖。因此，食物进入小肠后，其中的淀粉及二糖均可被水解成单糖，以利于吸收。

实际上，经消化吸收进入体内的糖主要是葡萄糖，所以在血液中也主要以葡萄糖的形式进行运输，可以在肝脏或肌肉组织合成糖原的形式储存，并可以在机体各组织细胞中进行代谢，经氧化分解最终生成二氧化碳和水，并为机体提供所需的能量。糖也可在体内转变成其他非糖物质。

二、糖蛋白

糖蛋白（glycoprotein）是由糖类与多肽或蛋白质以共价键连结而成。它存在于一切生物机体中，从细菌到人体甚至病毒都含有，可以以溶解的形式或膜结合的形式存在于细胞中，也可以存在于细胞间液中。这类糖蛋白嵌入膜的脂双层中，与糖脂等构成细胞膜的成分，像“天线”一样分布在细胞膜的表面，起着多种特异的生理功能。

不同的糖蛋白中寡糖链的长度和数目以及含糖量有很大差异，如胶原蛋白的含糖量不到 1%，而血型物质含糖量高达 85%。大多数蛋白质与糖类化合物结合为糖蛋白，它们包括酶、免疫球蛋白、载体蛋白、结构蛋白、激素、毒素、凝集素等。有些过去认为是“纯”

的多糖，如肝糖原、纤维素也含有极少量的以共价结合的蛋白质。

在糖蛋白中，寡糖链作为侧链连接到多肽主干上，这些寡糖的还原末端以 α -或 β -糖苷键与肽链某些特定氨基酸形成糖-肽键。组成寡糖链的单糖间可有 1,2、1,3、1,4、1,6 各种方式连接，因此，寡糖链不仅有直链，也有支链。此外，糖苷键的连接又有 α -或 β -不同构型，所以相同单体数目形成的寡糖比多肽具有多得多的异构体，并由此得到种类繁多的糖蛋白。

三、糖与血型

众所周知，人的血型可分为 A、B、AB 和 O 型四种。相同血型的血液可以互相混合，不发生凝集。但 A 型血不能与 B 型血混合，AB 型血不能与其他任何血型的血混合，否则将发生凝血现象，危及生命；而 O 型血可以与其他型血混合。目前已了解到，人的血型是由红细胞膜上所谓的“抗原决定簇”所决定的，它们是糖蛋白。在这些糖蛋白末端都有一个寡糖链，四种血型的抗原决定簇的区别就在于这几种糖蛋白末端寡糖链的组成不同。四种寡糖链中都有 N -乙酰- D -葡萄糖胺、α - D -半乳糖和 α - L -岩藻糖，但 α - D -半乳糖的 C_3 位有差别，如下式所示：当 R 为 H 时，为 O 型抗原簇；当 R 为 α - N -乙酰- D -半乳糖胺时为 A 型抗原簇；当 R 为 α - D -半乳糖时为 B 型抗原簇：

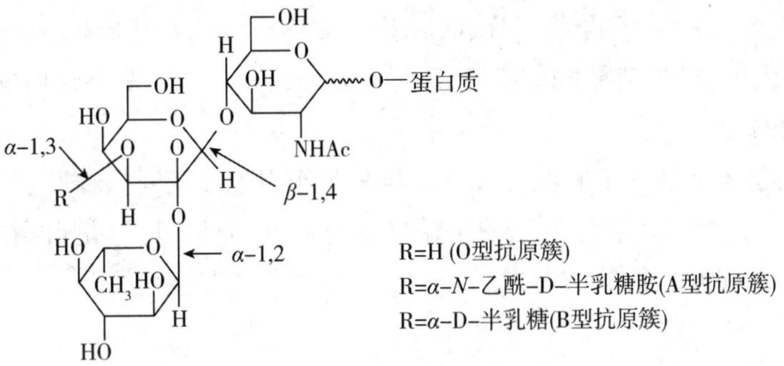

目前已有科学家利用 α - D -半乳糖糖苷酶切断 B 型抗原簇中的 α - 1,3 -苷键，使 B 型血改造成应用更广泛的 O 型血。

习 题

练习题解

1. 解释下列名词。

（1）变旋现象　（2）端基异构体　（3）差向异构体

（4）苷键　（5）还原糖与非还原糖

2. 命名或写结构式。

（1）D -葡萄糖（开链结构）

（2）4 - O -（β - D -吡喃甘露糖基）- α - D -吡喃葡萄糖

（3）D -果糖（开链结构）　（4）乳糖

（5）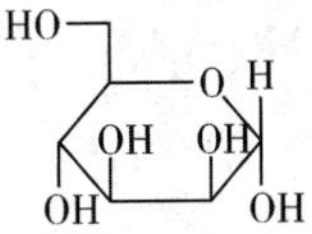

（6）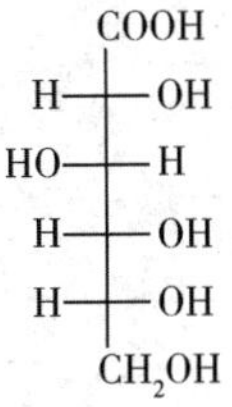

（7） 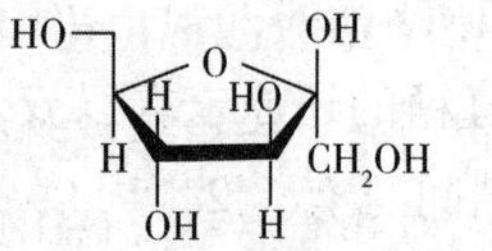　　（8） 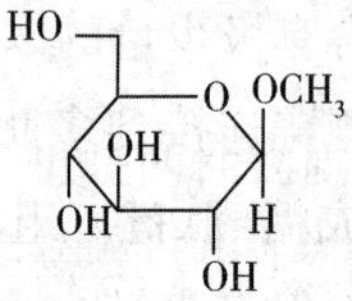

3. 写出D-甘露糖与下列试剂反应的主要产物。

（1）溴水　　（2）稀 HNO_3 溶液

（3）CH_3OH/干 HCl　　（4）托伦试剂

（5）$NaBH_4$　　（6）$C_6H_5NHNH_2$（过量）/Δ

4. 用化学方法鉴别下列各组化合物。

（1）葡萄糖、果糖和蔗糖

（2）麦芽糖、果糖和淀粉

5. D-醛糖 A 和 B 均有旋光性，但与过量苯肼作用生成不同的糖脎；如以硝酸氧化 A 和 B，则分别可得戊糖二酸 C 和 D，但 C 和 D 均不呈旋光性，试写出 A、B、C、D 的费歇尔投影式。

6. 某糖是一种非还原二糖，没有变旋现象，不能用溴水氧化成糖酸，用酸水解只生成 D-葡萄糖。它可以被 α-葡萄糖苷酶水解但不能被 β-葡萄糖苷酶水解。试写出此二糖的结构式。

7. 单糖衍生物 A 的分子式为 $C_8H_{16}O_6$，是一非还原糖，水解后生成 B 和 C 两种产物。B 用溴水氧化后生成 D-葡萄糖酸，C 的分子式为 C_2H_6O，且能发生碘仿反应。试写出 A、B、C 可能的结构式。

8. 两个具有旋光活性的丁醛糖 A 和 B，与苯肼作用生成相同的糖脎。用稀 HNO_3 氧化，A 和 B 都生成丁糖二酸，A 氧化得到的丁糖二酸有旋光活性，B 氧化得到的丁糖二酸无旋光活性。试写出 A 和 B 可能的结构式。

（石秀梅）

第十七章　氨基酸、多肽、蛋白质和核酸

扫码“学一学”

蛋白质是与人类的生命活动密切相关的基础物质，是生物体内一切组织的基本组分。细胞内除了水以外，其余物质中的80%为蛋白质。蛋白质不仅是构成人体的结构物质，也是人体活动中的功能物质。代谢过程中的生物催化剂——酶，调节代谢的激素，与免疫功能有关的抗体，以及致病的病毒、细菌等都是蛋白质。没有蛋白质就没有生命。脂肪、蛋白质和糖类化合物是人类营养的三要素，是维持生命不可缺少的物质。

肽存在于自然界中，并具有重要的生理作用，有些肽是重要的药物。例如谷胱甘肽存在于大多数细胞中；催产素是一种九肽，是机体脑下腺所分泌的一种激素，在产妇分娩时能激发子宫收缩；舒缓激肽也是一种九肽，存在于血浆之中，与血压调节有关。

蛋白质和多肽都是主要由20种氨基酸以酰胺键连接起来的化合物。氨基酸是构成蛋白质的基本单元，要学习蛋白质和多肽的结构和性质，首先必须掌握氨基酸的结构和性质。

本章对氨基酸的化学及多肽和蛋白质的结构特点作一些基本的介绍。

第一节　氨基酸

一、结构、分类和命名

羧酸分子中烃基上的氢被氨基取代生成的化合物称为氨基酸（amino acid）。根据分子中氨基和羧基的相对位置，氨基酸分为 α-、β-、γ-等氨基酸。组成蛋白质的氨基酸，主要是 α-氨基酸，其结构通式如下（R代表侧链基团，不同的 α-氨基酸的差别就在R处）：

$$R-\underset{\underset{NH_2}{|}}{CH}-COOH$$

构成蛋白质的氨基酸主要有20种，表17-1列出常见的20种氨基酸的结构、名称和缩写符号。其中八种带*号的氨基酸不能由人体自己合成，必须从饮食中获得，这些氨基酸称为必需氨基酸。

表17-1　构成蛋白质的氨基酸（偶极离子结构）

结构式	中文名称	英文名称	三字（单字）符号	等电点
$\underset{\underset{^{+}NH_3}{|}}{CH_2}COO^-$	甘氨酸	glycine	Gly（G）	5.97
$CH_3-\underset{\underset{^{+}NH_3}{|}}{CH}COO^-$	丙氨酸	alanine	Ala（A）	6.00
$\underset{\underset{CH_3}{|}}{CH_3CH}-\underset{\underset{^{+}NH_3}{|}}{CH}COO^-$	*缬氨酸	valine	Val（V）	5.96

续表

结构式	中文名称	英文名称	三字（单字）符号	等电点
$CH_3CH(CH_3)CH_2CH(^+NH_3)COO^-$	* 亮氨酸	leucine	Leu（L）	5.98
$CH_3CH_2CH(CH_3)—CH(^+NH_3)COO^-$	* 异亮氨酸	isoleucine	Ile（I）	6.02
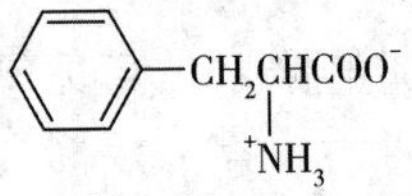	* 苯丙氨酸	phenylalanine	Phe（F）	5.48
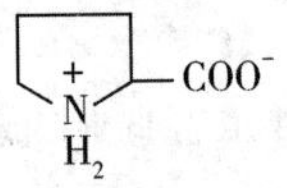	脯氨酸	proline	Pro（P）	6.30
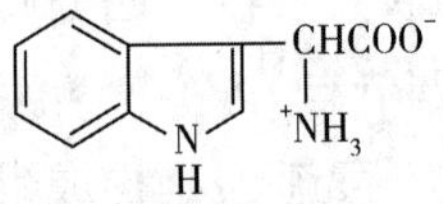	* 色氨酸	tryptophan	Trp（W）	5.89
$HOCH_2CH(^+NH_3)COO^-$	丝氨酸	serine	Ser（S）	5.68
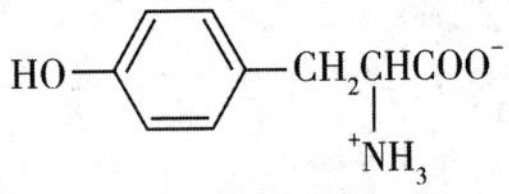	酪氨酸	tyrosine	Tyr（Y）	5.66
$CH_3SCH_2CH_2CH(^+NH_3)COO^-$	* 蛋氨酸	methionine	Met（M）	5.74
$HSCH_2CH_2CH(^+NH_3)COO^-$	半胱氨酸	Cysteine	Cys（C）	5.07
$HO—CH(CH_3)—CH(^+NH_3)COO^-$	* 苏氨酸	threonine	Thr（T）	5.60
$H_2N(O=)C—CH_2CH(^+NH_3)COO^-$	天冬酰胺	asparagines	Asn（N）	5.41
$H_2N(O=)C—(CH_2)_2CH(^+NH_3)COO^-$	谷氨酰胺	glutamine	Gln（Q）	5.65
$HOOCCH_2CH(^+NH_3)COO^-$	天冬氨酸	aspartic acid	Asp（D）	2.77
$HOOC(CH_2)_2CH(^+NH_3)COO^-$	谷氨酸	glutamic acid	Glu（E）	3.22
$H_3\overset{+}{N}(CH_2)_4CH(NH_2)COO^-$	* 赖氨酸	lysine	Lys（K）	9.74
$H_2N—C(=\overset{+}{N}H_3)—NH(CH_2)_3CH(NH_2)COO^-$	精氨酸	arginine	Arg（R）	10.76

续表

结构式	中文名称	英文名称	三字（单字）符号	等电点
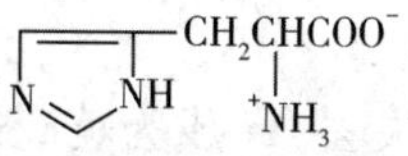	组氨酸	histidine	His（H）	7.59

注：有“＊”者为必需氨基酸。

根据氨基酸分子中氨基和羧基的相对数目不同，可将其分为中性、碱性和酸性氨基酸。

中性氨基酸是指氨基酸分子中氨基和羧基数目相等（如表17－1中的甘氨酸、丙氨酸等）；碱性氨基酸指氨基酸分子中氨基数目多于羧基数目（如表17－1中的精氨酸、赖氨酸等）；酸性氨基酸是指氨基酸分子中羧基数目多于氨基数目（如表17－1中的天冬氨酸、谷氨酸等）。

为方便起见，常见的20种氨基酸一般用俗名。俗名常根据其来源或某些特性而得，如甘氨酸，因其具甜味而得名；天冬氨酸来源于天门冬植物。

对于其他的一些重要的氨基酸，可用系统命名法中取代羧酸中的命名规则来命名。如：

$H_2NCH_2CH_2CH_2COOH$

γ-氨基丁酸（GABA）
γ-aminobutyric acid

$H_2NCH_2CH_2COOH$

β-丙氨酸
β-alanine

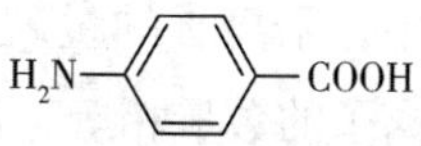

对氨基苯甲酸
p-aminobenzoic acid

除甘氨酸外，α－氨基酸中的α－碳原子均为手性碳，故具旋光性。习惯上，氨基酸的构型常用D/L标记法标定：在氨基酸的费歇尔投影式中，凡是氨基位置与L－甘油醛中手性碳原子上的羟基位置相同，称为L－构型（如下所示）；反之为D－构型。组成蛋白质的α－氨基酸均为L－构型。氨基酸的手性碳原子的构型也可用*R/S*构型标记法标定。

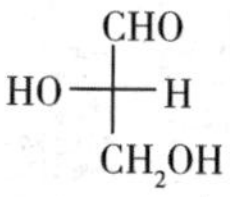

L-甘油醛

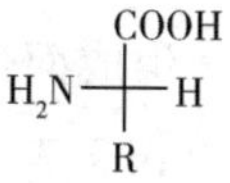

L-氨基酸（*S*-构型）

练习题

17－1　写出L－丙氨酸、L－丝氨酸、L－蛋氨酸的Fischer投影式。

二、偶极离子

氨基酸具有接近300℃的高熔点，易溶于水，难溶于非极性溶剂。这些性质是由氨基酸内盐的结构所决定的。同一分子中含有酸性和碱性两种基团，在分子内即可成盐，称为内盐，又称偶极离子（zwitter ion，来自德文zwitter，两性）。并不是分子中只要存在碱性基团和酸性基团都能形成内盐，只有酸性基团的共轭碱的碱性弱于碱性基团时，才有可能形成内盐。天然的α－氨基酸符合上述结构特点。

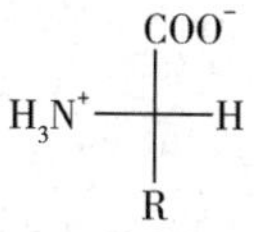

氨基酸不溶于乙醚等非质子溶剂，各种氨基酸在水中的溶解度也有很大的差异，但都

远大于在乙醚中的溶解度。

三、等电点

氨基酸在水溶液中，其偶极离子既可与 H^+ 结合成正离子，也可以失去 H^+ 成为负离子。这三种离子在水溶液中通过得失 H^+ 而互相转化并呈平衡状态。

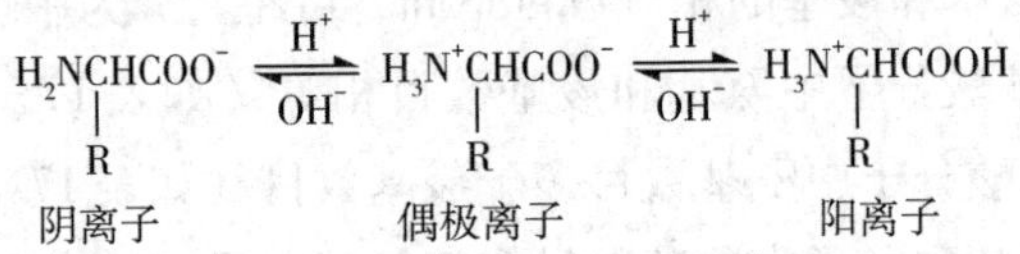

在酸性水溶液中，氨基酸分子主要以阳离子形式存在；在碱性水溶液中则主要以阴离子形式存在。

当氨基酸的水溶液置于电场中时，由于溶液的 pH 值不同而表现出不同的行为。对于中性氨基酸来说，在碱性溶液中，阴离子的量超过阳离子，氨基酸会向电场的阳极泳动。这种液体介质中带电的分子或颗粒在外电场作用下相对液体的迁移现象称为电泳（electrophoresis）。在较强的酸性溶液中，阳离子的量超过阴离子，氨基酸向阴极泳动。如果在一定的 pH 溶液中，使阳离子和阴离子的数量相等，溶液中主要以电中性的偶极离子存在时，电场中就没有氨基酸的泳动发生，此时溶液的 pH 值就称为该氨基酸的等电点（isoelectric point，pI）。

在等电点时，由于溶液中没有带电的离子存在，此时的氨基酸在水中的溶解度最小。中性氨基酸中，羧基的电离能力一般大于氨基接受质子的能力，即羧基的酸性稍大于氨基的碱性，其水溶液中生成的阴离子略多于阳离子，要到达等电点，需加入少量酸抑制阴离子的过量。因此，中性氨基酸的等电点一般在 5.0～6.3 之间。

对于碱性氨基酸来说，由于分子中碱性基团的存在，在中性水溶液中，正离子的量肯定多于负离子，必须加入碱来抑制其生成而达到等电的状态。因此，碱性氨基酸在等电点时水溶液的 pH 值较大（如 His 7.59、Lys 9.74、Arg 10.76）。一般说来，碱性越强，pI 值越大。

酸性氨基酸的等电点较小（如 Asp 2.77、Glu 3.22），因为分子中有两个羧基，显较强的酸性，只有加入较多的酸，才能抑制其阴离子的过量生成。氨基酸的酸性越强，其 pI 值越小。利用氨基酸等电点时在水中溶解度最小的性质，通过调节溶液的酸碱度，可对氨基酸的混合物进行初步分离和纯化。

练习题

17－2　在 pH＝2、6、11 时，丙氨酸主要以什么形式存在？

四、化学性质

氨基酸分子结构中含有羧基和氨基两类官能团，所以既具有羧酸的性质，又具有胺类化合物的性质，如羧基可以酯化，氨基可以酰化等。同时还具有这两种官能团相互影响而赋予他们的某些特性。

1. 受热后的变化

（1）α－氨基酸受热时，发生分子间的交互脱水而生成六元环的交酰胺（又称吡嗪二酮）。

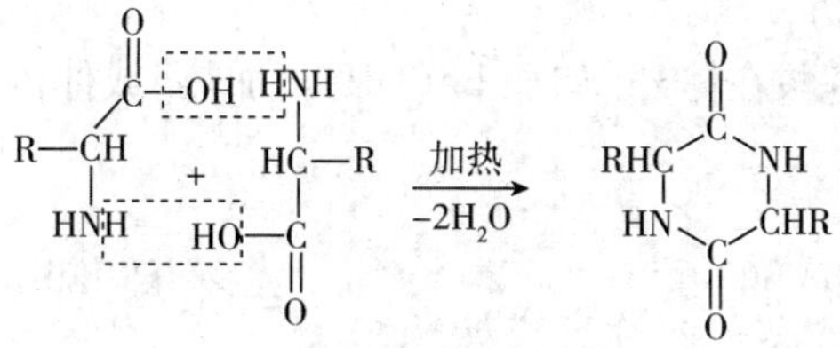

（2）β-氨基酸受热时，易失去一分子氨而生成 α，β-不饱和酸。

$$\underset{\displaystyle NH_2}{R-CH}-CH_2-COOH \xrightarrow{加热} RCH=CHCOOH$$

（3）γ-或 δ-氨基酸受热时，则发生分子内的脱水而生成 γ-内酰胺或 δ-内酰胺。这些内酰胺用酸或碱水解又得到原来的氨基酸。

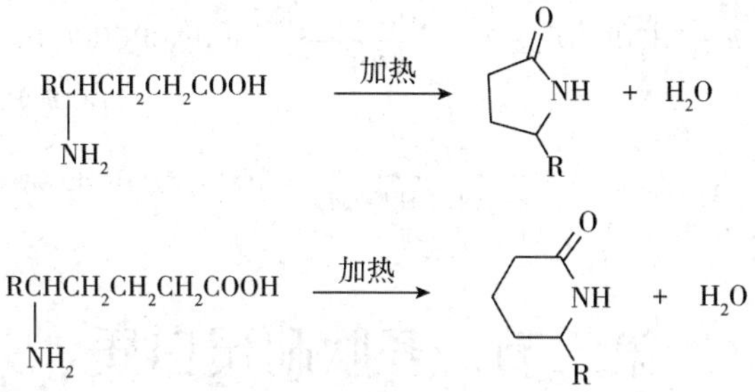

2. 与亚硝酸的反应　该反应可定量释放出氮气，可定量测定氨基酸的量。此法称为 Van Slyke 氨基氮测定法，常用于氨基酸、蛋白质分析。

$$\underset{\displaystyle H_3N^+}{RCH}COO^- + HNO_2 \longrightarrow \underset{\displaystyle OH}{RCH}COOH + N_2\uparrow + H_2O$$

3. 与茚三酮的显色反应　α-氨基酸与茚三酮的水合物在水溶液中共热时，可经一系列反应，最终生成蓝紫色的化合物在 570nm 有强吸收，这个颜色反应常用于 α-氨基酸的比色测定和色层分析的显色。

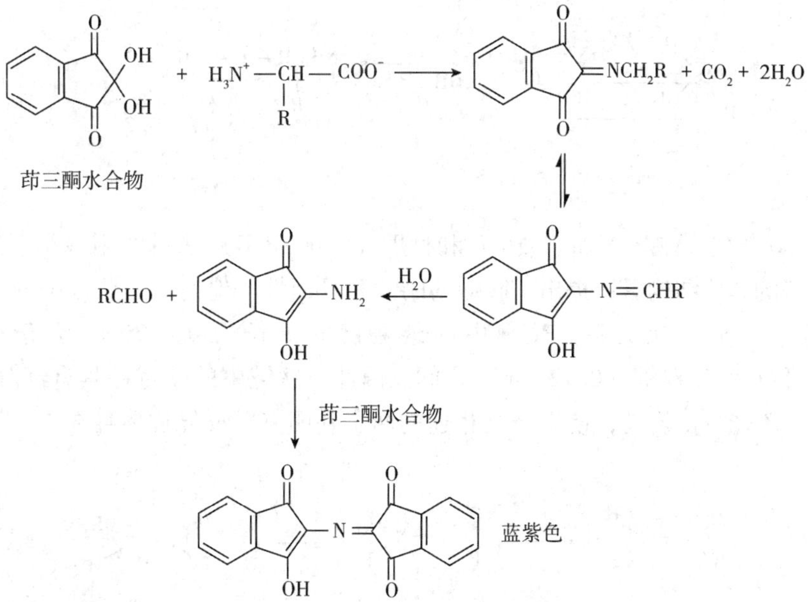

释放出的 CO_2 量与氨基酸的量成正比。因此，此反应除可作为色层分析的显色反应外，

也可作为氨基酸的定量分析方法。

4. 脱羧反应 α-氨基酸在体外[如加 $Ba(OH)_2$、加热]或体内酶的作用下，均可发生脱羧反应，生成胺类：

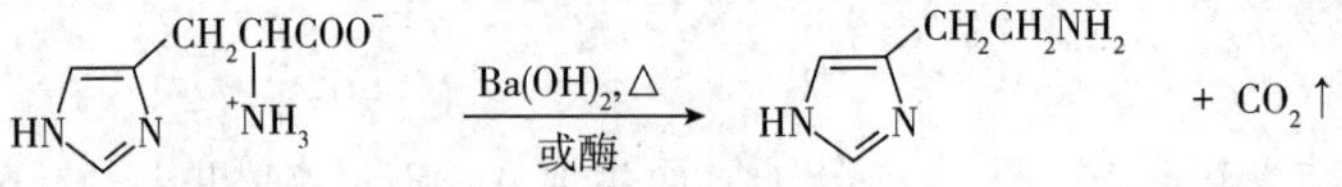

组氨酸　　　　组胺

此外，氨基酸中的氨基和羧基还可以发生酯化酰化等反应，例如：

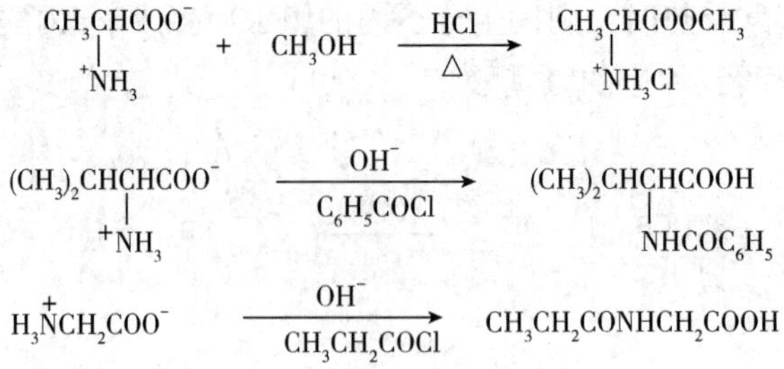

第二节　多肽和蛋白质

一、多肽的结构和命名

一分子氨基酸的羧基与另一分子氨基酸的氨基脱水缩合而形成的酰胺键称肽键（peptide bond），氨基酸通过肽键缩合而生成的化合物称为肽（peptide）。由两分子氨基酸形成的肽称为二肽（dipeptide）；由三分子氨基酸形成的肽称为三肽（tripeptide）。由 10 个以内氨基酸相连而成的肽称为寡肽（oligopeptide）；更多氨基酸构成的肽称为多肽（polypeptide）。多肽与蛋白质之间没有明显的界限，一种区分方法是以能透过一种天然的渗透膜的定为多肽的上限，相当于分子量 10000 左右。

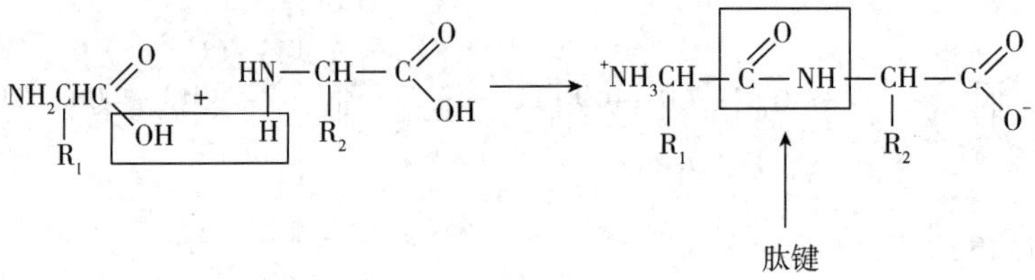

20 世纪 30 年代，鲍林（Pauling L）和科里（Corey R B）采用 X 射线衍射技术研究了氨基酸和寡肽的晶体结构后，提出了肽键的刚性和平面性。他们认为肽键中的 N 原子与羰基之间存在 $p-\pi$ 共轭关系。肽键中的碳氮键的键长为 0.132nm，介于 C—N 单键（0.149nm）和 C＝N 双键（0.127nm）之间。因此，肽键中的碳氮键具有部分双键特性，有一定刚性，不能自由转动，使得与其相连的两个基团有顺反异构体存在（实际以反式存在）。

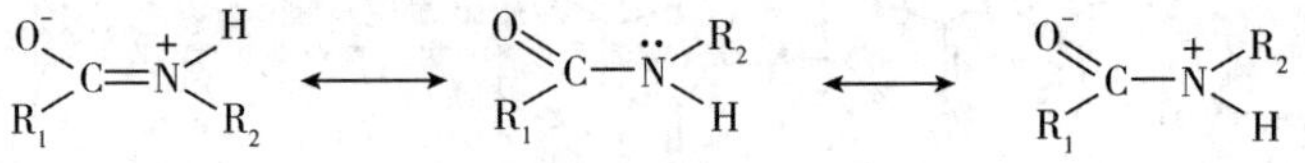

顺式　　　　反式

肽键的共振结构式及反式构型

多肽链两端有自由氨基的一端称为氨基末端或 N -端；有游离羧基的一端称为羧基末端或 C -端。多肽链就是由多个氨基酸构成的肽链（主链）和变化多端的侧链两部分组成，主链常被称为骨架。肽链中的氨基酸因脱水缩合而基团不全，被称为氨基酸残基（residue）。

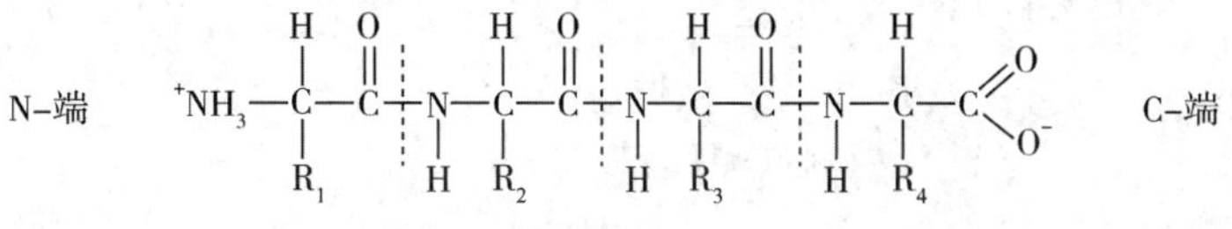

四肽

多肽的命名是从 N -端开始，按顺序直至 C -端。除 C -端氨基酸残基保留氨基酸原名外，其余每个氨基酸残基都用“酰”字代替“酸”字。例如由丙氨酸、甘氨酸和半胱氨酸组成的三肽，其结构和名称如下：

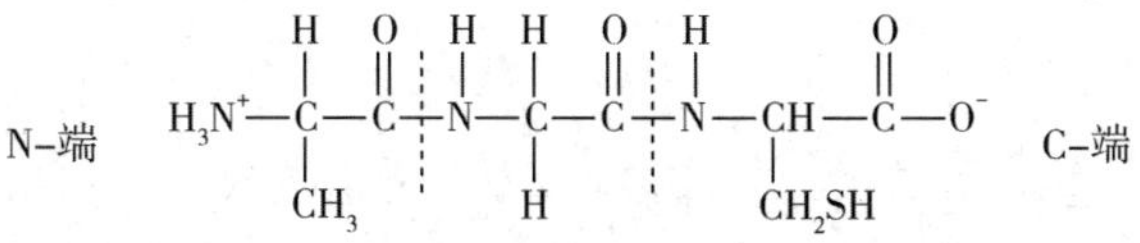

丙氨酰甘氨酰半胱氨酸(三肽)

书写或命名肽的结构时，也可用氨基酸的中文词头或英文缩写符号表示，氨基酸之间用“短直线”或“点”隔开。例如：上述三肽可缩写为丙 · 甘 · 半胱或 Ala - Gly - Cys。

二、肽的结构测定

测定肽的结构主要涉及以下三个问题：肽是由哪几种氨基酸组成的？每种氨基酸的数目以及氨基酸在肽链中的排列位置如何？

（一）测定肽的组成

首先采用超离心法、渗透法和 X -衍射法测定多肽的相对分子质量。通常是在酸性溶液中将肽水解（碱性溶液易引起消旋化），再用分离氨基酸的方法（如色谱法），将氨基酸的混合物分离和分析，从所测定的各个氨基酸的重量被各自的分子量相除，可以计算出各个氨基酸的摩尔数即残基的相对数目。根据肽的相对分子质量即可得出肽的分子式。

（二）序列测定

氨基酸在肽链中排列顺序的测定（序列分析）则要困难得多，一般将部分水解法和端基分析法结合起来进行。

1. 端基分析法　端基分析法可以分为 N -端分析和 C -端分析两种方法。

（1）N -端分析　多肽分子中 N -端含有游离的氨基，可以作为亲核试剂参加反应。在温和的条件下，2,4 -二硝基氟苯（DNFB）与 N -端游离氨基发生反应，生成 N -端带有 2,4 -二硝基氟苯的肽（DNP -多肽）。然后再水解肽，分出黄色的 2,4 -二硝基氟苯基取代的氨基酸，即可知原来肽 N -端氨基酸的结构。DNFB 是英国化学家桑格（Sanger F）1945 年首次使用的，因此称为桑格试剂。这种方法的缺点是在确定 N -端氨基酸的同时，其他的肽键也被破坏了。

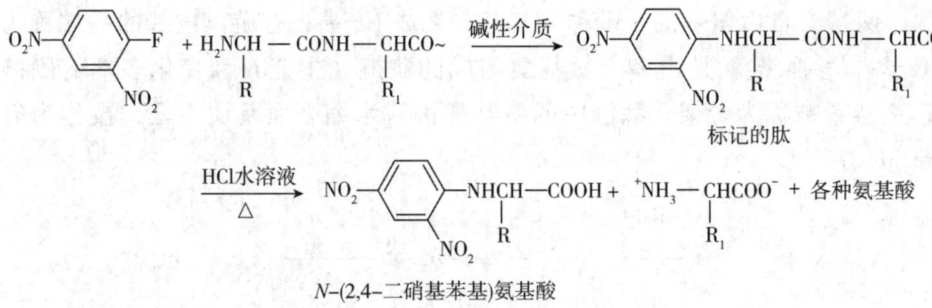

1950 年瑞典科学家埃德曼（Edman P）对上述方法进行了改进。改进法是用异硫氰酸苯酯与多肽 N -端氨基反应，生成苯氨甲硫酰基衍生物（PTC 衍生物），然后在无水条件下，用三氟乙酸处理，可选择性地将 N -端残基以苯基乙内酰硫脲衍生物形式分离出来，进行鉴定。肽链的其余部分完整地保留下来，不受影响。缩短的肽链又可再作类似的分析。这种方法已经实现自动化。

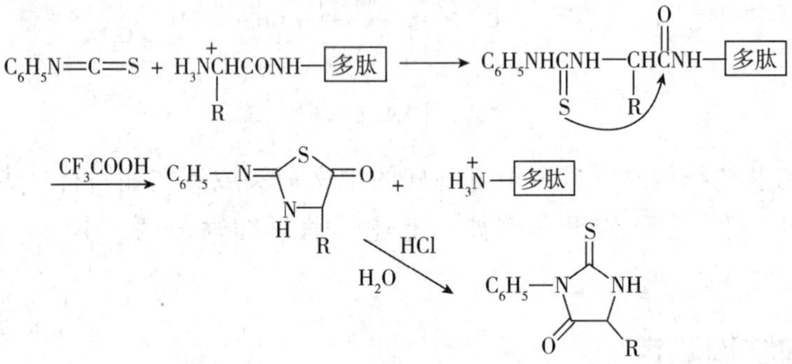

（2）C -端氨基酸残基分析　C -端的标记方法可由羧肽酶来进行。多肽在羧肽酶催化下，只有最靠近羧基的肽键水解。该方法虽然可以一步步重复操作，测定时从酶的水解液中定期取出一部分样品，并以各种氨基酸出现的先后次序分析出氨基酸从 C -端排列的次序，但是当肽链较长时，可靠性就开始变差。

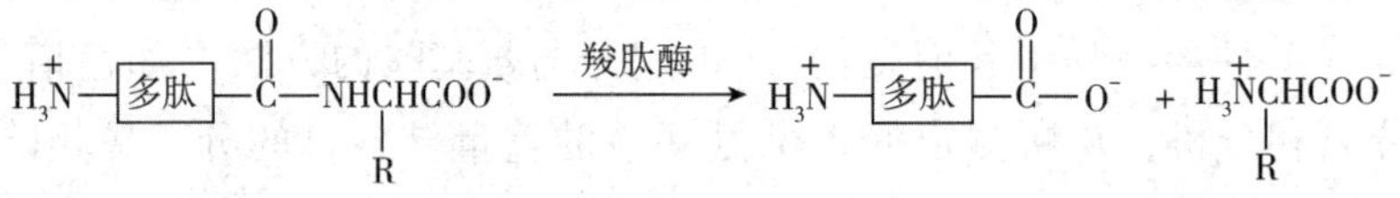

因此，将端基分析法和以下介绍的部分水解法结合起来，就能够排出整个肽链中氨基酸排列的次序。

2. 部分水解法　部分水解法是将多肽分解成多个小分子的肽的方法。在实际中，多用由消化道中分泌的酶来进行。先将大分子的肽链部分水解成大小不等的片断，再用末端残基分析法加以分析鉴定。当小片断的结构被确定之后，就有可能推断整条链中残基的顺序。例如当简单的三肽甘 · 苯丙 · 丝进行部分水解时，可生成两个二肽：甘 · 苯丙及苯丙 · 丝，很显然，苯丙氨酸是中间的氨基酸。

三、多肽的合成

早在 1965 年，我国科学家首先合成了具有生理活性的结晶牛胰岛素，近几十年来，多肽的合成工作已取得了迅速的发展。特别是多肽固相合成的技术日益成熟，并依此建立了一门新兴学科——组合化学。

组合化学起源于固相多肽合成，麦尔德（Merrifield RB）由于在这方面的杰出贡献而获得诺贝尔化学奖。该法是利用在合成多肽中一致且可靠的反应条件，用高分子聚合物作固相载体，从而使产物与试剂易于分离。由于固相多肽合成技术可在同一个反应器内使用相同的反应条件同时制备出多种多肽，因此，可大大提高制备速度，缩短发现有生物活性的多肽的研究进程。

组合化学是1988年由Furka等在布达佩斯召开的一次国际会议上第一次提出来的，可直到1991年才提出组合化学的概念。组合化学与合理药物设计不同，其成功的例子数不胜数，相信在不久的将来，很多新药将由组合化学产生。

组合化学在药物开发领域的作用不仅仅限于开发先导化合物，在对先导化合物进行结构修饰和改造以及构效关系（sturcture - activity relationship，SAR）的探讨等方面都大有用武之地。

从合成技术上看，多肽的合成就是要将氨基酸按顺序连接起来。但是氨基酸有两个官能团，一个二肽就可能有两种排列。因此在反应时，需按照结构的要求，对某些氨基或羧基进行保护，使合成按设计的方向进行。所以在合成多肽时要广泛使用保护基（团）。但是，这些保护基团应该在一个特定的条件下，很容易被除去，同时不会影响分子的其他部分，尤其是已经接好的肽键。现简单介绍一些常见的保护试剂。

（一）氨基的保护

在反应过程中，氨基可先酰化成酰胺，在反应后再脱去保护基，两个常用的保护氨基的化合物是氯甲酸苄酯和氯甲酸三级丁酯。

1. 氯甲酸苄酯　它是由光气和苄醇反应制得的。

$$C_6H_5CH_2OH + COCl_2 \longrightarrow C_6H_5CH_2OCOCl$$

氨基被保护后，使得氨基酸只剩一个活性的羧基，羧基再变成酰氯，与另外一个氨基酸反应，就把两个氨基酸通过酰胺键连接起来。例如：

$$\overset{+}{N}H_3CH_2COO^- + C_6H_5CH_2OCOCl \xrightarrow{OH^-} \xrightarrow{H^+} C_6H_5OCONHCH_2COOH \xrightarrow{SOCl_2} C_6H_5OCONHCH_2COCl$$

$$\xrightarrow[OH^-]{\overset{+}{N}H_3CH_2COO^-} \xrightarrow{H^+} C_6H_5CH_2OCO \vdots NHCH_2CO \vdots NHCH_2COOH$$

所得的产物如果用强酸或强碱来水解，则两个酰胺键都会水解（上式中的虚线为酰胺键断裂处），如用催化氢化的方法，则只将保护基除去，而保留新生成的二肽。

$$C_6H_5CH_2OCONHCH_2CONHCH_2COOH$$

$$\xrightarrow{H_2/Pd\text{-}C} C_6H_5CH_3 + \overset{+}{N}H_3CH_2CONHCH_2COO^- + CO_2$$

$$\xrightarrow{H^+} C_6H_5CH_2OH + 2\ \overset{+}{N}H_3CH_2COO^- + CO_2$$

苄氧基羰基保护基通常用“Z”这个符号来表示，该符号是由英文名字benzoxycarboyl而来的，如上述保护的二肽可写作：Z—NHCH$_2$CO—NHCH$_2$COOH。

2. 氯甲酸叔丁酯　氯甲酸叔丁酯与氨基酸反应，生成酰胺键，在酸性条件下不稳定，可分解为氨基甲酸衍生物和叔丁基正离子；前者失去二氧化碳，再变为氨基酸。

$$(CH_3)_3COCOCl + \overset{+}{N}H_3CH_2COO^- \longrightarrow (CH_3)_3COCONHCH_2COOH$$

$$\xrightarrow{H^+} (CH_3)_3\overset{+}{C} + HOCONHCH_2COOH \longrightarrow \overset{+}{N}H_3CH_2COO^- + CO_2$$

叔丁氧基羰基对催化氢化及稀碱都不起作用，若在同一化合物中如果有两个氨基，分别用与氯甲酸苄酯和氯甲酸叔丁酯保护，再用不同的分解处理方法，就可有选择地保留某一个酰胺键。

叔丁氧基羰基可以用符号 Boc 来表示，如上述其保护的氨基酸可以写作：

$$\text{Boc—NHCH}_2\text{COOH}$$

（二）羧基的保护

羧基一般可用成酯来保护。可首先将羧基转化成甲酯、乙酯或苄酯。这些酯比酰胺容易水解，在室温通过稀碱水解变为羧酸盐，苄酯还可以用氢解的方法除出。

$$\underset{\displaystyle\quad\ \ |\atop\displaystyle\quad\ \ R_1}{\text{RCONHCHCOOCH}_2\text{C}_6\text{H}_5} \xrightarrow[\text{Pd–C}]{\text{H}_2} \underset{\displaystyle\quad\ \ |\atop\displaystyle\quad\ \ R_1}{\text{RCONHCHCOOH}} + \text{C}_6\text{H}_5\text{CH}_3$$

（三）侧链的保护

氨基酸的侧链上的某些官能团（如巯基），通常使用苄基把它保护起来。例如：

$$\underset{\displaystyle\quad\ |\atop\displaystyle\quad\ \text{CH}_2\text{SH}}{\text{C}_6\text{H}_5\text{CH}_2\text{OCONHCHCOOH}} + \text{C}_6\text{H}_5\text{CH}_2\text{Cl} \longrightarrow \underset{\displaystyle\quad\ |\atop\displaystyle\quad\ \text{CH}_2\text{SCH}_2\text{C}_6\text{H}_5}{\text{C}_6\text{H}_5\text{CH}_2\text{OCONHCHCOOH}}$$

该保护基团在金属钠和液氨的作用下可被除去。

（四）肽的连接

把氨基和羧基都被保护的两个氨基酸放在溶液内，并不能生成肽键。要形成酰胺键，还需要将羧基活化，其方法是将羧基变成一个所谓的混合酸酐，或者将它变为活泼酯，这样可增加羧基的亲电能力。现将接肽最常用的方法介绍如下。

1. 混合酸酐法 用 Z -氨基酸的三乙胺盐和氯代甲酸酯反应得到混合酸酐：

$$\text{ZNHCHRCOOH} \xrightarrow{\text{N(C}_2\text{H}_5)_3} \text{ZNHCHRCO}\overset{-}{\text{O}}\overset{+}{\text{N}}\text{(C}_2\text{H}_5)_3 \xrightarrow{\text{ClCO}_2\text{C}_2\text{H}_5} \text{ZNHCHR}\overset{\text{O}}{\overset{\|}{\text{C}}}\text{O}\overset{\text{O}}{\overset{\|}{\text{C}}}\text{OC}_2\text{H}_5$$

该混合酸酐和一个氨基酸的酯反应后，再用碱水解酯，然后催化氢解，将保护基去掉得二肽：

$$\text{ZNHCHR}\overset{\text{O}}{\overset{\|}{\text{C}}}\text{O}\overset{\text{O}}{\overset{\|}{\text{C}}}\text{OC}_2\text{H}_5 + \text{NH}_2\text{CHR}'\text{CO}_2\text{CH}_3 \longrightarrow \text{ZNHCHRCONHCHR}'\text{CO}_2\text{CH}_3 + \text{C}_2\text{H}_5\text{OH} + \text{CO}_2$$

$$\downarrow \text{OH}^-, \text{H}_2\text{O}$$

$$\downarrow \text{H}_2, \text{Pd–C}$$

$$\text{H}_3\overset{+}{\text{N}}\text{CHRCONHCHR}'\text{COO}^-$$

二肽

2. 活泼酯法 一般的氨基酸烷基酯就可以酰化另一氨基酸的氨基，如不够活泼时，可在酯基内加入强吸电子基团，以增加羧基的亲电能力，使其更容易形成酰胺键。对硝基苯酯就是一个更为活泼的酯基：

$$\text{ZNHCHRCOOC}_6\text{H}_4\text{NO}_2\text{—}p + \text{NH}_2\text{CHR}'\text{COOEt} \longrightarrow \text{ZNHCHRCONHCHR}'\text{COOEt}$$

酰卤、混合酸酐或活泼酯都比羧基活泼，原因是—Cl，—OCOR，—OR（R 中有吸电子基）都是比—OH 好的离去基团。

3. 碳二亚胺法　除了增加羧基的活性外，还可用有效的脱水剂（或称缩合剂）使氨基和羧基结合起来。其中最重要的一个是二环已基碳二亚胺（DCC）。它可以使醇或胺酰化，自身在反应中和水结合变为不溶的二环已基脲。但是此副产物有时很难和产物分离。

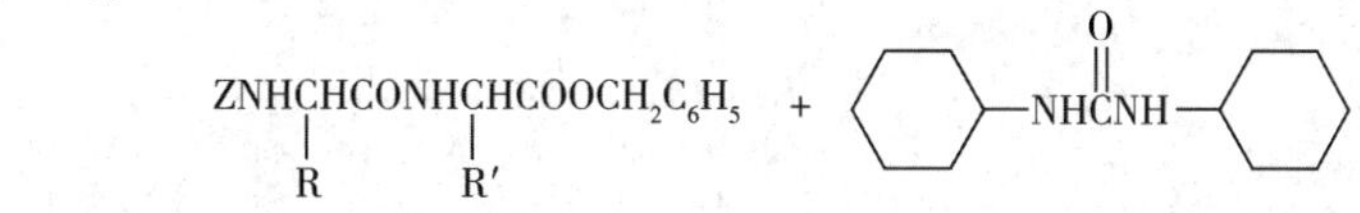

将二环已基脲除去后，再用 Pd－C 催化氢化，将两个保护基去掉，就得到游离的二肽。

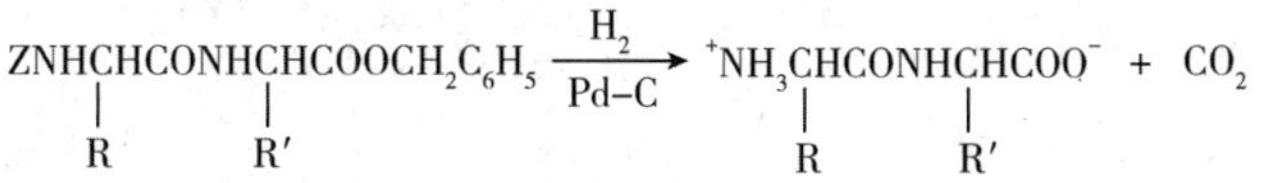

4. 环酸酐法　刘赫斯（Leuchs H）发现氨基酸 N 上的羧基衍生物在分子内失水形成一个酸酐（实际上氨基酸很难聚合，可能因为是氨基酸是两性离子，从而降低了它们的反应性能。只有个别的氨基酸经酯化后，可以聚合），它具有下列的结构：

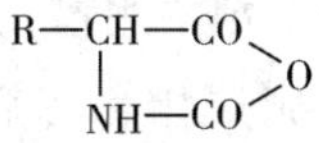

假若将上面的酸酐加入到另一氨基酸的溶液中，在低温下控制 pH，氨基和酸酐的羰基发生反应，得到一个氨基甲酸酯的衍生物，很快失去二氧化碳，就得到一个二肽：

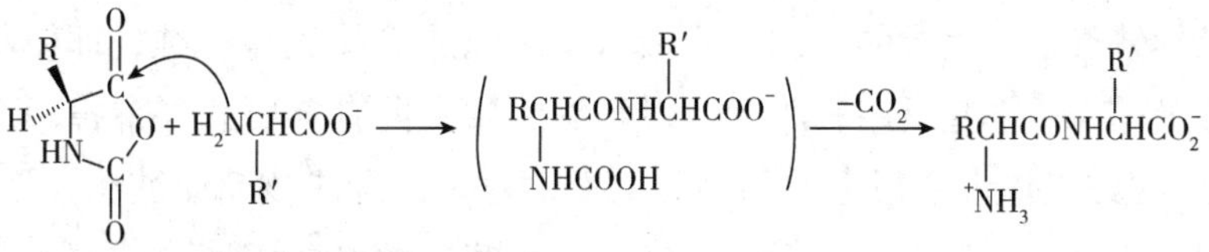

假若用一个肽和上面的酸酐反应，就可以形成高一级的肽，就是肽在它的 N－端再加上一个氨基酸。

从以上的简单介绍中看出，接肽是一个非常烦琐的工作，即使接一个侧链最简单的二肽，就至少需要保护氨基、连接和去掉氨基保护基三步反应（还没有把保护羧基的步骤算在内，因羧基有时可以不必保护）。这样，如果要接一个 51 肽就需要几百个步骤。更困难的是，经过如此多的步骤，即使每步产量都很高，最后的产物也非常少了。

为了提高多肽合成的收率，麦尔德（Merrifield R B）发明了固相接肽的方法。该方法主要是在不溶的高分子树脂的表面上进行反应。将用二乙烯基苯交联的聚苯乙烯树脂进行氯甲基化，在高分子的苯环上引入了氯甲基。苄基氯上的氯原子非常活泼，它和氨基酸的水溶液反应形成取代苄酯，挂在树脂（Ⓟ）上，然后将该树脂与另一个氨基酸（氨基已用 Boc 保护）在含 DCC 缩合剂的溶液中一同振荡，就生成一个氨基被保护的二肽；再用 HCl/CH_3CO_2H 处理，可将 Boc 除去。再重复上面的步骤，和另一个氨基酸反应，最后用三氟乙酸和溴化氢处理，就可将合成的肽链从高分子上分裂下来。原来的树脂就变为溴甲基化的树脂，还可以再使用。

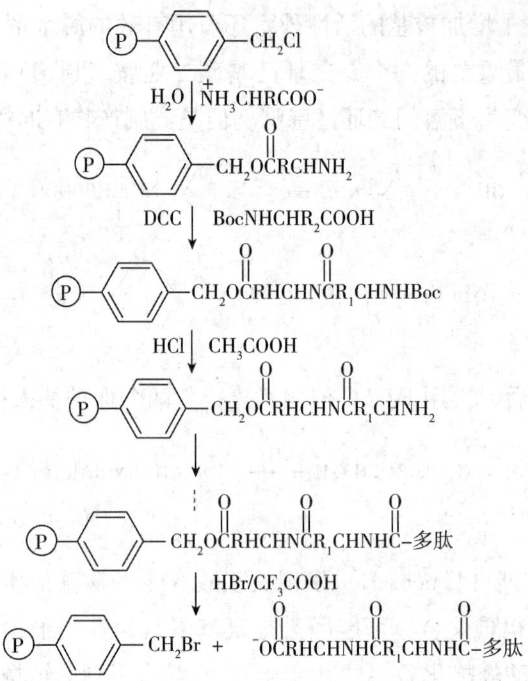

固相合成法的优点是：可通过增加试剂的用量，从而使偶联反应更快和更有效地进行；只有产物留在树脂上；而多余的试剂，副产物和溶剂比较容易通过洗涤除去，从而避免了重结晶和色谱分离，简化了操作，并可以自动化进行生产。

麦尔德等用了8天的时间合成了舒缓激肽（九肽），产率高达68%。1969年又用自动化的多肽合成仪合成了核糖核酸酶（124肽），3699个反应，仅仅用了6个星期。

固相合成的缺点是：生成的多肽直到最后一步完成后才进行提纯，即使每步反应的产率能达99%，也有1%未起反应，所以在得到的多肽中混有杂质肽（漏掉一个或者多个氨基酸的肽），给提纯工作带来很大的困难。例如，麦尔德合成核糖核酸酶只用了6个星期，然而提纯却用了4个月。目前，市场上已经有了计算机控制的多肽合成仪商品供应，使每步反应的产率均达99%以上。利用上述的合成仪已经合成了近千种多肽。也正是由于麦尔德的上述贡献，他于1984年被授予诺贝尔化学奖。

四、蛋白质

蛋白质（protein）是由许多氨基酸通过肽键相连形成的高分子化合物（分子量通常在一万以上，有的高达数千万）。实际上蛋白质和多肽之间并没有严格的界线，通常将分子量在一万以上或由五十个以上氨基酸聚合的高聚物称为蛋白质。蛋白质部分水解所得到的都是各种多肽的混合物。以上介绍过的有关多肽结构的测定和合成方法基本上都适合于蛋白质。

（一）蛋白质的分类

蛋白质的种类繁多，可以从不同的角度，根据它们不同的特征进行分类。

（1）根据蛋白质的形状可分成纤维蛋白（如丝蛋白、角蛋白、胶原蛋白等）和球蛋白（如蛋清蛋白、酪蛋白、胰岛素、酶等）。纤维蛋白的分子呈细长形，排列成纤维状，一般不溶于水。球蛋白的分子折叠、卷曲成球形或椭球形，一般能溶于水。

（2）根据蛋白质的化学组成可分成仅由氨基酸单位组成的单纯蛋白质（如球蛋白、谷蛋白等）和由单纯蛋白质与非蛋白质部分结合而成的结合蛋白质。结合蛋白质中的非蛋白质部分称为辅基。按辅基种类不同，结合蛋白质又可分为：①脂蛋白（单纯蛋白质与脂类结合）；②糖蛋白（单纯蛋白质与糖类结合）；③磷蛋白（单纯蛋白质与磷酸结合）；④色蛋白（单纯蛋白质与有色化合物结合）；⑤核蛋白（单纯蛋白质与核酸结合）；⑥血红蛋白（单纯蛋白质与血红素结合）；⑦金属蛋白（单纯蛋白质与金属离子结合）等。

（3）根据蛋白质在机体的新陈代谢中所起的作用不同又可分成以下几种：①酶（起催化作用）；②激素（起调节作用）；③抗体（起免疫作用）；④输送蛋白（起输送作用）；⑤收缩蛋白（主管机体的运动）等。

（二）蛋白质的结构

蛋白质是具有三维结构的复杂大分子，只有了解蛋白质的分子结构，才能了解其生物学功能的基础。1952 年丹麦科学家林德尔斯汤姆·莱恩（Linderstrom - Langk）首次提出蛋白质三级结构的概念，其内容包括：一级结构指多肽链中氨基酸的排列顺序；二级结构指多肽链骨架的局部空间结构，没有考虑侧链的构象及整个肽链的空间排列；三级结构是指整个蛋白质分子肽链的折叠情况，即它的空间结构或三维结构。1958 年，美国科学家贝尔耐（Bernal JD）在研究蛋白质晶体结构时发现，不是所有蛋白质的结构都达到三级结构水平，有些蛋白质则有更复杂的结构，也就是说，在蛋白质中具有三级结构的多肽链可形成亚基。由这些相同或不相同的亚基靠非共价键结合在一起，他将这种结构称为四级结构。现在，蛋白质的一级、二级、三级和四级结构的概念已由国际生物化学与分子生物学协会（IUBMB）的生化命名委员会采纳并做出正式定义。下面对上述结构层次的概念进行简介。

1. 一级结构　蛋白质的一级结构通常是指蛋白质肽链的氨基酸残基的排列顺序，又称为共价结构。蛋白质的一级结构是基础，它决定蛋白质的空间结构，并可由一级结构而获得有关蛋白质的高级结构信息。1955 年，桑格首次确定了胰岛素的完整结构后，相继获得了多种蛋白质的一级结构，例如核糖核酸酶（124 个氨基酸残基）、糜蛋白酶（241 个氨基酸残基）的一级结构。英国科学家爱德尔曼（Edelman C）破译了 γ-球蛋白的氨基酸排列顺序，总共含有 1320 个氨基酸残基（由四条链组成，两条含 446 个氨基酸残基，另二条含 214 个氨基酸残基）。获得了 1973 年的诺贝尔奖。

2. 二级结构　蛋白质的二级结构是指肽链的空间构象和其所呈现的形状，是蛋白质复杂空间构象的基础。各类二级结构的形成几乎全是因为肽链骨架中的羰基上电负性较大的氧原子与亚氨基上的氢之间的氢键所维系，其他作用力如范德华力也有一定贡献。某一肽段，或某些肽段间的氢键越多，它们形成的二级结构越稳定。

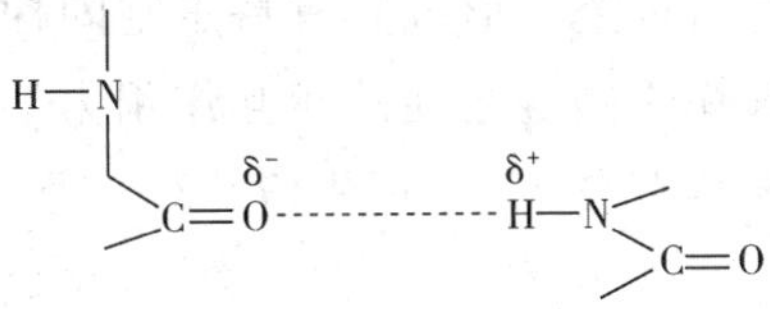

氢键

在蛋白质分子中主要有两种类型的二级结构：α-螺旋型和 β-折叠型。

（1）α-螺旋型　根据用 X 射线法对纤维状蛋白质分子的研究，1952 年鲍林（Pauling L）和考里（Corey E J）首先提出了肽链的 α-螺旋型结构。α-螺旋型结构是由肽链之间的氢键所维持的（图 17 - 1）。天然蛋白质的 α-螺旋绝大多数是右手螺旋的。

（2）β-折叠型　β-折叠是肽链的一种伸展结构，在两条肽键，或一条肽链的两段之间

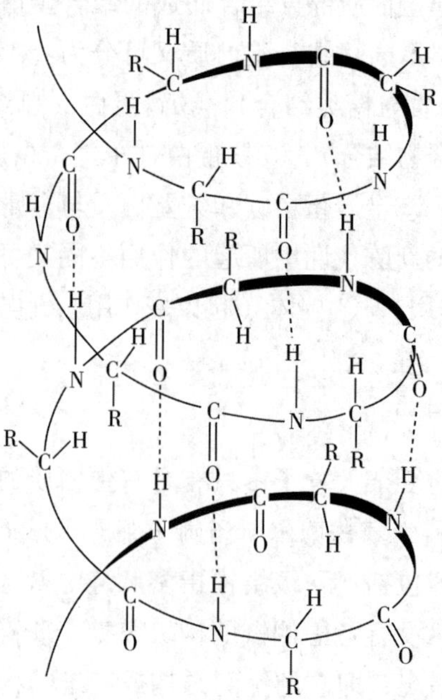

图 17-1　蛋白质的二级结构——α-螺旋型结构

形成氢键，两条肽链可以是平行的（N-端到C-端是同向的），也可以是反平行的。从能量上看，反平行比较稳定。图17-2表示的是蛋白质肽链的β-折叠型结构。

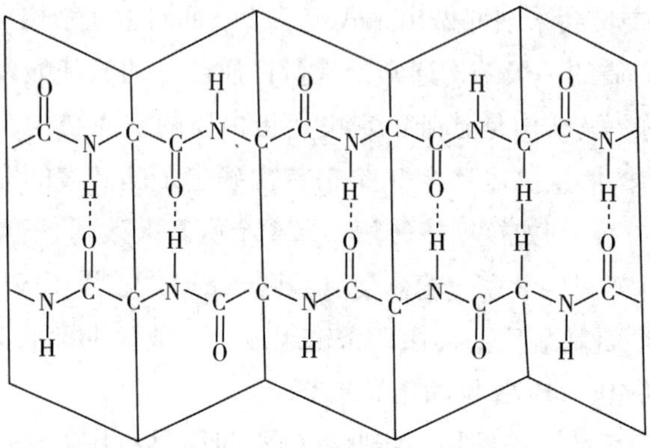

图 17-2　肽链的反平行β-折叠结构

3. 三级结构　实际上蛋白质分子不会以简单的α-螺旋或β-折叠型结构存在，而是在二级结构的基础上进一步卷曲折叠，形成具有特定空间构象的紧凑结构，称为三级结构。维持三级结构的力来自氨基酸侧链之间的相互作用力如二硫键、氢键、正负离子间的静电引力（离子键）、疏水相互作用等（图17-3）。图17-4为肌红蛋白的三级结构图。

二硫键是蛋白质三级结构中唯一的共价键，其断裂约需要209.3~418.6kJ/mol。其他作用力都比较弱，较容易受到外界条件（温度、溶剂、pH、盐浓度等）影响而被破坏。

用X射线衍射法测定蛋白质晶体的空间结构是近年来分子生物学的重大突破，为此已经颁发了四次诺贝尔奖。1971~1973年我国科学工作者也成功地用X射线衍射法完成了猪胰岛素晶体结构的测定。

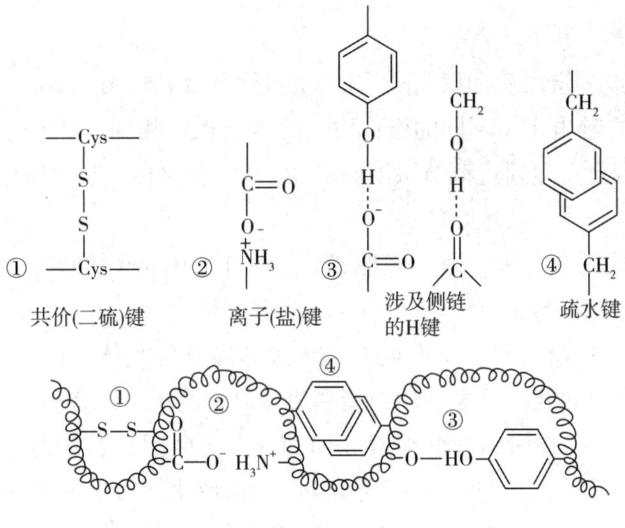

图 17－3　蛋白质三维结构中的相互作用力

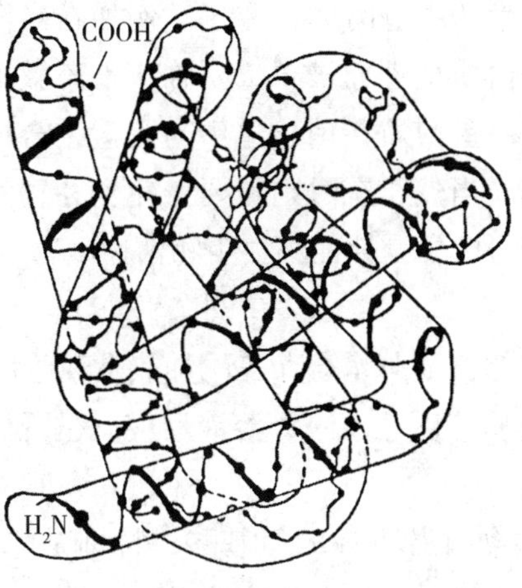

图 17－4　肌红蛋白的三级结构图

4. 四级结构　一般蛋白质分子由多条肽链组成。由多条肽链（三级结构）聚合而形成特定构象的分子叫作蛋白质的四级结构。其每一条肽链称为一个亚基。维持四级结构主要依靠静电引力，在亚基之间进行聚合时，必须在空间结构上满足镶嵌互补。

由两种不同亚基的四聚体组成的血红蛋白，每一个亚基都有一个三级结构的肽链与一个血红素相连，它们以四面体的方式排列，形成一个非常紧凑的结构（图 17－5）。$\alpha_1\alpha_2$，$\beta_1\beta_2$分别代表血红蛋白分子中四条不同的肽链，α 链是由 141 个氨基酸残基组成，β 链由 146 个氨基酸残基组成，各自都有一定的排列顺序。

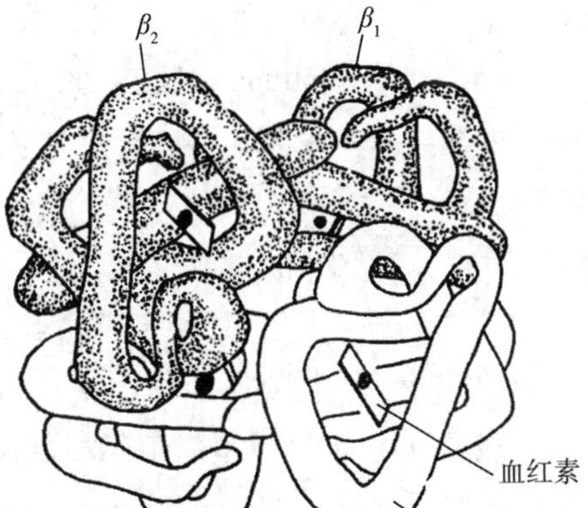

图 17－5　血红蛋白四级结构示意图

（三）蛋白质的性质

1. 两性与等电点 蛋白质和氨基酸类似，也是两性物质（在肽链中有C—端的COOH，N—端的NH_2），存在等电点。不同的蛋白质，等电点也不相同。在等电点时，蛋白质在水中的溶解度最小，因此可以通过调节水溶液的pH值，使蛋白质从溶液中析出，达到分离和纯化的目的。

2. 胶体性质 蛋白质在水溶液中可形成直径在1～100nm的颗粒，具有胶体性质。所以蛋白质溶液不能通过半透膜。

3. 沉淀和变性 蛋白质和水所形成的亲水胶体和其他胶体一样，并不很稳定。例如，向其水溶液中加入大量氯化钠等电解质，蛋白质会以沉淀析出，这种作用称为盐析。

当蛋白质受到外界的物理或化学因素（如加热、光照等）影响时，可使蛋白质二、三级结构的结合力遭受破坏，肽链松散，导致蛋白质在理化性质上的改变，这种现象称为蛋白质的变性。蛋白质变性后，其在水中的溶解度降低，黏度变大，不易结晶，丧失生物活性等。

蛋白质的变性，在现实生活中有时非常有用。例如在高温、高压下蒸煮医疗器皿或用酒精消毒，是为了使细菌蛋白质变性而被杀灭。临床上急救重金属盐中毒时，有时会给病人吃大量乳品或鸡蛋清，这样蛋白质在消化道中与汞盐结合成为变性的不溶解物质，从而阻止有毒的汞离子吸入体内。当然，有时则需要避免变性，例如预防接种的疫苗需贮存在冰箱中，以免温度过高，使蛋白质变性而失去生物活性。

4. 蛋白质的颜色反应

（1）水合茚三酮反应 蛋白质与水合茚三酮加热呈现蓝色。该反应主要用于纸色谱。

（2）缩二脲反应 蛋白质与碱性硫酸铜溶液反应，呈现紫色。称为缩二脲反应（因缩二脲有这种颜色反应而得名）。

（3）蛋白黄反应 一些含有芳香环的氨基酸，特别是酪氨酸、色氨酸残基的蛋白质，遇浓硝酸后产生白色沉淀，加热时白色沉淀变为黄色，称为蛋白黄反应。这实际是蛋白质分子中芳香环上的硝化反应，生成了黄色的硝基化合物。皮肤被硝酸沾污后变黄就是这个道理。

（4）米隆（Millon）反应 蛋白质与硝酸汞的硝酸溶液反应变为红色，这是因为酪氨酸中的酚羟基与汞离子形成有色化合物。利用这个反应可以检验蛋白质分子中有无酪氨酸存在。

第三节 核 酸

核酸（nucleic acid）是非常重要的一类生物大分子，与人类生命活动，尤其与遗传密切相关。天然存在的核酸有两类，一类是脱氧核糖核酸（deoxyribonucleic acid，DNA），存在于细胞核和线粒体内，能携带遗传信息，决定细胞和个体的基因型（genotype）；另一类是核糖核酸（ribonucleic acid，RNA），存在于细胞质（90%）和细胞核内（10%），可参与细胞内DNA遗传信息的表达，即蛋白质的生物合成。有些核酸的相对分子量非常巨大，它们是决定生命遗传的重要物质，是生物化学研究的最广泛最活跃的课题。下面从有机化学的角度，介绍有关的基本知识。

1869年瑞士生理学家米歇尔（Miescher F）从细胞核中首次分离到一种具有酸性的物

质，这也就是我们现在所称的核酸（nucleic acid）。开始时曾称为“核素”（nuclein），但实际上是核蛋白。1889 年奥特曼（Altmann R）得到了第一个不含蛋白质的核素，具有酸性，因此命名为核酸。可当时对其功能的认识并不全面。1944 年埃佛雷（Avery O）从致病肺炎球菌中提取的 DNA，并证实了 DNA 是遗传的物质基础。1953 年沃森（Watson J）和克里克（Crick F）提出了 DNA 的双螺旋结构模型，从而揭示了生物界遗传性状得以世代相传的分子奥秘。

蛋白质的生物合成受核酸控制，在遗传学中长期使用的“基因”一词，就是指 DNA 分子中某一区段，它可以经过复制遗传给下一代；也可以经转录和翻译，保证支持生命活动的各种蛋白质在细胞内的有序合成。因此，“基因表达调控”“基因重组与基因工程”“基因诊断与基因治疗”以及“人类基因组计划”都成为近代分子生物学的研究关注热点。

为了今后对核酸的了解和深入学习，本章着重介绍核酸的分子结构、组成和理化性质，并对它们的生物功能作一简介。

一、组成

核酸是由核苷酸构成的多聚体，因此核酸亦称为多核苷酸。核苷酸由核苷和磷酸组成，而核苷由戊糖和杂环碱（又称碱基）组成。

（一）核酸的碱基

核酸中所含的杂环碱通常被称为碱基。构成核苷酸的碱基主要有五种，分属嘌呤和嘧啶两类含氮杂环。鸟嘌呤（guanine，G）和腺嘌呤（adenine，A）属嘌呤类，它们在 DNA 和 RNA 中均存在；尿嘧啶（uracil，U）、胞嘧啶（cytosine，C）和胸腺嘧啶（thymine，T）属嘧啶类。尿嘧啶仅存在于 RNA 中；胞嘧啶存在于 DNA 和 RNA 中；胸腺嘧啶仅存在于 DNA 中。

核酸中五种碱基在结构中可存在酮式-烯醇式或氨基-亚氨基的互变异构，酮式-烯醇式的互变异构中，以酮式为主；氨基-亚氨基的互变异构中，以氨基为主。在体内或中性和酸性介质中存在的形式如下：

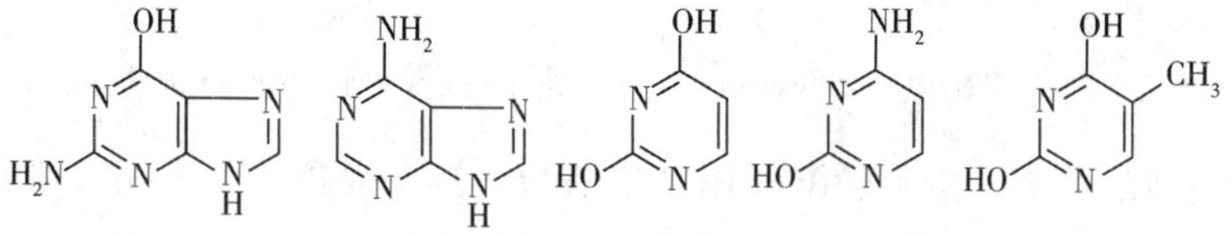

鸟嘌呤(G) guanine　腺嘌呤(A) adenine　尿嘧啶(U) uracil　胞嘧啶(C) cytosine　胸腺嘧啶(T) thymine

（二）核酸中的戊糖

组成核酸中的戊糖是 $\beta-D-$核糖（RNA 中）和 $\beta-D-2'-$脱氧核糖（DNA 中）。戊糖中的碳原子标以 1′、2′……等，这样可以区别碱基中碳原子的编号。

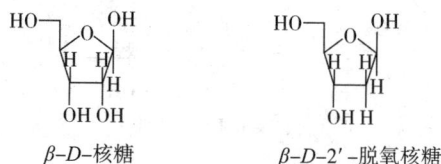

*β-D-*核糖　*β-D-2′-*脱氧核糖

（三）核酸中的核苷

核苷（nucleoside）是指由嘌呤类或嘧啶类的碱基 N_1 上的氢原子与戊糖（核糖或 2′-脱

氧核糖）C_1位的β-半缩醛羟基脱水而成的氮苷。核苷包括鸟嘌呤核苷（guanosine）、腺嘌呤核苷（adenosine）、尿嘧啶核苷（uridine）和胞嘧啶核苷（cytidine）；脱氧核苷包括鸟嘌呤脱氧核苷（deoxyguanosine）、腺嘌呤脱氧核苷（deoxyadenosine）、胞嘧啶脱氧核苷（deoxycytidine）是及胸腺嘧啶脱氧核苷（thymidine）。

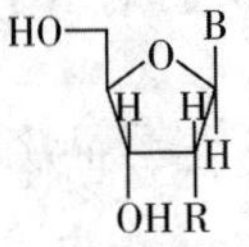

B=碱基

核苷

核苷命名时，如果糖组分是核糖，词尾用“苷”字前面加上碱基名称（如尿苷）。如为脱氧核糖，则在词首加上“脱氧”（如脱氧腺苷）。

（四）核苷酸

核苷酸（nucleotide）是指核苷分子中核糖或脱氧核糖的3′或5′位上的羟基与磷酸生成的酯。生物体内的核苷酸主要是5′-磷酸酯。核苷酸的命名要标明磷酸在戊糖上的位置。例如，腺苷酸（adenylic acid）是由腺苷核糖的$C_{5'}$羟基与磷酸形成磷酸酯，故又称为腺苷-5′-磷酸（adenosine-5′-phosphate）或单磷酸腺苷（adenosine monophosphate AMP）；脱氧胞苷酸（deoxycytidylic acid）又叫脱氧胞苷-5′-磷酸或单磷酸脱氧胞苷（deoxycytidine monophosphate dCMP）。组成RNA的核苷酸有腺苷酸、鸟苷酸、胞苷酸和尿苷酸，组成DNA的核苷酸有脱氧腺苷酸、脱氧鸟苷酸、脱氧胞苷酸和胸苷酸。

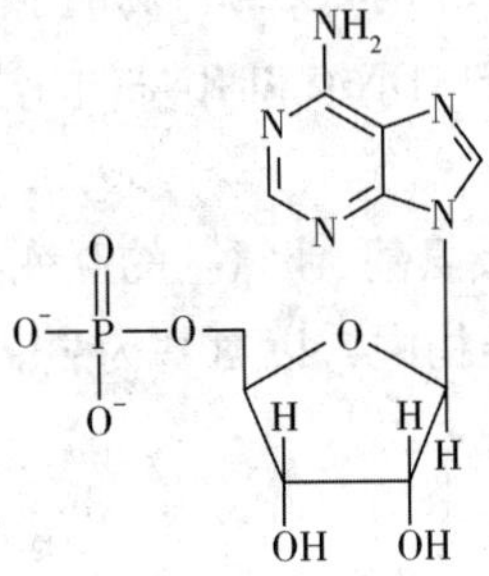

腺苷酸(adenylic acid)

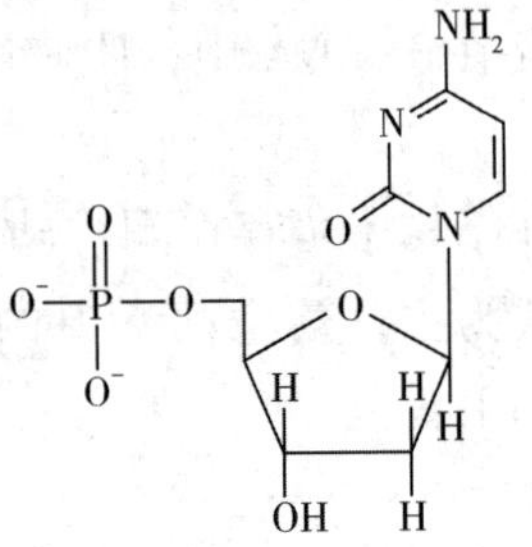

脱氧胞苷酸(deoxycytidylic acid)

核苷酸的磷酸还可进一步与磷酸作用生成酸酐，如腺苷酸可与一分子磷酸形成二磷酸腺苷（ADP），与两分子磷酸作用生成三磷酸腺苷（ATP）。

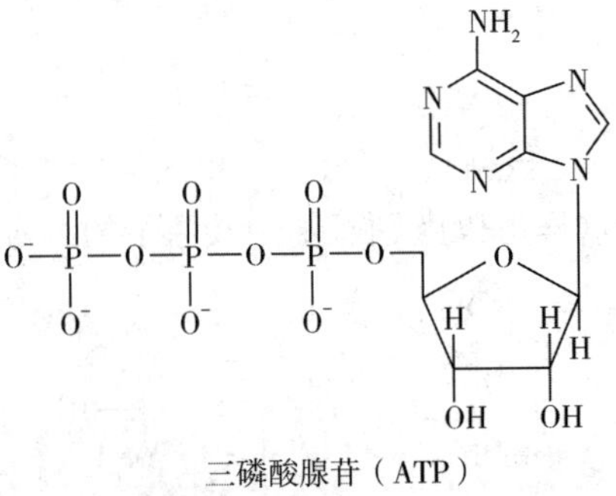

三磷酸腺苷（ATP）

ADP、ATP在细胞代谢中作为高能化合物承担着重要的任务。能量主要集中在焦磷酸酯键中，当焦磷酸酯键水解时，储存的能量被释放，传递给需要能量的反应（如合成肽链的反应）。

有些核苷酸衍生物是重要的辅酶，例如，辅酶A在糖、脂肪和氨基酸代谢中是酰基的携带者。辅酶烟酰胺腺嘌呤二核苷酸（NAD^+）在许多生物氧化-还原反应中是不可缺少的物质。

二、结构和分类

（一）核酸的分类

根据核酸中所含戊糖的种类（核糖或2′-脱氧核糖），核酸可分为DNA和RNA两类。根据RNA在蛋白质合成中所起的作用，其又可分为三类（主要的）。

1. 核蛋白体RNA（ribosomal RNA，rRNA） 也称为核糖体RNA，是核蛋白体的组成成分。核蛋白体是蛋白质合成时的场所，参与蛋白质合成的各种成分都必须在核蛋白体上将氨基酸按特定顺序装配。

2. 信使RNA（messenger RNA，mRNA） 其功能是把细胞核内DNA的遗传信息，抄录并转送至细胞质中，并翻译成蛋白质中氨基酸的排列顺序，是蛋白质合成的直接模板。

3. 转运RNA（transfer RNA，tRNA） 其功能是在蛋白质合成中作为氨基酸的载体，并将氨基酸转交给mRNA。

（二）核酸的结构

1. 核酸一级结构 通过一个核苷酸的3′-羟基与另一个核苷酸5′-磷酸基之间形成的磷酸酯键，将核苷酸连接在一起的分子中各种核苷酸排列的顺序即为核酸的一级结构。图17-6和图17-7分别表示的是DNA和RNA的片断结构。

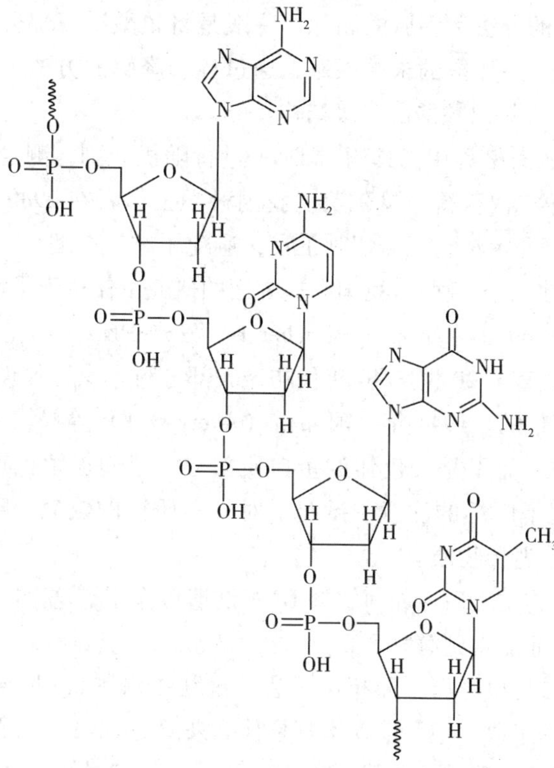

图17-6 DNA的多核苷酸结构

在DNA和RNA分子中，除所含戊糖不同外，碱基也有差异。DNA中的碱基是A、C、G、T；RNA中的则为A、C、G、U。

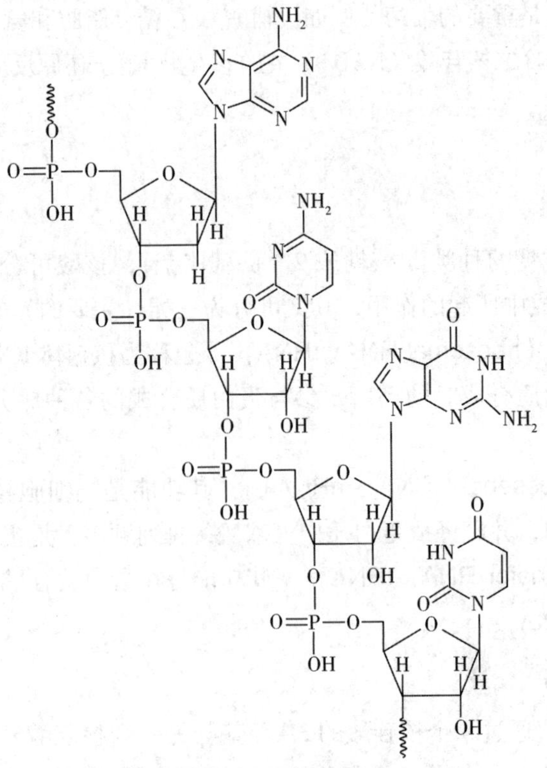

图 17－7　RNA 的多核苷酸结构

测定核酸一级结构的方法和多肽的相似。一般是将核酸进行部分水解，得到大小合适的核苷酸片段，再测定每一片段的末端碱基，通过逐步降解的方法，分析确定它们的核苷酸排列顺序。最后“搭拼”出核酸的一级结构。

20 世纪 70 年代初，桑格等用工具酶对 DNA 进行随机切割，测定了核酸中核苷酸的排列顺序。并于 1980 年第二次获得诺贝尔奖。我国科学工作者在 1980 年以后创造了一种非随机的有序的 DNA 顺序测定法，不需切割工具，避免了“随机性”，大幅度地缩短了测定时间，具有明显的优越性，这说明着我国在这方面的研究工作达到了世界先进水平。

2. 二级结构　自 1869 年米歇尔（Miescher F）发现 DNA，到完成多核苷酸结构的确定，大约花费了 70 年。直至 20 世纪 40 年代初，大部分科学家还错误地认为，遗传特征是染色体的蛋白质部分携带的。1944 年，阿弗雷（Avery O T）等提出 DNA 是负责一代一代地传递遗传特征的物质，而不是染色体的蛋白质部分。他们连续报道了一系列实验证据。阿弗雷的这一研究引起了广泛的注意，掀起了对核酸研究的热潮。到 20 世纪 40 年代末，科学界一致认为 DNA 是遗传物质。

在正确认识了遗传物质之后，如何解释 DNA 的遗传作用，这个问题只有在阐明了 DNA 分子空间结构的基础上才能得到解答。

认识 DNA 的空间结构也经历了曲折的过程。最初查伽夫（Chargaff E）等详细研究了不同来源的 DNA 碱基的组成。他们发现不管是什么来源的 DNA，腺嘌呤数目总是与胸腺嘧啶数目是相等的；鸟嘌呤数和胞嘧啶数也是相等的。即 A/T 或 G/C 之比都等于 1。但这些碱基对的数目彼此是不相等的。查伽夫的研究结果对解决 DNA 空间结构奠定了基础。

在英国威尔金斯（Wilkins W H P）得到了不同来源 DNA 清晰的 X 射线衍射谱图。所有的 DNA 分子有相同的厚度，沿着分子每隔 3.4nm 距离，有同样的图谱重现。

1953 年沃森（Watson）和克里克（Crick），总结和分析了查伽夫的研究结果和威尔金斯的 X 射线衍射数据，他们受鲍林的蛋白质 α-螺旋结构理论的启发和鼓舞，首次提出著名的 DNA 双螺旋结构模型（图 17－8）。

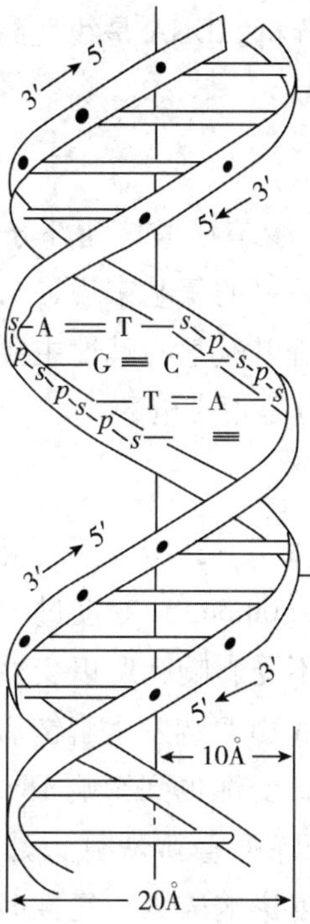

图 17－8　DNA 的双螺旋结构

RNA 的二级结构不像 DNA 那样有规律，大多是 RNA 分子是由一条弯曲的多核苷酸链构成（图 17－9）。

3. 三级结构　DNA 在双螺旋结构（二级结构，图 17－8）的基础上还进一步缩成闭链环状、开链状或麻花状等形式的三级结构（图 17－10）。

关于 RNA 的三级结构，近年来也有研究。

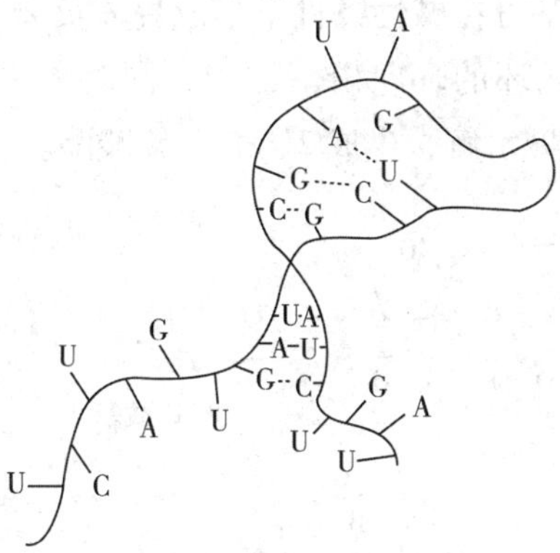

图 17－9　RNA 二级结构示意图

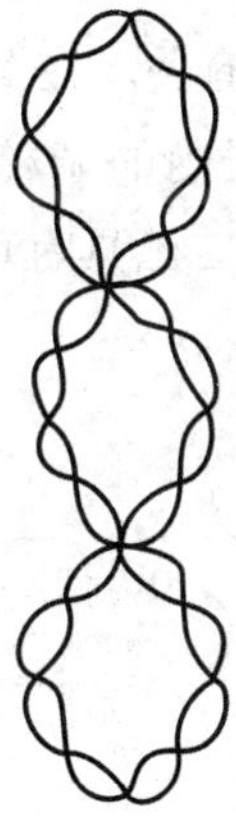

图 17－10　多瘤病毒 DNA 的三级结构模式图

三、性质

（一）核酸的物理性质

DNA 为白色纤维状固体，RNA 为白色粉末。两者均微溶于水，易溶于稀碱溶液中。均难溶于乙醇、乙醚、三氯甲烷等有机溶剂中。

由于碱基是芳杂环结构，存在共轭结构，故在260nm左右有较强的紫外吸收。此物理性质可用于核酸各组分的定量和定性分析。DNA是线性高分子，故黏度极大；RNA分子量较小，黏度也小得多。

（二）核酸的酸碱性

核酸是两性分子，既有碱基部分，又有磷酸二酯部分的游离磷酸根。碱基的碱性很弱，因此核酸的酸性大于碱性。对于碱基环上的氨基来说，与苯胺结构类似，氮原子上未共用电子对已离域到环上，降低了碱性，所以碱基的碱性主要反映在杂环环内的氮原子上。在生理条件下，核苷和核苷酸的碱基部分是不带电的。

（三）核酸的稳定性

在外界因素（加热、机械力等）作用下，DNA分子稳定的双螺旋结构会变为无规则的单链结构，此称为DNA的变性（denaturation）。变性过程是碱基对之间的氢键和碱基平面间的作用力受到了影响；磷酸二酯键不受影响，所以变性不影响一级结构。变性的结果可从紫外光谱中的增色效应观察到：DNA由双链发生解链后，在260nm处的吸收增强；溶液的黏度下降，沉降速度也增加。当然，变性也到影响DNA的生物功能。但DNA的变性是可逆的。在合适的条件下，两条互补链可重新恢复天然的双螺旋构象，此称为“复性”（renaturation）。DNA的复性速度受温度影响较大，复性时温度缓慢下降较好，若温度变化太快，则几乎不可能发生复性。在复性过程中，若把不同的DNA单链分子放置在同一溶液中，或者将DNA单链和RNA放在一起，“复性”可发生在序列完全互补的核酸之间；也可能发生在碱基部分互补的不同DNA之间，还可能发生在DNA和RNA之间，这种现象称为核酸分子的杂交（hybridization）。

DNA和RNA对碱性水解的敏感性不同。DNA和RNA都具有磷酸二酯键的结构，但DNA对碱性水溶液的敏感性较差。例如，在1mol/L的NaOH溶液中，100℃加热1小时，DNA不降解；但RNA在1mol/L的NaOH溶液中，在室温下25分钟后就有50%的RNA降解。这与两者结构差异有关。在RNA中，核糖2′-羟基可在碱性条件下形成烷氧负离子，与3′-位磷酸二酯发生分子内的亲核取代反应，形成五元环的环状磷酸二酯，同时离去部分RNA片断。环状的磷酸二酯具有环张力，可进一步被碱水解，生成2′-和3′-磷酸酯。

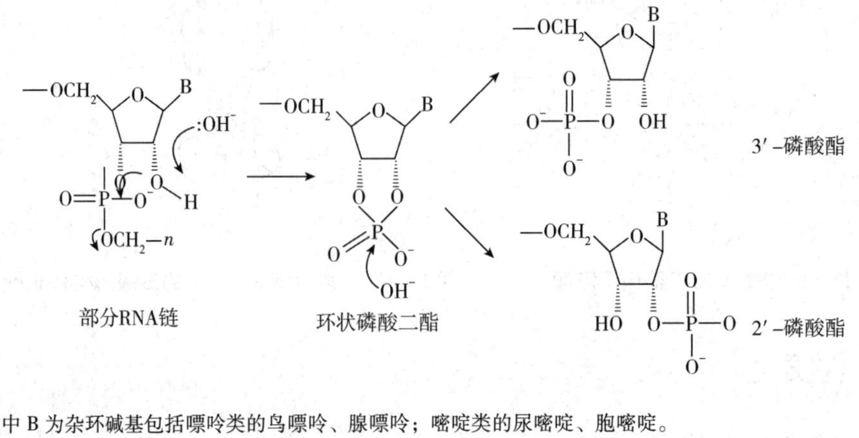

注：式中B为杂环碱基包括嘌呤类的鸟嘌呤、腺嘌呤；嘧啶类的尿嘧啶、胞嘧啶。

DNA分子中脱氧核糖2′-位没有羟基，不会发生分子内的亲核取代反应，没有环状二酯的生成。试剂OH^-与磷酸二酯中的游离磷酸根之间的排斥，使其不易接近磷氧双键，所以磷酸二酯对碱的水解是比较惰性的。因此 DNA 在碱性溶液中较稳定。

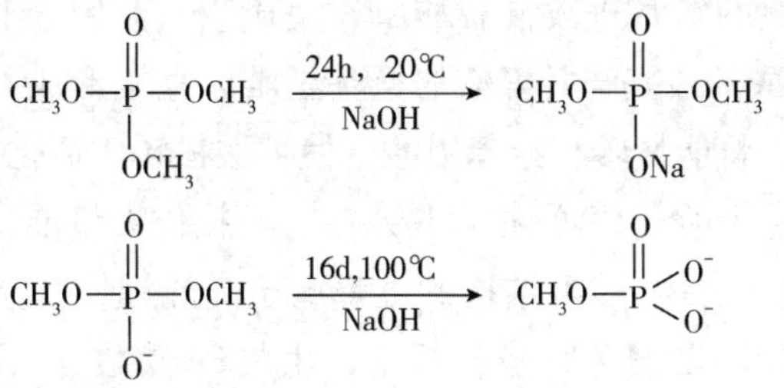

四、三磷酸腺苷

ATP 是三磷酸腺苷（adenosine triphosphate，ATD）的英文名称的缩写。它具有以下结构式：

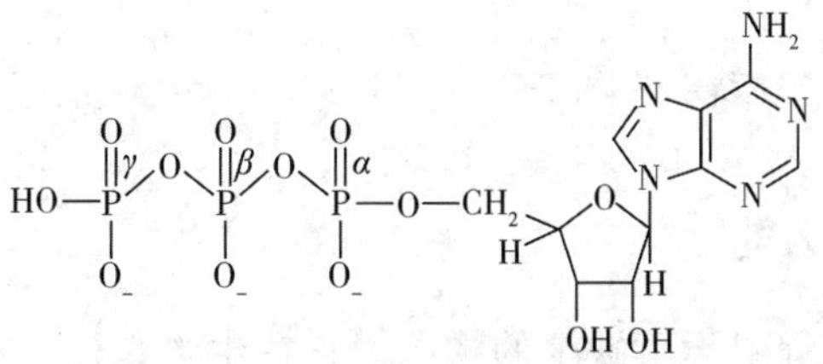

ATP

ATP 分子的两个末端磷酸酯可以水解，同时伴随着大量的能量释放。在标准条件下（pH 7.0），末端两个磷酸酯键水解的 $\Delta G_{水解}$ 大约是 -31.2kJ/mol，在细胞内 $\Delta G_{水解}$ 约为 -50kJ/mol。因此 ATP 是一个高能化合物。一般人为规定的高能化合物是指在生理 pH 条件下，$\Delta G_{水解}$超过 -29.4kJ/mol 或 $\Delta H_{水解}$超过 -25kJ/mol 的物质。通常产生高能的键称为高能键，并以符号“～”表示。在 ATP 分子有两个高能键。高能来自 ATP 中磷酸酯的结构。因此，ATP 是能量贮库，它所释放的能量能提供其他反应的进行。此外，ATP 常通过磷酸化反应，可把潜在的能量转移给其他物质，增加后者的活性，如苯甲酸在体内的解毒途径。苯甲酸对人体有毒，在 ATP 作用下，可与体内大量存在的甘氨酸反应，生成无毒的马尿酸，从尿中排出。

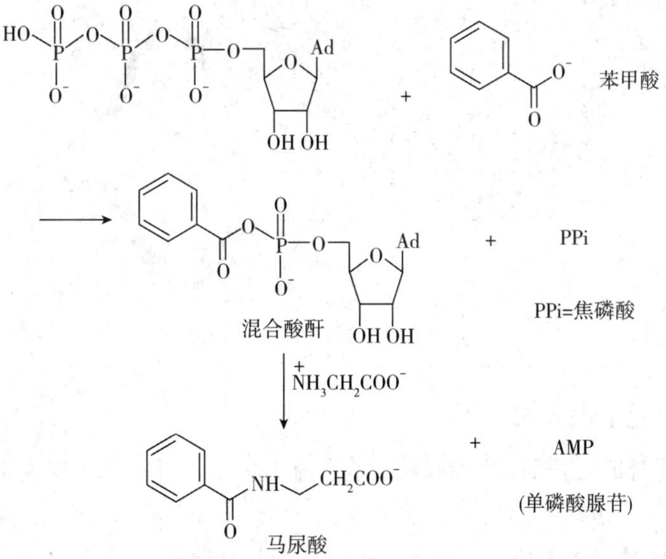

式中Ad为腺嘌呤

反应机理：第一步是苯甲酸根对 ATP 的 α 位磷氧键的亲核进攻，得到活性的混合酸酐和焦磷酸；第二步甘氨酸的氨基进攻混合酸酐，生成 N-苯甲酰甘氨酸（马尿酸）。显然，没有 ATP 的存在，苯甲酸的羧基与甘氨酸的氨基是难以直接形成酰胺的。ATP 与苯甲酸反应，通过形成混合酸酐，将能量转移给苯甲酸，使羧酸根转成活化的形式（酸酐），使反应顺利进行。反应产生的焦磷酸（PP_i）很容易水解，可提供大量能量，促进反应进行。一般情况下，在生物体内，凡是具有酸酐结构的键都属于高能键，都具有较高反应活性，例如 1,3-二磷酸甘油酸与 ADP（二磷酸腺苷）反应，生成 3-磷酸甘油酸和 ATP。

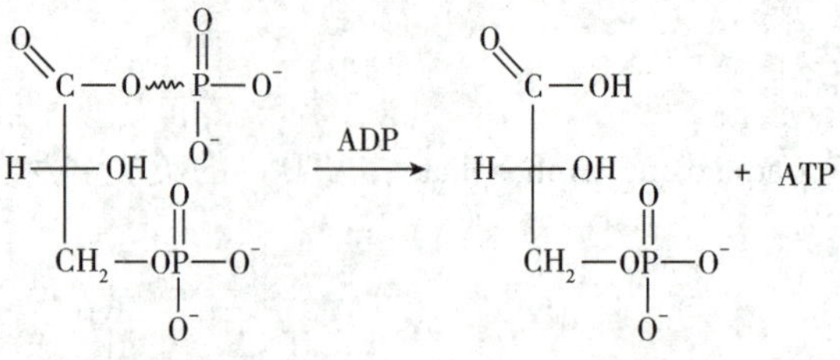

1,3-二磷酸甘油酸　　3-磷酸甘油酸

五、核酸的生物功能

核酸是生物体生命过程中不可缺少的物质，它在生物繁殖、遗传变异、生长发育及蛋白质合成中起着重要的作用。它能使生命模式代代相传，具备上一代的特征，又不断地进化，因此人们称核酸为生命的“蓝图”。

（一）DNA 的复制

作为遗传物质的 DNA 能按照自己的结构精确复制。DNA 复制的过程（图 17－11）可简述如下：首先是母体 DNA 中两条链解旋，分成两股后，每一股可作为模板分别进到两个子细胞里。在细胞中有已经制造好了的各种核苷酸，根据碱基互补原则，“各就各位”配对（即 A 对 T，G 对 C），与原来每一股上的碱基形成氢键。然后在酶的催化下，把这些按规定顺序排列的核苷酸逐个连接起来。其结果是在两个子细胞中就各自形成了一个双螺旋。显然这两个子细胞中的 DNA（一股老的和一股新的）和母细胞中的 DNA 完全一样。遗传信息也就由母代传到了子代。

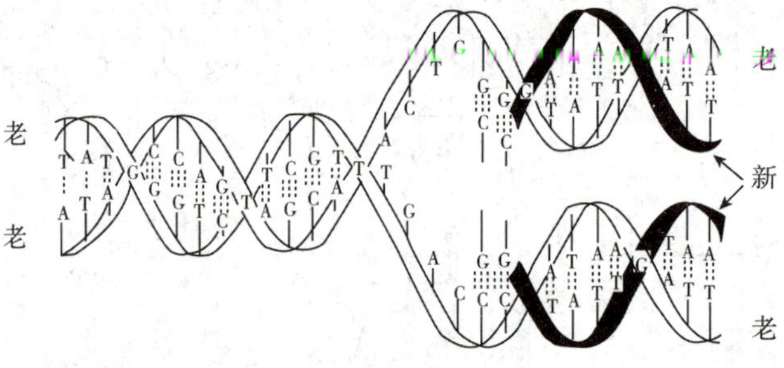

图 17－11　DNA 的复制图解

（二）蛋白质的生物合成

蛋白质的生物合成是按照 DNA 模板，在细胞质中由三种 RNA 来完成的，现简单介绍一下这三种 RNA。

1. 信使核糖核酸（mRNA）　细胞核中的 DNA 是通过 mRNA 来传递遗传信息的，故 mRNA 被称为信使核糖核酸。mRNA 在细胞核中的合成，其机制与 DNA 的复制类似。首先

DNA 双螺旋的一段解开，分为两股，其中一股作为衍生 mRNA 的模板，生成的 mRNA 为单股分子，其碱基顺序由 DNA 控制。与 DNA 复制不同的是在 mRNA 中，以尿嘧啶（U）代替胸腺嘧啶与腺嘌呤互补配对。在 mRNA 链上按一定顺序排列的碱基，每三个组成一个遗传密码，每个密码代表一种氨基酸。例如 AAA 代表赖氨酸，GUA 代表缬氨酸，UUU 代表苯丙氨酸，等。常见 20 种氨基酸的密码已经确定（表 17－2）。

表 17－2　mRNA 上的遗传密码

氨基酸	遗传密码代号					
甘氨酸	GGU	GGA	GGC	GGG		
丙氨酸	GCU	GCA	GCC	GCG		
缬氨酸	GUU	GUA	GUC	GUG		
亮氨酸	UUA	UUG	CUU	CUA	CUC	CUG
异亮氨酸	AUU	AUA	AUC			
脯氨酸	CCU	CCA	CCC	CCG		
苯丙氨酸	UUU	UUC				
酪氨酸	UAU	UAC				
色氨酸	UGG					
丝氨酸	UCU	UCA	UCC	UCG	AGU	AGC
苏氨酸	ACU	ACA	ACC	ACG		
天冬氨酸	GAU	GAC				
谷氨酸	GAA	GAG				
天冬酰胺	AAU	AAC				
谷氨酰胺	CAA	CAG				
半胱氨酸	UGU	UGC				
蛋氨酸	AUG					
赖氨酸	AAA	AAG				
精氨酸	CGU	CGA	CGC	CGG	AGA	AGG
组氨酸	CAU	CAC				

2. 核糖体（rRNA）　核糖体是一种高分子量的球状颗粒，存在于细胞质中。它由大小两个亚基组成，二者结合才有活性。活性核糖体是合成蛋白质的工厂（合成场所）。

3. 转移核糖核酸（tRNA）　tRNA 分子量较小，一般含有 70～90 个核苷酸单位，存在于细胞质中。tRNA 与激活后的氨基酸结合生成氨基酰 tRNA，具有携带和转运氨基酸的能力，因此称它为转移核糖核酸。tRNA 具有很高的专一性，一种 tRNA 只运送一种氨基酸。在 tRNA 分子中的有三个核苷酸的碱基没有配对，它们组成一个反密码，决定了 tRNA 能与哪种氨基酸结合。例如酵母 tRNA 的三个未配对碱基是 GGG，它只能与 CCC 配对，即可与密码为 CCC 的氨基酸（脯氨酸）结合。

4. 蛋白质的合成过程　在细胞核中，DNA 把遗传信息印记在一条信使 mRNA 上，接着 mRNA 透过核膜迁移至细胞质中，并嵌进核糖体的两个亚基的槽沟中，核糖体逐个读译编在 mRNA 上的密码信息。在 mRNA 上显示蛋白质合成开始的密码是 AUG，当 $tRNA_1$ 携带 N－甲酰基蛋氨酸以反密码 UAC 与 mRNA 结合时，就开始了蛋白质的肽链合成。若 mRNA 的下一个密码为 AAA（相当于赖氨酸），则 $tRNA_2$ 带着赖氨酸以它的反密码 UUU 与 mRNA 结合。

若下一个密码 GUA（代表缬氨酸）开始作用，则相应的 $tRNA_3$ 带着缬氨酸到达指定地点。当核糖体移至表示蛋白质合成终止的密码时，则脱离 mRNA，合成结束。

综上所述，核酸在蛋白质的生物合成中起着重要的作用。mRNA 链上的密码决定肽链中氨基酸的顺序，tRNA 是载运氨基酸的工具，rRNA 负责提供合成场所。但由于 mRNA 是从 DNA 转录的，所以合成蛋白质的真正模板是 DNA。父母把 DNA 遗传给子女，子代的 DNA 又决定了自身的复制和蛋白质的合成。

习 题

练习题解

1. 完成反应式。

(1) $C_6H_5CH_2CH(NH_2)COOH \xrightarrow[H^+]{CH_3OH}$

(2) $CH_3CH_2CH(NH_2)COOH \xrightarrow{LiAlH_4} \xrightarrow{H_3O^+}$

(3) $CH_3CH_2CH(NH_2)COOH \xrightarrow{(CH_3CO)_2O}$

(4) $2(CH_3)_2CHCH(NH_2)COOH \xrightarrow{\triangle}$

(5) $CH_3CH_2CH(NH_2)CH_2COOH \xrightarrow{\triangle}$

(6) $NH_2CH_2CH_2CH_2CH_2COOH \xrightarrow{\triangle}$

2. 用相应的羧酸合成苯丙氨酸，亮氨酸。

3. 由丙烯酸合成蛋氨酸。

4. 写出 Pro－Ser－Ile－Ala－Phe 五肽的结构式。

5. DNA 和 RNA 在结构式上的主要区别是什么？

6. 何为核酸？何为核酸中的碱基，主要有哪几种？

（曹　高）

第十八章　萜类和甾体化合物

扫码“学一学”

萜类化合物（terpenoid）和甾体化合物（steroid）广泛存在于自然界的动植物中，有的能直接用来治疗疾病，有的是合成药物的原料，因此它们与药物的关系非常密切。

第一节　萜类化合物

萜类化合物是构成某些植物的香精油（挥发油）、树脂、色素等主要成分。如玫瑰油、薄荷油、松脂等含有多种萜类化合物。另外，某些动物的激素、维生素等也属于萜类化合物。它们多是不溶于水，易挥发，具有香味的油状物质，有一定的生理及药理活性，如祛痰、止咳、祛风、发汗和镇痛等作用。广泛用于香料和医药等。

一、结构与分类

（一）结构及异戊二烯规律

萜类化合物是由异戊二烯（isoprene）作为基本碳骨架单元，可以看成是由两个或两个以上异戊二烯单位以首尾相连或互相聚合而成，这种结构特征称为“异戊二烯规律”。萜类化合物是异戊二烯的低聚合物以及它们的氢化物和含氧衍生物的总称。

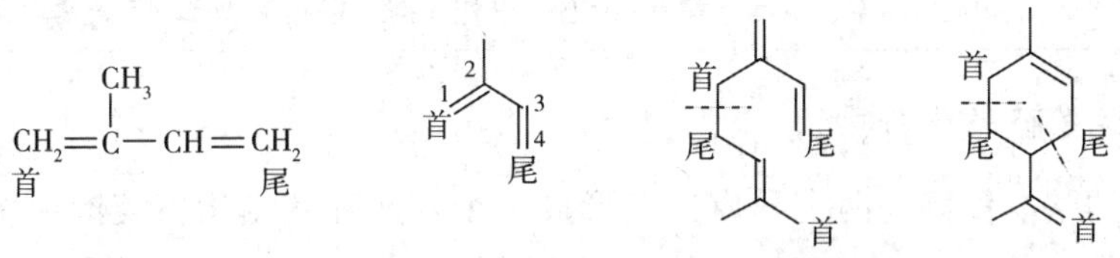

异戊二烯 isoprene　　月桂烯 myrcene　　柠檬烯 limonene

月桂烯和柠檬烯分别是由两分子异戊二烯首尾相连而形成的链状和环状萜类化合物。所以，异戊二烯规律在萜类成分的结构测定中具有很大应用价值。

（二）分类

萜类化合物根据分子中所含异戊二烯单元的多少可分为单萜、倍半萜、二萜等。见表18-1。

表18-1　萜类化合物的分类

异戊二烯单元数	碳原子数	类别
2	10	单萜类
3	15	倍半萜
4	20	二萜类
6	30	三萜类
8	40	四萜类
>8	>40	多萜类

二、单萜类化合物

单萜类化合物是由两个异戊二烯单元构成。根据两个异戊二烯单元的连接方式不同，单萜又可以分为链状单萜、单环单萜和双环单萜。

（一）链状单萜化合物

链状单萜类化合物具有如下的碳架结构：

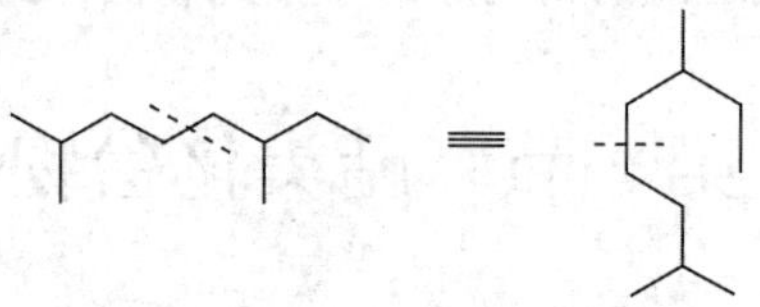

它是由两个异戊二烯单元首尾相连而成。很多链状单萜都是香精油的主要成分，例如：月桂油中的月桂烯、玫瑰油中的香叶醇、橙花油中的橙花醇、柠檬油中的柠檬醛（α-柠檬醛和β-柠檬醛）、玫瑰油及香茅油中的香茅醇等。它们的结构分别如下：

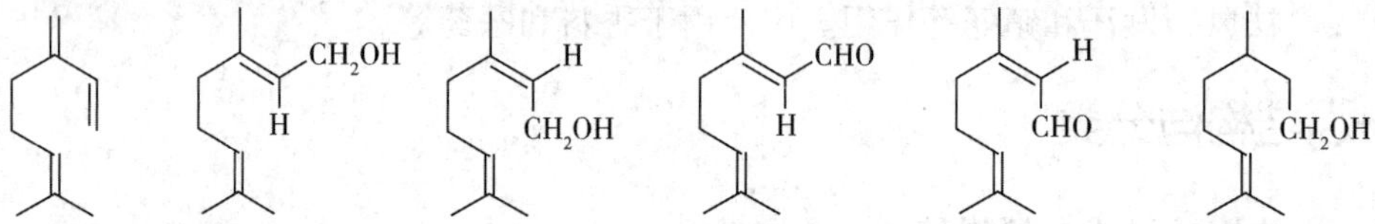

月桂烯 myrcene　香叶醇 geraniol　橙花醇 nerol　α-柠檬醛 geranial　β-柠檬醛 neral　香茅醇 citronellol

这些链状单萜都可以用来制备香料，其中柠檬醛还是合成维生素 A 的重要原料。

练习题

18-1　香叶醇和橙花醇、α-柠檬醛和β-柠檬醛之间是哪种立体关系？

（二）单环单萜类化合物

单环单萜的基本骨架是两个异戊二烯形成一个六元环状结构，其饱和烷烃称为萜烷，其主要衍生物是3-萜醇（薄荷醇）和苧烯。

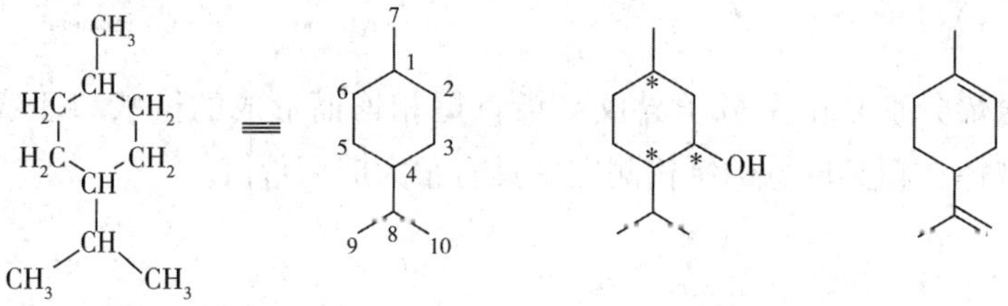

萜烷(1-异丙基-4-甲基环己烷)　薄荷醇(3-萜醇) menthol　苧烯(萜-1,8-二烯) limonene

3-萜醇分子中有3个不相同的手性碳原子，所以有8个光学异构体，即4对对映体：(±)-薄荷醇、(±)-新薄荷醇、(±)-异薄荷醇和(±)-新异薄荷醇。薄荷醇的优势构象中，C_1、C_3、C_4三个手性碳上的取代基均位于环己烷椅式构象的 *e* 键上，因此比其他非对映体稳定，是薄荷油的主要成分。

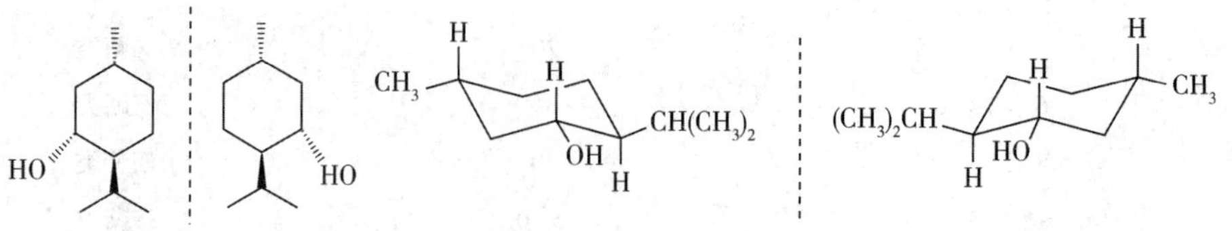

(−)-薄荷醇　(+)-薄荷醇　(−)-薄荷醇　(+)-薄荷醇

(-)-薄荷醇又称薄荷脑，是低熔点的固体，具有穿透性的芳香、清凉气味，有杀菌、防腐作用和局部止痛、止痒的效力，广泛应用于医疗、化妆品及食品工业中。如清凉油、人丹、牙膏、糖果等均含有此成分。

苧烯又称柠檬烯或萜-1,8-二烯。因分子中含有一个手性碳原子，所以有一对对映体，其左旋体存在于松针油中，右旋体存在于柠檬油中，外消旋体则存在于松节油中。它们都是具有柠檬香味的液体，可用做香料。

（三）双环单萜类化合物

1. 基本骨架　在萜烷结构中，C_8若分别与C_1、C_2、C_3相连则形成桥环化合物，分别称为莰烷、蒎烷和蒈烷。若C_4与C_6连成桥键则形成苧烷。以下是四种双环单萜的基本碳架、编号及优势构象式。

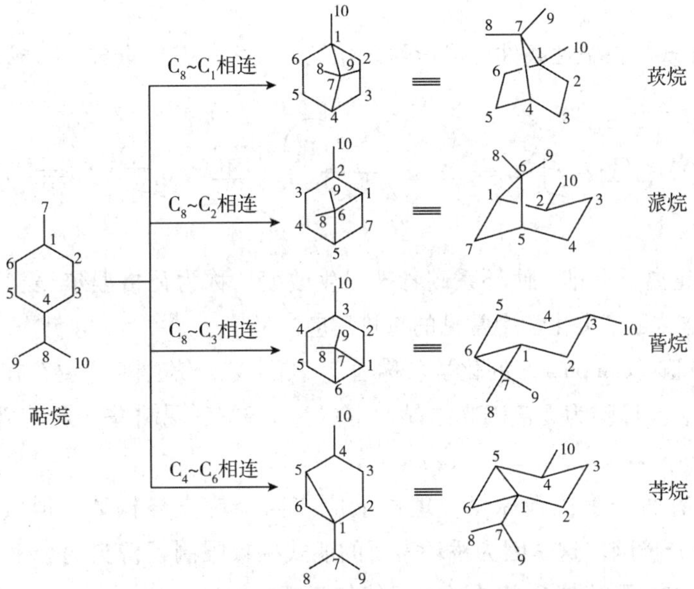

从其优势构象来看，莰烷以船式构象存在时才有利于桥环的形成；而蒎烷、蒈烷和苧烷则以椅式为优势构象式。以上四种双环单萜的饱和烃类化合物在自然界并不存在，但它们的不饱和烃或含氧衍生物则广泛存在于植物体内，尤其以莰烷和蒎烷的衍生物与药学关系更为密切。

2. α-蒎烯和β-蒎烯　蒎烯（pinene）是含一个双键的蒎烷衍生物。根据双键位置不同，有α-蒎烯和β-蒎烯两种异构体。

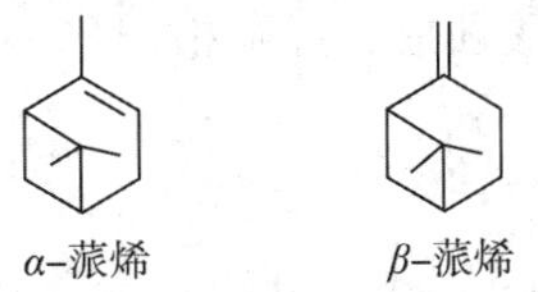

α-蒎烯和β-蒎烯均存在于松节油中，但以α-蒎烯为主。α-蒎烯沸点155~156°C，占松节油含量的70%~80%，β-蒎烯含量较少。松节油具有局部止痛作用，可用作外用止痛药。α-蒎烯和β-蒎烯在酸性条件下可发生碳骨架的重排反应，由蒎烯的桥环结构经正碳离子重排成莰的桥环结构。例如α-蒎烯在盐酸中发生的重排反应如下：

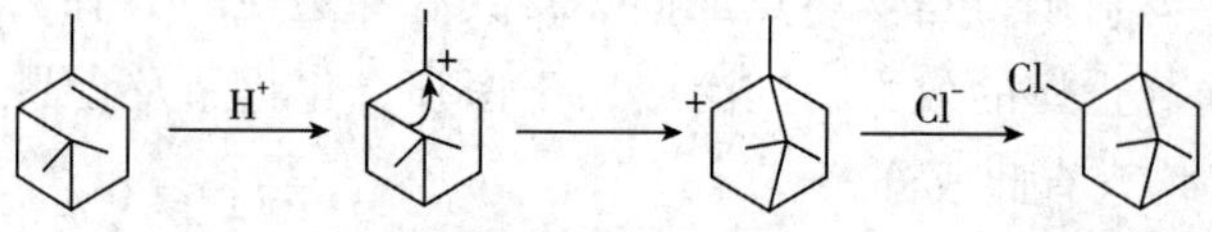

四元环（张力较大）　五元环（张力较小）　氯化莰

在上述重排中，虽然重排前是叔碳正离子，但由于四元环环张力较大，因而仍重排成仲碳正离子（此时是五元环，环张力较小）。因此，环张力减少是上述重排发生的主要原因。α-蒎烯的这种重排过程，也可以用下述构象式表示：

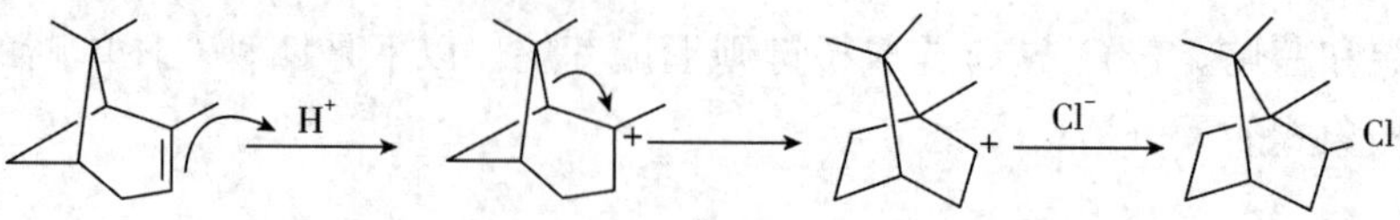

生成的2-氯莰烷在碱性条件下可消除氯化氢，发生另一次重排，形成莰烯。

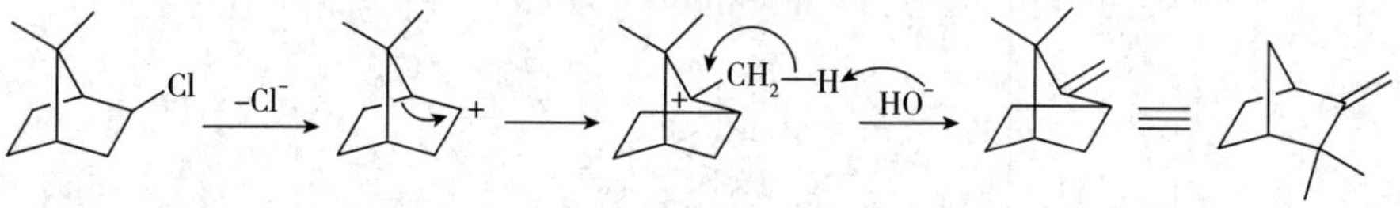

上述经过碳正离子重排，使环系碳骨架发生改变，称为瓦格涅尔-麦尔外英（Wangner-Meerwein）重排，是萜类化学中常见的重排反应。

3. 樟脑　樟脑（camphor）的化学名称为2-莰酮或α-莰酮，主要存在于樟科植物樟树中，并由此而得名。樟脑为无色闪光结晶，熔点为179℃，易升华，具有香味，难溶于水、易溶于有机溶剂。

樟脑分子中有两个手性碳原子，理论上应有四个旋光异构体，但实际只存在两个：(+)-樟脑和(-)-樟脑。这是因为桥环需要的船式构象限制了桥头两个手性碳所连基团的构型，使其C_1所连的甲基与C_4相连的氢只能位于顺式构型。

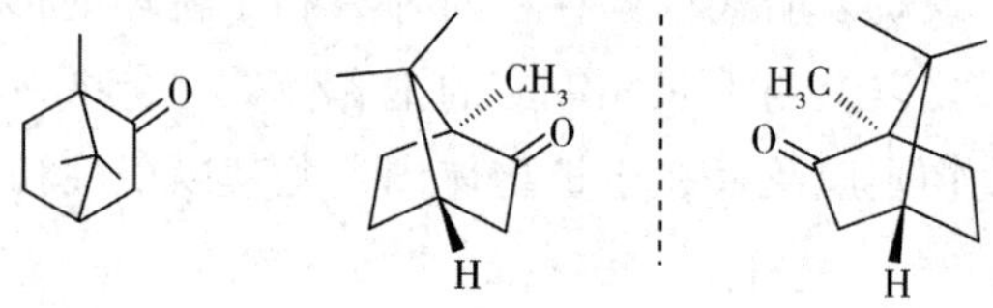

樟脑　(-)-樟脑　(+)-樟脑

从樟树中得到的樟脑是其右旋体，$[\alpha]_D$为+43°～+44°（10%乙醇），人工合成樟脑为外消旋体。工业上用α-蒎烯与醋酸加成，经瓦格涅尔-麦尔外英重排生成醋酸酯，再经水解、氧化制得樟脑。

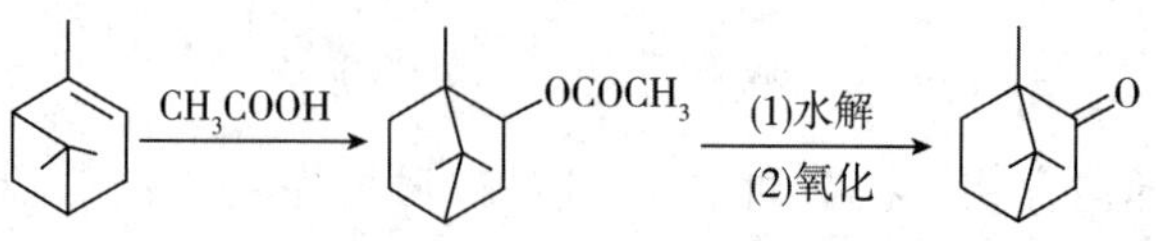

α-蒎烯　（±）-樟脑

樟脑含有羰基，可与2,4-二硝基苯肼、羟胺等羰基试剂反应，得到樟脑腙和樟脑肟等，利用此类反应可对樟脑进行鉴定和含量测定。

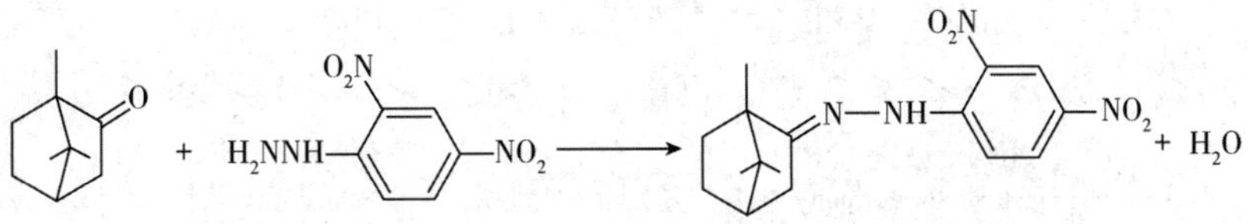

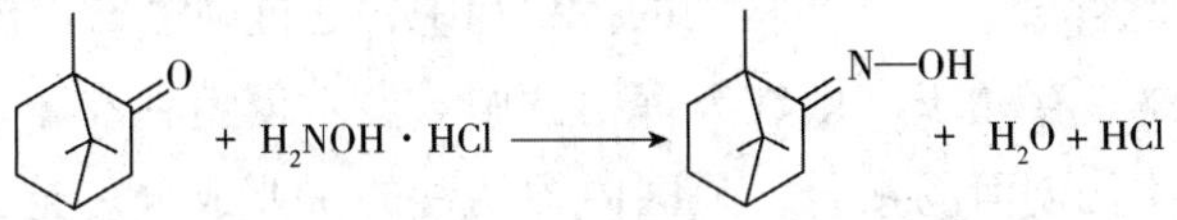

樟脑的气味有驱虫作用，可用作衣物的防虫剂。樟脑还是呼吸及循环系统的兴奋剂，对呼吸或循环系统功能衰竭的病人，可作为急救药品。但由于其水溶性差，在使用上受到限制。若在C_{10}位置上引入亲水性的磺酸钠基团，所得的樟脑-10-磺酸钠易溶于水，可制成注射剂用于呼吸与循环系统的急性障碍及对抗中枢神经抑制药的中毒等病症。

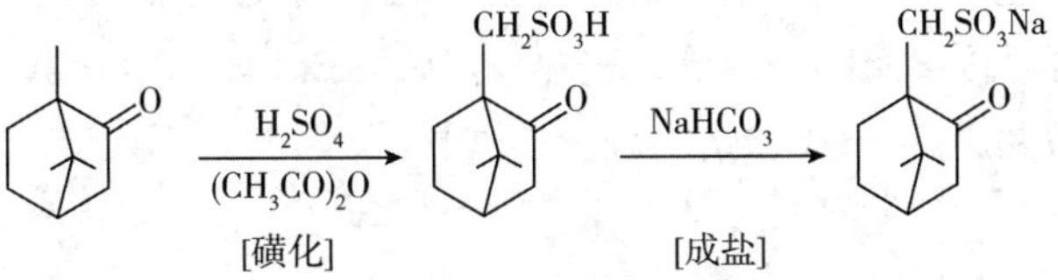

樟脑-10-磺酸　　樟脑-10-磺酸钠

4. 龙脑和异龙脑　龙脑（borneol）又称樟醇（camphol），俗名冰片，可看成樟脑的还原产物。

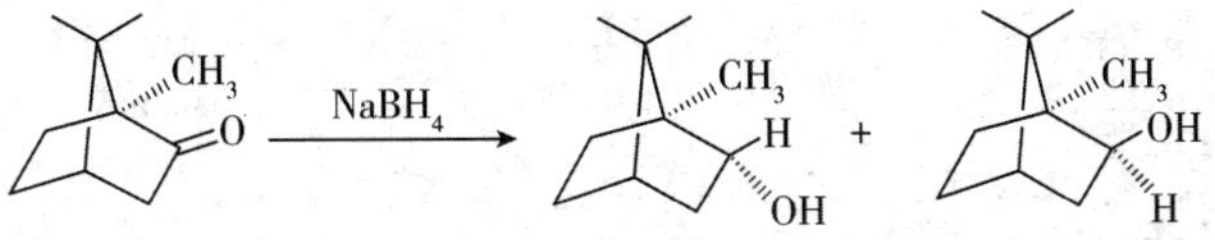

龙脑　　异龙脑

异龙脑（isoborneol）是龙脑的差向异构体。龙脑存在于某些植物的挥发油中，为透明液体，沸点208℃，具有类似胡椒又似薄荷的香气，能升华，但挥发性较樟脑小。不溶于水，易溶于乙醚、乙醇、三氯甲烷等有机溶剂。龙脑具有发汗、镇痉、止痛等作用，是一种重要的中药，是人丹、冰硼散、六神丸等药物的主要成分之一。自然界存在的龙脑有左旋体和右旋体两种，合成品为外消旋体。

三、其他萜类化合物

（一）倍半萜和二萜

1. 倍半萜　倍半萜类是含有三个异戊二烯单元的萜类化合物，具有链状和环状结构，基本碳架在48种以上。倍半萜类多数为液体，存在于挥发油中。它们的含氧衍生物（醇、酮、内酯）也广泛存在于挥发油中。例如：

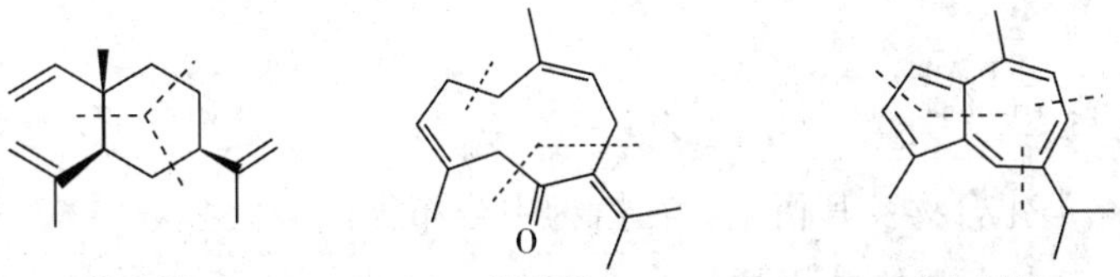

β-榄香烯　*β*-elemene　　杜鹃酮　germacrone　　愈木创薁　guaiazulene

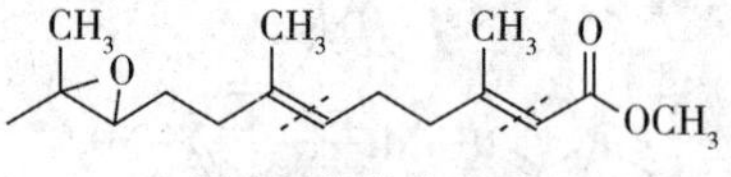

昆虫保幼激素（JH_3）
juvenile hormon

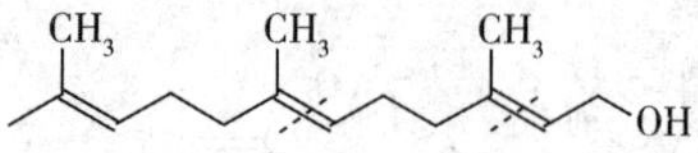

金合欢醇
farnesol

β-榄香烯存在于温郁金、人参等植物的挥发油中，是抗肿瘤药物榄香烯乳的主要成分。杜鹃酮又称大牻牛儿酮，存在于满山红等挥发油中。愈木创薁存在于满山红、香樟或桉叶等挥发油中，能促进烫伤创面的愈合，是国内烫伤膏的主要成分。昆虫保幼激素的生理作用主要是使昆虫保持幼虫状态，可应用于养蚕业和防治害虫。金合欢醇又称法尼醇，存在于香茅草、茉莉、橙花、玫瑰等多种芳香植物的挥发油中，为高级香料，因结构与昆虫保幼激素相似还具有昆虫保幼激素的活性。

2. 二萜　二萜是含有四个异戊二烯单元的萜类化合物。叶绿素水解产物植物醇是一个链状二萜。维生素 A 是单环二萜，在共轭体系中，五个双键均为反式构型。维生素 A 的制剂贮存过久，会因构型转化而影响活性，若转化为（13*Z*）-维生素 A，其活性降低到原来的75%；若转化为（11*Z*）-维生素 A，则失去活性。

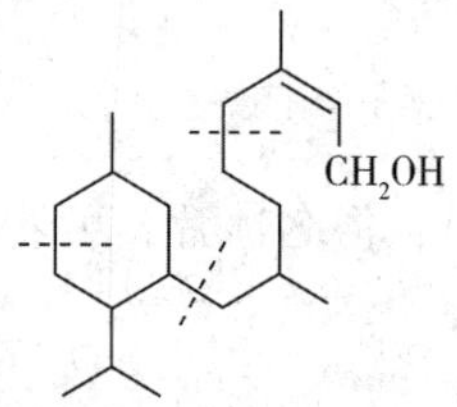

植物醇
phytol

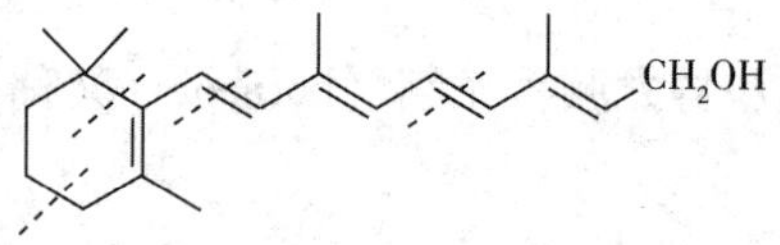

维生素A
vitamin A

（二）三萜和四萜

1. 三萜　三萜类化合物是由六个异戊二烯单元组成的物质。广泛存在于动植物体内，以游离状态或成酯、苷的形式存在，多数是含氧衍生物，为树脂的主要成分之一。

例如甘草中的甘草苷称为甘草酸，因其味甜又称甘草甜素，在酸性条件下水解得到的苷元称为甘草次酸，可溶于乙醇和三氯甲烷中，是一个五环三萜化合物。

角鲨烯是存在于鲨鱼的鱼肝油、橄榄油、菜籽油中的一个链状三萜，它是由一对三个异戊二烯单元头尾连接后的片段互相对称连接而成，具有降低血脂和软化血管等作用，被誉为“血管清道夫”。

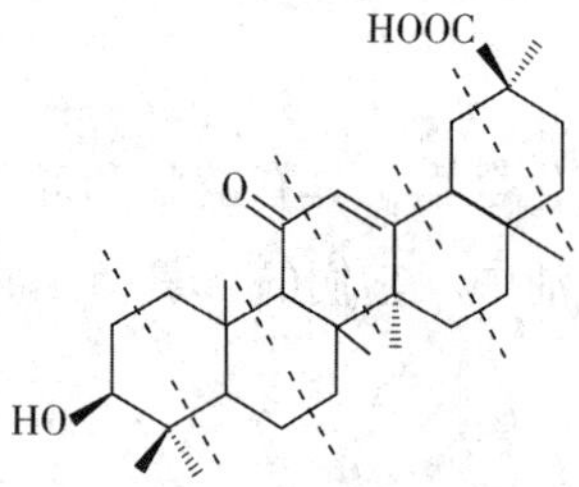

甘草次酸
glycyrrhetinic acid

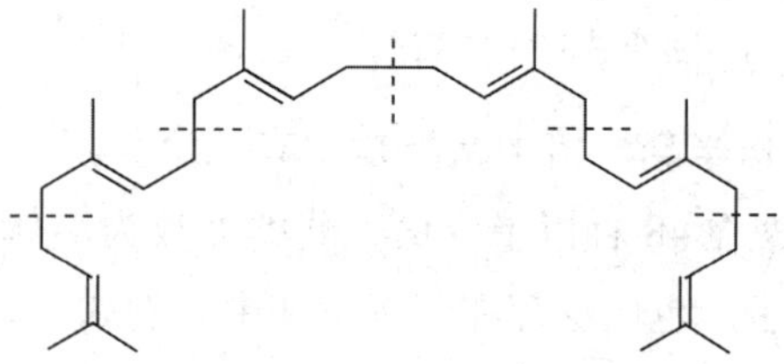

角鲨烯
squalene

2. 四萜　四萜类化合物及其衍生物在植物中分布很广，大多数结构复杂。在植物色素中，四萜色素是含四十个碳的共轭烯烃或其含氧衍生物，分子中含有八个异戊二烯单元。例如胡萝卜素、番茄红素及叶黄素。

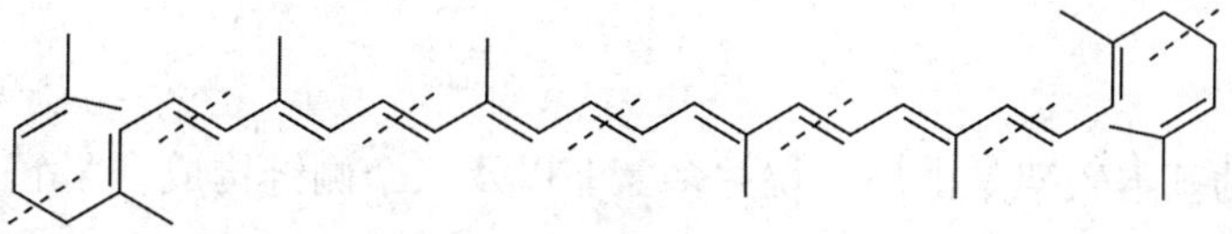

番茄红素
lycopene

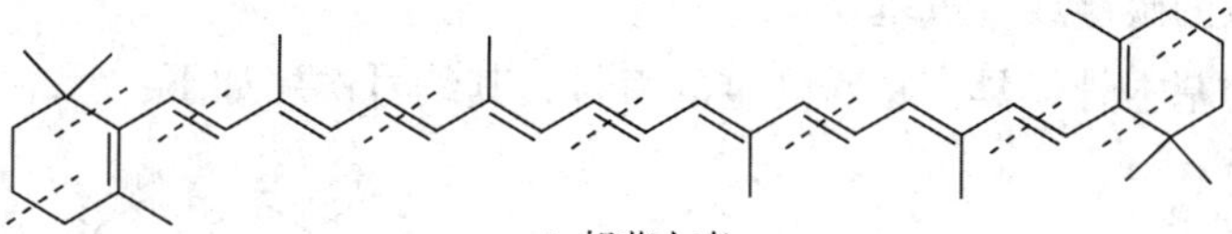

β-胡萝卜素
β-carotene

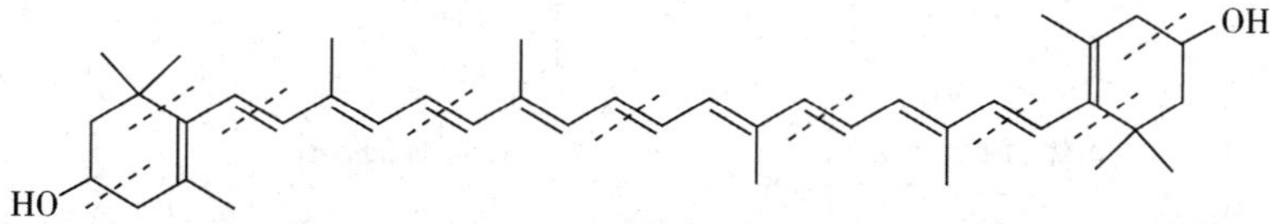

叶黄素
xanthophyll

共轭多烯系统是分子中的发色团，所以又称多烯色素。广泛存在于胡萝卜等植物体内的β-胡萝卜素，熔点184°C，是黄色素，可做食品色素用，位于多烯碳链中间的烯键很容易断裂，在动物和人体内经酶催化可氧化裂解成两分子维生素A，所以称之为维生素A元（原）。

存在于番茄、西瓜、柿子等水果中的番茄红素，熔点168～169°C，是红色素，可用做食用色素。它是目前自然界中被发现的最强抗氧化剂。可以有效地防治因衰老，免疫力下降引起的各种疾病。

第二节 甾体化合物

甾体化合物（steroid，又称甾族化合物）广泛存在于动植物体内，是一类重要的天然产物，它们与医药有着密切关系。例如：

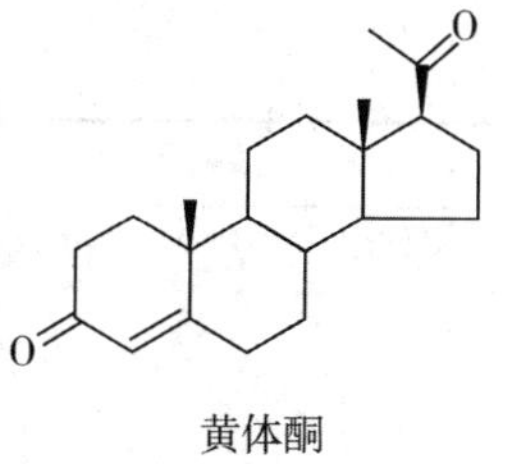

黄体酮
progesterone

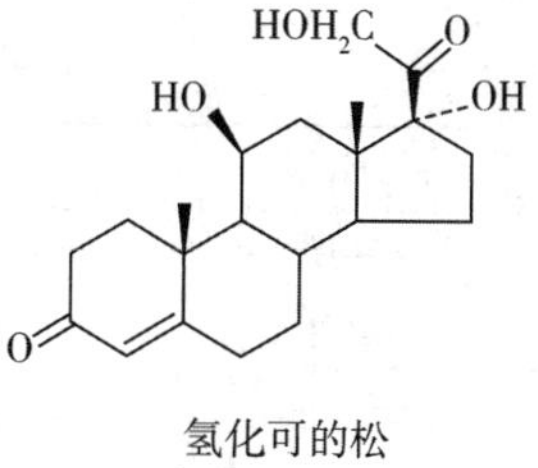

氢化可的松
hydrocotisone

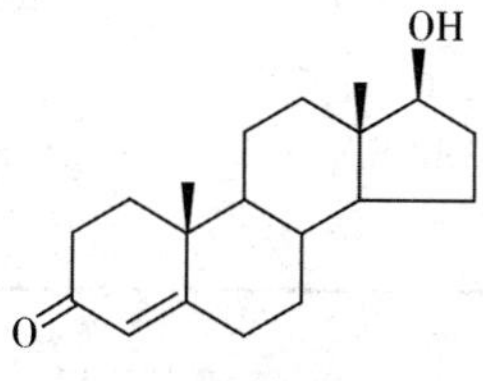

睾丸素
testosterone

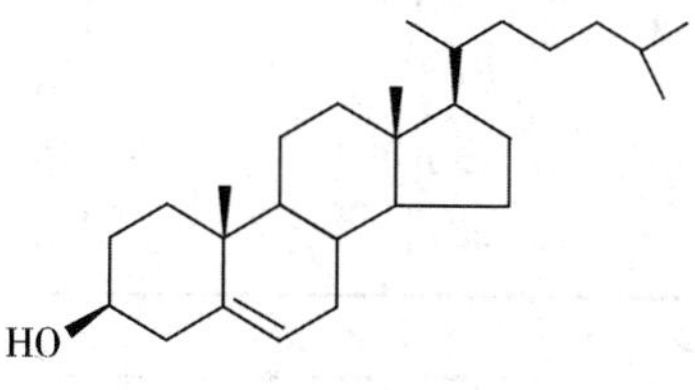

胆固醇
cholesterol

一、结构

甾体化合物的基本碳架是由环戊烷并多氢菲以及三个侧链构成。“甾”字就很形象地表示了甾体化合物的碳架结构特征，“田”表示四个稠合环，分别用A、B、C、D标示，“<<<”则表示三个侧链。其基本骨架如下：一般情况下，R、R_1都是甲基（专称角甲基），R_2可为不同碳原子数的碳链或含氧基团。

甾体化合物的基本骨架具有特殊规定的编号，其编号次序如下：

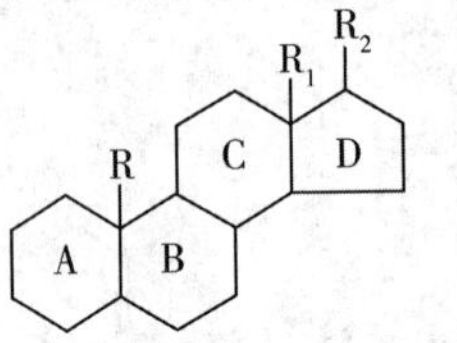

甾体的基本骨架

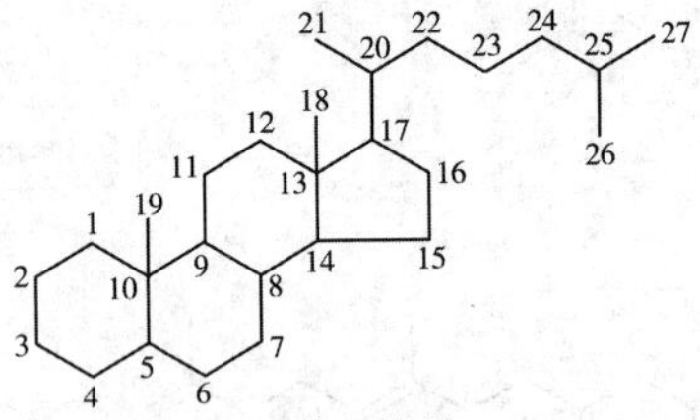

甾体的编号

二、命名

很多天然的甾体化合物都有其各自的习惯名称。其系统命名首先需要确定母核的名称，然后在母核名称的前后表明取代基的位置、数目、名称及构型。甾体母核上所连的基团在空间有不同的取向（构型不同），位于纸平面前方（环平面上方）的原子或基团称为β构型，将其以实线或粗线与环相连；位于纸平面后方（环平面下方）的原子或基团称为α构型，将其以虚线与环相连，波纹线则表示所连基团的构型待定（或包括α、β两种构型）。

根据C_{10}、C_{13}、C_{17}所连侧链的不同，甾体化合物常见的基本母核有6种，其名称见表18－2。

表18－2　甾体常见的六种母核结构及其名称

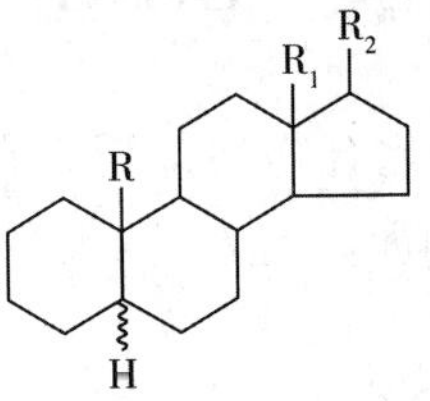

R	R_1	R_2	甾体母核名称
—H	—H	—H	甾烷（gonane）
—H	$—CH_3$	—H	雌甾烷（estrane）
$—CH_3$	$—CH_3$	—H	雄甾烷（androstane）
$—CH_3$	$—CH_3$	$—CH_2CH_3$	孕甾烷（pregnane）
$—CH_3$	$—CH_3$	$—CH(CH_3)CH_2CH_2CH_3$	胆烷（cholane）
$—CH_3$	$—CH_3$	$—CH(CH_3)CH_2CH_2CH_2CH(CH_3)_2$	胆甾烷（cholestane）

练习题

18－2　写出甾烷、雌甾烷、雄甾烷、孕甾烷的碳架的构型式，并编号。

选定母核名称后，再根据以下规则对甾体化合物进行命名：

（1）母核中含有碳碳双键时，将“烷”改为相应的“烯”，并标出双键的位置。

（2）母核上连有取代基时，取代基的数目、名称、位置及构型放在母核名称前，若连有官能团时，将官能团名称放在母核名称之后。例如：

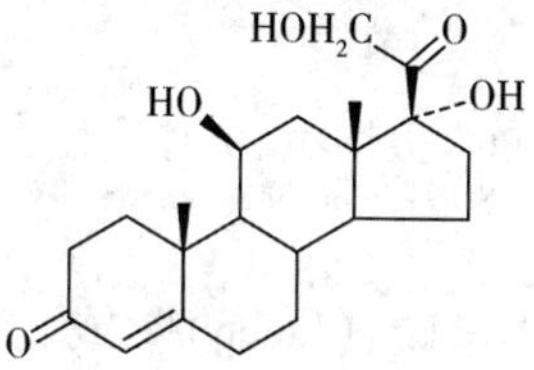

11β,17α,21-三羟基孕甾-4-烯-3,20-二酮 (氢化可的松)
11β,17α,21-trihydroxyprgn-4-en-3,20-dione

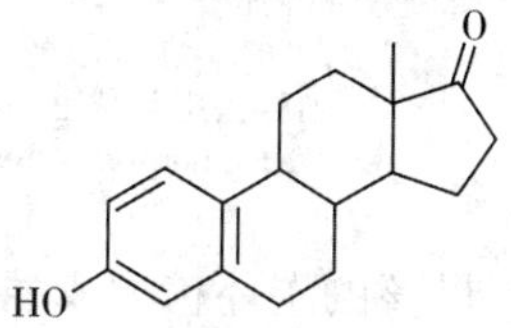

3-羟基雌甾-1,3,5(10)-三烯-17-酮 (雌酚酮)
3-hydroxyestran-1,3,5(10)-trien-17-one

5(10)表示5位与10位形成双键而不是与4或6位形成双键。

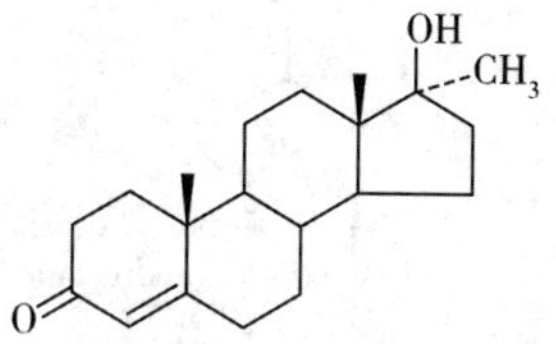

17β-羟基-17α-甲基雄甾-4-烯-3-酮 (甲基睾丸素)
17β-hydroxy-17α-methylandrost-4-en-3-one

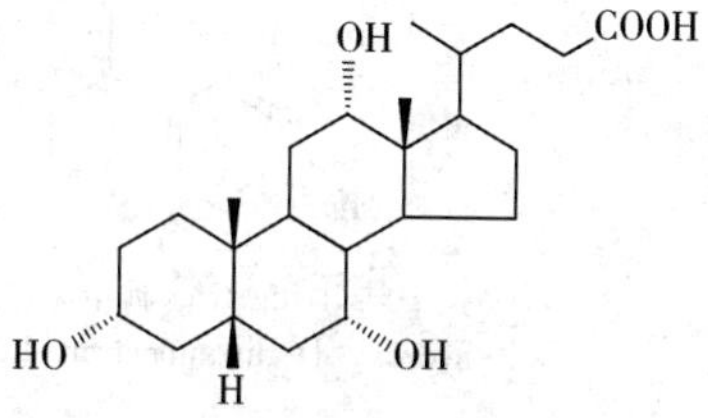

3α,7α,12α-三羟基-5β-胆烷-24-酸 (胆酸)
3α,7α,12α-trihydroxy-5β-cholan-24-oic acid

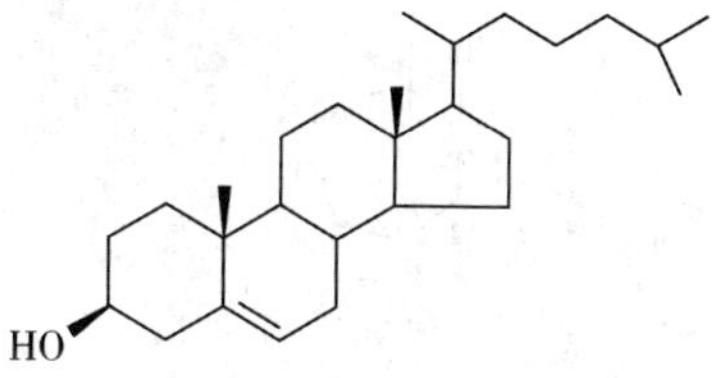

胆甾-5-烯-3β-醇 (胆固醇)
cholest-5-en-3β-ol

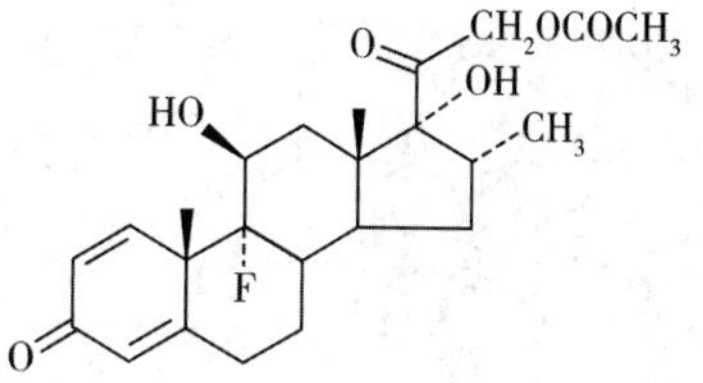

9α-氟-11β,17α,21-三羟基-16α-甲基孕甾-1,4-二烯-3,20-二酮-21-乙酸酯 (醋酸地塞米松)
9α-floroprgn-11β,17α,21-trihydroxy-16α-methyl-1,4-dien-3,20-dione-21-acetate

（3）对于差向异构体，如下面两个化合物只有3位羟基构型不同，可在习惯名称前加“表（epi）”字，称雄甾酮和表雄甾酮。

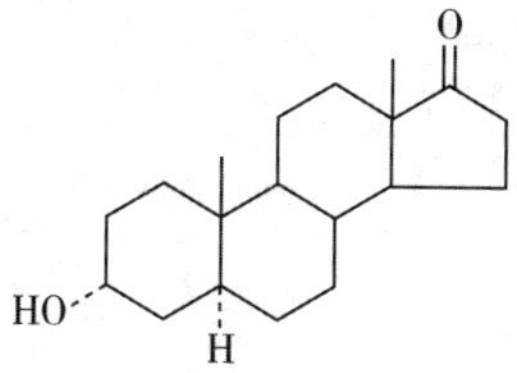

雄甾酮
androsterone

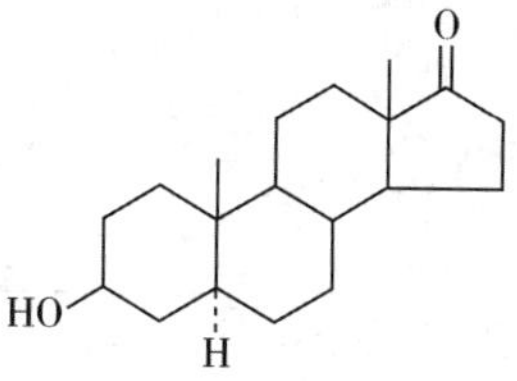

表雄甾酮
epiandrosterone

（4）在角甲基去除时，可用词首“去甲基（nor）”表示，并在其前表明失去甲基的位置。若同时失去两个角甲基，可用词首“18,19-双去甲基（18,19-dinor）”表示。例如：

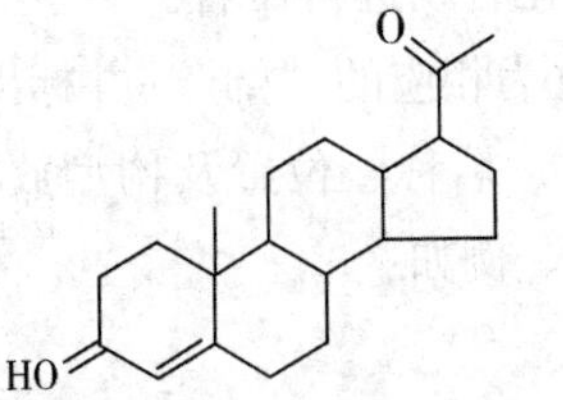

18-去甲基孕甾-4-烯-3,20-二酮
18-norprgn-4-en-3,20-dione

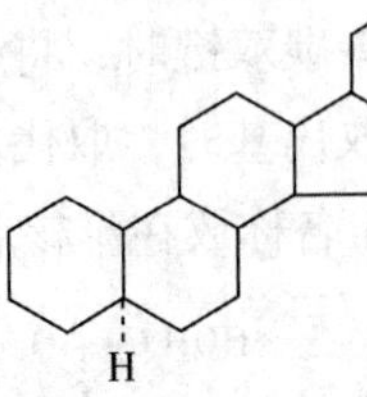

18,19-双去甲基-5α-孕甾烷
18,19-dinor-5α-prgnane

（5）当母核的碳环扩大或缩小时，分别用词首“增碳（homo）”或“失碳（nor）”表示，若同时扩增或减小两个碳原子就用词首“增双碳（dihomo）”或“失双碳（dinor）”表示，并在其前用 A、B、C 或 D 注明是何环发生了改变。例如：

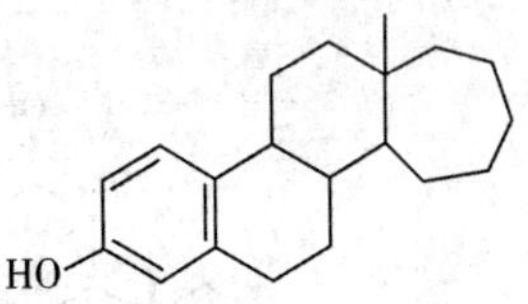

3-羟基-D-增双碳雌甾-1,3,5(10)-三烯
3-hydroxy-D-dihomoestran-1,3,5(10)- triene

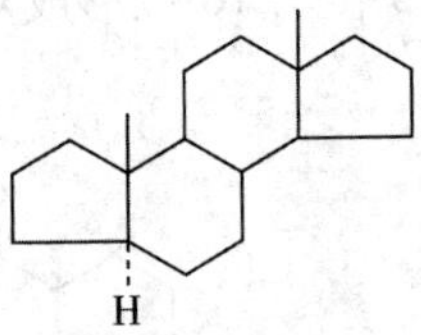

A-失碳-5α-雄甾烷
A-nor-5α-androstane

对于含增碳环的甾体化合物需要编号时，原编号顺序不变，只在增碳环的最高编号数后加 a、b、c…表示与另一环的连接处的编号。例如：

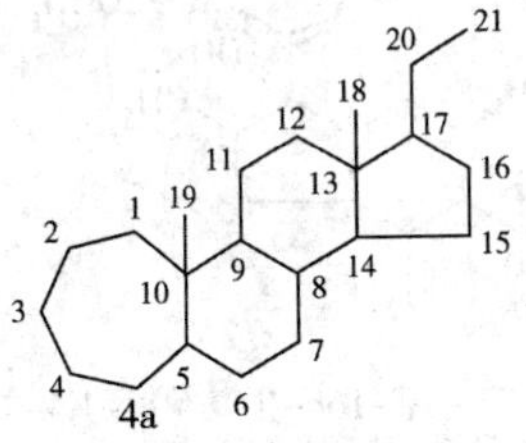

A-增碳-5α-孕甾烷
A-homo-5α-prgnane

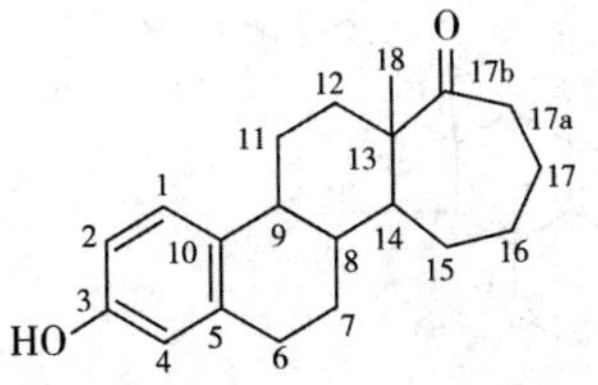

3-羟基-D-增双碳雌甾-1,3,5(10)-三烯-17b-酮
3-hydroxy-D-dimomoestran-1,3,5(10)- trien-17b-one

对于含失碳环的甾体化合物，仅将失碳环的最高编号删去，其余按原编号顺序进行编号。例如：

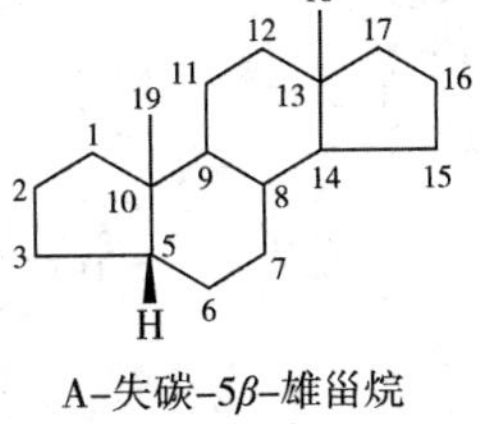

A-失碳-5β-雄甾烷
A-nor-5β-androstane

（6）母核碳环开裂，而且开裂处两端的碳都与氢相连时，仍采用原名及其编号，用词首“断（seco）”表示，并在其前标明开环的位置。例如：

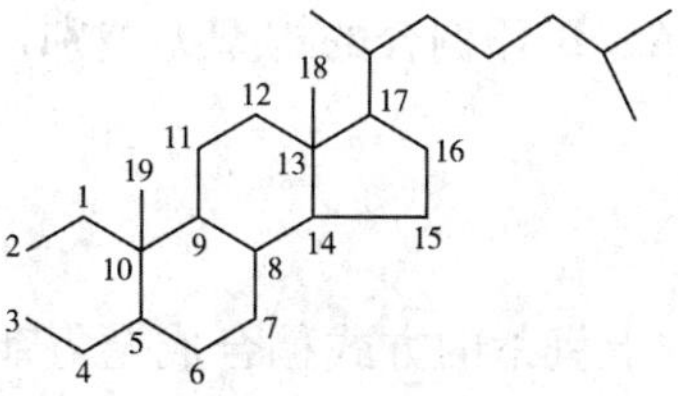

2,3–断–5α–胆甾烷
2,3–seco–5α–cholestane

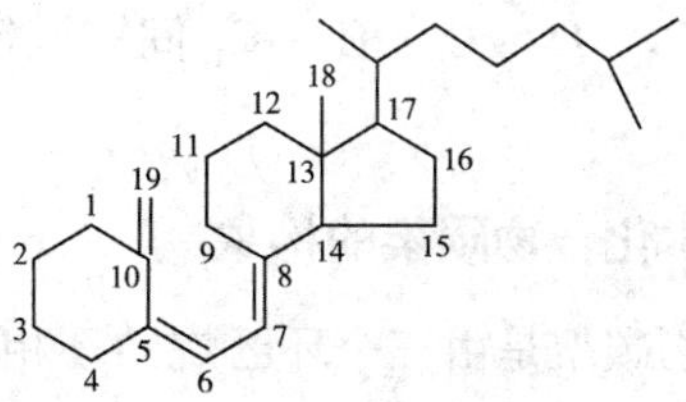

9,10–断胆甾–5,7,10(19)–三烯
9,10–secocholestane–5,7,10(19)– triene

三、甾体化合物的构型和构象

（一）甾体化合物碳架的构型

甾体化合物仅母核就含有 6 个手性碳原子（C_5、C_8、C_9、C_{10}、C_{13}、C_{14}），理论上应有 64 个（2^6）个光学异构体，但由于稠环及其空间位阻的影响，使实际可能存在的异构体数目大大减少。绝大多数甾体化合物碳架的构型具有如下特点。

扫码“看一看”

（1）甾体母核中四个碳环 A、B、C、D 在手性碳 5、10（A/B），8、9（B/C）和 13、14（C/D）处稠合。其中 B/C 和 C/D 的稠合一般为反式（强心苷元和蟾毒苷元等除外）。

若稠合处碳原子连有基团，则基团的构型为 8β、9α、13β、14α。

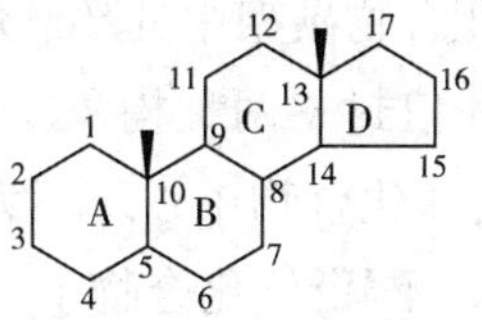

（2）A/B 环有顺式和反式两种稠合方式，因此存在着两种不同的构型。当 A/B 顺式稠合时，C_5上的氢原子和 C_{10}上的角甲基在环平面的同侧，都位于纸平面的前方，即为“β 构型”，具有这种构型特点的称之为正系，简称 5β 型。5 位 C—H 键采用实线或粗线，也有采用实心圆点表示的。当 A/B 环反式稠合时，C_5上的氢原子与 C_{10}上的角甲基在环平面的异侧，C_5上的氢原子位于纸平面的后方，即为“α 构型”，具有这种构型特点的称之为别系，简称 5α 型，5 位 C—H 键采用虚线。

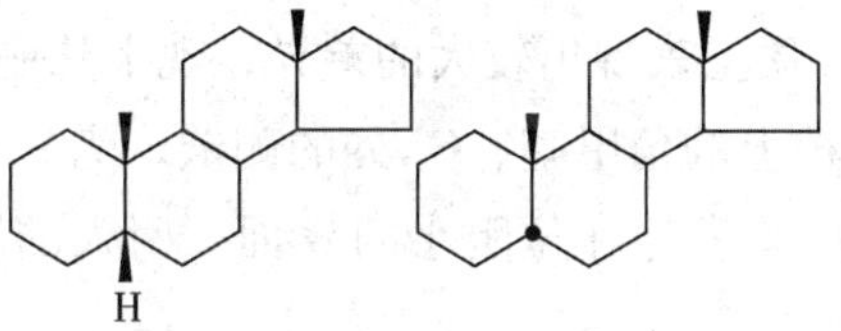

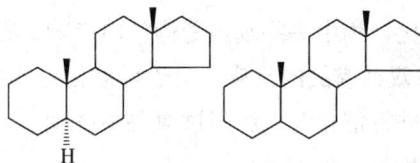

正系（5β型）
A/B顺式稠合
B/C反式稠合
C/D反式稠合

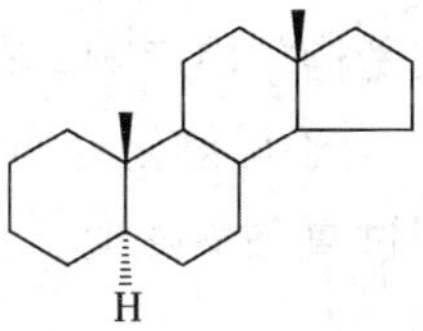

别系（5α型）
A/B反式稠合
B/C反式稠合
C/D反式稠合

在通常情况下，表示 B/C 和 C/D 环反式稠合特征的 8β、9α、14α 氢原子均被省略，而仅用 5α 和 5β 氢原子来表示其分属于正系或别系。如：

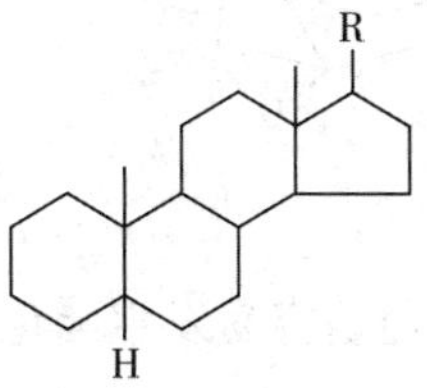

正系（5β型）

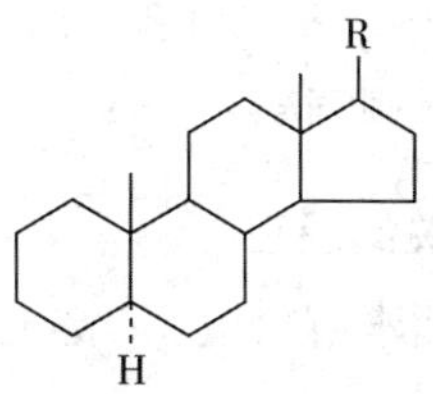

别系（5α型）

如果 $C_4 \sim C_5$、$C_5 \sim C_6$、$C_5 \sim C_{10}$间有双键，A、B 环稠合的构型无差别，则无正系和别系之分。

（二）甾体化合物碳架的构象

甾体化合物碳架是由三个环己烷的环相互按十氢萘的方式稠合成全氢菲再与环戊烷环并合而成。但由于 B/C 和 C/D 环一般为反式稠合，使碳架刚性较强，很难发生翻环作用，*a* 键和 *e* 键不能相互转换。所以每个构型仅有一种构象。

正系和别系化合物碳架的构象如下：

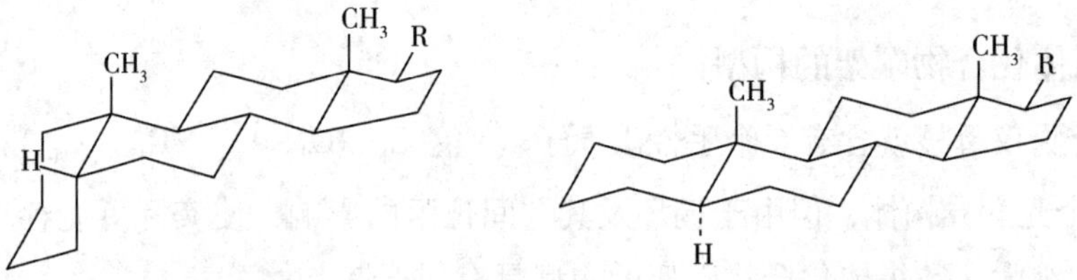

正系（5*β*型）
A/B顺式稠合
B/C反式稠合
C/D反式稠合

别系（5*α*型）
A/B反式稠合
B/C反式稠合
C/D反式稠合

一般情况下，正系和别系甾体化合物碳架中的环己烷均取椅式构象。

D 环为环戊烷，它具有半椅式和信封式两种构象。D 环取哪种构象式，与 D 环上的取代基及其位置有关。例如，17 -酮甾体化合物中，D 环为信封式构象；17 -位处为羟基取代时，D 环也为信封式构象；但是，16 -酮甾体化合物中，则 D 环为半椅式构象。

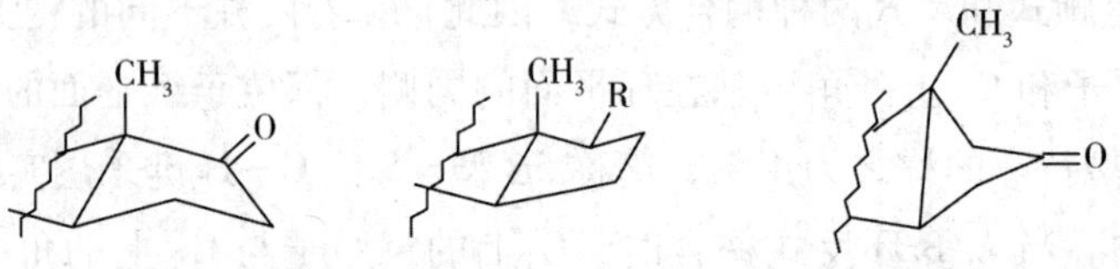

D环信封式构象　　D环半椅式构象

（三）甾体化合物的构象分析举例

甾体化合物中一些基团受构象的影响，在性质上表现出较大的差异，现举几例说明。

1. 与双键有关的反应　由于甾体化合物母核上的角甲基、C_{17}处的侧链均为 *β* 构型，所以对双键进行催化氢化和用过氧酸氧化时，反应均发生在位阻小的 *α* 面，引入的原子或基团均为 *α* 构型。例如：

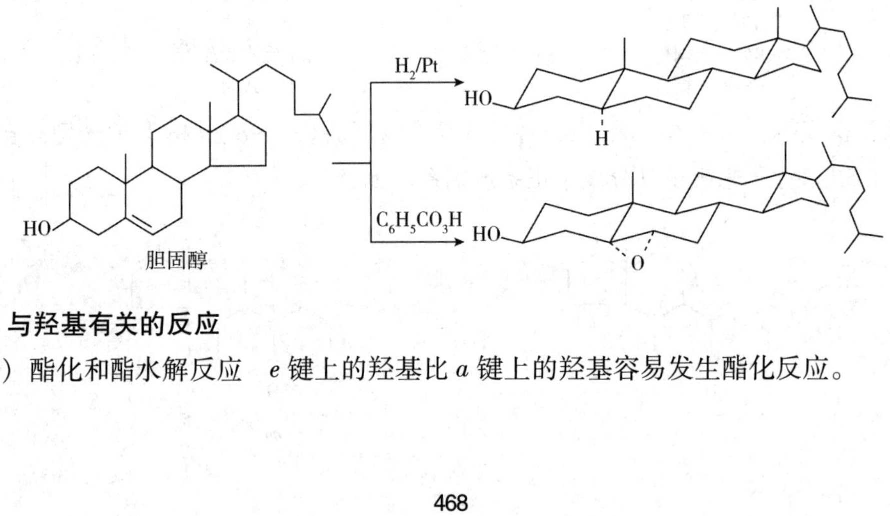

胆固醇

2. 与羟基有关的反应

（1）酯化和酯水解反应　*e* 键上的羟基比 *a* 键上的羟基容易发生酯化反应。

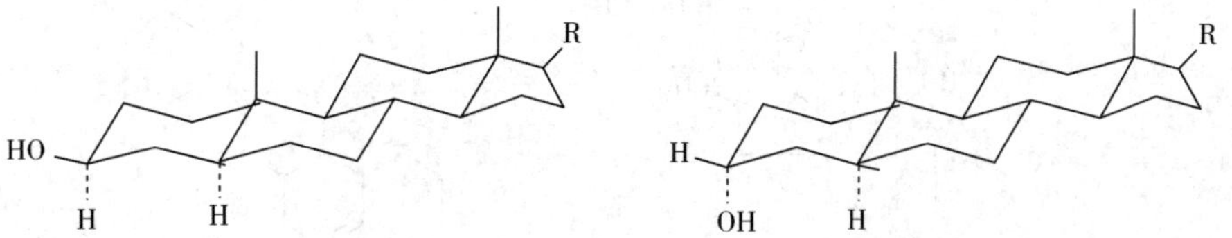

	3β-羟基（e键）	3α-羟基（a键）
酯化速度	快	慢
酯水解速度	快	慢

例如，3β，5α，6β-三羟基胆甾烷与氯甲酸乙酯酰化时，只有 C_3 处的羟基生成酯，因为只有此处的羟基位于 e 键上。

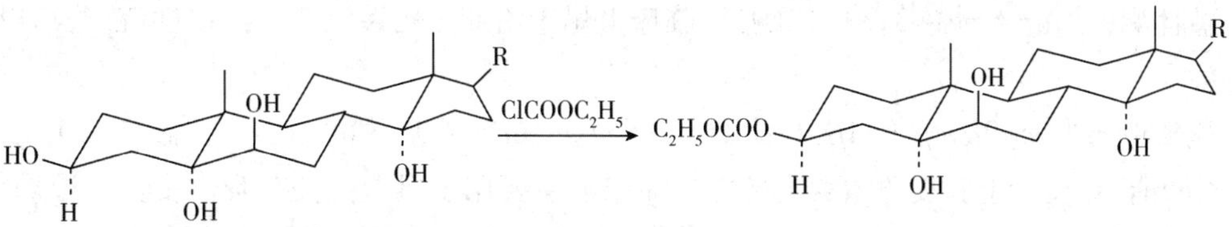

（2）氧化反应　e 键上的羟基比 a 键上的难以发生氧化反应。这一差别，可以从氧化反应机理给予解释。以铬酸氧化为例，机理如下：

$$R_2CH—OH + H_2CrO_4 \longrightarrow R_2CH—O—CrO_3H + H_2O$$

铬酸氢酯

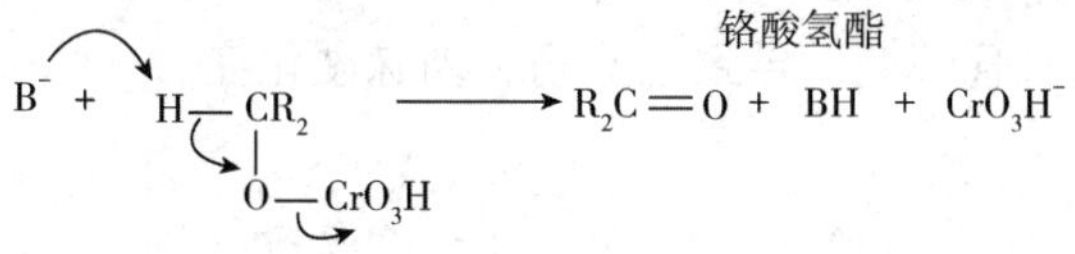

以上两步反应中，第二步铬酸氢酯失去 α 氢生成酮是决定反应速度的步骤，即氧化反应发生在 α 氢上。当羟基处于 e 键时，其 α 氢则处于 a 键，碱进攻 α 氢受到的空间阻碍较大，所以反应速度慢。

（四）重要的甾体化合物举例

甾体化合物结构类型及数目繁多，广泛存在于动物植物体内。人体含有的甾体激素有由肾上腺皮质分泌出来的肾上腺皮质激素（例如氢化可的松、去氢皮质酮）；由性腺分泌的雌性激素（例如 β-雌二醇、黄体酮），雄性激素（例如睾酮）等。它们各有其生理活性，临床上用于治疗某些疾病。临床上使用的几个甾体激素类药物按其结构特点可分为雌甾烷、雄甾烷、孕甾烷类。按药理性质不同又可分为孕激素及肾上腺皮质激素类药物。

甾体激素药物
- 雌甾烷类：如雌二醇、炔雌醇等
- 雄甾烷类：如甲睾酮、苯内酸诺龙等
- 孕甾烷类
  - 孕激素类：如黄体酮、醋酸甲地孕酮等
  - 肾上腺皮质激素等：如醋酸地塞米松等

以下是几个实例。

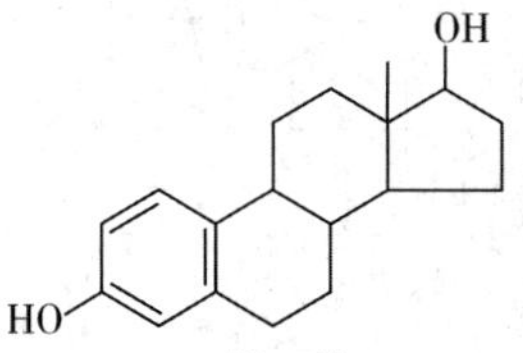

雌二醇
estrandiol

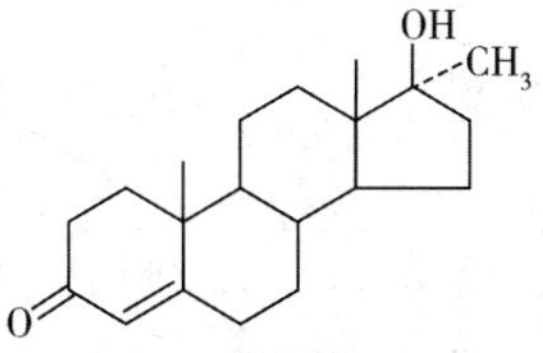

甲睾酮
methyltestosterone

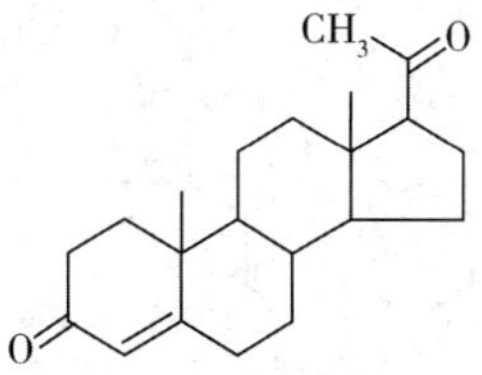

黄体酮
progesterone

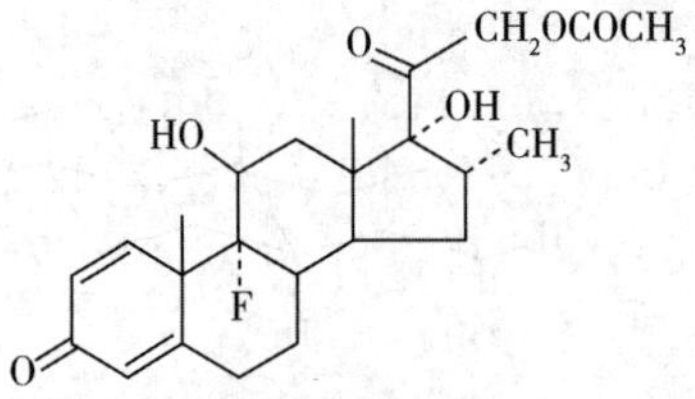

醋酸地塞米松
dexamethasone acetate

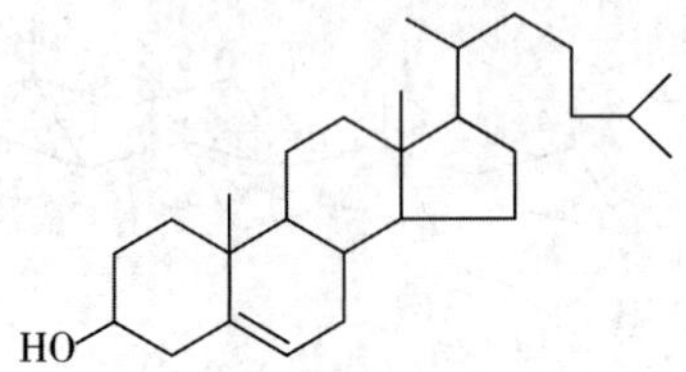

胆固醇
cholesterol

雌二醇[雌甾-1,3,5(10)-三烯-3,17β-二醇]：在临床上用于治疗女性更年期综合征。

甲睾酮(17β-羟基-17α-甲基雄甾-4-烯-3-酮)：临床上主要用于男性缺乏睾丸素所引起的各种疾病。

黄体酮(孕甾-4-烯-3,20-二酮)：临床上用于治疗先兆性流产、习惯性流产及月经不调等症。

醋酸地塞米松(9α-氟-11β,17α,21-三羟基-16α-甲基孕甾-1,4-二烯-3,20-二酮-21-乙酸酯)：属肾上腺皮质激素类药物，临床上主要用于风湿性关节炎、皮炎、湿疹等疾病的治疗。

胆固醇(胆甾醇,胆甾-5-烯-3-醇)：在人和动物体内主要以脂肪酸酯的形式存在，是真核生物细胞膜的重要组分，生物膜的流动性与其密切相关。胆固醇也是生物合成胆甾酸和甾体激素等的前体，在体内有重要作用。但胆固醇摄入过量和代谢发生障碍时，胆固醇会从血清中沉积在动脉血管壁上，导致冠心病和动脉硬化症。

习 题

练习题解

1. 举例说明下列名词或术语。

(1) 异戊二烯规律　　(2) 角甲基

(3) 正系与别系　　(4) α型和β型

2. 写出(-)-薄荷醇的构型及构象式。

3. 写出α-蒎烯、樟脑、龙脑的结构。

4. 用系统命名法命名下列甾体化合物。

(1) 氢化泼尼松

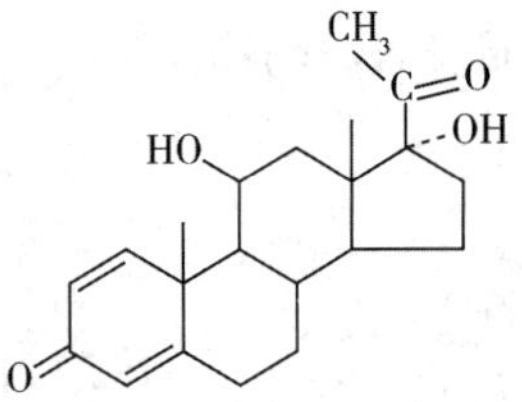

(2) 氯地孕酮

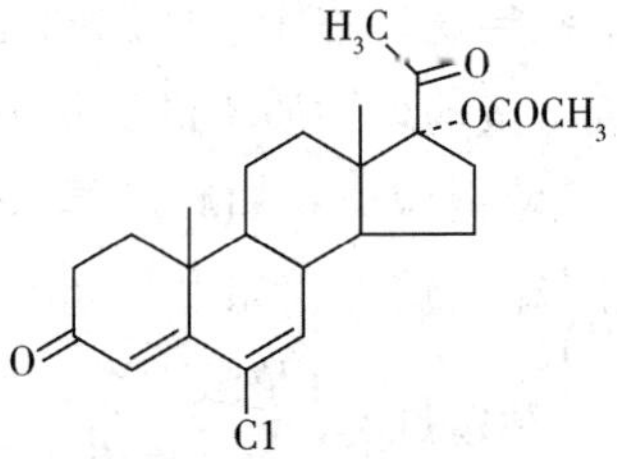

(3) 麦角甾醇

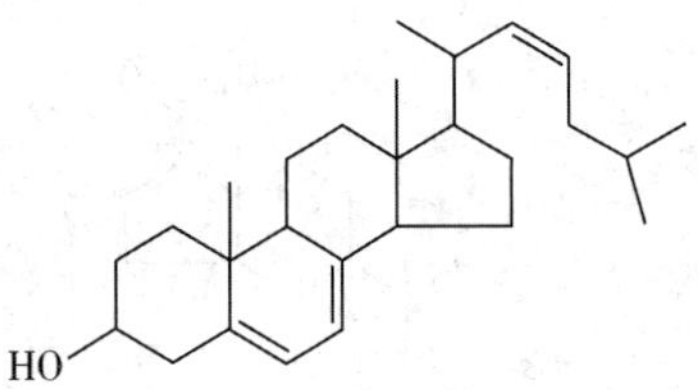

(4) 脱氧胆酸

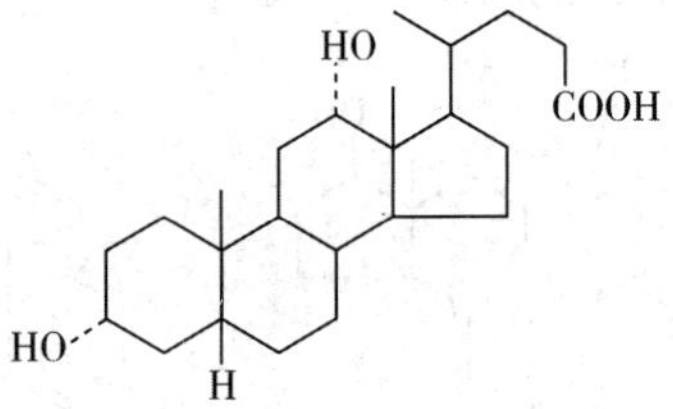

（5）炔诺酮

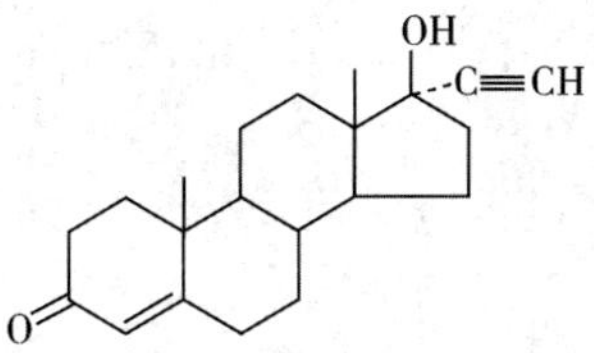

（6）雌二醇

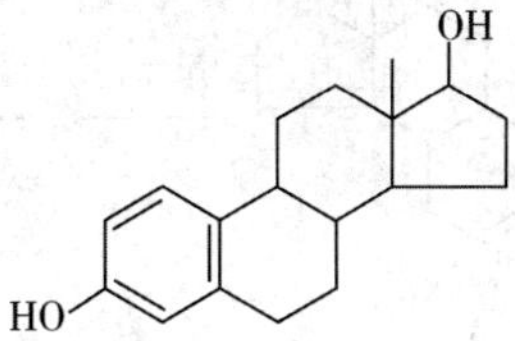

5. 下列化合物属于哪种甾体的衍生物？

（1）

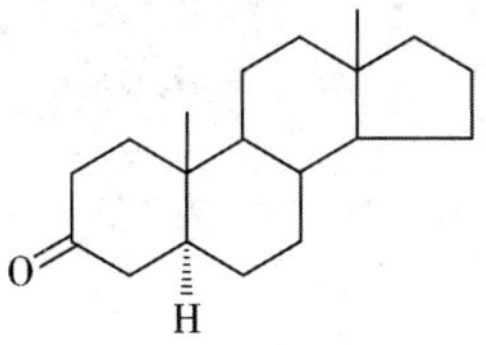

（2）

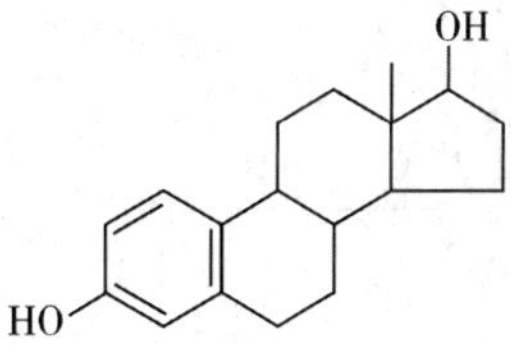

（3）

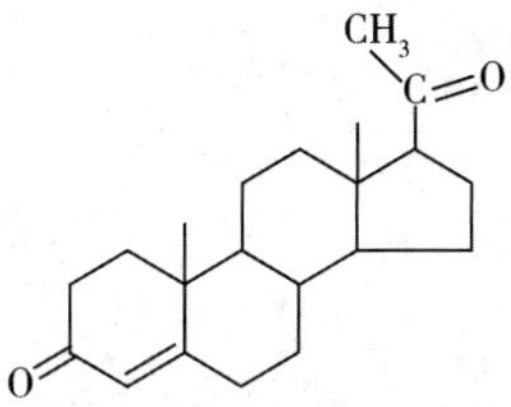

（4）

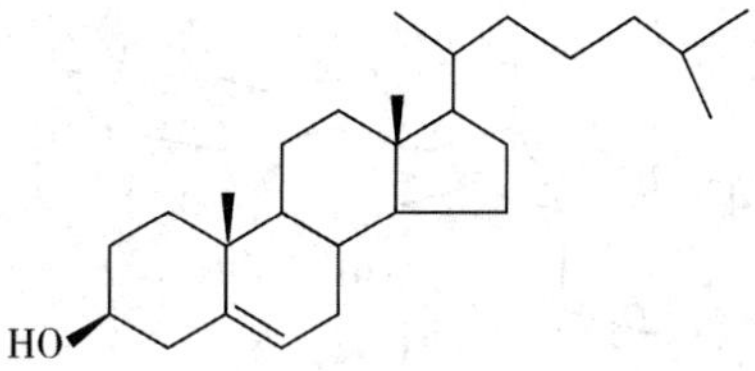

（5）

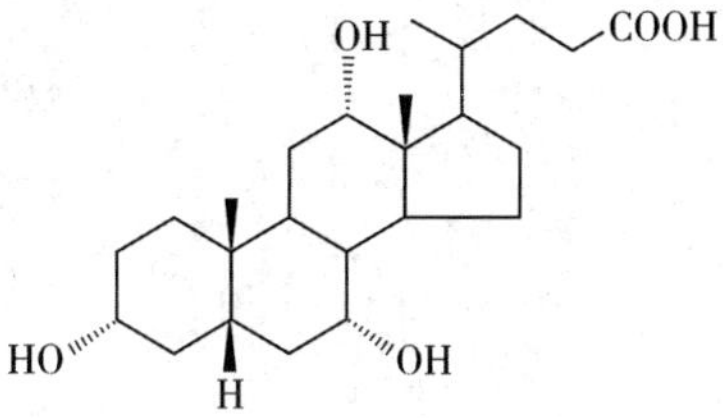

6. 下列化合物哪些属于萜类化合物？是单萜类、倍半萜类还是二萜类化合物？

（1）

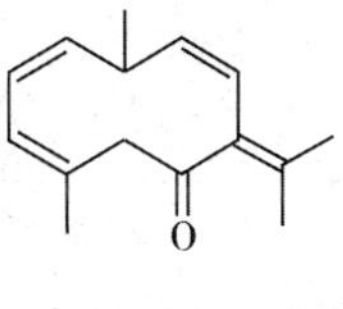

（2）

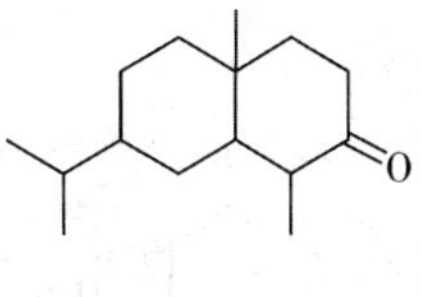

（3）

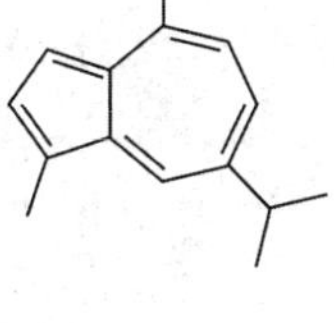

（4）

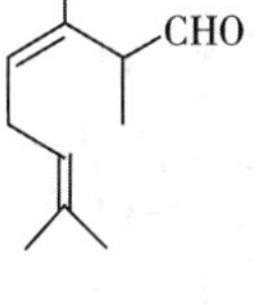

（5）

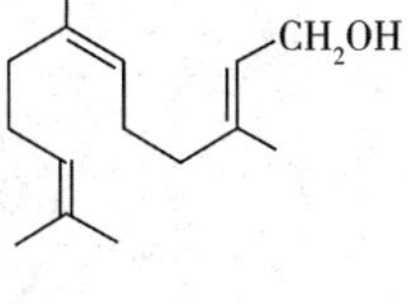

（6）

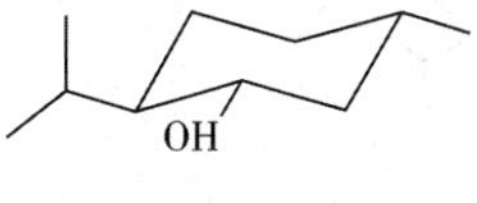

（7）

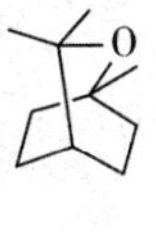

（8）

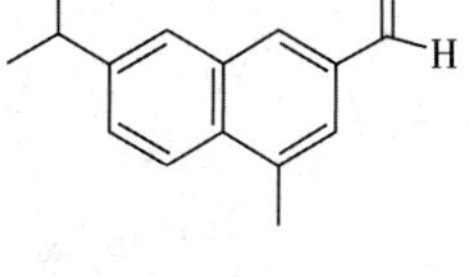

7. 写出下列反应的主要产物。

(1) 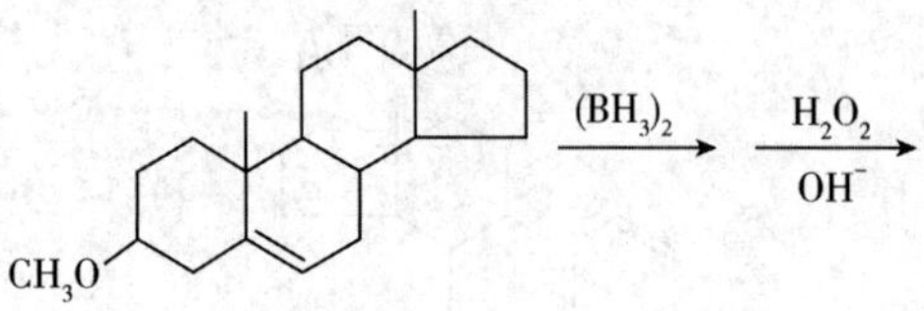

(2) 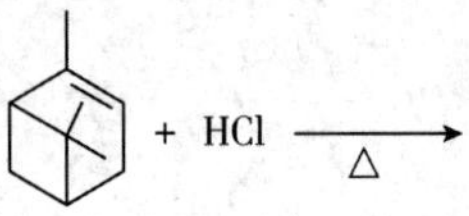

(3) 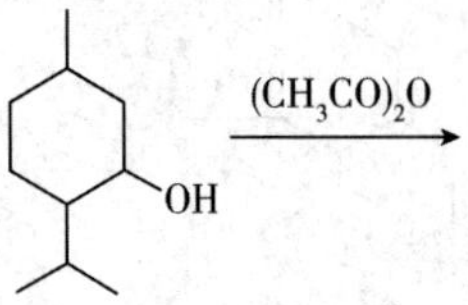

(4) 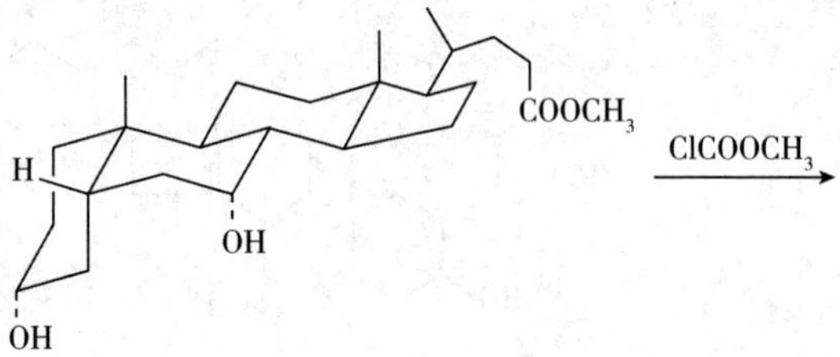

(5) 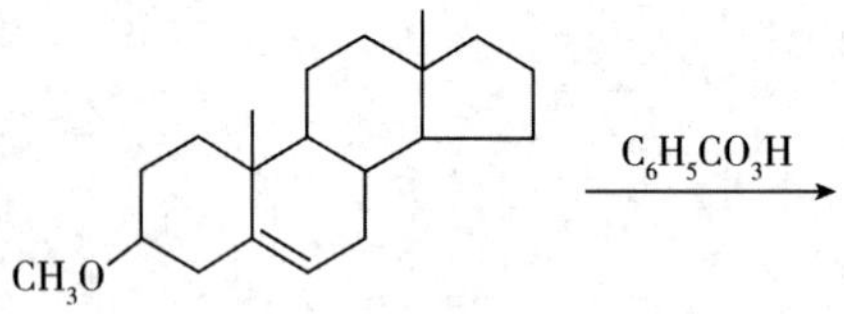

(6) 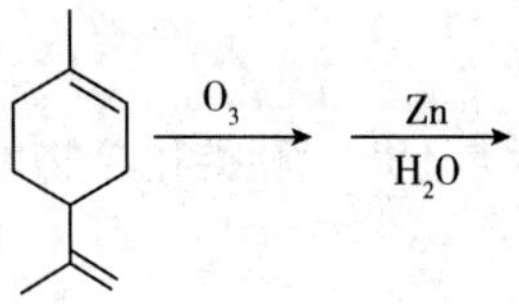

(7) 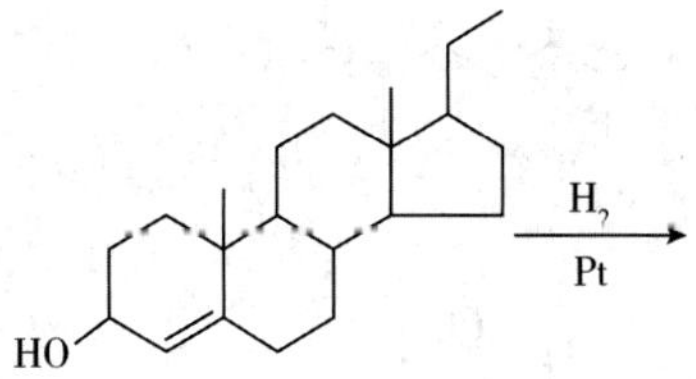

(8) 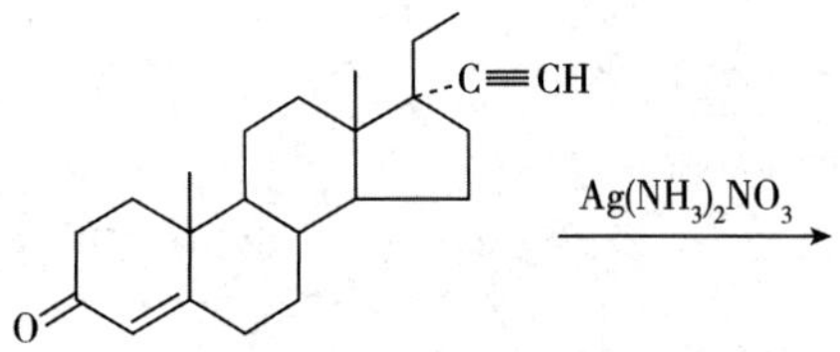

（刘晓平）

第十九章　周环反应

扫码“学一学”

一个化学反应从历程看，有的是一步完成，有的是多步完成。若在反应过程中，旧键的断裂和新键的形成同时发生，反应只是经历一个过渡态，而没有离子或自由基等中间体过程的基元反应（elementary reaction），称为协同反应（concerted reaction）。若协同反应经历了一个环状过渡态，则称为周环反应（pericyclic reaction）。周环反应不受溶剂极性和酸、碱催化剂的影响，也不受自由基引发剂和抑制剂的影响；反应条件一般只需要加热或光照，而且在加热或光照条件下得到的产物具有不同的立体选择性，是高度空间定向反应。

典型的周环反应有电环化反应、环加成反应和 σ -迁移反应。

1965 年美国著名有机化学家伍德沃德（Woodward RB）及量子化学家霍夫曼（Hoffmann R）在总结了大量实验的基础上，提出了“分子轨道对称性守恒原理（Principle of conservation of molecular orbital symmetry）”，又称“伍德沃德-霍夫曼规律（Woodward - Hoffmann rule）”，其基本观点是：在协同反应中，反应物的分子轨道与产物的分子轨道特征相一致时，反应就能够顺利进行（即对称性允许的），反之反应就很难发生（即对称性禁阻的）。换一种表述就是：反应物总是倾向于保持其轨道对称性不变的方式发生反应，从而得到轨道对称性相同的产物。

在应用分子轨道对称性守恒原理分析周环反应时，有几种表达方式，如前线轨道理论（frontier orbital theory）、能量相关理论（energy correlation theory）和芳香过渡态理论（aromatic transition state theory）等，这些理论虽然在处理方法上有所不同，但它们判定反应分子轨道对称性是否守恒以及反应的立体专一性等结果方面是一致的。由于前线轨道理论较为简单而且形象，容易接受，本书采用前线轨道理论对周环反应进行解释。

第一节　电环化反应

一、反应特点

电环化反应（electrocyclic reaction）是在光或热的条件下，共轭多烯烃的两端环化成环烯烃及其逆反应——环烯烃开环成多烯烃的一类反应。例如，*cis* -己-1,3,5 -三烯在加热条件下很容易转变为环己-1,3 -二烯。在这个反应中，*cis* -己-1,3,5 -三烯参与反应的电子是 6 个 π 电子，形成了一个六元环状过渡态。

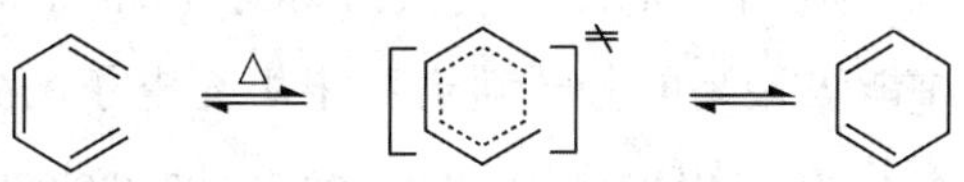

又如：

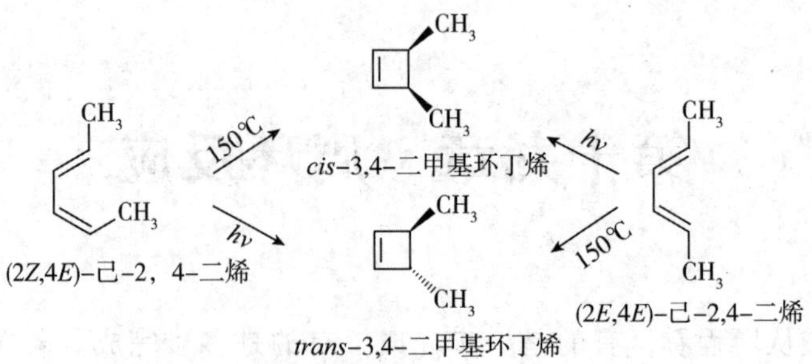

由取代的丁-1,3-二烯环化为取代的环丁烯时，取代的丁-1,3-二烯两端碳原子的两个 π 电子转变为 σ-电子，形成 σ-键，碳原子由 sp^2 杂化转变为 sp^3 杂化，因此使得双烯两端的甲基或氢原子转变到环烯平面的上下方。

在由丁-1,3-二烯体系环化为环丁烯体系过程中，C_1—C_2 和 C_3—C_4 有两种可能旋转方式：一种是向同一个方向旋转，称为“顺旋（conrotatory）”；一种是向相反的方向旋转，称为“对旋（disrotatory）”（图19-1）。

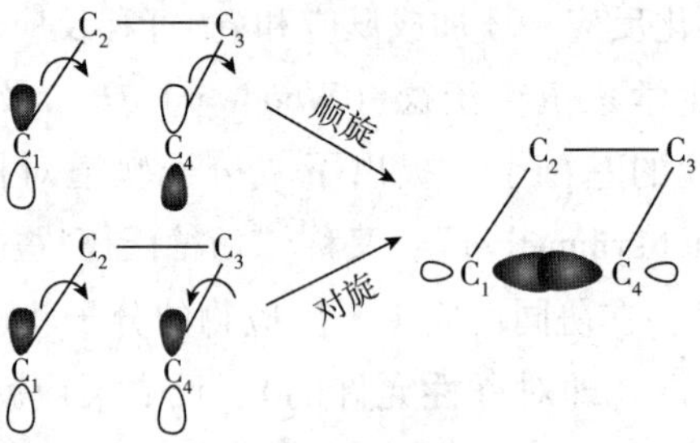

图19-1 分子轨道的顺旋和对旋

由上述例子可以看出，在由丁-1,3-二烯体系环化为环丁烯体系过程中，反应在加热条件下按顺旋方式进行，而在光照条件下按对旋方式进行，这就是电环化反应的选择规则（表19-1）。

表19-1 电环化反应的选择规则

π电子数	反应条件	立体化学
$4n$	加热 光照	顺旋 对旋
$4n+2$	加热 光照	对旋 顺旋

由于电环化反应属于基元反应，根据基元反应的微观可逆性原理，适合于环化反应的条件同样也适合于其逆反应——开环反应。

二、理论解释

1952年日本学者福井谦一以量子力学为理论基础，提出了“前线电子”概念，并由此发展成为“前线轨道理论”。所谓前线分子轨道（FMO，frontier molecular orbital），就是指已经填充电子的分子轨道中能级最高的分子轨道和未填充电子的分子轨道中能级最低的分子轨道，前者称为最高占有轨道（HOMO，highest occupied molecular orbital），后者称为最低空轨道（LUMO，lowest unoccupied molecular orbital）。对于处于基态的丁-1,3-二烯，其HOMO为分子轨道 Ψ_2，而其LUMO为分子轨道 Ψ_3。

福井谦一认为，分子的 HOMO 对于电子的束缚较为松弛，具有电子给予体性质，而 LUMO 则对电子有较强的亲合力，具有电子接受体性质。反应发生在 HOMO 和 LUMO 之间。前线轨道理论认为反应进行的方式和立体化学选择规律只与前线轨道有关，决定于前线轨道的对称性。

图 19－2 所示为丁－1,3－二烯的分子轨道，属于“4*n* 体系”。下面就以丁－1,3－二烯体系环化为环丁烯体系的反应为例，说明前线轨道理论的方法及其应用。

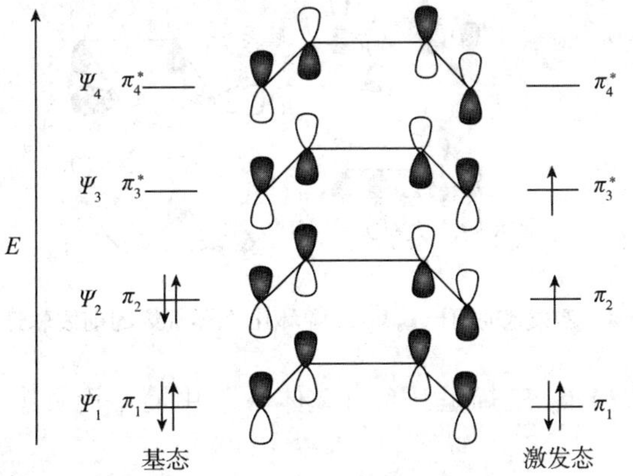

图 19－2　丁－1,3－二烯的分子轨道图

由于热反应是分子在基态发生的，因此丁－1,3－二烯环化反应取决于其基态时的前线轨道；加之电环化反应是单分子反应，故只需考虑丁－1,3－二烯前线轨道中的 HOMO 就可以了。丁－1,3－二烯的 HOMO 在基态时是 Ψ_2，要在丁－1,3－二烯 C_1 和 C_4 两端之间成键，分子轨道必须顺旋，才使 C_1 和 C_4 达到最大程度重叠，形成 σ－键；若发生对旋，C_1 和 C_4 分子轨道符号相反，不能重叠成键（图 19－3）。

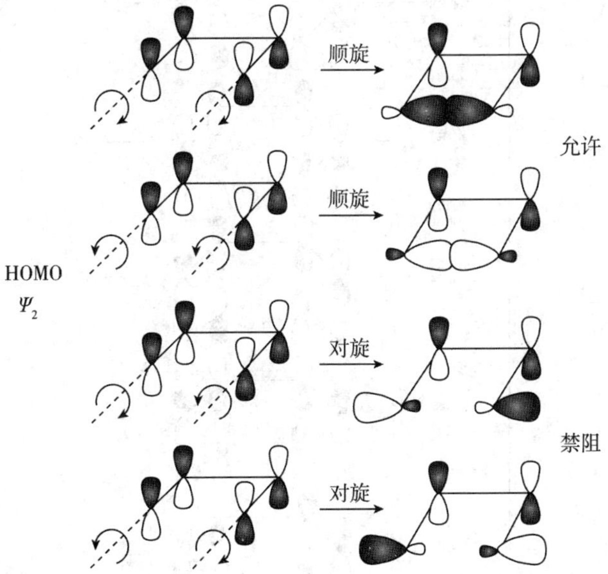

图 19－3　基态时丁－1,3－二烯环化为环丁烯的前线轨道示意图

而在光照条件下，丁－1,3－二烯吸收了光能使得 Ψ_2 轨道上的一个 π 电子激发到 Ψ_3 轨道上，这时 HOMO 由 Ψ_2 变成了 Ψ_3，而此时，对旋将有利于形成 σ－键，顺旋则阻碍反应发生（图 19－4）。

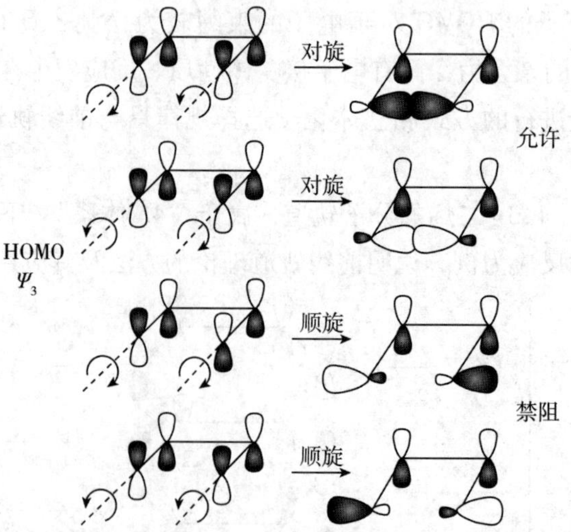

图 19－4　激发态时丁－1,3－二烯环化为环丁烯的前线轨道示意图

(2*E*,4*Z*,6*E*)－辛－2,4,6－三烯是“4*n*＋2 体系”中简单而具有立体意义的代表，其分子轨道见图 19－5。

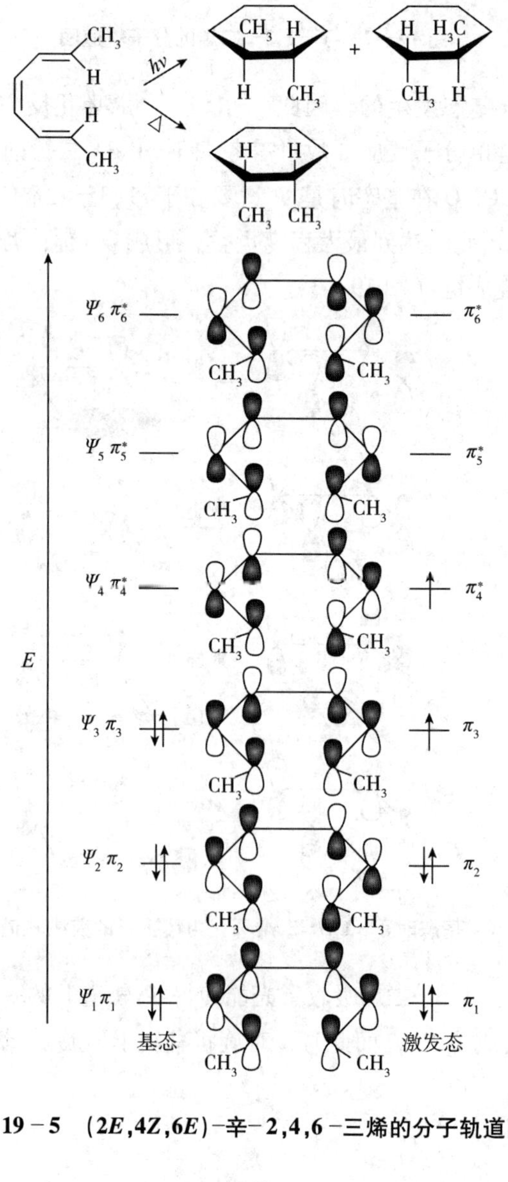

图 19－5　(2*E*,4*Z*,6*E*)－辛－2,4,6－三烯的分子轨道图

按照前线轨道理论：在加热时，(2*E*,4*Z*,6*E*)-辛-2,4,6-三烯的 HOMO 是 Ψ_3，对旋是允许的，顺旋是禁阻的；在光照时，(2*E*,4*Z*,6*E*)-辛-2,4,6-三烯的 HOMO 是 Ψ_4，顺旋是允许的，对旋是禁阻的。

三、反应举例

在理解电环化反应受分子轨道对称性所控制的规律基础上，一些电环化反应就变得很容易接受。例如，将(1*Z*,3*E*)-环辛-1,3-二烯加热或将(1*Z*,3*Z*)-环辛-1,3-二烯光照，结果得到相同的环化产物。

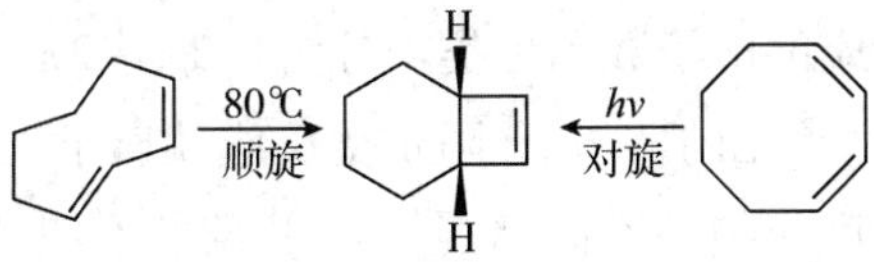

环壬三烯、环辛三烯、环辛四烯都很容易发生己三烯体系的受热对旋环化反应，但是程度有所不同。环壬三烯在室温下发生环化反应就能进行彻底，环辛三烯在与其环化产物所建立的平衡中，逆反应稍稍有利一些，而环辛四烯与其环化产物所建立的平衡中强烈趋向反应物，这是因为其环化产物具有较高张力，很不稳定。

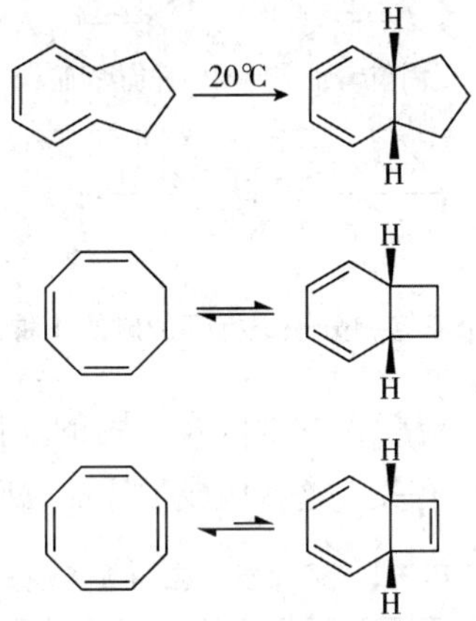

类似的反应还有：

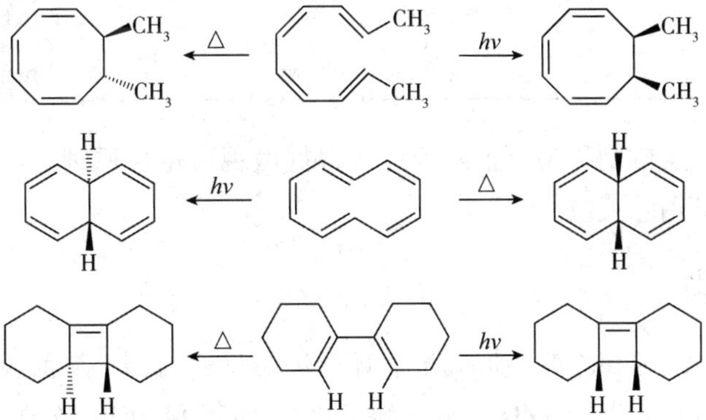

第二节　环加成反应

一、反应特点

环加成反应（cycloaddition reaction）是在光或热的条件下，两个或多个不饱和分子通过双键相互加成生成环状化合物的反应。环加成反应在反应过程中不消除小分子，且只生成 σ-键，无 σ-键的断裂。狄尔斯-阿尔德（Diels - Alder）反应就是典型的环加成反应。例如：

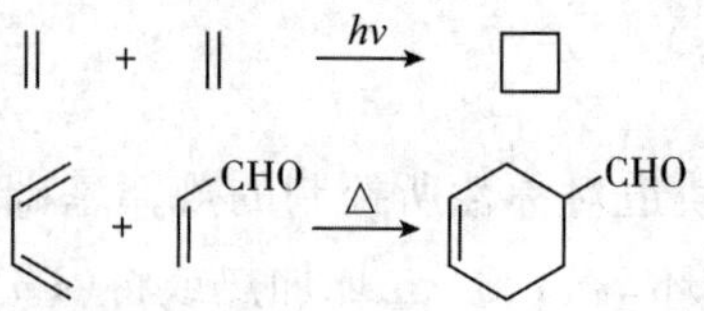

一切现有的实验证据表明，环加成反应也是一个协同过程。

环加成反应根据参加反应的电子数和种类可分为［$2\pi+2\pi$］、［$4\pi+2\pi$］、［$6\pi+2\pi$］、［$4\pi+4\pi$］、［$8\pi+2\pi$］等，常见的狄尔斯-阿尔德反应就属于［$4\pi+2\pi$］环加成反应。

在环加成反应过程中，反应物在不同情况下可以经过不同的过渡态，形成不同立体结构特征的产物。对于两个不饱和分子所进行的环加成反应，就存在四种不同的加成方式，即同面/同面、异面/异面、同面/异面、异面/同面（图 19-6）。

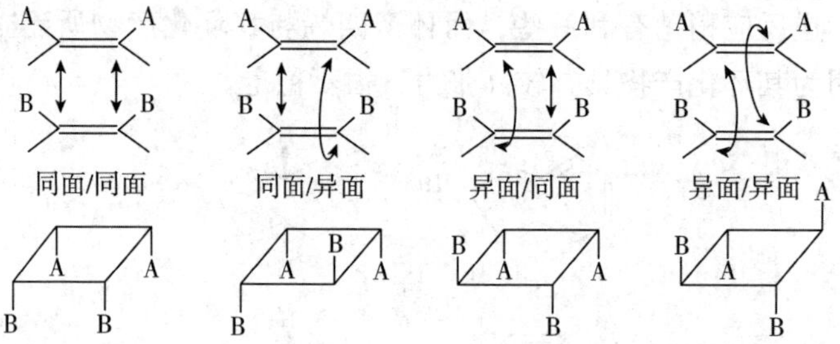

图 19-6　两个不饱和分子进行环加成的 4 种立体化学途径

与电环化反应类似，环加成反应能否发生以及产物的立体构型与反应物的电子数、加成方式和反应条件（加热还是光照）有关，这就构成了环加成反应的选择规则（表 19-2）。

表 19-2　环加成反应的选择规则

$(m+n)\pi$ 电子数	同面/同面（或异面/异面）	同面/异面
$4n$	光照允许，加热禁阻	加热允许，光照禁阻
$4n+2$	加热允许，光照禁阻	光照允许，加热禁阻

环加成反应的逆反应则称为环消除反应。根据微观可逆性原理，适合于环加成反应的条件同样也适合于环消除反应。

二、理论解释

我们以丁-1,3-二烯和乙烯环加成生成环己烯的反应为例，从前线轨道来看，对于处于基态的丁-1,3-二烯，其 HOMO 为分子轨道 Ψ_2，而其 LUMO 为分子轨道 Ψ_3；对于乙烯的 HOMO 则为 π 轨道，而其 LUMO 为 π^* 轨道。

当丁-1,3-二烯与乙烯在加热条件下（基态）进行环加成时，丁-1,3-二烯的 HOMO 与乙烯的 LUMO 作用或乙烯的 HOMO 与丁-1,3-二烯的 LUMO 作用都是对称性允许的，可以重叠成键（图 19-7）。

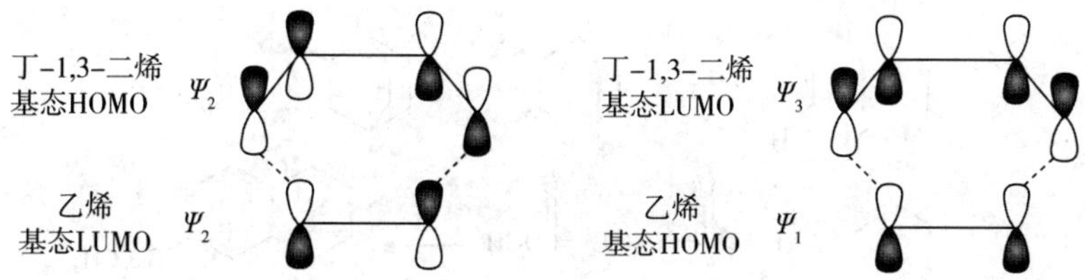

图 19－7　基态时丁-1,3-二烯和乙烯环加成生成环己烯的前线轨道示意图

利用丁-1,3-二烯的 HOMO 与乙烯的 LUMO 进行环加成反应，说明电子是从双烯体向亲双烯体转移而进行的，一些实验事实证明了这一点：吸电子基团增加了亲双烯体的反应活性（表 19－3）；供电子基团增加了双烯体的反应活性（表 19－4）。

表 19－3　不同亲双烯体与环戊-1,3-二烯发生环加成反应的相对反应速度

亲双烯体	相对反应速度
环戊-1,3-二烯（二聚反应）	1
丙烯酸乙酯	12.6
顺丁烯二酸酐	5.9×10^4
四氰基乙烯	4.6×10^8

表 19－4　不同双烯体与顺丁烯二酸酐发生环加成反应的相对反应速度

双烯体	相对反应速度
丁-1,3-二烯	1
戊-1,3-二烯	3.3
1-甲氧基丁-1,3-二烯	12.3

对于［$2\pi+2\pi$］协同反应，以乙烯的二聚反应为例，在加热条件下，当两个乙烯分子同面/同面相互接近时，由于一个乙烯分子的 HOMO 为 Ψ_1轨道，另一个乙烯分子的 LUMO 为 Ψ_2轨道，两者的对称性不匹配，因此是对称性禁阻的反应（图 19－8）。而当两个乙烯分子同面/异面相互接近时，两者的对称性匹配，因此是对称性允许的反应，但是由于空间障碍以及保持轨道有效重叠所必需的分子骨架扭转而形成的过渡态的张力等因素的限制，使得［$2\pi+2\pi$］同面/异面进行环加成反应难以实现（图 19－8）。因此，只有乙烯酮等少数分子可以进行［$2\pi+2\pi$］反应。

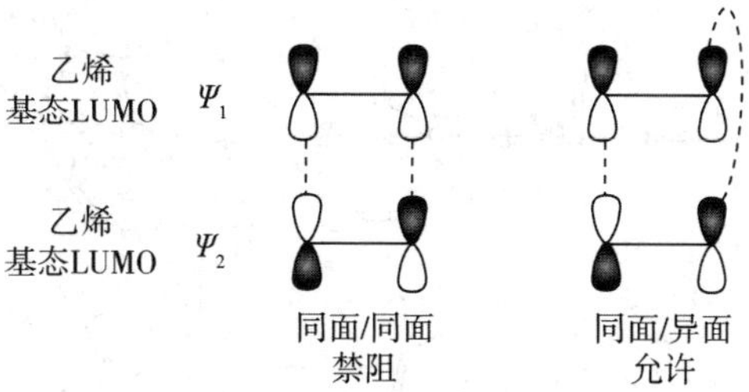

图 19－8　基态时乙烯发生二聚反应的前线轨道示意图

三、反应举例

狄尔斯-阿尔德反应是最典型的［$4\pi+2\pi$］加成反应，例如：

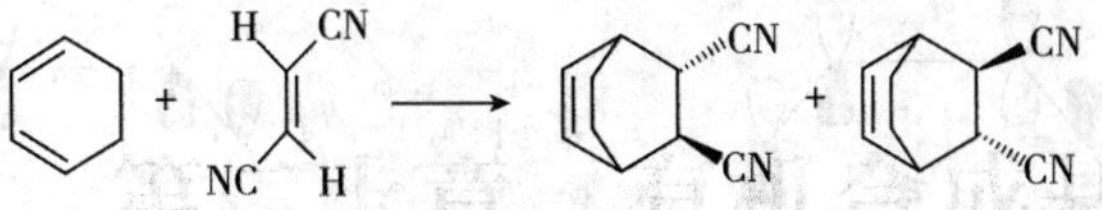

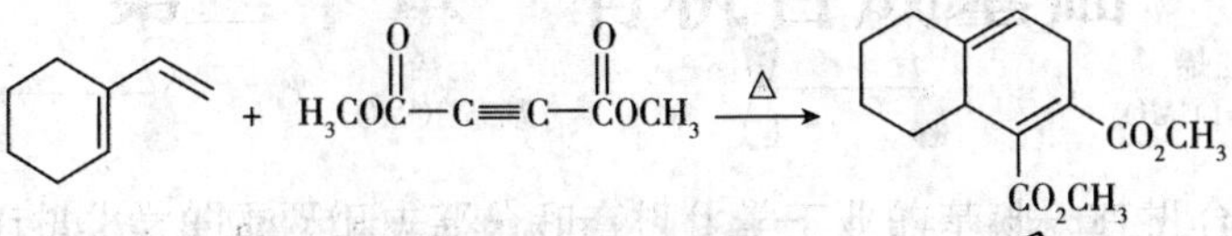

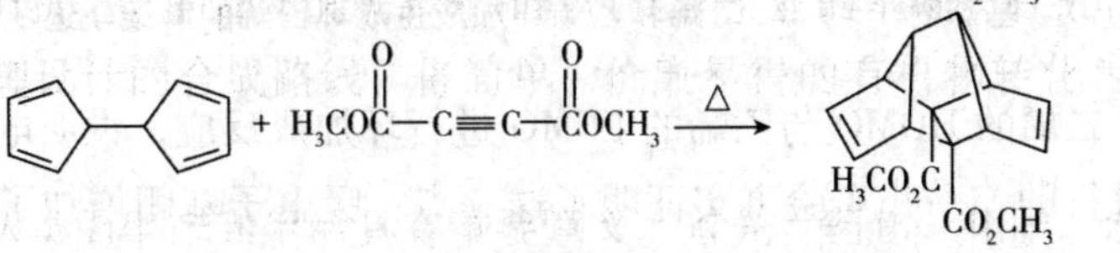

在一般情况下，在基态下［$2\pi+2\pi$］加成反应是很困难的，只有乙烯酮很容易进行二聚反应，乙烯酮也很容易与烯烃或醛酮进行［$2\pi+2\pi$］加成反应。例如：

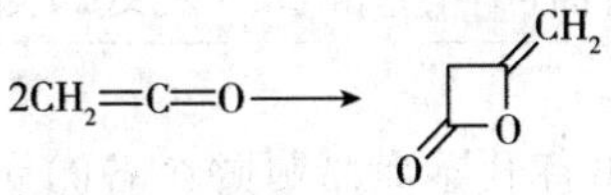

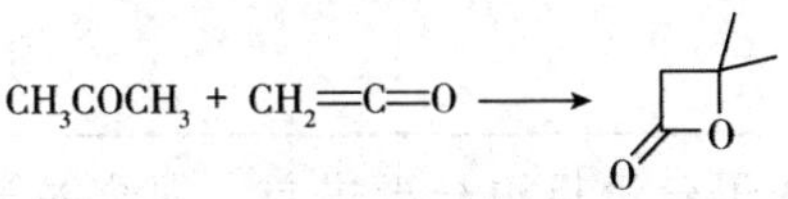

其原因是乙烯酮羰基氧原子的强烈吸电子作用使得乙烯酮在极端情况下可能形成碳正离子，于是乙烯酮羰基碳原子上存在一个空的 $2p$ 轨道，当乙烯酮的 LUMO 与另一分子的 HOMO 作用时，由于空轨道的存在而使得两种反应物容易相互接近并加强成键作用，这是其他简单烯烃所不具有的（图 19－9）。

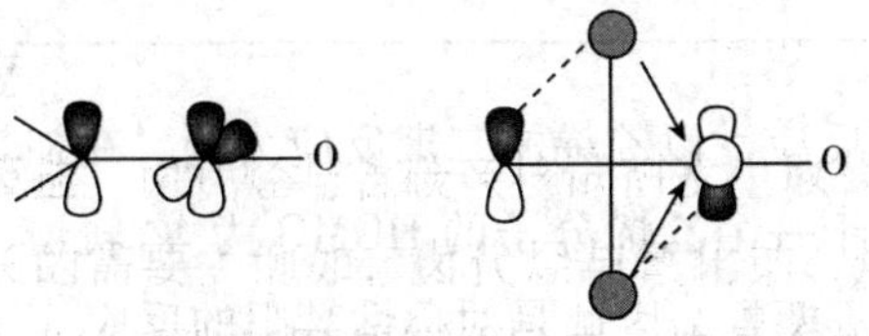

图 19－9　基态时乙烯酮发生环加成反应的前线轨道示意图

环加成反应除［$4\pi+2\pi$］加成反应和［$2\pi+2\pi$］加成反应外，还有［$8\pi+2\pi$］加成反应，［$6\pi+4\pi$］加成反应等。例如：

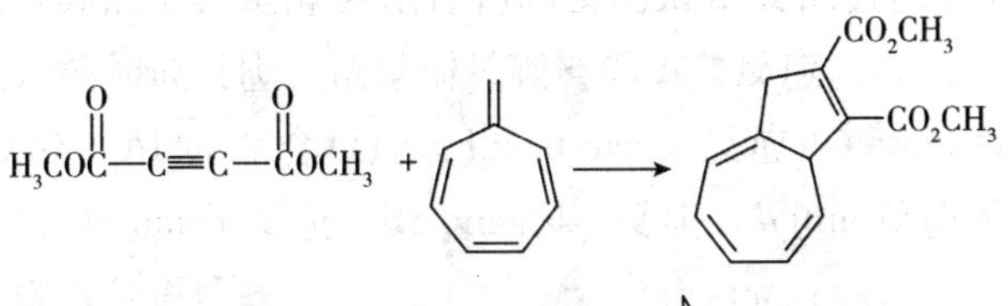

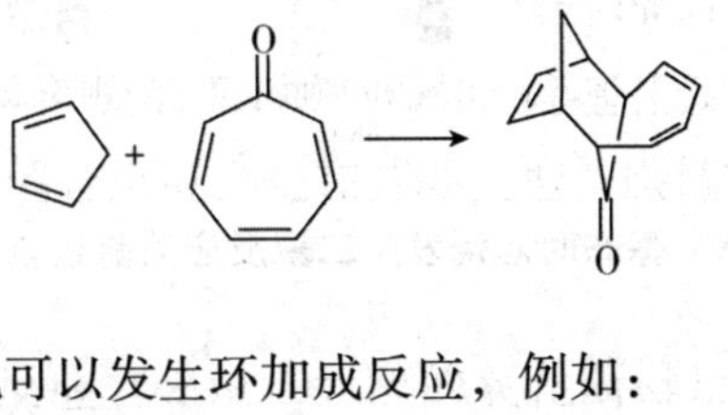

此外，一些离子性体系也可以发生环加成反应，例如：

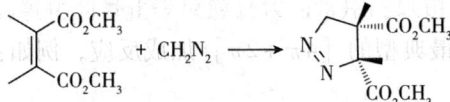

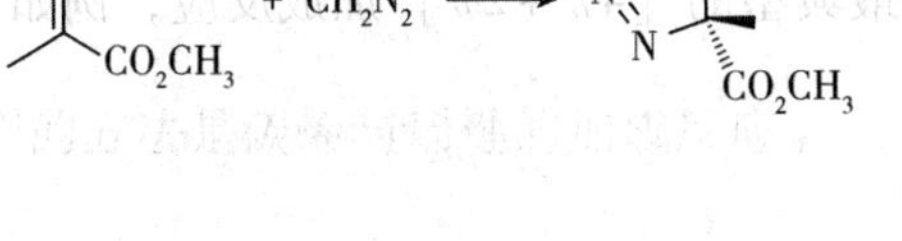

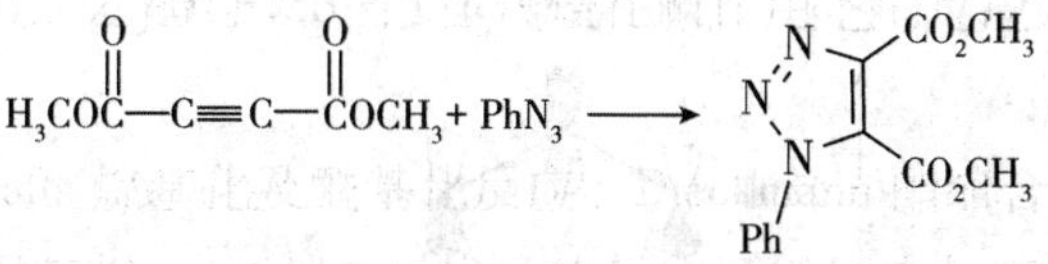

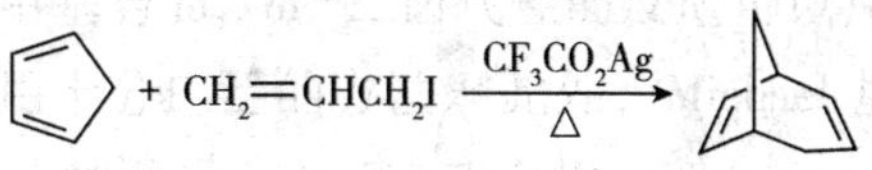

第三节　σ-迁移反应

一、反应特点

σ-迁移反应（sigmatropic rearrangement）是指在化学反应中，一个 σ 键沿着共轭体系由一个位置转移到另一个位置，同时伴随着 π 键转移的反应。例如：

[1,5]氢迁移反应:

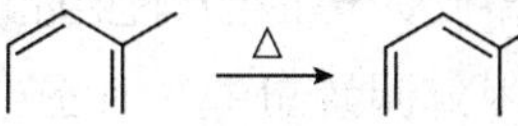

[3,3]碳迁移反应:

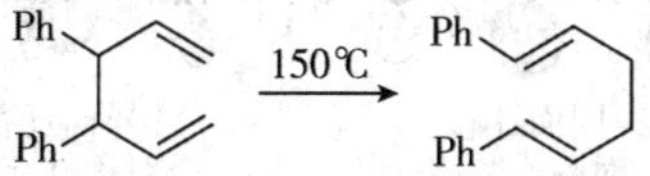

科普(Cope)重排

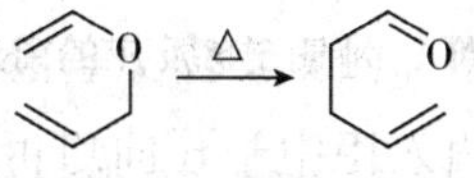

克莱森(Claisen)重排

σ-迁移反应可以通过在拓扑学上两种互不相同的途径来进行，即如果在整个过程中迁移基团保持在共轭体系的同一面，这种方式称为同面迁移（suprafacial rearrangment）；另一方式是在迁移过程中迁移基团移向共轭体系的反面，这种方式称为异面迁移（antarafacial rearrangment）。

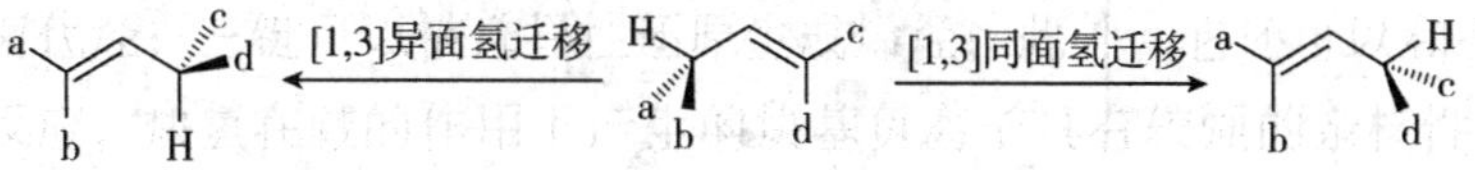

对于烃基的σ-迁移，如果迁移基团具有手性，还涉及迁移后手性碳原子的构型是保持还是改变的问题。

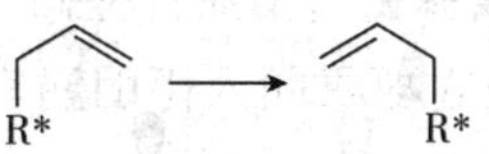

σ-迁移反应能否发生以及产物的立体构型与反应物的电子数、迁移方式、迁移中心构型是否改变、反应条件（加热还是光照）有关，这就构成了σ-迁移反应的选择规则（表 19-5）。

表 19-5　[*i*, *j*] σ-迁移反应的选择规则

(*i*+*j*) 电子数	同面迁移	异面迁移
4*n*	光照允许/构型保持（加热禁阻/构型转变）	加热允许/构型保持（光照禁阻/构型转变）
4*n*+2	加热允许/构型保持（光照禁阻/构型转变）	光照允许/构型保持（加热禁阻/构型转变）

二、理论解释

对于［1,3］氢迁移，迁移的氢原子和一个烯丙基体系相关联，为了分析问题方便，通常假定 C—H 键均裂，形成氢原子和烯丙基自由基，烯丙基自由基是一个具有三个 *p* 电子的

π 体系，根据分子轨道理论，它有三个分子轨道（图 19－10）。

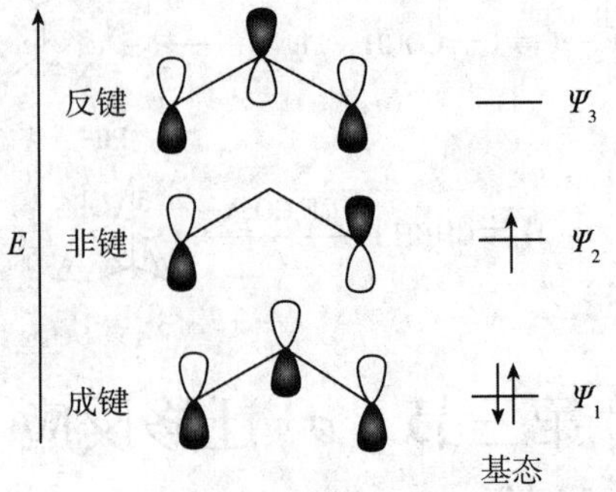

图 19－10　烯丙基自由基的分子轨道

对于处于基态的烯丙基自由基，其 HOMO 为分子轨道 Ψ_2，根据前线轨道理论，[1,3]氢迁移反应的同面迁移是对称性禁阻的；而[1,3]氢迁移反应的异面迁移则是对称性允许的。但是由于异面迁移所要求的几何形状是严重扭曲的，能量很高，因此这个协同过程在基态不大可能进行（图 19－11）。

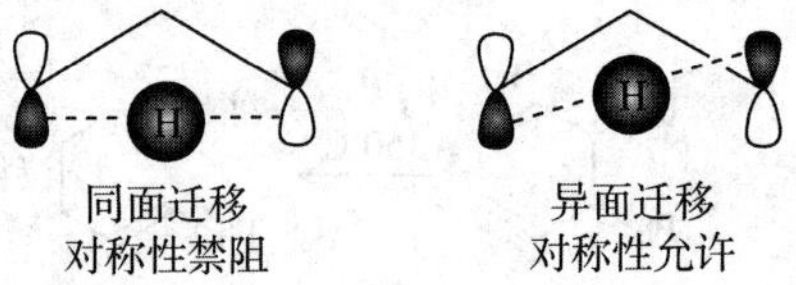

图 19－11　基态时[1,3]氢迁移反应的前线轨道示意图

对于[1,5]氢迁移，可以按照一个氢原子和一个戊二烯基自由基来处理，戊二烯基自由基的分子轨道有五个（图 19－12）。

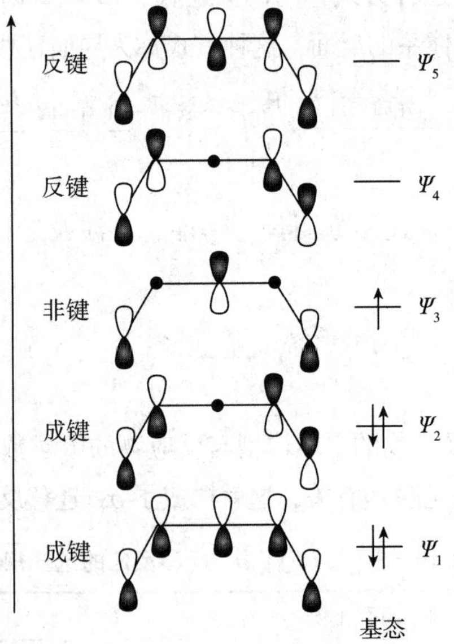

图 19－12　戊二烯基自由基的分子轨道

对于处于基态的戊二烯基自由基，其 HOMO 为分子轨道 Ψ_3，根据前线轨道理论，[1,5]氢迁移反应的同面迁移是对称性允许的；而[1,5]氢迁移反应的异面迁移则是对称性禁阻的（图 19－13）。

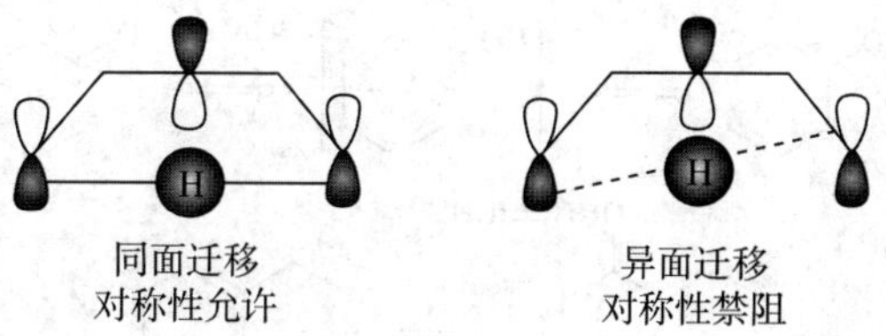

图 19－13　基态时[1,5]氢迁移反应的前线轨道示意图

当迁移基团是碳而不是氢时，迁移基团的 HOMO 不再是球形对称的 *s* 轨道，而是 sp^3 杂化轨道。由于迁移基团本身也有一个同面和异面的问题，因此，当迁移基团为手性碳原子时，不同情况下，有可能出现构型保持或构型转变（图 19－14）。

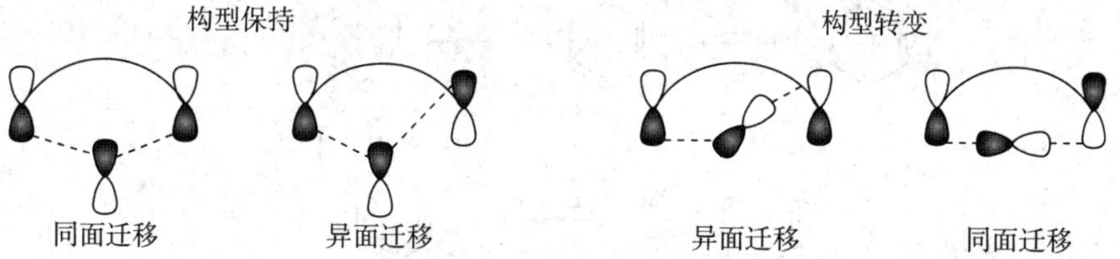

图 19－14　碳 σ－迁移的立体选择

三、反应举例

(*R*)－3－叔丁基－1－甲基茚在加热后得到 99% 的外消旋产物——1－叔丁基－3－甲基茚，其外消旋化原因可以认为是经历了两次[1,5]氢迁移的结果：

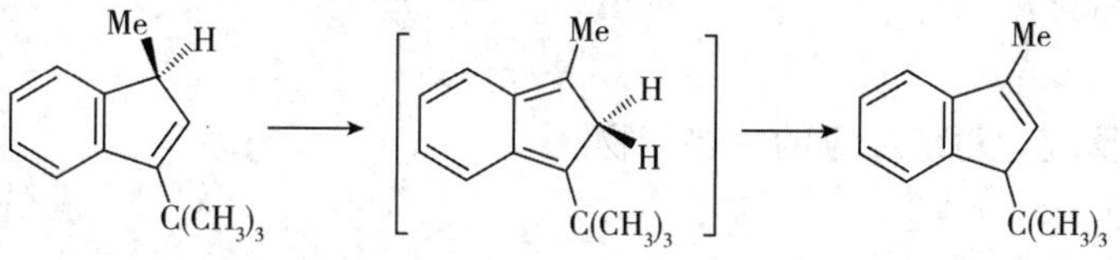

氘代环辛－1,3－二烯在 150℃ 时能够连续发生[1,5]氢迁移，在平衡时存在四种异构体的混合物：

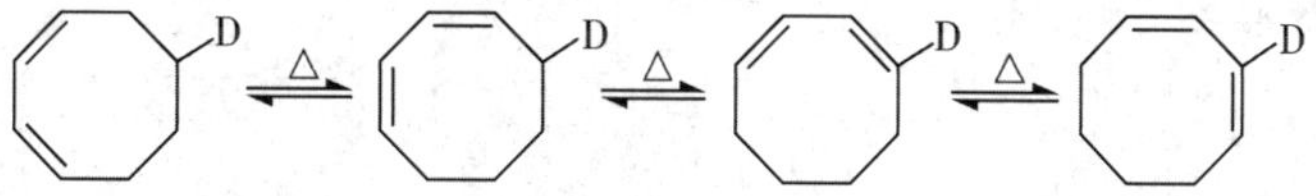

维生素 D_2 与维生素 D_3 之间的热转化是通过[1,7]氢迁移完成的：

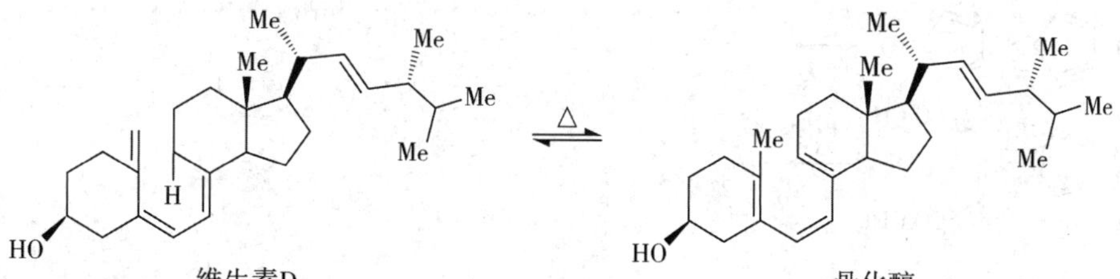

科普（Cope）重排反应是一个非催化热重排反应，其反应机理是一个典型的[3,3]σ－迁移反应，例如：

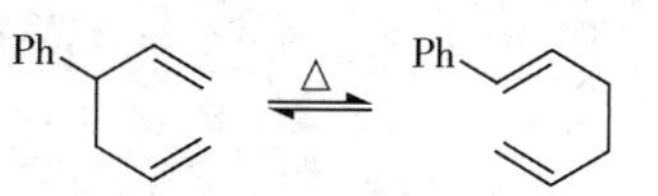

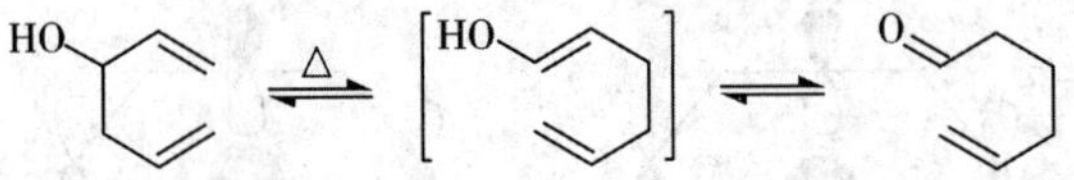

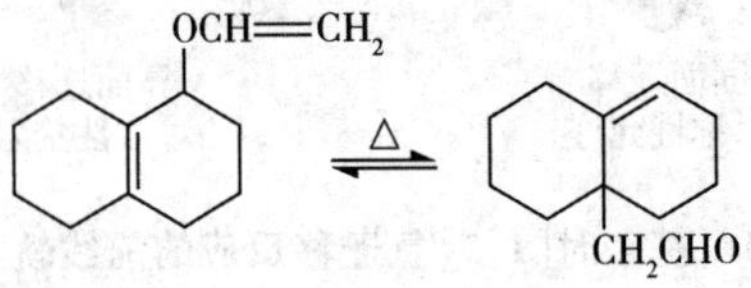

在加热情况下，烯丙基乙烯基醚或烯丙基芳基醚发生的克莱森（Claisen）重排反应也属于[3,3]σ-迁移反应，例如：

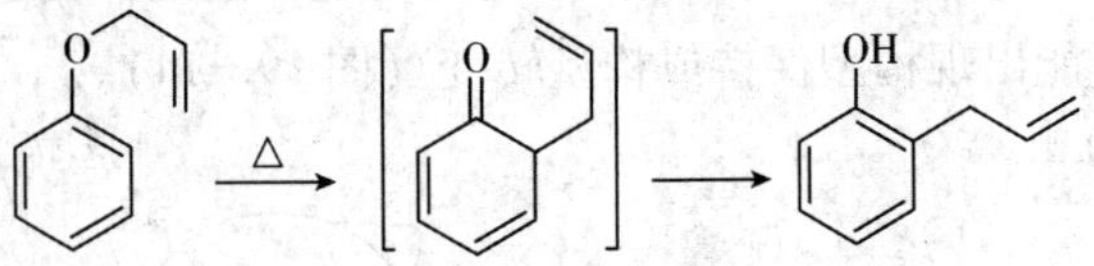

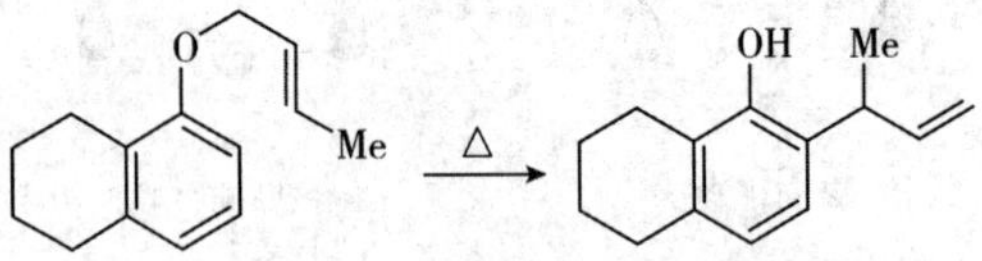

当芳环的两个邻位被其他基团占据，烯丙基则经过两次［3,3］σ-迁移到对位，例如：

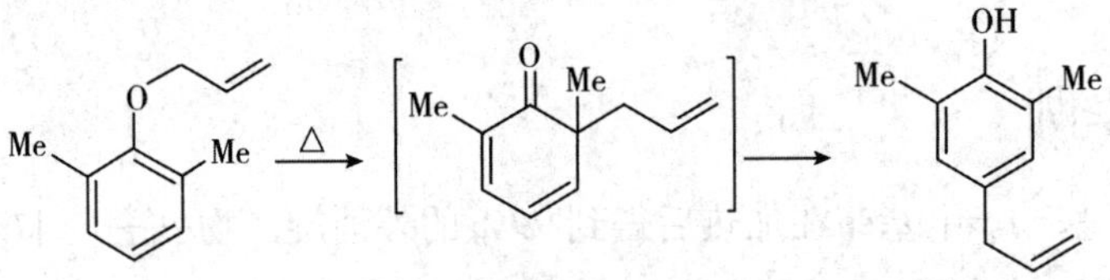

习 题

练习题解

1. 完成下列反应，写出反应的主要产物。

（1）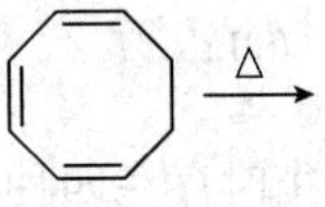

（2）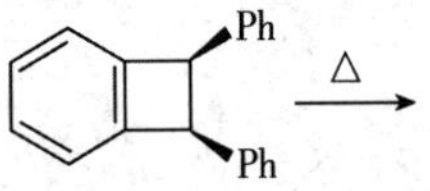

（3）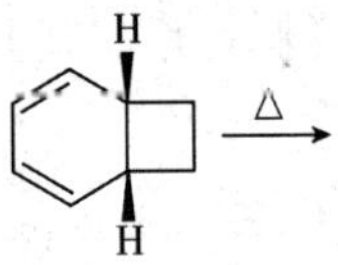

（4）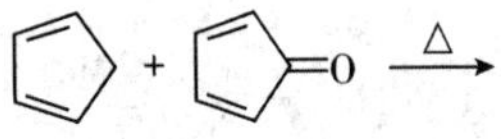

（5）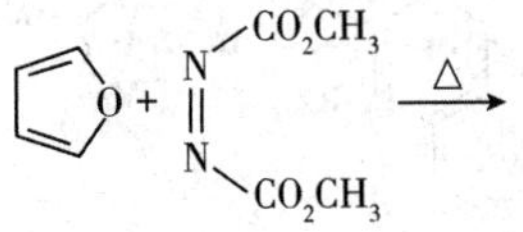

（6）$CH_2N_2 + CH_2{=\!=}CHCO_2CH_3 \xrightarrow{\Delta}$

（7）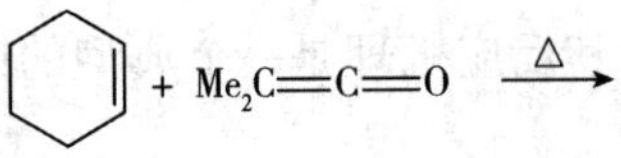

（8）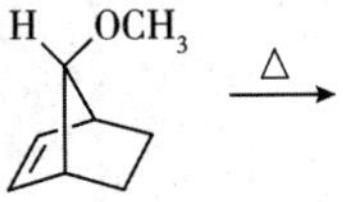

(9) 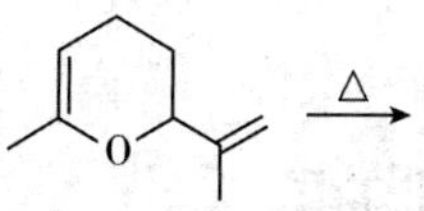

(10) 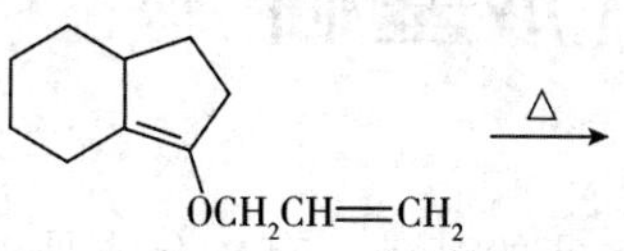

(11) 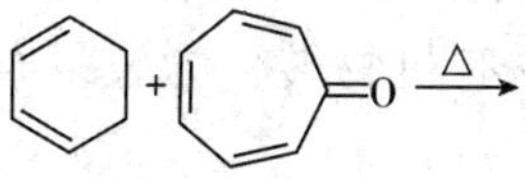

(12) 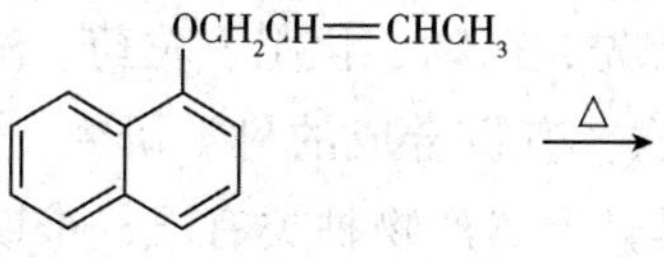

(13) 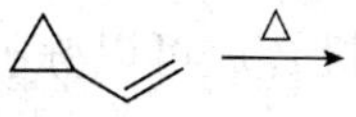

(14) 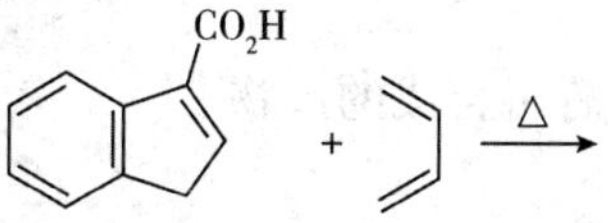

(15) 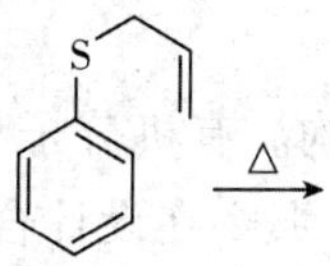

2. 解释下列反应。

(1) 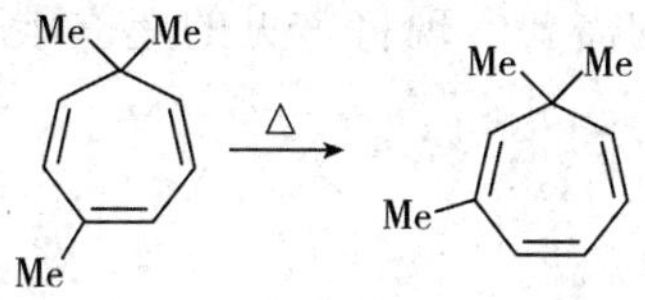

(2) 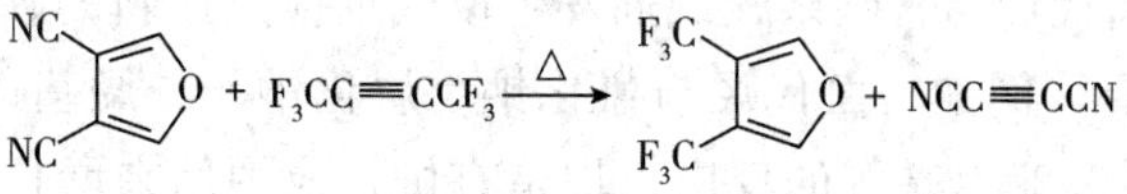

(3) 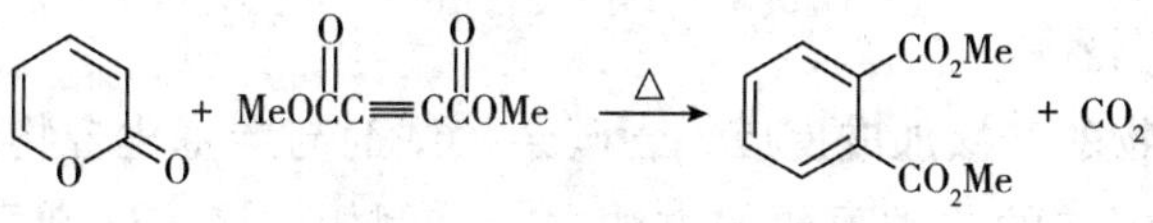

3. 由指定的原料完成下列化合物的合成。

(1) 由丙烯腈和其他合适的链状化合物合成环己胺。

(2) 由苯、丙烯合成2-(3-羟丙基)-4-异丙基苯酚。

(3) 由环戊二烯合成3-(羧甲基)环戊烷-1,2,4-三甲酸。

(房　方)

扫码“学一学”

第二十章　有机合成基础

有机合成是有机化学的重要组成部分和有机化学工业的基础。有机合成是以有机反应为工具，通过合理设计的合成路线，将简单、价廉易得的有机物转化为较复杂化合物的过程。

有机合成对人类的生产和生活具有重要意义。首先，药物、化肥、农药、洗涤剂、染料及具有特殊功能的材料绝大部分是合成产物；其次，有机合成的科学研究，为新概念、新理论、新方法、新技术发现和发明提供源泉；最后，天然产物种类有限，难以满足现代科学技术、工农业生产、国防建设以及人们日常生活的需要，有机合成可以弥补天然产物的不足。

可以说，人类生活及科学研究的各个领域都离不开有机合成的产物。

一、碳架的建立

一个无论简单或复杂分子的合成，首先要分析目标分子的结构。有机分子种类繁多，都有其特定的骨架，如果起始原料不能满足目标分子碳架的要求，那么在设计合成路线时首先就要考虑如何建立碳架。建立碳架的方法可以通过多种途径实现，增长碳链、缩短碳链、成环或开环以及分子重排等都可以达到建立碳架的需要。现将常见的建立碳架的方法介绍如下。

（一）增长碳链的反应

1. 卤代烃的亲核取代反应　卤代烃与含碳亲核试剂发生取代反应形成新的碳碳键，可以满足有机合成中碳链增长的需要。例如，卤代烃与氰化钠、炔化钠、二烃基铜锂试剂、乙酰乙酸乙酯及丙二酸二乙酯的活泼亚甲基等的反应，均是有机合成中用来增长碳链的常见方法，在有机合成中应用十分广泛。

2. 含碳亲核试剂与羰基化合物的亲核加成反应　含碳亲核试剂与羰基化合物的亲核加成反应，是有机合成中用来增长碳链的非常重要的方法之一。例如，格氏试剂可以与醛、酮、酯反应生成结构各异的醇，是醇类化合物制备的最重要的方法；格氏试剂与环氧化合物及二氧化碳等发生亲核加成反应，也是增长碳链的重要反应。

3. 羟醛缩合型反应　Aldol 缩合反应、Knoevenagel 反应、Perkin 反应、Benzion 缩合反应、Michael 加成反应、Mannich 反应、Reformatsky 反应、Wittig 反应及 Claisen 酯缩合反应等也是很常见的增长碳链的方法。

4. 芳烃的亲电取代反应　芳烃的 Fridel - Crafts 烷基化反应和 Fridel - Crafts 酰基化反应、酚和芳胺与芳香重氮盐的偶合反应，是在芳环上增长碳链的常用方法。

（二）碳链缩短的反应

卤仿反应、Hofmann 降解反应、邻位二元醇的氧化断键反应、羧酸及其衍生物的脱羧反应、烯烃及炔烃用较强的氧化剂氧化等反应是较为常用的碳链缩短的反应。

（三）成环反应

构建三元环时用途较广的方法是碳烯与烯键的加成反应。

四元环可以用丙二酸二乙酯与1,3-二卤代烃在碱作用下的反应及［2+2］环加成反应来合成。

分子内的Fridel-Crafts烷基化及酰基化反应、Dieckmann酯缩合反应、乙酰乙酸乙酯及丙二酸二乙酯的活泼亚甲基与ω，ω′-二卤代烃的反应可以用来构建五元环和六元环。D-A反应是构建六元环时应用十分广泛的方法。此外，Michael加成反应与Aldol缩合反应相结合的Robinson增环反应，是在一个六元环化合物上稠合另一个六元环的常用方法。

（四）重排反应

在不改变碳链中原子总数的情况下，Wagner-Meerwein重排、频哪醇重排、Beckmann重排、Claisen重排、Fries重排等反应可用以满足合成目标分子碳骨架发生改变的要求。

二、官能团的引入和转换

在分子中引入官能团和官能团的转换是合成的重要方面。在合成目标分子时，最理想的情况是在碳架建立的过程中，就能把官能团引入到指定的位置上，但在实际当中有些位置在引入官能团时相对比较容易，还有一些位置则较困难，因此预期产物只能通过官能团的转换才能实现。下面简要介绍常见官能团的引入和转换的反应及方法。

（一）官能团的引入

1. 烯烃分子中官能团的引入　向烯烃分子中引入官能团，主要是通过双键上的加成反应以及α-活泼氢原子的取代、氧化等反应实现的。例如，烯烃和HX、X_2等发生亲电加成反应及与X_2发生自由基取代反应可以向分子中引入卤原子，与H_2SO_4、H_2O、B_2H_6反应可以生成醇，与不同的氧化剂发生氧化反应可以得到环氧化合物、醇或者羧酸。

2. 炔烃分子中官能团的引入　向炔烃分子中引入官能团，主要是通过碳碳三键上的加成反应和炔氢的反应来实现的。炔烃中的三键和烯烃双键一样，可以和HX、X_2等发生亲电加成反应生成卤代烃；三键可以被选择性还原生成烯烃；此外，它还可以和ROH、HCN等发生亲核加成反应，炔氢在碱的作用下产生的炔基负离子具有较强的亲核性，可以发生亲核取代和亲核加成反应，形成不同的产物。

3. 芳环上官能团的引入　芳环上典型的化学反应是亲电取代，通过亲电取代反应可以向芳环上引入卤素、硝基、磺酸基、酰基官能团，烷基化和酰基化反应还可以增长碳链。

芳环侧链上的氧化和取代也是官能团引入的重要方法。氧化反应可以制备羧酸，取代反应可以制备卤代芳烃。

（二）官能团的转换

1. 卤代烃的转换　亲核取代反应和消除反应是卤代烃最重要的化学反应。卤代烃可以和多种亲核试剂反应，生成醇、醚、胺、腈等化合物，很容易实现官能团的转换；卤代烷发生消除反应还可以生成烯烃或炔烃。卤代烷的化学反应在有机合成中起着重要的桥梁作用。

2. 醛酮的转换　醛酮羰基的亲核加成反应、α-活泼氢原子引起的反应以及氧化还原反应是醛酮实现官能团转化的重要依据。例如，醛酮与含碳、含氧、含氮及含硫亲核试剂的加成反应，可以将醛酮转化为醇、氰醇、炔醇、缩醛（酮）、肟、腙等化合物；经还原反应可以得到醇，氧化反应可以得到羧酸等。

3. 羧酸及其衍生物的转换　羧酸结构中的羟基被卤素、酰氧基、烷氧基、氨基取代可以生成相应的羧酸衍生物；羧酸衍生物之间经亲核取代反应也可以相互转化，例如，酰卤、酸酐、酯经氨解反应可以得到酰胺，经醇解反应可以生成酯，从而实现了官能团的转化。

4. 芳胺及其重氮盐的转换 胺作为亲核试剂与卤代烃反应，得到胺和铵盐，与酰卤或酸酐反应得到酰胺。芳伯胺转换为重氮盐后，可以被卤素、硝基、氢、氰基、羟基、磺酸基等多种亲核试剂取代，在合成上具有广泛的应用。

三、官能团的保护

有机合成中，如果反应物分子内存在多个可以发生反应的官能团，常常使产物复杂化，收率降低，有时甚至会导致预期反应的失败。当只需要某一部位发生反应而又不能影响其他官能团时，就要采取官能团的保护策略，即先将不希望发生反应的官能团暂时保护起来，待预期反应结束后，再去掉保护基，释放出原来的官能团。

一个理想的保护基应该有以下三个特征：它容易引入所要保护的分子中；它与被保护官能团形成的结构在其他官能团发生反应所需条件下是稳定的；它可以在不破坏分子其余部分的条件下易于除去。下面是几种常见官能团的保护和去保护的方法。

1. 羟基的保护

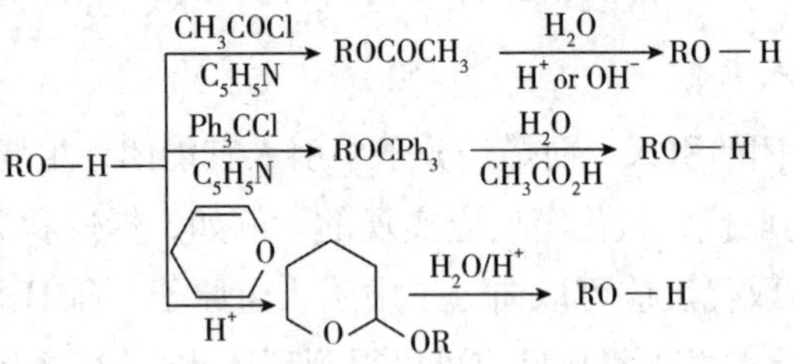

$$ArO—H \xrightarrow[NaOH]{CH_3I} ArOCH_3 \xrightarrow{HI} ArO—H$$

$$ArO—H \xrightarrow[C_5H_5N]{TsCl} ArOTs \xrightarrow{H_2O/OH^-} ArO—H$$

2. 羰基的保护

$$\rangle C{=}O + 2ROH \overset{H^+}{\rightleftharpoons} \rangle C\langle^{OR}_{OR} + H_2O$$

3. 氨基的保护

$$RNH—H \xrightarrow{CH_3COCl} RNHCOCH_3 \xrightarrow[H^+ \text{ or } OH^-]{H_2O} RNH_2$$

$$RNH—H \xrightarrow{H^+} R\overset{+}{N}H_3 \xrightarrow{OH^-} RNH_2$$

$$RNH—H \xrightarrow{PhCH_2Cl} RNHCH_2Ph \xrightarrow[CH_3CO_2H]{H_2/Pt} RNH_2$$

4. 羧基的保护

$$RCO_2H + R'OH \overset{H^+}{\rightleftharpoons} RCO_2R' + H_2O$$

四、立体化学控制

使目标分子具有指定的构型往往是合成工作中最困难的部分，必须采用有立体选择性的反应来控制目标分子的构型。常见的立体选择性反应如表 20－1 所示。

表 20－1　常见的立体选择性反应

底物	试剂	立体化学
烯烃	H_2/金属催化剂	顺式加成
烯烃	B_2H_6/H_2O_2，OH^-	顺式加成
烯烃	$KMnO_4/OH^-$ 或 OsO_4	顺式加成
烯烃	RCO_3H	顺式加成
烯烃	$:CH_2$	顺式加成
烯烃	HOBr	反式加成
烯烃	Br_2	反式加成
炔烃	H_2/Lindlar 催化剂	顺式加成
炔烃	Na/NH_3 (l)	反式加成
环氧化合物	H_2O/H^+ 或 OH^-	反式开环
卤代烷	碱/ROH	反式消除
共轭二烯烃＋烯烃		顺式加成

五、有机合成策略

有机合成的目的是用最有效和最方便的方法制得目标分子，也就是说合成路线要尽可能短、总收率要尽可能高、副反应要尽可能少、中间产物和目标分子要容易分离提纯，从众多可能的合成路线当中选择最佳的，就需要合成策略。

现代有机合成路线设计的著名专家 Corey E J 总结了前人和他自己成功合成的经验，提出了合成路线设计及逻辑推理方法，创立了从目标分子逆推到合成用起始原料的方法，这种方法叫作逆合成分析法或反向合成法。逆合成分析法是将目标分子经过多种逆合成操作转变为结构简单的前体（合成子），再将前体按同样方法进行简化，反复进行直到得出结构简单的常见的合成原料为止。逆合成分析法的整个过程可表示如下：

$$\text{目标分子} \xRightarrow{\text{官能团转换}} \text{另外的目标分子} \xRightarrow{\text{逆合成转变}} \text{前体(合成子)}$$

$$\xRightarrow{\text{逆合成转变}} \text{前体的前体} \Rightarrow \cdots\cdots \Rightarrow \text{原料}$$

逆向合成原理的基础是切断法，它是将目标分子简化的最基本方法。如何正确合理地切断目标分子是有机合成设计的关键，究竟怎样切断，要根据化合物的结构，可能形成此键的化学反应以及合成路线的可行性来决定。正确的切断标准是：①符合合理的反应机理；②最大可能地简化反应步骤；③给出认可的原料。

下面是几种重要类型目标分子的切断方法。

（一）单官能团切断

1. 醇的切断　醇的合成可围绕羟基的形成来切断，通常是把连有羟基的碳原子周围的碳碳键切断：

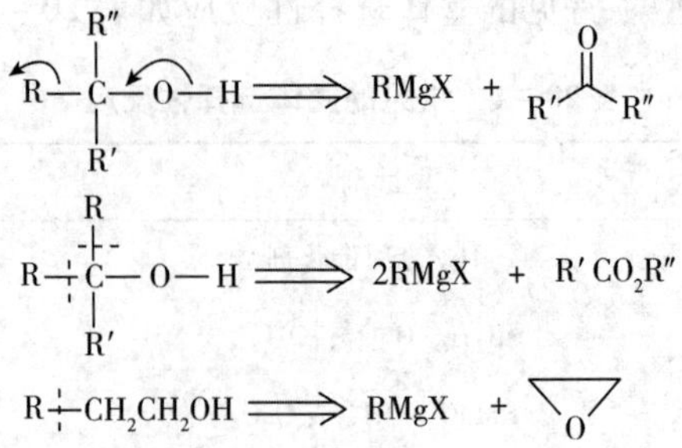

例如 1 -环己基丙- 2 -醇的合成有如下三种切断方法：

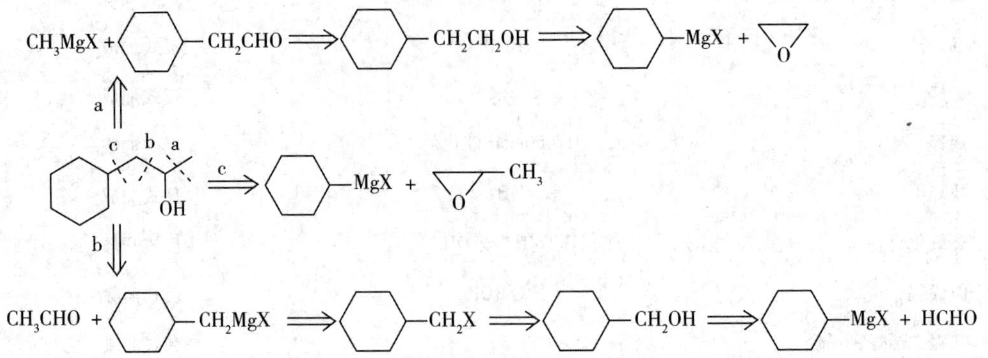

在三种切断方法中，c 是较优的，因为原料易得，合成路线最短。

2. 简单烯烃的切断　烯烃可以由醇的脱水来制备，在双键上加上 1 分子水，然后再按照醇的切断方法来考虑合成。即：

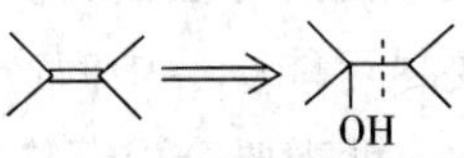

例如 1 -苯基丁- 2 -烯的合成，在双键上加上 1 分子水后能得到如下两种醇：

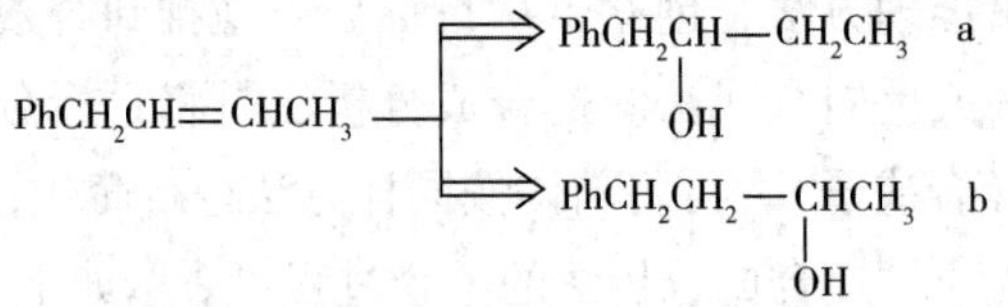

醇 a 发生脱水反应时优先消除左边的氢原子，生成的主产物是共轭体系，不是要合成的目标分子，因此选用醇 b。将醇 b 做如下切断：

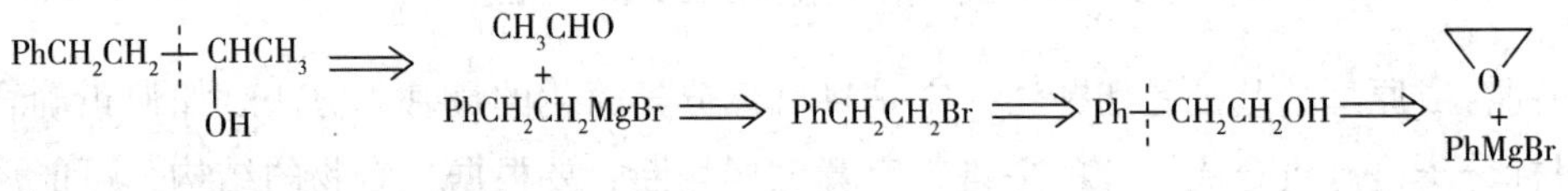

也可以对双键直接进行切断，采用 Wittig 反应来制备，该方法导入的双键位置肯定，操作简单，收率较高，是制备烯烃的非常有用的方法。

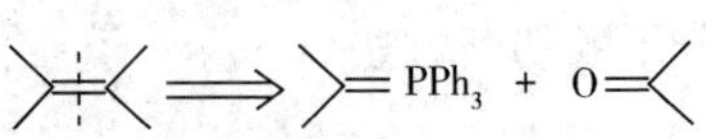

采用 Wittig 反应，上述烯烃的制备分析如下：

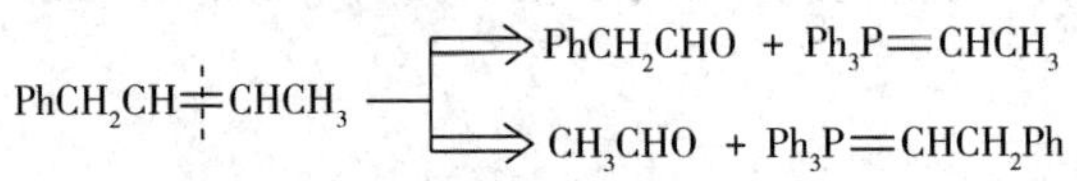

3. **芳酮的切断**　芳酮的合成最常用的方法是芳环上的 Fridel－Crafts 酰基化，因此只要把芳环与羰基相连的碳碳键切断即可：

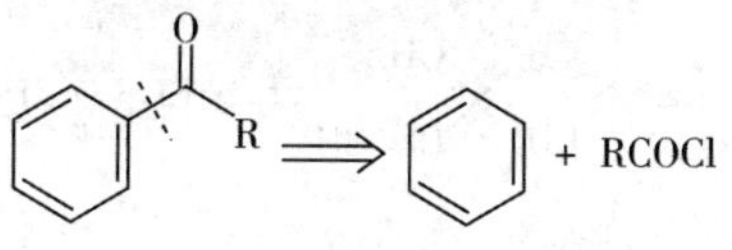

例如：

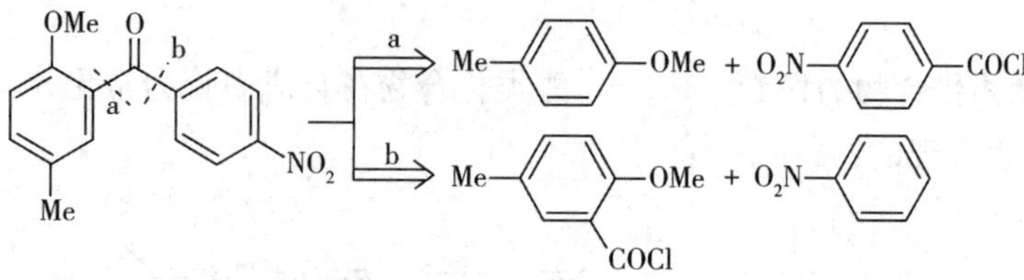

b 种切断方法不可行，因为硝基苯不能发生 Fridel－Crafts 酰基化反应。

4. **简单酮的切断**　简单酮可以由仲醇的氧化反应来制备，因此通常是将酮经官能团转换为醇，再考虑醇的切断。

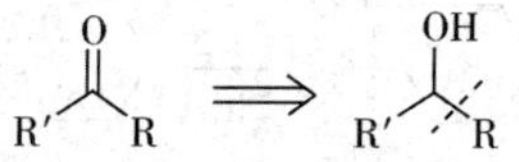

例如 1－苯基戊－3－酮的逆合成分析过程如下：

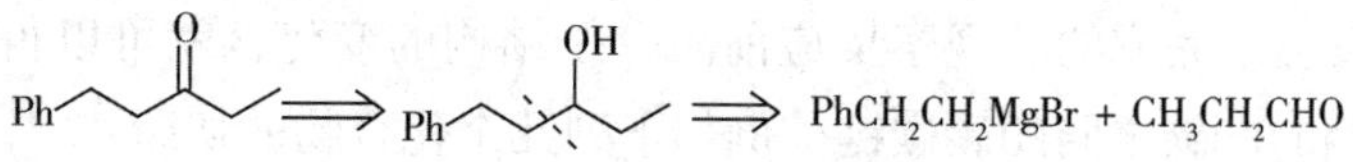

5. **羧酸及其衍生物的切断**　羧酸的合成方法比较多，格氏试剂法、腈的水解及丙二酸二乙酯法较为常用；羧酸衍生物可以由羧酸制备得到。

$$R\text{-|-}CO_2H \Longrightarrow RMgX + CO_2$$

$$R\text{-|-}CH_2CO_2H \Longrightarrow RX + CH_2(CO_2Et)_2$$

$$R{-}\overset{O}{\overset{\|}{C}}\text{-|-}OR' \Longrightarrow R{-}\overset{O}{\overset{\|}{C}}{-}L + R'OH$$

L=-OH、-Cl、-OCOR、-OR

6. **不带官能团化合物的切断**　有些目标分子没有任何官能团，这时需要在合适的位置引入某些官能团来帮助切断，才能找到正确的合成方法。这类化合物的合成通常是借助于双键的氢化反应来实现的。例如环己基苯的合成就是采用如下的官能团添加方法来实现的：

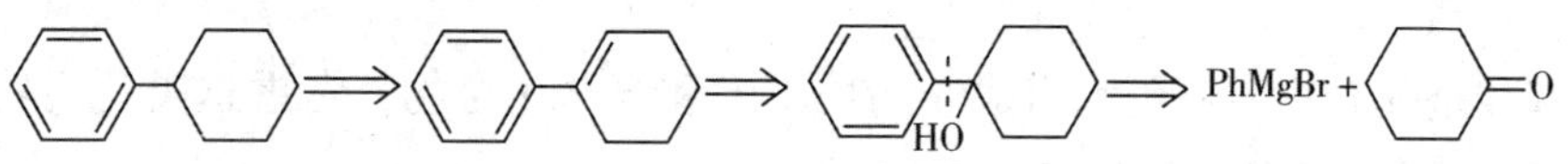

（二）多官能团的切断

1. **1,1－官能团化合物的切断**　1,1－官能团化合物是指在同一个碳原子上连有两个相同或不同官能团的化合物，此类化合物主要是由羰基化合物的亲核加成反应形成的。切断的方法是把两个官能团与主碳链相连的 σ 键切断：

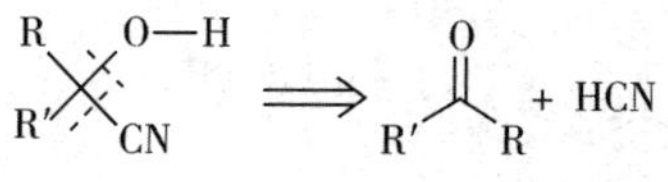

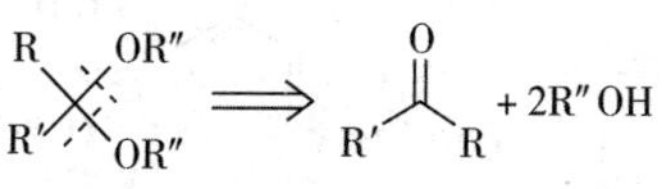

例如下面几个化合物的逆合成分析：

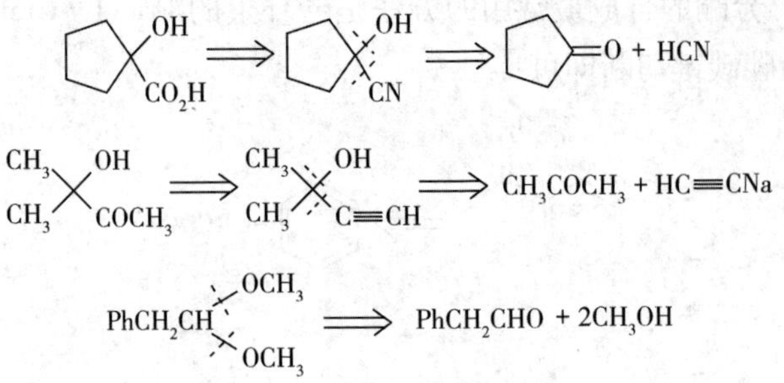

2. 1,2-官能团化合物的切断 1,2-二醇类化合物在合成中较为常见，其合成方法是通过下面的分析过程实现的：

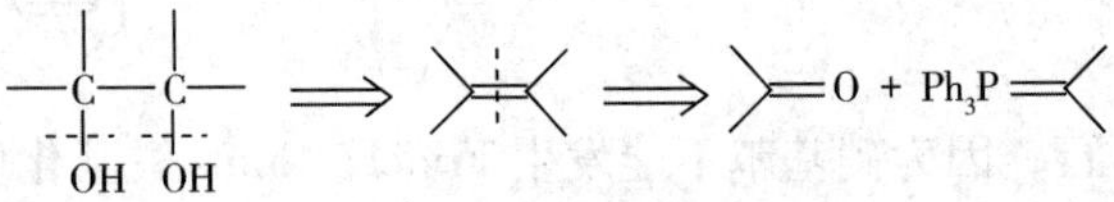

例如：

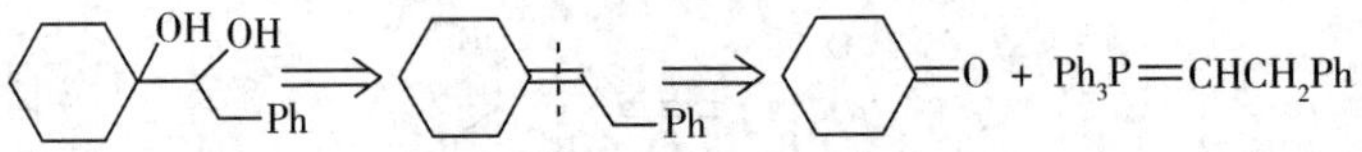

3. β-羟基羰基化合物和α，β-不饱和羰基化合物的切断 β-羟基羰基化合物主要是通过羟醛型缩合反应来完成的。观察反应前后分子结构的变化，就可以得到正确的切断方法，即切断α-碳和β-碳之间的碳碳键。例如下列几个化合物的切断：

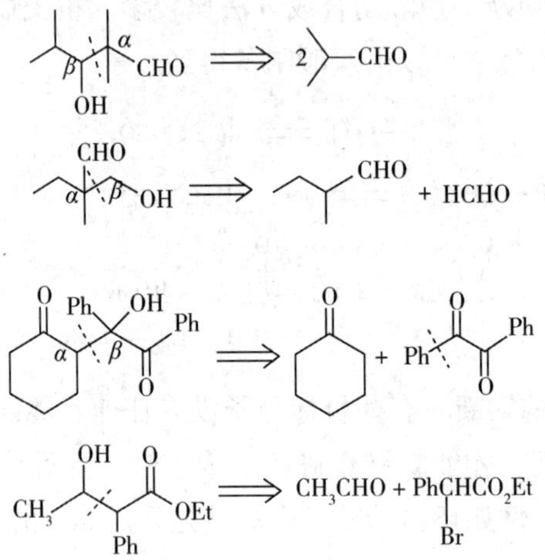

β-羟基羰基化合物容易脱水生成α，β-不饱和羰基化合物，考虑这类化合物的合成时是把α-碳和β-碳之间的烯键切断，例如：

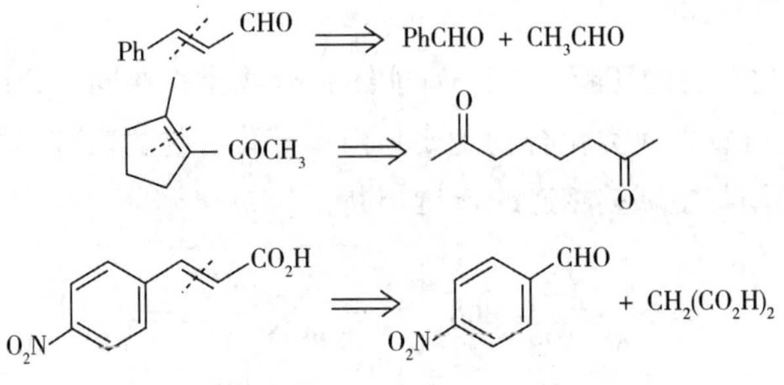

4. 1,3-官能团化合物的切断 1,3-二羰基化合物是酯缩合反应产物的特征，根据酯缩

合反应的特点可以得出如下的切断方法：

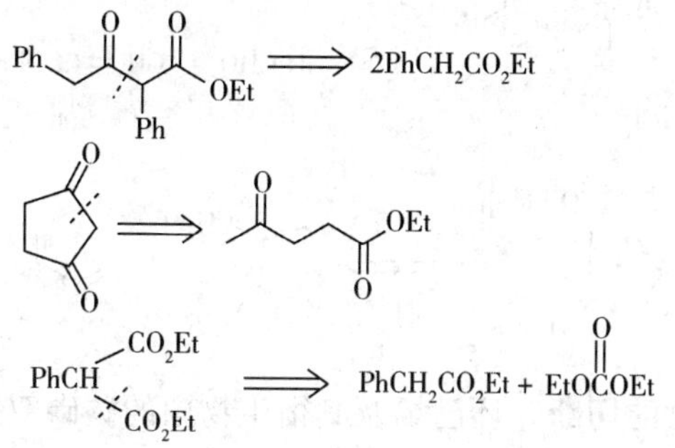

5. 1,4 -官能团化合物的切断　1,4 -二羰基化合物常采用下述方法切断：

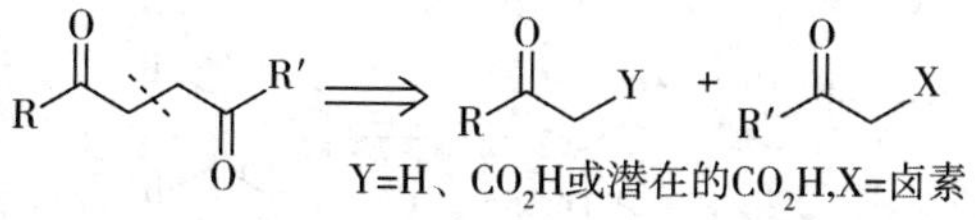

制备时通常由乙酰乙酸乙酯的羰基衍生物的酮式分解反应，例如：

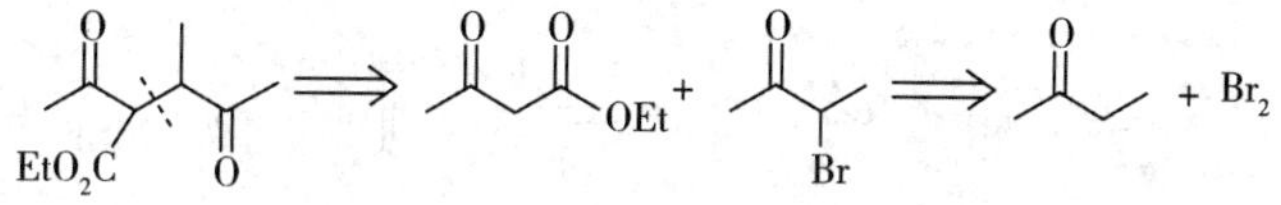

再比如，下列目标分子按 1,4 -官能团化合物切断后得到环己酮和 α -溴代乙酸乙酯：

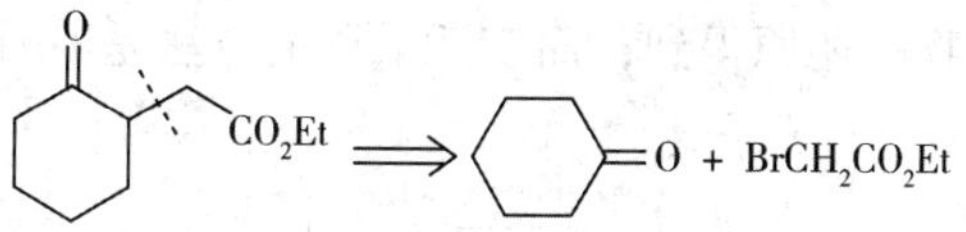

但 α -溴代乙酸乙酯中 α -氢的活性较环己酮中 α -氢的活性强，因此这两个化合物相互作用时主要发生 Darzen 反应，生成 α，β -环氧酸酯：

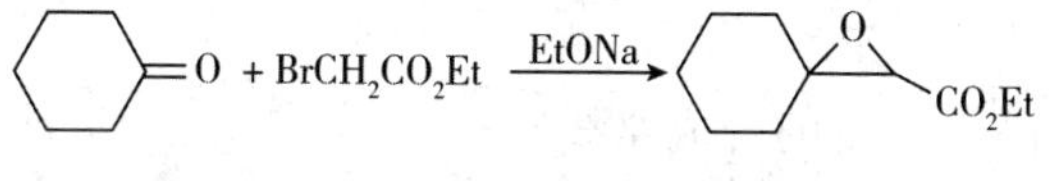

要使产物是 γ -酮酸酯，必须使环己酮在缩合反应中作为亲核试剂，通常采用烯胺中间体来增强酮 α -碳的亲核性。该化合物所采用的合成路线是：

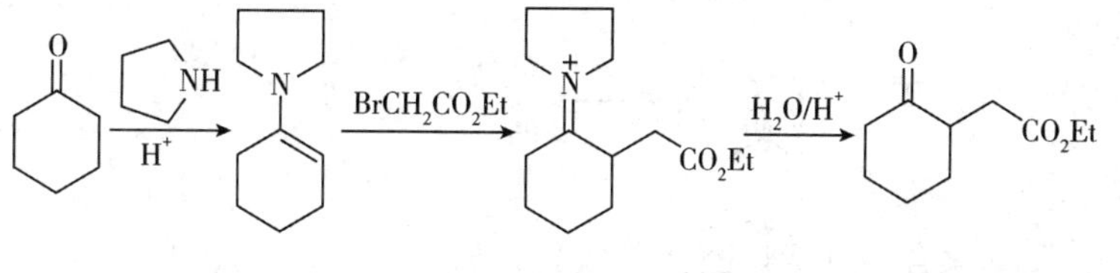

6. 1,5 -官能团化合物的切断　Michael 加成反应是合成 1,5 -二羰基化合物的重要反应，从反应前后分子结构的变化可知，1,5 -二羰基化合物可在两个部位进行切断：

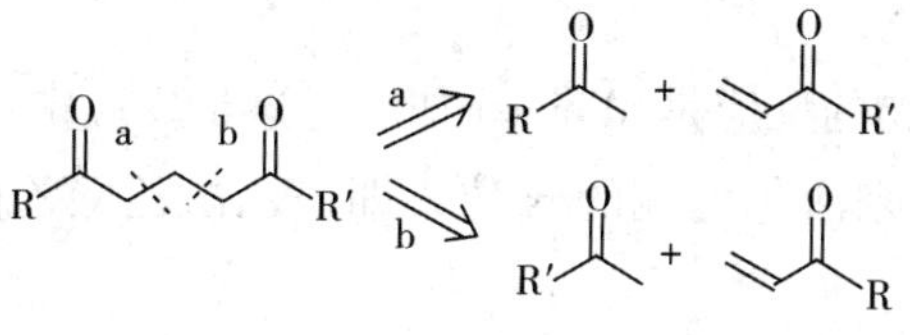

例如下面两个化合物的分析：

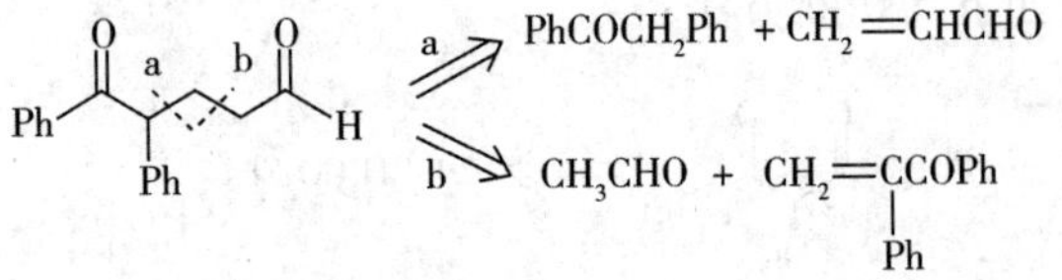

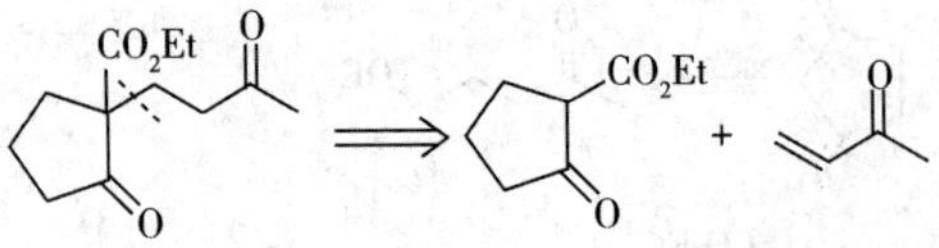

7. 1,6 -官能团化合物的切断 环己烯及其衍生物中的碳碳双键氧化断裂，可以得到 1,6 -二羰基化合物。因此，对于 1,6 -二羰基化合物的合成，只要把 1,6 -二羰基化合物去掉氧后重新接成环己烯及其衍生物即可。

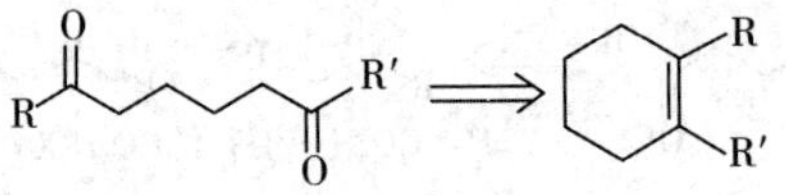

例如：

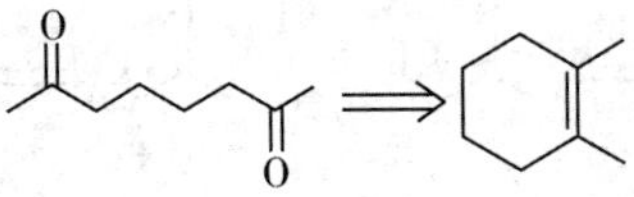

（三）六元环的切断

六元环可由芳香化合物的还原得到，而广泛采用的方法是 Diels - Alder 反应。即：

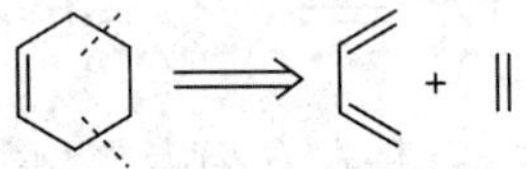

（四）例题解析

［例 1］ 设计 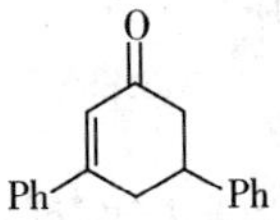 的合成路线。

解：目标分子具有 α，β -不饱和酮的结构，因此首先考虑 α，β -不饱和酮的切断：

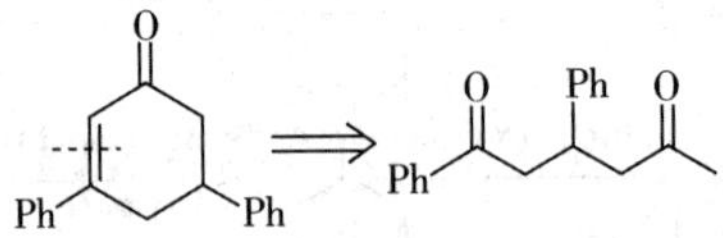

再将 1,5 -二羰基化合物进行切断：

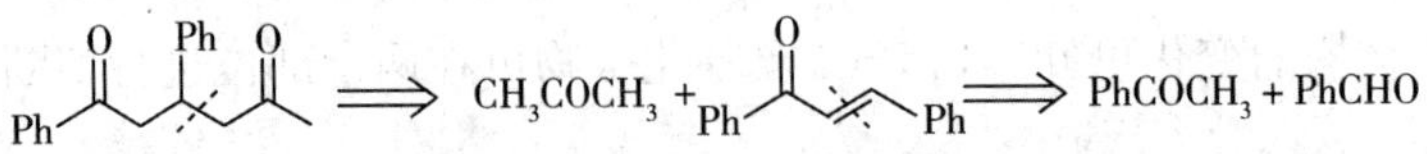

生成 1,5 -二羰基化合物的反应是 Michael 加成，这步反应中亲核试剂丙酮的活性不够，我们可以引入一个—CO_2Et 来活化丙酮的 α 位，即用乙酰乙酸乙酯代替丙酮。具体合成路线如下：

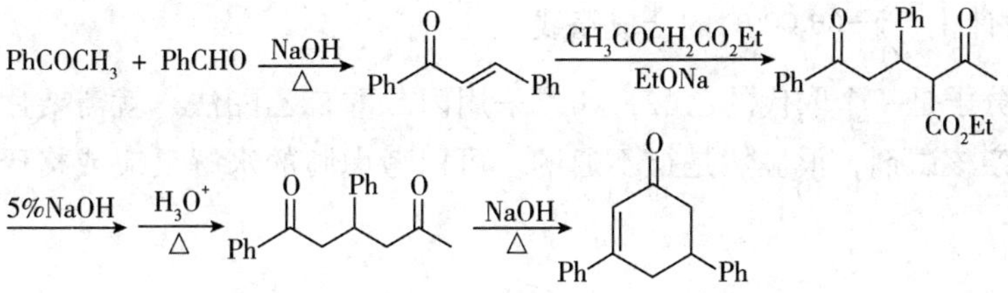

［**例 2**］设计 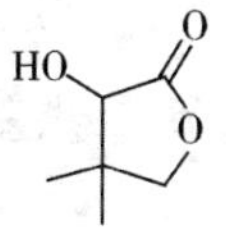 的合成路线。

解：目标分子是一个内酯，首先将内酯切断，得到的中间体经官能团转化后得到1,1－二官能团化合物：

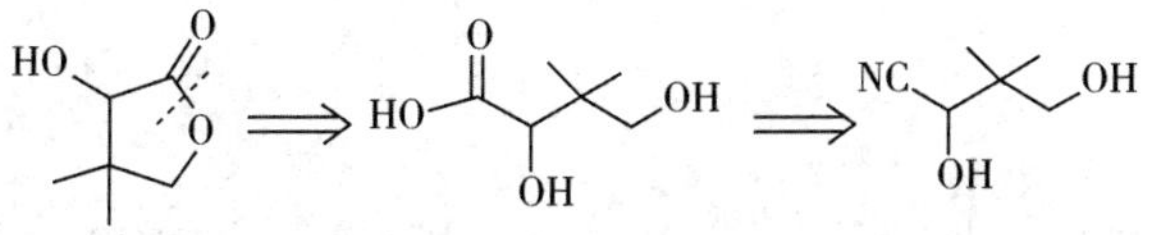

将1,1－二官能团化合物切断后，再将β－羟基羰基化合物切断：

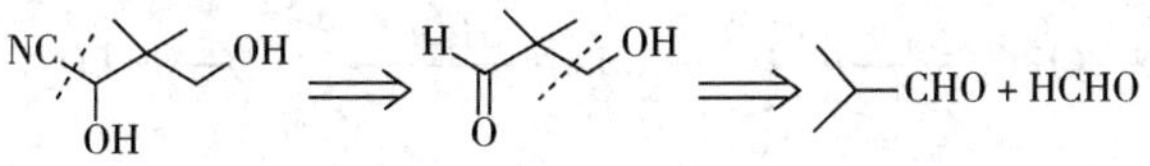

合成路线如下：

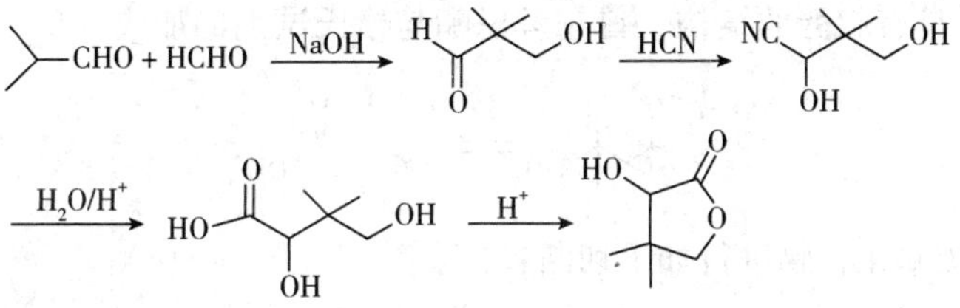

［**例 3**］设计 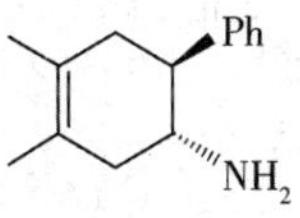 的合成路线。

解：先将目标分子的氨基进行官能团转换后，再将环己烯结构按照D－A反应切断，要注意立体构型的控制：

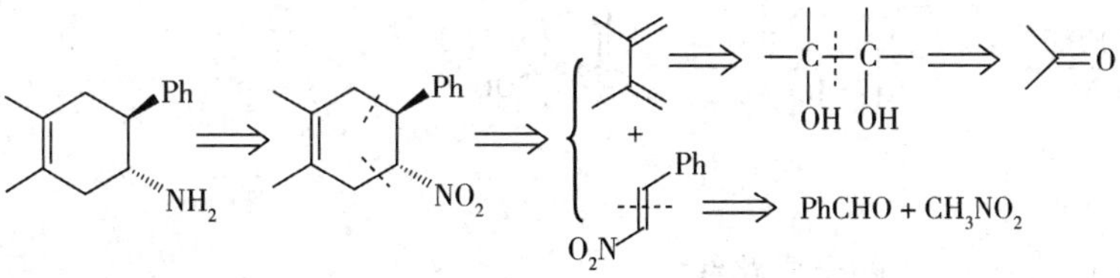

合成路线如下：

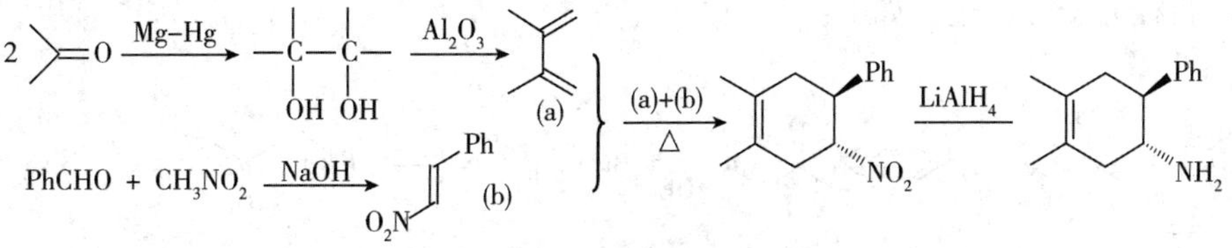

［例 4］设计 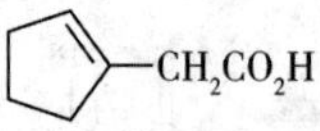

的合成路线。

解：目标分子是一个取代的乙酸，如果采用丙二酸二乙酯法，就需要用卤乙烯型的卤代环己烯作为亲核试剂，很显然是行不通的。可以考虑腈的水解反应或格氏试剂的方法来制备目标分子：

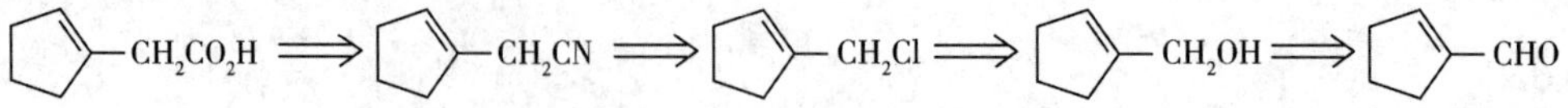

将 α，β-不饱和醛切断后得到 1,6-二羰基化合物，再将 1,6-二羰基化合物重接成环己烯：

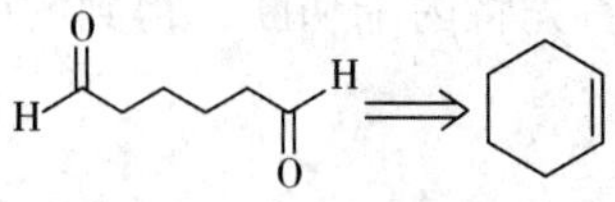

合成路线如下：

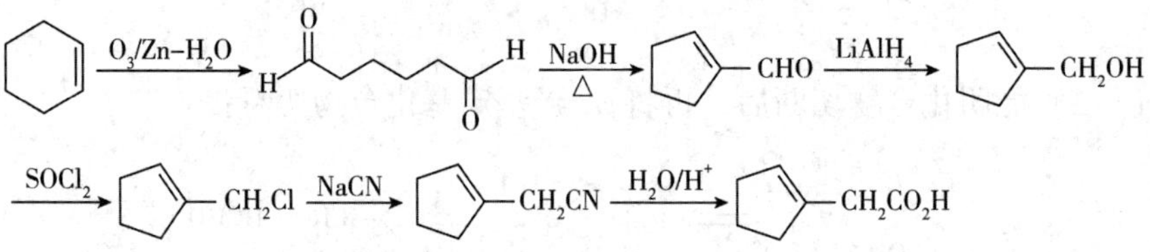

［例 5］设计 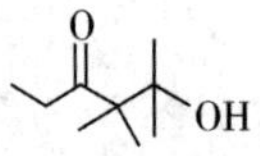

的合成路线。

解：目标分子具有叔醇的结构，首先考虑酯与格氏试剂的加成，切断如下：

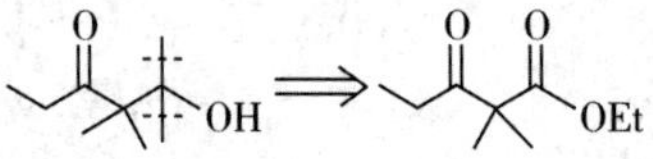

再将 1,3-二羰基化合物进行如下切断：

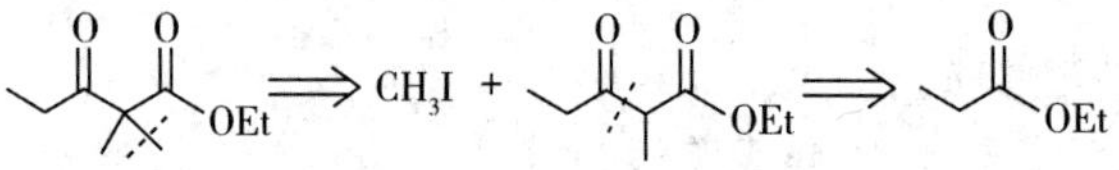

合成路线如下：

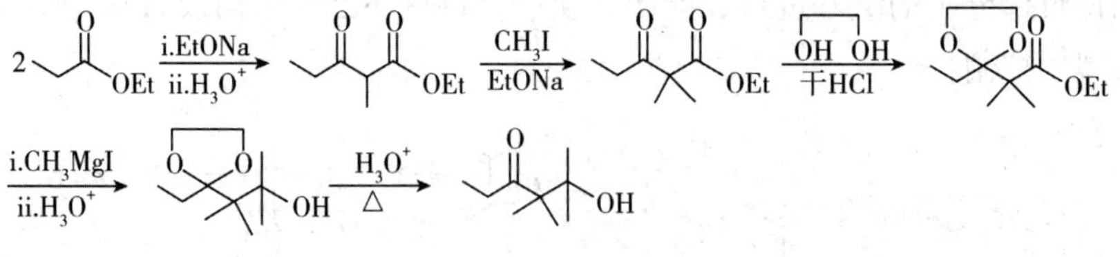

［例 6］设计 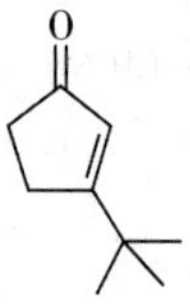
的合成路线。

解：目标分子分析过程如下：

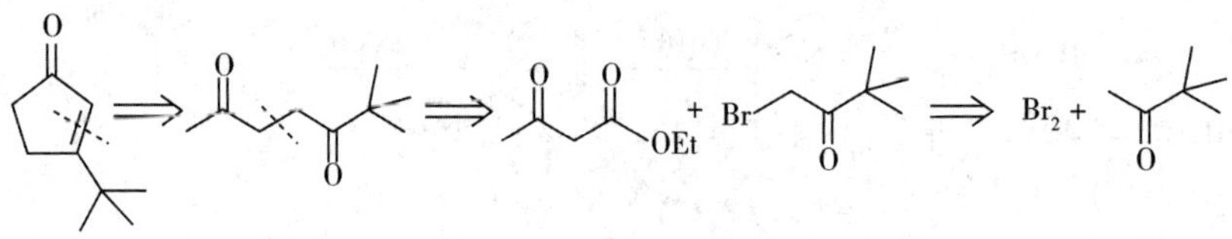

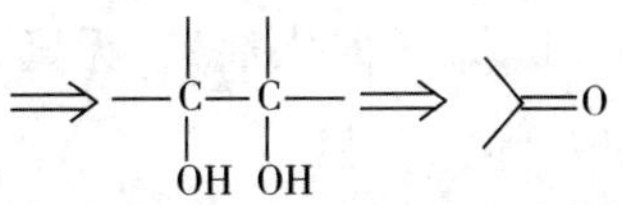

合成路线如下：

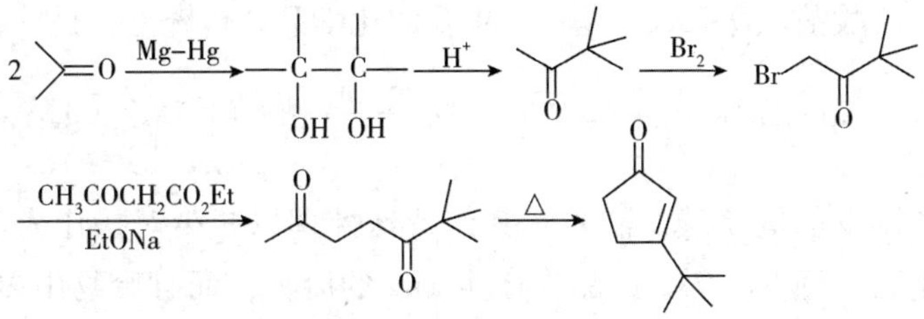

［例 7］设计 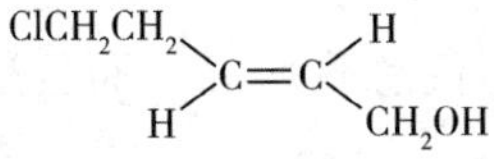 的合成路线。

解：目标分子在双键上产生特定构型，因此考虑炔烃的选择性还原反应，具体分析过程如下：

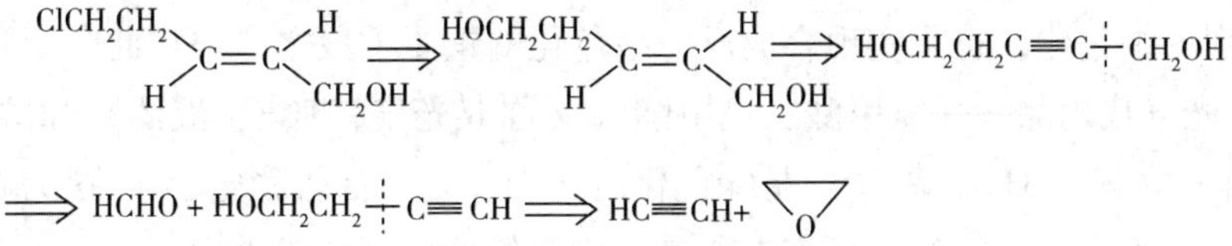

合成路线如下：

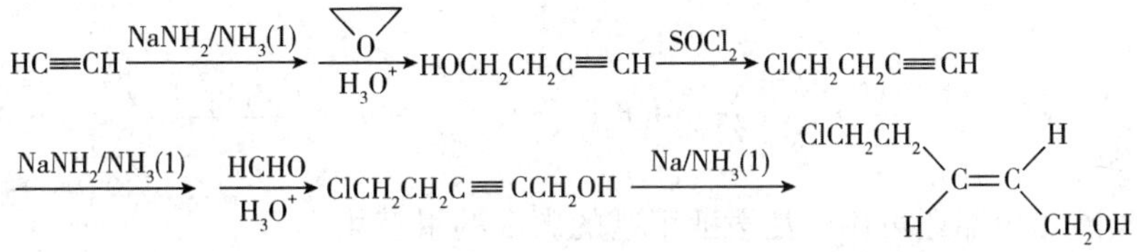

六、绿色有机合成

绿色有机合成是指采用无毒、无害的原料、催化剂和溶剂，选择具有高选择性、高转化率、不产生或少产生副产物的，对环境友好的反应进行合成。

1. 开发“原子经济性”反应　开发原子经济性反应已成为近年来绿色化学研究的热点之一。某一目标物若经多步反应合成，即使单步反应的收率较高，多步反应总的原子利用率也不会很理想，若能设计新的合成路线来缩短和简化合成步骤，则反应的原子利用率会大大提高。例如，高分子单体甲基丙烯酸甲酯，传统的工艺路线如下：

$$CH_3COCH_3 \xrightarrow[OH^-,40℃]{HCN} \xrightarrow[80\sim140℃]{98\%H_2SO_4} \xrightarrow[H_2SO_4,80℃]{CH_3OH} CH_2{=}C(CH_3)CO_2CH_3 \qquad \text{原子利用率47\%}$$

壳牌（Shell）公司开发的一步法如下：

$$CH_3C{\equiv}CH + CO + CH_3OH \xrightarrow[60MPa,60℃]{Pd} CH_2{=}C(CH_3)CO_2CH_3 \qquad \text{原子利用率100\%}$$

反应的区域选择性和反应收率都大于 99%，而且避免使用强腐蚀性的硫酸以及其他无机废物的生成。同时，催化剂的活性高达 1×10^5 mol（底物）/k·g（催化剂），无疑是绿色化的工艺。

2. 选用更“绿色化”的起始原料和试剂 选用对人类健康和环境危害较小的物质为起始原料来实现某一化学过程，将会使该过程更安全。

例如，氨基二乙酸钠（DSIDA）是一个重要的化学品。传统上，是采用以下路线合成：

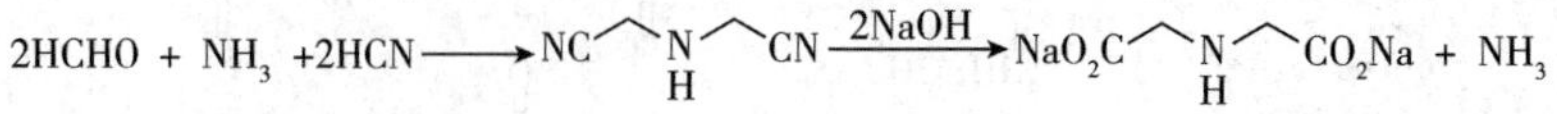

反应中使用了剧毒的氢氰酸，需要对其作特殊处理以减少对操作人员与环境的危害，同时反应的收率不高，每生成 7kg 产品将产生 1kg 的废物，而且废物中多数含有氰化物和甲醛。

而采用二乙醇胺催化脱氢法的一步制造工艺，不仅总收率高，而且避免了使用氰化物和甲醛。

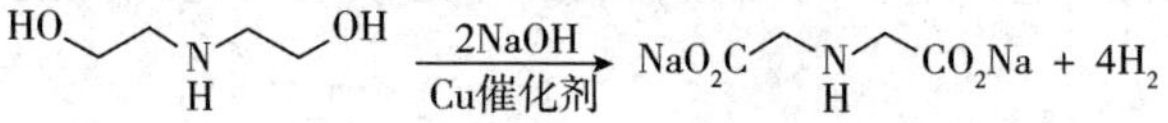

反应试剂的绿色化，也是实现合成反应绿色化的重要手段之一。在此介绍几个例子。

[例 8] 光气代用品——氯甲酸三氯甲酯（又称双光气，TCF，液体）和碳酸双（三氯甲酯）（又称三光气，BTC，固体）是绿色化的试剂。它们都较稳定，可在室温下保存，使用和操作均比光气安全、简便，可直接称量，能较好地控制合成进程。

[例 9] 用无毒的碳酸二甲酯代替剧毒且具有剧烈致癌性的硫酸二甲酯进行甲基化反应。例如：

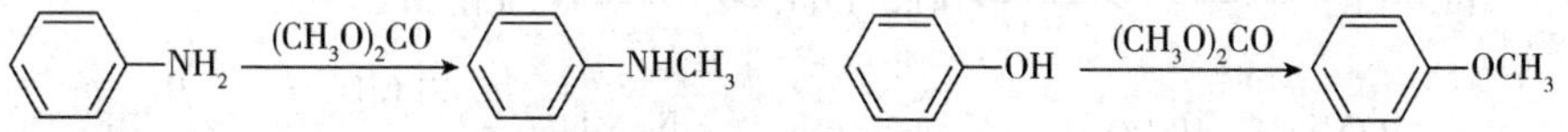

而且，碳酸二甲酯还可用于活泼亚甲基的碳上的甲基化。

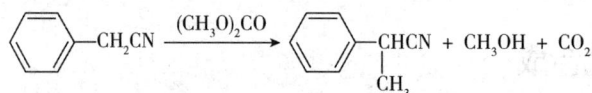

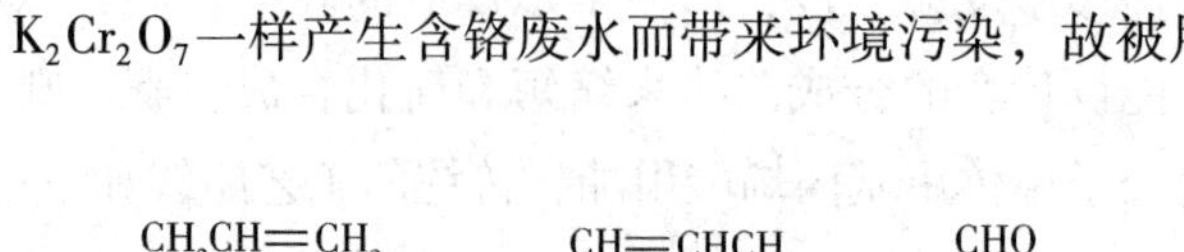

[例 10] 新型的固体溴化剂四丁基三溴化铵（$Bu_4N^+Br_3^-$）可代替液溴，不仅避免了用液溴有毒、易挥发、不便准确量取的缺点，而且，还具有可回收利用的优点。

[例 11] 臭氧作为一种氧化剂制备醛、酮，从绿色化学的观点出发，是反应试剂的绿色化，因为其不会像 $K_2Cr_2O_7$ 一样产生含铬废水而带来环境污染，故被用于胡椒醛合成工艺的改进。

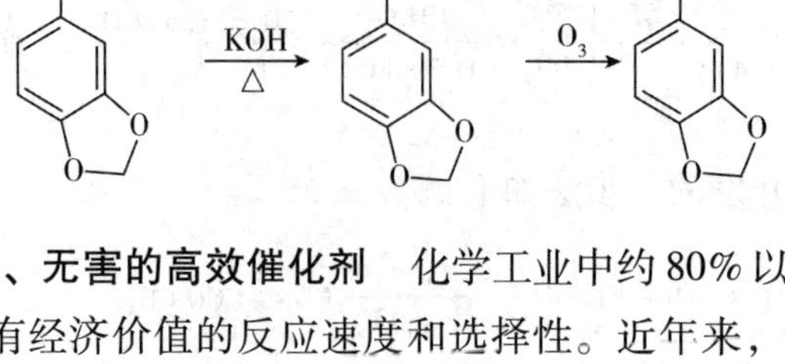

3. 开发和采用无毒、无害的高效催化剂 化学工业中约 80% 以上的反应需在催化剂作用下进行，才能获得具有经济价值的反应速度和选择性。近年来，在开发新型催化剂方面取得了较大的发展。下面作一简单介绍。

（1）过渡金属催化剂 20 世纪 80 年代初，国际上兴起了一门新的学科，即导向有机合成的金属有机化学。它主要应用过渡金属有机化合物引导促进有机合成。使许多有机反应的条件变得温和且易于操作，低能耗且无污染使化学计量反应变为催化反应。有时，由于过渡金属催化剂的使用，可以取得意想不到的结果。

通常情况下，烯烃不能与 CN^- 反应，因为双键本身是富含电子的，不能与亲核试剂 CN^- 反应。但若在过渡金属配合物催化剂存在下，可成功地实现这一反应。

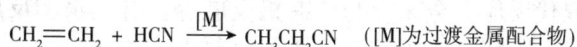

$$CH_2{=}CH_2 + HCN \xrightarrow{[M]} CH_3CH_2CN \quad ([M]\text{为过渡金属配合物})$$

（2）固体酸催化剂　H_2SO_4，HF 等液体酸是最常用的酸催化剂。使用这类催化剂存在一系列问题，如产生大量的废液废渣，设备腐蚀严重及催化剂原料和产物不易分离、在工艺上难以实现连续生产等缺点。如用无毒、无害的固体酸来代替液体酸，则上述诸多问题就可以得到解决。

到目前为止，人们所研究和开发的固体酸数目十分庞大，大致可分为 9 类。

①固载化液体酸（如 HF/Al_2O_3），②氧化物（如 SiO_2、$Al_2O_3-SiO_2$），③硫化物（如 CdS、ZnS），④金属盐［如 $Fe_2(SO_4)_3$、$Al_2(SO_4)_3$、$CuSO_4$］，⑤分子筛（如沸石分子筛：ZSM－5 沸石；非沸石分子筛：AlPO、SAPO 系列），⑥杂多酸（$H_3PW_{12}O_{40}$），⑦阳离子交换树脂（苯乙烯-二乙烯基苯共聚物），⑧天然粘土矿（如高岭土、蒙脱土），⑨固体超强酸（SO_4^{2-}/ZrO_2、WO_3/ZrO_2、MoO_3/ZrO_2、BrO_3/ZrO_2）。

以苯和丙烯为原料进行傅-克反应制备异丙苯的反应，过去传统的生产法是以 $AlCl_3/HCl$ 为催化剂。该工艺不仅催化剂盐酸对设备有严重的腐蚀，更重要的是，将产生对环境有害的且难以处理的富铝废物。现在开发的以固体酸 β-沸石代替 $AlCl_3/HCl$ 作催化剂的工艺，不仅克服了催化剂对设备腐蚀及废物处理问题，而且丙烯转化率接近 100%。催化剂还可通过处理再生。

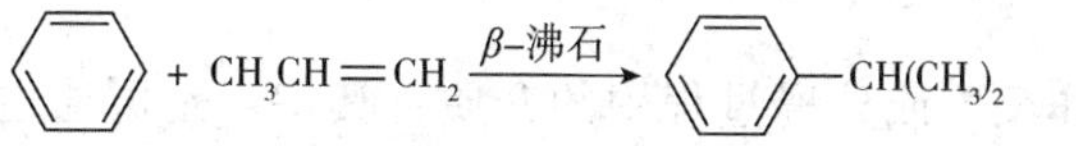

药物合成中间体对氯二苯甲酮，可由苯与对氯苯甲酰氯为原料，在无水 $AlCl_3$ 催化下进行傅-克酰化反应制得。现在用无毒的异相催化剂 Envirocat EPZG 代替无水 $AlCl_3$ 获得成功。

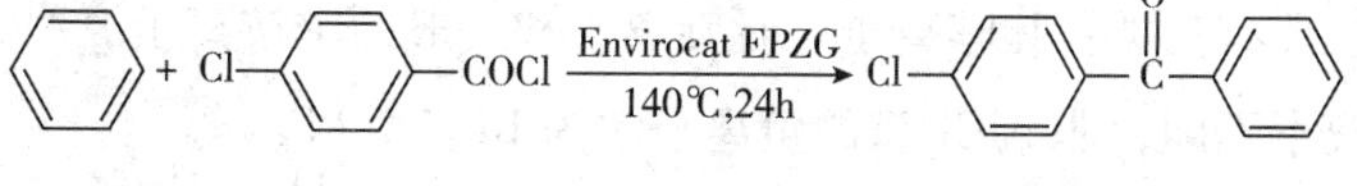

上述反应中的催化剂用量为传统 $AlCl_3$ 用量的 10%；废弃物氯化氢的排放量减少了 75%，产率可达 70%。

近年来，生物催化（酶、微生物等催化）的研究进展较快。酶反应除具有反应速度快、催化剂用量小、反应条件温和、合成步骤少（很少用保护和去保护）以及大多数可在水相中进行（可减少不必要的副反应，如水解，异构，重排等）的特点外，还具有选择性好（对底物，区域选择性，立体选择性）的优点。

但酶催化反应中酶价格较高，来源有限。而且，反应条件参数变化范围较小，一旦变化幅度超过它们的允许值，将会引起酶的活性丧失。

此外，酶一般在水溶液中表现出最高催化活性，而人工合成的有机化合物往往在水中溶解度较差。因此，必须将酶催化的反应从水溶液体系转移到非水的有机溶剂中进行。这样酶的活性一般要降低一个数量级水平。并且许多酶催化反应容易被底物所抑制，在底物或底物浓度较高时，会引起酶活性丧失。

4. 采用无毒、无害的溶剂 采用无毒无害的溶剂代替有挥发性的、有毒的有机溶剂是绿色化学的重要研究方向之一。

（1）以水作溶剂 水溶剂具有独特的优点，诸如不污染环境，使用安全，成本低廉，而且水资源丰富。因此，水已成为环境友好的反应介质。水相有机反应的研究已涉及周环反应、亲核性加成和取代反应、金属参与的有机反应等。有关水相反应的研究正处在发展之中，相应的机理和理论有待进一步探索。

（2）超临界流体作溶剂 超临界流体是指处于临界温度及临界压力下的流体，它是一种介于气态与液态之间的流体状态，其密度接近液体，而黏度接近于气态。由于这些特殊性质，超临界流体在萃取、色谱分离、重结晶以及作为溶剂代替普通有机溶剂用于有机合成等方面表现出特有的优越性。

目前，有关超临界 CO_2 作为有机反应的“洁净”介质的研究已有大量报道。例如：甲苯在超临界 CO_2 中的自由基溴代反应，当用 NBS 作溴代试剂时，甲苯定量转化为苄基溴。

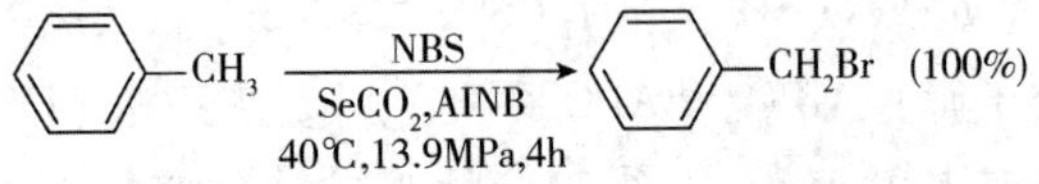

近来，除超临界 CO_2 外，对“洁净”反应介质，超临界水和近临界水的研究引起了重视。尤其是近临界水，因为近临界水相对超临界水而言温度和压力都较低，而且有机物和盐都能溶解在其中，因此近年来近临界水的研究受到了关注。

（3）固定化溶剂 固定化溶剂是一类聚合物溶剂，这种聚合物溶剂与常规用于化学合成、分离和清除等过程中的溶剂有类似的溶剂化性能，可用高级烷烃稀释。它是将所需要的官能团连接在聚合物骨架上制备的，一些高聚物或低聚物溶剂，例如四氢呋喃衍生物已经合成出来。

固定化溶剂可用作反应或分离过程中的介质，其特点是可通过机械分离方法（例如用过滤法）回收而不需要蒸馏过程。

（4）离子液体 离子液体（ionic liquid）是指在室温下完全由离子碎片组成的有机液体物质。大致可分为三大类：$AlCl_3$ 型、非 $AlCl_3$ 型及其他特殊的离子液体或室温熔融盐。离子液体的阳离子主要有三类：咪唑离子、吡啶离子和一般的季铵离子。$AlCl_3$ 型和非 $AlCl_3$ 型的主要区别是负离子不同，非 $AlCl_3$ 型的负离子常为 BF_4^-、PF_6^- 等。

离子液体的特点是：没有蒸汽，使用中不会因挥发而散发到环境中，可用来取代挥发性有机溶剂；可循环使用；不燃烧，熔点的高低可由组成的离子来调节，因此又可称为“设计者的溶剂”。目前已在烯烃的加成反应、傅-克反应等反应中有应用。但因其成本较高，目前还处于实验室规模应用。加上其黏度较高，常温下是水的几十至上百倍，许多实验数据还缺乏，有待进一步研究和完善。

5. 改变反应方式和反应条件 通过改变反应的方式和反应条件而使反应绿色化也是实现绿色合成的重要组成部分。

（1）有机电化学合成 有机物的电化学合成又称为有机物的电解合成，常简称为有机电合成。它涉及电化学、有机合成化学及化学工程等多个学科，属于边缘学科。在有机化合物的合成中，有许多反应涉及电子的转移，如果将这些反应安排在电解池中进行，这些反应便成了有机电化学合成反应。

有机电化学合成是绿色化学中有机合成洁净技术的重要组成部分。电化学反应用的氧化剂或还原剂是电子，一般无须使用危险或有毒的试剂；电合成过程易于实现自动、连续进行；电解槽容易密闭，电解通常在常温、常压下进行。因此，电合成基本上可以说是无公害的工艺，在洁净合成中具有独特的魅力。

（2）微波技术的应用　微波辐照下的有机反应速率较传统的加热方法快数倍、数十倍甚至上千倍，且具有操作方便、产率高及产品易于纯化、无污染等优点。虽然微波有机合成技术研究时间不长，但发展迅速。

例如苯基烯丙基醚的克莱森重排反应，在 DMF 中，用传统方法在 200℃反应 6h，产率为 85%；而用微波辐照，6min 产率可达 92%。

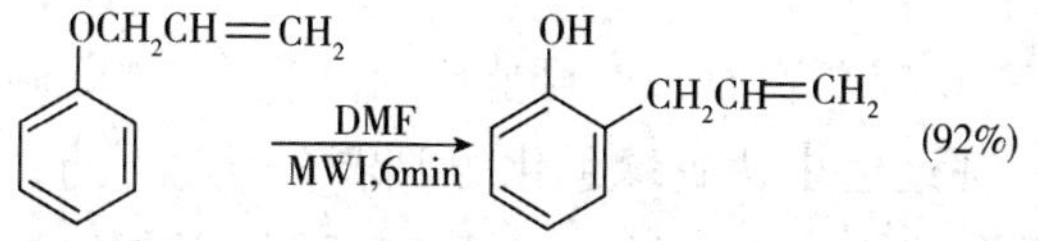

4-氰基苯酚钠与氯苄作用生成 4-苄氧基苯甲腈的反应，在传统的反应条件下，需 12h，产率仅为 72%；而用微波辐照，只需 4min 产率即可达 93%。

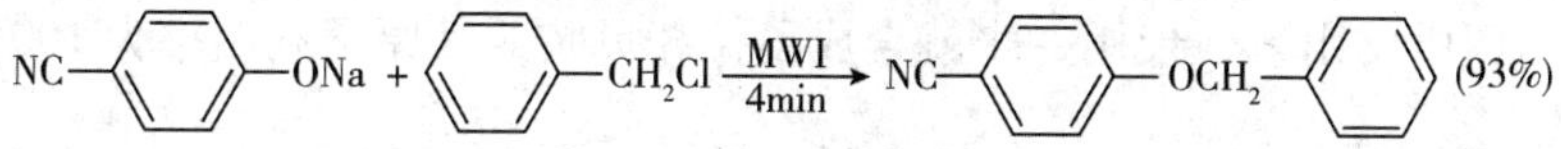

（3）超声波促进下的有机反应　超声波促进下的有机合成反应 10 多年来发展非常迅速。它与传统的合成方法相比，具有更方便、易于操作和实验仪器较简单反应易于控制，可显著提高产率和缩短反应时间等优点，例如：

$$\underset{2\%}{CH_3(CH_2)_5\overset{O}{\overset{\|}{C}}CH_3} \xleftarrow[\text{搅拌5h}]{KMnO_4,\text{己烷}} \underset{\underset{OH}{|}}{CH_3(CH_2)_5CHCH_3} \xrightarrow[\text{USI,1h}]{KMnO_4,\text{己烷}} \underset{92\%}{CH_3(CH_2)_5\overset{O}{\overset{\|}{C}}CH_3}$$

在超声波辐照下，还可使某些不能发生的加成反应得以进行。例如：

$$\underset{0\%}{CH_3(CH_2)_{13}O(CH_2)_2CN} \xleftarrow{\text{搅拌2h}} CH_2{=}CHCN + CH_3(CH_2)_{13}OH \xrightarrow{\text{USI,2h}} \underset{91.4\%}{CH_3(CH_2)_{13}O(CH_2)_2CN}$$

6. 采用高效合成方法　近年来发展起来的一锅反应、串联反应等都是高效绿色合成的新方法和新的反应方式，这种反应的中间体不必分离，不产生相应的废弃物。

例如，以靛红为原料，合成邻氨基苯甲腈的路线如下：

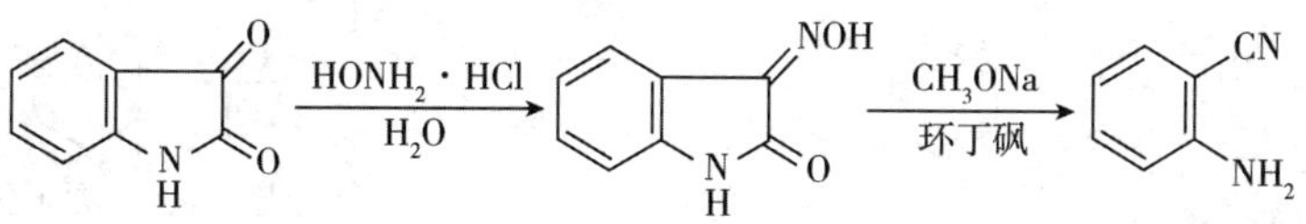

现采用“一锅烩”合成法，2 步反应一步完成。中间体肟不分离，最终收率达 84%。

高效合成法还有组合合成，模板合成等，在此不一一举例。

7. 利用可再生的生物质资源　生物质（biomass）包括利用太阳能经光合作用合成的任何有机物（如淀粉、纤维素等），树木、农作物、草、藻类等也是再生的生物质资源。

己二酸是一个重要的化学品，是生产尼龙-6,6 必不可少的原料。传统的生产工艺是用硝酸氧化环己酮或环己醇制得。生产过程中要释放出氧化亚氮副产物，该副产物是造成酸雨、臭氧消耗、光化学烟雾和全球变暖的“多功能”污染物。现在发明了一种绿色的合成己二酸的方法，该方法以环己烯为原料，过氧化氢作氧化剂，在相应催化剂存在下生产己二酸。

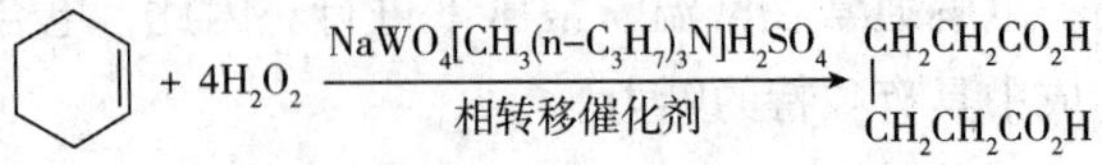

该工艺不使用溶剂，过氧化氢的腐蚀性也远比硝酸小，同时不产生其他有害污染物，因此是一条安全、清洁的己二酸生产途径。

利用生物质代替目前广泛使用的煤和石油，是保护环境的一个长远的发展方向。

七、绿色化学原理在药学中的应用举例

有人统计过，每生产 10 吨药物时，就可能同时产生出 1000 吨的副产物，无论从原子经济性还是实现零排放，都远远未达到绿色化的要求。因此，药物生产、中草药的分析提纯等，都需要进行绿色化的研究。以下举几个近年来研究成功的例子。

例如抗帕金森病的药物拉扎贝胺（lazabemide）的合成，传统的合成路线以 5 -乙基-2 -甲基吡啶为原料，历经 8 步反应合成，总收率只有 7%。而现在采用 Pd 催化羰基化反应，从 2,5 -二氯吡啶出发，仅用一步就合成了拉扎贝胺，其原子利用率为 100%。

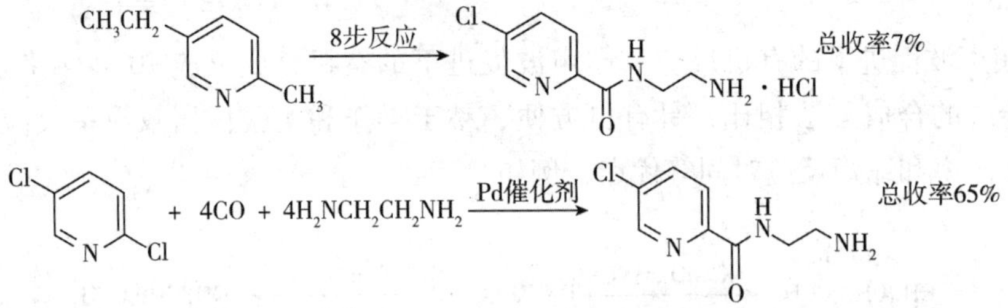

再如非甾体抗炎药布洛芬（ibuprofen），以异丁苯为原料，传统的工艺需经 6 步反应制得：

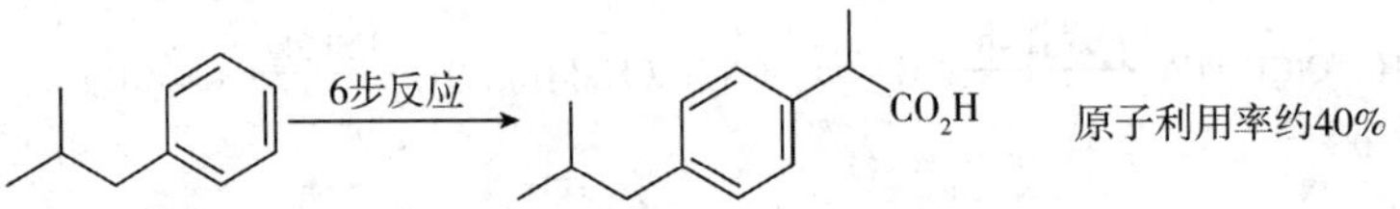

而法国 BHC 公司发明设计的以异丁苯为原料的新路线，只需 3 步反应即可制得布洛芬：

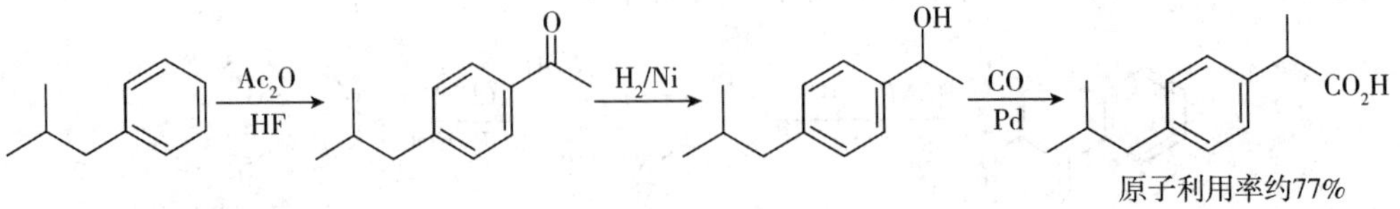

新路线使原子利用率比传统路线提高了 37%，因而减少了 37% 的废物排放。BHC 公司也因此获得 1997 年度美国“总统绿色化学挑战奖”。

近年来，一些新的分离技术已开始引入中草药的提取的研究和开发。如超临界液体萃取（SFE）、超声场强化、微波辅助提取技术等。与传统方法相比，这些技术可能会有产率高、纯度高、速度快、物耗小等特点，即符合绿色化要求。

超临界流体兼有气体和液体的特性，且由于超临界流体提取工艺具有低能耗、无污染和适合处理受热分解的高沸点物质等优点，在中草药提取中已有应用实例。例如：丹皮及

徐长卿全草中有效化学成分丹皮酚（化学名为2－羟基－4－甲氧基苯乙酮），其结构如下：

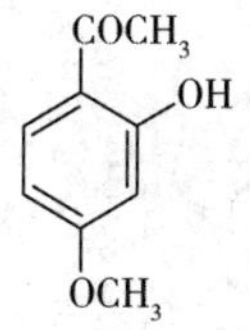

传统的丹皮酚的提取方法一般是用水蒸气蒸馏或溶剂法，且要经过多次重结晶提纯。现用超临界 CO_2 从丹皮中提取丹皮酚，不会破坏丹皮酚的结构，而且 CO_2 易回收，操作成本低。

此外，纳米技术、大孔吸附树脂在抗生素、维生素、天然产物的分离纯化及中药制剂中有广泛应用。

例如，发酵法生产维生素 B_{12}，过去沿用溶剂法，对蛋白去除不彻底，消耗大量溶剂，而且大量溶剂造成环境污染，改用 Amherlite XAD－2 树脂从发酵液中提取，产品质量得到改善，同时避免了环境污染。维生素 B_2 用 XAD－1180 大孔吸附树脂吸附处理，可分离异构产物，产物纯度也很高。

大孔吸附树脂是一类高交联、具有三维网状结构的高分子聚合物，不溶于任何溶剂，在常温下十分稳定，在使用过程中不会有任何物质释放出来。所以，用吸附树脂分离天然产物是非常安全的。纳米技术在现代药物制剂中有广泛应用。高分子纳米粒（又称毫微粒），可以改变药物的体内分布，具有控释和靶向特性，增加药物的稳定性，提高药物的生物利用度。例如固体脂质纳米粒（SLN）是近年发展起来的一种新型纳米给药系统，这方面所研究的药物包括喜树碱、安定类、紫杉醇等。此外，还有微孔技术等在此不一一举例。

习　题

练习题解

1. 由指定的原料完成下列转化（其他试剂任选）。

(1) 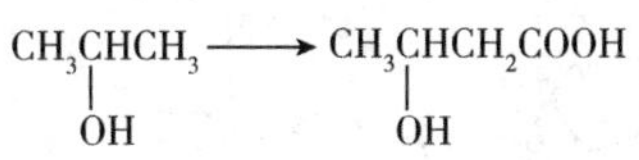

(2) 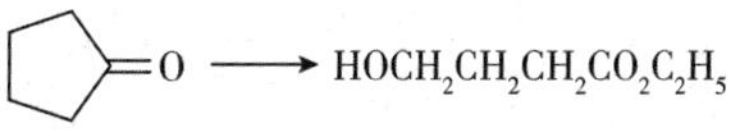

(3) 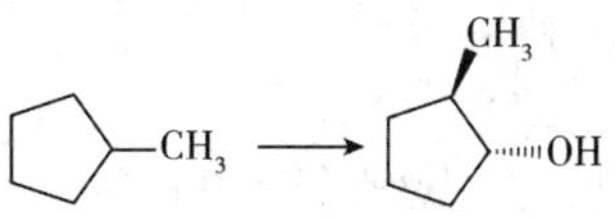

(4) 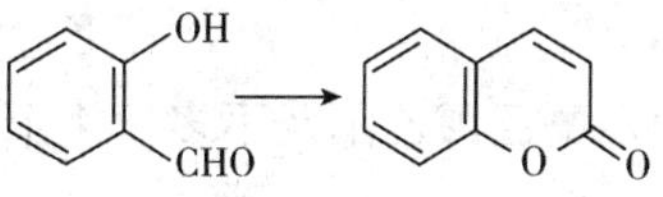

(5) 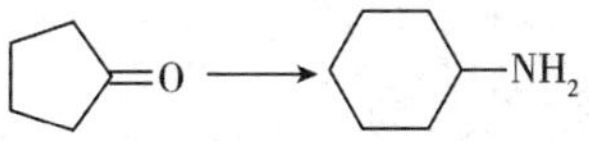

(6) 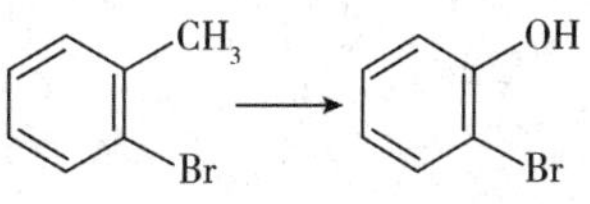

(7) 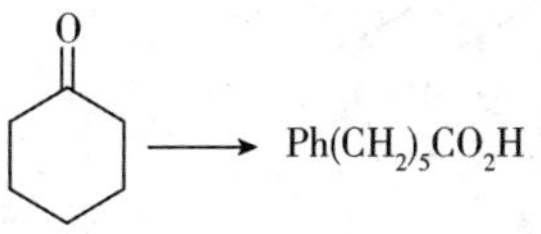

(8) 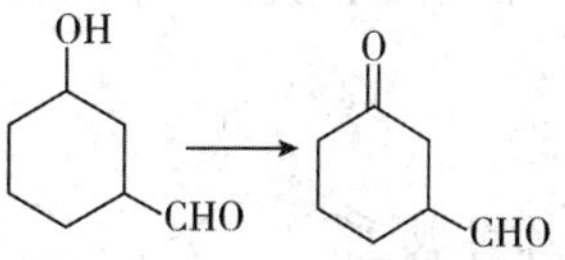

(9) 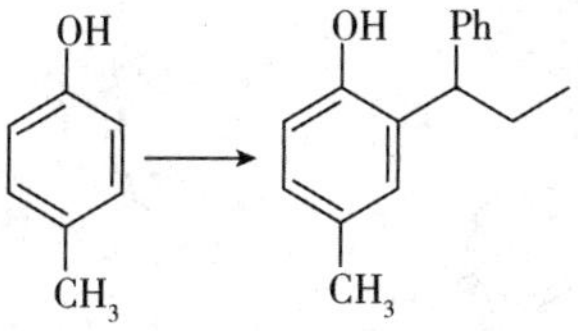

(10) 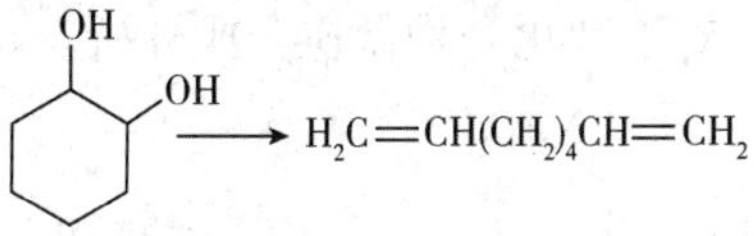

2. 选择合适的原料合成下列化合物。

（1） $OHCCH_2CH_2CH(CO_2H)CH_2CHO$

（2） $CH_3CH_2CH_2CH_2CH_2OH$

（3） $CH_3COCH_2CH_2COCH_3$

（4） $PhCH{=}CHC(Ph){=}CHCH{=}CH_2$

（5） 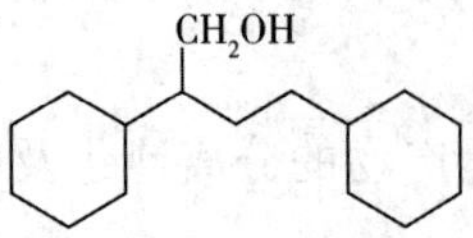

3. 按照要求完成目标分子的合成。

（1）由乙炔合成 meso－3,4－二溴己烷。

（2）由甲苯及不多于 4 个碳的化合物合成 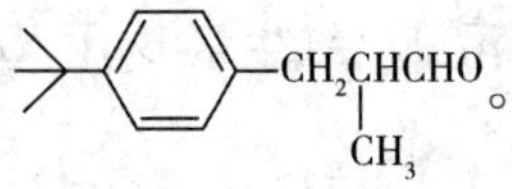。

（3）由不多于 4 个碳的化合物合成 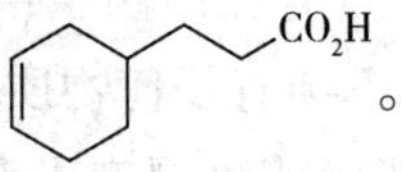。

（4）由环戊酮和不多于 2 个碳的化合物合成 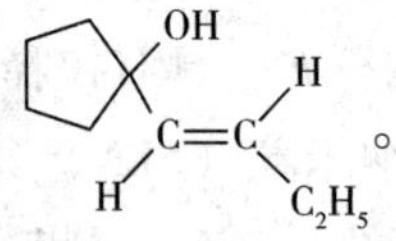。

（5）由乙醛合成 2－氨基辛酸。

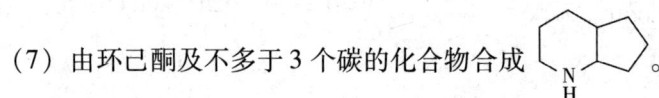

（6）由丙二酸二乙酯、甲苯及不多于 3 个碳的化合物合成 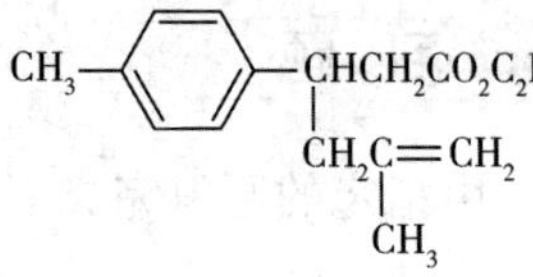。

（7）由环己酮及不多于 3 个碳的化合物合成 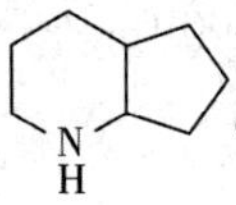。

（8）由乙酰乙酸乙酯及不多于 4 个碳的化合物合成 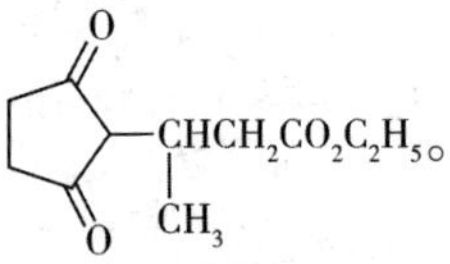。

（9）由苯、苯酚及不多于 4 个碳的化合物合成 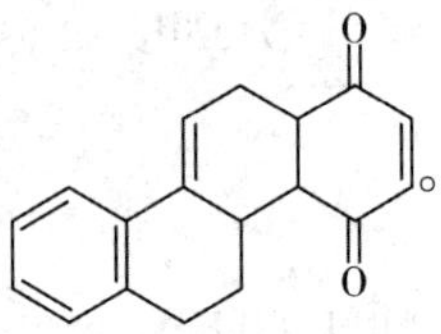。

（10）由丙烯合成 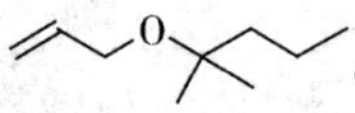。

4. 对下列化合物做逆合成分析。

（1） 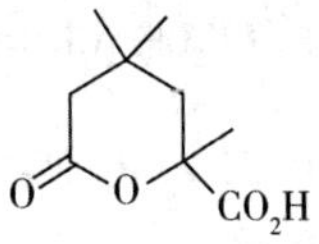

（2） 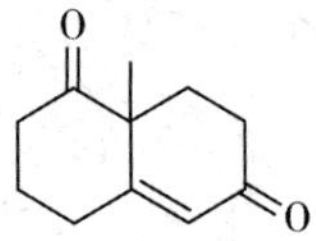

（3） 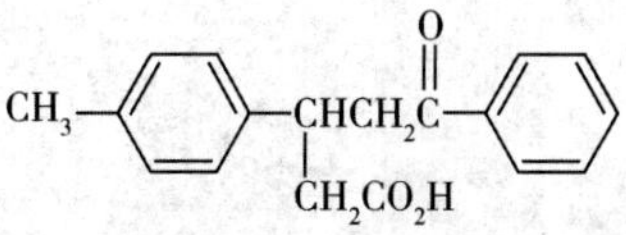

（4） 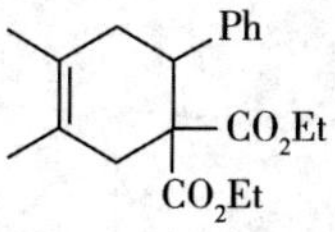

（5） 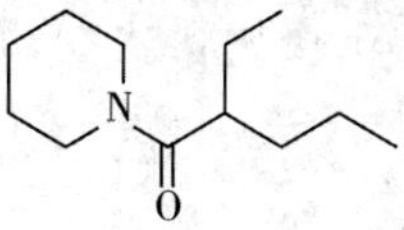

（胡　春）

参考文献

[1] 王礼琛．有机化学［M］．北京：中国医药科技出版社，2006

[2] 胡春．有机化学［M］．2 版．北京：中国医药科技出版社，2006

[3] 陆涛．有机化学［M］．8 版．北京：人民卫生出版社，2016

[4] 邢其毅，裴伟伟，徐瑞秋，等．基础有机化学［M］．4 版．北京：北京大学出版社，2016

[5] 中国化学会有机化学命名审定委员会．有机化合物命名原则［M］．北京：科学出版社，2017

[6] Morrison R T, Boyd R N. Organic Chemistry［M］. 6th ed. Boston: Allyn and Bacon Inc, 1992

[7] Carey F A. Organic Chemistry［M］. 7th ed. NewYork: McGraw - Hill Science Inc, 2007

[8] Streitwieser A, Heathcock C H, Kosower E M. Introduction to Organic Chemistry［M］. 4th Ed. Upper Saddle River: Prentice Hall Inc, 1998